国家出版基金项目
NATIONAL PUBLICATION FOUNDATION

齐鲁医派文库

齐鲁中药炮制技术辑要

总主编◎王振国

张学兰 刘波 主编

山东科学技术出版社
·济南·

图书在版编目（CIP）数据

齐鲁中药炮制技术辑要 / 张学兰，刘波主编. -- 济南：山东科学技术出版社，2023.10
（齐鲁医派文库 / 王振国总主编）
ISBN 978-7-5723-1613-5

Ⅰ. ①齐… Ⅱ. ①张… ②刘… Ⅲ. ①中药炮制学 Ⅳ. ①R283

中国国家版本馆CIP数据核字（2023）第054518号

齐鲁中药炮制技术辑要

QILU ZHONGYAO PAOZHI JISHU JIYAO

责任编辑：马 祥
装帧设计：孙 佳

主管单位：山东出版传媒股份有限公司
出 版 者：山东科学技术出版社
地址：济南市市中区舜耕路517号
邮编：250003 电话：（0531）82098088
网址：www.lkj.com.cn
电子邮件：sdkj@sdcbcm.com
发 行 者：山东科学技术出版社
地址：济南市市中区舜耕路517号
邮编：250003 电话：（0531）82098067
印 刷 者：山东联志智能印刷有限公司
地址：山东省济南市历城区郭店街道相公庄村文化产业园2号厂房
邮编：250100 电话：（0531）88812798

规格：16开（184 mm × 260 mm）
印张：55.5 字数：860千 印数：1~1000
版次：2023年10月第1版 印次：2023年10月第1次印刷
定价：218.00元

文库规划委员会

专家指导委员会

本书编委会

主　编　张学兰　刘　波

副主编　李慧芬　张　超　石典花

编　委（按姓氏笔画排序）

王　悦　石典花　刘　波　孙　乐

李慧芬　吴　鹏　宋　磊　张　超

张丹捷　张学兰　张艳雪　张智慧

陈　智　周　巧　周　倩　赵　鑫

栾茹乔　崔月莉　甄　臻　戴衍鹏

文库序

齐鲁大地，东临渤海、西接中原、北傍燕赵、南依徐淮，是连接华东与华北、大海与中原的纽带。先秦时期，华夏文明的重心在齐鲁，多元文化融合而成的齐鲁文化是中国优秀传统文化的重要源头。在齐鲁文化的滋养下，齐鲁大地产生了独特的地域性中医药文化，形成了“儒医文化”“扁鹊故里”“针砭发源地”三张名片，齐鲁医派即是在这种具有地域特色的中医药厚土上孕育、发展、壮大的中医学术流派，是齐鲁中医药文化的重要组成部分，在医学理论和诊疗技术方面形成了自己独特的体系，对我国中医药事业的发展影响至深。

“十四五”时期，我国转向高质量发展阶段，人民健康处于优先发展的战略位置，中医药振兴发展迎来天时地利人和的大好时机，山东省也进入由中医药大省向强省跨越的关键时期。习近平总书记就中医药工作做出的一系列重要指示和重要批示，为新时代中医药事业传承创新发展提供了根本遵循。2018 年以来，山东省委、省政府先后出台了多个促进中医药发展的重要文件，为齐鲁中医药文化的弘扬与齐鲁医派的传承创新发展增添了巨大的推动力。其中，《齐鲁医派文库》的出版就是大力实施齐鲁中医药“六大工程”的重要举措之一。

《齐鲁医派文库》是以习近平新时代中国特色社会主义思想为指导，深入贯彻落实全国、全省中医药大会精神，以挖掘、建设与普及齐鲁中医药文化及特色技术为主要目的的大型中医药文化传承出版工程，是山东省政府首次对齐鲁中医药文化精髓进行的全面深刻的挖掘与传承。该项目聚焦齐鲁医籍、医史汇考、经验辑要和中医药文化等板块，重点整理抢救濒临失传的珍稀和珍贵古医籍，深入挖掘整理扁鹊、淳于意、王叔和、钱乙、成无己、黄元御等为代表的古代齐鲁医家理论精华，全面梳理齐鲁中医药名堂、名号及名家理论，系统整理齐鲁当代名老中医、中青年人才的学术和临床经验。在对齐鲁历代名医的相关文献和资料进行搜集、解读、阐释、评议的基础上，本着历史、文献、理论研究有机结合的原则，厘清齐鲁医学的基本发展脉络，系统总结齐鲁古代名医、近现代名医及当代名医的特色医学理论、临床实践经验、传承谱系和历史影响，为当代齐鲁医派的发展提供理论及技术支持。

《齐鲁医派文库》秉承“整体设计、分步实施、突出特色、强化实践”的研究宗旨，以文化建设为前提，以学术传承为根本，密切结合社会发展需要，力图打造形成特色鲜明、优势突出的齐鲁中医药文化特色品牌。其编纂历时五年，编写组由齐鲁中医药古籍文献研究、中医临床、中药炮制等知名专家组成，有力地保障了作品的顺利实施及高质量完成。文库的问世将填补山东地区中医药文献与文化整理的多项空白，对山东特色的中医药文化核心价值体系的建立、齐鲁中医药非物质文化遗产的保护，以及齐鲁中医药典籍、文物、古迹和古今名医学术思想及其文化内涵的传承，起到巨大的推动作用。希望后续能有更多更好的齐鲁中医药著作问世，从而掀起齐鲁医派研究的巨浪，将齐鲁中医药的宝贵财富奉献给社会，为中医药的传承创新发展贡献齐鲁力量。

文库规划委员会

2023年9月于泉城

王琦序

今天我们对中医学术流派的一般定义，是指中医学在长期历史发展过程中形成的具有独特学术思想或学术主张及独到临床诊疗技艺，有清晰的学术传承脉络、一定历史影响与公认度的学术派别。我认为，中医学术流派的内涵有狭义和广义的区别。狭义的中医学术流派是指以师承为核心，有独特主张的医家群体；而广义的中医学术流派还包含了以学术理论或经典为核心的中医学派，以及经过长期传承而形成的以地域环境为基础的各类中医派别。

齐鲁医派就是我国地域性医学流派的重要代表，是产生于齐鲁大地、根植于齐鲁文化、受齐鲁地域环境特异性影响而形成的医学流派，是对齐鲁大地这一特定地域医家医学与文化特征的整体概括。中医药文化植根于中国传统文化的土壤，融合了母体文化中的自然观、哲学观、思维模式，滋养着中医学的创造与发明，具有主宰着自己命运的卓然自立的“思想自我”。这种“思想自我”是集自然科学与社会科学相融合的中医思维，是具有东方特色的原创性思维。中医药文化从中国传统文化的母体里走出来，带着历史的轨迹走到今天，充分显示了自身的价值。齐鲁文化主张以人为本，以仁为核心，以和为贵，以礼为范，追求“天人合一”“与时俱进”，是中国传统文化中最灿烂的瑰宝，也塑造和丰富了中医药学自然科学与人文科学的双重属性。齐鲁医派是齐鲁文化的承载者，也是齐鲁文化的践行者。

丰厚的文化底蕴既是中医学术流派形成与发展的灵魂，也是中医学术传承创新发展的凝聚力所在。综观中医学术流派发展历程，其兴衰每与文化相应。宋明儒家摒斥旧学，各立新说，金元时期医派林立；近代学人弃旧维新，各流派亦积极采纳西学，中西汇通、衷中参西等主张也风行一时。中医药学之所以历数千年而不衰，正在于其拥有自我创新的机制，表现为随着时代变迁而不断调整创新，从而显示出强大的生命力。医学流派的发展，离不开文化的滋养，要促进医学流派的繁荣，必须将其植于中华优秀传统文化土壤中，必须将其置于各地文化发展的脉络中，把流派文化传承与研究放在首要地位。推动传统文化的创造性转化和创新性发展，使之与现实文化相融相通，共同服务以文化人的时代任务，这对中医药文化发展尤为重要。

齐鲁大地名医辈出，开山立派的大家众多。汉代司马迁《史记》之《扁鹊仓公列传》，是我国正史中第一部医家传记，入传的扁鹊（秦越人）、仓公（淳于意），都是齐鲁医家。如司马迁所言："扁鹊言医，为方者宗。"又说："至今天下言脉者，由扁鹊也。"淳于意"诊籍"开创中国乃至世界医案之先河。还有王叔和撰第一部脉学专著《脉经》，钱乙世称"儿科鼻祖"，成无己首注《伤寒论》，开创方论之先河，等等。在儒家文化影响下，齐鲁医家精通文化典籍，熟悉传统思维，援儒入医，格物穷理，融会贯通，促进了中医药理论的系统整理、凝练与升华，更因其具有区别于一般医家独特的道德理想，处世风范，"立德、立功、立言"，使医学获得广泛的社会认同。迄今齐鲁中医整体上依然保持着"重传承，重脉学，重经典"的特点。

中医流派研究要"古为今用"，要密切结合社会发展的需要。我认为现代中医流派传承有以下三大基点。

首先，中医流派多样性的重塑是学术繁荣的动因。两千多年来，从扁鹊学派到中西汇通派，中医流派的稳定结构一直存在着。学术流派的根本特征在于有鲜明独特的学术思想，稳定的学术体系，以及完整的学术群体。中医流派的多样性是中医水系不断流的重要因素，流派之间相互切磋互补是形成理论张力、推动中医学发展的重要存在。然而当前中医学术特色淡化，中医流派出现严重断层和脱节，甚至消亡。如何做到传承和而不同，重塑中医流派的多样性问题迫在眉睫。

其次，中医流派新学说的开创是学术发展的引擎。形成中医流派需要具备的三个主要条件：一是有学术（说）奠基人，即开启山林的鼻祖，或者叫作宗师；二是有一部或一类旗帜鲜明、理论独特的传世之作；三是有一个不断相传研习、传播实践的学术群体。中医学术呈现流派特色淡化和传承危机的问题虽与教育模式有关，但根本原因在于学术源头缺少新学说。今天的中医学术多偏重于学术的共性，而缺少学术的个性。理论界的一个重要欠缺是流派与学派稀少。只要有新学说，就会有新流派。只要学术本身有生命力、有价值，这个学术流派就会有追随者、实践者、继承者、推广者。

再次，中医流派的时代性特征是学术传承的生命力。流派独特的理论与临床技艺是中医学术流派产生、发展的生命力所在，学术流派的繁荣发展离不开对流派诊疗理论与特色技艺的继承掌握和创新优化研究。每个学派的形成必有其鲜明的时代印记，当时代需求发生改变时，必然有新学说的创立。传统不是过去，而是能够随着时光的推移，在历史长河中连接过去、传承现在、对接未来的存在，这样的传统才有生命力。中医学术流派应敢于突破与超越，既从传统中来，又超越传统，从而达到传承与发展。

《论语·雍也》：“齐一变，至于鲁；鲁一变，至于道。”齐鲁文化是中华优秀传统文化的主干，齐鲁医派是山东中医学术的一张熠熠生辉的金名片。《齐鲁医派文库》秉承“整体设计、分步实施、突出特色、强化实践”的研究宗旨，以齐鲁医派文化渊源研究、齐鲁医派发展史研究、齐鲁名医考、齐鲁医籍考、齐鲁医籍名著整理、齐鲁医派当代主要流派研究为基本架构，传承与创新并举，形成了一个完整的体系，不仅致力于坚守中医药文化根脉，更着眼于激活中医学的现代转型。文库的编纂出版，功在当代，利在千秋，必将为促进山东乃至全国的中医药事业传承、繁荣与发展，为“健康中国”“健康山东”建设作出贡献。

中国工程院院士

国医大师

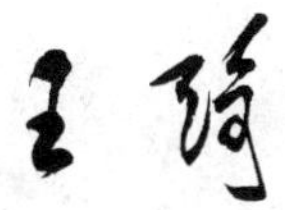

2023年9月于北京

王新陆序

齐鲁大地人杰地灵，齐鲁文化浩浩汤汤，齐鲁医学源远流长。“齐鲁”缘起于先秦齐、鲁两国，最早将其作为统一地域概念使用见于《荀子·性恶篇》。后人用“齐鲁”指代山东地区。山东是中国古代文化的发源地之一，曾出现过许多杰出的思想家、政治家、军事家、科学家、文学家和艺术家。他们的思想、理论、智慧和学术成就，构成了中国传统文化的重要内容，形成了具有独特地域优势的齐鲁文化。齐鲁医学滥觞于齐鲁大地，齐鲁文化为齐鲁医学的孕育和壮大提供了丰富的养分，形成了独具特色、影响巨大的齐鲁医学，对整个中医药学的形成与发展产生了巨大的推动作用。

齐鲁地区自古以来就有比较先进的医学。“砭石者，亦从东方来”，济南城子崖文化遗址中出土的陶制“尖头器”，平阴县朱家桥商周文化遗址中出土的长约8厘米的无孔骨针，据考都是砭刺人体穴位祛除疾病的医疗工具。春秋战国时期，齐鲁大地就形成了独具特色的齐派医学。早期的齐派医学主要包括前后相接的两个医疗群体，前者以秦越人（扁鹊）为核心，后者以淳于意（仓公）为基干。他们不但有独特的理论和技术，而且形成了完整的传承谱系。其中扁鹊是脉学的创始者，开创了我国医学史上第一个医学学派，即扁鹊学派。淳于意则为扁鹊学派的重要医家。

扁鹊学派在齐鲁中医学的发展中成为齐鲁医派的核心，后世王叔和完善了脉学体系，钱乙创立了独特的儿科治疗体系，徐之才、成无已、黄元御等齐鲁医学名家各有发挥，形成了体系完善的地域性中医学术流派——齐鲁医派。伴随着齐鲁文化的兴旺发达，齐鲁医派也曾经历过辉煌的历史阶段，但由于宋代以后文化中心的南移而趋于平缓。长期以来，齐鲁医派的文献整理始终处于“零散性”“规模小”的状态。因此，齐鲁中医学界有必要在山东省卫生健康委员会、山东省中医药管理局的支持下，对齐鲁医派进一步整理挖掘，促进其繁荣与发展。

值得庆幸的是，山东省委、省政府很早就注意到了齐鲁中医学术流派的发展。《山东省卫生事业发展第十二个五年规划》中首次提到了齐鲁中医学术流派传承工作，明确指出“建设好一批国家级、省级名老中医药专家传承工作室和中医学术流派传承工作室”。2012 年 9 月 9 日，山东中医流派继承与发展研讨会讨论了齐鲁医派的研究与发展策略，确定了以山东中医流派研究为契机，推动山东中医事业的新发展这一目标。山东省一系列的政策支持为齐鲁医派的当代发展注入了新的活力，为《齐鲁医派文库》的编写奠定了基础。

《齐鲁医派文库》是以挖掘、建设与普及齐鲁中医药文化及特色技术为主要目的的大型文化出版工程，符合习近平新时代中国特色社会主义思想的根本要求。项目由中医文献专家和中医临床专家经过多年考察、收集、编撰而成，上承齐鲁古代名家名著，中继近现代中医药名家理论，下接当代名老中医学术经验及中青年人才的临床经验，主要包括中医古籍系列、医史汇考系列、经验辑要系列和中医药文化系列等。文库展示了齐鲁医派的发展过程、宝贵经验和理论精华，是对传统中医药文化的一次深刻挖掘与守正创新。

2023 年 6 月，习近平总书记在文化传承发展座谈会上强调，在新的起点上继续推动文化繁荣、建设文化强国、建设中华民族现代文明，是我们在新时代新的文化使命。中医药学不仅是中国传统文化的重要组成部分，还是中华民族贡献于人类科学文化领域的瑰宝，是中华民族智慧的结晶。传承创新发展中医药，是当前复兴中华传统文化，提高文化软实力的重要举措。齐鲁医派是齐鲁文化的承载者，是齐鲁文化的践行者，《齐鲁医派文库》首次将齐鲁历代中医古籍、齐鲁古代名医、齐鲁近现代名医、齐鲁当代优秀中医人才、齐鲁中药炮制等进行全面系统整理与传承，有利于打造形成特色鲜明、优势突出的齐鲁中医药品牌，给宣传和推广山东地域文化开辟了一个重要途径和新亮点，这对我省深化医药卫生体制改革、提高人民群众健康水平、弘扬中华优秀传统文化、促进区域经济发展和社会和谐，具有十分重要的意义。同时，文库的顺利出版对中医药这一中华优秀传统文化的创造性转化和创新性发展也具有重要的意义。

《齐鲁医派文库》的推出恰逢其时，是以为序。

国医大师 王新陆

2023 年 9 月于泉城

文库前言

学术流派是中医学术发展历程中的一个显著特征。中医学在漫长的发展过程中，逐步形成了独具特色的医学流派，各个流派以其独特的理论、学说以及灵活的辨治方法，不断丰富和完善中医学术体系，呈现出“一源多流”的学术特色。我国幅员辽阔，地大物博，不同地域有着不同的地理风貌、气候物产、饮食结构、风土民俗，并形成了相应的地域文化。在学术史上，以地域相称的学术流派，中外皆有之。空间的相近，文化的融通，学术的传承，是地域性学术流派形成的重要因素。空间的相近使学术交流十分便捷，相同的地域往往具有一致的文化背景，同乡人在心理上的认同感，学术观点、思维方式易趋于一致；加之古代信息闭塞、交通不便，也更有利于地域性学术流派的形成。可以说，地域性医学流派是对某一特定地域医家特点的整体概括，其对该地域发病倾向性与治疗特殊性的集中阐发，凸显了中医辨证论治的多样性和灵活性。

一、中医学术流派研究的简要回顾

班固在《汉书·艺文志》中，将“生生之具”的“方技”类著作分为医经、经方、房中、神仙四类，医经有黄帝（《内经》《外经》）、扁鹊（《内经》《外经》）、白氏（《内经》《外经》《旁篇》）诸流派，也就是所谓的“医经七家”，经方则有十一家之多。清代纪昀在《四库全书总目提要·医家类》“小序”中提出“儒之门户分于宋，医之门户分于金元”的观点，影响至巨。其后，史家与医家都关注到了中国医学历史上不同时期医家思想的“流”与“变”、“学”与“派”问题，并提出了各自的判断与主张。著名医史学家陈邦贤1914年在《中西医学报》刊文指出，一般将清代医家分为古派和今派的方法实有偏颇，所列古派人物，基本上是以尊奉仲景为代表的医家；而所谓的新派或者今派，则是以清代的温病学家为代表的医家。陈邦贤同时提出了将清代著名医家分为七派的观点：“嘉言派黜邪崇正，韵伯派去伪存诚，天士派援古证今，灵胎派补偏矫枉，各有特长，宗之者尚多。石顽派执一失中，坤载派胶柱鼓瑟，各有偏颇，宗之者甚少。修园派因陋就简，而宗之者颇不乏其人。”谢观1935年在《中国医学源流论》中提出的中医六大学派，以刘河间、李东垣、张景岳、薛立斋、赵献可、李士材为代表。

迄于当代，北京中医药大学任应秋教授对学术流派的概念与内涵进行了系统阐述，并以《中医各家学说》作为讲述中医学术流派相关理论与知识的课程。主要的中医学术流派，也经过了多次的分析与修正，从1964年《中医各家学说》第二版教材提出河间、易水、伤寒、温病四个主要学术流派，到1980年《中医各家学说》第四版教材增加医经、经方、汇通三个学派，最终于1986年五版教材确定为伤寒、河间、易水、丹溪、攻邪、温补、温病七大学术流派。虽然如此，但在中医药高等院校教育模式日渐走向规范和统一的过程中，学术流派还是逐渐淡出了人们的视野，在统一的教科书中流派的痕迹日渐模糊，流派传承出现严重的断层和脱节，影响了学术争鸣、理论创新与中医临床特色的发挥。

二、国家对中医学术流派研究的重视与推动

2006年2月，中华中医药学会召开“中医药特色优势及古今学术流派研究专家座谈会”，时任卫生部（现国家卫生健康委员会）副部长兼国家中医药管理局局长佘靖同志出席会议。与会专家分析了当代中医学术流派现状及其在保持中医药特色、发挥中医药优势中的重要作用。会后，国家中医药管理局将“中医学术流派研究”确定为重点课题并立项研究；2007年，国家“十一五”科技支撑计划项目将“当代名老中医学术流派分析整理研究”列入其中。这两个项目的确立，是国家立项支持中医学术流派研究的重要开端。“中医学术流派研究”工作启动后，在时任山东中医药大学校长王新陆教授的支持和指导下，于山东中医药大学中医文献研究所设立工作办公室，中华中医药学会、各地方中医行政管理机关给予大力支持，全国13家中医药大学、研究院所与医疗机构的50多名专家学者在全国开展了中医学术流派调查研究工作。课题组采取理论研究与实地调研相结合、典型流派与全面调查相结合的研究方法，通过名家访谈、集体讨论、专家论证、调查问卷等多种形式，对全国中医学术流派现状进行了全面研究，获取了大量的一手资料，形成了关于当前中医学术流派发展状况的客观评价与建议。“当代名老中医学术流派分析整理研究”对“十五”“十一五”期间209位名老中医的学术特色、学术传承及成才经历等进行了全面分析，梳理了当代名老中医学术流派现状，总结了当代中医学术流派的主要特点，完成了当代典型学术流派的形成背景、师承脉络、学术特色、临证特点等的分

析整理。上述课题成果，一方面为中医临床提供了借鉴，一方面又为中医学术创新以及流派发展提供了思路，带动了相关研究向纵深发展。

中医学术流派研究的系统开展在全国范围内引起了很大反响，《中国中医药报》曾多次报道研究进展，《健康报》以“专版”对中医学术流派的现状、存在的问题及对策进行了全面报道。此后，各地学者纷纷开展学术流派研究，相关研究论文及著作的产出明显增加，形成了中医学术流派研究的高潮。同时，国家中医药管理局、各地方政府及相关医疗教学部门对学术流派的关注度空前提高。2008 年，山东中医药大学中医学术流派研究室被确立为国家中医药管理局重点研究室，成为全国中医学术流派研究的旗舰平台。2009 年 1 月，“中医学术流派研究”项目顺利结题，课题组系统梳理了中医学术流派概念体系和框架，首次调查并勾勒出全国中医学术流派概貌，初步构建了当代中医学术流派的评价体系，首次分析了国家级名老中医群体学术流派特征，总结了学术流派推动中医理论与临床创新的机制与规律，并向国家中医药管理局提出了系统的政策建议。2011 年，项目成果结集为《争鸣与创新：中医学术流派研究》，由华夏出版社出版。“中医学术流派研究与当代评价体系的建立及应用”获 2015 年度中华中医药学会“李时珍医药创新奖”。

中医学术流派研究成果的发表，提高了中医界对中医学术流派的认识，同时在社会树立了正确的舆论导向，为中医学术发展营造了和谐的社会环境，也为国家相关部门制定促进中医学术流派发展的政策、措施提供了有力的支撑，为提高中医教学水平及临床效果发挥了重要的作用。

2010 年 9 月，由科技部、国家中医药管理局主办的首届“国家中医药发展论坛（珠江论坛）”在广州召开，会议主题是“中医学术流派的继承与发展”。时任国家卫生与计划生育委员会（现国家卫生健康委员会）副主任兼国家中医药管理局局长王国强等领导和专家出席，陈可冀院士为大会主席。笔者作了名为“中医学术流派研究思路与方法”的主题报告。2011 年，国家中医药管理局发布《中医药事业发展“十二五”规划》，其中关于“加强中医药人才队伍建设”部分提出：“完善中医药师承教育制度，探索不同层次、不同类型的师承教育模式，进一步落实全国老中医药专家学术经验继承工作与临床医学专业学位教育相衔接的政策。建设一批名老中医药专家传承工作室及中医药学术流派传承基地（工作室）。”正式将中医学术流派传承工作纳入国家中医药人才队伍建设规划。

2012 年，国家中医药管理局从全国 500 多家申报单位中遴选了第一批 64 个全国中医学术流派传承工作室，开启了从国家层面集中力量对代表性中医学术流派进行重点投入、规范建设和保护传承的新阶段。2017 年，第一批全国中医学术流派传承工作室建设项目全部验收合格。2019 年，国家中医药管理局又择优确定了 51 个流派传承工作室，开展第二轮建设。十多年来，学术界对中医学术流派的研究经历了从论文寥若晨星、著作屈指可数、流派隐晦不显，到论文迅速增加、著作相继出版、流派百花齐放的过程。

三、中医学术流派相关概念问题

中医“学派”“流派”“学术流派”“医派”等概念早已见诸教材、著作、论文及媒体报道中，但一直缺乏明确界定。山东中医药大学“中医学术流派研究”课题组综合各学科相关定义，结合中医理论与临床实际，对这些概念进行了梳理，明确指出：中医学派是指“中医学的某个学科中因不同的师承而形成的以某种独特的理论主张或独特的方法、技艺为基础的不同学术派别”，强调在学术上要有自成系统的主张与风格；中医流派则是指“中医学同一个学科内因不同的师承而形成的以独特的研究旨趣、技艺、方法为基础的不同学术派别”，强调观点的鲜明与独特，不一定要有系统的学说；“医派”是“医学学派”的简称，属于地域性医学学派的范畴，其下可以包容各种流派，如“齐鲁小儿推拿流派”“海派中医蔡氏妇科流派”等，且“医派”往往是在该地域其他学科流派的基础上提出的，如“永嘉学派”与“永嘉医派”、“吴中画派”与“吴门医派”、“海派”与“海派中医”等。

2012 年，国家中医药管理局在《关于开展中医学术流派传承工作室建设项目申报工作的通知》中，将“中医学术流派”界定为“中医学在长期历史发展过程中形成的具有独特学术思想或学术主张及独到临床诊疗技艺，有清晰的学术传承脉络和一定历史影响与公认度的学术派别”。

关于“地域性医学流派”，学术界认识近年来渐趋一致，认为“地域流派”反映的是一个地方的医学风格和人物群体特色，虽然医家之间可能学术观念不完全一致，也不一定有传承关系，但同受地域或者特定文化氛围熏陶培育，可以在文化上找出共性特征。

四、齐鲁医派的提出

山东地处东海之滨，齐鲁建邦于斯，孔孟兴儒之地。山东文化昌盛，号称“礼仪之邦”，是齐鲁文化的发祥地，地域文化特色明显，齐鲁医学则是齐鲁文化不可分割的组成部分。

关于齐鲁大地的医学流派，国内学者首先提出的是“扁鹊学派”与“齐派医学”这两个名称。1925 年，谢观在《中国医学源流论》一书中说：“《史记·扁鹊列传》载其所治诸人，多非同时，或疑史公好奇，不衷于实，不知‘扁鹊’二字，乃治此一派医学者之通称，秦越人则其中之一人耳。”1962 年，范行准在《科学史集刊》刊发的《张仲景〈伤寒杂病论〉的成书探讨》一文中，指出“华佗是属于古代扁鹊学派的北方医学者”。1979 年，任应秋在《中医各家学说》教材中指出：“越人在当时在某些医学问题上，确是一位与《内经》具有不同见解，而另立一个学派的大医学家。”1990 年，李伯聪在《扁鹊和扁鹊学派研究》一书中，正式提出了“扁鹊学派”的名称：“中医史上的第一个医学学派，并且是在战国、秦汉时期产生过最大社会影响的医学学派——扁鹊学派，其在中医史上的存在竟然在隋唐以后的医史著作中被一笔抹杀了。所以，本书的首要目的就是想恢复扁鹊学派在中医史上的‘合法地位’，为扁鹊学派的医史人物和医学著作搞清其学派归属和真实源流情况。”

关于“齐派医学”，陈邦贤在 1937 年版的《中国医学史》中指出：“司马迁著《史记》，扁鹊和仓公同传……汉代的良医，不止仓公一人。仓公生长在临淄，他的先生元里公乘阳庆，也是临淄的人，和扁鹊同国，大概是齐派；到了汉的时候，齐派的医学代秦派医学便兴起了……齐派的医学，从战国以来，可以说是没有一日的休止……自扁鹊以至仓公，可以说是实验派的始祖。”1958 年，陈直在《科学史集刊》发表的《玺印木简中发现的古代医学史料》一文中，根据玺印木简中发现的古代医学史料，把春秋战国至秦汉时期的医学划分为东西两大派别，即“齐派”和“秦派”，前者重视针灸，后者重视汤药。1983 年，著名医史学家俞慎初在《中国医学简史》一书中明确提出“齐派医学”的名称，并指出：“淳于意和扁鹊同属齐派医学，故司马迁著《史记》时将扁鹊、仓公列入同传。淳于意之后，齐派医家如马长、冯信、杜信、唐安等人均能各传其术。”1990 年，医史学家何爱华在《管子学刊》刊发了《齐派医学简论》一文，比较清晰地勾画出了齐派医学的基本轮廓。齐派医学主要包括两个学术共同体，一个以秦越人（扁鹊）为核心，一个以淳于意（仓公）为核心。他们不但有独特的理论和技术，而且形成了完整的传承谱系。秦越人师承长桑君，授徒子明、子豹、子同等；淳于意师承公孙光和公乘阳庆，授徒宋邑、高期、王禹等。齐派医学有丰富的医学著作，如长桑君授给秦越人的《禁方》；公孙光授给淳于意的《方化阴阳》《传语法》；公乘阳庆授给淳于意的《黄帝脉书》《扁鹊脉书》《上经》《下经》《五色诊》《奇咳》《揆度》《阴阳外变》《药论》《接阴阳禁书》等；淳于意授给宋邑、高期、王禹等的《五诊》《经脉上》《经脉下》《奇络结》《论俞所居》《案法》《逆顺》《论药法》《定五味》《和齐汤法》《四时应阴阳重》等。总之，以秦越人（扁鹊）和淳于意（仓公）为核心人物的汉以前齐鲁医家，已经形成独特的医学理论和诊疗技术，有“古先道遗传”下来的医书以及完整传承谱系，具备了中医学术流派成立的核心要素，形成了传承千年的基本范式。不论称之为“扁鹊学派”，抑或是“齐派医学”，都是持之有故、言之成理的。

众所周知，中医深深植根于中国传统文化的土壤中，而文化又是一个在特定的空间发展起来的历史范畴，地理环境是文化赖以产生的基石，带有鲜明的地域特征。换言之，中国传统文化是在中国这块古老的土地上产生、演化、发展而成的。在具体的演化、发展过程中，由于受历史、自然等因素的制约和影响，它又是在不同的区域内进行的，这就生成了各具地域特色的地方文化。

春秋时期，作为齐鲁文化的核心成分——儒学，产生于鲁国。战国时期，儒家的杰出代表孟子两度游学于齐，并在齐国居住了十几年，他的学术思想受到齐文化的熏陶。此外，作为儒家思想的集大成者的荀子在丰富和完善儒学思想的同时，通过学术交流将儒家思想在齐国的文士阶层传播开来。在此背景下，齐文化和鲁文化开始走向融合，共同构筑了辉煌灿烂的齐鲁文化。虽然齐鲁文化不能等同于中国传统文化，但中国传统文化的核心是齐鲁文化，中国传统文化的精华、主干也在齐鲁文化，这是世所公认的。

齐鲁文化的主干是儒家文化，到战国中后期，儒学与墨学成为当时的“显学”。汉武帝“罢黜百家”之后，儒学成了唯一的正统学说，《诗》《书》《礼》《易》《春秋》这“五经”便完全超出了一般历史文化典籍，成为国家全部思想与政治生活所必须遵循的指针，成为神圣不可侵犯的经典，并对中医药理论体系建立作出了重要贡献，对中医药学术发展发挥了重要推动作用。

2012 年，时任山东省政协副主席、山东中医药大学名誉校长王新陆教授，仿永嘉医派、新安医学、吴门医派、钱塘医派、孟河医派、岭南医学之例，首次提出了“齐鲁医学流派”的概念，并做了多方面的考证与梳理，此为“齐鲁医派”名称之肇始。

五、齐鲁医派的主要特点

齐鲁医派是指产生于齐鲁大地、根植于齐鲁文化而形成的具有地域性特色的医学流派。恢弘博大的齐鲁文化为中医学确立了“医乃仁术”的本质定位，奠定了“精气为本”的学术基础，明确了“以和为贵”的学术宗旨，形成了“儒医”这一独特的医学群体，对中医学的影响可谓“根深而蒂固、巨大而广泛、深远而深刻”（张效霞：《齐鲁文化对中医药理论和实践的推动和影响》）。齐鲁医派并不像某些地域性医学流派有一个中心人物，有完整传承，特点是开山立派的大家很多，如扁鹊创立发明脉诊，淳于意开创医案之先河，王叔和撰写第一部脉学专著，钱乙为儿科鼻祖，成无己开创方论之先河。概括而言，以扁鹊为代表的齐派医学开创中国医学流派传承的基本范式，齐鲁医派涌现开山立派的众多大家，齐鲁文化形塑了中国医学“仁、和、精、诚”的亮丽底色。总体而言，齐鲁医派具有以下五个主要特点。

（一）崇尚脉学

山东是中医脉学的发源地，诊疗疾病崇尚和重视脉诊，是齐鲁医派的一大特色。“齐派医学”的代表人物扁鹊（秦越人）是脉诊的创立者，司马迁在《史记·扁鹊仓公列传》中对其给予极高的评价：“至今天下言脉者，由扁鹊也。”继扁鹊之后，汉代淳于意亦相当重视脉诊，其“诊籍”所记载的25个病案中有20个病案运用了脉诊。晋代王叔和总结前人脉学经验，撰成第一部脉学专著——《脉经》，为脉学的发展作出重要贡献。他系统总结出数、弦、紧、细、迟等二十四种脉象，并具体阐释每种脉象的形态标准及其主病，将脉、症、治三者有机地结合起来，为论脉辨证提供了依据。清代黄元御也非常重视脉诊，在其论著中特设“脉解专篇”，对二十四种脉象进行了详细论述。据不完全统计，在山东各级地方志中记载的脉学著作达四十余种。“脉理”是否精细，已经成为齐鲁医派医家学术与临床水平的标志。“按脉察疾，疗病如神”“术精岐黄，诊脉能决人生死”“精《脉诀》，临症治疗，应手立效”，是史志对齐鲁医家医学水平的最高评价。

（二）注重经典

齐鲁医派历来重视经典的研究与学习，并以此指导临床实践。尤其是《伤寒论》被誉为“众方之祖”，尊为“经方”。历代齐鲁医家，不仅对《伤寒论》的整理、注释有开创之功，也将其视为中医临床的源头活水，细读精研，颇多发挥。《伤寒杂病论》问世不久，由于战乱而散失不全，王叔和不遗余力，四处收集，加以整理，并重新进行编排，分为《伤寒论》和《金匮要略》，使仲景著作得以保存并流传。宋代林亿等评价：“近世太医令王叔和撰次仲景遗论甚精，皆可施用。”“自仲景于今八百余年，唯王叔和能学之。”成无己则是注解《伤寒论》的第一人。其书卷二亦赞：“仲景之书逮今千年，而显用于世者，王叔和之力也。”清代汪琥《伤寒论辨证广注》评成氏则谓：“成无己注解《伤寒论》，犹王太仆之注《内经》，所难者惟创始耳。后之人于其注之可疑者，虽多所发明，大半由其注而启悟。”清代黄元御著《素灵微蕴》《四圣心源》《四圣悬枢》《素问悬解》《灵枢悬解》《伤寒悬解》《伤寒说意》等医书十一种，是“尊经派”的代表人物。当代齐鲁医家的代表刘惠民、周凤梧、徐国仟、李克绍等前辈也都以注重研究《黄帝内经》《伤寒论》等经典医籍而闻名，为临床诊疗及理论创新打下了坚实的基础。

（三）弘扬“儒医”

齐鲁医派具有鲜明的传统文化属性。齐鲁文化形塑了中国医学“仁、和、精、诚”的亮丽底色，齐鲁医派彰显了中医学独特的“儒医”现象。恢弘博大的齐鲁文化，是中华优秀传统文化的主干和核心。特别是以孔子为代表的儒家文化，上承三代，下启百世，将中华数千年文化传统联为一体，表现出强大的凝聚力、广阔的包容性和顽强的生命力。不仅齐鲁医学在齐鲁文化影响下形成、发展、完善，对于整个中医学来说，齐鲁文化的影响也是至关重要、无可取代的。“仁”是儒家伦理思想的核心，对中国传统医德观的形成有重大影响。儒家格物穷理的思维方式对中医认识人体生理状态、病理变化及治疗原则等方面也有重要影响。特别是唐宋以后，儒家思想对医学进行了全方位、多层次的渗透和形塑。“儒医”是以儒家学说为行医指导思想，精通医学理论与技术的医者。通过援儒入医、以儒治医等手段，“立德、立功、立言”，促进了中医理论的系统整理、凝练和升华，也提高了医家的人文境界和社会地位，使得被视为“小道”的医学获得了更加广泛的社会认同。儒医逐渐成为医学传承的主流，对于医学影响力的提升和理论水平的提高都产生了显著的影响。“医儒同源”“医儒同道”道出了二者之间的密切关系。齐鲁医家在诊疗过程中处处体现“以人为本”的人本主义和人文精神，医者对患者要有“仁爱之德”，医者对疾病的治疗，要“以和为贵”，过犹不及，以恢复患者“阴平阳秘，精神乃治”的正常生理状态。

（四）创新立宗

齐鲁文化对阴阳五行与精气学说的创新与发展，为中医学阐释生命本质、生命现象、生命规律提供了理论基础与方法指导，齐鲁医家是中医诸多核心学术思想与医疗方法的创立者，开宗立说的大家很多，学术思想在全国范围内广泛传播，影响卓著。《素问·异法方宜论》云：“东方之域，天地之所始生也……其病皆为痈疡，其治宜砭石，故砭石者，亦从东方来。”这里的“东方”，主要指今山东东部及南部地区。这是揭示针砭外治起源的文献证据之一，也显示了针砭医学的地域性。文献记载的砭石用途，主要是刺脉放血，治疗痈肿类疾病。考古发现与文献记载是完全一致的。出土文物也表明，在距今4000～5000年之际，一种用于治病的锥形砭石已流行于山东、江苏等地，其中大汶口文化遗址出土的砭石数量最多，表明山东一带是砭石的主要发源地。在济南城子崖文化遗址中，出土的陶制“尖头器”，据考证是一种砭刺人体穴位祛除病患的医疗工具。在平阴县朱家桥商周文化遗址中，出土的无孔骨针长约8厘米，同样也是针灸所用。可见，针刺疗法起源于齐鲁。山东主要地域出土的很多汉画像石也有与之相应的内容，《扁鹊行针图》中的扁鹊都是人首鸟身，一手持脉，一手持针。《史记》载齐勃海秦越人为虢太子治病时，“乃使弟子子阳厉针砥石”。所谓“厉针”与“砥石”，都是言其使用前需要磨制。《素问·宝命全形论》中“四曰制砭石小大”，全元起注云：“砭石者，是古外治之法……古来未能铸铁，故用石为针，故名之针石。言工必砥砺锋利，制其小大之形，与病相当。”司马迁说：“扁鹊言医，为方者宗。”扁鹊不仅首创脉学理论，也是针刺疗法的代表人物。扁鹊大胆创新，用铁针代替砭石治疗疾病，可以说是医学史上的一次重大变革。仓公淳于意精于医道，其平时诊病均详细记录患者姓名、居所、病候、脉象、治法等，即所谓“诊籍”，《史记》中记录了仓公诊籍25则，为医学史上最早的医案集。晋太医令王叔和编撰我国第一部脉学专著《脉经》，以脉学的体系化而名垂青史。钱乙著《小儿药证直诀》，并以善于“化裁古方，勇创新方”而著称，如将金匮肾气丸化裁成六味地黄丸，影响深远。钱乙被称为“儿科鼻祖”，名不虚传。成无己首开方论先河，对传承仲景学术，厥功甚伟。他们不仅是我国医药史上贡献卓越的著名医家，而且使得齐鲁医学在金元之前始终处于中国医学界的先进行列。概而言之，齐鲁医派在医经整理、注释，脉学与针灸理论，儿科乃至养生等方面，开宗立说，引领一时风骚。

（五）世家众多

齐鲁有一些大家辈出、名垂青史的医学世家。如南北朝时期，东海徐氏医学家族相传八代，历时二百余年，载入史册的有徐熙、徐秋夫、徐道度、徐叔响、徐文伯、徐嗣伯、徐成伯、徐雄、徐践、徐之才、徐之范、徐敏齐、徐复等人。徐道度著有《疗脚弱杂方》，是目前世界上最早的治疗脚气病的专著。徐叔响对针灸、小儿科、本草学等都有研究和著述。徐之才在徐氏家族历代名医中影响最大，他曾医治过梁国魏帝、东魏孝静帝、北齐文宣帝和武成帝等，深得信任。据《北史》卷九十列传、《北齐书》卷八记载，徐之才在武平元年（570）封西阳王，武平二年（571）任尚书令，卒年80岁。著有《徐王八代家传效验方》十卷、《徐氏家秘方》两卷、

《徐王方》五卷等，为总结家传医疗经验之书。另有《药对》(或作《雷公药对》)两卷。他把药分为宣、通、补、泻、涩、滑、燥、湿、轻、重十剂，还提出了孕妇逐月养胎法。徐氏世医历时之长，名医之多，医名之显，为我国医学史上所罕见。明清时期诸城臧氏家族，也是代有名医，如明末太医院吏目臧惟几，清康熙间医家臧达德，清乾隆年间与昌邑黄元御并称、有“南臧北黄”之誉的臧应詹。臧应詹之孙臧岱谷，传祖父之业，亦以医术知名。考诸历代史志，在齐鲁各地，享誉一方的中医世家，更是不可胜数。

六、齐鲁医派研究目的和意义

开展齐鲁医派研究，厘清山东中医药历史文化的发展脉络，整理、总结山东历代名中医的特色医学理论与临床实践经验，对山东中医学术发展史进行重新审视，密切结合社会发展需要，灵活应用，积极推广，促进其有效传承与纵深发展，促进山东中医事业的传承、繁荣与发展，对于建设山东中医药文化强省，服务于“健康中国”“健康山东”建设，具有重要的理论价值。

开展齐鲁医派研究，概括和彰显齐鲁医家的整体特性，挖掘齐鲁中医药学术精华，树立齐鲁医派的学术旗帜，兼融并包，传承精华，守正创新，展示山东中医的理论创新与临床实效，宣传和推广齐鲁医派的学术经验成果，促进山东中医理论创新与临床疗效的提高，让中医成果真正造福百姓，对于促进山东医疗卫生事业的健康发展，具有重大的实践价值。

开展齐鲁医派研究，充分发挥齐鲁文化优势，系统研究齐鲁文化与中医药的广泛交融，系统梳理齐鲁中医药文化传承脉络，以儒医文化、扁鹊文化、针砭发源地为核心，以“尼山世界中医药论坛”“泰山论灸”“沂山论健”打造齐鲁中医药文化研究与传承传播高地，擦亮山东中医药文化特色品牌。

开展齐鲁医派研究，全面整理齐鲁中医药古籍，凝练齐鲁中医药名家学术精华，健全齐鲁中医药非物质文化遗产保护传承体系，促进齐鲁中医药文化遗存的研究与保护，使之成为宣传和推广齐鲁文化的一个重要途径和崭新亮点。

七、齐鲁医派研究的主要内容

(一)齐鲁医派文化渊源研究

从齐鲁文化产生的地理环境、历史渊源和社会背景入手，研究和探讨以“人”为本、以“仁”为核心、以“和”为贵、以“礼”为形式、以“天人合一”为目标、以“因时变革”为灵魂（王修智:《齐鲁文化对山东的深远影响》）的齐鲁文化对齐鲁医派形成和发展的历史影响，重点阐明先秦学术流派中与齐鲁有着密切关系的儒家、道家（黄老学派）、阴阳家、墨家、法家、兵家在中医理论体系形成过程中的地位、作用和贡献。

（二）齐鲁名医汇考

广泛搜集历代史书、方志（通志、府志、州志、县志）、文集、笔记、杂录、碑传、墓志、族谱等文献中有关齐鲁医家的生平资料，以历史朝代为序，以医家姓名为目，以历史唯物主义和辩证唯物主义的观点，实事求是、客观公正地对齐鲁历代医家的生卒年月、主要著述、学术经验、临床心得、著作流传等加以考证、研究与评价。

《齐鲁名医汇考》的编撰，不仅有助于厘清齐鲁医学的基本发展脉络，而且有助于梳理齐鲁医派的学术特色、传承谱系和历史影响，为一步开展齐鲁医派研究打下坚实的基础。

（三）齐鲁医籍辑考

将历代史书（艺文志、经籍志）、方志（通志、府志、州志、县志）、各种公私藏书目录以及子部集部、丛书类书、笔记杂录等所记载的有关齐鲁医家的著作进行穷尽式收罗和整理，按照医经、伤寒温病、诊法、本草、方书、内科、外科、妇科、儿科、骨科、喉科、眼科、针灸推拿、医案医话、养生等学科分类方法进行编排，每书首列书名（包括异名），次列朝代、作者、该书出处、卷次、存佚、内容（包括原书序言、跋语及古代对此书进行的历史考证与评价）、版本馆藏，最后列按语（包括著作异名考、作者考、存佚考、版本考、内容考等内容）。

《齐鲁医籍辑考》的编撰，既可通过汇集的每本书的序跋、提要等内容，从总体上把握和了解其主要学术思想及价值，又可征引资料，方便实用；既可了解齐鲁医籍存佚情况，又可直接到所藏图书馆去查阅。力求做到一书在手，齐鲁医书尽在其中。

（四）齐鲁医籍丛刊

从齐鲁历代名医传世著作中，选择学术影响较大、学术价值较高的《难经》（秦越人）、《脉经》（王叔和）、《小儿药证直诀》（钱乙）、《注解伤寒论》《伤寒明理论》（成无已）、《素问悬解》《灵枢悬解》《难经悬解》《伤寒悬解》《金匮悬解》《伤寒说意》《四圣心源》《四圣悬枢》《素灵微蕴》《长沙药解》《玉楸药解》（黄元御）、

《松峰说疫》（刘奎）、《经穴解》（岳含珍）、《伤寒论选注》《外科大成》《类方大全》（臧枚吉）、《履霜集》（臧达德）、《经络汇编》《脉诀汇编说统》《治症提纲》《医学启蒙汇编》（翟良）、《要略厘辞》（于溥泽）、《医鉴草》（孔继菼）、《胎产方案》（高淑濂）等书籍，采用最佳版本为底本，按照《中医古籍整理规范》的要求进行整理，结集为《齐鲁医籍丛刊》系列，分医经、伤寒、温病等卷出版。

《齐鲁医籍丛刊》的整理与出版，不仅可以树立起“齐鲁医派”的旗帜，而且能够传承齐鲁医派的学术薪火，弘扬齐鲁医学的学术成就。

（五）齐鲁医派发展史研究

从齐鲁医派的兴起发展与延续、齐鲁名医与名著、齐鲁医派的主要特点、齐鲁医派的主要成就、齐鲁主要医学流派及特色、齐鲁医家的从医之路与治学特点、齐鲁医派的历史地位及影响等方面，对齐鲁医派的历史进行全方位的考察。从自然科学的角度，客观地总结、分析、评价齐鲁医派对中医学的继承、发展所起的作用和所处的地位；从社会科学的角度，对齐鲁医派兴盛的人文社会因素进行探讨与分析。

（六）齐鲁医派近现代主要流派研究与传承

基于“纵向研究与横向研究相结合、群体研究与典型流派研究相结合”的研究思路，以齐鲁近现代名老中医群体为研究对象，摸清近现代各学术流派，如齐鲁李（克绍）氏伤寒、刘（惠民）氏内科、孔氏（伯华）内科、郑氏（惠芳）妇科、潍坊姜氏外科、文登孙氏骨科、泰安梁氏骨科、齐鲁小儿推拿三大流派（三字经派、张汉臣派、孙重三派）等的继承、发展、应用情况，挖掘近现代各学术流派中对当今中医理论创新与临床诊疗具有重要指导意义的学术思想、独特诊疗技术及验方，更好地服务于中医药的继承与创新工作，为中医临床诊疗提供更多的借鉴。该部分研究内容包括《齐鲁近现代中医药名家传略》《齐鲁当代名老中医学术经验辑要》《齐鲁优秀中医药人才临床经验集萃》《齐鲁中药炮制技术辑要》等。

八、齐鲁医派研究的组织实施

齐鲁医派是齐鲁文化的承载者，也是齐鲁文化的践行者。整体规划并开展全面深入的齐鲁医派研究是建设经济文化大省不可或缺的内容。山东省有着独树一帜的研究平台和优秀的研究团队，先后主持完成了“十一五”国家科技支撑计划“名老中医临床经验学术思想传承研究”、国家中医药管理局重点课题“中医学术流派研究”“中医药传统知识保护研究”、山东省文化厅“齐鲁非物质文化遗产丛书·传统医学卷”、山东省教育厅“中医药知识产权法律保护”等项目课题，出版或即将出版《争鸣与创新：中医学术流派研究》《异法方宜：地域性中医学术流派评价研究》《中医学术流派发展报告》等著作，带动国内中医学术流派研究成为本学科领域的研究热点，取得的系列研究成果为现代中医教育、中医药学术传承、中医药文化国际传播及国家相关中医药政策法规的制定提供了理论指导和决策依据，为保持与发挥中医药传统特色与优势，发挥了重要的作用，也为《齐鲁医派文库》的成功编纂奠定了学术、人才、团队、平台基础。开展齐鲁医派的研究是我们不可推卸的责任，更是迫在眉睫的任务。

2012年9月9日，山东省政协办公厅组织的“山东省中医流派继承与发展研讨会”在省政协会堂召开。时任山东省政协副主席、山东中医药大学名誉校长的王新陆教授指出，山东中医传统源远流长，名医辈出，在我国中医药发展史上具有重要地位，要以山东中医流派研究为契机，推动山东中医事业的新发展；要以山东中医为整体，认真总结山东中医发展的独特理念，深入挖掘山东中医的特点，充分展示山东中医的临床实效，为打造齐鲁医派奠定基础；要概括和突显齐鲁医派的整体特性，用齐鲁医派的旗帜，将中医各科包容进来，共同发展，让中医成果真正造福百姓；要充分发挥政协优势，汇聚各方智慧力量，积极建言献策，为我省医疗卫生事业发展凝聚合力，作出贡献。《联合日报》以《齐鲁医派，呼之欲出》为题进行了专版报道。

根据山东省政府《关于贯彻落实国家中医药发展战略规划纲要（2016—2030）的实施方案》的要求，2018年5月29日，山东省委宣传部、山东省卫生和计划生育委员会、山东省财政厅、山东省文化厅、山东省中医药管理局联合下发《关于印发齐鲁中医药名家理论精华整理传承工程实施方案的通知》，从总体要求、工作任务、保障措施三方面全面规划了“齐鲁中医药名家理论精华整理传承工程”的指导思想、工作原则、工作目标和具体任务，标志着“齐鲁医派研究”得到山东省政府立项支持和组织落实，研究工作进入新阶段。

2019年10月17日，山东省卫生健康委员会、山东省文化和旅游厅联合下发《关于公布齐鲁医学中医药名家理论精华整理传承工程组织编辑委员会、专家组和项目组人员名单的通知》；2019年11月20日，山东省卫生健康委员会发布《关于印发〈齐鲁医派中医学术流派传承项目实施方案〉的通知》，组织全省相关部门申报“齐鲁医派中医学术流派传承项目”；2020年11月，山东省卫生健康委员会发布《关于成立齐鲁医派中医学术流派传承项目办公室的通知》，对“齐鲁医派”研究工作的推动进行了具体细致的统筹，保障了项目的顺利实施。

《齐鲁医派文库》还得到了国家出版基金和山东省委宣传部“齐鲁文库”的立项支持。我们对所有支持、鼓励、帮助齐鲁医派学术研究和成果出版的组织机构、领导、专家表示衷心的感谢!

《齐鲁医派文库》的编纂出版，植根优秀齐鲁文化，弘扬和传播中医药文化，旨在为山东经济社会文化事业发展作出新贡献。山东是我国中医药产业大省，随着以健康为中心的思想变化和医学模式的转变，中医药越来越显示出独特优势。通过对齐鲁医派源流的梳理，可以进一步推动对中医学术思想的深入研究，促进其有效传承与纵深发展。打造形成特色鲜明、优势突出的齐鲁中医药品牌，是宣传和推广山东地域文化的一个重要途径和新亮点，这对我省深化医药卫生体制改革、提高人民群众健康水平、弘扬中华优秀传统文化、促进区域经济发展和社会和谐，具有十分重要的意义。

《齐鲁医派文库》的编纂出版，秉承“整体设计、分步实施、突出特色、强化实践”的研究宗旨，以学术传承为根本，以人才建设为先导，以文化建设为目标，以提升条件为基础，以科学管理为保障，不仅通过齐鲁医派文化渊源研究、齐鲁医派发展史研究、齐鲁名医考、齐鲁医籍考、齐鲁医派近现代主要学术流派的调查研究，产出一系列研究成果，还将培养一支高水平人才团队，形成中医学术流派研究、中医文化传播发展研究、中医药知识产权保护研究等领域的学术高地，为中医药学“传承精华，守正创新”作出新贡献。

总主编 王振国

2023年9月20日

前言

齐鲁中药炮制是我国中药炮制学的重要组成部分，在齐鲁文化改革求变思想的驱动下，齐鲁中医药工作者在中药炮制方面不断传承、创新和发展，逐渐形成了具有齐鲁特色的中药炮制技术和理论。但这些技术和理论分散记载于历代齐鲁医药学家、农学家和史学家的著作中，迄今为止还没有得到系统的整理和归纳。

为了贯彻实施《中华人民共和国中医药法》，落实国务院《中医药发展战略规划纲要（2016—2030 年）》等的文件精神，充分挖掘整理和传承齐鲁中医药宝库的精髓，2018 年 5 月，中共山东省委宣传部、山东省卫生健康委员会、山东省财政厅、山东省文化厅、山东省中医药管理局五部委联合下发了《关于印发齐鲁中医药名家理论精华整理传承工程实施方案的通知》（鲁卫中发展字〔2018〕4 号），把“中药炮制技术传承整理项目”列为八项工作任务之一。2019 年 5 月，山东省中医药管理局组织全省承担国家中医药管理局中药炮制技术传承基地建设任务的 13 个单位的专家学者和技术人员在山东省平邑县召开会议，正式确定编写《齐鲁中药炮制技术辑要》（以下简称《辑要》）一书，并在会上确定了《辑要》的编写思想和编写原则。会后，山东中医药大学张学兰教授又两次组织编写组成员在济南召开会议，完善编写内容和编写体例。编写团队本着科学严谨、求真务实的态度，利用两年多的时间，广泛收集有价值的文史资料，实地考察山东省及地市级博物馆、中医药博物馆、中医药文化宣传教育基地中有关中药炮制的历史和文献，收集馆藏炮制器具，现场访谈老药工和名老中药炮制专家的传统炮制技术经验和学术思想。在图书编写过程中，编写组查原著、读原文，以古代文献、《山东省志·医药志》和《山东中医药志》、部分地市医药志和中医药志、历版《山东省中药炮制规范》《山东省中药饮片炮制规范》和《山东中药炮炙经验汇编》等作为第一手参考资料，使《辑要》一书具有重要的参考价值。

1.《辑要》由总论、各论、参考文献和索引四部分构成。

总论　包括四章内容。第一章简要叙述齐鲁中药炮制的起源与发展概况，按年代介绍齐鲁对我国中药炮制学的贡献，归纳总结齐鲁中药炮制技术特色与特色炮制品。第二至四章分别介绍中药炮制理论及中药炮制目的，齐鲁中药炮制常用辅料，齐鲁中药炮制方法。

各论 对688种单味药物进行综合叙述。所列品种均为历版《山东省中药炮制规范》《山东省中药饮片炮制规范》和《山东中药炮炙经验汇编》收载的品种。按用药部位以根及根茎类、果实种子类、全草类、叶类、花类、皮类、藤木类、菌藻类、树脂类、动物类、矿物类、其他类等依次叙述。同一类药物中不同品种再按中文名称笔画顺序排列。

参考文献 对《辑要》所引用的主要文献，按年代先后顺序进行排列。

索引 按中文药名笔画顺序排列。

2. 各论中每个品种项下列有品名、来源、炮制方法、成品性状、性味与归经、功能与主治、炮制作用、用法与用量、注意、贮藏等。

品名 包括中文名、汉语拼音和拉丁名。采用《中华人民共和国药典》(2020年版)(以下简称《中国药典2020》)法定名称，《中国药典》未收载品种则以《山东省中药炮制规范》《山东省中药饮片炮制规范》名称为准。

来源 包括药材原植(动)物的科名、植(动)物名、拉丁学名、药用部位(矿物药注明类、族、矿石名或岩石名、主要成分)、采收季节、产地加工，并对该品种药材的优质规格扼要描述。如果《山东省中药炮制规范》《山东省中药饮片炮制规范》与《中国药典》来源相同，只用《中国药典(某年版)》(如《中国药典2020》)标注；如果二者收载的品种来源不同，则前列《中国药典》的来源，后列《山东省中药炮制规范》《山东省中药饮片炮制规范》的来源；《中国药典》未收载品种，以《山东省中药炮制规范》《山东省中药饮片炮制规范》的来源为准，用《山东(某年版)》(如《山东2012》)标注。

炮制方法 包括净制、切制、炮炙和其他制法。考虑到个别文献收载的方法难以界定是否是齐鲁炮制方法，为了充分体现齐鲁中药炮制特色，《辑要》仅收载历版《山东省中药炮制规范》《山东省中药饮片炮制规范》和《山东中药炮炙经验汇编》(简称《汇编》)所列品种的炮制方法，其他文献中的方法均不引用，并按年代由近至远的顺序，对《山东2012》《山东2002》《山东1990》《山东1975》《汇编》所收载中药炮制方法依次介绍。《汇编》原书中的计量单位，用的是旧市制的斤、两、钱、公分、分、公厘、厘等，《辑要》中仍按原文收载，未做改动，实际应用时请注意换算。

成品性状 对不同规格的中药饮片，用植物形态或传统经验鉴定方法描述其形、色、质地、臭、味等特征。由于《山东 1975》《汇编》未收载成品性状项，《辑要》仅对《山东 2012》《山东 2002》《山东 1990》收载饮片性状依次介绍。

性味与归经、功能与主治 以《中国药典》为准，《中国药典》未收载的，以《山东省中药炮制规范》《山东省中药饮片炮制规范》为准。

炮制作用 主要描述饮片炮制后产生的性味、归经、功能的变化。如果饮片品种仅有净制，或者文献未叙述炮制作用，则《辑要》中的本品种就不列此项。

用法与用量 除另有规定外，用法一般指煎汤内服，用量一般指成人一日常用剂量。以《中国药典》为准，《中国药典》未收载的，以《山东省中药炮制规范》《山东省中药饮片炮制规范》为准。

注意 指主要的禁忌和不良反应，属中医一般禁忌者均不载入。以《中国药典》为准，《中国药典》未收载的，以《山东省中药炮制规范》《山东省中药饮片炮制规范》为准。

贮藏 指中药饮片的贮存与保管的基本条件和要求。以《中国药典》为准，《中国药典》未收载的，以《山东省中药炮制规范》《山东省中药饮片炮制规范》为准。

编写《辑要》一书，使命光荣，责任重大。编写组全体成员精诚合作，编写时引经据典，对语句反复推敲，对文稿多次审校，确保编写质量。其中，第一章由张学兰、石典花、刘波执笔，第二、八章由李慧芬、甄臻执笔，第三、七章由张超、孙乐执笔，第四章由刘波、宋磊执笔，第五章由陈智、栾茹乔、周巧执笔，第六章由吴鹏、崔月莉、张丹捷执笔，第九、十章由吴鹏、张艳雪执笔，第十一、十二章由赵鑫执笔，第十三、十四章由戴衍鹏、张智慧执笔，第十五、十六章由周倩、王悦执笔。

本书编写过程中参考了大量文献资料，山东省卫生健康委员会、山东省中医药管理局的领导给予了殷切关怀和悉心指导，山东中医药大学李玉清教授、山东百味堂中药饮片有限公司葛付存和赵霞经理、各参编单位领导和同仁给予了大力支持和帮助，在此表示衷心的感谢！

由于编者水平所限，加上有的历史文献资料无法收集齐全，书中可能存在不足甚或错漏之处，敬请专家和读者批评指正，以便进一步修订和完善。

《齐鲁中药炮制技术辑要》编委会

2023 年 9 月

目　录

总　论

各 论

第八章 叶 类 ……539

第九章 花 类 ……559

第十章 皮 类 …… 588

第十一章 藤木类 …… 608

第十六章 其他类

参考文献

索 引

总　论

第一章 齐鲁中药炮制发展概况

齐鲁，乃山东之代称，是中华文明发祥地之一。相传三皇五帝时期，五帝中少昊青阳氏、帝尧陶唐氏、帝舜有虞氏三帝渊源于此。春秋战国时期，是齐、鲁两国的所在地，又是孔丘、孟轲的故乡，夙有“齐鲁之邦”“孔孟之乡”之誉。几千年形成的以儒家、道家、兵家、法家等学派为代表的齐鲁文化，是中华文化宝库中一颗璀璨的明珠，其对齐鲁中医药的发展产生了积极影响。

齐鲁中医药，是齐鲁文化的优秀代表，在我国中医药史上地位显赫，名医辈出。记载齐鲁中医药发展史的《山东中医药志》，收录了春秋至民国二千五百多年间流芳医坛的山东医林名贤一千二百余名。如春秋战国扁鹊秦越人，汉代仓公淳于意，晋代王叔和，北齐徐之才，北宋钱乙，金代成无己，元代纪天锡，明代翟良，清代黄元御，近代孔伯华等医学巨匠，他们不仅精通医术，谙熟药性，而且十分重视中药的炮制。

齐鲁中药炮制，是我国中医药学的一个重要组成部分。历代齐鲁中医药学家多在其著作中，把中药炮制方法以“脚注”或“后缀”等形式列于处方药物下，与药物配伍、剂型、制法、服用等相关联。据记载，东汉时期山东就有了以庙会为依托的药市会，明清时期饮片加工业已甚兴盛。现今更是方兴未艾，国家中医药管理局公布的首批全国二十四个中药炮制技术传承基地，山东占有三席；全国十七大药材专业市场之一的山东禹王城药材市场，建有千余亩中药饮片加工区；全省一百余个中药饮片规范化生产企业，正在着力打造中药饮片产业的核心竞争力。齐鲁中药工作者遵循“炮制虽繁不省人工”的古训，每味饮片用于临床前，必做到精细炮制加工，严格把握饮片质量关。他们为传承和发展中药炮制技术和中医药事业作出了突出贡献。

第一节　齐鲁中药炮制的起源与发展

中药炮制是我国独特的制药技术，中药材必须经过炮制制成中药饮片，才能用于临床，这是中医用药的一大特点，也彰显了中药炮制在中医药学中的重要地位。齐鲁中药炮制的起源和发展，与全国是一脉相承的，是随着中药的发现和应用而产生的，是在漫长的医疗实践中发展起来的。

一、齐鲁中药炮制的起源

中华文明的起源和早期发展，在上古时代是一段没有文字记载的历史，因而中医药古文明史以及中药炮制的起源也无从考证。众所周知，人类生存繁衍与医药息息相关，人们为了治病而发现了中药，有了中药就有了中药炮制。因此，通过追溯山东最早人类的生活历史，便可大体了解齐鲁中药炮制的起源。

考古发现，山东地域内的最早人类是距今四五十万年前“沂源人”（猿人），揭示了人类几十万年前就在这片土地上劳作、生息、繁衍，并创造了齐鲁远古文明。远古时期，人们在治疗疾病时，为了使药物便于服用，对其进行洗净、打碎或咬碎、擘成小块、锉或捣成粗末等简单的加工处理，这就是中药炮制的萌芽。

人类发明火以后，便把食物用毛皮或树皮包起来放在火里烧熟（称为炮），或用物吊起来置于火上烤熟（称为炙）后再食用，后来逐渐发展到鼎烹而食、煮水而饮。山东长岛县北庄遗址（距今 6500 年的母系氏族社会村落遗址）出土一件陶鼎，经鉴定为炊煮器，说明远在六千多年前齐鲁大地的先民就开始了火食生活。随着社会的进步和生活水平的不断提高，用药经验也不断丰富，火逐渐被用于加工处理药物，使一些药物有了生熟之分，从而形成了中药炮制的雏形。

山东酒文化历史悠久，在举世闻名的山东泰安“大汶口文化”（距今 6500—4500 年）遗址中发现有专用的陶制酒器，表明山东在五千年前就有了酿酒业。山东临沂大范庄发现的原始社会父系氏族时期（距今 5000—4000 年）墓葬中出土了 725 件陶器，其中酒器就有644件，包括储酒器、温酒器、注酒器和饮酒器，说明在四千多年前山东贵族饮酒就已盛行。酒，具有温中散寒、活血通络、行气止痛的功能。因此，人们除了把酒作为饮用品外，还用酒治病或制成药酒治病，特别是酒作为辅料炮制药物，产生了辅料炮制，使中药炮制内容更加充实。

二、齐鲁对我国中药炮制学的贡献

基于齐鲁文化改革求变思想的影响，齐鲁中药炮制呈现出不断创新发展的特征，这些创新发展被出生或寓住山东的医药学家、农学家、史学家等记载在其所著的中医药文献、农学书籍、类书或传记中。再者，山东人勤奋好学，善于从全国名医名家和中医药经典著作中汲取精华，为山东乃至全国中药炮制传承和创新发展作出了较显著的贡献。

（一）先秦时期（前约2070年—前221年）

此时期，齐鲁医学家对制药和中药炮制十分重视，汤液的发明和炼丹术的兴起，对我国中医药和中药炮制的发展起到了很大的促进作用。

1. *商代伊尹的汤液*

伊尹是商代有莘氏（今山东曹县）人，开国元勋，《史记·殷本纪》记载："伊尹，字阿衡，有莘氏人。"他厨艺高超，被称为厨神。受煲制汤羹启发，他发明了中医治病的重要剂型——汤液，即中药汤剂，成为中医药学发展史上的里程碑。据传，《汤液经》为伊尹所著，《汉书·艺文志》载："《汤液经》又名《伊尹汤液》"。此书是专门记述经方制法用法的文献，但已佚失。汤液发明以前，人们多是把单味药物锉成粗末或口中嚼碎后直接咽下，这样服用既不方便，药效又不容易充分发挥出来。而中药汤液具有制备简单、服用方便、吸收和发挥药效快等优点，且汤液可根据辨证施治将多味药物配合使用、随证加减，也促进了复方制剂的发展。炮制与汤液的关系极为密切，因为制备中药汤液时，必须先对中药进行炮制加工，使其纯净和易于煎煮，汤液的发明和应用促进了中药炮制的发展。

2. *战国神医扁鹊*

扁鹊，原名秦越人，战国时卢国（今山东长清）人，被誉为传统中医学之鼻祖，中医经典《难经》即托名秦越人撰写。他对中医药学的贡献很大：一是创立了望、闻、问、切"四诊"诊断疾病的方法；二是用锋利的铁针取代粗钝的砭石，奠定了针灸疗法；三是用汤液、针灸和按摩治病，被称为神医；四是崇尚医术，反对巫术，

《史记·扁鹊传》记载：对于患者“信巫不信医，不治”；五是尝试炼制丹药用于治病，据崇祯《历城县志》记载：“春秋时期的扁鹊在鹊山上炼丹”；六是我国医学史上首位公开传授弟子的名医，他的弟子不仅学有医术，而且子豹精于药剂、子同掌管捣药、子明主管司药、子游擅长炼丹、虢太子负责采药。扁鹊及其弟子把中医诊疗与中药制药和炮制加工紧密地联系在一起。

3. 齐国炼丹术

炼丹术是古代炼制丹药的一种技术，较早用炉鼎烧炼药物，以期炼出“灵丹仙药”。战国时期，齐国的道家学派注重研究养生术，此时炼丹养生开始兴盛。《史记·仓公列传》记载：“齐王侍医遂病，自炼五石散服之。”五石散是由钟乳石、石硫黄、白石英、紫石英、赤石脂五种矿物药炼制而成的丹药（散剂）。从养生和制药两方面分析，炼丹有利有弊：从养生角度讲，弊大于利，因为尽管有些丹药能治病保健，但长期服用，会导致中毒，重者不治而死；从制药角度讲，利大于弊，因为在炼丹过程中，方士（掌握丹方及炼丹技术之士）发现了许多化学物质。例如，火药的发明是方士在炼丹中发现的；中药药剂的升华药物，如红升丹、白升丹（轻粉）等是用炼丹法制得的；中药炮制的扣锅煅法、砒石（信石）升华制砒霜法，也是从炼丹法衍生而来的。炼丹术对后世制药化学、中药制药、中药炮制的发展影响很大。

（二）秦汉时期（前221年—220年）

此时期的经典药学著作《神农本草经》所载药物中许多与山东相关。齐鲁中医药著作载有组方配伍、制剂和炮制方法，药市会的成立促进了齐鲁中药炮制技术的应用以及在全国乃至世界的推广。

1. 汉代《神农本草经》

该书是一部汇集当时全国众多医药家经验和理论的本草学总集，托名“神农”著，约成书于东汉时期，是我国医学四大经典之一。据统计，书中收载的365种药物中，主产于山东的药物有阿胶、滑石、牛膝、柴胡、丹参、沙参、玄参、黄芩、山茱萸、桔梗等70余种。该书首创药物上、中、下“三品”分类法，提出了中药“四气五味”药性理论，建立了“君臣佐使”组方原则，论述了“七情和合”配伍原则，阐述了采收加工及炮制原则和方法。如在产地采收加工、改变药性及炮制去毒方面记载：“药有……有毒无毒，阴干暴干，采造时月，生熟，土地所出，真伪新陈，并各有法”及“若有毒宜制，可用相畏相杀者；不尔，勿合用也”。书中收载的药物也记述了其具体的炮制方法，如露蜂房、蛇蜕、蜣螂等“火熬之良”，贝子“烧用之良”，雀瓮、桑螵蛸“采蒸之”等。其中的某些炮制方法仍为现代所运用，对后世中药炮制及用药实践影响巨大。

2. 汉代仓公淳于意

淳于意是西汉初期齐国临淄（今山东淄博）人，曾任齐太仓令，尊称为仓公。他对中医学的伟大贡献，撰写了中外医学史上第一部医案著作《诊籍》。此外，在成都天回汉墓出土的医简中，发现了专门记述治60种病的106首方及其制剂方法，据考证是淳于意所著。但原竹简上无书名，后来由考古整理者命名为《治六十病和齐汤法》。本书编排以病证为纲，各病证条下附列药方，略于病证分析，而详于“合和制剂”，重点论述了成方制剂的剂型、辅料、炮制、制备工艺以及用法。其中剂型以散剂为主，汤液醪醴剂次之，还有丸剂、膏剂等；辅料以液体辅料酒、醋等为多，且有枣膏、猪油等赋形剂；炮制方法有净制、切制、粉碎、煅淬、发酵、蒸、煮等，其中粉碎药物的方法就有冶、剉、咀、嚼、屑、粉屑、段、硙、扚、细扚、精扚、熟研等12种，足以证明当时的药物配伍、炮制技术、制剂制法已经广泛地应用于医疗实践。

3. 东汉白龙山药市会

白龙山又称虹霓山，位于今山东诸城市。虹霓山上的虹栾寺是山东境内最早的寺院之一。据清·《诸城县志》记载，东汉明帝刘庄下诏封赐虹霓山虹栾寺。相传，虹栾寺有一位和尚，精通医术，在山上采集草药为乡民治病，慕名求医者甚众。为解用药不足之困，和尚规定，凡求医者须自带两味草药上山，在寺中互相交换。由此至东汉时期就形成了以庙会为依托的药市会。每年农历二月二十五、四月四日、六月八日、十月十五日举办白龙山庙会，会主由寺庙的住持和尚担任，交易以药材和中药饮片为主，因此庙会又称白龙山药市会。久之，遂形成了一个全国性的药材交易市场。辽宁、吉林、北京、天津、四川、西藏、云南等省以及日本、东南亚等国的药商云集白龙山参加交易。药市的形成，不仅促进了齐鲁中药炮制技术的应用和山东药市贸易的繁荣，而且促进了中药饮片加工业在我国乃至世界的推广交流。

（三）两晋至唐朝（220—907）

此时期，山东名人辈出，编次或撰写的医学、药学、农学等著作中记载有与中药炮制相关内容，对我国中药炮制的发展产生了积极影响。

1. 晋代名医王叔和

王叔和是魏晋时山阳郡高平（今山东邹平、微山一带）人，我国古代著名医学家，曾仕晋朝太医令。他对中医学有两大贡献：一是撰写了著名的《脉经》，成为我国脉学专著之首创；二是编次了张仲景的《伤寒论》，使这一中医经典著作得以传世。《伤寒杂病论》由汉代张仲景所著（后世医学家将原著分成《伤寒论》《金匮要略》两部分），219 年张仲景去世后，原著失去了作者的庇护，再加上长期战乱而佚失，仅有手抄本流传于世。到了晋代，王叔和偶然遇见了这部写于竹简（当时尚未发明印刷术，没有纸张）上的奇书，但内容残缺不全，他借太医令身份广泛搜集各种抄本，仅集全了其中的伤寒部分。王叔和结合张仲景的论述，把这一部分重新整理成书，命名为《伤寒论》。该书在中医理论、方剂学、药剂学、炮制学方面均有论述。理论方面，确立了中医辨证论治的基本法则，奠定了理法方药的理论基础。方剂学方面，组方严谨，疗效卓著，共载药方 113 首，记述了 398 条治法，基本概括了临床各科的常用方剂。药剂学方面，创制了汤剂、丸剂、散剂、软膏剂、酒剂、洗剂、浴剂、熏剂、滴耳剂、灌鼻剂、吹鼻剂、灌肠剂、阴道栓剂、肛门栓剂等剂型，且对各种剂型的制法记载较详，特别对汤剂的煎法和服法叙述颇细。炮制学方面，根据中医辨证施治用药的需要进行炮制，如附子回阳救逆则生用且须配以干姜，止痛多炮用且无须配伍干姜。方中需要炮制的药物均以脚注注明，例如，麻黄汤方中的四味药物记载：“麻黄（去节）、桂枝（去皮）、甘草（炙）、杏仁（去皮尖）。”该书作为我国第一部理法方药皆备、理论联系实际的中医临床经典著作，对包括我国的中医、中药及中药炮制都有重要的指导意义。

2. 南北朝徐熙医学家族

南北朝时期山东出现了一个庞大且医术闻名天下的医学家族。家族之首徐熙，晋东海人，家本东莞（今山东沂水县），《南史·张邵传》载：其“好黄老[①]，隐于秦望山，有道师过求饮，留一葫芦与之曰：‘君子孙宜道术救世。’熙开之，乃《扁鹊镜经》一卷，因而精心学之，医术之名遂震海内。”家族世传七代，延续 200 余年，以医名世的有徐熙、徐秋夫、徐道度、徐叔响、徐文伯、徐嗣伯、徐成伯、徐雄、徐践、徐之才、徐之范、徐敏齐、徐复等 13 人。事迹载于《晋书》《南史》《北史》《宋书》《齐书》《梁书》《陈书》《魏书》《周书》《隋书》十国志书。其历时之长，人数之众，医名之显，为我国医学史所罕见。该家族著述颇多，有杂病、妇科、儿

---

①《史记》记载，汉景帝“读黄帝、老子，尊其术”。

科、方药、针灸等共计43种，222卷。其中徐叔响（徐熙之孙）一人就著书16种，170卷。其家族十分重视中草药学，对于不懂药的医者嗤之以鼻。正如北齐名医徐之才（徐熙六代孙）在其所著的《药对·序》中曰："古之善为医者，皆自采药。审其体性所主，取其时节早晚……今之为医，不自采药，且不委节气早晚，又不知冷热消息，分两多少，徒有疗病之名，永无必愈之效。"虽然其家族对中药炮制学的贡献在史料中少有记载，但从上述徐之才在《药对·序》中所言可以推断，该家族对中药的炮制加工也相当重视。

3. 北魏农学家贾思勰

贾思勰（xié）是北魏青州益都（今山东寿光）人，我国杰出农学家，所著的《齐民要术》被誉为"中国古代农业百科全书"，也是世界农学史专著之一。书中载有与中药炮制相关的发酵、发芽、造神曲、制酒曲、酿酒、酿醋、炒、蒸、煮等方法和制作工艺。例如，书中载有4种制备神曲的方法，其中"河东神曲方"与现代制神曲技术颇为接近："七月初治麦，七日作曲。七日未得作者，七月二十日前亦得。麦一石者，六斗炒，三斗蒸，一斗生，细磨之。桑叶五分，苍耳一分，艾一分，茱萸一分（若无茱萸，野蓼亦得用）合煮取汁，令如酒色。滤去滓，待冷，以和曲，勿令太泽①。捣千杵。饼如凡饼，方范作之。"记载了作糵法（发芽法）工艺："八月中作。盆中浸小麦，即倾去水，日曝之。一日一度著水，即去之。脚生②，布麦于席上，厚二寸许。一日一度，以水浇之，牙生便止。即散收，令干，勿使饼。"从所记载的制备工艺过程看，当时人们已认识到微生物在发酵、发芽过程中所起的重要作用，并掌握了很多实际经验和制作技巧，对我国中药炮制技术发展产生了较大影响。

4. 唐代英国公李勣

李勣是唐代曹州离狐（今山东东明）人，唐朝开国名臣，其功勋卓著，被封"英国公"。唐高宗时期，长史苏敬上书修本草之事，皇帝李治即命李勣担任编写总监。《新唐书·艺文志》载《唐新本草》云："英国公李勣，太尉长孙无忌，右监门长史苏敬等撰。"因皇帝诰命英国公李勣监修，故又称《英公本草》，后世多称《新修本草》或《唐本草》。该书是我国古代政府颁布药典的创始，也是世界历史上第一部由国家颁布的药典，它把中药炮制作为法定内容加以收载，是依法统药时代的开端。全书载药850种，收载的炮制方法除了有煨、煅、燔、炒、蒸、煮、发芽、发酵、提

① 太泽：太湿。

② 脚生：指种子萌发时最初长出的幼根。

净法等，还增加了钟乳石水飞制细粉法、反复蒸曝制熟地黄法、松脂的精制法、麸炒法、童便制、酒淬法、纸炒法、醋煅淬法、黑豆蒸法、面煨法、湿纸煨法、米泔浸法、米炒法、石灰炒法等，并首次明确指出应以米酒、米醋作为炮制辅料。有些炮制方法一直沿用至今，对保证和提高中药饮片质量具有重要指导意义。

5. 唐代食疗家孟诜

孟诜是唐代汝州梁（今河南临汝）人，寓居平昌（今山东临邑），是有记载的世界最早的食疗专家。他善于养生，长于饮食疗法，常言："养性者，善言不可离口，善药不可离手"，著有《食疗本草》《必效方》和《补养方》等著作。

《食疗本草》是世界上最早的食疗专著，但原书已佚失。孟诜去世后，该书由唐代僧医张鼎于开元年间结合《补养方》增补改编而成，涉及食疗药物260种，药名下注明药性（温、平、寒、冷），正文述功效、禁忌及单方，有的论及药物的产地、形态、炮制工艺及炮制作用。炮制工艺方面，如发酵法制淡豆豉："以大豆为黄蒸，每一斗，加盐四升，椒四两，春三日，夏二日，冬五日即成"。再如九蒸九晒制黄精法："取瓮子，去底，釜上安置，令得所，盛黄精令满，密盖，蒸之令气溜，即暴之；第二遍蒸之亦如此；九蒸九暴。"炮制作用方面，有大豆可"杀乌头附子毒"；黄精"蒸之，若生，则刺人咽喉"，须蒸熟以降低刺激性；生栗"可于热灰火中煨令汗出，食之良。不得通热，热则拥气。生即发气。故火煨杀其木气耳"等。

《必效方》是介绍中医各科病症的秘传方书，但该书也早已佚失。后来清代范行准从《外台秘要》《经史证类大观本草》辑出六卷，内容包括内、外、五官、妇、儿各科病症近50种，收方约290首。方中的大多药物后列有炮制方法，如麻黄去节、大枣去核、杏仁去皮尖炒、昆布洗、黄柏切洗、厚朴炙、半夏洗、附子炮、枇杷叶炙、雄黄研，等等。

（四）宋金元时期（960—1368）

此时期，山东人主持编纂了宋代官修药典。山东名医在其专著中记载的炮制方法多而详细，使中药炮制方法有了很大改进，炮制品种更加丰富。

1. 宋代尚药奉御刘翰

刘翰是五代至北宋沧州临津（今山东宁津）人。五代时期，刘翰因献《经用方书》《论人候》和《今体治世集》等书，被后周的世宗皇帝封为翰林医官使，周被北宋取代后，其地位更进一步提升，任尚药奉御等官职。宋开宝六年（公元973年），太祖赵匡胤诏令刘翰任负责人，与道士马志、翰林医官翟煦等9人，以300余年前的《唐新本草》为蓝本，与《本草拾遗》等书相互参证，对以前编纂和传抄中出现的谬误进行修订，并吸收其他本草著作的精华，编纂了宋代官修药典《开宝本草》。全书共载药984种，其中新增134种，许多新药如乌药、蛤蚧、南烛、赤箭（天麻）、延胡索、没药、五灵脂、使君子、白豆蔻、山豆根等皆首见于此书，该书对中药炮制的重要性也可见一斑。但原书已佚，部分内容被较晚的《证类本草》所辑录。

2. 宋代名医钱乙

钱乙是北宋末年郓州（今山东东平）人，被誉为我国儿科鼻祖。其所著的《小儿药证直诀》是我国现存的第一部儿科专著。他第一次系统总结了小儿辨证施治法则，使儿科学成为一门独立的学科。全书共三卷，收载药方152首，创制药方114剂，处方脚注记载了140余味中药的炮制方法。炮制方法有净制、切制、清炒、隔纸炒、加辅料炒、炙、蒸、复制、水飞、明煅、煅淬、扣锅煅、湿纸裹煨、制霜、焙等。书中对炮制理论也有论述，如瓜蒌根、白甘遂等要“用慢火炒焦黄色，药性虽冷，炒焦用之，乃温也”。他认为药性寒凉的药物多刺激脾胃，采用一定的方法或加入辅料炮制后，可使药性转为温热，减少刺激性而避免伤阴。对炭药炮制程度也有要求，如人牙、干蟾头、蛇皮、皂荚子等药物要“烧存性”，猪悬蹄甲要“罐子内盐泥固济，烧存性”。

3. 宋代名医董汲

董汲是北宋东平（今山东东平）人，著名儿科医家，著有《小儿斑疹备急方论》《脚气治法总要》和《旅舍备要方》等书。

《小儿斑疹备急方论》详载了升麻散、白虎汤、紫草散、牛黄散、珍珠散等17首治疗痘疹的方子，每方列有主治证候、制剂制法、用量用法。单味药物后列有炮制方法，归纳有：拣净、去土、去苗、去根、去节、去瓤、去皮、去心、去毛、剉、㕮咀、切、研、研水飞、焙、微炒、炒、麸炒、炙、黄牛胆汁制、熬等炮制方法。

《脚气治法总要》原书一卷，已佚，今世存者为编《四库全书》时自《永乐大典》中辑出的辑佚本，分为二卷。上卷论12篇，对脚气病（包括下肢关节炎一类的病）的病因及治法做了重点记述，下卷收载有效的内服及外用方46首，方中药物列有中药炮制方法，归纳有：去苗、去梗、去根、去节、去瓤、去皮、去心、去毛、去尖、去带子、去芦头、去核、剉、刮、槌碎、研、洗、大豆汁洗、汤浸、浸酒、焙干、微炒、炒熟、炒黄、炒令丝断、土炒、麸炒、炮、炙、煮作膏、炼等30余种炮制方法。

《旅舍备要方》为旅行中急病患者提供验方，简单方便而又卓有效验。原书共载医方100余首，但于明代失传，今版本系编《四库全书》时自《永乐大典》辑出者，仅存医方40余首。方中药物后列有中药炮制方法，归纳有：去皮、去足、去头翅足、研末、沥汁、汤洗、微炒、炒、炙、姜炒、蜜炙、炮、烧存性等炮制方法。

4. 金代御医成无己

成无己是宋至金代聊摄（今山东茌平）人，著名医学家，伤寒学派的主要代表。其生于北宋末年，宋被金灭后，仕宦金朝御医而载入史册。著作有《注解伤寒论》《伤寒明理论》等。

《注解伤寒论》一书开创了对《伤寒论》注解的先河。在成无己之前，研究《伤寒论》者唐代已有孙思邈，其同时代有朱肱、庞安时等人，但他们均未对《伤寒论》原文进行注解。成氏以《内经》《难经》理论为基础，对《伤寒论》条文加以注解，成为后世医家研究《伤寒论》的主要注本之一。成氏也用《本草》《内经》《难经》理论来解释仲景之方，如《伤寒论》“辨太阳病脉证并治中第六”曰：“太阳病，项背强几几，无汗，恶风，葛根汤主之。”书中载有葛根汤方及其炮制和煎服方法：“葛根四两、麻黄三两（去节）、桂二两（去皮）、芍药二两（切）、甘草二两（炙）、生姜三两（切）、大枣十二枚（掰）。上七味㕮咀，以水一斗，先煮麻黄、葛根，减二升，去沫，内诸药，煮取三升，去滓，温服一升，复取微似汗，不须啜粥，余如桂枝法将息及禁忌。”成无己在《注解伤寒论》中对葛根汤方解释为：“《本草》云：轻可去实，麻黄葛根之属是也。此以中风表实，故加二物于桂枝汤中也”。

《伤寒明理论》是我国首次依据君、臣、佐、使剖析中药方剂组方原理之著作，其扼要地辨析了伤寒50种证候的征象和病机，使习医者读其论而知其理，识其证而辨其病。该书选《伤寒论》常用的桂枝汤、麻黄汤、大青龙汤、小青龙汤等20首方剂，从方义、药效机理、炮制方法、用量用法及使用注意等方面进行了阐述。每方中的单味药物后注明其炮制方法，如桂枝汤：“桂枝（君，三两，去皮）、芍药（臣佐，三两）、生姜（使，三两，切）、大枣（使，十二枚，擘）”。

（六）明清时期（1368—1911）

此时期，齐鲁中医药学家阐述中药炮制的方法、目的和作用的著作不断增多，中药炮制加工业亦十分兴盛，使得中药炮制方法和理论不断发展，炮制品种不断增多，饮片质量不断提高。

1. 明代名医张洁

张洁是明代临邑（今山东临邑）人，所著《仁术便览》是一部以治内科杂病为主，兼有外、妇、儿科疾病的著作。全书共四卷，内容包括中风、厥病、痛风、中寒等 93 类病证、823 首方剂，每一病证先有论述，后有验方。书末附有“炮制药法”，共收载了 189 味药物的炮制方法，有的一种药物有多种炮制方法，如黄柏“去粗皮，洗，切。有酒炒、蜜炙、盐水炒，有生用，有腊月猪胆炙透用者”。有炮制理论之论述：“凡治病在头面手稍上部者，用酒炒药；治咽喉以下，肚脐以上，中焦者，用酒浸晒；在脐下至足者，多用生药。凡熟升生降之意”。对炮制用辅料也很讲究：“酒用无灰酽[①]者佳，醋用米造陈者佳，油用白芝麻者佳，水用甜井新汲者佳”。饮片切制时也强调要注意时节：“凡七八九月，遇晴明天气，预制咀片过冬。冬月天寒水冰，制则失药力”。药物炒前要大小分档：“凡炒药大中小分三等，作三次炒，庶无生熟之患”。

2. 明代名医王化贞

王化贞是明代诸城（今山东诸城）人，他精通医学，著有《产鉴》《普门医品》等著作。其中《产鉴》是一部中医妇科专著，分上、中、下三卷，共阐述产科常见病 73 种，论断精辟，疗法得当，方药简当且切合临床实际。方下所列的炮制方法有：去根、去皮、去皮木、去皮尖、去皮膜、揉去皮、去刺、去芦、去心、去壳、去节、去毛炙、煮去皮核、炒去皮、炮去皮脐、去子及闭口者（川椒）、研、剉、捣、镑、微炒、炒、炒黄、炒熟、炒黑、麸炒、土炒、蛤粉炒、酒洗、酒浸、酒浸焙、酒蒸焙、酒醋童便盐水浸、醋调、醋炒、蜜炙、姜汁炙、姜汤泡、汤洗焙、洗炒、童便炒、童便炒黑、酥炙、煨、隔纸炒、微焙、焙干、炮、炮黄、煅、烧红、烧灰、烧存性、香油灯上烧研、瓦罐内烧、碗内烧存性、熔开入水银共搅研（黑铅）、水飞、干馏等法。

3. 明代名医翟良

翟良是明代益都颜神镇（今山东淄川）人，著名医学家，一生著述颇多，如《医学启蒙汇编》《脉诀汇编》《经络汇编释意》《药性对答》《方药治症提纲》《本草古方讲意》《痘科类编释意》《妇人方》等。每一部著作只要列有药方，就载有炮制方法。例如，《医学启蒙汇编》是一部医学启蒙读物，多以歌括形式，高度归纳中医药理论，简便易懂，便于诵记。全书共六卷，卷一阐述中医基础理论及望闻问切四诊方法；卷二以歌括形式叙述病证；卷三介绍方药理论，附以歌括；卷四将诸证药方以歌括形式表达后，参以注释；卷五为补遗诸方歌，亦是先歌括后注释；卷六介绍

① 酽：纯净且味浓厚。

中药理论为主，先阐述《神农本草经》的名例，再阐述四性、五味、升降浮沉、补泻、炮制、引经报使、六陈、十八反、十九味、妊娠禁忌等基础知识。该书有辅料制、净制等炮制理论的论述："凡药入肺蜜制，入心童便制，入脾姜制，入肝醋制，入肾盐制。凡用火炮、汤泡、煨炒者，制其毒也；醋浸、姜制、酥炙者，行经和血也。且如知母、桑白皮、天麦门冬、生熟地黄、何首乌忌铁器，用竹刀切之，犯铁必患三消；远志、巴戟、门冬、贝母之类，如不去心，令人烦躁；猪苓、茯苓、厚朴、桑白皮之类，如不去皮，耗人元气；柏子、火麻、益智、草果之类，如不去皮，令人心痞；当归、地黄、苁蓉酒洗去土，生精和血，无令满闷；桃仁、杏仁双仁有毒，用去皮尖，不生疔疖；苍术、半夏、陈皮用汤泡洗，去其燥性；麻黄泡去头汁，乃不烦心；人参、桔梗、常山去苗芦，庶不呕。当知水飞、火煅、醋淬、酒浸、另研等项，必遵古法。"该书收录炮制方法近 80 种：去皮、去皮尖、去壳、去芦、去梗、去心、去节、去毛、去核、去瓤、去脐、去头足翅、去白（橘红）、去木（白茯神）、炒去壳（谷芽）、煨去核（诃子肉）、蜜水泡去筋（罂粟壳）、去渣（黑锡）、去苗（柴胡）、研碎、切、煨切、剉、擘、汤泡，米泔浸、同柴胡浸（木通）、米粉浆洗（灯心）、皂荚水洗（乱发）、童便浸、吴茱萸汤泡、皮硝滚汤泡、皂角汤泡、明矾泡、甘草汤泡、饭上蒸、黑豆煎煮（草紫河车）、拌衣（辰砂）、微炒、炒黄、炒黑、炒烟出尽、炮、麸炒、米炒、蛤粉炒、酥炙、酒浸、酒洗、酒拌、酒炒、酒蒸、酒煮、酒煮捣为饼、醋浸、醋炒、醋淬、醋煮、盐汤浸、盐水洗、盐水炒、姜汁炒、吴茱萸炒、用巴豆同炒黄（陈仓米）、九蒸九晒、面煨、灰火煨、风化制霜、去油制霜、焙、瓦上炒赤、火炕、煅、烧灰存性、火硝同煅如金色等。

4. 明代农学家王象晋

王象晋是明代桓台新城（今山东桓台）人，著名农学家，一生著书 30 余部，以文诗为多。他编撰的农学著作《二如亭群芳谱》，共 28 卷 40 余万字，汇集了公元 16 世纪以前之农学大成，按天、谷、蔬、果、茶竹、桑麻葛棉、药、木、岁、花、卉、鹤鱼等 12 个谱分类，内容相当广泛，论述颇为周详。例如，在"药谱"中有对药物的种植、修治、制用、辨讹、服食等均有论述。他还兼修医术，撰写的医书有《保安堂三补简便验方》《保世药石》《卫生铃释》《救应心收》等。现仅有《保安堂三补简便验方》一书流传于世，目前存于中国中医科学院和山东省淄博市图书馆。"三补"意指经三次修补而成，这是一部实践经验丰富，理法方药较完备的专著。全书共四卷，收载内、外、妇、儿等科，有经方、单方、验方 800 余首，方中均载有药物的炮制方法。该书对中药炮制作用也有论述，如"病在头面及皮肤者，须酒炒，心下脐上者酒洗之，病在下者生用。寒药须酒浸，曝干，恐伤胃也”。

5. 清代名医臧达德

臧达德是清代诸城（今山东诸城）人，他专心研讨方书，将“症之切理，方之有验者，汇成一册”，命名《履霜集》，乃取“阅者入目豁然，履霜知戒”之意。全书共三卷，卷一专论虚损痨伤，阐述先天真水、相火、后天脾胃在虚痨诸病中的作用，其中“滋阴降火论”“先天真水论”和“后天脾胃论”等是其精髓；卷二专论妇人经带胎产证治；卷三论述儿科痘疹证治。书中附成方数十首，方中所载药物的炮制方法有：去皮、去皮尖、去毛、去芦、去心、去衣、去瓤、去骨（牡丹皮）、研碎、焙干、炒、炒黑、麸炒、米泔浸炒、土炒、蛤粉炒、童便炒黑、酒洗、酒拌、酒炒、盐炒、醋炒、蜜炒、姜汁炒、香油炒、微蒸、乳拌蒸、甘草水煮等。

6. 清代御医黄元御

黄元御是清代昌邑（今山东昌邑）人，御医，著有《伤寒说意》《伤寒悬解》《金匮悬解》《玉楸药解》《长沙药解》《四圣心源》《四圣悬枢》和《素灵微蕴》八部医书，后人合称“黄氏医书八种”。

《玉楸药解》按药物属性分为草部、木部、金石部、果谷部、禽兽部、鳞鱼虫部、人部、杂类部八类，共八卷，载药物292味。每药之下，先述其性味、归经、主治，再详论其主要作用和功效，指出前世本草或庸工不当之处，最后述其适宜剂型、药物来源、炮制方法和炮制理论等。炮制方法主要有：去皮、去毛、去壳、去梗、切、研、米泔浸、乳浸、童便浸、甘草水浸、药汁浸、酒浸、醋浸、炒、炒焦、蛤粉炒、盐酒炒、蜜炙、酥炙、蒸、酒蒸、酒煮、黑豆拌蒸、作油、焙、面裹煨、烧、煅、水飞、炮、制霜、牛胆汁制等。在炮制理论方面，提出黄芩“内行醋炒，外行酒炒”，“黑大豆长于利水而行血，及其芽生而为黄卷，更能破瘀而舒筋，以其发舒通达秉之天性也”，以及药物“入肾青盐水炒”等。

《长沙药解》（书名冠以“长沙”是因张仲景曾任长沙太守之故）对张氏《伤寒论》及《金匮要略》两书所载244首方中的160种药物进行了阐解。该书以药名为纲，结合原书中的方药证治，论述各药药性、功用、主治及用法。书中炮制方法主要有：去皮、去核、去壳、泡去皮尖、去翅足、水渍、热水洗、切片、研、米泔浸、酒浸、醋浸、炒、炒去汗、麸炒、蛤粉炒、酒炒、醋炙、蜜炙、蜜煎、姜汁炒、姜汁煮、蒸、米蒸、煮、煅、火煅醋淬、煅枯、炼、白矾制、纸煨熟、隔纸焙焦、炒枯存性、烧灰存性等。以上说明中药炮制归经理论在山东已经有了深厚的临床实践基础。

7. 清代名医臧应詹

臧应詹是清代诸城（今山东诸城）人。他医术高超，被视为“神医”，与昌邑黄元御并称为“南臧北黄”。他著作颇多，但均未刊行，有《类方大全》四册、《伤寒论选注》四册、《伤寒妇幼三科》四册、《外科大成》四册、《脉诀》一册，以手抄本的形式藏于民间。《类方大全》是其主要著作之一，共十五卷，卷一至九为内科杂病，卷十至十一为五官科和外科病证，卷十二至十五为妇产科病证。每一卷收载药方下列出了近1500种药物（包括重复者）的炮制方法，包括净制、切制、炮炙等各个方面，因内容太多这里不再赘述。

8. 明清时期的饮片加工业

明清时期山东省中药饮片加工业已非常兴盛，药市不仅经营地产药材及饮片，还经营其他省市及进口药材及饮片；大药店普遍采取“前店后坊”形式，店外高悬“遵古炮制”门匾，店内药碾、药匾、炒药锅等炮制工具齐全，蒸、煮、炒、炙、煅、煨、燎、焙等各种炮制方法皆备，精细加工饮片是各店所遵循的优良传统。

（1）明清时期的药市会：明清时期药市会渐多，其中，明代主要有济宁药市会和昌乐县木良台药市会，清代主要有济南药市会和滕县（今滕州）药市会。

例如，济宁药市会始于明代，盛行于清代。济宁在明朝已是运河沿岸主要商埠之一，并成为鲁西南中药材的集散地。交易的地产药材130多种，四川、广东、云南、贵州、浙江、内蒙古、西北、东北等地所产及进口药材200余种，药商收购分类炮制加工后运销京、津、沪等大城市，成为汇集各方名贵道地药材、销售地产药材的药市会。

再如，济南药市会始于清代初期，清代中末期一直处于鼎盛时期。药市会址在趵突泉西药王庙一带，会期长短不一，随药材上市量和天气变化而定，一般10～15天。参会者除省内药农、药商外，还有来自东北各省、河北、河南、山西、陕西、上海、宁波及朝鲜仁川等地的药商。药材交易，以省内产的药材及饮片为主，其次是河南怀庆、河北祁州产的药材及饮片。

（2）明清时期的中药店：明清时期中药店对炮制工艺十分重视，中药饮片的经营和生产方式仍沿袭前堂后坊格局，个体私营、手工作业。

明代永乐元年（1403年）费县开办了最早的志诚堂药店，此后中药店铺在全省各地相继开办。正德至万历年间（1509—1619年）开业的药店有周村樊家膏药店、菏泽积善堂、冠县万和堂、济宁同长药店、济南颐寿堂及德州颐寿堂药店。嘉靖二十六年（1547年）开业的莱芜慎述堂药店，对每味饮片都如法炮制，一丝不苟。

由于所用的切药刀与众不同，山东的很多药店创立了顶刀切、顺刀切、斜刀切等具有地方特色的切制方法，并根据药材质地软硬的不同切成不同厚薄和不同形状的片、段、块、咀、丝等饮片。例如陈皮切丝、槟榔切片、桂枝切咀、荆芥切段等；当归分别切制归头、归身、归尾、全归，归头顶刀切，归尾斜刀切。高超刀工切制的饮片有“薄如纸，细如丝”“乌药不见边，槟榔飞上天”之美称。切好的半夏片平整无皱褶，放于纸上隔药能看到纸上的字。

清代顺治至乾隆年间（1644—1738 年）开业的药店有：潍县王万春堂、泰安德兴堂、高苑县城保和堂、淄博富春堂药局等。清朝中期中药批发行栈渐兴，较大中药店多兼制中成药，阿胶及丸散作坊日益增多。清朝末期中药行业处于兴盛时期，较大城市出现专营饮片的切药局。如 1817 年祁州人侯瑞醒在济南山水沟街开设了长盛永切药局，专营中药材饮片切制加工。1891 年在郓城县开业的义和永药店，饮片加工炮制严格，杏仁粒粒去尖去芯，连翘个个去芯，枇杷叶片片刷毛。清代的济南，已成为黄河下游中药集散中心，主要有五大行栈和八大药局。五大行栈是全盛栈、永兴栈、广德栈、德和栈、泰兴栈，行栈资金多，经营较大规模的批发；八大药局是德兴堂、德兴隆、德庆西、益太恒、福德成、久德大、天德裕、天德生，药局资金少，只经营少量的批发并加工切制饮片，如八大药局中规模最大的德兴堂有切药工 50 多人。1907 年北京同仁堂药店第四代少东家乐镜宇（字铎）来济南开设了宏济堂药店，生产的宏济堂“东流水牌”阿胶于 1915 年获得巴拿马万国博览会金奖。

（六）中华民国时期（1912—1948）

此时期，民国政府歧视甚至否定博大精深的中医药学，山东及全国名医志士奋起抗争，创办国医学校，创新炮制方法，坚持精细加工，确保饮片质量和药物疗效，为拯救中医药事业做出了表率。

1. 名医孔伯华

孔伯华是山东曲阜人，与汪逢春、萧龙友、施今墨并称北京四大名医。1929 年，汪精卫反动政府意欲消灭中医，南京、上海医药界罢市，北京等地均以响应，孔伯华在京师创办了医药学会，与萧龙友同被推举为联合会主席，率请愿团赴南京，迫使国民党政府收回“取缔中医”的成命。1934 年他与肖龙友等在北京创办了华北国医学院并任院长。新中国成立后，党中央选定孔伯华担任毛泽东的保健医生，1955 年 3 月 10 日孔先生去世后，周恩来总理亲往寓所吊唁。先生有《时斋医话》《传染病八种证治晰疑》等著作留世。

2. 名医郝云衫

郝云衫是清末齐河（今山东齐河）人，清末举人，1934年被济南中医药界推举为代表赴南京请愿，反对国民党政府歧视中医的政策。先生返济后，发起筹建山东私立国医专科学校，并担任校长，兼任国医慈善医院院长。“七七”事变后，为避免学校落入日军之手，先生毅然将学校解散，并动员部分学生奔赴抗日根据地。他一生酷爱中医学，造诣颇深，为济南中医药界所推崇。《慎疾刍言》本是清代医学家徐灵胎所著的一部剖析医界流弊、以期医家谨慎治疾的书。郝云衫仰慕斯书，他参以三十余年经验，详细考订，为之作序并附按语，于民国十八年（1939年）出版《重刊慎疾刍言》。他在“诡诞”中曰：“……药之必须生用者，见火定不相宜，乃今时髦医家，无论何药一概加以造作，醋炒、蜜炙、盐泡、酒浸，如易菜之调五味，不惟药店恶其烦琐，暗肆评，并且离奇怪诞，违药性而乖治法……甚至一方用引子四五种者，徒炫新奇，丝毫无关治法，直以应诊为儿戏，亦未免谑而近矣。”

3. 民国时期的中药店

1912年始，随着山东零售药店的增多，全省加工饮片的切药局和自产自销的中药丸散庄呈上升趋势，外省也来山东开办中药店和切药局。以中药加工业比较集中的济南为例，新崛起“京帮”中药店10家、“祁州帮”中药店28家。至1948年，济南市的切药局发展到27个，药工在长期的切药实践中，练就了高超的饮片切制技艺。例如，1926年开业的菏泽县（今荷泽市）和太公药店，每个槟榔能切120刀左右，饮片薄到一吹即可飞起来。平度县（今平度市）春和堂为提高饮片质量，高薪聘请河北省安国制药高手李维中到平度为其制药，他的“色、味、净、光”绝技谓之“四要诀”，其切制的饮片行家叹为观止。胶州德全堂、鉴古堂、大生堂等药店，配备饮片加工专业人员均在10人以上，起初使用当地传统的白子刀切药，每人每日切药10kg左右，20世纪30年代引进安国制药技术，改用安国产的切药刀（祁州刀）切药，每人每日切药可达25kg。

民国政府与晚清政府一样对中医药相当歧视，1929年通过了《废止旧医以扫除医事卫生之障碍案》和《请明令废止旧医学校案》等提案，通令整顿中医药界，实行扼杀中医药政策，将中医称为“旧医”，对几千年形成的中医药的价值全面否定，再加上抗日战争爆发后日本侵略军的骚扰破坏，致中医药业由盛转衰。例如，始于东汉时期、持续近两千年的山东诸城白龙山药市会（虹栾寺庙会），因日本侵略军盘踞此山，药市被迫于1938年迁于山下百尺河镇，致使生意萧条而逐渐消失。清代以来一直兴盛的济南药市会，抗日战争前的药材成交量每年300 000kg左右，抗日战争爆发后药材种植和采集遭受战乱骚扰破坏，且因 1938 年黄河在花园口改道南下，上游诸省药材不便运进，成交量不及抗战前的三分之一，导致药市衰落。抗日战争胜利后，山东的零售药店及丸散庄、阿胶庄、切药局户数有所回升，中药业稍有转机。

（七）中华人民共和国时期（1949—）

中华人民共和国成立后，国家高度重视中医药事业的传承与发展。齐鲁中医药工作者响应“祖国医药学是一个伟大的宝库，应当努力发掘，加以提高”的号召，广泛收集散在民间的炮制经验和方法，制定山东省中药饮片炮制规范，主编中药炮制专著和国家规划教材，培养中药炮制专业人才，建设国家和省级中药炮制技术传承基地，搭建省部级中药炮制科研平台，承担国家和省部级科研项目，建立饮片生产企业使饮片生产逐步实现了机械化。

1. 齐鲁中药炮制经验整理

齐鲁广大中医药工作者，收集散落民间的炮制经验和方法，汇编成具有齐鲁中药炮制特色的著作。

（1）《中药材饮片加工炮制规程》：中华人民共和国成立以后，由山东省卫生厅、山东省药材公司对全省中药饮片加工业加强管理。从 1956 年起，中药饮片由各级国营药材商业企业加工炮制，供应医疗单位和门诊配方，省药材公司作为主管全省医药行业的行政性管理公司，强调中药炮制规范化操作，并于 1965 年编印了《中药材饮片加工炮制规程》（油印本），书中收载了 280 种常用中药材的性状、鉴别、品质、炮制等内容。

（2）《山东中药炮炙经验汇编》：山东省中药炮制技术多散在于民间，只通过师徒口传心授相承，老药工的实践经验未能搜集整理成文。为继承发扬这一遗产，1959—1961 年，山东省中医药研究所（现山东省中医药研究院）冯宝麟、王琦等研究人员走遍了山东省的 4 个市（济南、青岛、淄博、枣庄）、9 个专区（烟台、昌潍、临沂、济宁、菏泽、泰安、聊城、德州、惠民），通过实地考察、召开当地老药工座谈会等方式，搜集整理近代以来散在山东各地老药工中的传统炮制经验和技术，详细记述了他们的炮制经验。同时，查阅整理了古代中药著作中有关中药炮制的记载，探寻其炮制的起始、目的、方法，于 1965 年编印了《山东中药炮炙经验汇编》（内部资料）。该书详细汇集了山东中药炮制经验和资料，并对同一种炮制方法在不同地区因地而异的现象做了详细地记载和描述，为中药炮制研究和饮片生产提供了丰富的史料线索。书中收载常用中药509种，附14种，共523种，每味药项下收集了部分古代医药文献中与炮制相关的资料，并有新的讨论或论述，为制定山东省中药炮制规范提供了充足的参考资料。

（3）《中草药加工炮制手册》：山东省医学院附属中医院（现山东中医药大学附属医院）与山东省中医药研究所（现山东省中医药研究院）在《山东中药炮炙经验汇编》的基础上，结合山东各地炮制经验，于1971年编辑出版了《中草药加工炮制手册》。书中重点介绍了中草药加工炮制方法，其中大部分是山东各地常用且简单易行的传统经验。全书分概论、各论两部分，概论阐述了一般技术和要求，介绍了中药的采收与加工、炮制等基本知识；各论共载常用中药465种，按药用部位分为根与根茎、种子果实、草等14类，每药依次介绍采收部位、采收时间、产地加工方法、炮制、炮制作用、药效，以便掌握每味药的具体炮制方法和用途。

（4）《烟台中药炮制手册》：山东烟台根据本地区广大医药卫生人员的丰富经验，并参考其他省市医药书刊中的有关资料，于1970年编辑出版了《烟台中药炮制手册》。该书本着自采、自制、自用和验、简、便、廉的原则，扼要介绍了中草药的认、采、制、用等常识，收载了烟台地区产中草药406种（包括烟台过去未用的品种65种、附图78种、插图214幅），选编了防治121种常见疾病的土、单、验方722个，并附有“各种常见中毒的处理”及“农业杀虫和除四害的中草药”两表。

（5）《中药炮制操作技能》：山东中医药高等专科学校冯秀锟于1995年编录了《中药炮制操作技能》DVD录像片，于2003年制作了《中药炮制技术》配套多媒体课件。这两部专著以少量生产和实训操作的方式，完整系统地演示了59种中药炮制方法、10种中药炮制机械、119种代表性中药饮片的传统炮制操作及其经验与技巧。视频包括净选加工、饮片切制、清炒法、加辅料炒法、炙法、煅法、蒸煮燀法、复制法、发酵发芽法、制霜法、煨法、提净法、水飞法等炮制操作技能。

另外，山东建联盛嘉中药饮片有限公司姜保生老药工参与了东方卫视《本草中华》中《五味》煅荷叶炭的录制。

2. 齐鲁中药饮片质量标准的制定

在《山东中药炮炙经验汇编》的基础上，山东省制定了四个版次的“山东省中药饮片炮制规范”，形成了山东中药饮片炮制法规体系，成为山东省从事中药生产、供应、使用、检验、监督管理等相关单位进行中药炮制和饮片质量监督、检验的法定依据。

（1）《山东省中草药炮制规范》1975年版：本规范由山东省革命委员会卫生局组

织编写，是山东省第一部中药材加工炮制的地方标准和依据。它以山东中草药加工经验为主，参照《中国药典》1963年版及各省有关炮制资料整理而成。全书分总论、各论及附录三部分：总论扼要介绍了中草药炮制及制剂的一般通则；各论按照根及根茎、种子及果实、草、叶、花、皮、藤木、树脂、菌藻、动物、矿物、其他等12类依次编排，介绍了592种中草药的采收与加工、炮制、炮制作用、性味、功能与主治、用法与用量及制剂的要求等；附录收载了配方应付药物表、毒性药物表、相反相畏药物表、妊娠禁忌药物表、汤剂煎煮特殊处理药物表及药名索引等。

（2）《山东省中药炮制规范》1990年版：本规范由山东省卫生厅（现山东省卫生健康委员会）组织编写，以齐鲁中药加工炮制经验为主，参照《中国药典》1985年版及《全国中药炮制规范》1988年版等有关炮制法规，结合山东省实际，对原《山东省中草药炮制规范》1975年版做了较大的修改与补充。本规范分通则、正文、附录、索引四部分：通则扼要介绍了常用炮制方法及工艺，炮制品规格标准；正文以药用部位分类，收载常用中药654种，每味中药收载了品名、处方用名、来源、炮制方法、鉴别、检查、含量测定、性味与归经、功能与主治、用法与用量、贮藏、注意及处方应付等；附录收载了全省中药炮制方法概况表，医疗用毒性药品管理办法，相反、相畏及妊娠禁忌药物表，部分中药材减压冷浸软化工艺参数表，部分中药蜜制饮片蜜用量检测方法等内容；索引包括炮制品分类索引，中文品名索引，汉语拼音索引。

（3）《山东省中药炮制规范》2002年版：本规范由山东省食品药品监督管理局（现山东省药品监督管理局）组织编写。它是根据《中华人民共和国药品管理法》的相关规定，遵照《中国药典》2000年版的要求，结合山东实际情况，对《山东省中药炮制规范》1990年版进行了全面修订和补充。该书共收载中药饮片品种658种，在内容中既统一了炮制工艺，又规范增加了工艺参数，并保持了山东省的炮制特色，力求做到传统工艺技术与现代科学检测方法相结合，为有效控制中药饮片质量提供了可靠依据。本规范分通则、正文、附录、索引四个部分：通则规定了常用炮制方法、饮片类型和质量标准等一般性要求；正文按药用部位分类，每味中药项下收载了品名、处方用名、来源、炮制方法、成品性状、鉴别、检查、含量测定、性味与归经、功能与主治、用法与用量、贮藏、注意及处方用付等；附录收载了山东省中药炮制方法概况表，相反、相畏及妊娠禁忌药物表，部分中药蜜制饮片的蜜用量检测方法等内容；索引包括中文品名索引，汉语拼音索引。

（4）《山东省中药饮片炮制规范》2012年版：本规范由山东省食品药品监督管理局组织编写，是在《山东省中药炮制规范》2002年版的基础上，根据《中国药典》

2010年版收载的中药饮片情况及山东省中药饮片生产使用情况遴选确定。该书有三大特色：一是增加了山东省生产和习用、《山东省中药炮制规范》2002年版以及历版药典未收入的品种；二是剔除了历版药典已收载品种；三是《山东省中药炮制规范》2002年版中收载但未进行修订的品种，本版不再收入。本规范分上、下两册，内容包括前言、目录、凡例、正文、附录和索引六部分。其中，标准正文收载了常用中药饮片品种280种，按照笔画顺序排列，收载了名称、来源、炮制方法、性状、鉴别、检查、浸出物、含量测定、性味与归经、功能与主治、用法与用量、注意及贮藏等，标准正文后增加了起草说明，以对正文的有关内容进行文字说明，并附部分原植（动）物图、饮片实物图、显微特征图、薄层色谱图、气相色谱图、液相色谱图及实验数据，每个品种均注明起草单位、复核单位及起草人和复核人，便于指导本规范应用。

（5）《山东省中药饮片炮制规范》2022年版：本规范由山东省药品监督管理局组织编写，是在《山东省中药炮制规范》2012年版的基础上，根据《中国药典》2020年版收载的中药饮片情况及山东省中药饮片生产使用情况遴选确定。

3. 齐鲁中药炮制人才培养

山东省与全国各地一样，中药炮制人才培养主要采取师徒相承、学校培养、举办培训班三种方式。

（1）师徒相承：新中国成立初期，中药炮制技术传承在中医医院和饮片生产企业沿袭老药工“口传心授”的带徒形式，后来开展中药炮制专家师带徒，全面传授中药炮制基本理论、知识和技能。

20世纪90年代开始，国家开展全国名老中医药专家带徒工作，冯宝麟被遴选为第一批全国名老中医药专家，徒弟是吕文海；王琦为第二批全国名老中医药专家，徒弟是孙立立和靳光乾。2010年，国家中医药管理局批准建立名老中医药专家冯宝麟传承工作室，开创了以科研团队的形式开展师徒科研经验和思路传授的新模式。2015—2016年国家中医药管理局启动了两批中药炮制技术传承基地建设项目，山东省立项建设13个基地，每个基地均形成了三代以上的中药炮制技术传承谱系。2015—2017年，山东省中医药管理局在开展的“山东省五级中医药师承教育项目”中设立中药专业师承项目，均有中药炮制方向的师带徒。其中，孙立立带徒石典花、周倩、戴衍朋和孙付军，张学兰带徒李慧芬和张超，刘波带徒沈伟和宋磊。

（2）学校培养：中药炮制专业技术人才培养的主要方式是学校全日制培养，普通高等和中等中医药院校、职业院校只要开设中药学及相关专业，均把《中药炮制学》课程列为专业核心课程，培养高级和中级中药炮制技术专业人才，为中药炮制的传承和创新发展奠定了坚实的人才基础。

1958 年建校的山东中医学院，后升格为山东中医药大学，是一所全国有较大影响力的普通高等中医药大学，培养的本科毕业生遍布全国各地。分别于 1981 年和 1998 年被国务院学位委员会确定为中药学硕士、博士学位授予单位，其中就包括中药学专业中药炮制方向的硕士和博士，培养的硕士、博士研究生现已成为教学和科研骨干力量。

1958 年建校的山东中医药高等专科学校，是一所全国有较高知名度的高等职业院校，与山东中医药大学联合实施“3 + 2”对口贯通分段培养本科教育，依托建设的国家中医药管理局中药炮制学重点学科、国家中医药管理局中药炮制传承基地、山东省职业教育中药炮制技术传承创新平台，为社会培养了一大批高素质技术技能型人才。

1988 年建校的曲阜中医药学校，是一所全日制普通中等中医药学校，是国家中等职业教育改革发展示范学校，学校通过开设三年制普通中专、三二连读高等职业教育、“3 + 4”对口贯通分段培养本科教育，为社会培养了一大批中、高等中医药专业人类。

1958 年成立的山东省中医药研究院，积极开展中药炮制专业研究生的培养和本、专科生的实习带教工作。另外，山东省设立中药学专业的山东第一医科大学、青岛大学医学院、济宁医学院、滨州医学院、齐鲁医药学院、山东医学高等专科学校、山东药品食品职业学院、山东省医药技师学院、济南护理职业学院、潍坊护理职业学院、淄博职业学院、山东现代职业技术学院、山东协和学院、山东力明科技职业学院等为山东省中药炮制人才的培养也作出了较突出的贡献。

（3）举办培训班：1973 年，山东省药材公司从各地药材站、县药材公司抽调 80 人，在博山举办中药饮片加工炮制培训班，共授课两个月、实习一个月，结业后回到所在单位从事中药饮片加工炮制工作。

成立于 1962 年 5 月的山东省中医药学会是山东省中医药行业最大的学术性社会团体，山东中药学会是其分会。在 1988 年召开的山东中药学会年会上，正式成立了山东中药炮制研究会，王琦任会长并主持召开了首届炮制学术会议，以后每两年召开一次学术会议，至 2000 年先后在济南、青州、淄博、济宁、滨州、蓬莱、莱阳、临沂等地举办了八届中药炮制学术会议。

1981 年，山东省药材公司召开全省各药材站和重点县公司参加的饮片加工炮制工作会议上，济南、青岛药材站和济宁市药材公司介绍饮片加工经验。2012年以来，山东中医药大学、山东省中医药研究院、山东中医药高等专科学校以及山东医药技师学院等，充分发挥学校的培训优势，承办了山东省中医药学会中药分会、山东省中药材协会以及各地市的中药学会举办的多期中药炮制技术培训班。

2016年，山东中医药大学、山东中医药高等专科学校、山东省中医药研究院联合承办的第一期“全国中医师中药炮制理论和技术培训班”在山东中医药高等专科学校召开，来自全国31个省市的234名中医药师学员，围绕中医临床与中药炮制理论、中药炮制工艺及质量、毒性饮片炮制减毒机制、中药炮制及其产业发展等方面展开培训。2016年至今，济南市中医医院作为国家中药特色技术传承人才培训基地，开展了多期中药传统炮制技术和临方炮制的培训，提高了山东省乃至全国中药从业人员的中药炮制理论知识和操作技能，有力地促进了齐鲁中药炮制的发展。

4. 中药炮制传承基地建设

2015年，国家中医药管理局组织实施中药炮制技术传承基地建设项目，第一批建设基地共有24个，包括2个国家级中药炮制技术传承基地、20个省级中药炮制技术传承基地、2个市级中药炮制技术传承基地。山东省有山东中医药大学、山东省中医药研究院和山东中医药高等专科学校3个单位承担省级中药炮制技术传承基地的建设任务，2019年12月在北京顺利通过了验收。

2016年，国家中医药管理局启动第二批炮制技术传承基地建设项目，山东省中医药管理局同时遴选山东省中药炮制技术传承基地建设任务，最后获立项10个单位，分别是山东中医药大学附属医院、济南市中医医院、烟台市中医医院、日照市中医医院、青岛市中医医院（青岛市海慈医疗集团）、临邑县中医院、淄博万杰肿瘤医院、山东百味堂中药饮片有限公司、山东博康中药饮片有限公司和山东建联盛嘉中药饮片有限公司。

5. 中药炮制学科平台建设

齐鲁中药炮制科研平台包括炮制技术工程中心、重点研究室、传承工作室、重点学科、重点实验室、质量控制中心、协同创新中心等。山东省中医药研究所的中药炮制学科“八五”期间被评为国家中医药管理局重点学科；山东中医药大学于2006年获批山东省中药炮制技术工程研究中心，其《中药炮制学》课程2012年被评为山东省精品课程，“建立中药炮制学教学新体系”获山东省优秀教学成果二等奖；山东省中医药研究院2009年获批国家中医药管理局中药蜜炙和制炭炮制技术与原理重点研究室；山东中医药高等专科学校于2012年获批国家中医药管理局中药炮制学重点学科，以此为基础建设的《中药炮制技术》课程被教育部、财政部评为国家级精品课程和第一批国家级精品资源共享课程；山东省中医药研究院于2013年获批山东省医药卫生中药炮制研究重点实验室；山东中医药大学附属医院于2017年承建山东省中药饮片质量控制中心；山东中医药高等专科学校于2018年获批山东省职业教育中药炮制技术传承创新平台，其中药炮制传承发展应用技术协同创新中心于2020年获批山东省高等职业院校应用技术协同创新中心。

6. 中药饮片生产

新中国成立初期，齐鲁中药饮片主要由中药店自行炮制加工，沿袭前店后厂，作坊式手工生产，分散经营。1956年起，中药饮片由各级国营药材商业企业加工炮制，供应医疗单位和门市配方。山东省药材公司作为主管全省医药行业的行政性管理公司（1988年1月转型为经营性公司），对全省中药饮片加工业加强管理，强调中药炮制规范化操作。1965年山东省药材公司制定的《山东省中药材饮片加工炮制规程》，成为山东省中药材炮制加工的标准和依据。1977年，山东各地区的饮片炮制基本统一了标准，应该炙炒的饮片决不供应生品，除用量较少的饮片允许医院可以自行炮制外，大宗品种必须由县（市）药材公司统一炙炒。1983年，山东省药材公司还对药材经营单位饮片加工炮制的职责范围及炮制品种做了明确的分工：凡矿石和木质类药材、剧毒药材、省外购进药材，均由各地市药材站（注：当时的地市级药材公司称为药材采购供应站，属二级批发单位）负责统一加工，供应三级批发单位（注：当时的县级药材公司，属三级批发单位）；县药材公司重点抓好炒制和地方品种、三类小品种的加工，零售部也配备炒药锅、切药刀等炮制器具，按照处方要求进行小炒小制。

随着医疗和生产需要的发展，原有的饮片生产场所、设备、规模和传统生产方法已远不能适应需要。20世纪60年代，酸枣仁和薏苡仁脱壳、半夏脱皮已开始采用简单的机械操作。1984年山东省医药总公司提出"中药饮片生产按中药工业生产要求进行设施改造"，并批准济南、青岛药材采购供应站的饮片加工厂进行技术改进，对落后的生产设施进行技术革新，将手工操作改成半机械化、机械化生产。1987年这两个饮片加工厂由来料加工单位转变为生产经营型独立核算的工业企业，并制定中药饮片生产工艺和管理办法，按《中国药典》和《山东省中药材饮片加工炮制规程》进行规范生产，为中药饮片工业化生产闯出了一条新路。

截至2020年，山东省有中药饮片生产企业100余家，但企业在山东各地分布不均，其中临沂地区饮片企业数量最多，达30余家，其次是菏泽、济南地区均超过10

家。上述地区中药饮片生产企业相对较多的原因，与临沂为山东省金银花等道地中药材产地、菏泽鄄城为全国中药材市场所在地、济南的医疗机构较为密集有关。

7. 中药炮制设备

齐鲁中药饮片生产传统上多为手工操作，切制饮片使用切药刀、刨刀或镑刀等，大宗中药粉碎使用药碾，贵细中药研碎用乳钵，炒药用炒药锅等。1955 年开始，生产饮片运用制药机械设备，当时无专业的设备生产厂，企业为缓解设备短缺而自己研制。1966 年山东省临清县（今临清市）先锋办事处药物机械设备厂开始生产制药设备，1969 年成为生产制药机械设备的专业厂。1970 年兼产制药机械设备的有山东新华制药厂、山东医疗器械厂、潍坊医疗器械厂、临清中药厂和济宁中药厂等。设备由最初使用油压切药机，发展到使用电动切药机、粉碎机、刨花机、烘干机、炒药机等。开发的饮片生产设备主要有：300 型药物粉碎机、200 型粉碎机、130 型粉碎机、双桶切药机、300-1 型切药机、桶式炒药机、65 型立式切药机、390-2 型切药机、721 型圆盘切药机、340 型电炒药机、360 型电炒药机、195-1 型电动筛选机、240 型粉破两用机等。截至 1986 年，全省 13 个地市 105 处饮片加工场（组）配备洗药机、切药机、粉碎机、烘干机、炒药机等。现今，山东中药饮片生产企业所用设备主要包括：净制设备有筛选机、清洗机等；闷润设备有减压闷润、热蒸汽闷润设备等；切制设备有剁刀式切药机、镑片机、旋转式切药机及多功能切药机等；炮制设备有电热滚筒式炒药机、电磁炒药机、煅药机、多功能提取罐、蒸煮锅等；干燥设备有烘房干燥、热风循环烘箱、微波干燥等；包装设备有普通包装机、真空包装机及小包装设备等。一些先进饮片生产企业有自动化生产线。

8. 中药炮制研究

齐鲁中药炮制研究开展较早，是我国中药炮制研究的先行者之一。山东省中医药研究院是国内两个最早从事中药炮制研究的研究单位之一。山东老一辈中药炮制专家在探索中药炮制研究方法和途径方面做了大量研究工作，为中药炮制研究起到了奠基和探路的作用。

1958—1980 年，为齐鲁中药炮制研究初始阶段。中药炮制是我国独有的制药技术，没有西方的先进技术可以借鉴。开展炮制研究只能从无到有。初始探索阶段主要以炮制文献和炮制经验收集为主。此时期的主要工作：一是山东省中医药研究所的炮制研究人员搜集整理了近代以来散在于山东各地老药工中的传统炮制经验和技术，并编印了《山东中药炮炙经验汇编》（内部资料）；二是 1963 年冯宝麟参与编写的《历代中药炮制资料辑要》辑录了 167 部中医药古籍中的炮制资料，是迄今为止汇集历史资料最多的炮制资料。这一时期的炮制研究项目基本以自主选题，单位资助进行研究，最突出的是山东省革命委员会卫生局主持制定了《山东省中草药炮制规范》1975年版。该项目获山东省卫生厅的资金支持。

1980—2000年，为齐鲁中药炮制研究成长阶段。20世纪80年代至90年代末，国家逐步开始重视中药炮制项目研究，山东中医药大学、山东省中医药研究院、山东中医药高等专科学校等单位组建了炮制研究团队，同时涌现出冯宝麟、庄立品、王琦、张兆旺、孙秀梅、冯秀琨等知名中药炮制专家。此时期的科研课题以国家"七五""八五"科技攻关计划项目以及国家中医药管理局、省卫生厅项目为主，逐渐形成了中药炮制的研究方法、内容和思路，用更为科学的手段诠释古代炮制技术和方法，并取得了大量的科研成果。较为突出的有：庄立品主持的《中药材减压冷浸软化工艺研究》1985年获卫生部乙等奖；王琦主持的国家"七五"重点攻关项目《棕榈的炮制研究》1992年获国家中医药管理局科学技术进步奖二等奖，主持的国家"八五"重点科技攻关项目《芫花、肉豆蔻等常用中药饮片》1997年获国家中医药管理局科学技术进步奖一等奖。山东省中医药研究所作为国家中药饮片攻关协作组副组长单位和副组长主持承担攻关方案的制定和项目指导工作，进一步巩固了山东省中药炮制研究在全国的地位。山东中医药大学张兆旺、孙秀梅的《中药炮制现代研究》成果1996年获山东省科技进步奖二等奖。山东中医药高等专科学校冯秀锟主持的《中药炮制操作技能》1998年获山东省中医药科学技术奖三等奖。

2000年至今，为齐鲁中药炮制研究全面发展阶段。自国家"十五"规划以来，中药炮制在各级各部门的支持下得到了长足的发展，山东省的中药炮制科研立项表现出多种渠道多种形式，其中包括国家自然科学基金，国家"十五""十一五"科技支撑计划项目，"十二五"期间的中医药行业专项和国家级中医药重点学科建设、国家自然科学基金、国家科技基础专项、"十三五"期间的国家重点研发计划、中药标准化行动等多种形式。此时期，山东省的中药炮制研究取得了突破性的进展和较丰硕的研究成果。如吕文海主持的《山东道地中药材加工炮制一体化与规范化基础研究》2005年获山东省高等学校优秀科研成果奖一等奖；孙立立主持的《甘草蜜炙技术综合评价体系的建立》2012年获山东省科技进步奖二等奖。

9. 中药炮制专著

随着全国中药炮制研究的开展，山东省首先在中药炮制经验收集方面进行汇总，山东省中医药研究所编纂了《山东中药炮炙经验汇编》（内部资料），山东省医学院附属中医院与山东省中医药研究所编纂了《中草药炮制加工手册》。山东省出版了四版《山东省中药炮制规范》（2012年版称为《山东省中药饮片炮制规范》）；1984年冯宝麟研究员主编《古今中药炮制初探》；1992年张兆旺、孙秀梅主编《中药炮制现代研究》，吕文海主编中国传统医学丛书《中药炮制学》；2004年王琦第二主编（金世元第一主编，冯秀锟副主编）《中药饮片炮制研究与临床应用》；2005年王琦主编《现代中药炮制与质量控制技术》；2011年和2013年郭长强主编《中药饮片炮制彩色图谱》和《新编实用中药彩色图谱》；2013年孙立立主编《冯宝麟中药炮制研究之路》；2017年马传江主编《临床常用中药炮制研究与应用》。

在国家规划教材编写方面，2005年以来，刘波主编了《中药炮制学》和《中药炮制技术》（1～4版，人民卫生出版社）教材，第1版被评为教育部“普通高等教育‘十一五’国家级规划教材”，第2～4版分别被国家卫生健康委员会确定为“十一五”“十二五”“十三五”国家规划教材。2010年孙秀梅主编了全国高职高专医药院校规划教材《中药炮制学》；2016年刘波、2018年宋磊分别主编《中药炮制学实验实训操作技术》；2019年李慧芬主编《中药炮制技术》，2022年张学兰主编全国普通高等院校中药学系列“十四五”规划教材《中药炮制学》等。

第二节　齐鲁中药炮制技术特点与特色炮制品

齐鲁中药炮制技术是齐鲁文化的优秀代表。历代齐鲁中药工作者经过不断的传承和创新发展，形成了具有齐鲁特色的炮制方法、技术技艺和特色炮制品种。

一、齐鲁中药炮制技术特点

齐鲁中药炮制具有炮制工具实用、炮制原辅料精制、技术技艺精湛等特点，经炮制后的中药饮片质量优良，形成了具有齐鲁特色的炮制技术。

（一）炮制工具灵巧

齐鲁中药工作者在实践中不仅独创炮制工具，而且借鉴其他省份的工具进行改进，形成了具有齐鲁特色的炮制工具。主要有如下三个特点。

1. 净制工具灵便

净制工具种类多样，型号、大小齐备，操作灵巧，方便实用。炮制时可根据药物性质及待炮制品数量选用。如石碳碾、铁碳碾、石磨、石研船、石臼、簸箕、竹筛、竹匾等。

2. 切制工具多样

切药刀样式多样，如七部件切药刀、凳式切药刀、镰刀、剪刀、片刀、各式斜刃刀、锉刀、镑刀、刨刀等，可以根据待切药物的数量、药材的质地、饮片的类型，灵活选用不同类型的切制工具。例如，七部件切药刀，是由刀片、刀床、刀鼻、压板、压板床、蟹爪钳、装药斗等 7 个部件组合而成的，刀片大且厚重，多在饮片切制车间（室）进行批量切制；而凳式切药刀，是把片刀用刀鼻连接于长条凳上，省略了其他部件，具有占地空间小、操作方便、易于挪动的特点，适用于少批量饮片的切制。

3. 炒制工具独特

山东用于炒药的锅台一般较倾斜，炒药锅也随之倾斜，以增大强风锅底的受热面积。药铲的铲面平、铲柄长，也可用炊帚、笤帚翻炒。药撮的前沿呈弧形凹进，弧度与锅外缘弧度相吻合，使已炒好的饮片从锅内扫出时不撒落到锅台上。

（二）炮制原料及辅料精制

齐鲁中药工作者对炮制用原料和辅料的质量要求极其严格。主要有如下三个特点。

1. 原辅料选用道地

如酒制所用黄酒大多选自山东产即墨老酒（用大黄米、陈伏麦曲、崂山矿泉水酿制）；熬制阿胶的原料选用纯黑驴皮的冬板皮，辅料用阿井水；刘氏恒春堂特色炉甘石原料、黄连辅料的质量要上乘，煅制用侧柏木作燃料；烟台生生堂切制鹿茸不用白酒而用黄酒煨制后再切；米炒多用大米，米蒸多用小米；麸皮用小麦的种皮，不用蜜麸、谷糠，这也是南北炮制流派“北麸南糠”的主要区别。

2. 辅料处理细致

炮制前原料和辅料处理十分讲究。如阿胶所用驴皮需要在夏季泡皮、洗皮、刮皮，冬春季节制胶；河沙要先筛或拣去石块、罗去细沙，再用清水洗去表面泥土，选用直径 3mm 者；麸皮要用细罗罗去面粉和碎麸，留用片大者。

3. 辅料与药汁合用

几种辅料或药汁用于炮制同一味药物，且注重药汁与药物的配伍作用。如黄酒和麦麸制水蛭，生姜和白矾煮制漂后的天南星，三黄汤加蝉蜕、菊花水制炉甘石，黄芪、沙参、生姜、半夏煎浓汁浸白术，大枣、桂圆、砂仁煎浓汁浸苍术，砂仁制熟地黄是利用化湿醒脾的砂仁来缓和熟地黄滋腻碍脾之性。

（三）炮制技艺精湛

齐鲁中药饮片切制工艺历史悠久，历代中药店铺以“精细加工”作为中药饮片销售的基本要求。主要有如下三个特点。

1. 净制操作规范

药物炮制前必须净制处理。凡药物大小不一，必须用一定方法分成大、中、小三等分别炮制。明代山东名医张洁要求：“凡炒药大中小分三等，作三次炒，庶无生熟之患。”

2. 切制技艺精细

药工润药、切药操作熟练，切药刀刃深且锋利，切制的饮片厚薄一致，讲究刀刀见片，片片见边，饮片薄如纸、细如丝，并根据药材质地切成“顶刀片”“顺刀片”“斜刀片”等饮片类型。

3. 手掌控制锅温

（1）炒药要求锅略倾斜、铲面平整、手掌控温。即炒药锅要倾斜 30°～45° 角以增大锅底的受热面积，铲子两面平整以利于翻炒及亮锅底，手掌平悬于距热锅底 8cm 处测试锅温，更易随时控制锅温和判断炒制程度。

（2）麸炒要求大火快炒。即多用武火加热使浓烟快起，要快投药勤翻炒，小锅炒用炊帚、大锅炒用笤帚翻，炒至适中时要快出锅。

（3）炙法要求小火慢炒。即多用文火加热，较长时间炒至近干，再出锅晾凉。

二、齐鲁特色炮制品

在齐鲁中医药发展的历史长河中，出现了诸多具有齐鲁特色的中药炮制方法和炮制品。如我国儿科鼻祖钱乙在宋代创新性地提出了面煨使君子、巴豆制霜、铅同水银熬、萝卜制雄黄、半夏制曲、米泔水浸黄连等独特的炮制方法。明代张洁总结半夏不同的炮制方法:"滚水泡七次,去皮脐,切用;有同姜矾皂角煮透切用者;有生姜汁浸三次焙用;有油炒用。"总结黄柏炮制方法有:"去粗皮,洗切,有酒炒,蜜炙,盐水炒,有生用,有腊月猪胆炙透用者。"在现代仍较常应用的具有齐鲁特色的炮制品很多,它们在中医临床中发挥了很好的作用,在后述的各论中将分别叙述。这里仅就阿胶、刘氏恒春堂炉甘石、烟台生生堂鹿茸片、煅荷叶炭、酒乌梢蛇、木耳炭、益母草炭、杏仁或桃仁制水银、煅铁落、六神曲、制水蛭、烫鹿鞭、煅鱼脑石、烫干蟾、蚕茧炭等炮制品做简要介绍。由于具有齐鲁特色的炮制品种及其炮制方法在后面各论中按药用部位分类进行详细介绍,在此不一一赘述,仅举几例。

(一)阿胶

阿胶是名贵中药,因古代制胶源于"阿井"而得名,是齐鲁特色炮制品之一。阿胶性平,味甘,归肺、肝、肾经,具有养阴、生血、止血、补虚、润燥的功能,主治虚劳咳嗽、肢体酸痛、肺虚喘促、肺痿吐血、妊娠尿血、下血、胎动及肌变性等症。阿胶生产有文字可考的历史达两千多年,明洪武八年(1375 年)东阿县治迁谷城(今平阴县东阿镇),阿胶制作业随之传开。至明末清初,形成了阿城、谷城两个制作中心。民国初期,阿胶生产向城市扩散,济南府的赵树堂、延寿堂、同兴堂等阿胶作坊都聘请岳家庄的胶工担任技师,阳谷人张贵成则在济南东流水街开设了福兴堂阿胶店。阿胶不仅畅销,而且获得了举世瞩目的荣誉,1914 年在山东省物品展览会上获得褒奖金牌,1915 年获巴拿马国际商品博览会金奖,1918 年获国民党南京政府卫生部甲质奖,1933 年在国民党政府实业部国货陈列馆成立三周年纪念会上获奖状和出口货品超等奖。新中国成立后,阿胶逐渐由作坊式走向工业化生产,1952 年古井阿胶厂在阳谷县诞生,1953 年全国第一家国营阿胶厂——山东东阿阿胶厂成立,在继承传统制胶工艺的基础上,积极探索,大胆革新,一改作坊手工生产的陈旧落后方式,迅速向现代化制胶工业发展,现在主要生产工序全部实现了机械化。

阿胶生产工艺讲究。首先,生产用水要求较高。研究表明,生产阿胶的东阿一带的水质独特,含钙、钾、镁、钠、碘等 10 余种对人体有益的矿物质和微量元素,故色绿、比重大,以此水制胶,在熬胶过程中杂质易漂浮,便于打沫除杂和切制胶片。其次,生产原料选用讲究,古代驴皮按产区分为内路皮和口外皮,按季节分为冬板和伏板，按毛色分为黑色皮和杂色皮。生产阿胶的原料按产区首选皮片大、皮厚、毛短、含胶量高的内路皮；按季节和毛色则首选皮厚毛浓、出胶率高、质量上乘的冬板皮及黑色皮。生产工艺方面，古代一般是夏季泡皮、洗皮、刮皮、晾干贮存，冬春季节铡皮、泡皮、熬胶、切胶、晾胶、包装；现代生产不受季节限制且实现了机械化生产，工序主要包括泡皮、刮毛、机械洗皮、机械切皮、焯皮、蒸球化皮、不锈钢夹层锅熬胶撇沫、过滤沉淀、浓缩出胶、凝胶、机械切胶、擦胶、印字、包装等主要环节。

山东产阿胶品牌较多，其中以“东阿牌”“福牌”和“东流水牌”影响力最大。“东阿阿胶”的原料为黑毛驴，辅料用黄酒、冰糖、豆油，熬胶用水为东阿井水，每次煎煮约 3 天，反复 5 ~ 6 次。“福牌阿胶”的原料为饮用狼溪河水的黑毛驴皮，辅料用参、芪、归、芎、桔、桂、甘草诸药汁，熬胶用水为东阿井水，银锅金铲，桑柴火熬制。“东流水阿胶”的原料为黑驴皮，熬胶用水为济南的东流水，铜锅银铲，桑柴火烧，九提九炙。另外，“栈桥牌阿胶”是在东阿阿胶的基础上，增加陈皮、桂皮、木香、香附、砂仁等中药精制而成的，对崩漏带下、产前产后血虚疗效显著。“喜字牌阿胶”是以驴皮、当归、川芎、生地黄、红花、桂皮、白芷、香附、陈皮等为原料制成的，具有滋阴润燥、补血养血、止血安胎的功能。“古井贡牌阿胶”是以驴皮、绍酒、冰糖、豆油等熬制而成的。还有非驴皮制作的胶类，如黄明胶是以黄牛皮、绍酒、豆油等为原料制成的，具有滋阴润肺、止血消肿的功能；海龙胶是以阿胶、海龙为原料制成的，具有扶阴补髓、活血止痛的功能；鹿角胶是以鹿角、冰糖、绍酒为原料制成的，具有补血益髓的功能。

（二）制炉甘石

炉甘石味甘，性平，归肝、胃经，具有解毒明目退翳、收湿生肌敛疮止痒的功能，多炮制后使用，不作内服，专作外用，是眼科的要药。《山东省中药饮片炮制规范》2012 年版中收录的制炉甘石，为黄连汤制炉甘石、三黄汤制炉甘石，均是取辅料加水煎煮两次后，合并滤液浓缩至规定密度的清膏，再加入炉甘石细粉，拌匀，吸尽药液后，干燥，研成粉末。

刘氏恒春堂炉甘石，因创始人乃山东省临沂市兰山区白沙埠镇船流街村恒春堂刘怀宝而得名，收载于国家中医药管理局中医药传统知识保护研究中心主编的《中医药传统知识保护基本知识读本》（2016 年）。其原料挑选块大、白色或淡红色、质量轻的上等炉甘石块，装盛于用黄泥、麦糠和秸草三者黏合、干燥而成的厚重泥盆中，用5厘米见方的侧柏木作燃料煅烧，煅红透后的炉甘石趁热投入上等黄连熬制的汤液中淬之，一斤炉甘石用黄连一两五钱煎汤浸淬，用瓷锤在特制的、里面不挂釉的瓷盆中轻研细磨、反复漂滤，最后提取的精细粉放入瓷盆中，白纸扎口晾干。使用泥盆煅药有保温好、散热慢的特点，侧柏木作燃料是因其质地坚硬、易燃且燃烧时间长、产生的温度高。炉甘石用高温慢火煅制，能使煅烧充分，更易漂洗。黄连水浸淬水飞后的炉甘石粉，更加纯净，药用效果大增，对于目爆赤肿、风眩湿烂、风眼流泪等疾病有很好的疗效。

（三）烟台生生堂鹿茸片

鹿茸是名贵中药，味甘、咸，性温，归肾、肝经，具有壮肾阳、益精血、强筋骨、调冲任、托疮毒的功能。鹿茸多研末冲服，故一般要切成薄片。

烟台生生堂的鹿茸切制技术距今已有150多年的历史，是生生堂的独门“技艺”。该技术先从燎茸开始，后滴喂黄酒，借着余温顺着鹿茸内部的纹路，不紧不慢地灌喂，七七四十九次使黄酒充分到达茸尖部，润透，再切片。同时还注重分等、清理横截面找纹理、压板整形等。该法所切制的鹿茸片色泽红棕、气味醇香，利用黄酒本身具有补血养颜、活血祛寒、通经络的特性作为药引子，能充分释放药的有效成分并迅速引药入肾，使此药平添一分温补的作用，具有用白酒灌制加工所不具备的独特疗效。

（四）煅荷叶炭

荷叶味苦，性平，具有清暑化湿、升发清阳、凉血止血的功能。荷叶煅炭后收涩化瘀止血，用于出血证和产后血晕。煅制时，在煅锅中央立一根碗口粗圆木，围绕圆木装药，装好后抽去圆木（锅内有空隙，上火匀），上扣小一号的锅（预先在扣锅边缘锯个三角小口，为排气用），上压重物（70～80kg，压的太轻，煅锅内的气体能顶歪扣锅），两锅结合处用盐泥封固，排气口不要封住，扣锅四面贴白纸（用于判断煅制程度），先文火再中火，待排气口不外流残液时，将排气口用泥封住，改用武火，注意炉口火要旺，待四面白纸呈黄色时，停火，冷却后出锅，即得。用此法制备的荷叶炭外观颜色均匀，质量一致。

（五）酒乌梢蛇

乌梢蛇味甘，性平，具有祛风、通络、止痉的功能。酒制后可增强其活血通络之性。山东建联盛嘉中药饮片有限公司姜保生老药工有独特的炮制方法：先将乌梢蛇刮去鳞片，锅内添入足量清水烧开后，将乌梢蛇分批逐个腹朝上、背朝下投入沸水中浸渍片刻，用笊篱捞出至器皿内，仍腹朝上、背朝下放置，上盖麻袋，闷半日许至身软，用刀剁一寸许段，去头尾，晒干。再用20%黄酒拌匀，闷至酒吸尽，置锅内用文火炒至表面呈黄色，带焦斑，出锅，晾干，即得。该法炮制的乌梢蛇较目前常用的酒炙法具有更好的矫臭矫味效果，便于患者服用。

（六）木耳炭

木耳味甘，性平，具有补气养血、润肺、止血、降压、抗癌等作用。炒炭后可增强止血作用。山东省名中医郑惠芳将木耳炒炭后用于治疗气虚血亏，肺虚久咳，咳血，衄血，血痢，痔疮出血，妇女崩漏，高血压，眼底出血等。炮制时，取净木耳，大小分档，置锅内用中火炒至表面焦黑色，取出，放凉。外用治疗烧伤、烫伤效果好。

（七）益母草炭

益母草味苦、辛，性微寒，具有活血调经、利尿消肿、清热解毒的功能。叶青主编的《郑惠芳妇科临证经验集》中记载山东省名中医郑惠芳将益母草炒炭用于化瘀止血。郑老的经验是崩漏初期，血多者用生益母草，以化瘀为主，崩漏血量由多渐少时改用益母草炭。炮制时，取净益母草，大小分档，用武火炒至表面焦黑色，内部焦褐色时，喷淋少许清水，灭尽火星，取出，放凉。炒炭后可产生止血作用。

（八）杏仁或桃仁制水银

水银味辛，性寒，有毒，具有杀虫、攻毒的功能，用于治疗疥癣、梅毒、恶疮。齐鲁采用杏仁粉或桃仁粉炮制，可使水银分散均匀，便于制剂，与水银具有相同的功效。炮制时，取苦杏仁或桃仁细粉，与水银共研，分散均匀后即得。

（九）煅铁落

铁落味辛，性凉，具有平肝镇惊、解毒敛疮、补血的功能。铁落煅品与生品作用相似，煅后质地酥脆，利于制剂和煎出药效成分。炮制时，取铁落，放适宜容器内，用武火煅至红透，取出，迅即投入米醋内浸淬。

（十）六神曲

六神曲味甘、辛，性温，具有健脾和胃、消食调中的功效，用于治疗饮食停滞、胸痞腹胀、呕吐泻痢、小儿腹大坚积。其他地区的六神曲大多采用发酵后再切成小块使用的炮制工艺，而齐鲁特色六神曲则直接以小块进行发酵，该工艺操作具有发酵更加充分、使用更方便、临床疗效更优的特点。

（十一）制水蛭

水蛭味咸、苦，性平，有小毒，归肝经，具有破血、逐瘀、通经的功能。齐鲁传统用酒润麸炒法、油炸法炮制水蛭，用于治疗血瘀经闭、跌扑损伤。炮制时，取净水蛭段，用黄酒润至透，再用麦麸炒至微鼓起，色加深时，取出。或用猪油炸精通焦黄色。用此法炮制水蛭矫味效果好，对操作者刺激性小。

（十二）烫鹿鞭

鹿鞭味甘、咸，性温，归肝、肾经，具有补肾阳、益精血的功能。齐鲁用滑石粉烫鹿鞭，治疗肾阳不足、阳痿遗精、肾虚耳聋。炮制时，将滑石粉置于锅内，用中火加热至轻松滑利状态时，投入净鹿鞭段，翻炒表面深黄色，质地酥脆时，取出，筛去滑石粉，摊晾后，研成细粉。

（十三）煅鱼脑石

鱼脑石味咸，性平，具有化石、通淋、消肿的功能。齐鲁用明煅法炮制鱼脑石，治疗小便不利、耳痛流脓。炮制时，取净鱼脑石，置于适宜容器内，用无烟炉火煅至微红色，有爆声时，取出，放凉。

（十四）烫干蟾

蟾蜍味辛，性凉，有毒，归肝、脾、肺经，具有破结、行水、解毒、杀虫、定痛的功能。齐鲁用滑石粉烫干蟾，治疗疮疡、发背、阴疽瘰疬、水肿、恶疮、小儿疳积。炮制时，取滑石粉置于锅内，用中火加热至滑利状态后，加入净干蟾块，烫至微焦，有焦臭气逸出时，捞出，放凉。

（十五）蚕茧炭

蚕茧味甘，性温，归脾、膀胱经，具有止消渴的功能。齐鲁用扣锅煅法制备蚕茧炭，治疗吐血、便血、崩漏、小便过多。炮制时，取净蚕茧壳，置于锅内，照扣锅煅法装好，盖锅压上重物，盖锅底部贴一白纸条或放几粒大米，煅至白纸条或大米呈焦黄色时，停火，冷却，取出。

第二章 中药炮制理论及中药炮制目的

中药炮制理论和中药炮制目的是中医药学家在长期的临床用药实践中总结归纳而形成的。齐鲁中药炮制技术作为我国中药炮制技术的重要组成部分，其遵循的理论及炮制目的与全国是一致的。

第一节 中药炮制理论

中医药学家在长期的临床用药实践中，以中医阴阳五行、辨证论治、脏腑、经络等理论为指导，将中药的自然属性、炮制方法以及临床诊断和治疗效果相结合，总结形成的中药炮制传统理论，这些理论至今仍指导着中药饮片生产和中医临床用药。中医药学家包括齐鲁中医药学家在内，所论述的中药炮制理论多散见于历代中医药文献中，系统性不强，表述是经验性的，内容概括，甚至某些理论归纳的不够全面，如药物酒制并非都具升提作用，炭药也并非都能止血等。因此，这里仅就中药炮制某些方面的理论或论述，如中药制药理论、炮制药性变化理论、辅料炮制理论、生熟异用理论、炭药止血理论、炮制适度理论等做简要归纳。

一、中药制药理论

中药制药理论是指利用炮制方法、辅料或其他中药来炮制一味中药，使被炮制中药的药性减弱、加强或改变，以达到缓和毒性或副作用、增强疗效、提高患者接受度等目的的理论，也称为传统的“制药原则”。中药制药理论是古人运用中药的药性相制理论和七情和合的配伍理论，依据寒者热之、热者寒之、虚则补之、实则泻之的基本治则，选择合适的炮制方法和辅料，制约中药偏颇之性，增强中药疗效，达到临床用药的要求而归纳整理出来的一套理论。

清代徐大椿（字灵胎）在《医学源流论》的“制药论”中专门论述了中药制药理论：“凡物气厚力大者，无有不偏，偏则有利必有害，欲取其利，而去其害，则用法以制之，则药性之偏者醇矣。其制之义又各不同，或以相反为制，或以相资为制，或以相恶为制，或以相畏为制，或以相喜为制，而制法又复不同，或制其形，或制其性，或制其味，或制其质，此皆巧于用药之法也。”

（一）相反为制

是指用药性相反的辅料或中药来制约被炮制中药的偏颇之性或改变其药性。如以辛热升提的酒来炮制苦寒沉降的大黄，使药性转降为升；用咸寒润燥的盐水炮制益智仁，可缓和益智仁的温燥之性；胆汁制天南星可以将天南星的温燥之性转为寒凉等。

（二）相资为制

是指用药性相似的辅料或中药来增强被炮制中药的疗效。如用药性温润的炼蜜炮制药性甘温的百合，增强了百合润肺止咳的作用；用药性咸寒的盐水炮制药性寒凉的知母，引药入肾，增强知母滋阴降火的作用；用药性辛热的酒炮制药性辛温的淫羊藿（仙灵脾），增强淫羊藿温肾壮阳的功效。

（三）相畏为制

是指利用中药药性的相畏相杀理论，通过采用药性互相制约的中药或辅料进行炮制，降低被炮制中药的毒性或副作用。如半夏性畏生姜、白矾，采用生姜、白矾炮制半夏，可以减缓半夏的毒性；白矾性寒味酸涩，天南星性温味辛辣，用白矾炮制天南星，可以降低天南星的毒性；另外，如用甘草、皂角、黑大豆制川乌，用童便、豆腐、甘草制马钱子等，均属于“相畏为制”的内容。

（四）相恶为制

是中药配伍中药性“相恶”理论在炮制中的延伸应用，药性“相恶”本指在配伍中两种中药合用，一种中药会导致另一种中药的功效降低甚至会产生毒性或副作用，属于配伍禁忌的范畴。在炮制中药时，可以利用某种辅料或中药进行炮制，减弱被炮制中药的峻烈之性，使之趋于平缓，成为减缓毒性或副作用的一种炮制法则。如厚朴味辛，对咽喉具有刺激性，姜炙后刺激性减弱，还能增强宽中和胃的作用。如麸炒苍术，可以缓和其燥性。

（五）相喜为制

是指利用某种辅料或中药，改善被炮制中药的形、色、气、味，提高患者的喜好信任和接受度，便于患者服用。如水蛭腥臭味极重，采用滑石粉烫，可起到矫臭矫味、利于服用的作用。

（六）制其形

是指通过炮制改变中药的外观形状或分开药用部位。“形”是指中药的形状、部位，中药来源于自然界，形态各异，大小不一，不利于临床配方调剂及煎煮，通过净制、切制，将中药炮制成饮片，才能供临床配方调剂，煎煮时“药力共出”。根及根茎类中药须根据质地的不同切制成薄片或厚片，方可配伍煎煮；种子类中药一般炒黄后入药，“逢子必炒”“逢子必破”，种皮破裂，药力方出；不同的药用部位，药效不尽相同，须分开使用。

（七）制其性

是指通过炮制缓和或改变中药的药性，抑制过偏之性，免伤正气；或缓和中药过寒、过热之性或改变升、降、浮、沉之性，以满足临床对中药的不同需求。

（八）制其味

是指通过炮制调整中药的五味或矫正不良气味，增强临床疗效。如果实种子类中药通过炒制，产生炒香气，增加“炒香健脾”或“焦香醒脾”的作用；生山楂炒制后纠正其过酸之味。在炮制过程中，特别是用辅料炮制，根据中医“五味入五脏”的理论，采用不同性味的辅料炮制中药，能够改变或增强中药固有的性味，达到“制其太过，扶其不足”的作用，如山茱萸酒蒸后，味由酸涩转甘，性由寒凉转温，增强补肝肾的作用。

（九）制其质

是指通过炮制改变中药的性质或质地，主要适用于质地坚硬的中药。通过改变其质地，便于调剂制剂，利于有效成分的溶出，最大限度地发挥中药的作用。如甲壳类中药龟甲、鳖甲之类，砂炒至发泡鼓起，利于粉碎；矿石类中药自然铜、磁石等火煅醋淬，改变中药坚硬的质地，便于粉碎和有效成分的煎出。炮制改变中药性质的内容较广泛，包括改变药性和功能。如草乌长时间煎煮至透心，毒性降低，疗效保存；将人的头发煅成黑色发亮酥脆的血余炭，具有止血作用等。

二、炮制药性变化理论

中医把药物与疗效有关的性质和性能统称为药性，把研究药性形成的机制及其临床应用规律的理论，称为药性理论。中药药性主要内容有四气五味、升降沉浮、归经、毒性、补泻、润燥等。药物经炮制后，能调整或改变药性，或降其毒性，或纠其偏性，或增其功效等，从而满足辨证论治用药的要求。

（一）炮制对药物四气五味的影响

四气五味是中药的基本性能之一。四气亦称四性，指中药的寒、热、温、凉四种特性。五味包括酸、苦、甘、辛、咸。徐大椿在《医学源流论》中记述："凡物气厚力大者，无有不偏；偏则有利必有害。欲取其利，而去其害，则用法以制之，则药性之偏者醇矣。"山东名医钱乙在《小儿药证直诀》中记载：瓜蒌根、白甘遂等"用慢火炒焦黄色，药性虽冷，炒焦用之，乃温也"。以上说明，医者可以根据临床用药要求，采用不同的炮制方法，改变中药固有的性味，或使某些性味得以增强或减弱，达到"制其太过，扶其不足"的目的。炮制对中药药性的影响大致有三种情况。

1. 炮制可缓和药物的过偏之性

性味是每味药物所固有的，并且各有所偏。中医就是借助药物的偏性来扶正祛邪，消除病因，纠正阴阳偏盛偏衰的病理状态，恢复脏腑的生理功能。但有的药物药性过偏，会产生一定的副作用。炮制能够纠正其过偏之性，达到临床治疗疾病的目的。以姜炙黄连为例：黄连味苦性寒，具有清热燥湿、泻火解毒的功能，但其生品苦寒之性颇盛，容易损伤脾胃，用味辛性温的姜汁炮制后，其苦寒之性得以缓和，不仅不易伤中，还能增强清胃和胃止呕作用。此所谓"以热制寒"，属于传统制药原则的相反为制，简称"反制"。

2. 炮制可增强药物的性味

炮制特别是用辅料炮制，可使药物与辅料产生协同作用，从而增强其原有的性味，达到增强药物临床治疗效果的目的。以胆汁制黄连为例：用味苦性寒的猪胆汁炮制味苦性寒的黄连，二者产生协同作用，使黄连苦寒之性增强，进而增强其泻肝胆实火作用，即所谓“寒者益寒”。再以酒炙仙茅为例：仙茅味辛性热，具有补肾阳、强筋骨、祛寒湿的功能，经辛热的酒炮制后，其温肾壮阳作用增强，即所谓“热者益热”。“寒者益寒”“热者益热”均属于传统制药原则的相资为制，简称“从制”。

3. 炮制可改变药物的性能

炮制能改变药物原有的性味，产生新的作用，从而扩大药物的用途。以胆汁制南星为例：天南星味苦、辛，性温，有毒，具有燥湿化痰、祛风止痉、散结消肿的功能，用于治疗湿痰、寒痰、风痰眩晕，中风、癫痫、破伤风等；猪胆汁味苦性寒，制成的胆南星性味由辛温转为苦凉，毒性降低，燥烈之性缓和，具有清热化痰、息风定惊的功能，用于痰热咳喘、咯痰黄稠、中风痰迷、癫狂惊痫。再以酒熟地黄为例：生地黄味甘性寒，具有清热凉血、养阴生津的功能，用于热入营血、温毒发斑、吐血衄血、热病伤阴及内热消渴；熟地黄是生地黄经清蒸或酒蒸而制得的，其性味变为甘微温，作用也随之改变，具有滋阴补血、益精填髓的功能，用于血虚萎黄、心悸怔忡、月经不调、崩漏下血等血虚诸证，以及肝肾阴虚、腰膝酸软、骨蒸潮热、盗汗遗精等肝肾阴虚证。

（二）炮制对药物升降浮沉的影响

升降浮沉是指中药作用于机体上下表里的趋向。升是上升，降是下降，浮是外行发散，沉是内行泻利。升降浮沉与四气五味有密切的关系。就四气而言，通常是温升、热浮、凉降、寒沉；就五味而言，辛甘为阳，主升浮，酸苦咸为阴，主沉降。气味俱弱或气味俱盛者，则作用趋向具有双向性，可升可降，可浮可沉。明代李梴《医学入门》云：“凡病在头面及手梢皮肤者，须用酒炒，欲其上腾也。病在咽下脐上，须用酒浸洗。病在下者生用。欲升降皆行者，半生半熟。”清代汪昂《本草备要》云：“气厚味薄者浮而升，味厚气薄者沉而降，气味俱厚者能浮能沉，气味俱薄者可升可降。”辅料炮制对药性的影响更明显，通常酒制升提、醋制收敛、盐制下行等。炮制对升降浮沉的影响大致有两种情况。

1. 炮制可改变药物的作用趋向

明代李时珍在《本草纲目》中指出：“升者引之以咸寒，则沉而直达下焦；沉者引之以酒，则浮而上至巅顶。”以盐炙砂仁为例：砂仁味辛性温，主升浮，长于化湿行气、醒脾和胃、温脾止泻，用于脾胃湿阻气滞、脘腹胀痛、纳呆食少、呕吐泄泻；食盐味咸性寒，主沉降，砂仁经盐炙后，能引药下行，增强温中暖肾、理气安胎、温肾缩尿作用，用于妊娠恶阻、胎动不安、小便频数、遗尿等证。再以酒炙大黄为例：大黄生品味苦性寒，主沉降，泻下作用峻烈，长于攻积导滞、泻火解毒，用于实热积滞便秘、血热吐衄、目赤咽肿；酒味辛性热，主升浮，酒制大黄泻下作用稍缓，并借酒力引药上行，长于清上焦血分热毒，用于血热妄行之吐血、衄血及火邪上炎所致的目赤咽肿、齿龈肿痛。药物大凡生升熟降。如莱菔子能升能降，生品以升为主，用于涌吐风痰，用于痰涎壅盛者；炒后以降为主，长于降气化痰、消食除胀，用于食积腹胀、气喘咳嗽。

2. 炮制可增强药物的作用趋向

药物经炮制后，能使原有的作用趋向增强，从而增强疗效。以酒炙川芎为例：川芎味辛性温，生用气厚味薄，能升能散，辛香走窜力强，上行头目，旁达四肢，下行血海，为血中气药，长于活血行气、祛风止痛；酒味辛性热，主升浮，酒制川芎能借酒力引药上行，增强活血、行气、止痛作用，专治上焦头痛。再以盐炙黄柏为例：黄柏味苦性寒，主沉降，具有清热燥湿、泻火除蒸、解毒疗疮的功能；盐制黄柏能引药下行，专入下焦，长于滋阴降火，用于阴虚火旺、骨蒸潮热、盗汗、遗精、痿痹、咳嗽咯血。

（三）炮制对药物归经的影响

归经是指药物有选择性地对某些脏腑或经络表现出明显的作用，而对其他脏腑或经络的作用不明显或无作用。中药炮制多以归经理论为指导。炮制对归经的影响有两种情况。

1. 炮制可引药入经

中药大多有多个归经，而且有主次之分，可治多个脏腑或经络的疾病。临床为了更准确地针对主证，作用于患病的脏腑，发挥其疗效，通过炮制引药入经而达到此目的。山东名医黄元御在《玉楸药解》中有“入肾青盐水炒”的论述。一般来说，醋制入肝经，蜜制入肺经，盐制入肾经，麸炒入脾胃经等。以盐炙益智仁为例：益智仁味辛性温，归脾、肾经，具有温脾止泻、摄痰涎、暖肾、固精缩尿的功能；盐炙后引药入肾，专行下焦，长于固精、缩尿，用于肾虚遗尿、小便频数、遗精白浊。再以醋制柴胡为例：柴胡辛苦微寒，入肝胆经，具有和解退热、疏肝解郁、升举阳气等作用；醋制后其味偏酸，增强入肝胆作用，其疏肝解郁作用大增。

2. 炮制可改变归经

不同的方法炮制还能改变药物的归经，以适应临床需求。以姜的饮片规格为例：

生姜味辛性微温，归肺、脾、胃经，具有发汗解表、温中止呕、温肺止咳、解鱼蟹毒的功能；干姜味辛性热，归脾、胃、肾、心、肺经，具有温中散寒、回阳通脉、温肺化饮的功能，用于脘腹冷痛、呕吐泄泻、肢冷脉微、寒饮喘咳；姜炭味苦涩，性温，归肾、肝经，长于止血温经，用于各种虚寒性出血，且出血较急、出血量较多者。

（四）炮制对药物毒性的影响

《中国药典》把毒性分为大毒、有毒、小毒三种类型。有些药物虽有较好的疗效，但因其有毒性会使临床用药存在安全隐患，故需炮制。通过炮制可降低药物毒性，以发挥其特有疗效并保证用药安全。我国现存的第一部本草学专著《神农本草经》就提出了炮制减毒的理论："凡此七情，合和视之……若有毒宜制，可用相畏相杀者，不尔，勿合用也。"晋代葛洪《肘后备急方》在"诸药毒救解方"中提出生姜汁可解半夏毒、大豆汁解附子毒等炮制解毒的方法。山东名医孟诜在《食疗本草》中论述："（大豆）杀乌头附子毒""（黄精）蒸之，若生则刺人咽喉，曝使干，不尔朽坏。"

归纳去毒常用的炮制方法有：净制、白矾水浸泡、水飞、炒黄、米炒、砂烫、滑石粉烫、醋制、清水煮或清蒸、豆腐煮、甘草水煮、去油制霜等。这些方法可单独运用，也可几种方法联合运用，均可达到除毒的目的。如蕲蛇通过净制除去有毒的头，半夏用白矾水浸泡去毒，朱砂、雄黄水飞去毒，苍耳子炒黄去毒，斑蝥米炒去毒，马钱子砂烫去毒，水蛭滑石粉烫去毒，芫花、狼毒醋制去毒，川乌、草乌水浸后结合蒸或煮去毒，硫黄、藤黄用豆腐制去毒，吴茱萸用甘草水煮去毒，巴豆去油制霜去毒等。应当注意的是，炮制有毒药物时一定要注意去毒与保存药效并重，才能收到良好的效果。

（五）炮制对药物补泻作用的影响

补泻是药物针对虚实病证的两种作用。药物的补益作用，主要是补益人体亏损，增强机体抗病能力，改善虚弱症状。具有益气、补血、滋阴、壮阳、填精、益髓等作用的药物属于补性药物。药物的泻下作用，主要是祛除外邪与致病因子，调整机体和脏腑功能，以影响泻下之病势的发展。具有泻下、祛瘀、消导等作用的药物属于泻性药物。炮制对补泻作用的影响大致有三种情况。

1. 炮制可增强药物的补益作用

对于原来具有补益作用的药物，经炮制后可增强其补益作用。如党参米炒后可增强健脾止泻作用，蜜炙后可增强补中益气作用；黄芪蜜炙后可增强补中益气作用；补骨脂经盐炙后可增强温肾助阳、纳气、止泻作用。

2. 炮制可缓和药物的泻下作用

具有泻下作用的药物，经炮制可使其泻下作用缓和。如大黄生品苦寒峻泻，可以祛肠胃积滞，泻血分实热；经蒸制成熟大黄后苦寒泻下作用缓和，更适于年老体弱的实证患者，泻而不伤正。再如峻下逐水类药物，如甘遂、京大戟、芫花、商陆、狼毒等，生品有毒，泻下逐水作用峻猛，醋炙后能降低毒性，并可缓和峻下作用，避免腹痛等不良反应。

3. 炮制可改变药物的补泻作用

对于泻中寓补的药物，生品补益作用不突出而偏于主泻，经炮制后可由主泻转为偏于主补。以黑豆汁制何首乌为例：何首乌生品苦寒主泻，可以通大便、解疮毒，黑豆汁制后，则药性变为甘温主补，不仅不再表现出泻下作用，而且是表现为补肝肾、益精血、乌须发等补益作用。

（六）炮制对药物润燥作用的影响

润燥是中药性能的组成部分。一般而言，具有生津止渴、养阴润燥、润肺、化痰止咳、润肠通便、滋补津血等功效的中药，多有濡润之性；具有燥湿、化湿、利湿等功效的中药，多具有燥性。在临床组方用药时，若忽略了中药的润燥之性，如同不分其寒热一样，将会导致不良后果。炮制可以缓和或消除中药的润燥之性，从而消除药物的不良反应。炮制对润燥作用的影响大致有两种情况。

1. 炮制可缓和药物的过润之性

动物胶类以及含糖、脂肪、黏液质等较多的药物，多质润或滋腻性较强，炮制可以缓和或消除其过润之性，从而降低药物对脾胃的不良反应。例如，阿胶生品可补血滋阴、润燥、止血，但其滋腻之性较强，脾虚便溏者不宜用，用蛤粉炒成珠后，可缓和其过润之性，使其滋而不腻。另如熟地黄，经蒸制而使糖分含量增加，易滋腻碍脾，往往加酒蒸以行散，也可用陈皮末或砂仁末炮制以增强其温中行气作用，从而缓和其过润之性，避免碍脾影响吸收运化，使临床功能得以正常发挥。如苦杏仁质润多脂，味苦性微温，有小毒，长于润肺止咳、润肠通便，制成苦杏仁霜后，能去除部分脂肪油，润燥作用显著减弱，无滑肠之虑，宣降肺气之力较强，多用于脾虚便溏的咳喘患者。

2. 炮制可缓和药物的过燥之性

中药的过燥之性会伤阴助火，炮制可缓其燥性。陈嘉谟“麦麸制抑酷性勿伤上膈”中的“酷性”即指燥性。例如，苍术味辛性温，燥湿健脾，但生品含有多量挥发油类成分，辛燥之性过强，麸炒或米泔水制后能缓其过燥之性，免于损伤脾胃。再如，补骨脂、益智仁、巴戟天等均有一定的温燥之性，可用盐炙以缓其燥性；干姜具有较强的温燥之性，治疗产后阴虚血燥时，应使用炮姜或姜炭而不能用干姜，以避免燥动血室，伤阴助火，导致口舌生疮。另外，对具润燥之性的药物，炮制时还应顺应季节和气候对疾病的影响，如秋季气候偏燥，使用麻黄、紫菀等药物时宜用其蜜炙品。

三、辅料炮制理论

辅料炮制历史悠久。古代出现酿酒术后，人们开始用酒制成药酒、酒曲治病，进而发展到用酒作辅料炮制药物，从而产生了辅料制法，并且成为中药炮制最常用的方法之一。金元至明代，人们在前人零散解释炮制作用的基础上，通过系统归纳和概括，逐步形成了较为系统的辅料炮制理论。

（一）齐鲁医药家的简要论述

明清时期的齐鲁中医药学家不仅在实际应用中采用多种辅料炮制药物，还根据辅料对中药药性及功用的影响，对辅料炮制理论进行了总结归纳。

明代王化贞在《产鉴》中提出：“（白术）土炒，燥湿健脾胃；姜汁炒燥湿痰、寒痰”“（当归）土酒浸，行经活血；姜汁浸焙，不恋膈”。

明代张洁在《仁术便览》中提出：“凡治病在头面手梢上部者，用酒炒药。治咽喉以下，肚脐以上中焦者，用酒浸晒……”

明代翟良在《医学启蒙》中归纳为：“凡药入肺蜜制，入心童便制，入脾姜制，入肝醋制，入肾盐制……醋浸、姜制、酥炙者，行经和血也……苍术、半夏、陈皮用汤泡洗，去其燥性……当知水飞、火煅、醋淬、酒浸、另研等项，必遵古法。”

清代黄元御在《玉楸药解》中提出：“入肾青盐水炒”“（黄芩）内行醋炒，外行酒炒”。

（二）陈嘉谟的系统论述

陈嘉谟是明代祁门（今安徽祁门）人，其在《本草蒙筌》中第一次系统地概括了辅料炮制的原则，被后世称为陈嘉谟传统炮制理论：“酒制升提，姜制发散。入盐走肾脏，仍使软坚；用醋注肝经，且资住痛。童便制，除劣性降下；米泔制，去燥性和中。乳制滋润回枯，助生阴血；蜜制甘缓难化，增益元阳。陈壁土制，窃真气骤补中焦，麦麸皮制，抑酷性勿伤上膈。乌豆汤、甘草汤渍曝，并解毒致令平和；羊酥油、猪脂油涂烧，咸渗骨容易脆断。”其含义简要解释如下。

1. 酒制升提

酒指黄酒，升提指上浮、行散。酒味甘辛，性大热，具有宣行药势、活血通络、祛风散寒、矫臭矫味的功能。药物经酒制后，能借酒的升腾之力引药上行，治疗上焦头面病邪及皮肤手梢疾病。如酒黄连、酒黄芩、酒大黄、酒制黄柏等。但不是所有的药物酒制后都具有升提作用。例如，当归味甘辛，性温，生品质润，长于补血、调经、润肠通便；酒制后长于活血通经，用于经闭、痛经、风湿痹痛、跌仆损伤。再如，酒熟地黄甘温质润，归肝、肾经，具有补血滋阴、益精填髓的功能。

2. 姜制发散

姜指生姜汁，味辛性温，具有发表散寒、温中止呕、开痰、解毒的功能。但据考证，没有一味药物经姜制后具有发散作用，所以“姜制发散”的说法是不合适的，改为“姜制温散止呕”（温中、散寒、化痰、止呕）才比较合理。药物经姜汁制后，能增强温中化痰止呕的作用，缓和寒性和刺激性，降低毒性。如姜厚朴、姜草果、姜竹茹、姜黄连、姜半夏等。

3. 入盐走肾脏仍仗软坚

盐指食盐水，味咸性寒，具有清热泻火、软坚散结的功能。药物经盐制后，能引药下行，入肾，可增强补肝肾、滋阴降火、清热凉血、软坚散结、润燥的作用。如盐黄柏、盐知母、盐车前子、盐泽泻、盐小茴香、盐橘核、盐荔枝核等。

4. 用醋注肝经且资住痛

醋指食用米醋，味酸苦性温，主入肝经血分，具有散瘀止痛、理气、止血、行水消肿、解毒、矫味矫臭的功能。药物经醋制后，能引药入肝经，增强疏肝解郁、散瘀止痛的作用。如醋延胡索、醋香附、醋柴胡、醋青皮、醋三棱、醋莪术、醋乳香、醋没药等。

5. 童便制除劣性降下

童便，传统指 10 岁以下男孩的小便，去掉头尾，留用中间清洁的一段，现在凡是健康人的小便均可用。其味咸性寒，具有滋阴降火功能，多作药引之用。劣性，即“酷性”“偏性”之意。药物经童便制后，能消除其偏性，且可引药下行，达到滋阴降火的目的。如童便制牵牛子、童便制川楝子、童便制马钱子、童便制阿胶、童便制黄柏、童便制知母等。

6. 米泔制去燥性和中

米泔指米泔水，传统用淘米时第二次滤出的灰白色混浊液体。其味甘性凉，具有益气、除烦、止渴、解毒、清热凉血、利小便的功能。药物经米泔水制后，能降低油分，除去燥性，达到调和中焦脾胃的目的。米泔水制的药物有苍术、白术等。

7. 乳制滋润回枯助生阴血

乳指牛或羊的乳汁，味甘咸性平，具有益气补血、滋阴润燥、养血调经的功效。药物经乳制后，能增强滋阴补血、润燥、补脾益气等作用。如乳制山药、乳制白术、乳制麦冬、乳制黄连、乳制蟾酥、乳制乳香等。

8. 蜜制甘缓难化增益元阳

蜜指炼蜜，味甘性平，具有补中益气、滋阴润燥、润肺止咳、解毒、调和诸药的功能。药物经蜜制后，能调和脾胃、补益三焦元气、解毒、缓和药物对脾胃的刺激。如炙黄芪、炙甘草、蜜麻黄、蜜枇杷叶、蜜款冬花、蜜紫菀、蜜马兜铃、蜜百部、蜜白前等。

9. 陈壁土制窃真气骤补中焦

陈壁土指多年老房子东山墙的土，现在用灶心土（又称伏龙肝），为灶下黄土经柴草长时间熏烧而成。其味辛性温，具有温中燥湿、止血、止呕、涩肠止泻的功能。窃，“借”之意。药物经土制后，能借助人体的正气，增强补脾安胃、收涩止泻等作用。如土白术、土山药、土当归、土白芍等。

10. 麦麸皮制抑酷性勿伤上膈

麦麸皮指小麦的种皮，味甘性平，具有和中益脾的功能。酷性，指燥性。药物经麦麸制后，能缓和燥性，不致耗气伤阴，并增强健脾和中作用。如麸白术、麸苍术、麸枳壳、麸枳实等。

11. 乌豆汤、甘草汤渍曝，并解毒致令平和

乌豆汤和甘草汤均味甘性平，均具有解毒的功能。药物经乌豆汤、甘草汤浸渍并曝晒后，能降低毒性，使药性平和。常用乌豆汤制的药物有川乌、草乌、附子等。常用甘草汤制的药物有吴茱萸、半夏、乌头、附子等。

12. 羊酥油、猪脂油涂烧，咸渗骨容易脆断

咸，“都”之意。药物经羊酥油、猪脂油涂酥烘烤后，都能渗入药物内部，达到质地酥脆易于粉碎的目的。如酥蛤蚧、酥穿山甲、酥鳖甲等。

（三）古代炮制专著的简要论述

我国古代三部炮制专著，均有辅料炮制理论的归纳。

雷敩是南北朝刘宋人，其所著的《雷公炮炙论》是我国第一部炮制专著，在水银项下有“若先以紫背天葵并夜交藤自然汁二味同煮一伏时，其毒自退”。独活项下有“采得后，细剉，拌淫羊藿，蒸二日后，曝干，去淫羊藿用，免烦人心”的论述。

缪希雍是明代海虞（今江苏常熟）人，其编撰的《炮炙大法》是我国第二部炮制专著，在淡豆豉项下有如下论述：“作豉则温，即经蒸熟，故能升能散，得葱则发汗，得盐则能吐，得酒则能治风，得薤则治痢，得蒜则止血。”

张仲岩是清代紫琅（今河北易县）人，在其所著的炮制专著《修事指南》中记载：“吴茱萸汁制抑苦寒而扶胃气，猪胆汁制泻胆火而达郁木，牛胆汁制取燥烈而清润，秋石制抑阳而养胃；枸杞汤制抑阴而养阳，麸皮制去燥性而和胃，糯饭米制润燥而滋土，牡蛤粉制成珠而易研，黄精自然汁制补土而益母。”

（四）其他医药学家的简要论述

金元至明代是中药炮制理论的形成时期，我国许多医药家对辅料炮制理论做了归纳论述。

王好古是元代赵州（今河北赵县）人，其在《汤液本草》的“用药酒洗曝干”篇中对酒制理论进行了概括：“黄芩、黄连、黄柏、知母，病在头面及手梢皮肤者，须用酒炒之，借酒力以上腾也。咽之下、脐之上，须酒洗之。在下生用”。在“用圆散药例”篇中又有“去湿以生姜”“去膈上痰以蜜”等论述。

徐彦纯是元末明初会稽（今浙江绍兴）人，其在《本草发挥》中提出了童便制和盐制的炮制目的：“用附子、乌头者当以童便浸之，以杀其毒，且可助下行之力，入盐尤捷也”“心虚则盐炒之”“以盐炒补心肺”等。

李梴是明代南丰（今江西南丰）人，其在《医学入门》中对辅料炮制理论有如下论述：“芫花本利水，无醋不能通”“诸石火煅红，入醋能为末”“凡药入肺蜜制，入脾姜制，入肾用盐，入肝用醋，入心用童便”。

四、生熟异用理论

中药饮片炮生为熟后，其功能会发生变化，在临床应用中，可以依据不同病症需要选择生、熟不同的饮片，达到不同的临床治疗效果。张仲景在《金匮玉函经·证治总例》中记载：“有须烧炼炮炙，生熟有定。”山东名医黄元御在《玉楸药解》中记载：“黑大豆长于利水而行血，及其芽生而为黄卷，更能破瘀而舒筋，以其发舒通达，秉之天性也”。经过历代中医药学家不断归纳总结，逐渐形成了包括“生泻熟补”“生峻熟缓”“生行熟止”“生升熟降”和“生降熟升”等中药生熟异用理论。

（一）生泻熟补

指生品具有泄泻作用的药物，熟品多具有补益的作用。这类药物生品多寒凉，作用偏于清泻，炮制成熟品以后，药性变为甘温，作用偏于补益。明代傅仁宇在《审视瑶函》中提出：“药之生熟，补泻在焉……盖生者性悍而味重，其功也急，其性也刚，主乎泻。熟者性淳而味轻，其功也缓，其性也柔，主乎补。”清代杨时泰在《本草述钩元》中提出：地黄“生用平宣，熟用温补。”例如，何首乌味苦甘涩，性温，具有解毒、消痈、润肠通便的功效；经黑豆汁长时间蒸制后成为制首乌，药性由平转温，味由苦涩转甘厚，功能由清泻转为温补，具有补肝肾、益精血、乌须发的作用。

（二）生峻熟缓

指药物生品药性峻烈，炮制成熟品后作用缓和。例如，大黄生品苦寒沉降，气味重浊，走而不守，直达下焦，泻下作用峻烈，有较强的泻下通便、荡涤胃肠积滞作用，为治疗多种胃肠积滞证之要药，善治便秘，尤宜于热结便秘证。酒炒后成为酒大黄，泻下作用稍缓，并借酒力引药上行，长于清上焦血分热毒，用于血热妄行之吐血、衄血及火邪上炎所致的目赤咽肿、齿龈肿痛。蒸后成为熟大黄，泻下作用缓和，可减轻腹痛等不良反应，长于泻火解毒，用于火毒疮疡。

（三）生行熟止

指药物生品具有行气散结、行血、活血化瘀等功能，炮制后偏于收敛止血、止泻。例如，木香味辛苦，性温，生品长于行气止痛、健脾消食，用于胸胁、脘腹胀痛；木香经烘煨、麸煨或麸炒后，行气作用大减，长于实肠止泻，用于泄泻腹痛。再如，牡丹皮味苦辛，性微寒，生品具有清热凉血、活血化瘀的功能，用于热入营血、温毒发斑等；制炭后性涩，长于凉血止血，用于吐血、衄血止血。另外，有蒲黄“行血生用，止血炒黑”，卷柏“生用破血，炙（炒炭）用止血”等论述。

（四）生升熟降或生降熟升

生升熟降和生降熟升理论与药物气味的厚薄有关。一般来说，气厚味薄者，如砂仁、莱菔子是生升熟降；而味厚气薄者，如大黄、黄连、黄芩则生降熟升。

1. 生升熟降

指药物生品作用趋势多向上，具发散、透疹、涌吐、解表等作用；熟品作用趋势多向下，具降逆止呕、潜阳、收敛、渗利等作用。一般来说，药物生、熟与升降浮沉有一定的关系。如山东籍名医张锡纯在《医学衷中参西录》中记录：莱菔子“其力能升能降，生用则升多于降，炒用则降多于升”。这与莱菔子生品用于涌吐风痰，炒后用于降气化痰、消食除胀是一致的。

2. 生降熟升

指药物生品作用趋势向下，具降逆止呕、潜阳、收敛、渗利等作用；熟品作用趋势向上，具发散、透疹、涌吐、解表等作用。例如，黄柏生品苦寒沉降，为清下焦湿热之品，经辛热升散的酒炮制后的酒黄柏，则苦寒之性大减，借酒升腾之力，引药上行，善于清上焦头面之热。李时珍在论述人参功效时说：“人参生用气凉，熟用气温……人参气味俱薄，气之薄者，生降熟升；味之薄者，生升熟降。”

中药生熟异用理论除了上述归纳之外，还有生品的毒性经炮制后可降低或消除等许多论述。总之，中药之生熟，虽一字之差，却效异千里，不可滥制，不可妄用。

五、炭药止血理论

炭药的使用距今已有二千多年的历史，如早在《五十二病方》中就有“止出血者，燔发，以安（按）其痏”的记载。自唐代以来，炭药用于止血的记载开始增多，如《千金方》中有爪甲烧炭治尿血，羚羊角烧炭治产后下血等。

金元时期，中医药学家开始总结炭药与止血之间的关系。葛可久在《十药神书》中首次提出炭药止血的炮制理论：“大抵血热则行，血冷则凝……见黑则止。”“夫血者，心之色也，血见黑则止者，由肾水能止心火，故也。”从此以后，在“血见黑则止”炭药止血理论指导下，大凡止血药物多以制炭入药。

明清时期，制炭止血的品种大大增加，理论也有论述。如明代李时珍在《本草纲目》中收载了近200种炭药，并有“烧灰诸黑药皆能止血”的论述。清代赵学敏的《本草纲目拾遗》载药921种，除了记载当时很多炮制方法外，还特别记载了相当数量的炭药。赵学敏和唐容川还在张仲景“烧灰存性”的基础上明确提出了“炒炭存性”的要求。

应当注意的是，并非所有的药物制炭后都能增强或产生止血作用。如干漆生品有毒，制炭是为了降低毒性和刺激性；蜂房生品有小毒，具有攻毒杀虫、祛风止痛的功能，煅炭后毒性降低，疗效增强，且利于粉碎和制剂。灯心草生品长于清心火、利水通淋，煅炭后多外用清热敛疮。

六、炮制适度理论

历代中医药学家对中药炮制程度均非常重视，要求药物炮制必须达到适中的程度，不得不及或太过，才能满足临床的需求。宋代陈师文在《太平惠民和剂局方》中提出："凡有修合，依法炮制，分两无亏，胜也。"明代陈嘉谟在《本草蒙筌》中记载："凡药制造，贵在适中，不及则功效难求，太过则气味反失。"

齐鲁中医药学家也对药物炮制程度贵在适中有所论述。如宋代钱乙在《小儿药证直诀》中记载：皂角子、马勃和蛇皮要"入小罐子内，盐泥固济，烧存性，研细"。猪悬蹄甲"罐内盐泥固济，煅存性"。清代黄元御在《玉楸药解》中对土鳖虫（䗪虫）、鼠妇、蜂窠、虻虫、蛴螬等动物药都要求"炒枯存性，研细用"。

另外，明代山东名医翟良在《医学启蒙》中对药物的净制理论做了论述："远志、巴戟、门冬、贝母之类，如不去心，令人烦躁；猪苓、茯苓、厚朴、桑白皮之类，如不去皮，耗人元气；柏子、火麻、益智、草果之类，如不去皮，令人心痞；当归、地黄、苁蓉酒洗去土，生精和血，无令满闷；桃仁、杏仁，双仁有毒，用去皮尖，不生疔疖；苍术、半夏、陈皮用汤泡洗，去其燥性；麻黄泡去头汁，乃不烦心；人参、桔梗、常山去苗芦，庶不呕。"

第二节　中药炮制目的

中药大多来源于自然界的植物、动物和矿物，采集时往往带有泥沙杂质，有的质地坚硬或形体粗大，不便于服用。古代人们受生活水平的限制，仅仅对其进行清洗、擘成小块或锉、捣为粗末等简单处理，以期达到"洁净药物"和"利于服用"的炮制目的。随着历史的向前发展，人们的用药经验不断丰富，炮制方法和炮制品种不断增多，中药炮制的目的也逐渐形成了"降低毒性""增强疗效""改变或缓和药性"等，以适应中医临床用药需求。

齐鲁中医药学家在临床实践中也意识到，中药大多具有一定的偏性，不能完全满足临床治疗的要求，需要通过炮制对药物原有的性能予以取舍，权衡损益，达到临床用药的要求。中药炮制的目的可概括为以下九方面。

一、降低或消除药物的毒性或副作用

有的药物虽有较好的疗效，但因毒性或副作用较大，临床应用不安全，通过炮制，可以降低其毒性或副作用。历代中医药学家对有毒药物的炮制都很重视，早在战国至秦汉时期的《黄帝内经》，在《灵枢·邪客》中有用“半夏汤”治疗邪气侵犯人体的记载：“取其清（水）五升煮之，炊以苇薪，火沸，置秫米一升，治半夏五合，徐炊，令竭为一升半，去其滓”。其中的“治半夏”是指炮制降毒后的半夏，说明当时就已经注意到有毒药物的炮制了。历代都有通过炮制以降低川乌、草乌、附子、半夏、天南星等药物毒性的记载。国务院 1988 年颁布的《医疗用毒性药品管理办法》所规定的医疗用毒性药品，系指毒性剧烈，治疗剂量与中毒剂量相近，使用不当会致人中毒或死亡的药品。其所列的 28 种毒性中药管理品种，需炮制降毒的品种有 18 种。《中国药典 2020》收载有大毒、有毒、有小毒中药共 83 种，其中 40 多种药物可以通过炮制以降低毒性。

炮制也可以降低或消除药物的副作用，保证临床用药安全。山东名医孟诜在《食疗本草》中提出“（栗）生即发气，故火煨杀其木气耳”，意思是栗生用有“发气”的副作用，用“火煨”可以除去其副作用。厚朴生品辛辣峻烈，对咽喉有刺激性，姜炙后则可消除其副作用。大黄生用泻下作用峻烈，易伤胃气，酒蒸后泻下作用缓和，能减轻腹痛等副作用。柏子仁具有宁心安神、润肠通便等作用，若用于宁心安神则需避免服后产生滑肠致泻的作用，去油制霜后可消除其副作用。

二、改变或缓和药物的性能

药物过偏的性能，会带来一定的副作用。如大寒伤阳，大热伤阴，过酸损齿伤筋，过苦伤胃耗液，过甘生湿助满，过辛损津耗气，过咸助痰湿等。明代徐大椿在《医学源流论》中记载：“凡物气厚力大者，无有不偏；偏则有利必有害。欲取其利，而去其害，则用法以制之，则药性之偏者醇矣。”说明性味偏胜的药物，临床应用时会带来一定的副作用，通过适宜的方法炮制，能够缓和其过偏之性。唐代孙思邈为了防止桂枝导致孕妇“胎动”，要求用“熬”法炮制后再入药。明代罗周彦《医宗粹言》中也载有枳壳“消食去积滞用麸炒，不尔气刚，恐伤元气”。例如，麻黄生品辛温发散，发汗力强，蜜炙后辛散作用缓和，发汗作用减弱，止咳平喘作用增强。

生地黄味甘苦性寒，能清热凉血，蒸后的熟地黄味甘性微温，具滋阴补血的功能。天南星经胆汁炮制后，药性由辛温转为苦凉，功能由燥湿化痰变为清热化痰。

三、增强药物的疗效

增强疗效是中药炮制的主要目的之一。中药除了通过配伍来提高疗效外，炮制是达到这一目的的另一有效途径和手段。古人强调“逢子必炒”，如明代罗周彦《医宗粹言》中记载：“决明子、莱菔子、芥子、苏子、韭子、青葙子，凡药用子者俱要炒过，入药方得味出。”这是因为种子类中药多具有坚硬的种皮，经炒制以后，种皮开裂，有助于有效成分的溶出，从而增强疗效。健脾消食类药物炒焦后产生焦香气味，可增强其消食健脾胃的作用。止血类药物炒炭后，能增强收敛止血作用。加固体辅料或液体辅料炒法，所用辅料大多能与药物产生协同作用而增强疗效。如麸炒能增强健脾胃作用，土炒增强补脾止泻作用，醋炙能增强疏肝止痛作用，蜜炙能增强润肺止咳作用等。矿物类药物火煅后质变酥脆，易于粉碎和煎出有效成分而提高疗效。

四、改变或增强药物的作用部位和趋向

中医对疾病的部位通常以经络、脏腑来归纳，对药物作用趋向以升降浮沉来表示。炮制能引药入经。如香附生品归肝、脾、三焦经，上行胸膈，外达肌表，醋炙后引药入肝，增强疏肝止痛作用。生小茴香入肝、肾、脾、胃经，能散寒止痛、理气和胃，盐炙后引药入肾，专行下焦，可暖肾散寒、疗疝止痛。炮制还可改变药物的作用部位和趋向。如黄连生品味苦性寒，善清心火，酒炙后能引药上行，清上焦头目之火。黄柏生品性寒而沉降，酒炙后借酒升腾之力，引药上行，转降为升，清上焦湿热。知母能升能降，生品偏于升，长于泻肺胃之火，盐炙后偏于降，专于入肾，能增强滋阴降火的作用。

五、使药物洁净

中药饮片必须符合净度要求才能应用于临床。中药在采收、运输、贮藏保管过程中，常混有泥沙杂质、霉败品、非药用部位或疗效不同的药用部位；在切制、炮炙过程中，常产生碎屑或残存辅料，这些情况都不利于保证用药剂量的准确性。通过净制处理，可使其达到规定的药用净度标准。如黄柏应除去外部粗皮和内部木质部，巴戟天应除去木心，麸炒后应除去焦麦麸，砂烫后应筛去河沙，麻黄茎与根应

分开分别药用等，以保证药物的洁净和配方剂量的准确。

六、便于调剂和制剂

中药材来源于植物、动物或矿物，多体型粗大或质地坚硬不利于临床调剂和制剂，通过炮制，可以使药材软化，便于切制成片、丝、段、块后用于调配处方，并且有利于有效成分的煎出，从而提高疗效。如自然铜、瓦楞子、龟甲等质地坚硬的矿物、贝壳及动物骨甲类中药，粉碎困难，不利于调剂和制剂，也不利于有效成分的煎出，需要经过明煅、煅淬或砂烫醋淬等方法炮制后，质地变酥脆，易于粉碎和有效成分的煎出。

七、矫臭矫味，便于服用

动物类或其他具有腥臭味的药物，往往为患者所厌恶，难以口服或服后出现恶心、呕吐等不良反应，炮制能矫其腥臭味，以便于服用。如九香虫用炒黄法，僵蚕用麸炒法，鳖甲、龟甲用砂烫醋淬法，乌梢蛇、蕲蛇用酒炙法，五灵脂、乳香、没药用醋炙法，人中白、紫河车用水漂法等，都能达到矫臭矫味的目的。

八、利于贮藏，保存药效

药物在加工炮制过程中都经过干燥处理，使其含水量降低，并能杀死霉菌，避免霉烂变质，有利于贮存。某些药物蒸后还可杀死虫卵，防止孵化，便于贮存，如桑螵蛸等。有效成分为苷类的药物，经加热处理能破坏酶，以避免有效成分被酶解损失，以达到保存药效的目的，如黄芩、苦杏仁、芥子、槐花等。

九、制备新药，扩大药用品种

中药经炮制后可产生新的药物，扩大药物的应用范围。如人的头发不入药，但煅制成血余炭后，则为止血散瘀之良药。棕榈生品一般不入药，煅制成的棕榈炭具有收涩止血的功能。面粉、苦杏仁、赤小豆等六种药料发酵制得的六神曲，具有健脾和胃、消食调中的功能。大麦经发芽制成麦芽，具有消食、疏肝的作用。某些药物又可通过炮制使一药多用。如黑豆生品具滋补肝肾、养血祛风、解毒的功能；经干馏制成的黑豆馏油，具有止痒、收敛的功能；经发酵制成的淡豆豉，具有解表、除烦的功能；经发芽制成的大豆黄卷，具有清热利湿、发汗解表的功能。

第三章 齐鲁中药炮制常用辅料

第一节 齐鲁中药炮制辅料概况

中药炮制辅料是指炮制过程中能对药物起辅助作用的附加物料，有固体辅料和液体辅料两大类。其中，炮制时以固体状态存在的辅料，称为固体辅料；炮制时以液体状态存在的辅料，称为液体辅料。中药炮制可根据中医辨证施治的用药要求和药物自身的性质，选用适宜的辅料炮制，使之充分地发挥药效并确保用药安全。

一、辅料炮制的目的

用辅料炮制的目的：①与主药起协同作用而增强疗效，如麸炒山药增强健脾胃作用，蜜炙黄芪增强补中益气作用。②降低毒性或缓和药性，如砂烫马钱子能降低毒性，麸炒苍术缓辛燥之性。③赋色或矫味，如麸炒僵蚕既可赋色又能矫其腥臭气味。④改变主药成分的理化性质，如醋炙延胡索能使游离生物碱成盐，而利于有效成分煎出，提高疗效。⑤起中间传热体的作用，如固体辅料河沙、滑石粉、蛤粉等还能在炮制过程中起到加热介质作用，使药物受热均匀。

二、齐鲁辅料炮制特点

齐鲁辅料炮制有如下特点：①选料严谨。如酒制所用黄酒，多选自山东的即墨老酒（用大黄米、陈伏麦曲、崂山矿泉水酿制）；米炒多用大米，米蒸多用小米；麸皮要用小麦的种皮，不用蜜麸，也不用谷糠、蜜糠。②处理细致。辅料的加工制作十分讲究，如河沙要先筛石块、罗去细粒，再用清水洗去表面泥土，选用直径 3mm 者；麸皮要用细罗罗去面粉和碎麸，留用片大者。③多种辅料联合应用。如生姜、白矾和漂后的天南星共同煮制，三黄汤（黄连、黄芩、黄柏）加蝉蜕菊花水制炉甘石，黄酒、麦麸制水蛭。④使用药汁炮制时，注重药汁与药物的配伍作用，如砂仁制熟地黄，则利用化湿醒脾的砂仁来化解熟地黄的滋腻碍脾之性。

古代，齐鲁炮制常用固体辅料主要有麦麸、米、面粉、蛤粉等；常用液体辅料主要有酒、醋、蜂蜜、食盐水、生姜汁、甘草汁、米泔水、胆汁、芝麻油、乳汁、童便、水银、药汁、萝卜汁等。

现代，齐鲁炮制所用辅料首先要遵循《中国药典》现行版的规定，其次要遵循《山东省中药饮片炮制规范》现行版的规定，再次要随方遵古炮制。常用固体辅料有麦麸、米、面粉、灶心土、蛤粉、滑石粉、沙、豆腐、杏仁、桃仁、朱砂、砂仁、白矾、纸、巴豆、灯心草、猪肠等；常用液体辅料有酒、醋、蜂蜜、食盐水、酥油、黄连水、灯心草淡竹叶汁、葱白汁、三黄汤、生姜汁、童便、乳汁、吴茱萸汁、甘草汁、萝卜汁、三黄加蝉蜕菊花水、黄连菊花银花甘草水等。但历版《山东省中药饮片炮制规范》均未收载中药炮制辅料质量标准。

第二节　齐鲁中药炮制辅料的分类

一、固体辅料

（一）麦麸

麦麸为禾本科植物小麦的果皮和种皮，又称麸皮。麦麸为淡黄色或褐黄色的颗粒，质较轻，具特殊的麸香气。麦麸主要由小麦皮层和糊粉层组成。皮层主要由纤维素、半纤维素组成，含有较多的磷和 B 族维生素；糊粉层含有优质膳食纤维、矿物质、B 族维生素、蛋白质、植酸、酚类化合物。麦麸味甘、淡，性平，具有和中益脾的功能。与药物共制，能缓和药物的燥性，增强疗效，除去药物不良气味，使药物色泽均匀一致。此外，麦麸还能吸附油质。

《脚气治法总要》《小儿斑疹备急方论》《长沙药解》和《仁术便览》均载麸炒枳实，《仁术便览》和《产鉴》还载有麸炒枳壳和麸炒杏仁。在《山东省中药饮片炮制规范》2012 年版中，麦麸多用作炒制辅料，用麦麸炒的药物有白术、白芍、水蛭、僵蚕、六神曲、建神曲等。麸炒薏苡仁收载于《山东省中药饮片炮制规范》1975 年版、1990 年版和 2002 年版，麸炒椿皮收载于《山东省中药饮片炮制规范》1975 年版和 2002 年版。在山东省内使用，但未被山东省中药炮制规范收载的麸炒药物还有川芎、白扁豆、川楝子、苦杏仁、乳香、蛇蜕、蟋蟀。麦麸还可用作煨制的辅料，如麸煨肉豆蔻、麸煨诃子。

（二）米

米为禾本科植物稻的种仁，称大米；禾本科植物粟的种仁，称小米。在山东地区，炮制时常用大米或小米。大米含有 75% 以上的淀粉，8% 左右的蛋白质，0.5% ~ 1% 的脂肪，尚含少量的 B 族维生素、多种有机酸及糖类等成分。小米含有 60% 以上的淀粉，5% ~ 15% 的蛋白质，5% 左右的脂肪，尚含丰富的 B 族维生素、微量元素等。大米味甘，性平，具有补中益气、健脾和胃、除烦止渴、止泻痢的功能。小米味甘、咸，性凉，具有健脾和胃、补益虚损、和中益肾、除热、解毒的功能。与药物共制，可增强药物疗效，降低其刺激性和毒性。米炒中药时，米还可用来指示炒制程度。

《仁术便览》载用米包裹药物火煨的炮制："酸粟米饭裹，湿纸包，火中煨，令纸焦去饭。"《长沙药解》载白术用米蒸法炮制："隔布，上下铺湿米，蒸至米烂，晒干用。"在《山东省中药饮片炮制规范》2012 年版中，米多用作炒制辅料，用米炒的药物有红娘子、青娘子。米炒斑蝥收载于《山东省中药饮片炮制规范》1975 年版、1990 年版和 2002 年版。在山东省内使用，但未被《山东省中药饮片炮制规范》收载的米炒药物还有蜈蚣。

（三）蛤粉

蛤粉为帘蛤科动物文蛤、青蛤等的贝壳，经粉碎或煅制粉碎后得到的白色或灰白色粉末。其主要成分为氧化钙等。蛤粉味咸，性寒，具有清热、利湿、化痰、软坚的功能。蛤粉拌炒药物时作为中间传热体，可使药物受热均匀，并使药物完全起泡，质地酥脆易碎。此外，还能利用蛤粉本身的功效协同增强药物的疗效，与药物共制还可除去药物的腥味。

《仁术便览》《产鉴》和《长沙药解》均载阿胶"蛤粉炒"，《玉楸药解》载鹿角胶"蛤粉炒"。《山东省中药饮片炮制规范》2012 年版中蛤粉多用作烫炒的辅料，用蛤粉烫制的药物有鱼鳔、鹿角胶。在山东省内使用，但未被《山东省中药饮片炮制规范》收载的蛤粉烫制的药物还有刺猬皮、肉豆蔻、水蛭。

（四）灶心土

灶心土为久经柴草熏烧的灶底中心的土块，将烧结的土块取下，用刀削去焦黑部分及杂质，所余焦黄部分即灶心土。灶心土主含硅酸盐、钙盐及多种碱性氧化物。灶心土味辛，性温，具有温中和胃、止血、止呕、涩肠止泻的功能。与药物共制，可降低药物的刺激性，增强药物疗效。

《仁术便览》载土炒白术、土炒苍术，还载有沙土炒穿山甲。在《山东省中药饮片炮制规范》2012 年版中灶心土多用作炒制辅料，用灶心土炒的药物有白术、陈皮。灶心土炒当归收载于《山东省中药饮片炮制规范》1990 年版和 2002 年版。在山东省内使用，但未被《山东省中药饮片炮制规范》收载的土炒药物还有白芍、白扁豆、薏苡仁。

（五）豆腐

豆腐为大豆种子粉碎后经加工制成的乳白色固体，主要含有蛋白质、维生素、淀粉等物质。豆腐味甘，性凉，具有益气和中、生津润燥、清热解毒的功能。同时，豆腐具有较强的沉淀与吸附作用，与药物共制，可降低药物毒性，去除污物。

在《山东省中药饮片炮制规范》2012 年版中，豆腐用作蒸制辅料，如豆腐蒸制藤黄。《山东省中药饮片炮制规范》1975 年版、1990 年版和 2002 年版均收载豆腐煮制硫黄。

（六）滑石粉

滑石粉为单斜晶系鳞片状或斜方柱状的硅酸盐类矿物滑石经精选净化、粉碎、干燥而制得的细粉。滑石粉为白色或类白色、微细、无砂性的粉末，手摸有滑腻感，气微，味淡，主要成分为含水硅酸镁［$Mg_3(Si_4O_{10})(OH)_2$］。滑石粉的酸碱度、水中可溶物、酸中可溶物、炽灼失重、重金属、砷盐等应符合《中国药典》2020 年版的要求。《中国药典》2020 年版规定滑石粉酸碱度应为中性，水中可溶物不得过 5mg

（0.1%），酸中可溶物不得过 10.0mg（2.0%），炽灼失重不得过 5.0%，重金属不得过 40mg/kg，砷盐不得过 2mg/kg，主要成分硅酸镁［$Mg_3(Si_4O_{10})(OH)_2$］不得少于 88.0%。滑石粉味甘，性寒，具有利尿、清热、解暑的功能。以滑石粉作中间传热体拌炒药物，可使药物受热均匀。

在《山东省中药饮片炮制规范》2012 年版中，滑石粉多用作烫制辅料，用滑石粉烫的药物有干蟾、刺猬皮、鱼鳔、玳瑁、海狗肾、鹿筋、鹿鞭。滑石粉烫水蛭收载于《山东省中药饮片炮制规范》1975 年版、1990 年版和 2002 年版。

（七）河沙

河沙一般先拣去粗粒，筛去细沙，选取中等粗细的河沙，淘净泥土，除尽杂质，晒干备用。主要成分为二氧化硅。河沙作为中间传热体拌炒药物，具有温度高、传热快、药物受热均匀的特点。经砂炒后药物质地变松脆，易粉碎并利于煎出有效成分。另外，砂烫炒还能破坏药物毒性成分，除去非药用部位。

在《山东省中药饮片炮制规范》2012 年版中，河沙多用作烫制辅料，用砂烫的药物有干蟾、鳖甲等。在《山东省中药饮片炮制规范》中，砂烫玳瑁收载于 1990 年版，砂烫醋淬龟甲收载于 2002 年版，砂煨肉豆蔻收载于 1990 和 2002 年版。在山东省内使用，但未被《山东省中药饮片炮制规范》收载的砂烫药物还有水蛭、石莲子、猪牙皂、刺猬皮、鱼鳔、蜂房。

（八）白矾

白矾为硫酸盐类矿物明矾石经加工提炼制成的不规则块状结晶体，又称明矾。白矾为无色或淡黄色，透明或半透明，有玻璃样色泽，质硬脆易碎，味微酸而涩，易溶于水。其主要成分为含水硫酸铝钾［$KAl(SO_4)_2 \cdot 12H_2O$］。《中国药典》2020 年版规定白矾重金属不得过 20mg/kg，主要成分含水硫酸铝钾［$KAl(SO_4)_2 \cdot 12H_2O$］不得少于 99.0%。白矾味酸，性寒，具有解毒、祛痰杀虫、收敛燥湿、防腐的功能。与药物共制，可防止药物腐烂，降低毒性，增强疗效。

《仁术便览》载白矾用作浸、煮半夏、南星等的辅料。在山东地区白矾除了用作浸制、复制法的炮制辅料外，还可用作炒制辅料，如白矾炒郁金。

（九）朱砂

朱砂为硫化物类矿物辰砂族辰砂。朱砂呈颗粒状或块片状，鲜红色或暗红色，条痕红色至褐红色，具光泽。体重，质脆，片状者易破碎，粉末状者有闪烁的光泽，气微，味淡。其主要成分为硫化汞（HgS）。《中国药典》2020 年版收载了朱砂和朱砂粉的质量标准。《中国药典》2020 版规定，朱砂粉不得检出可溶性汞盐，含硫化汞（HgS）不得少于 98.0%。

经水飞、研细后得到的朱砂细粉多用作拌衣法的炮制辅料，在山东地区有朱砂拌通草、朱砂拌天冬。

（十）面粉

面粉为禾本科植物小麦的种子经粉碎、研磨而得。面粉呈白色细软的粉末，含淀粉 53% ~ 70%，蛋白质约 11%，糖类 2% ~ 7%，糊精 2% ~ 10%，脂肪约 1.6%，粗纤维约 2%，尚含少量谷甾醇、卵磷脂、尿囊素、精氨酸、淀粉酶、麦芽糖酶、蛋白酶及微量维生素等。面粉味甘，性凉，具有养心、益肾、除热、止渴的功能。与药物共制，能吸附油质，缓和药物的燥性，增强疗效。

《小儿药证直诀》载有面煨使君子，《仁术便览》载有面煨肉豆蔻、甘遂和硇砂，《玉楸药解》载有面煨肉豆蔻、木香和石决明。在《山东省中药饮片炮制规范》2012 年版中，面粉多用作煨制辅料，用面粉煨的药物有肉豆蔻。面炒肉豆蔻收载于 1990 年和 2002 年版《山东省中药饮片炮制规范》。在山东省内使用，但未被山东省中药炮制规范收载的药物还有面煨京大戟。

齐鲁中药炮制方法中涉及其他的固体辅料还有杏仁或桃仁（制水银），纸（纸煨肉豆蔻、纸炒乳香），巴豆（巴豆拌炒川楝子），灯心草（灯心草炒乳香），猪肠（制硫黄），砂仁（制熟地黄）等。

二、液体辅料

（一）酒

山东古代用于炮制的酒为黄酒，又称淳酒、无灰酒。汉代《治六十病和齐汤法》中的“治痹寒一”方中要求将药物浸泡在淳酒中。《小儿药证直诀》载：“为末，以无灰酒飞过。”现代酒制时，除另有规定用白酒外，一般多用黄酒。

黄酒为酿造酒，是以稻米、黍米、小米、小麦、水为主要原料，经加曲和（或）部分酶制剂、酵母等糖化发酵剂酿制而成的发酵酒。黄酒按产品风格分为传统型黄酒、清爽型黄酒、特型黄酒；按糖含量分为干黄酒、半干黄酒、半甜黄酒、甜黄酒。白酒为米、麦、黍、薯类、高粱等用曲酿制并经蒸馏而成。按产品的酒精度分为高度酒（酒精度 41% ~ 68%vol）和低度酒（酒精度 25% ~ 40%vol）。

山东即墨黄酒厂有限公司传承的即墨老酒“古遗六法”传统酿造工艺，被列为省级非物质文化遗产，有中国“黄酒北宗”之称。现代齐鲁炮制用黄酒多选用即墨黄酒厂生产的传统型半甜黄酒。

黄酒含乙醇 15% ~ 20%，尚含糖类、酯类、氨基酸、矿物质等。《中华人民共和国国家标准—黄酒》（GB/T 13662-2018）规定的传统型黄酒感官要求（表 3-1）。黄酒理化的要求，传统型干黄酒（表 3-2）、传统型半干黄酒（表 3-3），传统型干甜黄酒（表 3-4）、传统型甜黄酒（表 3-5）。

白酒含乙醇 50% ~ 60%，尚含有机酸类、酯类、醛类等成分。《中华人民共和国国家标准—白酒》（GB/T 10781.3-2006）规定了高度酒感官要求（表 3-6）和低度酒感官要求（表3-7），规定了高度酒的理化要求（表3-8）和低度酒的理化要求（表 3-9）。

酒，味甘、辛，性大热，具有活血通络、祛风散寒、行药势、矫味矫臭的功能。药物经酒制后，有助于有效成分的溶出而增加疗效。动物的腥膻气味主要为三甲胺、氨基戊醛类等成分，酒制时此类成分可随酒挥发而除去，起到矫臭矫味作用。

表 3-1 传统型黄酒感官要求

项目	类型	优级	一级	二级
外观	干黄酒	淡黄色至深褐色，清亮透明，有光泽，允许瓶（坛）底有微量聚集物		淡黄色至深褐色，清亮透明，允许瓶（坛）底有少量聚集物
	半干黄酒			
	半甜黄酒			
	甜黄酒			
香气	干黄酒	具有黄酒特有的浓郁醇香，无异香	黄酒特有的醇香较浓郁，无异香	具有黄酒特有的醇香，无异味
	半干黄酒			
	半甜黄酒			
	甜黄酒			
口味	干黄酒	醇和，爽口，无异味	醇和，较爽口，无异味	尚醇和，爽口，无异味
	半干黄酒	醇厚，柔和鲜爽，无异味	醇厚，较柔和鲜爽，无异味	尚醇厚鲜爽，无异味
	半甜黄酒	醇厚，鲜甜爽口，无异味	醇厚，较鲜甜爽口，无异味	醇厚，尚鲜甜爽口，无异味
	甜黄酒	鲜甜，醇厚，无异味	鲜甜，较醇厚，无异味	鲜甜，尚醇厚，无异味

续表

项目	类型	优级	一级	二级
风格	干黄酒	酒体协调，具有黄酒品种的典型风格	酒体较协调，具有黄酒品种的典型风格	酒体尚协调，具有黄酒品种的典型风格
	半干黄酒			
	半甜黄酒			
	甜黄酒			

表 3–2　传统型干黄酒理化要求

项目	稻米黄酒			非稻米黄酒	
	优级	一级	二级	优级	一级
总糖（以葡萄糖计）/（g/L）	≤ 15.0				
非糖固形物 /（g/L）	≥ 14.0	≥ 11.5	≥ 9.5	≥ 14.0	≥ 11.5
酒精度（20℃）/（% vol）	≥ 8.0[a]			≥ 8.0[b]	
总酸（以乳酸计）/（g/L）	3.0 ~ 7.0			3.0 ~ 10.0	
氨基酸态氮 /（g/L）	≥ 0.35	≥ 0.25	≥ 0.20	≥ 0.16	
pH	3.5 ~ 4.6				
氧化钙 /（g/L）	≤ 1.0				
苯甲酸 /（g/kg）	≤ 0.05[c]				

a. 酒精度低于 14% vol 时，非糖固形物和氨基酸态氮的值按 14% vol 折算，酒精度标签所示值与实例值之间差为 ±1.0% vol

b. 酒精度低于 11% vol 时，非糖固形物和氨基酸态氮的值按 11% vol 折算，酒精度标签所示值与实例值之间差为 ±1.0% vol

c. 指黄酒发酵及贮存过程中自然产生的苯甲酸

表 3–3　传统型半干黄酒理化要求

项目	稻米黄酒			非稻米黄酒	
	优级	一级	二级	优级	一级
总糖（以葡萄糖计）/（g/L）	15.1 ~ 40.0				
非糖固形物 /（g/L）	≥ 18.5	≥ 16.0	≥ 13.0	≥ 15.5	≥ 13.0
酒精度（20℃）/（% vol）	≥ 8.0[a]			≥ 8.0[b]	
总酸（以乳酸计）/（g/L）	3.0 ~ 7.5			3.0 ~ 10.0	

续表

项目	稻米黄酒			非稻米黄酒	
	优级	一级	二级	优级	一级
氨基酸态氮 / (g/L)	≥ 0.40	≥ 0.35	≥ 0.30	≥ 0.16	
pH	3.5 ~ 4.6				
氧化钙 / (g/L)	≤ 1.0				
苯甲酸 / (g/kg)	≤ 0.05 [c]				

a. 酒精度低于 14% vol 时，非糖固形物和氨基酸态氮的值按 14% vol 折算，酒精度标签所示值与实例值之间差为 ±1.0% vol

b. 酒精度低于 11% vol 时，非糖固形物和氨基酸态氮的值按 11% vol 折算，酒精度标签所示值与实例值之间差为 ±1.0% vol

c. 指黄酒发酵及贮存过程中自然产生的苯甲酸

表 3–4 传统型半甜黄酒理化要求

项目	稻米黄酒			非稻米黄酒	
	优级	一级	二级	优级	一级
总糖（以葡萄糖计）/ (g/L)	40.1 ~ 100.0				
非糖固形物 / (g/L)	≥ 18.5	≥ 16.0	≥ 13.0	≥ 16.0	≥ 13.0
酒精度（20℃）/ (% vol)	≥ 8.0 [a]			≥ 8.0 [b]	
总酸（以乳酸计）/ (g/L)	4.0 ~ 8.0			4.0 ~ 10.0	
氨基酸态氮 / (g/L)	≥ 0.35	≥ 0.30	≥ 0.20	≥ 0.16	
pH	3.5 ~ 4.6				
氧化钙 / (g/L)	≤ 1.0				
苯甲酸 / (g/kg)	≤ 0.05 [c]				

a. 酒精度低于 14% vol 时，非糖固形物和氨基酸态氮的值按 14% vol 折算，酒精度标签所示值与实例值之间差为 ±1.0% vol

b. 酒精度低于 11% vol 时，非糖固形物和氨基酸态氮的值按 11% vol 折算，酒精度标签所示值与实例值之间差为 ±1.0% vol

c. 指黄酒发酵及贮存过程中自然产生的苯甲酸

表 3-5 传统型甜黄酒理化要求

项目	稻米黄酒			非稻米黄酒	
	优级	一级	二级	优级	一级
总糖（以葡萄糖计）/（g/L）	> 100.0				
非糖固形物 /（g/L）	≥ 16.5	≥ 14.0	≥ 13.0	≥ 14.0	≥ 11.5
酒精度（20℃）/（% vol）	≥ 8.0 [a]			≥ 8.0 [b]	
总酸（以乳酸计）/（g/L）	4.0 ~ 8.0			4.0 ~ 10.0	
氨基酸态氮 /（g/L）	≥ 0.30	≥ 0.25	≥ 0.20	≥ 0.16	
pH	3.5 ~ 4.8				
氧化钙 /（g/L）	≤ 1.0				
苯甲酸 /（g/kg）	≤ 0.05 [c]				

a. 酒精度低于 14% vol 时，非糖固形物和氨基酸态氮的值按 14% vol 折算，酒精度标签所示值与实例值之间差为 ±1.0% vol

b. 酒精度低于 11% vol 时，非糖固形物和氨基酸态氮的值按 11% vol 折算，酒精度标签所示值与实例值之间差为 ±1.0% vol

c. 指黄酒发酵及贮存过程中自然产生的苯甲酸

表 3-6 高度酒感官要求

项目	优级	一级
色泽和外观	无色，清亮透明，无悬浮物，无沉淀 [a]	
香气	米香纯正，清雅	米香纯正
口味	酒体醇和，绵甜，爽冽，回味怡畅	酒体较醇和，绵甜，爽冽，回味较畅
风格	具有本品典型风格	具有本品明显的风格

a. 当酒的温度低于 10℃时，允许出现白色絮状沉淀物质或失光。10℃以上时逐渐恢复正常

表 3-7 低度酒感官要求

项目	优级	一级
色泽和外观	无色，清亮透明，无悬浮物，无沉淀 [a]	
香气	米香纯正，清雅	米香纯正
口味	酒体醇和，绵甜，爽冽，回味怡畅	酒体较醇和，绵甜，爽冽，有回味
风格	具有本品典型的风格	具有本品明显的风格

a. 当酒的温度低于 10℃时，允许出现白色絮状沉淀物质或失光。10℃以上时逐渐恢复正常

表 3–8 高度酒理化要求

项目	优级	一级
酒精度 /（% vol）	41 ~ 68	
总酸（以乙酸计）/（g/L）	≥ 0.30	≥ 0.25
总酯（以乙酸乙酯计）/（g/L）	≥ 0.80	≥ 0.65
乳酸乙酯 /（g/L）	≥ 0.50	≥ 0.40
β - 苯乙醇 /（mg/L）	≥ 30	≥ 20
固形物 /（g/L）	≤ 0.40 [a]	
a. 酒精度 41% ~ 49% vol 的酒，固形物可小于或等于 0.50g/L		

表 3–9 低度酒理化要求

项目	优级	一级
酒精度 /（% vol）	25 ~ 40	
总酸（以乙酸计）/（g/L）	≥ 0.25	≥ 0.20
总酯（以乙酸乙酯计）/（g/L）	≥ 0.45	≥ 0.35
乳酸乙酯 /（g/L）	≥ 0.30	≥ 0.20
β – 苯乙醇 /（mg/L）	≥ 15	≥ 10
固形物 /（g/L）	≤ 0.70	

在《山东省中药饮片炮制规范》2012 年版中，酒多用作炙、蒸、润法的辅料。如酒炙香附、酒炙川芎、酒炙仙茅、酒炙赤芍、酒炙乌梅、酒炙槐花、酒炙黄柏、酒炙蛇蜕、酒蒸五味子、酒蒸鹿尾、黄酒润金钱白花蛇、酒润蒸乌梢蛇肉、酒润麸炒水蛭。除此之外，在山东省内酒还被用作洗、淬等法的辅料，如酒洗地黄、酒洗覆盆子、酒洗五味子、酒洗山茱萸、酒洗菊花、酒洗五加皮、酒洗牡丹皮、酒淬白石英、白酒制蟾酥。

（二）醋

醋在山东古代又称瘜酒，酢、醯、苦酒，习称米醋。现代米醋为食用醋的一种，是为米、麦、高粱为原料，经微生物发酵酿制而成的液体酸性调味品。食用醋分酿造醋和调配醋两大类，其中酿造醋中主要是粮谷醋，粮谷醋又可分陈醋、香醋、米醋、熏醋和谷薯醋等。醋主要成分为醋酸，占 4% ~ 9%，尚有维生素、灰分、琥珀酸、草酸、山梨糖等。《中华人民共和国国家标准—食醋》(GB 2719-2018)规定的食醋感官要求(表 3-10)。食醋的总酸(以乙酸计)含量应不少于 3.5g/100mL，微生物限量(表 3-11)。

醋，味酸、苦，性温，具有引药入肝、理气、止血、行水、消肿、解毒、散瘀止痛、矫味矫臭的功能。醋具酸性，能与药物中所含的游离生物碱等成分结合成盐，从而增加其溶解度而易煎出有效成分，提高疗效。药物经醋制后，能降低药物毒性而具有解毒作用；醋还能与具有腥膻气味的三甲胺类成分结合成无臭气盐，故可除去药物的腥臭气味；醋还具有杀菌防腐作用。

表 3-10 食醋的感官要求

项目	要求
色泽	具有产品应有的色泽
滋味、气味	具有产品应有的滋味和气味，尝味不涩，无异味
状态	不混浊，可有少量沉淀，无正常视力可见外来异物

表 3-11 食醋微生物限量

项目	采样方案[a]及限量				检验方法
	n	c	m	M	
菌落总数 /(CFU/mL)	5	2	10^3	10^4	GB 4789.2
大肠菌群 /(CFU/mL)	5	2	10	10^2	GB 4789.3 平板计数法
a. 样品的分析及处理按 GB 4789.1 执行					

在《山东省中药饮片炮制规范》2012 年版中，醋多用作炙、煮、煅淬法的辅料，如醋炙土元胡、醋炙大黄、醋炙白芍、醋炙延胡索、醋炙红大戟、醋炙郁金、醋炙罂粟壳、醋炙乳香、醋炙五灵脂、醋炙鸡内金、醋煮延胡索、醋煮红大戟、砂烫醋淬鳖甲，火煅醋淬的药物有白石英、白石脂、石蟹、石燕、禹余粮、皂矾、赭石。除此之外，在山东省内醋还被用作洗、蒸等法的辅料，如醋洗乌梅、醋洗五味子、醋蒸大黄、醋蒸五味子、醋煮皂矾、醋煮赭石、醋涂烤鳖甲、干漆和艾叶炒炭中喷醋。

（三）蜂蜜

蜂蜜是蜜蜂采集植物的花蜜、分泌物或蜜露，与自身分泌物混合后，经充分酿造而成的天然甜物质。由于花粉来源不同，蜂蜜的种类很多，以枣花蜜、荆条蜜、槐花蜜、荔枝蜜等质量为佳。除经过特殊训练的蜜蜂能采得专门的蜂蜜外，一般多为混合蜜。采自石楠科植物或杜鹃花、乌头花、夹竹桃花、光柄山月桂花、山海棠花、雷公藤花等有毒植物花粉的蜜有毒，不可用作炮制辅料。炮制用蜜必须注意蜂蜜的来源和质量检测。

蜂蜜因蜂种、蜜源、环境等不同，其化学组成差异较大。其主要成分为果糖、葡萄糖，两者约占蜂蜜的 70%，尚含少量蔗糖、麦芽糖、矿物质、蜡质、含氧化合物、酶类、氨基酸、维生素等物质。《中华人民共和国国家标准—蜂蜜》（GB 14963-2011）规定的蜂蜜感官要求（表 3-12）；理化要求（表 3-13）；微生物限量（表 3-14）。《中国药典》2020 年版规定蜂蜜为半透明、带光泽、浓稠的液体，白色至淡黄色或橘黄色至黄褐色，放久或遇冷渐有白色颗粒状结晶析出。其气芳香，味极甜，相对密度应在 1.349 以上，水分不得过 24.0%。酸度应符合要求。不得检出淀粉和糊精。含 5- 羟甲基糠醛，不得过 0.004%。含果糖（$C_6H_{12}O_6$）和葡萄糖（$C_6H_{12}O_6$）的总量不得少于 60.0%，果糖与葡萄糖含量比值不得小于 1.0。

中药炮制应使用熟蜜，又称炼蜜，炼蜜有嫩蜜、中蜜、老蜜之分，炮制用蜜主要用中蜜，即将生蜜加适量水煮沸，滤过，去沫及杂质，加热至 116 ~ 118℃，含水量在 10% ~ 13%，相对密度为 1.37 左右。蜂蜜经炼制后可除去杂质，破坏酶类，杀死微生物，降低水分含量，利于保存和保证蜜制品质量。

蜂蜜生则性凉，故能清热；熟则性温，故能补中；以其甘而平和，故能解毒；柔而濡泽，故能润燥；缓可去急，故能止痛；气味香甜，故能矫味矫臭；不冷不燥，得中和之气，故十二脏腑之病，无不宜之。因而人们认为蜂蜜有调和药性的作用。用炼蜜炮制药物，能与药物起协同作用，增强药物疗效或起解毒、缓和药物性能、矫味矫臭等作用。《仁术便览》载蜜炙的药物有黄芪、黄柏、桑白皮、甘草等，还载有“蜜拌蒸”百合、五味子。

蜂蜜春夏存放易发酵、起泡，可以加少量生姜片盖严，或低温贮存；蜂蜜不能用金属容器贮藏，因铁易和蜂蜜中的糖类成分反应，锌易与蜂蜜中的有机酸作用，均可产生有毒物质。

表 3–12 蜂蜜感官要求

项目	要求
色泽	依蜜源品种不同，从水白色（近无色）至深色（暗褐色）
滋味、气味	具有特有的滋味、气味、无异味
状态	常温下呈黏稠流体状，或部分及全部结晶
杂质	不得含有蜜蜂肢体、幼虫、蜡屑及正常视力可见杂质（含蜡屑巢蜜除外）

表 3–13 蜂蜜理化要求

项目	指标
果糖和葡萄糖 /（g/100g）	≥ 60
蔗糖 /（g/100g）	
桉树蜂蜜、柑橘蜂蜜、紫苜蓿蜂蜜、荔枝蜂蜜、野桂花蜂蜜	≤ 10
其他蜂蜜	≤ 5
锌（Zn）/（mg/kg）	≤ 25

表 3–14 蜂蜜微生物限量

项目	指标	检验方法[a]
菌落总数 /（CFU/g）	≤ 1000	GB 4789.2
大肠菌群 /（MPN/g）	≤ 0.3	GB 4789.3
霉菌计数 /（CFU/g）	≤ 200	GB 4789.15
嗜渗酵母计数 /（CFU/g）	≤ 200	GB 14963
沙门氏菌	0/25g	GB 4789.4
志贺氏菌	0/25g	GB/T 4789.5
金黄色葡萄球菌	0/25g	GB 4789.10
a. 样品的分析及处理按 GB 4789.1 执行		

在《山东省中药饮片炮制规范》2012 年版中，蜂蜜多用作炙法的辅料，用蜜炙的药物有升麻、白前、百合、远志、瓜蒌子、金樱子、马兜铃、瓜蒌、桑叶、槐花、桑白皮。除此之外，在山东省内蜂蜜还被用作蒸法的辅料，如蜜蒸五味子。

（四）食盐水

食盐水为食盐的结晶体加适量水溶化，经过滤而得的澄明液体。食盐水主含氯化钠，尚含少量的氯化镁、硫酸镁、硫酸钙等。在古代山东，盐常与其他辅料共用，《仁术便览》载“盐酒炒”黄柏、杜仲。《玉楸药解》载：补骨脂“盐酒拌润，炒研，晒干用”。现代多用食盐水润炒。《中华人民共和国国家标准—食盐》（GB/T 5461-2016）规定的食盐感官要求为色白，味咸，无异味，无明显与盐无关的外来异物；理化要求（表3-15）。食盐味咸，性寒，具有强筋骨、软坚散结、清热、凉血、解毒、防腐的功能，并能矫味。药物经食盐水制后，能引药入肾，改变药物的性能，增强药物的作用。

表3-15　食盐理化要求

项目	指标						
	精制盐			粉碎洗涤盐		日晒盐	
	优级	一级	二级	一级	二级	一级	二级
白度，度	≥ 80	≥ 75	≥ 67	≥ 55	≥ 55	≥ 55	≥ 45
氯化钠（以湿基计），g/100g	≥ 99.1	≥ 98.5	≥ 97.2	≥ 97.2	≥ 96.0	≥ 93.5	≥ 91.2
硫酸根，g/100g	≤ 0.40	≤ 0.60	≤ 1.00	≤ 0.60	≤ 1.00	≤ 0.80	≤ 1.10
水分，g/100g	≤ 0.30	≤ 0.50	≤ 0.80	≤ 2.00	≤ 3.20	≤ 4.80	≤ 6.40
水不溶物，g/100g	≤ 0.03	≤ 0.07	≤ 0.10	≤ 0.10	≤ 0.20	≤ 0.10	≤ 0.20
粒度	在下列某一范围内不少于75g/100g 大粒：2～4mm；中粒：0.3～2.8mm；小粒：0.15～0.85mm						

在《山东省中药饮片炮制规范》2012年版中，食盐水多用作炙法的辅料，以食盐水炙的药物有吴茱萸、软蒺藜、橄榄核、韭菜子、川楝子、荔枝核、蒺藜、槟榔、橘核、覆盆子、桑螵蛸。盐车前子、盐胡芦巴、盐黄柏收载于《山东省中药饮片炮制规范》1975年版、1990年版和2002年版，盐沙苑子收载于《山东省中药饮片炮制规范》1975年版和2002年版，盐菟丝子收载于《山东省中药饮片炮制规范》2002年版。除此之外，在山东省内使用，但未被《山东省中药饮片炮制规范》收载的盐制药物还有延胡索、香附、芫荽子、锁阳。

（五）生姜汁

生姜汁为姜科植物鲜姜的根茎经捣碎取汁，药渣再加适量水共煎去渣而得的黄白色液体。在古代山东常使用生姜作为炮制辅料。《旅舍备要方》载黄连“二两，二味，入生姜四两，同杵，炒令紫色。”《小儿药证直诀》载半夏“用生姜三钱同捣成曲，焙干，再为细末。”《长沙药解》载大枣“……加生姜汁八两，入原汤煮化……”

生姜汁有香气，其主要成分为挥发油、姜辣素。姜辣素也被认为是生姜的主要成分，具有镇吐、温里、抗菌、抗血小板凝聚等作用；生姜含有丰富的黄酮类物质，主要成分为双氢黄酮，具有抗癌抗肿瘤、抗心脑血管疾病、抗炎镇痛、免疫调节等作用，还有清除自由基、超氧化物的作用，生姜黄酮中主要成分是双氢黄酮；生姜尚含有多种氨基酸、淀粉及树脂状物等。《中国药典》2020 年版规定生姜呈不规则块状，略扁，具指状分枝，长 4 ~ 18cm，厚 1 ~ 3cm。表面黄褐色或灰棕色，有环节，分枝顶端有茎痕或芽。质脆，易折断，断面浅黄色，内皮层环纹明显，维管束散在。气香特异，味辛辣。总灰分不得过 2.0%。含挥发油不得少于 0.12%（mL/g）。含 6-姜辣素（$C_{17}H_{26}O_4$）不得少于 0.050%，8- 姜酚（$C_{19}H_{30}O_4$）与 10- 姜酚（$C_{21}H_{34}O_4$）总量不得少于 0.040%。

生姜汁味辛，性温，具发表、散寒、温中、止呕、开痰、解毒的功效。药物经姜汁制后，能对寒凉之性、沉降之性、攻泻之性等偏性进行调节，并可制约药物的毒性，消除药物的副作用，引药入经，增强疗效。《仁术便览》载半夏、天南星“姜汁浸”“姜制七次”“姜矾煮”等，还载姜汁炒的药物有厚朴、杜仲、白扁豆、黄连、远志、麦冬等。《产鉴》载姜汁炒厚朴、大腹皮、熟地黄、杜仲。

《山东省中药饮片炮制规范》2012 年版未收载生姜汁炮制的药物。《山东省中药饮片炮制规范》1975 年版、1990 年版和 2002 年版收载生姜汁炮制的药物有黄连、厚朴和竹茹。在山东省内使用，但未被《山东省中药饮片炮制规范》收载的还有姜炒香附、姜炒吴茱萸、姜制北寒水石。

（六）甘草汁

甘草汁为甘草饮片水煎去渣而得的黄棕色至深棕色的液体。甘草主要成分为甘草酸及甘草苷、还原糖、淀粉及胶类物质等。甘草汁味甘，性平，具有补脾益气、清热解毒、祛痰止咳、缓急止痛的功能。药物经甘草汁制后能缓和药性，降低毒性。《仁术便览》载远志“甘草水煮”，漏芦“甘草水拌蒸”，款冬花、巴戟天、地骨皮

“甘草汤浸”。《玉楸药解》载雷丸“甘草水浸，去皮，切，炮为末，扑身止汗”。

《山东省中药饮片炮制规范》2012年版未收载甘草汁炮制的药物。甘草汁制远志、甘草水炒吴茱萸收载于《山东省中药饮片炮制规范》1975年版、1990年版和2002年版。在山东省内使用，但未被《山东省中药饮片炮制规范》收载的还有甘草煮或甘草水泡雷丸。

（七）芝麻油

芝麻油为胡麻科植物芝麻的干燥成熟种子经冷压或热压榨取后得到的油脂，又称麻油、香油。芝麻油为淡黄色或淡橙黄色或棕红色澄明的液体。芝麻油主要成分为油酸（50%）、亚油酸（38%）、软脂酸（8%）、硬脂酸（5%）、肉豆蔻酸等脂肪酸的甘油酯，此外，还含有芝麻素、芝麻酚、芝麻林素、维生素及微量元素等。芝麻油味甘，性微寒，具有润燥通便、清热解毒、生肌的功能。与药物共制，能使其质地酥脆，利于粉碎和成分的溶出，并可降低药物的毒性和矫味矫臭。

《山东省中药饮片炮制规范》2012年版收载涂芝麻油烘烤鹿胎。在山东省内使用，但未被《山东省中药饮片炮制规范》收载的还有香油炒当归、油炸鱼鳔。

（八）酥油

酥油为牛乳或羊乳经提炼而成的油脂，即油和乳分离后的油脂部分，又称酥。历版《山东省中药饮片炮制规范》均未见酥油的质量标准。酥油味甘，性微寒，具有补五脏、益气血、止渴、润燥的功能。与药物共制，使其质地酥脆，利于粉碎和煎出，并能矫味矫臭。

《山东省中药饮片炮制规范》2012年版收载涂酥油烘烤鹿胎。在山东省内使用，但未被《山东省中药饮片炮制规范》收载的还有油酥水蛭。

（九）黄连汤

黄连汤为黄连饮片加水煎煮两次，合并两次煎液，适当浓缩而成。黄连主要含有小檗碱、黄连碱、掌叶防己碱、药根碱等成分。黄连味苦，性寒，具有清热燥湿、泻火解毒的功能。与药物共制，能增强药物的疗效。

《山东省中药饮片炮制规范》2012年版收载黄连水炒吴茱萸，黄连汤制炉甘石，三黄汤（黄连、黄芩、黄柏）制炉甘石。在山东省内使用，但未被《山东省中药饮片炮制规范》收载的还有三黄加蝉蜕菊花水制、黄连菊花银花甘草水制炉甘石。

（十）灯心草淡竹叶汁

灯心草淡竹叶汁为灯心草、淡竹叶饮片加水煎煮两次，每次 30 分钟，合并两次煎液而制备的药汁。灯心草味甘、淡，性微寒，归心、肺、小肠经，具有清心火、利小便的功能。淡竹叶味甘、淡，性寒，归心、胃、小肠经，具有清热泻火、除烦止渴、利尿通淋的功能。与药物共制，能缓和药物宣发之性，增强清热利湿作用。

2012 年版《山东省中药饮片炮制规范》收载灯心草淡竹叶汁制大豆黄卷。

（十一）葱白汁

葱白汁为葱白加水煎煮两次，每次 30 分钟，合并两次煎液而制备的药汁。2012 年版《山东省中药饮片炮制规范》收载葱白汁制松香。

（十二）米泔水

米泔水为淘米时第二次滤出的灰白色混浊液体，又称“米二泔”，其中含少量淀粉和维生素等。因易酸败发酵，一般临用时收集。米泔水味甘，性凉，无毒，能益气、除烦、止渴、解毒。米泔水炮制可减缓药物的燥性，增强补脾和中作用。《仁术便览》载米泔浸炒苍术、白术。

《山东省中药饮片炮制规范》2012 年版未收载米泔水炮制的药物。米泔水制苍术收载于《山东省中药饮片炮制规范》1975 年版、1990 年版和 2002 年版。在古代山东还用米泔水浸泡药物，使其软化。如《小儿药证直诀》载黄连“去须，米泔浸一日”。《玉楸药解》载何首乌“米泔换浸一两天，铜刀切片，黑豆拌匀，砂锅蒸晒数次”。

（十三）乳汁

根据来源，乳汁分为人乳和牛乳。人乳为健康妇女之乳汁，白而稠者质量好。乳汁味甘、咸，性平，具有补血、润燥的功能。牛乳系牛科动物黄牛或水牛的乳汁。味甘性平，具有补虚损、益肺胃、生津润肠的功能。乳汁炮制既可添加乳汁的作用，又可纠正药物的燥性。《仁术便览》载“人乳浸黄柏、知母”。《玉楸药解》载琥珀“乳浸三日，煮软，捣碎”。

《山东省中药饮片炮制规范》2012 年版未收载乳汁炮制的药物。牛乳制蟾酥收载于《山东省中药饮片炮制规范》1975 年版、1990 年版和 2002 年版。在山东省内使用，但未被《山东省中药饮片炮制规范》收载的还有乳汁制香附。

（十四）萝卜汁

萝卜汁为萝卜榨取的汁，或切片后加适量水煎煮、过滤得到的淡黄色澄明液体。萝卜味辛、甘，性凉，具有消积滞、化痰热、下气、宽中、解毒的功能。药物经萝卜汁制后能增强消导下气之力。《小儿药证直诀》载雄黄“小枣大，用独茎萝卜根水并醋，共大盏煮尽”。

《山东省中药饮片炮制规范》2012年版未收载萝卜汁炮制的药物。萝卜制芒硝收载于《山东省中药饮片炮制规范》1975年版、1990年版和2002年版。在山东省内使用，但未被《山东省中药饮片炮制规范》收载的还有萝卜制硫黄。

（十五）童便

童便指健康儿童的新鲜尿，一般呈透明而带酸性。童便味咸，性凉，具有滋阴降火、止血消瘀的功能。药物经童便制后能易于粉碎，增强下行之力。《玉楸药解》载炉甘石“煅红，童便浸数次，水洗，研细，水飞”。

《山东省中药饮片炮制规范》未收载童便炮制的药物，但民间有童便制香附，《仁术便览》载童便浸炒香附。

（十六）黑豆汁

黑豆汁为大豆的黑色种子加适量水煮熬去渣而得的黑色混浊液体。黑豆含蛋白质、脂肪、维生素、色素、淀粉等物质。黑豆汁味甘，性平，能活血利水、祛风解毒、滋补肝肾。药物经黑豆汁制后能增强药物的疗效，降低药物毒性或副作用等。如黑豆汁制何首乌能增强何首乌的补肝肾作用；黑豆汁制乌头可降低乌头的毒性。《仁术便览》载“黑豆一层，何首乌一层，蒸晒各七遍……”《脚气治法总要》载大腹皮“酒浸一遍，更以大豆汁洗三遍，焙干”。

《山东省中药饮片炮制规范》2012年版未收载黑豆汁炮制的药物。甘草、黑豆汁制川乌、草乌收载于《山东省中药饮片炮制规范》1975年版，黑豆汁制何首乌收载于1975年版和1990年版。

（十七）胆汁

胆汁系动物的新鲜胆汁，作为炮制辅料常用的有牛、猪、羊的胆汁。胆汁为绿褐色、微透明的液体，略有黏性，有特异腥臭气，其主要成分为胆酸钠、黏蛋白、脂类及无机盐类等。胆汁味苦，性大寒，能清肝明目、利胆通肠、解毒消肿、润燥。与药物共制，能降低药物的毒性或燥性，增强疗效。《小儿药证直诀》载天南星“锉开里白者，生为末，腊月内取黄牛胆汁和为剂，却入胆内阴干，再为末”。

《山东省中药饮片炮制规范》2012 年版未收载胆汁炮制的药物。1990 年版、2002 年版收载有胆南星。

第四章 齐鲁中药炮制方法

齐鲁中药炮制方法与全国各地炮制方法大同小异，但技术技艺有山东特色。其特点是，炮制工具灵巧，炮制原辅料精细，技术技艺精湛，饮片质量优良。本章主要介绍自古以来山东使用以及全国通用的炮制方法，重点叙述具有齐鲁特色的炮制方法与技巧。内容以《中国药典2020》的分类方法，按净制、切制、炮炙、其他等四类依次分别叙述。

第一节 净 制

净制亦称净选加工，是中药炮制的第一道工序。中药材在软化切制前，或中药饮片在炮炙、调剂和制剂前，均应选取规定的药用部位，除去非药用部位，区分疗效不同的药用部位，除去虫蛀品、霉变品或泥沙等杂质，将药材和饮片分档，或进行简单加工，这一类炮制方法，统称为净制。《中国药典》规定，药材必须净制后方可进行切制或炮炙等处理。

净制的目的：①除去泥沙杂质及虫蛀霉变品；②除去皮壳、瓤、核、心、芦及头、尾、足、翅等非药用部位；③分开疗效不同的药用部位；④按大小进行分类，使软化切制或炮炙的程度均匀一致；⑤对质地坚硬的矿物和动物甲壳类、形体小的植物类药材或饮片碾捣成颗粒，质地松软的饮片揉搓成团或搓碎等简单加工，以便于调配和制剂，使其充分发挥疗效。

齐鲁中药工作者受儒家、道家等文化思想的熏陶，注重医德的修炼，坚持“中药材必须经过净制，达到药用标准后才能用于临床或用于制备中成药”原则，牢记“炮制虽繁不省人工”的古训，每味饮片在用于临床前，必做到精细加工，“苦杏仁粒粒去尖去芯，连翘个个去芯，枇杷叶片片刷毛”，严控饮片净制质量关。

山东的净制方法与全国一样，但技术技艺有山东之特色。常用挑选、筛选、风选、水选等方法，也用到颠法、剪、切、刮、削、剔除、酶法、剥离、燀、挤压、刷、擦、火燎、烫、撞、碾串、砸、挖、镊、插、捣、揉搓等方法。分别介绍如下。

一、挑选

挑选，又称挑拣，系指手工挑拣去肉眼能看到的、混在药材或饮片中的杂质、虫蛀品、霉变品，或把疗效不同的药用部位分开，或对大小不等药材或饮片进行分档归类的一类方法。

操作方法：量多者，将药材或饮片摊在拣选工作台上进行挑拣；量少者，置于药匾、簸箕、簸箩等盛药器具内进行挑拣。

例如，山东道地药材金银花，其药用部位是干燥花蕾或带有少量初开的花，药用前，须用手拣去残存的枝梗、叶子和开败的花。山东产丹参以质量优而闻名，软化切片前要将混入的杂草挑拣除去，将残茎、须根以及外皮疏松呈鳞片状老根用手剥落除去。桑螵蛸易残存少量非药用的树皮，药用前要用手掰除去。麻黄茎中常混有少量的根，茎具发汗作用，根具止汗作用，功能不同，可根据二者的形状和色泽不同，用手挑拣分离，分别药用。另外，白术、大黄等大小不等，为了使切制前软化时间一致，须按大中小挑拣分类，分别软化处理。

二、筛选

筛选是利用药材或饮片自身的体积大小不同，选用不同规格的筛或罗将其分档；或者利用药材或饮片与杂质的体积大小不同，筛去杂质的一类方法。量少者用手工筛选，量大者用机械筛选。手工筛选用的器具主要有竹筛、铁丝筛、罗、标准筛等。机械筛选用振荡式筛药机、箱式双层电动筛药机等。

（一）竹筛筛法

竹筛是齐鲁炮制工作者常用的筛药器具。它是用竹条及藤皮编织而成的，形如深盘，直径 60 ~ 65cm，高约 5cm，筛底用宽 3mm 左右的藤皮编织成大小不等的六种筛孔，故竹筛常分六种型号：一号筛，又称菊花筛，孔眼内径为 16 ~ 20mm，例如菊花挤压成团后，要用一号筛将成团的花朵筛出，再用清水喷淋湿润后，将其分开，如强行分开，花朵易碎；二号筛，又称玄胡筛，孔眼内径为 10mm，常用于筛延胡索、浙贝母等；三号筛，又称大中眼筛，孔眼内径为 7mm，常用于筛半夏等；四号筛，又称小中眼筛，孔眼内径为 5mm，常用于筛香附米等；五号筛，又称大紧眼筛，孔眼内径为 3mm，常用于筛薏苡仁、牵牛子等；六号筛，又称小紧眼筛，孔眼内径为 2mm，常用于筛牛蒡子等。实际上，商品药材或饮片中所含的杂质不可能太多、太大，所以，孔径较大的一至四号筛多用于药材和饮片的分档，而五至六号筛多用于筛去除干瘪的种子以及泥土、灰屑等杂质。

操作方法与技巧：一种是两手握住竹筛的外沿，手掌虎口卡住药筛上沿；一种是两手大拇指卡住药筛上沿，其余四个手指扣住药筛底部，手掌成钳形（像端热饭碗状，虎口不与竹筛接触）。操作时，将待筛选药材或饮片置于适宜孔径的竹筛内，两手腕沿顺时针方向做曲轴式运动，药材或饮片在筛内呈波浪式跳动和滑动，杂质即被筛去。本法也用于药材或饮片的大小分档。实际应用时，要依据实际情况灵活选用不同孔径的竹筛。

（二）铁丝筛筛法

铁丝筛是用铁丝或钢丝等编织而成的，耐热且不燃烧，多在加辅料炒法中应用，用于筛去炮炙后残存的焦麦麸、焦米、土粉、河沙、蛤粉、滑石粉等固体辅料，也可用于常规饮片的净制。

操作方法与技巧：将待净制的饮片置于铁丝筛中，两手握住筛的外沿（与竹筛的持法相同），两手腕做曲轴式运动或左右晃动，灰屑及辅料透过筛孔而被除去。

（三）罗筛法

罗是用铜丝或绢等编织而成的。齐鲁中药炮制工作者把罗分两种型号：一号罗，俗称粗罗，孔眼内径为 1mm；二号罗，俗称细罗，孔眼内径为 0.5mm。应用时灵活选用一、二号罗。如常用一号罗罗去葶苈子中的泥土、罗去荆芥段中的碎屑。用二号罗罗去槐花中的泥土、罗去麦麸中的面粉和碎麸，留片大者供麸炒用。再如，南五加皮挑去木心、苗等杂质后，要用罗罗去土；地骨皮挑去木心后，也要用罗罗去土。

操作方法与技巧：一种方法与上述铁丝筛的使用技巧相同；另一种方法是将适宜孔径的罗放在箩筐（罗架）上，取待净制的药材或饮片置于罗内，手握住罗的上沿，前后往复匀速推拉，药材或饮片在罗内上下和前后晃动，灰屑等细粉即被罗去。

罗和筛习惯上是有区别的：从筛孔区分，一般细孔的称罗，粗孔的称筛；从制作材料区分，一般细铜丝或绢等作底者称罗，竹条或藤条编成的称筛；从用途区分，罗常用于罗去泥土、灰屑或分离粗细不等的粉末，筛多用于大小分档或筛去体积较大一点的杂质。

（四）药典筛筛法

《中国药典》等国家药品标准所用的药筛，称药典筛，分 9 个筛号。其材质采用 SUS304 不锈钢拉伸抛光而成，选用国家标准的 R40/3 系列，规格为 φ200mm×50mm，筛框壁厚 0.6mm，整体成型坚固耐用，没有磁性，能耐 300℃以下高温。其精度高，主要用于对颗粒、粉类进行粒度结构精确分析。

操作方法与技巧：把药典筛筛格按孔径（目数）从大到小，从上到下依次叠放到托盘座上，由凹槽或定位螺丝对标准筛具进行定位。把被检物料放入上端的筛格里（或盖上上盖），然后用套在丝柱上的筛分头压住筛格，旋紧丝柱上的螺母压紧筛格（注意：两侧要用力一致，然后用锁定螺丝锁紧）。把定时器开关放在相应需要的位置，然后打开电源开关，药典筛即开始工作。标准药典筛工作停止后，旋开丝柱上的螺母，小心取走筛格。切断电源。

（五）机械筛筛法

山东筛选传统用手工操作，随着医疗和生产用药的发展，原有的饮片生产场、点、设备、规模和传统生产方法已远不能满足需要，于是山东省医药总公司于 1984 年提出“中药饮片生产按中药工业生产要求进行设施改造”，济南、青岛药材采购供应站的饮片加工厂通过国家、省拨款和企业自筹资金，新建厂房，新增筛药机、选药机等设备，将手工操作改成半机械化、机械化生产。目前，大量药材和饮片的筛选，已经全部用振荡式筛药机、箱式双层电动筛药机等筛药机械。

1. 振荡式筛药机

该机由筛子主体、玻璃纤维板弹簧、偏心轮、电机及底座组成。其结构简单，效率高且噪声小。筛选时，根据需要可更换不同孔径的筛网。其工作原理：在机器曲轴的带动下，筛箱做前后往复运动和上下跳动，筛箱内的饮片也随之做上下和向前跳动，在运动中将药材或饮片中的泥沙杂质及灰屑筛去，或将其大小分档。

2. 箱式双层电动筛药机

该机主要结构与振荡式筛药机相似，不同的是筛分上下两层，上层筛孔较大，下层筛孔较小，整个药筛都密封在箱中，箱的上部有吸尘罩，避免了工作时的灰屑飞扬。此设备可根据不同的药材或饮片更换上下筛，既适用于籽粒饮片的筛选，又适用于具有一定片型饮片的筛选。其工作原理：待筛选的药材或饮片经上料台进入上层筛中，筛选过程中，体积大、没有透过上层筛的饮片从上层筛的出料口倾出。体积小、透过上层筛的饮片及杂质又经下层筛筛选，饮片从下层筛的出料口倾出。杂质和碎屑落入筛底，从杂质出口排出。

三、风选

药材和饮片中常带有非药用的果柄、花梗、叶子、干瘪的果实或种子等，或含有沙石、灰屑等杂质，可以利用药材或饮片与杂质的轻重不同，借助簸箕或风机等产生的风力，将饮片与杂质分开。量少者，常用簸箕等风选器具；量多者，用电动风选机等。

（一）簸箕风选

簸箕是齐鲁中药工作者风选最常用的器具之一。其规格大小不等，一般用柳条或荆条编织而成，前段嵌有一较薄的柳木薄板（称簸舌），借扬簸时产生的风力，轻者被簸扬出来，重者留在簸箕内。如扁豆、杏仁簸去外皮；青皮、胡黄连簸去泥土等杂质；栀子簸去杂质；巴豆置阳光下曝晒，将种皮晒爆裂，搓去皮，簸净。

操作方法与技巧：两手握住簸箕上沿的中间稍靠后位置，不簸时，可将簸箕的后部顶靠在小腹上，与两手形成三个支撑点。扬簸时，簸箕离开小腹，簸舌稍微上扬，两臂和手腕同时上下用力扇簸而产生风力，饮片与杂质因轻重不同而分开。

（二）机械风选

目前大量药材或饮片的风选用风选机。风选机种类较多，主要有风筛机、滑栅吸式风选机和旋风分离吸式风选机。

1. 风筛机

该机由筛选和风选两部分组成。筛选部分结构同双层箱式筛药机，风选部分由风扇、风箱等部分组成。两部分既可单独使用，又可联合使用，联合使用时由传送带相连。其工作原理：药材或饮片经进药口进入筛体，经筛选可除去尘土、沙石。筛选后的饮片经传送带进入风选箱。由于饮片与杂质的轻重不同，借助扇叶转动产生的风力，轻的被吹到风选箱远端，重的在近端落下，分别经不同的出口排出。如单独使用风选部分，饮片从风箱进药口投入，即可将饮片与杂质分开。根据饮片质地不同，风选时的风力可通过扇叶转速调节。

2. 滑栅吸式风选机

该机主要由升运带、滑板栅、风机等组成。其工作原理：待风选的药材或饮片经输料带进上料口后，落入由多片倾斜滑板组成的滑板栅上，在经过各滑板间隙下落时，药材或饮片中的杂质、尘土随各滑板间隙的气流被吸走，干净的药材或饮片沿滑板落入贮药器内。被气流吸走的杂质和灰尘进入气流清选筒中，由于筒的直径扩大，使气流的速度降低，稍重的杂质即沉降，从杂质出口排出，灰尘则被风机吸走，进入布袋内。

3. 旋风分离吸式风选机

该机主要由旋风分离器、沉降筒、风机等组成。其工作原理：待风选药材或饮片通过离心力的作用，沿切线方向进入旋风分离器内，药材或饮片中的杂质、尘土等被旋风分离器中的气流吸走，干净的药材或饮片从分离器下部的出药口中流出。被吸走的杂质、尘土在挡板的作用下，落入沉降筒内，从杂质出口排出；更轻的灰尘则被风机吸走，进入布袋内。

四、水选

水选是用清水洗涤或浸漂药材，以除去杂质的方法。有些药材常附着泥沙、苔藓、盐分，或具有腥臭味，用筛选或风选不易除去，需用清水洗漂，使其洁净。水选操作要在保证药材和饮片洁净的前提下，尽量缩短与水的接触时间，防止“伤水”。水选后的药材和饮片还要及时干燥，防止霉变。

（一）洗法

洗法是将药材或饮片置于清水中刷洗或搓洗干净的方法。有些药材层纹中常夹杂泥沙及附着苔藓等杂质，有些药材表面贴附有泥土、灰屑等杂质，须用洗法除去。洗法有刷洗和搓洗两类方法。

1. 刷洗

先将药材或饮片置于清水中浸湿，再用硬毛刷或铜丝刷逐一反复刷洗，待药材层纹中夹杂的泥沙及附着的苔藓等杂质被刷净后，再用清水冲洗干净，干燥后碾成粗粉，或煅至酥脆后再碾成粗粉。如牡蛎、石决明等贝壳类药材表面，特别是弯曲粗糙的层纹中，常附有苔藓、泥沙等杂质，净选时，用清水浸湿后，再用刷子刷洗干净，干燥，为易于煎出有效成分，还要在药用前碾成粗末。杜仲刷去泥土、刮去栓皮，再根据厚薄切寸块。

2. 搓洗

先将药材或饮片置于多量清水中浸软或浸湿，再反复用手搓湿、用笊篱淘洗，以便除去表面附着的泥土和灰屑等杂质。如果泥土较多，要换水洗至水清，药材或饮片干净为止，干燥。如菟丝子、大枣、乌梅、山茱萸等。

（二）漂法

漂法是将药材置于多量清水或长流水中反复浸漂，以除去盐分、腥臭味或有毒成分的方法。如昆布、海藻、盐苁蓉、盐附子、紫河车、五谷虫、人中白等。漂法有长流水漂、多量水（池或盆）漂两类方法。

1. 长流水漂

本法是古代运用的方法，现在一般不用。将药材置于竹笼等适宜容器内，再置于清澈、自然流淌的河水中漂洗，至口尝无咸味或嗅之无腥臭味为度。如盐苁蓉、盐附子、人中白等。

2. 多量水漂

将药材置于多量清水池或盆中，每日换水 2 ~ 3 次（春秋季 2 次，夏季 3 次），漂至口尝无咸味或嗅之无腥臭味为度。如紫河车漂洗的方法是：先用清水洗去附着于表面的污血及杂质，再用铁针将胎盘上的血丝挑破，浸于清水中，经常换水使血管中的血液充分浸出，漂 2 ~ 3 天，至无红色血丝为度。昆布用于软坚散结，消痰利水时须漂净所含盐分，要将泡至膨胀的昆布，反复搓洗去盐分和杂质。每天换水 1 ~ 2 次，漂至口尝无咸味时，稍晾后，切成宽丝片，干燥备用。

齐鲁中药工作者还创新地使用漂法除去酸枣仁的核壳。汶上县是酸枣仁加工去核壳的重要地区，酸枣仁经串压去壳后，再经过筛、簸等法可除去大部分核壳。但常会有少量破碎的壳无法除净，可用漂法除去。操作方法与技巧是：取一大水缸，加多量清水，将带碎壳的酸枣仁倒入缸内，用笊篱随水面顺时针搅动，使水向同一方向旋转，净枣仁随旋转浮于水面，用笊篱捞出，核壳沉入缸底。如此反复操作，即得净枣仁，干燥。

五、其他净制方法

除了上述四种方法外，齐鲁中药炮制还用如下净制方法，以达到药用净度要求。

（一）颠法

颠法是齐鲁中药炮制工作者常用的一种简便、快速除去杂质的方法。但使用该法对饮片有一定的要求，即要求饮片或杂质中一种呈球形，利用饮片与杂质在药匾或簸箕中颠簸时产生的摩擦力不同，即可将杂质除去。齐鲁炮制专家冯秀锟主编的《中药炮制操作技能》（获山东省中医药科学技术奖三等奖）有规范的颠法操作视频。

1. 药匾颠法

花椒果皮中常带有较多且细小的果柄，用手挑拣费工费时，但果皮呈球形摩擦力小，而果柄呈条形或带刺摩擦力大，因而可用药匾颠法除去。操作方法是：将待净制的花椒置于药匾的一端，两手握住药匾的外沿，两手间的距离约为药匾边缘周长的 1/2（或 1/3）。药匾一面高一面低，向上倾斜 30° 左右的角度（以果皮刚要向下滚动为度），两手同时向药匾的斜上方有节奏地用力颠簸，在颠簸中，球形的花椒果皮向下滚动，并逐渐与果柄分离，粗糙的果柄留在药匾的斜上方。除去果柄，即可得到纯净的花椒果皮。

2. 簸箕颠法

莱菔子等细小且呈类圆形果实种子类药材，常残存少量泥土及灰屑等杂质，挑拣不易除去，可用簸箕颠法除去。操作方法是：将待净制的莱菔子置于簸箕内，簸舌倾斜朝下，两手同时向簸箕的斜上方有节奏地用力振摆，使种子相互间冲碰并与簸箕摩擦，卵圆或椭圆形的种子向下滚动，泥土及灰屑留在簸箕内。

（二）剪

剪即用剪子铰，以除去非药用部位，或分离疗效不同的药用部位的方法。如卷柏的药用部位为干燥全草，药用前须剪去基部残留的棕色至棕褐色须根，使其达到药用净度标准。蕲蛇为蝰科动物五步蛇的干燥体，其头有毒，药用时用剪子剪去。

（三）切

切是用刀从上往下用力切，以除去非药用部位，或分离疗效不同的药用部位，或把饮片切分成若干部分的方法。如党参的芦头是非药用部位，要将芦头对齐，用刀切除。茜草的药用部位为根，要将顶端残留质较坚韧的根茎剪、切去。一般量少者用剪子铰，量多者用刀切。

（四）刮

刮是用刀在药材表面刮刻，以去掉栓皮、苔藓及其他不洁之物的方法。例如，厚朴的药用部位是其干皮（厚朴）、根皮（根朴）及枝皮（枝朴），常带有非药用的栓皮，可用刀直接刮去栓皮，或水湿润后再刮去。甜苁蓉刮去鳞片，盐苁蓉水泡去盐后，再刮去鳞片。胎盘用竹刀刺破并刮去筋膜。蜂蜡刮去底部虫类等杂质。蕲蛇的鳞片用黄酒润透后，用刀刮净。

刮在产地加工应用较多，如桔梗、牡丹皮、知母、南沙参等药材的表皮干后皮紧贴，不易除去，故多在产地趁鲜刮去皮；天花粉春、秋采挖，趁鲜用竹刀刮去外皮，粗者分瓣剖开，细者切断，晒干或烘干。

（五）削

削是用刀斜着刻，以除去药材表层的非药用部位的方法。例如，茯苓切块或切片前应除去外皮。方法：取茯苓，浸泡，洗净，润后稍蒸，及时削去外皮，切制成块或切厚片，晒干。

（六）剔除

剔除是用刀把动物骨甲上非药用的残肉、筋膜刮剔干净；或把药材缝隙或内部的非药用物质挑、拨除去的方法。如龟甲、鳖甲残存非药用的筋膜、腐肉，须置于蒸锅内蒸 45 分钟，或用清水浸泡（不换水，夏季炎热天约需一个月）泡至皮肉筋膜烂透，易与甲骨分离时，用硬刷子刷去大部分皮肉，少部分不易除去者用刀剔去，只留骨质，用水充分洗净，日晒夜露至无臭味，干燥。

（七）酶法

酶法是通过酶解除去鳖甲、龟甲等动物骨甲壳类药材表面残存的筋膜、腐肉的方法。有胰脏净制法和酵母菌法。

1. 胰脏净制法

取新鲜或冰冻的猪胰脏，除去外层脂肪和结缔组织，称量后绞碎，用水少许搅匀，纱布过滤，取滤汁配制成约 0.5% 的溶液。用 Na_2CO_3 调 pH8.0 ~ 8.4 水浴，加热至40℃时，加入鳖甲、龟甲，使其全部浸没。恒温35～40℃，每隔3小时搅拌1次，经12～16小时，残皮和残肉能全部脱落，捞起鳖甲、龟甲，洗净晒干，至无臭味即得。

2. 酵母菌法

取龟甲0.5kg，用冷水浸泡2天，弃去浸泡液，加卡氏罐酵母菌300mL，加水淹过龟甲1/6～1/3体积，盖严。2天后溶液上面起一层白沫，7天后将龟甲捞出，用水冲洗4～6次，晒干，至无臭味即得。

（八）剥离

剥离是用手或刀使动物或植物药外面的组织、皮层、覆盖物等脱落、分开的方法。如肉豆蔻经面裹煨或纸裹煨至面皮或草纸变黄后，要用手剥去面皮或草纸，再切片或打成颗粒，才能药用。大蒜表面有非药用的白色、淡紫色或紫红色的膜质鳞皮，可用手剥去。丹参的老根外皮疏松，多显紫棕色，常呈鳞片状，可用手剥落除去。

（九）燀

燀，又称抄、焯，是将药材或饮片置于沸水中煮短时间，以除去表皮或种皮的方法。如，苦杏仁、桃仁、白扁豆等去皮，是置于沸水中略烫5～10分钟，再置于冷水中短时间，皮即易被剥去或搓去，干燥。

（十）挤压

挤压，又称挤脱，即用手挤、压、捏等方法将饮片挤出，或分离和清除非药用部位的方法。如蟾酥是蟾蜍科动物中华大蟾蜍或黑眶蟾蜍的干燥分泌物，多于夏、秋二季捕捉蟾蜍，洗净，挤取耳后腺和皮肤腺的白色浆液，收集于扁圆形盒内，干燥后，白色即变为棕褐色或红棕色的团块状或片状。苦杏仁、桃仁、白扁豆等去皮，大量者用搓皮板或搓皮机去皮，少量没有去净者，趁湿用手逐一挤去。

（十一）刷

刷是用铜丝刷、不锈钢丝刷或硬毛刷等摩擦除去非药用的绒毛或泥土的方法。如枇杷叶、石韦等叶的背面密生许多绒毛，绒毛能刺激咽喉引起咳嗽，属非药用部位。要用清水洗净，捞出后，上盖湿物，润软，用铜丝刷逐片刷去叶背面的棕黄色绒毛，趁软切成宽丝，干燥，除净药屑。

（十二）擦

擦是用布或其他粗糙物品擦拭，使药材或饮片干净的方法。此法在产地加工中应用较多，虽不属于炮制范畴，但方法特别，这里一并介绍。

天麻一般在冬、春季采挖，冬季采者质量好，除去地上茎及须根，洗净泥土，擦去粗皮，用清水和白矾水微浸，再煮或蒸透，取出晾干或晒干。传统还要用硫黄熏，使色泽美观，现在《中国药典》严禁中药材和饮片用硫黄熏。金钱白花蛇是银环蛇的幼蛇干燥体，夏、秋二季捕捉，剖开腹部，除去内脏，擦净血迹，用乙醇浸泡处理后，盘成圆形，用竹签固定，干燥。白胡椒是胡椒果实变红时采收，用水浸渍数日，擦去果肉，晒干而得。浙贝母初夏植株枯萎时采挖其鳞茎，洗净，再分别撞擦，除去外皮，拌以煅过的贝壳粉，吸去擦出的浆汁，干燥。

（十三）火燎

火燎，指挨近火或酒火燎，以除去非药用的绒毛的方法。如鹿茸表面密被茸毛、香附表面略隆起的环节上带有非药用的棕色毛状鳞片和须根，均属非药用部位，须用酒火燎去。

鹿茸燎去毛的方法与技巧：点燃酒精灯，将鹿茸在酒精灯火上轻轻燎烤，边燎边转动，待毛被燎焦后，再用瓷片或玻片等刃器刮净。但要注意，燎时不可将茸体燎焦燎裂，刮时不可将外皮刮破，以免影响饮片质量。

香附燎去毛的方法与技巧：将香附洗净泥土，晒至 8 成干，摊开，洒上少许酒精，用火点燃，并不断翻动，至毛状鳞片和须根被火燎焦后，及时灭尽火星，筛簸去灰屑，晒干。或燎去毛后，洗净，置于沸水中略煮或蒸透后，再晒干。

动物药燎过后还有消毒的作用。如干蟾在无烟火焰上燎过至表面起泡变黄，蛤蚧在无烟火上燎黄，均有消毒和防霉作用。

（十四）烫

烫是用加热至较高温度的固体辅料烫炒饮片，以除去非药用的鳞片或绒毛等杂质的方法。固体辅料多用河沙、蛤粉和滑石粉等。

骨碎补去毛，是火燎、烫、撞三种方法共同完成的。骨碎补药材表面着生非药用部位的鳞片（绒毛），先在产地用火燎去。产地火燎未除净绒毛者，可取净沙置于锅内，用武火加热至沙呈轻松滑利状态时，投入骨碎补，烫至形体膨大鼓起，鳞片也被烫焦时，取出。稍凉后，再与瓷片或石块一同放入竹笼或布袋内，撞去毛。

（十五）撞

撞是把药材与瓷片（或石块）同置于长口袋或竹篓中撞击，以除去杂质的方法。如黄芩的粗皮是非药用部位，除去方法是：将黄芩药材晒至半干，此时外部的粗皮翘起并已干燥，再将其装于布袋或竹笼内，袋内加入适量的瓷片或带棱的石块，两人各持一端来回冲撞，粗皮即被撞去。将撞去皮且半干的药材，继续晒干，即得洁净的黄芩药材。

（十六）碾串

碾串是利用碾或铁研船将药材粉碎或除去非药用部位的方法。碾和串所用器具相同，但操作方法和炮制目的有所不同：碾，要求将药材铺的薄一些，碾成细粉或碎末；串，要求将药材铺的厚一些，串去非药用部位或成颗粒状。碾串，传统用石碾和铁研船，后来发展到电动铁碾和电动铁研船。

碾串可用于粉碎或除去非药用部位。如大腹皮的硬壳用碾压破，敲打，除去灰屑和外果皮及内果皮，选取中果皮纤维，得大腹绒；白蒺藜、苍耳子要堆起高垄，串去非药用的刺；益智炒焦后串碎除去非药用的外皮。还可用于饮片的简单加工，如三七、贝母、珍珠母、矿物类药碾成粉，香附串成颗粒状的香附米，栀子用碾串碎，以利于药用。

1. 碾子碾串

碾子是由圆柱形碾砣（也称碾滚子）和承载碾砣的碾盘构成的。碾砣由碾架（方木框）固定，并与中间的碾柱（转动轴）相连接。专供粉碎多量药材或饮片之用。例如，苍耳子炒后串去刺，鹿角霜碾成粉末等，均可用碾串法。

2. 铁研船串压

铁研船又称药碾子、铁推槽，用生铁铸造。铁研船由船形的碾槽和圆铁饼形的碾盘（转轮）组成，碾槽内表面相对粗糙，有利于更快粉碎饮片。碾盘中间横穿一圆柱形的木制碾柱，供脚蹬用。铁研船有碾压和折切（切割）两种功能，专供粉碎较多量药料之用。它比乳钵有更强的研磨力。

（十七）捣

捣是把药材或饮片放在石臼、捣筒或乳钵里舂，使药材或饮片破碎或除去皮壳的方法。其中，石臼用石材制成，在一大石块上雕琢成一上宽下窄、凹进去个坑，形状与捣筒相似，但体积比捣筒要大得多，据说石臼在石碾和石磨出现之前就在生活中被运用。现在多用捣筒（又称冲筒），是用铜、生铁或不锈钢等材质制成的，适用于处方中少量饮片的临时捣碎。乳钵形如臼而小，用陶瓷、玛瑙、玻璃等材质制成，适用于少量饮片的研细。

（十八）砸

砸是把药材或饮片放在物体上，用锤子等重物撞击使其破碎的方法。某些果实、种子类药材，如巴豆、白果、使君子等，为了便于保存，防止泛油和误服中毒，应临用时砸去皮壳，取净仁用。

巴豆去壳取仁方法与技巧：取干燥的巴豆果实，用搓皮板压碎果壳后，扬簸除去果壳，得巴豆种子。再将巴豆种子放搓皮板上，适当用力把薄而脆的外种皮压碎，用镊子逐一镊取黄白色的巴豆种仁。或将巴豆种子倒入稠米汤中浸泡，再置于日光下暴晒，使种皮裂开，用搓皮板轻轻搓去种皮，得到纯净的巴豆种仁。巴豆有大毒，操作时要戴上手套和口罩，结束时要用冷水洗手洗脸，用过的器具应洗刷干净，除去的果壳和种皮要妥善处理，以防中毒。

乌梅去核的方法与技巧：将乌梅置于温水中迅速洗涤干净，润至果肉柔软后，砸破果实，剥取果肉，干燥。质地柔软者，可直接砸破，剥取果实。

（十九）挖

挖是用小刀等器具或手将药材或饮片内部的着生的非药用的绒毛或瓤核挖去或掏去的方法。

枳壳去瓤的方法：取原药材，从中部剖成两半，用小刀挖去内瓤，洗净，润软，向内对折成扁半圆形，用枳壳夹压扁，装入枳壳榨内压紧定形，3～4 天至表皮水分干燥，两边紧贴为度，横切成 2mm 厚的人字片，习称“凤眼片”，晒干或低温干燥。金樱子的绒毛着生在果实内部，属非药用部位，在产地纵剖成两瓣，挖去毛。但商品药材中往往混有未去净绒毛或完整的金樱子，要挑拣出来，用水洗净、润软，完整的要剖开，用小刀等器具挖净绒毛和核，干燥。金樱子挖毛操作前，要先戴手套和口罩，防止绒毛刺激咽喉或触肉作痒。黄芩的枯朽部分不药用，要用小刀或手挖去，齐鲁中药工作者称“去枯”。

（二十）镊

镊是用镊子夹出、镊出或拔出疗效不同的药用部位，或除去非药用部位的方法。莲子的胚芽称莲子心，具清心火作用；莲子的胚乳称莲子肉，能补脾止泻、益肾涩精、养心安神。二者作用不同，须用镊子分开，分别药用。方法：取净莲子，洗净，略浸，上盖湿物润软，用小刀沿中心纵向剖开，再用镊子镊出略呈细圆柱形的绿色幼叶和黄白色胚根，称莲子心，乳白色的胚乳称莲子肉，分别干燥。斑蝥、红娘子、青娘子等有毒，其头、足、翅为非药用部位，药用前应用镊子逐个将头、足、翅除去。应当注意的是，斑蝥有大毒，其所含的斑蝥素对皮肤黏膜有强烈的刺激性，故净选时要戴口罩和手套，除掉的头、足、翅和用过的器具要妥善处理，以防中毒。

（二十一）插

插指用细筒插入药材内部，以分开疗效不同的药用部位的方法。如莲子心与肉的分离可用此法。方法：取净莲子，用水润软（新鲜莲子不需润制），用细竹筒或细铜筒，沿莲子的纵向从中心贯穿插入，莲子心被细筒顶出或留在筒内，取出，及时干燥。莲子肉仍保持原椭圆形，中空，晒干或烘干。

（二十二）揉搓

揉搓是用手或器具擦、搓药材或饮片，使其成碎片或揉成团，或除去非药用部位的方法。

1. 搓去皮

草果的果壳属非药用部位，质硬易除去，炒后才容易除去。方法：取净草果置于热锅内，中火加热，炒至果皮鼓起，呈焦黄色且容易用手捏破时，取出，放凉，立即用搓皮板搓碎，再用竹筛筛去果皮，用簸箕扬簸去轻飘的隔膜及碎屑，即得净草果仁。

2. 搓开果壳

花椒的果皮能温中散寒，止痛，杀虫；种子能利水，平喘。二者作用不同，需分开分别药用。方法：取成熟的花椒果实，晒干，除去果梗，果实裂开后，揉搓轻打，使果壳与种子分离，再用筛簸法将两者分开。

3. 揉成团

某些质地松软而呈丝条状的药材须揉搓成团，便于调配和煎煮。如竹茹、谷精草等。例如，商品竹茹有三个规格：曲卷成环状、迭起如棉团、乱麻状的竹茹，称“散竹茹”；薄片状的竹茹捆扎成束称“齐竹茹”；揉成小团并将竹茹细粉纳入团内，称“竹茹团”。

4. 搓成碎片

某些药材须揉搓成小碎片，以便于调剂和制剂。如桑叶的叶片较大，不利于称量和煎煮，需搓成碎片。方法：取干燥的桑叶，置于药匾或簸箕内，手戴较厚的硬质手套，用手揉搓成碎片，使其完全通过传统一号竹筛的筛孔，达到药用破碎度的要求。

总之，中药饮片的净制方法传统应用较多。药材必须净制后方可进行切制或炮炙等处理。

第二节 切 制

切制，亦称饮片切制或切制饮片，是中药炮制的关键工序。药材经过净制处理后，虽然达到了规定药用净度标准，但有些中药材，或块大或条长，或组织细密、质地坚硬，不便于炮炙和临床应用，因此要将净制后的中药材进行软化处理，再切制成具有一定规格和形状饮片的方法。

切制有五个炮制目的：①利于煎出有效成分。饮片的厚薄直接影响其临床疗效，一般按药材的质地不同而采取“质坚宜薄，质松宜厚”的切制原则，以利于煎出有效成分。②利于炮炙。药材切成饮片后，便于炮炙时控制火候，使其受热均匀，也利于与各种辅料均匀接触和吸收，提高炮炙效果。③利于调配和制剂。药材切成饮片后，体积适中，利于处方调配；制备液体制剂时，不仅能增强浸出效果，而且能避免煎煮过程中出现糊化、粘锅等现象，显示出饮片“细而不粉”的特色；制备固体制剂时，便于粉碎和混合均匀，从而使处方中饮片的比例相对稳定。④利于鉴别。对性状相似的药材，切制成一定规格和形状的饮片，能显露出组织结构的特征，有利于区别，防止混淆。⑤利于贮存。药材切成饮片后，含水量下降，减少了霉变、虫蛀等变异现象，并方便包装，有利于贮存。

饮片切制历史悠久，早在《五十二病方》中就载有“细切”“削”“刌”等早期饮片切制用语。《黄帝内经》中载有“㕮咀”一词，是指用口咬断或咬碎药材的意思。梁代《本草经集注》首次记载了由㕮咀到切制方法的转变。南宋末年周密（祖籍山东济南）在《武林旧事》中记载杭州有制售“熟药圆散，生药饮片”的作坊。

山东饮片切制长期附属于中药店，如明嘉靖年间的莱芜慎述堂药店，切工精细，每个半夏切得薄如纸。到了清末较大城市出现了专司切制饮片的切药局，如济南长盛永切药局专营中药材饮片切制加工。民国时期切药局不断增多，如菏泽和太公药店、平度春和堂、胶州德全堂、鉴古堂、大生堂等药店均有专门的切药室，至1948年仅济南市切药局就增至27个，切药工切制技艺高超，每日切制量不断增多。1951年济南全市切药局（社）发展到61个，其中庆丰、玉成、博济、惠源、长发祥、三顺昌6个切药局于1954年经济南市人民政府批准，组建成全省最大的中药加工合作社。烟台最大的私营药店生生堂，在栈房（仓库）内专设饮片切制组，有十几个药工加工饮片，除供应本店柜台配方使用外，还批发给市内和外县的中小药铺。1956年公私合营后，烟台各中药店所需饮片全由生生堂总店统一加工炮制，其他地市也大体是这种情况。20世纪80年代后期，才出现了独立的饮片加工厂，到1986年全省13个地市药材站都设有规模不等的饮片加工厂，加上92个县药材公司设有饮片加工组，使总数达105个。

饮片切制有“见刀认帮”之说。例如，全国炮制四大帮之一的江西“樟帮”，其片刀、铡刀面小口薄，轻便锋利。“建昌帮”切药刀把长、面大、线直、刃深、吃硬、省力，可一刀多用。山东切药刀有“京帮”的特点，刀片厚大，一面凸起、一面凹进，且分量较重，刀刃深且锋利。“刀工”则创立了顶刀、顺刀、斜刀等具有地方特色的切制方法，形成了“归头顶刀切，归尾斜刀切”以及陈皮切丝、槟榔切片、桂枝切咀、荆芥切段等切制技巧。切成不同厚薄或不同形状的片、段、块、咀、丝等饮片。

山东饮片切制方法，除少数药材干切或鲜切外，大部分干燥的中药材需用不同的方法软化后再切制。某些质地坚硬的木质类、角质类药材，还需用特殊的切制工具或粉碎工具进行切制。

一、干切或鲜切方法

干切或鲜切，多用于质地疏松药材的切制。传统上对切制技术要求不是太强，切制的饮片大多较宽、较大，普通药工稍作练习即可完成操作。但现代，产地切片则对切制技术、片型及规格、质量要求高。

本法仅适用于少数药材的切制。山东用于干切或鲜切的药材有鲜石斛、鲜芦根、鲜地黄、藜芦、紫草、灯心草、伸筋草、零陵香、十大功劳、大青叶、丝瓜络、竹茹、谷精草、鸡冠花、通草等。近年来，有些药材如藿香、益母草、青蒿等在产地趁鲜切制成饮片。《药品生产质量管理规范（2010 年修订）》规定，其不同于中药材的产地加工，也属于饮片切制范畴。

二、软化切制方法

大多数干燥药材切制前须进行适当的软化处理，使其由硬变软，质地柔软适中，以利于切制。软化切制的方法，分为淋切、洗切、泡切、蒸切、煮切、烘煨切等。软化切制工艺分软化、切制、干燥三大步骤。

（一）软化方法

软化方法分常水软化法、蒸法软化、煮法软化、烘法软化、煨法软化、酒软化等方法。齐鲁中药工作者还发明了减压冷浸法、真空加温润药法等现代软化新技术，研制了滚筒式洗药机、DCS 型减压冷浸软化装置、真空加温润药机、卧式减压快速润药机等软化设备，并研制了切药机，使药材从洗涤、润制、切制一体化进行，实现了药材软化切制的机械化、联动化生产。

1. 常水软化法

常水软化是指用日常饮用水软化药材的方法，亦称冷水软化法。本法是干燥中药材切制前最常用的软化方法，主要包括淋法、洗法、泡法、漂法、润法等。

（1）淋法：淋法又称喷淋法，系指用清水喷淋或浇淋药材的方法。适用于气味芳香、质地疏松的全草类、叶类、果皮类，以及有效成分易随水流失的药材。如益母草、薄荷、荆芥、佩兰、香薷、枇杷叶、陈皮、黄柏等，用淋法软化后稍润即能切片。

【操作方法】将净制、分档后的药材整齐堆放，均匀喷淋清水（一般 2 ~ 4 次，喷淋的次数根据药材质地和季节灵活掌握，并控制水量），待药材外部全渍湿后，上盖湿物（麻袋等），润至适合切制的程度。

【注意事项】①淋法处理后的药材，不要带水堆积，以防色泽变暗或返热烂叶。②每次软化的药材量以当日切完为度，切制后的饮片应及时干燥，以保证质量。

（2）洗法：洗法又称淘洗法、抢水洗法，系指用清水短时间洗涤药材的方法。

适用于质地松软、水分易渗入及有效成分易溶于水的药材。如丹参、五加皮、瓜蒌皮、白鲜皮、合欢皮、北沙参、南沙参、石斛、瞿麦、防风、龙胆、细辛、蒲公英、紫菀、紫花地丁、大蓟、当归、怀牛膝、天冬、白前、玉竹、生地黄、前胡、胡黄连、独活、藁本、漏芦、萱草根、黄药子、黄精、续断、银柴胡、商陆、桔梗、党参、百部、知母等，洗净后不闷或稍闷，即能软化切片。

【操作方法】将药材投入多量清水中，快速洗涤并及时捞出。大多数药材洗一次即可。但若药材附着大量泥土等杂质，则须用水洗数遍，每次用水量不宜太多，直至取一定量的样品置于清水中洗涤，水中无明显的沉积物为止。洗涤后的药材，再用润法润至适合切制的程度。

【注意事项】①洗法在保证药材洁净和易于切制的前提下，应快速洗涤，尽量缩短药材与水接触的时间，防止药材“伤水”和有效成分的流失。②要当天洗润、当天切片、当天干燥，以免影响饮片质量。

（3）泡法：泡法又称浸泡法，系将药材用清水浸泡一定时间，使其吸入适量水分的方法。适用于质地坚硬，水分较难渗入的药材。如白芍、萆薢、天花粉、木香、乌药、土茯苓、姜黄、三棱、大黄、木瓜、山药、川芎、千年健、天麻、升麻、浙贝母、乌药、白术、白芷、地榆、防己、泽泻、苍术、威灵仙、草河车、葛根、常山、高良姜、射干、干姜、槟榔、枳壳等，用泡法软化后再行闷润，即能切片。

【操作方法】先将药材洗净，再注入清水完全淹没药材，浸泡一定时间（视药材的质地、大小和季节、水温等灵活掌握），通常中间不得换水。一般浸泡至 5 ~ 6 成透，捞出，放容器内，盖严，闷润至适合切制的程度。

【注意事项】①泡法要本着“少泡多润”的原则，即尽量减少在水中的浸泡时间，适当延长润制时间。一般体积粗大、质地坚实者，浸泡的时间宜长些；体积细小，质地不太坚实者，浸泡的时间宜短些。春、冬季节气温较低，浸泡的时间宜长些；夏、秋季节气温较高，浸泡的时间宜短些。质轻遇水漂浮的药材如枳壳、青皮等，浸泡时要压以重物，使其完全浸入水中。②对于易下色的药材，浸泡时要求浸泡液变色至略呈药材色泽时即应捞出，再用润法使之软化。易下色的药材有白术、苍术、泽泻、射干、大黄、甘草等。

（4）漂法：又称漂洗法，系将药材用多量清水浸漂，并定时、多次换水漂洗的方法。适用于毒性、富含盐分或有腥臭味的药材。如天南星、半夏、盐附子、盐苁蓉、昆布、海藻、紫河车、五谷虫等。

【操作方法】将药材放入多量的清水中，每日换水 2 ~ 3 次（一般春冬季每日

2 次，夏秋季每日 3 次，古代置于河水中用长流水漂洗）。漂至毒性药材口尝微有麻舌感，含有盐分的药材口尝无咸味，动物类药材无残存血迹和腥臭味。如果药材漂洗后仍未软化，还要用润法润至适合切制的程度。

【注意事项】漂制时间应根据药材的质地、季节、水温等灵活掌握，漂后还要用润法使之软化。

（5）润法：系指保持湿润的外部环境，使已渍湿药材的外部水分，徐徐渗入内部，使其柔软适宜切制的方法。润法与淋法、洗法、泡法、漂法等密切配合，广泛应用。

【操作方法】将淋、洗、泡、漂过的药材，置于适宜的容器内密闭，或堆积于润药台上以湿物遮盖或不遮盖，保持湿润状态，使药材外部的水分徐徐渗入药材组织内部，以达到柔软适中，适合切制的程度。山东所用润制方法主要有下列七种。

浸润：又称浸渍，系指用定量水或其他溶液浸渍药材，经常翻动，使水分缓缓渗入内部，以“药透水尽”为度。如酒浸黄连、木香，水浸郁金、枳壳、枳实等。

闷润：又称伏润，系指质地致密且坚硬的药材，经水洗、泡或用其他辅料处理后，装缸（坛）等容器内，在基本密闭条件下进行闷润，使药材内外软硬一致，达到适合切制的程度。如郁金、川芎、白术、白芍、山药、三棱、槟榔等。

露润：又称吸潮回润，系指药材不经水处理，直接摊放于湿润而垫有篾席的地上，使其自然吸潮回润，达到适合切制的程度。如当归、玄参、牛膝等。

盖润：系指经过淋、洗处理的药材，用湿物（麻袋等）遮盖，使水分渗入内部，达到适合切制的程度。如益母草、丹参、板蓝根、桔梗、独活、茜草、秦艽等。

晾润：系指将抢水洗后的药材，置于阴凉通风处，摊开，不加遮盖，使部分水分渗入内部。若没被润软，要喷淋清水，继续滋润至适合切制的程度。如北沙参、茯苓皮等。

复润：系指有的药材一次难以润透，可闷润至发热或稍发黏时，取出，用清水冲洗，稍经晾晒后再行闷润，如此反复操作，直至药材润透，适合切制的程度。复润因中途淋水和晾晒，可防止药材发热霉变。如大黄、何首乌、乌药、常山、三棱、泽泻、川芎、白芷等。

砂润：取中等粒度的河沙，装入下部漏空的容器，用水饱和后（至漏水口有水滴出为度），将大小分档的药材埋入湿沙内，每天淋水 1 次，使沙中的水分逐渐渗入药材组织内部，以达到软化、适合切制的程度。砂润设备简单，操作方便，且药材在润制过程中不发霉、不伤水。槟榔、大黄、山药等药材均可用此法软化。

【注意事项】①润制过程中要勤检查，若出现发热、发黏、变红、变味等现象，应立即用冷水冲洗，摊开晾晒后再适当闷润，否则影响饮片外观和内在质量。②润药得当，既能保证质量，又可减少有效成分损失，传统有“七分润工，三分切工”之说，可见润药工艺的重要。

2. 蒸法软化

蒸法系指将净药材抢水洗涤或不洗，置于蒸制容器内蒸制一定时间，取出趁热润软的方法。如木瓜、红参、天麻等药材，质地坚硬，常水不易渗入，久泡又易损失药效，而用蒸法软化切片，既能加速软化，又利于保持片形美观，并能缩短干燥时间。再如黄芩等药材，常水虽能使之软化，但苷类有效成分易被酶解，用蒸软化，既能杀酶保苷，又利于软化切片。

【操作方法】待炮制品，大小分档，用水湿润（黄芩不可湿润）置于笼屉内，蒸至软化能切，及时切制饮片，干燥。

【注意事项】①蒸前要大小分档，使蒸制的程度均匀一致。②要控制蒸制时间，以软化能切为度。

3. 煮法软化

煮法系将净药材抢水洗涤或不洗，置于沸水中煮制一定时间，取出趁热润软的方法。如半夏、天南星、白附子等有毒，用生姜、白矾煮后，既便于切片，又能降低毒性。再如，黄芩等药材，常水虽能使软化，但苷类有效成分易被酶解，用煮法软化，既能杀酶保苷，又利于软化切片。

【操作方法】待炮制品，大小分档，用水湿润（黄芩不可湿润）后，置于锅内，加水漫过待炮制品，或加辅料共煮至一定程度，润软后再行切制，干燥。

【注意事项】①饮片要大小分档，分别煮制软化。②注意掌握加水量。煮制时间长者用水宜多，时间短者用水宜少。

4. 烘法软化

烘法系指通过烘的方法直接加热，使药材软化的方法。多用于动物胶类，如阿胶等。

【操作方法】将整块阿胶放烘箱内或热锅台处，于60℃烘软，趁热切成6～10mm宽的长条，再切成边长6～10mm的立方块（称阿胶丁），待蛤粉烫制。

【注意事项】①烘时温度不可过高，否则易变稀溏。②要趁热、趁软时切制。

5. 煨法软化

煨法系指待炮制品用面或草纸包裹，放于热火灰或加热的滑石粉或麦麸皮中直接加热，使药材软化的方法。如肉豆蔻等药材，用煨法煨熟后，既能除去部分油质，增强固肠止泻作用，又便于趁热切制成厚片。

【操作方法】取面粉加适量水做成团块，压成薄片，将肉豆蔻逐个包裹；或如水泛丸法包裹面粉 3 ~ 4 层；或用湿草纸将肉豆蔻逐个包裹，捏实，晾至半干。投入已炒热的滑石粉或沙子中，适当翻动，至面皮或草纸呈焦黄色时取出，筛去滑石粉或沙子，趁热剥去面皮或草纸，及时切片，放凉。

【注意事项】①用面或草纸包裹后，应晾晒后再煨。②裹煨，传统是放在热火灰中加热，慢慢煨熟。现在多用滑石粉或河沙代替。

6. 酒处理软化

某些动物类药材切制前，通常需用酒软化。如果用水软化，易霉烂变质或难以软化。如鹿茸、蕲蛇、乌梢蛇等。

【操作方法】鹿茸切片，要先燎去茸毛，刮净，以布带缠绕茸体，自锯口面小孔处，不断灌入热黄酒至满，稍润或稍蒸，趁热横切成薄片，压平，干燥。再如蕲蛇、乌梢蛇等药材，一般是用黄酒润透后，切寸段，干燥。

【注意事项】①鹿茸软化前，要用酒火燎去茸毛。②鹿茸灌酒前，要用布缠绕茸体，否则茸体易裂开。

7. 现代软化技术

齐鲁中药工作者善于发明创造和技术革新。济南中药饮片厂于 1985 年研制成功减压冷浸软化设备，采用新工艺流程对 67 种原料药浸润，平均浸润时间由过去的 32.16 小时缩短为 6.5 小时，减少水溶性浸出物损失 64%。该成果于 1985 年获卫生部颁发的乙级科学技术成果荣誉证书。

（1）洗药机洗法：目前大生产多采用滚筒式洗药机洗涤药材。其特点是，利用导轮作用，故噪声及振动很小；冲洗水用水泵循环，可反复使用，以节约用水。该机每小时可淋洗药材 50 ~ 150kg。工作原理：待洗涤的药材，从滚筒进口均匀地送入筒内，打开放水开关，筒内的水阀喷水进行淋洗，药材在滚筒带动下，不停地翻滚，在翻滚中被水反复喷淋和洗涤，并逐渐向滚筒出口方向滚动，当药材从出口滚出时，即被淋洗干净。洗涤后的药材直接送入润药机的浸润罐内进行滋润软化。

（2）减压冷浸法：DCS 型减压冷浸软化装置，是采用旋片式真空泵，经缓冲罐抽真空。罐盖的开启和移位采用液压传动，罐体由减速机低速传动，可正反旋转 360°，罐体可停于任何角度进出料，所有动作均由工作台上的电器开关控制，便于操作。工作原理：将药材装入罐内，盖好罐盖，启动真空泵，抽出罐内及药材组织间隙中的气体，当真空表指针接近 -98.7kPa 时，注入清水浸没药材至一定时间，使药材快速吸入定量水分后，再恢复常压，放出多余水分，提盖，取出浸润好的药材。

（3）真空加温润药法：是将药材放入密封容器（不锈钢板制成）内，先减压抽真空，使药材组织内的空气尽量被抽出，在负压状态下导入饱和蒸汽，利用蒸汽的热度、湿度和穿透力，迅速渗透到药材组织内部，以达到快速软化的目的。常用的有真空加温润药机和卧式减压快速润药机。简要介绍如下。

真空加温润药机：该机用三只润药筒（每只可装药材 150 ~ 200kg）作真空筒，筒内底部装有不锈钢多孔活板，可沥水和开合，三只润药筒安装成“品”字形，通过中心转动轴转动，可轮流使用。工作原理：经洗药机洗净的药材自动投入润药筒内，沥尽水后，密封上下两端筒盖，启动真空泵，当筒内真空度达到 -86.7kPa 时（质地坚硬细密的药材要达到真空度 -93.3kPa 以上），开始通入蒸汽，此时筒内真空度逐渐下降，温度逐步上升到预定范围（可自行调节，一般 60 ~ 80℃），此时真空泵自动关闭，关闭蒸汽，保温 15 ~ 20 分钟后（时间可根据药材性质灵活掌握）即达软化切制的程度，开启筒盖，取出药材，由输送带直接送到切药机上切片。从洗药→蒸润→切片整个工序，一般 40 分钟即可完成。

卧式减压快速润药机：该机是用一只直径 100cm，长 200cm 的铁筒制成的，一头固封，一头是可开闭的密封盖，横卧在两根槽钢上，筒内底部铺有多孔钢板，便于排水和通蒸汽，钢板上装有滚轴，便于药材进出，筒底部接蒸汽管，上部接真空管，并装有真空表和温度计。主要用于润制长条状或成捆的药材，如甘草、木通、首乌藤、忍冬藤、鸡血藤等。工作原理：将净药材冲洗后，整捆或用容器盛装放入筒内，密封，启动真空泵，当筒内减压至真空度达到 -86.7kPa 时，放入蒸汽，至筒内温度升至预定要求时（一般 50℃以下），关闭真空泵和蒸汽，保温 10 ~ 20 分钟，即可取出进行切片。

（二）切制方法

山东切药工传统均为手工操作，切制饮片用切药刀，还有刨、镑等手动工具，大宗粉碎使用药碾，贵细药材研碎用乳钵。但由于生产效率低，劳动强度大，随着时代的发展，各地饮片加工业逐步从手工切制到用油压切药机等机械化切制过渡。20 世纪 50 年代中期发展到使用电动切药机、粉碎机、刨花机，1964 年济南中药饮片厂开始用转盘切制机切削槟榔等品种，用镑片机切制半夏等品种。

1. 手工切制

手工切制技术性和经验性强，是传统最常用的切制方法。

（1）切制工具：手工切制工具主要有片刀、切药刀两种。片刀类似于单一的菜刀，多用于切制厚片、直片、斜片、段等饮片形状。切药刀是由多部件组合而成的，刀形及附件全国各地不完全相同。中药界有“见刀认帮”的说法，山东某些地区用白子刀切药效率低，后来改用河北安国的祁州刀，其刀片较大，较厚，分量较重，刀片一面凸起，一面凹进，刀刃深而锋利，每日切制药量大大增加。

山东用切药刀一般由刀片、刀床、刀鼻、压板、压板床、蟹爪钳、装药斗等七部件组成。

刀片：又称药刀或刀叶，一面凸起，一面凹进，是切药最主要的部件。以祁州刀为例，刀片较大、较厚，刀刃深而锋利，分量较重。北方应用较多。

刀床：又称刀桥，刀床的床面平滑，床刃与刀刃组成钳形，以利于将药材切成饮片。

药刀鼻：又称象鼻，由刀片鼻、床鼻两部分组成。用坚硬的木质刀轴从药刀鼻中穿过，将刀片固定在刀床上。

压板：为镶嵌有锯齿形铁片的柳木薄板，有弹性。使用时，左手小鱼际有节奏地下压，使药材匀速向前推送，切出厚度均匀的饮片。

压板床：为木质厚板，斜放斗壁上，是使压板向前均匀推送药材的辅助工具。

蟹爪钳：又称槟榔钳，为铁质或钢质，是切槟榔“个货”药材的主要工具。使用时，用钳刃夹住槟榔，防止其在床上滚动，再用压板卡住蟹爪钳，将药材匀速向前推送，即可切出合格的饮片。

装药斗：为木质，镶嵌在长条形的木凳上，被刀片分隔为两半。左半部分成槽形，用于盛放待切制的药材；右半部分平坦，便于随时将切好的饮片扫下，下有盛药容器盛接。

（2）切前准备：齐鲁炮制较规范的店、堂，大多有专门切药工，他们润药、切药操作熟练，技术精湛。切制饮片前，药材软化至软硬适度的程度最关键，但切前准备工作也很重要。要做好磨刀、鐾刀、合床三个环节。

磨刀：为了保持切药刀锋利，切药刀磨得好坏直接影响饮片质量。磨刀方法与技巧：身体斜向磨刀石站立，刀片凸面朝下置于磨刀石上，调整倾斜度（成30°~45°角），使刀刃平贴于磨石板上。一手握住刀柄，另一只手按刀并扣住刀背，两腿叉开，用力推拉，磨至刀刃发青、微向凹面卷曲，用拇指横刻有吸指感时，刀即锋利。

鐾刀：是磨至锋利的刀刃，有小锯齿向凹面卷曲，要在皮带等物上，把刀两面反复摩擦几下，或用小磨石轻轻打磨平整，使其锋利、耐用，习称“鐾刀”。

合床：是将磨好的刀片用苏木或柘木等硬木轴固定在刀床上，刀刃与床刃成钳形，手握刀柄让刀片贴靠刀床提升、下压4～5次，使刀刃与床刃相吻合，习称“合床”。

（3）切时坐姿：手工切药劳动强度大、时间长，所以药工大多坐在凳子上切。山东切药工有两种坐姿：一种是身体侧坐于长凳一侧，双脚着地或踏在脚架上；另一种如骑马式，双腿跨坐在长凳两侧。然后，右手紧握刀把中上端，大拇指竖起，四指收拢，胳膊肘及上臂内收、夹紧。做到刀把、刀床、肘关节在一条直线上。刀片紧贴刀床，轻提重压，匀速操作，即可切出厚薄均匀的合格饮片。

（4）切制方法：山东切药工根据药材的体积和形状不同，把药材分为把货、个货。对应的手工切制的工作过程分别称为把活、个活。

把货是指需理成一把（束）切制的药材，一般指长条状的药材。个货是指需单个或2～4个一起切制的药材，一般指团块状（颗粒状）的药材。另外，在中药材商品流通领域，对于未被切制的完整中药材，不论是长条状还是团块状，都习称个货。

切制把货的操作过程，称把活。切制方法：将长条状的把货药材理顺，顶头对齐，整理成把，放在刀床上，左手拿压板压住、掐紧，左手鱼际有节奏地弹性下压，压板将药材匀速推送至刀口，右手提刀下压，药材即被切成饮片。

切制个货的操作过程，称个活。有两种切制方法：一种方法是取单个“个货”药材，用蟹爪钳夹住，放刀床上，再用压板卡住蟹爪钳，左手鱼际有节奏地下压，将药材匀速推送至刀口，右手提刀下压，药材即被切成饮片；另一种方法是先将润好的单个或2～4个“个货”药材切一平底，竖起放刀床上，左手用压板压住，推送至刀口，右手提刀下压，药材即被切制成饮片。

2. 机械切制

机械切制饮片具有速度快、产量大、效率高和减轻劳动强度等优点。20世纪50年代初期，山东饮片加工业已开始用油压切药机，50年代中期发展到用电动切药机。1970年临清药物机械厂、山东医疗器械厂、潍坊医疗器械厂、临清中药厂先后开发了双桶切药机、390–2型切药机等。1972年济宁中药厂生产721型圆盘切药机，1980年临清药物机械厂研制300–1切制机、65型立式切药机。1986年统计，全省饮片加工厂（组）共有粉碎机27台、洗药机4台、切药机208台。目前，全国多地生产的切药机，种类多、设备性能精良，如剁刀式切药机、旋转式切药机、多功能切药机、万能式切药机、盘式切药机、精品饮片切药机等。下面将常用的剁刀式切药机、旋转式切药机、多功能切药机简介如下。

（1）剁刀式切药机：该机结构简单，由电机、台面、输送带、切药刀等部分组成。它最宜于根及根茎、全草类等“把货”药材的切制。切片前要将刀片磨至锋利，并使刀与刀床“合床”，防止切出连刀片等败片。工作原理：将润至适中的药材放于机器台面后，启动机器，再将药槽内的药材捋顺、压紧，防止塞刀或切出斧头片、蚊子脚等败片。压紧的药材经输送带（无声链条组成）进入刀床，药材在刀片的上下往复运动中，被横切成饮片。片的厚度由偏心调节部进行调节。

（2）旋转式切药机：该机由电机、装药盒、固定器、输送带、旋转刀床、调节器等部分组成。刀片镶嵌在圆形的刀床上，它最宜于“个货”药材的切制。工作原理：将润软后的药材，放槽内铺匀、压紧，启动机器，经无声链条传送至刀口，被旋转中的刀片切成饮片。

（3）多功能切药机：该机机盖设有 3 个形状不同的进料口，可根据药材的形状、直径选择不同的进药口。厚薄也可任意调节，无机械输送，在刀盘和刀架的旋转作用下，完成多种切片功能。该机体积小，重量轻，噪声低，主要用于少批量根及根茎类、颗粒状及果实类药材的切制，切制的饮片类型可为不同规格的圆片、直片及斜片等。

机械切制的操作要领，中药工作者用歌诀的形式概括为：“刀快上线喂药匀，润透操作饮片平，时多时少厚薄片，刀钝曲线斧头形。”

3. 其他切制

对于坚硬的木质及动物骨、角类药材，用上述工具较难切制时，可根据不同情况，选用下列方法进行切制。

（1）镑：系用镑刀镑成极薄片的方法。镑刀为一块厚木板上平行镶嵌有多个平行的刀片，两端有手柄。操作时，将软化的药材用钳夹住或用铁环扣住，手持镑刀一端，来回镑成极薄的饮片。无论是手工镑片还是机械镑片，均需将药材软化处理后，再进行操作。适用于动物角质类药材，如羚羊角、水牛角等。山东切制还用过镑片机，但现今已很少应用，多被刨法取代。

（2）刨：系用刨刀刨成极薄片或薄片的方法。刨刀又称药刨，类似于木工刨刀。操作时，先将药材固定，用刨刀将药材刨成带状、卷曲、像刨花样的极薄片或薄片。若利用机械刨刀，药材则需预先进行水处理。适用于木质或角质类药材，如檀香、松节、苏木、水牛角等。

（3）锉：系用锉刀锉成粉末的方法。锉刀即钢锉。有些药材习惯上用其粉末，但由于用量少，一般不宜事先制备，而是随处方加工。调配时，用钢锉将其锉为末，或再继续加工研细即可。如水牛角、羚羊角等。

（4）劈：系用斧类工具劈成块或厚片的方法。适用于动物骨骼类或木质类药材。如鹿角、降香、松节等。

4. 粉碎

粉碎是借助机械力或其他方法将大块固体药材制成适宜程度的碎块或细粉的方法。对于不宜切制或医疗上有特殊要求的药物，应经挑选整理或水处理后，粉碎成具有一定粉碎粒度的颗粒或粉末，且应粉粒均匀，无杂质。颗粒或粉末的分等应符合现行版《中国药典》和《中药饮片质量标准通则（试行）》的规定。

【炮制目的】①增加饮片的表面积，利于煎出有效成分。②适应多种给药途径的应用。③加速药材中有效成分的提取。④有利于各种剂型的成型处理与加工。⑤便于新鲜药材的干燥和贮存。

粉碎时，粉碎机的刀具（如锤头、齿板、刀片、瓷球等）对物料作用以不同的力使其粉碎，所施加力的类型主要有劈裂力、撞击力、压缩力、剪切力和研磨力等。多数情况下，物料受到上述几种力的联合作用。一般地，粗碎以撞击力、压缩力和劈裂力为主，细碎以剪切力和研磨力为主。

【操作方法】药物粉碎主要有干法粉碎和湿法粉碎两种方法。

（1）干法粉碎：如某些质地坚硬的矿物、动物甲壳类药材，需提前碾捣碎或煅、煅淬后碾捣碎；含有脂肪油或挥发油的果实种子类药材，粉碎后不宜久贮，须临用时捣碎；形体小的根及根茎类不便切制，须在调剂时捣碎。

（2）湿法粉碎：常用的方法是水飞法。操作方法是将药物与水共置于乳钵中研磨，使细粉漂浮液面或混悬于水中，然后将混悬液倾出，沉于底部者再加水反复研磨，直至全部研磨完毕。将研得的混悬液合并，沉降，倾出上清液，将湿粉干燥即得极细的粉末。因“水飞法”费时费力，现在药厂改用电动乳钵或球磨机粉碎。矿物类、动物的贝壳类药材中的不溶性中药常用水飞法制备细粉或极细粉，如朱砂、滑石、珍珠、炉甘石等。

【注意事项】①药物不宜过度粉碎，达到所需要的粉碎度即可，以节省能源和减少粉碎过程中的药物损失。②中药材的药用部分必须全部粉碎应用。对较难粉碎的部分，如叶脉或纤维等不应随意丢弃，以免损失有效成分或使药物的有效成分含量相对增高。③粉碎毒性药或刺激性较强的药物时，应注意劳动保护，以免中毒。粉碎易燃易爆药物时，要注意防火防爆。④植物性药材粉碎前应尽量干燥。⑤粉碎过程中应注意粉碎机械的选用、使用和维护，注意安全防护。

（三）饮片的干燥

药材切片前大多需要水软化处理。因此切成饮片后必须及时干燥，否则易于变色、酸败甚或霉烂，影响质量。干燥方法主要分为自然干燥和机械干燥。

1. 自然干燥

自然干燥系指把切制好的饮片置于日光下晒干或置于阴凉通风处阴干，必要时采用烘焙至干的方法。晒干法适用于大多数中药饮片的干燥。阴干法适用于气味芳香、含挥发性成分较多、色泽鲜艳和受日光照射易变色、走油等中药饮片的干燥。自然干燥时若遇阴雨天气，可根据饮片的性质适当采用烘焙法干燥。晒干法和阴干法都不需要特殊设备，但易受气候的影响，饮片亦不太卫生，烘焙法则可弥补上述缺点。

中药材、中药饮片晾晒应具备有效的防虫、防雨等防污染措施。齐鲁中药工作者在饮片干燥时，十分注重保持饮片的形、色、气、味俱全，充分发挥其疗效。

【炮制目的】①除去饮片中的水分，保证饮片品质。②防止饮片发霉变质，影响疗效。

【操作方法】传统上，饮片干燥的方法是：量多者，在晒药场干燥，场地要清洁卫生，晒药场的水泥地面划有整齐的长方形晒药区，既方便翻晒，又使场地规范化；量少者，用药匾等盛药器具摊薄撒匀，进行干燥。饮片干燥时要勤加翻晒。现代，《药品生产质量管理规范（2010年修订）》附录规定：净制后的中药材和中药饮片不得直接接触地面。

山东用药匾摊撒饮片的技巧：两手端在药匾周长的1/2处，两臂和手腕挺直，用身体晃动两臂向药匾周围做离心摆动，饮片即被摊开撒匀。药匾离心摆动的分解动作：前后离心，饮片向前后移动，并逐渐分开；左右离心，饮片向左右移动，并逐渐分开；前后左右离心，饮片被摊开撒匀；向药匾周围离心，饮片向周围移动，并逐渐分散在药匾周围。熟练掌握药匾摊撒技能，既方便饮片的晾晒操作，又使饮片干燥均匀。

【注意事项】①对于含有黏性糖质类的黏性类饮片，多采用烘焙法或晒干法。烘焙可使饮片外表迅速硬结，内部原汁不向外渗，从而保证饮片质量。但时间过久会使颜色枯黄，原汁走失，故一般烘焙或烈日晒至9成干，以手摸之感觉烫不黏手为度。如天冬、玉竹等。②对于含有淀粉较多的饮片，宜采用晒干法或烘焙法，随切随晒，薄摊晒干，要轻翻防碎；如果天气不好，要微火烘焙。如山药、浙贝母。对于油质类饮片，宜采用日晒法，如果遇阴雨天不能日晒，要用微火烘焙，火力不可过大，否则会使油质溢出表面，失油后干枯，影响质量。如当归、怀牛膝、川芎等。③对于芳香类饮片，其香味与质量有密切的关系，香味浓就意味着质量好，所以多采用阴干法，切后薄摊于阴凉通风干燥处，也可以晒干，但不宜烈日暴晒，否则温度过高会使香气挥发，颜色也会随之变黑。如遇阴雨连绵天气，饮片快要发霉，用微火烘焙，避免猛火或高温干燥。如荆芥、薄荷、香薷、木香等。④对于色泽类饮片，如桔梗、浙贝母、泽泻、黄芪等，这类饮片色泽很重要。根据色泽不同，分别采用日晒法和烘焙法，如白色类的桔梗、浙贝母宜用日晒，色越晒越白；黄色类的泽泻、黄芪宜用小火烘焙，可保持黄色，增加香味。⑤对于根须类和根皮类饮片，可采用日晒法和烘焙法。如白薇、龙胆、厚朴、黄柏等。⑥对于草叶类饮片，要薄摊暴晒，勤翻动，不宜用烘焙法，以防燃烧。如仙鹤草、泽兰、竹叶、地丁等。

2. 机械干燥

机械干燥也称人工干燥，是利用一定的干燥设备，对切制后的饮片进行干燥。本法不受气候影响，卫生清洁，并能缩短干燥时间，减轻劳动强度，提高生产率，适宜大量生产。

【炮制目的】同上述的自然干燥目的一致。

【操作方法】1986年统计全省饮片加工厂共有烘干机5台。近年来，全国各地在生产实践中，设计并制造出多种干燥设备，简要介绍如下。

（1）翻板式干燥机：该机由送料带、干燥室、热源等几部分组成。工作原理：湿饮片经上料输送带送入干燥室内。室内由若干个小翻板构成的帘式输送带，共4层，由链轮传动，饮片平铺于帘式输送带上，当小翻板由前端传至末端时，饮片即翻于下层。经4次翻倒，饮片即被烘干。干燥饮片沿出料口经振动输送带进入立式送料器，上输入出料漏斗，下承装药容器。

（2）热风循环烘箱：该机由箱体、加热器、鼓风机、烘车及风力调节器等部分组成。工作原理：将药材或饮片置于干燥盘上，再将干燥盘置于烘车上，推入烘箱内，密闭。空气由鼓风机送入，经加热器加热，热空气将药材干燥，变成湿热空气，由出口排出，由于热空气不断补充，保证药材水分不断蒸发而使之干燥。

（3）远红外线辐射干燥技术：特点是干燥速度快，药材质量好，具有较高的杀菌、杀虫及灭卵能力，便于自动化生产。近年来广泛应用于原料、饮片等脱水干燥及消毒。在中药粉末及芳香性药材或饮片干燥灭菌时，能较好地保留中药挥发油。工作原理：电能转变成远红外线辐射能，被干燥物体的分子吸收后产生共振，引起分子、原子的振动和转动，导致物体发热，将大量水分变成气态而扩散，最终达到干燥灭菌的目的。

（4）微波干燥技术：微波干燥是由于微波能转变为热能使湿物料干燥的方法。其工作原理：物料中的极性水分子和脂肪能不同程度地吸收微波能量，在交流电场中，因电场时间的变化，使极性分子发生旋转振动，致使分子间互相摩擦而生热，从而达到干燥灭菌的目的。微波灭菌与被灭菌物的性质及含水量有密切关系，含水量越多，灭菌效果越好。其特点是干燥速度快，时间短（是常规热空气加热的1/100～1/10），产品质量好，热效率高，且能杀灭微生物及霉菌，具有消毒作用。对中药中所含的挥发性物质及芳香性成分损失较少。适用于中药原药材、中药饮片及中成药的干燥灭菌。

（5）太阳能集热器干燥技术：太阳能是一种巨大且清洁的低密度能源，适用于低温烘干。其特点是，节省能源，环境污染少，烘干质量好。避免了昆虫传菌和尘土的污染，并能防止自然干燥后饮片出现杂色和阴面发黑等现象，提高了外观质量。

【注意事项】除另有规定外，机械干燥的温度一般以不超过80℃为宜，含芳香挥发性成分的饮片以不超过60℃为宜。已干燥的饮片需放凉后再贮存，否则余热会使饮片回潮，易于发生霉变或虫蛀。

第三节 炮 炙

炮、炙两字，均有“火”字部首，最初是指用火加工处理中药饮片的方法。齐鲁炮炙非常重视火力，十分讲究火候（程度），所用的火力和火候，根据炮制方法与程度要求不同，一般分文火、武火、中火、文武火、微火、煻火等。

文火的火苗较小，锅温较低，又称小火。一般来说，炒黄法、炙法、烘法多用。

武火的火苗大，锅温高，又称旺火、紧火、强火、大火。一般来说，炒炭法、砂烫法、煅法多用。

中火即中等火力，火苗和锅温均介于文、武火之间。一般来说，炒焦法、炒炭法，以及加辅料炒中的麸炒、米炒、土炒、蛤粉烫、滑石粉烫法多用。

文武火即先用文火后用武火，或先用武火后用文火，或文火与武火交替使用。一般来说，扣锅煅法、蒸煮法多用。

微火的火苗很小，冒点火头，锅温更低。一般来说，焙法多用。

煻火即热火灰的火力。一般来说，煨法多用。

《中国药典》作为国家药品标准，规定所收载饮片的炮制方法和成品质量必须全国统一，但没有对火力做明确规定，这也使全国各地在炒制的温度和时间的控制上稍许有所不同。如《北京市中药炮制规范》2008年版对温度（锅温）规定了参考值，即文火80～120℃，中火120～150℃，武火150～220℃。齐鲁中药炮制用测温仪或用少量待炮制品试炒来控制炮制温度，更常见的是用经验判断温度，即用手掌控制火力和火候，这看似简单的操作，却需要经过长期的炒制才能收获灵感。

"手掌控制火候法"的技巧：将手掌平悬于炒药锅之上，距热锅底约8cm处，根据热锅底烤炙手掌皮肤热度的轻重缓急，来推断锅温是否适中。另外，也可用少量饮片试炒的方法来预试锅温，即取少量饮片置于热锅内炒制，若炮制程度符合质量要求，则可判定锅温适中。

本节依据《中国药典》2020年版四部"炮制通则"的分类方法和顺序，按炒法、炙法、制炭、煅法、蒸、煮、炖、煨等方法依次叙述。但所收载的内容不只局限于药典所列的方法。凡是古今山东用火加工炮制的方法，均收载于此项下。

一、炒法

炒法是中药炮制最常用的方法之一，分单炒（清炒）和加辅料炒。单炒直接用火加热，而加辅料炒法除用火加热外，还要用固体辅料传热。

（一）炒法常用器具

齐鲁中药炮制工作者炒药，从古代至20世纪50年代初期均用手工炒制，炒制所用的器具主要有炒药锅、药铲、药撮、炊帚（或笤帚）等。

1. 手工炒制设备及使用技巧

（1）炒药锅：炒药锅一般由灶台、锅体、炉箅、烟筒等组合而成。灶台是用砖或石头砌成炉堂中空的正方体，高 70cm 左右，台面一边高一边底，倾斜 30°～45°。锅体是做饭用的铁锅，大小要恰好嵌于灶台上，锅口也倾斜 30°～45°，与倾斜的灶台相衔接。锅与锅台连接处用黏泥封严，防止炒药时烟火从锅边的缝隙冒出，进入炒药室内。锅与灶台倾斜的目的有三：一是炒药时能增大锅底的受热面积；二是便于炒时搅拌和翻动；三是利于快速从锅内扫出炒好的饮片。炉箅位于炉灶底部，有排渣、通风、助燃等功能。烟筒是将炒制时炉膛内的烟排出炒药室外。

（2）药撮：药撮传统为铁制，现多为不锈钢制。药撮的前沿呈弧形凹进，弧度与锅的外缘弧度相吻合，方便炒好的饮片从锅内扫出时，全部进入药撮内而不撒落到锅台上。

（3）药铲：炒药用的药铲有两种。最常用的一种是铲子两面皆平整，以利于翻药操作；另一种是边缘略翘一点的小铁锨。

山东有一套独特的铲子翻炒技巧。方法是：左手握在铲柄中部，右手握在铲柄顶部，两手虎口均朝上。运铲时，用左手手腕转动铲柄，右手中的铲柄也随之转动，并使药铲的铲面始终与锅的内弧度保持 90° 角（垂直），以利于锅内的饮片翻起。运铲路线及翻药技巧是 8 字形循环：下铲向右推药至锅周长的 1/3 后再抽回到起点，接着药铲向左推着饮片沿锅转一圈，再将锅底饮片翻起。如此反复操作，直到锅内饮片被炒至符合质量规格标准后，才停止运铲翻搅。翻搅中，药铲要始终推动着饮片和紧贴着锅底运转。

（4）炊帚和笤帚：炊帚和笤帚一般是用高粱糜子制成的，但大小和形状不同。炊帚较小，长圆柱形，是少量饮片炒时搅拌，以及将炒好的饮片从锅内扫出的工具。笤帚较大，宽而扁平，是传统麸炒时翻炒、搅拌用的工具。使用前常把炊帚或笤帚的前稍剪去一截，这样更有利于翻搅饮片。

2. 手工炒制步骤

手工炒药一般分预热、投药、翻炒、出锅四个操作步骤。

（1）预热：炒药前要先用一定的火力加热炒药锅，用“手掌控制火候法”试锅温，待锅温适合炒药时，即可投入待炮制品进行炒制。

（2）投药：锅温适宜后，应将适量待炮制品迅速投入热锅内。投药量的多少要根据炒药锅的大小和饮片的品种而定，原则是少量分锅炒，投药太多易使饮片受热不均匀。

（3）翻炒：投入待炮制品后，要用药铲（或炊帚、笤帚）等工具迅速搅拌或翻炒，操作要快、要勤，使饮片均匀受热。翻动时，要求每次下铲都要紧贴锅底，铲过处要能露出锅底，俗称“亮锅底”，以免饮片长时间停留锅底受热而导致程度太过。

（4）出锅：当待炮制品炒至适中的程度时，要立即将其扫出，俗称“出锅”。出锅要迅速，以免炮制程度“太过”，并要及时摊晾，还要筛除炮制过程中产生的药屑。

手工炒制具有器具简单易得、能炒炙出各种炮制品、应用范围广等优点。但也存在劳动强度大、生产量少、饮片质量不易控制等缺点。

3. 机械炒制设备及工作原理

20世纪50年代中期，开始用炒药机等机械化生产，如1976年济南中药饮片厂开始用平炉炒药机、转炉炒药机和煅药炉，到1986年全省饮片加工厂有炒药机达20台。机器炒药操作方便、生产量大，能减轻劳动强度，广泛应用于大批量饮片的炒炙。目前，大量生产全使用炒药机，常用的有滚筒式炒药机、平锅式炒药机、中药微机程控炒药机等。

（1）滚筒式炒药机：该机由炒药滚筒、热源及动力等部分组成。炒药机的温度可根据不同的药材及不同的炒制方法进行调节。由于炒药筒匀速回转，因而饮片受热均匀，炒制的饮片色泽一致，且炒制时间比手工炒制可缩短1/3，可提高效率3～5倍，加之结构简单，操作方便，劳动强度小，故应用广泛。可用于炒黄、炒焦、炒炭、砂烫、麸炒、土炒、醋炒、盐炒、蜜炙等。工作原理：接通电源，扭动顺时开关，使锅体顺时针旋转。打开加热装置（炉火、煤气、电加热均可），使筒壁均匀受热，待锅体的温度达到工艺所需温度后，打开滚筒上盖，倒入待炮制品，在滚筒隔板的作用下不断翻动饮片。饮片炒好后，停机，扭动逆时开关，滚筒沿逆时针方向滚动，打开滚筒下盖，炮制后的饮片即被旋出筒外。

（2）平锅式炒药机：该机由炒药平锅、电动搅拌器、热源及动力部分组成。锅底平坦。它是借助机械刮板的旋转，刮动和翻搅饮片。炒药机的温度可根据不同的药材及不同的炒制方法进行调节，比手工操作可提高效率5～6倍。适用于大量饮片的炒炙，但以炒黄、炒焦、各种液体辅料炒制及烫制最为常用。工作原理：接通电源，打开加热装置，待锅温适宜后，将待炮制品倒入平锅内，开启电动搅拌器，此时搅拌器即做顺时针方向运转，使饮片均匀翻动受热。饮片炒好后，打开锅边上出药口的挡板，饮片即被搅拌器旋出锅外。

（3）中药微机程控炒药机：该机是一种性能优良的炒药机器。既能自动操作，又可手动操作。用于炒制批量较大的饮片更具优越性。工作原理：采用烘烤与锅底

"双给热"方式炒制，良好的温场能使饮片上下受热均匀，保证了炮制后中药饮片的质量，并可缩短炒制时间。

（二）炒法分类

炒法根据加辅料与否，分为单炒和加辅料炒两大类。

1. 单炒

单炒，亦称清炒，是将待炮制品置于温度适宜的炒制容器内，用不同火力连续加热，并不断翻动或搅拌，使之达到一定程度的方法。根据炮制目的不同，传统有微炒、炒出汗、炒香、炒黄、炒熟、炒焦、炒黑之分。

单炒法分手工炒和机械炒两种方法。手工炒制具有器具简单易得、能炒制出各种炮制品、应用范围广等优点。但也存在劳动强度大、生产量少、饮片质量不易控制等缺点。目前大量生产用炒药机。机器炒药操作方便、生产量大，能减轻劳动强度，广泛应用于大批量饮片的炒制。

（1）炒黄：炒黄是将待炮制品置于温度适宜的炒制容器内，用文火或中火炒至表面呈黄色或色泽加深，或鼓起爆裂，并透出香气的方法。炒黄法多适用于果实种子类中药。传统有"逢子必炒"之说。山东炒黄的主要品种有牛蒡子、决明子、冬瓜子、瓜蒌子、茺蔚子、青葙子、槐花、葶苈子、蔓荆子、芥子、紫苏子、花椒、蒺藜、苍耳子、牵牛子、白果、常山、莱菔子、使君子、酸枣仁、火麻仁、黑芝麻、九香虫、桑枝、白扁豆、麦芽、谷芽、稻芽、草果、苍术、鸡内金等。

【炮制目的】①增强疗效：如果实种子类中药，炒黄后种皮或果皮鼓裂，有利于有效成分的煎出而增强疗效。麦芽、谷芽等炒后产生香气，增强消食健脾胃作用。②缓和或改变药性：如牛蒡子、冬瓜子、决明子、茺蔚子等，炒后缓和药物寒滑之性。紫苏子、芥子、蔓荆子等，炒后缓和其辛散之性。莱菔子等炒后改变药性。③降低毒性或消除副作用：如牵牛子、苍耳子、白果等，炒黄后可降低毒性。瓜蒌子等炒黄后，能消除滑肠、致呕的副作用。④保存药效：如槐米、芥子等，炒黄后能破坏酶，利于苷类成分的保存。⑤矫味矫臭：如九香虫等动物类饮片有异臭，炒黄后能产生香气，矫其腥臭气味。

【操作方法】将待炮制品置炒制容器内，用文火炒至表面呈黄色或色泽加深，并嗅有香气或逸出药材固有气味时，取出，放凉。炒黄品一般呈黄色或色泽加深，微带焦斑，形体鼓起甚至爆裂，质地松脆或手捻易碎，内部基本不变色，具香气或饮片的固有气味。成品含生片、煳片不得超过2%，含药屑、杂质不得超过1%。

【注意事项】①炒前要分档，使炒制的程度均匀一致。②火力和加热时间要适宜，以免程度不及或太过。③翻搅要均匀，出锅要迅速。④炒后要除净碎屑，以免影响成品质量。

（2）炒焦：炒焦是将待炮制品置于温度适宜的炒制容器内，用中火炒至饮片表面呈焦黄色或焦褐色，内部色泽加深，并透出焦香气味的方法。传统有“焦香可以醒脾胃”之说，多适于健脾胃、消食类药物。山东炒焦的主要品种有山楂、麦芽、神曲、槟榔、川楝子、栀子、苍术等。

【炮制目的】①增强疗效：如六神曲、麦芽、山楂等，炒焦后产生焦香气味，增强消食健脾胃作用。②缓和药性：如山楂炒焦后，缓和酸性；川楝子、栀子等，炒焦后缓和苦寒之性；槟榔炒焦后缓和峻烈之性。③降低毒性：如生川楝子有小毒，炒焦后毒性降低。

【操作方法】取待炮制品，置于温度适宜的炒制容器内，用中火加热，炒至饮片表面呈焦黄色或焦褐色，带有焦斑，并透出焦香气味时，迅速出锅，放凉，除净药屑。山楂、苍术炒焦时要求焦化程度重些，炒焦时若出现火星，须及时喷淋清水少许，再炒干，取出，晾凉。炒焦品外部呈焦黄色或焦褐色，有焦斑，内部色泽加深，具焦香气味。成品含生片、煳片不得超过3%，含药屑、杂质不得超过2%。

【注意事项】①大小不等的饮片，要分档。②饮片焦化程度较重者，需喷水降温，防止程度“太过”。③出锅后要散尽余热和湿气后，再收贮。

（3）炒爆：炒爆是将待炮制品置于温度适宜的炒制容器内，用中火炒至饮片大部分爆裂成白花，并透出香气的方法。炒爆的品种主要有王不留行、水红花子等。

【炮制目的】①易于煎出有效成分：炒爆后大部分爆裂，质松易碎，水分易进入饮片内部，成分易于溶出。②缓和药性：如水红花子生品力猛，长于消瘀破癥、化痰散结，炒后药性缓和，长于消食止痛、健脾利湿。

【操作方法】炒爆用中火，每次量少，用炊帚或药铲搅动。搅动中锅内有急促的爆鸣声时，要稍停，待爆鸣声减弱时，继续搅动。如此搅动和稍停3次左右，即可达到85%以上的爆花率。检视结果，若大多数药材爆开白花，符合炒爆要求。成品含生片、煳片不得超过2%，含药屑、杂质不得超过1%。

【注意事项】①炒制温度用中火，过低不易爆花，成为“僵子”，过高又易焦煳。②每次炒制量不宜过多，否则受热不匀，爆花率低。

2. 加辅料炒

加辅料炒是将待炮制品与固体辅料共同加热拌炒的方法，亦称加固体辅料炒、辅料拌炒或拌炒。依据所加辅料不同，分为麸炒、米炒、土炒等。

（1）麸炒：麸炒是将待炮制品与麦麸共同加热熏炒的方法，亦称麦麸炒或麸皮炒。麦麸为小麦的种皮，呈褐黄色，以片大、无细麸和面粉者为佳。麦麸主含淀粉、蛋白质、维生素等。麦麸味甘、淡，性平，具有和中益脾的作用，还能吸附挥发油，缓和峻烈之性。传统有“麦麸皮制抑酷性勿伤上膈”的论述。因此，麸炒法多适用于健脾胃或作用峻烈及有腥臭味的药物。山东麸炒的主要品种有山药、白术、苍术、枳壳、枳实、芡实、薏苡仁、神曲、椿皮、僵蚕等。

【炮制目的】①增强疗效：如山药、白术等具补脾胃作用的药物，经麸炒后，可“借麸入中”，增强健脾胃作用。②缓和药性：如苍术、白术、枳壳、枳实等具辛燥之性或破气作用的药物，麸炒后药性缓和，不致耗气伤阴。③矫臭矫味：如僵蚕等具腥臭气味的药物，麸炒后可矫其不良气味。

【操作方法】麸炒前，先对麦麸进行处理。方法：将麦麸用二号罗罗去面粉和碎麸，留用片大者；或将净麦麸用蜂蜜拌制，晾干，作蜜麸用。麸炒时，先将锅用中火加热，均匀撒入规定量的麦麸皮或蜜麸，待冒烟时，投入待炮制品，急速翻搅，熏炒至表面呈黄色时，及时取出，筛去焦麸皮，放凉。一般为每100kg待炮制品，用麦麸10～15kg。麸炒品表面呈淡黄色或鲜黄色、深黄色，具有饮片与焦麦麸的混合气味。成品含生片、煳片不得超过2%，含药屑、杂质不得超过2%。

山东用“麦麸控制火候法”来判断火候。方法：往中火加热的锅底及其周围各对称点撒上几撮麦麸，若麦麸稍停即焦化冒烟，又无火星出现，即可判定锅温适中。

【注意事项】①炒前要分档，使熏炒的时间和色泽一致。②麦麸以片大者为佳。片小会很快焦化完全，导致烟气不足。③饮片以干燥为宜，以免黏附焦麦麸。④火力要适宜，一般用中火，使麦麸产生浓烟熏烤饮片。⑤撒麸要均匀，翻炒要迅速，以免饮片受热不匀或程度太过。⑥出锅后要快速出锅和并及时筛去焦麦麸，以免影响成品质量。

（2）米炒：米炒是待炮制品与米同炒的方法，亦称米拌炒。米炒多选用大米或糯米，其味甘，性平，具有补中益气、健脾和胃、除烦止渴、止泻痢的作用。米能吸附某些中药的毒性成分，故米炒法多适用于某些补益脾胃和某些有毒的昆虫类中药。山东米炒的主要品种有党参、斑蝥、红娘子、青娘子等。

【炮制目的】①增强健脾止泻作用：如党参，米炒后气味焦香，增强健脾止泻作用。②降低毒性：如斑蝥、红娘子等，生品有大毒，米炒后能降低毒性。③矫臭矫味：昆虫类饮片有腥臭味，米炒后能矫其不良气味。

【操作方法】山东米炒有两种方法：一种是具有齐鲁特色的贴米法，另一种是全国通用的拌米法。①贴米法：先将定量的大米用清水渍湿后，在锅内均匀地平铺一层，用文火加热，待冒烟时，迅速倒入待炮制品，用炊帚在米上轻轻翻动，熏炒至表面呈黄色或变色时，轻轻地将药扫出，筛去焦米，放凉。②拌米法：先将锅烧热，置定量的大米于锅内，待冒烟时，迅速倒入待炮制品，翻炒至表面呈黄色或变色，米呈黄褐色时，及时取出，筛去焦米，放凉。一般每100kg待炮制品，用米20kg。

昆虫类饮片，米炒品颜色加深，有光泽，腥臭气减弱；植物类饮片，米炒品呈老黄色或深黄色，有香气。成品含药屑、杂质不得超过1%。

山东用“糯米检视质量规格法”判断程度。其中，贴米法是观察贴在锅底上的米已大部分呈现出黄棕色，少数焦褐或焦黑色时，即为程度适中。拌米法是观察锅中的米全部呈黄棕色至黄褐色时，即为程度适中。

【注意事项】①米炒用的米以糯米为佳，通常多用大米。②炮制有毒饮片时，应加强劳动保护，以防中毒。③米炒的程度，拌米法以米呈均匀的黄棕色为度，贴米法以米大多数呈黄棕色、少数呈焦褐色或焦黑色为度。

（3）土炒：土炒是将待炮制品与灶心土拌炒的方法。山东常用灶心土，又称伏龙肝。灶心土为灶底中心的黄土经柴草长时间熏烧而成，外部呈焦土状，内部呈红褐色，有烟熏气味。主含硅酸盐、钙盐及多种碱性氧化物。灶心土味辛，性温，具有温中燥湿、止血、止呕、涩肠止泻的作用。饮片经土制后，能缓和燥性，增强补脾安胃、收涩止泻等作用。土炒法多适用于补脾止泻作用的药物。传统有“陈壁土制，窃真气骤补中焦”的论述。山东土炒的主要品种有山药、白术、麦冬、乌药、当归、白芍等。

【炮制目的】①增强补脾止泻作用：如山药、白术等具有补脾作用的药物，经土炒后，土与中药起协同作用而增强疗效。②缓和燥性：如白术等具辛燥之性的药物，土炒后辛燥之性降低，避免刺激脾胃。

【操作方法】先将锅内加入规定量的灶心土细粉，中火加热，待翻动土粉呈较轻松滑利状态时，再倒入待炮制品，翻炒至表面挂匀土色（粉），变色并透出药与土的混合香气时，及时取出，筛去多余的土粉，放凉。一般每100kg待炮制品，用灶心土25～30kg。土炒品表面均匀挂一层土粉，呈土黄色，微带焦斑，有土香气。成品含生片、煳片不得超过2%。

山东用“灶心土控制火候法”控制火候。方法：用铲将山药重量25%～30%的土粉铲入中火加热的锅内，不断翻搅，使其均匀受热，炒至伏龙肝色泽稍深，搅动时质地显得轻松，呈较滑利状态时，即为火候适中。

【注意事项】①土粉要细腻，否则不易沾染饮片。②土炒的温度要适宜。温度过高饮片易焦煳，过低土粉又不易沾染饮片。③操作要迅速。出锅后应立即筛去土粉，以防饮片焦化。④土粉可连续使用，若土色变暗，应及时更换新土。

（4）蒲黄炒：蒲黄炒是待炮制品与蒲黄拌炒的方法。蒲黄味甘，性平。生品性滑，偏于活血化瘀、利尿通淋、止痛；蒲黄炭性涩，偏于止血。蒲黄炒阿胶以增强阿胶珠止血安络的作用。山东用蒲黄炒的主要品种是阿胶。

【炮制目的】阿胶具有补血滋阴，润燥，止血的功能。蒲黄炭具有止血的功能。蒲黄炒阿胶后，阿胶表面黏附有部分蒲黄炭，二者产生协同作用，长于止血安络。

【操作方法】取阿胶，烘软，切成6～10mm的阿胶丁。取适量净蒲黄，置于温度适宜的热锅内，用中火炒至稍微变色时，均匀撒入阿胶丁，翻炒至鼓起成珠，内无溏心时，取出，筛去蒲黄，放凉。成品呈类球形，外表深土黄色，附有深黄色粉末（炒蒲黄），质松泡，气微，味微苦。

【注意事项】①炒前应将胶块烘软，趁热切成大小均匀的胶丁。②火力要适宜，一般用中火加热。温度低易“炒僵”，温度高易焦煳。③炒时胶丁要均匀撒开，否则受热后易互相粘连，鼓起程度不佳。

（5）砂烫：砂烫是待炮制品与受热均匀的河沙（或油沙）共同拌炒的方法，亦称砂炒法。沙作为中间传热体，其温度高、传热快，并能与饮片紧密接触，使饮片整体均匀受热。故砂烫法多适用于质地坚硬的动物骨甲类和有绒毛的植物类中药。随着炮制技术的不断发展，现代可用砂烫法炮制的饮片品种不断增多。山东砂烫的主要品种有鳖甲、穿山甲、龟甲、鸡内金、骨碎补、马钱子、狗脊等。

【炮制目的】①增强疗效：如鳖甲、龟甲、穿山甲、狗脊等质地坚硬的饮片，砂烫后质变酥脆，易于粉碎和煎出有效成分，而提高疗效。②降低毒性：如马钱子砂烫时，由于沙温较高，其毒性成分结构被改变或破坏，而毒性降低。③矫臭矫味：如龟甲、脐带、鸡内金等动物类饮片，经砂烫或醋淬后，能矫其不良气味，利于服用。④洁净饮片：如骨碎补、马钱子、狗脊等，密被绒毛或鳞片等非药用部分，砂烫后易于除去。

【操作方法】取净沙置于锅内，用武火加热，至火候适中后，再投入待炮制品，翻炒至质地酥脆或松泡鼓起，表面呈黄色或色泽加深时，迅速取出，筛去沙，放凉；

或筛去沙，趁热投入醋中浸淬数分钟，捞出。辅料用量，一般以砂烫时，能将药材或饮片全部掩埋并稍有剩余为宜。醋淬时，一般每 100kg 待炮制品用醋 20kg（可稍兑入适量清水）。动物类饮片的砂烫品呈黄色，质地酥脆，腥气减弱，有的形体鼓起，醋淬品略有醋气；植物类饮片的砂烫品颜色加深，形体鼓起，毛微焦。成品含生片、煳片不得超过 2%，醋淬品含水分不得超过 10%。

山东中药炮制专家在使用河沙前，要先用铁丝筛筛去粗粒及石块，再用一号罗罗去较细的沙粒，匀整的沙粒留在罗内，将罗置于盆中用清水漂洗去土粉，洗净后的沙粒放药匾中干燥，备用。砂烫时，火候用“河沙控制火候法”，即检视受热后的河沙，翻动时显得较为轻松滑利，即为火候适中。

【注意事项】①待炮制品须大小分档或砸成小块。②砂烫温度较高，操作时翻动要勤，出锅要快，并立即将热沙筛去，防止烫焦。需醋浸淬的饮片，要趁热浸淬。③河沙可反复使用，但需将残留在其中的杂质除去。若用油沙，反复使用时，每次均需添加食用植物油拌炒。但烫炒过有毒饮片的河沙，不可再烫炒其他饮片。

（6）蛤粉烫：蛤粉烫是待炮制品与受热均匀的蛤粉共同拌炒的方法，亦称蛤粉炒法。蛤粉是中药帘蛤科动物青蛤或文蛤的贝壳，洗净，碾压后的粉末。为使烫炒的饮片受热均匀，以细粉为好。蛤粉味咸，性寒，具有清热利湿、软坚化痰的作用。由于蛤粉颗粒细小，且传热较河沙稍慢，能使饮片缓慢均匀受热。故蛤粉烫法多适用于动物胶类药物。山东常用的品种有阿胶、鹿角胶、黄明胶等。

【炮制目的】①使饮片质地酥脆，利于粉碎和煎煮：如阿胶、鹿角胶等胶类饮片，炒后鼓起，质酥，易于制剂时的粉碎和汤剂的煎煮。②降低药物的滋腻性，矫正不良气味：如动物胶类饮片炒后质酥气香，黏腻性降低，利于服用。③增强饮片的疗效：如阿胶经蛤粉烫后，能增强清肺化痰作用。

【操作方法】将蛤粉置于锅内，用中火加热至翻动显灵活状态后，投入待炮制品，翻炒至鼓起成珠，内部疏松，表面呈黄色时，迅即取出，筛去蛤粉，放凉。蛤粉用量，一般以烫炒时，能将待炮制品全部掩埋，并有部分剩余为宜。蛤粉烫炒品表面呈灰白色或黄白色，鼓起成珠，质地酥脆，内无胶茬，有香气。成品含生片、煳片不得超过 2%。

【注意事项】①烫炒前应将胶块烘软，趁热切成大小均匀的胶丁。②火力要适宜，一般用中火加热。温度低易“烫僵”，温度高易焦煳。③烫炒时胶丁要均匀撒开，否则受热后易互相粘连，鼓起程度不佳。④蛤粉可反复使用，但色泽变灰暗时，需及时更换，以免影响成品色泽。

（7）滑石粉烫：滑石粉烫是待炮制品与受热均匀的滑石粉共同拌炒的方法，亦称滑石粉炒法。滑石粉味甘，性寒，具有清热利尿的作用。滑石粉质地细腻，与饮片接触面积大，且传热较缓慢，使饮片受热均匀，又很少被饮片黏附，故滑石粉烫法多适用于韧性较大，受热后易出油而容易黏附辅料的动物类药物。山东常用的品种有水蛭、刺猬皮、狗鞭（黄狗肾）、玳瑁、鱼鳔胶、鹿筋、鹿鞭、脐带（坎炁）等。

【炮制目的】①使饮片质地酥脆，便于粉碎和煎煮：如鱼鳔胶、黄狗肾等韧性大的饮片，滑石粉烫后质地松泡酥脆，易于粉碎和煎煮。②降低毒性：如水蛭等炒后能降低毒性。③矫臭矫味：如动物类饮片有腥臭气味，炒后能矫其不良气味。

【操作方法】将滑石粉置于锅内，用中火加热至翻动呈灵活状态后，投入待炮制品，翻炒至鼓起，酥脆，表面呈黄色或色泽加深时，迅即取出，筛去滑石粉，放凉。辅料用量，一般以烫炒时，能将待炮制品全部掩埋并有部分剩余为宜。滑石粉烫炒品表面呈黄色或色泽加深，鼓起，质地酥脆，有香气。成品含生片、煳片不得超过2%。

【注意事项】①烫炒前须切成小块或小段。②烫炒时用中火加热，以防饮片焦煳或生熟不匀。③滑石粉可反复使用，待色泽变灰暗色时应及时更换，以免影响成品色泽。

二、炙法

炙法是将待炮制品加入定量的液体辅料拌润，使辅料逐渐渗入饮片组织内部，并炒至一定程度的方法，亦称加液体辅料炒法。而炙法一般用文火，炒制时间较长。根据所用辅料不同，炙法分酒炙、醋炙、盐炙、姜炙、蜜炙、油炙、吴茱萸炙、鳖血炙、甘草水炙等。

1. 酒炙

酒炙是将待炮制品加入定量黄酒拌匀，闷透，置温度适宜的炒制容器内，用文火炒至规定程度的方法，亦称酒炒法。除另有规定外，炮制用酒一般为黄酒，少数用白酒。

山东多用即墨老酒，其味甘、辛，性大热，具有宣行药势、活血通络、祛风散寒、矫臭矫味的作用。酒炙法多用于活血散瘀、祛风通络及味苦性寒的药物。山东常用的酒炙品种有黄连、大黄、白芍、龙胆、乌梢蛇、蕲蛇、金钱白花蛇、蛇蜕、地龙、丹参、当归、黄芩、川芎、牛膝、川牛膝、续断、威灵仙、仙茅、紫河车、蟾酥、蜂胶等。

【炮制目的】①缓和药性，引药上行：如大黄、黄连、黄柏等苦寒清热药，性本沉降下行，多用于清中、下焦湿热。酒炙后，既可缓其苦寒之性，免伤脾胃阳气，又能借酒的升提作用引药上行，清上焦邪热。②增强活血通络作用：如当归、川芎、丹参、威灵仙等活血散瘀、祛风通络的药物，经酒制后，二者起协同作用而增强疗效。③增强温肾助阳作用：如仙茅酒炙后，两者能起到协同作用，而增强温肾助阳作用。④矫臭矫味：如乌梢蛇、蕲蛇、地龙等具有腥臭气味的动物药，酒炙后可矫其不良气味，利于患者服用。

【操作方法】将待炮制品用定量黄酒拌匀，闷润至黄酒被吸尽，置于锅内，用文火炒至表面呈微黄色或色泽加深时，取出，放凉。一般每 100kg 待炮制品，用黄酒 10～20kg。酒炙品色泽较生品稍深，微带焦斑，略具酒气。成品含生片、煳片不得超过 2%，含水分不得超过 13%，含药屑、杂质不得超过 1%。

【注意事项】①用酒拌润时容器上面应加盖，以免酒迅速挥发。②若酒量少不易与饮片拌匀，可加适量水稀释后再拌润。③炒制时火力不可过大，一般用文火。

2. 醋炙

醋炙是将待炮制品加入定量米醋拌匀，闷透，置于炒制容器内，用文火炒至规定程度的方法，亦醋炒法。炮制用醋是用米、麦、高粱、麦麸、酒糟等酿制而成的，习称米醋，存放时间越长越好，又称“陈醋”。醋味酸、苦，性温，主入肝经血分，具有收敛、解毒、散瘀止痛、矫味的作用。故醋炙法多用于疏肝解郁、散瘀止痛、攻下逐水的药物。山东主要醋炙品种有香附、延胡索、青皮、乳香、没药、三棱、五灵脂、柴胡等。

【炮制目的】①引药入肝，增强活血散瘀、疏肝止痛作用：如乳香、没药、三棱、莪术等活血祛瘀的药物，醋炙后能增强活血散瘀作用。柴胡、香附、青皮、延胡索等疏肝止痛的药物，醋炙后能增强疏肝止痛作用。②降低毒性，缓和药性：如甘遂、京大戟、芫花、商陆、狼毒等峻下逐水的药物，生品有毒，泻下逐水作用峻猛，醋炙后能降低毒性，并可缓和峻下作用。③矫臭矫味：如五灵脂、乳香、没药等具有腥臭味及刺激性气味的药物，醋炙后能矫其不良气味，利于患者服用。

【操作方法】醋炙有两种方法。

（1）先拌醋后炒药法：将待炮制品用定量米醋拌匀，闷润至米醋被吸尽，置于锅内，用文火炒至表面呈微黄色或色泽加深，嗅有药材与米醋的混合气味时，取出，放凉。辅料用量，一般每 100kg 待炮制品，用米醋 20kg。本法适用于大多数药物的醋炙。

（2）先炒药后喷醋法：先将待炮制品置于锅内，用文火炒热（或炒至接近规定标准或表面微熔化时），及时而均匀地喷淋定量米醋，再翻炒至表面呈微黄色或显明亮光泽时，迅即取出，放凉。辅料用量，一般每 100kg 待炮制品，用米醋 5kg。本法多适用于含黏液质的植物类药或动物粪便类药物的醋炙。

醋炙品色泽较生品稍深，微带焦斑，略具醋气。树脂类饮片显油亮光泽。成品含生片、煳片不得超过 2%，含药屑、杂质不得超过 1%，含水分不得超过 13%。

【注意事项】①若醋的用量较少，不能与饮片拌匀时，可加入适量水稀释后，再拌润。②醋炙时宜用文火，勤加翻动，炒至规定程度，取出摊开晾干。③树脂类、动物粪便类药必须用先炒药后加醋的方法，否则会黏结成块或呈松散碎块，炒制时受热不匀，导致炒不透或炒焦。④先炒药后加醋时，宜边喷醋边翻动饮片，使之均匀。

3. 盐炙

盐炙是将待炮制品加入定量盐水拌匀，闷透，置于炒制容器内，用文火炒至规定程度的方法，亦称盐水炒法。食盐水系食盐加入适量水溶解、过滤而得到的澄明液体。食盐味咸，性寒，能引药“入肾”“引火归元”，具有清热凉血、软坚散结、润燥的作用。故盐炙法多用于补肾固精、疗疝、利尿和泻相火的药物。山东盐炙的主要品种有车前子、泽泻、沙苑子、补骨脂、韭菜子、胡芦巴、荔枝核、小茴香、川楝子、橘核、蒺藜、知母、益智、黄柏等。

【炮制目的】①引药下行，增强疗效：如杜仲、巴戟天、韭菜子等补肾的药物，盐炙后增强补肝肾作用；益智仁、沙苑子等固精缩尿的药物，盐炙后增强补肾固涩作用；小茴香、橘核、荔枝核、胡芦巴等疗疝止痛的药物，盐炙后可增强温肾散寒、疗疝止痛作用；车前子、小茴香、泽泻等利尿的药物，盐炙后增强泄热利尿作用。②增强滋阴降火作用：如黄柏、知母等滋阴清退虚热的药物，盐炙后增强滋阴降火作用。③缓和辛燥之性：如补骨脂、益智仁等药物辛温而燥，容易伤阴，盐炙后可拮抗其辛燥之性，并能增强补肾固精作用。

【操作方法】盐炙前，先要制备食盐水。方法：称取定量食盐，加入 4 ~ 5 倍量清水，待完全溶解后，澄清，过滤备用。盐炙有两种方法。

（1）先拌盐水后炒药法：将待炮制品用食盐水拌匀，闷润至盐水被吸尽（如黏结成团可搓散），置于锅内，用文火炒至表面呈黄色或色泽加深，并嗅有香气或逸出药材固有气味时，取出，放凉。一般每 100kg 待炮制品，用食盐 2kg。本法适用于大多数药物的醋炙。

（2）先炒药后喷盐水的方法：取待炮制品，置于温度适宜的炒药锅或炒药机内，用文火加热，炒至一定程度时，均匀喷洒定量的盐水，再文火炒干，至饮片符合规定程度时，取出，晾凉，除去药屑。一般每 100kg 待炮制品，用食盐 2kg。本法适用于含黏液质多的药物的醋炙。

盐炙品色泽较生品深，或略有焦斑，微有咸味。成品含生片、煳片不得超过 2%，含药屑、杂质不得超过 1%，含水分不得超过 13%。

【注意事项】①用水溶化食盐时，用水量一般以食盐的 4 ~ 5 倍量为宜。水量以能润透药材为准，遇水易黏结成团的药材，其水量应少。②含黏液质较多的饮片，应采用先炒药后喷盐水的方法。③除盐杜仲用中火外，一般用文火。采用先炒药后加盐水法时，更应控制火力，以免加入盐水后水分迅速蒸发，食盐黏附在锅上，达不到盐炙的目的。

4. 姜炙

姜炙是将待炮制品加入定量姜汁拌匀，置于炒制容器内，用文火炒至姜汁被吸尽，或至规定程度的方法，亦称姜汁炒法。姜汁系生姜经捣碎取汁，或由生姜或干姜加入适量水煎煮去渣而得的黄白色液体，有香气，具辛辣味。生姜味辛，性温，具有解表散寒、温中止呕、化痰止咳、解鱼蟹毒的作用。故姜炙法多用于祛痰止咳、降逆止呕的药物。山东常用姜汁制的饮片有厚朴、草果、竹茹、黄连、栀子等。

【炮制目的】①缓和寒性，增强和胃止呕作用：如黄连生品性味过于苦寒，姜炙后可缓和其寒性，免伤脾阳，并增强止呕作用。②降低副作用，增强疗效：如厚朴对咽喉有刺激性，姜炙后可缓和其刺激性，并能增强温中化湿作用。

【操作方法】取待炮制品，用姜汁（汤）拌匀，闷润至姜汁被吸尽，置于锅内，用文火炒至表面色泽加深，带火色时，取出，放凉。一般每 100kg 待炮制品，用鲜姜 10kg 或干姜 3kg。姜炙品色泽加深，略有焦斑，具有姜的辛辣气味。成品含生片、煳片不得超过 2%，含药屑、杂质不得超过 1%，含水分不得超过 13%。

【注意事项】①制备姜汁时，要控制水量，一般所得姜汁与生姜的比例以 1∶1 为宜。②饮片与姜汁拌匀后，要充分闷润，待姜汁被吸尽后，再用文火炒干，否则达不到姜炙的目的。

5. 蜜炙

蜜炙是将待炮制品加入定量用沸水稀释后的炼蜜拌匀，闷透，置于炒制容器内，用文火炒至规定程度的方法，亦称蜜炒法。蜂蜜味甘，性平，具有补中益气、润肺止咳、缓和药性、矫味的作用。故蜜炙法多用于止咳平喘、补脾益气的药物。山东常用蜜炙的饮片主要有甘草、槐角、马兜铃、罂粟壳、麻黄、枇杷叶、款冬花、桑白皮、百合、黄芪、紫菀、百部等。

【炮制目的】①增强润肺止咳作用：如百部、紫菀、款冬花、百合等止咳平喘化痰的药物，蜜炙后增强其润肺止咳作用。②增强补脾益气作用：如黄芪、甘草、党参等补脾益气的药物，蜜炙后增强其补中益气作用。③缓和药性：如麻黄，生品发汗作用较猛，蜜炙后能缓和发汗之力，并可增强润肺止咳平喘作用。④消除副作用：如马兜铃、白前、百部等对胃有刺激性，甚至能引起恶心呕吐，蜜炙后不仅增强药物的润肺止咳作用，还能消除其副作用。

【操作方法】炮制用蜜是经过炼制的蜂蜜。炼制方法：将除去死蜂、浮沫等杂质的蜂蜜，加热至沸腾，逐渐蒸去水分，杀死微生物，破坏酶，炼至色泽浅红、温度约在116℃的炼蜜标准。炼蜜的用量，应根据饮片的质地来掌握，一般是称取饮片重量25%的炼蜜，并兑入适量开水，配制成稀蜜液用，以利于饮片的吸收。蜜炙的操作方法有两种。

（1）先拌蜜后炒药法：取定量的炼蜜用适量开水稀释后，加入待炮制品中拌匀，闷润，置于热锅内，用文火炒至表面呈黄色或色泽加深，松散不黏手时，取出，摊晾，凉透后及时收藏。

（2）先炒药后加蜜法：先将待炮制品置于锅内，文火炒热（或炒至接近规定标准）时，均匀地淋入定量的炼蜜，拌炒至表面呈黄色，油亮，松散不黏手时，取出，摊晾，凉透后及时收藏。

山东用“手握法”检试蜜炙饮片的炮制程度。方法：炒制过程中，手随时用手握部分饮片，当感觉潮气熏手，撒手能松散掉下，掌面基本不黏有饮片及蜜液时，即为程度适中。

【注意事项】①炼制蜂蜜时应控制火力，以免蜜溢出锅外或焦煳。炼蜜不宜过老，若过于浓稠而不易与饮片拌匀时，可用适量开水稀释。②炒制器具要洗刷干净。③炒制时用文火，以免焦煳。炒制时间可稍长，尽量除去内含水分，避免贮存时发霉。④蜜炙品须凉透后及时密闭贮存，以免吸潮发黏或发霉变质。

6. 油炙

油炙是将待炮制品与定量食用油脂共同加热处理的方法，亦称油制法。油炙法主要有羊脂油炙、麻油炙（油炸）和酥炙（油脂涂酥烘烤）三种方法。油炙法所用的辅料主要有植物油和动物脂（习称动物油）两类。植物油以麻油最常用，也可用炒菜用的植物油（简称菜油）代替；动物脂以羊脂油、酥油最常用。麻油因沸点高，常用于油炸的辅料；麻油和酥油还用作涂酥烘烤的辅料，二者多适用于质地坚硬难于粉碎或有毒的饮片。羊脂油味甘，性热，具有温散寒邪、补肾助阳的作用，故羊脂油炙多适用于补虚助阳的饮片的炮制。

【炮制目的】①增强疗效：如淫羊藿经羊脂油炙后，能增强温肾助阳作用。②降低毒性：如生马钱子有毒，麻油炸后毒性降低。③利于粉碎，便于制剂和服用：如三七、蛤蚧等，经油炸和油脂涂酥烘烤后，质变酥脆，易于粉碎，并可矫正不良气味。

【操作方法】油炙主要有三种方法。

（1）羊脂油炙：先要炼制羊脂油。方法：取绵羊或山羊的脂肪（或尾油），切成碎块，放锅内加热炼制，至脂肪完全熔化后，去渣取油（即羊脂油），盛于容器内备用。取定量羊脂油放于锅中，用文火加热熔化后，倒入淫羊藿丝，均匀翻搅，文火加热，拌炒至表面具均匀的油亮光泽，呈微黄色时，取出，放凉。一般每100kg待炮制品，用羊脂油（炼油）20kg。

（2）麻油炙（油炸）：将适量麻油或植物油置于锅内，用文火加热至沸腾后，投入待炮制品，炸至表面呈黄色、酥脆时，捞出，沥净油，放凉。所用植物油的量，视饮片的量而定，适量即可。

（3）酥炙（油脂涂酥烘烤）：将待炮制品置于铁丝筛上，再于无烟的炉火上烘烤，烤热后，均匀地涂抹麻油或酥油，待油渗入药材内部后，继续涂油和烘烤，如此反复操作，至药材表面色变黄质酥脆时，离火，取下，放凉。

【注意事项】①要控制温度和时间，油炸时更需注意，以免将饮片炒焦、烤焦或炸焦，使药效降低或丧失。②油脂涂酥烘烤时，需反复操作直至饮片酥脆为止。

7. 吴茱萸汁炙

吴茱萸汁炙是将待炮制品加入定量吴茱萸汁拌匀，闷透，置于炒制容器内，用文火炒至规定程度的方法，亦吴茱萸汁炒。吴茱萸汁为吴茱萸饮片经水煎煮去渣而得的液体。其味辛、苦，性热，有小毒，具有散寒止痛、降逆止呕、助阳止泻的功能。山东常用吴茱萸汁炙的饮片主要有黄连。

【炮制目的】①增强疗效：吴茱萸汁炙黄连，能引药入肝，善于疏肝和胃止呕，用于肝胃不和、呕吐吞酸。②缓和药性：吴茱萸味辛苦，性热，黄连苦寒之性颇盛，吴茱萸汁炙后能缓和黄连苦寒之性，使黄连寒而不滞。

【操作方法】取净吴茱萸，加水适量，煎煮 2 次约半小时，去渣取汁。将吴茱萸汁拌入黄连片中，闷润至液汁被吸尽后，置于温度适宜的热锅内，用文火炒干，取出，晾凉，筛去药屑。每 100kg 净黄连，用吴茱萸 10kg。萸黄连表面棕黄色，味苦，有吴茱萸的辛辣香气。

【注意事项】①煎煮吴茱萸汁的量，应以拌匀饮片为宜。②炒时用文火加热，炒至近干。

8. 鳖血炙

鳖血炙是将待炮制品加入定量鳖血拌匀，闷透，置于炒制容器内，用文火炒至规定程度的方法，亦称鳖血炒。鳖又称中华鳖、王八、甲鱼等。鳖血是取自鳖科动物鳖活体的新鲜血液。全年均可捕捉，以秋、冬二季为多。捕捉后杀死，收集其血液。鳖血味甘、咸，性平，归肝经，具有滋阴清热、活血通络作用，主治虚劳潮热、阴虚低热、胁痛、口眼㖞斜、脱肛等症。常用鳖血炙的品种主要是柴胡。

【炮制目的】①缓和药性：柴胡生品升散作用强，鳖血炙柴胡能抑制柴胡的升浮之性。②引药入肝，增强疗效：鳖血专入肝经，鳖血炙柴胡能引药入肝经，增强清退肝热的作用，用于热入血室、骨蒸盗汗、午后潮热。

【操作方法】取净柴胡片，用定量洁净的新鲜鳖血及适量清水或黄酒拌匀，闷润至鳖血液被吸尽后，置于温度适宜的热锅内，用文火炒干，取出，晾凉。鳖血炙柴胡色泽加深，有血腥气。每 100kg 净柴胡，用鳖血 12.5kg。因鳖血炙柴胡多为临方炮制，山东一般是每 1kg 净柴胡，用两个成年活鳖取血。

【注意事项】①鳖血宜新鲜配制。②用文火炒干。

9. 米泔水炙

米泔水炙是将待炮制品加入定量米泔水拌匀，闷透，置于炒制容器内，用文火炒至规定程度的方法，亦称米泔水炒。米泔水为淘米时第二次滤出的灰白色混浊液体。其味甘，性凉，具有益气、除烦、止渴、解毒、清热凉血、利小便的作用。米泔水常用来浸泡含油脂较多的药物，以除去部分油质，降低饮片辛燥之性，增强健脾和中的作用。山东常用米泔水制的品种有苍术、白术等。

【炮制目的】①降低辛燥之性：如苍术米泔水制后，辛燥之性缓和。②增强健脾和中作用：如苍术、白术，米泔水制后，增强健脾燥湿作用。

【操作方法】米泔水的制备方法：取净大米或小米置于盆内，加适量清水淘洗，过滤，滤液弃之，再用适量清水进行第二次淘洗，过滤，取滤液（即“二泔”）备用；亦可用每 100kg 清水，加入 2kg 大米粉或小米粉，充分搅拌后的混悬液代之。炒炙时，取待炮制品，用适量米泔水拌匀，闷润至米泔水被吸尽，置于锅内，用文火炒至表面呈黄色时，取出，放凉。米泔水用量，一般以能将净饮片全部浸软润透为宜。

【注意事项】①饮片要大小分档，分别进行炮制。②饮片与米泔水拌匀后，要充分闷润，待米泔水被吸尽后，再用文火炒干，否则达不到米泔水制的目的。

10. 甘草水炙

甘草水炙是将待炮制品加入定量甘草水拌匀，闷透，置于炒制容器内，用文火炒至规定程度的方法，亦称为甘草水炒。甘草水为甘草饮片经水煎煮去渣而得的黄棕色至深棕色液体。其味甘，性平，具有补脾益气、清热解毒、祛痰止咳、缓急止痛的作用。药物经甘草水制后能缓和药性，降低毒性。常用甘草水炙的品种主要有吴茱萸等。

【炮制目的】降低毒性：如吴茱萸生品有小毒，多外用，长于祛寒燥湿；经甘草水制后，能降低毒性，可供内服。

【操作方法】甘草水的制备：取定量的净甘草片置于锅内，加适量清水煎煮，煮沸约30分钟，过滤，残渣再如法煎煮和过滤，合并两次煎煮液，浓缩至甘草量的10倍即得。将甘草水加入待炮制品中拌匀，闷透，再炒至带火色后，取出，摊晒，干燥。一般每100kg待炮制品，用甘草片6kg。制吴茱萸表面棕褐色至暗褐色，略鼓起，香气浓郁，辛辣味稍弱。

【注意事项】①饮片要大小分档，分别炮制。②注意掌握火力，用文火加热。

三、制炭

制炭是将待炮制品用武火炒或高温密闭煅烧至黑色存性的方法。根据操作方法不同，制炭分炒炭和煅炭两种方法，多适用于止血类药物，传统有“血为赤色，见黑则止”之说。制炭重在保证“黑色存性”。其中，黑色是指炭药的表面应呈焦黑色、黑褐色或焦褐色；存性是指炭药的内部（断面或粉末）应部分炭化，而不应完全炭化甚至灰化，未炭化的部分仍应保存药物的固有气味，花、叶、草类炭药仍可清晰辨别原生品的形状。

1. 炒炭

炒炭是将待炮制品置于温度适宜的炒制容器内，用武火或中火加热，炒至饮片表面焦黑色或焦褐色，内部“存性”的方法。山东常用炒炭品种主要有绵马贯众、藕节、侧柏叶、蒲黄、杜仲、荆芥、荆芥穗、地榆、椿皮、大蓟、小蓟、艾叶、干姜、乌梅、白茅根、牡丹皮、卷柏、茜草、蒲黄、鸡冠花、石榴皮、金银花等。

【炮制目的】①增强或产生止血作用：如地榆、白茅根、槐花等，炒炭后增强止血作用；干姜、乌梅、荆芥等，炒炭后产生止血作用。②增强止泻和止痢作用：如地榆、乌梅等，炒炭后增强止泻痢作用。③改变或缓和药性：如蒲黄，生品性滑，偏于行血化瘀、利尿通淋，炒炭后性涩，长于止血。

【操作方法】将待炮制品置于锅内，一般用武火或中火炒至表面黑色，内部焦褐色（即存性）；或规定的标准时，喷淋清水（出现火星者，灭尽火星），炒干，取出，及时摊晾，凉透。成品应外部呈黑色，内部存性；含生片和完全炭化者不得超过5%，含药屑、杂质不得超过3%。

【注意事项】①待炮制品应大小分档。②要控制好火力。一般质地坚实、片厚的饮片宜用武火；质地疏松的花、叶、全草类及片薄的饮片宜用中火。操作时要视具体饮片灵活掌握。③出现火星要及时喷洒适量清水，以免燃烧，失去存性。④出锅后要及时摊开晾凉，待散尽余热和湿气，检查无复燃可能后，再收贮。

2. 煅炭

煅炭是将待炮制品在高温缺氧条件下煅烧成炭的方法。煅炭从炮制程度角度命名，称煅炭法；从操作方法角度命名，称扣锅煅、密闭煅、闷煅、暗煅等。煅炭适用于质地疏松、炒炭时易灰化或有特殊需要及某些中成药在制备过程中需要综合制炭（如砒枣散）的药物。山东煅炭主要品种有血余炭、棕榈、干漆、地黄、灯心草、荷叶、蜂房、莲房、蚕茧（绵帛）等。

【炮制目的】①增强和产生止血作用：如血余炭和棕榈炭，生品不入药，煅炭后产生止血作用；荷叶、莲房等煅炭后增强止血作用。②降低毒性和刺激性：如干漆等有毒性和有刺激性的饮片，煅炭后毒性降低或消除。

【操作方法】将待炮制品置于锅内，锅上盖一较小口径的锅，两锅衔接处，先用湿纸堵封，再用盐泥封固，上撒一层细沙，待泥稍干后，扣锅上贴白纸条，或锅脐上放少许大米粒并压一重物。先用文火，继用武火加热，检视白纸显焦黄色，或大米粒显黄色时，即为煅透。及时离火，待冷却后，取出。成品应符合“全黑存性”的炭药标准；含未煅透及灰化者不得超过3%。

【注意事项】①锅内装药量一般为锅容量的2/3，且不宜压得过紧，以免煅不透。变化剧烈的血余、干漆等，装量不得超过锅容量的1/3，以免产生多量气体将盖锅顶开。②待封堵的盐泥半干时再煅烧。煅烧中若有气体或浓烟从锅缝中喷出，应随时用湿盐泥封堵，以防空气进入，使饮片灰化。③煅透后应放冷后再开启，以免饮片遇空气燃烧而灰化。

四、煅制

煅制是将待炮制品直接放于无烟炉火中或置于适当的耐火容器内煅烧的方法。煅制分为明煅法、煅淬法，适用于质地坚硬的矿物类、动物贝壳及化石类药材。饮片经高温煅烧后，能改变其原有性状，质地变得疏松，利于粉碎和煎煮，故有“煅者去坚性”之说。煅烧还能除去饮片中有害的硫、砷等易挥发性物质，也能使某些成分发生氧化、分解等反应，从而降低或消除副作用，提高疗效，或产生新药效。

煅制，唐代以前称燔、烧、炼等。如《五十二病方》中就有用燔法处理矿物药、动物药和少量植物药的记载。汉代《金匮玉函经》中提出“有须烧炼炮炙，生熟有定”，其中的烧和炼是不同程度的燔，两者只是温度高低、时间长短的差别。唐代医者在承袭前人方法的基础上，根据当时的情况提出了煅法，其炮制方法当时已经相当进步，其中的某些煅制方法历经各代，一直沿用至今。

1. 明煅

明煅是将待炮制品直接放于无烟炉火中或装入适宜的耐火容器内，不隔绝空气进行煅烧的方法。其中，直接放于无烟炉火中煅烧又称直接煅或直火煅法，装入适宜的耐火容器内煅烧又称间接煅，多适用于较易煅制的矿物类和动物贝壳、化石类药材。此类药材一般经一次煅烧即能达到质地酥脆的程度。山东明煅常用品种有白矾、皂矾（绿矾）、硼砂、石膏、寒水石、花蕊石、钟乳石、青礞石、金礞石、赤石脂、白石脂、金精石、云母石、海浮石、蛇含石、鹅管石、龙骨、龙齿、石决明、牡蛎、瓦楞子、蛤壳、珍珠母等。

【炮制目的】①使饮片质地酥脆，易于粉碎和煎出成分：如花蕊石、钟乳石、石决明等，生品质地坚硬，煅后质变酥脆，便于粉碎和煎煮。②增强疗效：如白矾、龙骨、牡蛎等，煅后能增强收敛生肌、固涩作用。③改变药性，产生新的作用：如石膏，生品味甘辛，性大寒，具有清热泻火、除烦止渴的功效；煅后增加了涩味，寒性减弱，具有收湿敛疮、生肌、止血作用。

【操作方法】将净药材直接放于无烟的炉火上，或将净药材砸成小块，装入耐火容器内，再置于无烟的炉火中，用武火煅烧，矿物类煅至通体红透、贝壳类煅至微微发红时，取出，放凉。含结晶水的药材置于铁锅内，武火煅至所含结晶水完全蒸发后，离火，取出。

【注意事项】①待炮制品须砸成碎块或大小分开，分别进行煅制，以防太过或不及。②应一次煅透，中途不得停火，以免出现夹生现象。③煅制温度和时间要适度，应根据饮片的性质而定。如主含云母类、石棉类、石英类矿物药，虽然煅烧短时间即能达到“红透”，但其理化性质很难改变，因此煅时温度应高，时间要长。含铁量高而又夹有黏土、砷的饮片，粒度要小，温度不一定太高，但时间应稍长。含有结晶水的无机盐类饮片，不要求煅红，但需使结晶水蒸发至尽，或全部成为蜂窝状固体。④煅烧时易爆溅的饮片应加盖，但不密闭，以确保安全。

2. 煅淬

煅淬是将待炮制品按明煅法烧至红透后，立即投入规定的液体辅料（淬液）中，使之骤然冷却，达到酥松的方法。常用淬液有米醋、黄酒、药汁、清水等。煅淬法适用于质地坚硬，经高温仍不能疏松的矿物药，以及临床上因特殊需要而必须煅淬的药物。此类饮片一般需经多次煅烧和浸淬，才能达到质地酥松的程度。山东煅淬常用品种有自然铜、赭石、磁石、紫石英、白石英、禹余粮、石燕、阳起石、炉甘石等。

【炮制目的】①使饮片质地酥松，易于粉碎和煎出成分：质地坚硬的矿物类饮片经高温煅烧，受热膨胀后投入淬液冷却，外部晶格遇冷迅速收缩、裂解，从而产生裂隙，外部酥松。再煅、再淬，内部没有裂解的部分产生新的裂隙，直至晶格间完全裂解，达到酥松的目的。②产生新的成分，增强疗效：某些饮片经煅淬后，化学成分发生改变，增强疗效。如自然铜煅后生成硫化亚铁，炉甘石煅后生成氧化锌，含铁矿物药煅后醋淬有醋酸亚铁生成。③除去杂质和毒性成分，洁净饮片：如自然铜、磁石、炉甘石等，夹有杂质，甚至含砷、锶、铅等有毒成分，煅淬后可除去。

【操作方法】取净药材，打碎成小块，装于坩埚内或适宜的耐火容器内，置于无烟炉火中煅烧，煅至通体红透，取出，立即投入规定量的液体辅料中，使其酥松，取出，晾干。若不完全酥，要再煅，再淬，直至达到质地酥松的程度，干燥。将煅淬后的饮片碾或粉碎成粗粉。淬液的用量：一般每 100kg 待炮制品，醋淬时，用米醋 30kg；酒淬时，用黄酒 20kg；三黄汤淬时，用黄芩、黄连、黄柏各 12.5kg；水淬时，用饮用水适量。成品含未煅透者不得超过 3%。

【注意事项】①饮片应砸成小块，以减少煅淬次数。②应煅至饮片质地全部酥松，辅料被吸尽为度。

五、蒸法

蒸法是将待炮制品大小分档，加辅料或不加辅料装入笼屉或木甑等蒸制容器内，加热蒸透或蒸至规定程度的方法。其中，不加辅料的蒸法称清蒸法；加辅料的蒸法称加辅料蒸法。蒸制时间应视待炮制品的炮制目的不同而不同，可以是几十分钟、几小时、十几小时或更长。如黑豆汁蒸何首乌需数十小时，制备熟地黄传统要求蒸、焖、晒结合反复蒸制，习称“九蒸九晒”。蒸法有清蒸、酒蒸、醋蒸、黑豆汁蒸、豆腐蒸等方法。

1. 清蒸法

清蒸是将待炮制品，装入蒸制容器内，用水蒸气蒸制的方法。多适用于难以软化和贮存的药材和饮片。山东常用的品种有黄芩、桑螵蛸、玄参、木瓜、人参、天麻、何首乌等。

【炮制目的】①保存药效，利于贮存：如黄芩蒸后破坏了酶类成分，保存苷类有效成分；桑螵蛸蒸后使虫卵失去活性，便于贮存。②利于软化：如木瓜质地坚硬，用冷水浸润水分不易渗入；天麻含糖类较多，久泡易损失有效成分。二者用蒸法软化效率高、效果好，切出的饮片外表美观，且容易干燥。

【操作方法】取待炮制品，大小分档。用水洗润（黄芩不可用水洗，质地坚硬者蒸前可适当用水浸润 1 ~ 2 小时以加速蒸的效果），置于笼屉或其他适宜的蒸制容器内，用水蒸气蒸透或蒸软，取出。再趁热润至适合切制的程度，切片，干燥，除净药屑。

【注意事项】①蒸前饮片要大小分档，使蒸制的程度均匀一致。②黄芩如用常水（冷水）软化，能导致饮片发绿。

2. 酒蒸

酒蒸是将待炮制品用黄酒拌匀，润透，置于蒸制容器内，用水蒸气蒸制的方法。如地黄、黄精、肉苁蓉、山茱萸、女贞子、豨莶草、荷叶等。

【炮制目的】①改变药物性能：如地黄生品性寒，清热凉血，酒蒸制后药性由寒转温，功效由清变补，滋阴补血。②减少副作用：如黄精生用刺激咽喉，蒸后刺激性消失；大黄生用气味重浊，走而不守，直达下焦，泻下作用峻烈，易伤胃气，酒蒸后泻下作用缓和，能减轻腹痛等副作用。③增强疗效：如酒蒸山茱萸能增强补肝肾作用；酒蒸荷叶，酒引药势，增加散瘀作用。

【操作方法】酒蒸将待炮制品用定量黄酒拌匀，闷润至酒被吸尽，放笼屉或适宜容器内，置于锅上，用武火加热，待“圆汽”后改用文火，蒸 4 ~ 8 小时，焖 4 ~ 8 小时，至呈黑色或规定的质量标准（如不符合质量标准再复蒸一次），取出，摊晾或晒至外皮微干，再将蒸时所得原汁的浓缩液拌入，吸尽，干燥，或切片后干燥。辅料用量，一般每 100kg 待炮制品，根及根茎类用黄酒 30kg；果实、种子和全草类用黄酒 20kg。酒蒸制品应色泽黑润，内无生心。

【注意事项】①蒸前要大小分档，使蒸制的程度均匀一致。②应待黄酒被吸尽后再蒸制。③锅“圆汽”后，要用文火，防止酒快速挥发而达不到酒蒸的目的。④要控制蒸制时间。时间过短达不到程度要求，过久则影响药效，某些饮片还可能“上水”，难以干燥。⑤须长时间蒸制时，要防止水煮干，应不断添加开水。

3. 醋蒸

醋蒸将待炮制品用米醋拌匀，润透，置于蒸制容器内，用水蒸气蒸制的方法。如五味子、南五味子等。

【炮制目的】增强疗效。五味子醋蒸后，增强涩精止泻作用。

【操作方法】将待炮制品用定量米醋拌匀，闷润至醋被吸尽，放笼屉或适宜容器内，置于锅上，用武火加热，待锅“圆汽”后改用文火，蒸至呈黑色或规定的质量标准时，取出，干燥。

【注意事项】①应待米醋被吸尽后再蒸制。②蒸至色泽黑润为度。

4. 黑豆汁蒸

黑豆汁蒸是将待炮制品用定量黑豆汁拌匀，润透，用水蒸气蒸制的方法。黑豆汁为黑大豆经水煎煮去渣而得的黑色混悬液体，主含蛋白质、脂肪、淀粉、维生素、色素等。黑豆味甘，性平，具有滋补肝肾、活血利水、祛风解毒的作用。常用黑豆汁制的品种有何首乌等。

【炮制目的】①增强疗效：如黑豆汁蒸何首乌，能增强补肝肾、益精血、乌须发、强筋骨、化浊降脂的功能。②降低毒性或副作用：如黑豆汁蒸何首乌，能消除滑肠致泻的不良反应。

【炮制方法】取净何首乌片或块，用黑豆汁拌匀，润至汁液被吸尽，置于笼屉等适宜的蒸制容器内，蒸至内外均呈棕褐色时，取出，干燥。每100kg净何首乌片或块，用黑豆10kg。

【注意事项】①蒸前要大小分档。②要控制蒸制时间。时间过短达不到程度要求，要达到32小时以上，使具泻下作用的游离蒽醌有充足的时间水解。③蒸制时要防止水煮干，应不断添加开水。

5. 豆腐蒸

豆腐蒸是将待炮制品置于豆腐块中，用水蒸气蒸制的方法。豆腐为大豆经粉碎加工而成的乳白色固体，主含蛋白质、维生素、淀粉等。豆腐味甘，性凉，具有益气和中、生津润燥、清热解毒的作用。豆腐具有较强的沉淀与吸附作用。常用豆腐蒸的品种有藤黄等。

【炮制目的】降低毒性：如藤黄生品有毒，经豆腐蒸、煮后，毒性降低，便于内服。

【操作方法】取定量豆腐块放盘上，在豆腐中间挖一洞槽，洞内装入药材碎粒，再用挖出的豆腐片盖严，置于笼屉内蒸至药材熔化（3～4小时）后，取出，放冷，除去豆腐，干燥。一般每100kg待炮制品，用豆腐500kg。

【注意事项】①生藤黄有大毒，制后的豆腐及蒸煮液应妥善处理。②用过的器具要洗涤干净，以免中毒。

6. 胆汁蒸

胆汁蒸是将待炮制品与胆汁蒸制的方法。胆汁系牛、猪、羊的新鲜胆汁，为绿褐色、微透明的液体，略有黏性，有特异腥臭气，传统认为牛胆汁为佳。胆汁主含胆酸钠、胆色素、黏蛋白、脂类及无机盐类等。胆汁味苦，性大寒，具有清肝明目、利胆通肠、解毒消肿、润燥的作用。常用胆汁制的药物有黄连、天南星等。

【炮制目的】药物经胆汁制后，能降低毒性，缓和燥性，增强疗效。

【操作方法】取制天南星粉，加入净胆汁（或胆膏粉及适量清水）拌匀，蒸60分钟至透，取出，放凉，制成小块，干燥。每100kg生天南星细粉，用牛（或羊、猪）胆汁400kg（或胆膏粉40kg）。

【注意事项】蒸法制备胆南星时间短，须用制南星粉。

六、煮法

将待炮制品加辅料或不加辅料置于锅内，加入适量清水共煮的方法，称煮法。煮法包括清水煮和加辅料煮法。加辅料煮法所用辅料种类较多，如醋、生姜、白矾、黑豆、豆腐、甘草、荷叶、山羊血等。

1. 清水煮

清水煮是将待炮制品与清水共煮的方法。清水煮法多适用于某些有毒或难于贮存的药物。常用清水煮的品种有川乌、草乌、黄芩等。

【炮制目的】①降低或消除毒性或副作用：降低药物的毒性以煮法最为理想，传统有“水煮三沸，百毒俱消”之说。如川乌、草乌生品有毒，清水煮制后毒性显著降低。②便于软化切片，并保存药效：如黄芩用煮法软化，既能杀酶保苷保存有效成分，又能软化切片。

【炮制方法】取待炮制品，用水浸泡至透（黄芩不可水浸），置于适宜容器内，加水没过药面，先用武火煮沸后，再改用文火加热，煮至内无白心时，取出，切片，干燥，如乌头。或将干燥的净药材直接投入多量沸水中，煮沸一定时间，取出，闷润，切片，干燥，如黄芩。

【注意事项】①饮片要大小分档，分别煮制。②注意掌握加水量：煮制中途需加水时，宜加沸水。③注意掌握火力：一般先用武火煮至沸腾，再改用文火，保持微沸，使水分向饮片组织内部渗透。④有大毒的饮片煮后剩余的少量汁液应弃妥善处理。

2. 醋煮

醋煮是将待炮制品与米醋共煮的方法。一般个货的延胡索、莪术、香附、三棱等，有毒的甘遂、芫花、商陆、大戟等，具补益作用的五味子等常用醋煮。

【炮制目的】①软化切片和醋炙兼得：延胡索、莪术、香附、三棱等常用醋炙品，其个货药材先醋煮再切片，既能软化切片，又能达到醋炙的目的。②降低毒性：芫花、甘遂、大戟、商陆等有毒饮片，醋煮后更能降低毒性。③增强疗效：延胡索、莪术、香附、三棱等醋煮后，引药入肝，增强活血散瘀、疏肝止痛作用。

【操作方法】将待炮制品置于锅内，加入定量米醋或兑入适量清水，用文火共煮至透心及醋液被吸尽时，取出，晾凉，闷润至内外软硬一致，切片，干燥。

【注意事项】①饮片要大小分档，分别煮制。②煮前先要用水浸泡至透，否则很难煮至透心。③勤翻动，以防止煳锅。④煮至醋被吸尽。

3. 姜煮

姜煮是待炮制品与生姜（干姜）片或姜汁同煮的方法。常用姜煮的品种主要有个货的厚朴。

【炮制目的】①软化切片和姜炙兼得：个货厚朴用姜煮，既可达到软化切丝目的，又能达到姜炙的目的。②降低毒性或副作用：如厚朴姜煮后可缓和对咽喉有刺激性。③增强疗效：如厚朴姜煮后能增强温中化湿的作用。

【操作方法】将个货药材与适量姜汤（定量生姜或干姜片）置于锅内，用文火煮透，姜汤被吸尽，取出，润至柔软适中，切片或丝，干燥。一般每 100kg 待炮制品，用鲜姜 10kg 或干姜 3kg。

【注意事项】①姜煮时，既可用生姜或干姜片加水与个货厚朴共煮，也可制备姜汁后再与其共煮。②若待炮制品漂起，应用重物压入水面以下。③煮后，锅内剩余的汁液要再拌入丝中，再干燥。

4. 姜矾煮

姜矾煮是将待炮制品与生姜、白矾加水共煮的方法。姜矾煮法，常用于姜半夏、制南星、制白附子的炮制。

【炮制目的】①降低毒性：如半夏、天南星、白附子等，用生姜、白矾等煮后，均可降低毒性。②增强疗效：如白附子等，用生姜、白矾制后，增强祛风逐痰的功效。

【操作方法】取待炮制品，大小分档，用水浸泡至内无干心时，取出；另取生姜切片煎汤，加白矾与半夏共煮透，取出，晾干或晾至半干，干燥；或切薄片，干燥，除去药屑。每 100kg 净半夏，用生姜 25kg，白矾 12.5kg。

【注意事项】①待炮制品要大小分档，使浸漂或煮制的时间一致。②浸漂时，每天应定时反复换水，勤检查，以防霉烂。③加热处理时，火力要均匀，勤翻动，以免煳汤。

5. 豆腐煮

豆腐煮是将待炮制品与豆腐置于锅内，并加水共煮的方法。豆腐煮法多用于硫黄、藤黄或做过饰品的珍珠（习称花珠）、玛瑙等。

【炮制目的】①降低毒性：如藤黄、硫黄生品有毒，经豆腐煮后，毒性降低，便于内服。②清洁饮片：如做过首饰的旧珍珠（花珠）和玛瑙等，豆腐煮后可去其油腻，令其洁净，便于服用。

【操作方法】将待炮制品与定量豆腐置于锅内，加清水没过药材，用文火煮至豆腐呈黑绿色时，取出药材，用水漂净，干燥。一般每 100kg 待炮制品，用豆腐 200kg。成品应煮透，含药屑、杂质不得超过 2%，含水分不得超过 13.0%。

【注意事项】①豆腐制前要将饮片大小分档，使饮片的程度均匀一致。②豆腐制有毒饮片时，制后的豆腐及蒸煮液应妥善处理。

6. 甘草汁煮

甘草汁煮是将待炮制品与甘草汁共煮的方法。山东常用甘草汁制的品种有远志、巴戟天、乌头、附子等。

【炮制目的】①缓和药性：如远志生品易于刺激咽喉，多外用，以消肿为主。甘草汁煮后能缓和苦燥之性，消除刺喉感，以安神益智为主。②增强药效：如巴戟天味甘、辛，性微温，归肾、肝经，具有补肾阳、强筋骨、祛风湿的功能。制巴戟天甘味更浓，补益作用增强。

【炮制方法】先要制备甘草汁。方法：取净甘草片，加适量清水煎煮两次，第一次约 30 分钟，第二次约 20 分钟，滤过，合并两次煎液，浓缩至甘草量的 10 倍即得。甘草汁煮的方法：取待炮制品，加入适量的甘草汁，用文火加热，煮至汤液被吸尽，取出，干燥。每 100kg 待炮制品，用甘草 6kg。甘草汁煮品颜色加深，味甜。含药屑、杂质不得超过 2%，成品含水分不得超过 13%。

【注意事项】①要大小分档，分别煮制。②应煮至汁液被吸尽。

7. 荷叶煮

荷叶煮是待炮制品与荷叶共煮的方法。常用于煮藤黄。方法：取荷叶加 10 倍量水煎煮 1 小时，捞去荷叶，加入净藤黄煮至烊化，并继续浓缩成稠膏状，取出，凉透，使其凝固，打碎。每 100kg 净藤黄，用荷叶 50kg。荷叶制藤黄呈黄褐色，味辛。制藤黄毒性降低，可以内服，用于痈疽肿毒，顽癣，跌仆损伤。

8. 山羊血煮

山羊血煮是待炮制品与山羊血共煮的方法。常用于煮藤黄。方法：先将山羊血放于锅内煮沸，分割成小块，再将藤黄小块放入山羊血中，置于铜锅内加水煮 5 ~ 6 小时，除去山羊血，取出，晾干，研成细粉。每 100kg 净藤黄，用山羊血 50kg。山羊血制藤黄呈黄褐色，味辛。制藤黄毒性降低，可以内服。

七、炖法

炖法是将待炮制品加辅料装入铜罐或瓷罐等密闭容器内，隔水加热或用蒸汽加热至规定程度的方法，亦称间接蒸法。根据辅料不同，可分为酒炖、黑豆汁炖等。

1. 酒炖

酒炖是将待炮制品用黄酒拌匀，润透，装入密闭容器内，隔水加热炖制的方法。酒炖法多适用于具有滋补作用的药物。山东用酒炖的品种有地黄、黄精、肉苁蓉、山茱萸、女贞子、豨莶草、大黄、荷叶等。

【炮制目的】与酒蒸相同。

【操作方法】将待炮制品与定量黄酒拌和均匀，装入蒸罐或密闭容器内，密封，隔水或用蒸汽加热，炖 8 ~ 12 小时，至黄酒基本被吸尽，再焖 8 ~ 12 小时，至呈黑色或规定的质量标准时，取出，摊晾或晒至外皮微干，再将罐中余汁拌入，吸尽，干燥或切片后干燥。

【注意事项】①炖前饮片要大小分档。②炖时罐口要封严，以防酒气蒸发。③炖制时一般先用武火，待“圆汽”后改用文火，保持有足够的蒸汽即可。④炖后若有剩余的黄酒，应拌入饮片后再干燥。

2. 黑豆汁炖

黑豆汁炖是将待炮制品与黑豆汁拌匀，润透，装入密闭容器内，隔水加热炖制的方法。何首乌既可以黑豆汁蒸，也可以黑豆汁炖。但以黑豆汁蒸最常用。

【炮制目的】与黑豆汁蒸何首乌相同。

【炮制方法】黑豆汁的制备和用量与黑豆汁蒸何首乌相同。炖制时，取生首乌片或块，用黑豆汁拌匀，润透，将待炮制品与剩余的黑豆汁一同倒入瓷罐等非铁质容器内，密闭，隔水加热或用蒸汽加热，炖至内外色泽均呈棕褐色，汁液被吸尽，取出，干燥。

【注意事项】①何首乌饮片要大小分档。②炖时罐口要封严。③炖后若有剩余的液汁，应拌入蒸后的何首乌中再干燥。

3. 醋炖

醋炖是待炮制品与醋共炖的方法。常用醋炖的品种有乌梅。

【炮制目的】乌梅生品长于敛肺止咳、生津止渴、安蛔。醋炖后与生乌梅功效相似，但收敛固涩作用更强，尤其适用于肺气耗散之久咳不止和蛔厥。

【炮制方法】取净乌梅或乌梅肉，用米醋拌匀，闷润至醋被吸尽，置于蒸罐内或适宜容器内，密闭，隔水加热，炖制 2 ~ 4 小时，取出，干燥。每 100kg 待炮制品，用米醋 20kg。醋乌梅乌黑色，质较柔润，微有醋气。

【注意事项】应炖至乌梅乌黑色，质较柔润，微有醋气。

八、煨制

煨制是将待炮制品用面皮或湿纸包裹，埋在有余烬的热火灰中或置于加热的滑石粉中慢慢令熟；或将待炮制品用吸油纸均匀地层层间隔分放，隔纸加热，以除去部分油质；或与麦麸皮同置于炒制容器内，文火炒至规定程度的方法，统称为煨法。

煨制包括裹煨、隔纸煨、滑石粉或麦麸皮煨。

1. 裹煨

裹煨是将待炮制品用面皮或湿纸包裹，埋在有余烬的热火灰中或置于加热的滑石粉中慢慢令熟的方法。

【炮制目的】①除去部分油脂，增强涩肠止泻的作用：如肉豆蔻、诃子、葛根、木香、清木香等。②降低毒性或副作用，缓和药性：如肉豆蔻经煨制后，挥发油中的有毒成分肉豆蔻醚含量降低且能减少刺激性。

【操作方法】将面粉用清水和成面团，压成薄饼状，或将草纸渍湿（用纸浆亦可），用面饼或湿纸将药材逐个包裹，皮厚约 15mm，晾至半干后，再埋于塘火（即热灰）中或置于热滑石粉中，煨制至面皮呈焦黄色，或草纸呈焦褐色，并透出药材固有气味时，取出，凉后剥去皮或趁热剥去皮，及时切片，放凉。

【注意事项】①面裹煨时，待炮制品表面最好挂一层滑石粉衣，再包裹面皮，以利于煨熟后剥去面皮。②煨法操作应温度低，时间长，以利于油的溢出。

2. 隔纸煨

隔纸煨是将净饮片平铺于铁丝匾中的吸油纸上，一层饮片一层吸油纸，如此间隔数层，再将匾置于炉火上或烘干室内烘烤，待饮片所含油质渗透于纸上时，取出，放凉的方法，亦称烘煨。

3. 滑石粉煨

滑石粉煨是将滑石粉置于锅内，用文火加热后，倒入待炮制品，不断翻动，煨炒至表面显黄色并透出饮片固有气味时，取出，筛去滑石粉，放凉。一般每100kg待炮制品，用滑石粉50kg。

4. 麦麸皮煨

麦麸皮煨是麦麸皮与待炮制品一同置于锅内，用文火加热，不断翻动，煨炒至表面显黄色，并透出饮片固有气味时，取出，筛去麦麸，放凉。一般每100kg待炮制品，用麦麸皮40kg。

九、制霜

制霜是将待炮制品去油制成松散粉末，或渗透析出细小结晶，或用适宜方法制成细粉或粉渣的方法。制霜法，一般包括去油制霜法、渗析制霜法、升华制霜法、副产品制霜法等。

1. 去油制霜法

去油制霜是将净种仁碾成泥状，经微热后压榨去油，再碾成松散粉末的方法。山东常用的品种有巴豆、千金子、柏子仁、大风子、木鳖子等。

【炮制目的】①降低毒性，缓和药性：如巴豆、千金子、木鳖子、大风子等有毒，泻下作用猛烈，去油制霜后可降低毒性，缓和泻下作用，保证临床用药安全有效。②消除滑肠作用：如柏子仁具有滑肠通便之功，体虚便溏患者不宜用，制成霜后，除去了大部分油分，可降低滑肠等不良反应。

【操作方法】量多者，将净种仁碾成泥状，用布包好，蒸热，压榨去油，冷后再加热、再压，如此反复数次，至饮片松散不再黏结成饼为度，研成松散粉末。量少者，将净种仁研或捣成泥状，用数层吸油纸包裹，经微热后压榨，待纸上有多量油分后，换吸油纸，微热后再压，反复换纸吸去油，至纸上不显或微显油分，饮片松散成粉，不再黏结为度，研成松散粉末。

【注意事项】①饮片应加热或放置于热处，趁热压榨去油。②纸上吸满油分后，勤换吸油纸，缩短炮制时间。③有毒饮片去油制霜用过的布或纸要及时烧毁，使用的器具应清洗干净，以免误作他用，引起中毒。

2. 渗析制霜法

渗析制霜是待炮制品与物料经加工析出细小结晶的方法。山东常用的品种有西瓜霜。

【炮制目的】制造新药，扩大用药品种，增强疗效：如西瓜霜。

【操作方法】有西瓜析霜和瓦罐析霜两种方法。

（1）西瓜析霜：取新鲜西瓜，沿蒂头切一厚片作顶盖，挖出部分瓜瓤，将皮硝填入瓜内，盖上顶盖，用竹签插牢，用碗或碟托住，悬挂于阴凉通风处，待西瓜表面析出白霜时，随时刮下，直至无白霜析出为止，晾干。

（2）瓦罐析霜：取新鲜西瓜切碎，放入不带釉的瓦罐内，一层西瓜一层皮硝，至罐容积的4/5，将口封严，悬挂于阴凉通风处，数日后瓦罐外面析出白色结晶物，随析随收集，至无结晶析出为止。上述两种制霜方法，均为每100kg西瓜，用皮硝15kg。制得的西瓜霜含硫酸钠（Na_2SO_4）不得少于90.0%。

【注意事项】①宜在秋季气候凉爽干燥的季节制备，夏季湿度大时难以得到结晶。②应随时刷下析出的结晶，否则会影响霜的析出。③刷下的结晶应密封贮藏。

3. 升华制霜法

升华制霜是药物经过高温加工处理，升华成结晶或细粉的方法。

【炮制目的】使药物更纯净，保证剧毒药物用量准确：如砒霜、白粉霜等。

【炮制方法】取待炮制品细粉，置于煅锅内，上置一口径较小的锅，两锅接合处先用湿草纸再用盐泥封固，上压重物，盖锅底上贴一白纸条或放几粒大米，用文武火加热，煅至白纸或大米成焦黄色时，离火，待凉后，收集盖锅上的结晶或细粉。

【注意事项】①顶锅上要压一重物，以免产生多量气体将盖锅顶开。②待封堵的盐泥半干时再煅烧。③煅好要冷后再开启，将结晶研细，妥善保存。

4. 副产品制霜法

副产品制霜是药物经过多次长时间煎熬后所剩的粉渣另作药用，或收集产品加工时的副产物作药用的方法。

【炮制目的】缓和药性，综合利用，扩大药源：如鹿角霜、柿霜、百草霜等。

【炮制方法】本法根据待炮制品的性质不同，而炮制方法各异。

（1）鹿角霜：是取净鹿角熬去胶质（制备鹿角胶）后剩下的鹿角骨块，除去杂质，捣碎或研碎。

（2）柿霜：是将秋季摘下成熟的柿子，削去外皮，日晒夜露，约经一个月后放置于席圈内，再经一个月左右，在柿饼表面渗出一层白色粉霜，刷下后，即为柿霜。将柿霜放置于锅内加热熔化，至饴糖状时，倒入特制的模具中，待冷后取出，干燥，即为柿霜饼。

（3）百草霜：是将柴草燃烧后附着于锅底或烟囱内的烟灰，轻轻刮下，用细筛筛去杂质即得。

【注意事项】①鹿角霜要捣碎或研碎。②柿霜制备要注意环境卫生。③百草霜是柴草燃烧后的烟灰，要研细过筛。

十、其他制法

1. 焯制

焯制是将待炮制品置于多量沸水中，浸煮短暂时间，取出，除去或分离种皮的方法。多适用于需除去或分离种皮的种子类药物。山东常用的品种有苦杏仁、桃仁、白扁豆等。

【炮制目的】①除去或分离种皮：如苦杏仁、桃仁的种皮属非药用部位；白扁豆的种皮（扁豆衣）偏于祛暑化湿，扁豆仁偏于健脾化湿，需分开分别药用。②保存有效成分：如苦杏仁焯制，能破坏苦杏仁酶，有利于保存苦杏仁苷。

【操作方法】是将待炮制品置于多量沸水中煮短时间，以除去表皮或种皮的方法。如苦杏仁、桃仁、白扁豆等去皮，是置于沸水中略烫 5～10 分钟，再置于冷水中短时间，皮即易被剥去或搓去，干燥，即得。焯制品呈乳白色或类白色，无种皮。成品含药屑、杂质不得超过 1%，含水分不得超过 13%。

【注意事项】①水量要大：一般为待炮制品量的 10 倍。若水量过少，投入待炮制品后，水温迅速降低，酶不能很快被灭活，且饮片在温水中时间太长，使苷被酶解或水解，影响药效。②时间不宜过长：加热时间以 5～10 分钟为宜。以免与水接触时间过长，有效成分随水流失。③焯制后，应当天晒干或低温烘干，否则易变黄，影响成品质量。

2. 水飞

水飞是某些不溶于水的矿物、贝壳类药物，经反复研磨成细粉后，利用粗细粉末在水中悬浮性不同的特点而分离、制备极细腻粉末的方法。山东常用的品种有朱砂、雄黄、珍珠、滑石等。

【炮制目的】①使饮片洁净：水飞能除去饮片中的可溶性杂质和不能悬浮的杂质，使饮片更加纯净。②使饮片更加细腻：饮片经水飞能制得极细粉末，便于内服和外用，提高其生物利用度。③除去毒性物质：饮片中的某些水溶性有毒成分，如砷盐、汞盐等，可随水被弃去；某些不溶于水的有毒成分，如游离汞等，因不能悬浮而随残渣被弃去。④防止研磨时粉尘飞扬：饮片用湿法研磨，能防止干法研磨时的粉尘飞扬，以减少饮片的损失、避免污染环境、减轻某些刺激性较强甚至有毒的饮片对人体的侵害。

【操作方法】将待炮制品适当破碎，置于乳钵中或其他适宜容器内，加入适量清水润湿，研磨成糊状，再加入大量水搅拌，静置片刻，待粗粉下沉后，立即倾取混悬液，下沉的粗粒再行研磨，如此反复操作，至研细为止。最后将不能混悬的杂质弃去，将倾出的混悬液合并静置，待完全沉淀后，倾去上部的清水，滤去底部细粉浆液中的水分，干燥后，将沉淀物研散研细，即得极细粉末。成品呈朱红色、橙黄色、白色或类白色的极细粉末。朱砂粉含硫化汞（HgS）不得少于98.0%。雄黄粉含砷量以二硫化二砷（As_2S_2）计，不得少于90.0%。

【注意事项】①研磨时加水量宜少，以防溢出或不宜研磨。②搅拌混悬时加水量宜大，以除去有毒物质或杂质。③有毒饮片干燥时温度不宜过高，以晾干或低温烘干为宜。④朱砂和雄黄研磨时，要忌铁器并注意温度。

3. 提净

提净是某些矿物药，特别是一些含有可溶性无机盐类药物，经过溶解，过滤，重结晶处理，使之进一步纯净的方法。山东常用的品种有芒硝、玄明粉、硇砂等。

【炮制目的】①使饮片纯净：如朴硝不纯，不宜内服，经提净后，可提高其纯净度。②缓和药性，提高疗效：如朴硝经萝卜提净后，不仅可提高其纯净度，而且萝卜甘温，能缓其咸寒之性，并借萝卜的消导降气之功，增强其润燥软坚、消导下气通便的作用。③降低毒性：如硇砂生品有毒，忌内服，经米醋提净后，能降低毒性，可供内服。

【操作方法】有降温结晶和蒸发结晶两种提净方法。

（1）降温结晶：将待炮制品与辅料加水共煮后，滤去杂质，将滤液置于阴凉处，使之冷却重新结晶。如芒硝。

（2）蒸发结晶：将待炮制品先适当粉碎，加入适量水加热溶化后，滤去杂质，将滤液置于搪瓷盆中，加入定量米醋，再将容器隔水加热，使液面析出结晶物，随析随捞取，至析尽为止；或将原药材与醋共煮后，滤去杂质，将滤液加热蒸发至一定体积后再使之自然干燥。如硇砂。

【注意事项】①降温结晶时，宜在秋末冬初进行，以利于结晶的析出。②蒸发结晶时，不应使用金属器皿，以防被腐蚀。采用隔水加热时，析出的结晶应随析随捞取，否则会影响结晶的析出。

4. 发酵

发酵是待炮制品在一定温度和湿度条件下，由于霉菌和酶的催化分解作用，使其发泡、生衣的方法，亦称曲法。山东常用的品种有六神曲、半夏曲、建曲、百药煎、红曲、淡豆豉等。

【炮制目的】①产生新的作用，扩大用药品种：如六神曲、淡豆豉等。②增强疗效：如半夏经发酵制成曲后，能增强健脾温胃、燥湿化痰的功能。

【操作方法】取待炮制品加规定的辅料拌匀后，制成一定形状，置于适宜的湿度和温度下，使微生物生长至其中酶含量达到规定程度，晒干或低温干燥。注意发酵过程中，发现有黄曲霉菌，应禁用。

【注意事项】①原料发酵前应进行杀菌、杀虫处理，以免杂菌影响发酵质量。②发酵过程必须一次完成，不得中断或中途停顿。③必须在适宜的温度和湿度条件下发酵。④发酵过程中，前期要注意保温，后期应适当通风，使发酵有适宜的温度和充足的氧气。

5. 发芽

发芽是将净选后的新鲜成熟的果实或种子，在一定的温度或湿度条件下，促使萌发幼芽的方法，亦称“蘖法”。山东常用的品种有麦芽、谷芽、稻芽、大豆黄卷等。

【炮制目的】通过发芽，使其具有新的功效，扩大用药品种。

【操作方法】取待炮制品，置于容器内，加适量水浸泡后，取出，在适宜的湿度和温度下使其发芽至规定程度，晒干或低温干燥。注意避免带入油腻，以防烂芽。一般芽长不超过 1cm。

【注意事项】①应选新鲜、成熟饱满、发芽率在 85% 以上的果实和种子。②发芽用水以井水最好，且宜冬暖夏凉。③发芽的温度一般以 18 ~ 25℃为宜。④适当避光并选择有充足氧气、通风良好的场地或容器内进行发芽。⑤发芽时先长须根而后生芽，不能把须根误认作芽。以芽长 0.5 ~ 1cm 为宜，发芽过长则影响药效。⑥发芽过程中，要勤检查和淋水，以保持所需温度和湿度，防止其发热霉烂。

6. 烘焙

烘焙是将待炮制品用文火间接或直接加热，使之充分干燥的方法。烘焙法多适用于新鲜或潮湿的动物类、植物类药材和饮片。山东常用的品种有虻虫、蜈蚣等。

【炮制目的】①利于干燥：某些新鲜或湿药材，经烘焙后，较短时间即可达到干燥的目的。②利于粉碎：某些动物类药物，质变酥脆，利于粉碎和服用。

【操作方法】烘焙法，实际是烘法和焙法两种方法。

（1）烘法：取待炮制品，放在近火处或置于干燥设备内，间接加热，使其所含水分徐徐蒸发，充分干燥，除去碎屑。

（2）焙法：取待炮制品，放在瓦片上或置于铁锅等金属容器内，用微火或文火直接加热，并不断翻动，使其在较短时间内色泽加深，质变酥脆，充分干燥，除去碎屑。

【注意事项】①烘焙时温度不可过高。一般烘法用文火，焙法多用微火，少数用文火。②要勤加翻动，以利于干燥并防止焦煳。③须凉透后再收贮，否则会出现结露现象或霉变。

7. 干馏

干馏是将待炮制品置于适宜容器内，以火烤灼，使其产生汁液的方法。山东常用的品种有鲜竹沥、蛋黄油、黑豆馏油等。

【炮制目的】制备新药，扩大用药品种，以适应临床需要。

【操作方法】有坛口向下法、坛口向上法、熬法三种方法。

（1）坛口向下法：将待炮制品装入坛内，坛口向下，架起，坛的四周用锯末、劈柴、米糠围严，点火燃烧，坛的下部放一接收容器，收集加热后产生的液状物。如竹沥油等。

（2）坛口向上法：将待炮制品轧成颗粒，装入砂质制药壶中，坛口向上，盖好，用黏土泥密封壶盖及壶口周围，另在壶嘴上接一冷凝器及接收瓶（连结处亦需密封），将壶置于砂浴中或炉火上加热，在干馏器上部收集冷凝的液状物。如黑豆馏油等。

（3）熬法：将待炮制品研碎后放置于铁锅或铁勺内，用文武火加热炒熬，至油出尽为至，收集油状物。如蛋黄油等。

【注意事项】①干馏法温度一般较高，多在120～450℃进行，但由于原料不同，各干馏物裂解温度也不一样，如蛋黄油在280℃左右，竹沥油在350～400℃，豆类的干馏物一般在400～450℃制成。②精制黑豆馏油时，馏出的液体应弃去，留用瓶内的黑色液体。③制备蛋黄油时，应防止爆溅。

8. 饮片的包装

饮片的包装是指对饮片进行盛放、包扎并加以必要说明的过程，是饮片切制操作中很重要的一道工序。

【炮制目的】①保存饮片的数量和品质。②方便饮片的存取、运输和销售。③体现或提高其商品价值。④有利于促进饮片生产现代化、标准化。

（2）操作方法：从包装的方式和包装的类型两方面加以介绍。

1）包装的方式：饮片包装方式主要采取全自动包装、半自动包装、抽真空包装和人工包装。

全自动包装：是使用全自动颗粒包装机包装。适用于体积小、颗粒均匀、流动性好的种子类药物饮片包装。

半自动包装：是使用半自动包装机包装。适用于密度、比重较大，但片形均匀的根、茎、藤、木类饮片包装。

真空包装：是使用真空包装机，先将饮片按定量装入包装袋内，再放入真空包装机内进行排空封口。适用于不能用常规高温干燥灭菌处理的饮片包装，能有效防止饮片出现虫蛀、霉变和走油等现象。

人工包装：是人工用电子秤精确称量后，装入塑料袋中再封口。适用于体积较大、质地较轻且蓬松的花、草、叶类中药饮片。除上述方法外，还有充气包装（充氮气、二氧化碳等惰性气体）、除氧剂包装等方法。

2）包装的类型：饮片包装的类型有小包装、小包装加大包装、精细包装、毒性饮片包装等。

小包装：多用无毒聚乙烯塑料透明袋，外形有钩刺的饮片可用双层或多层无毒聚丙烯塑料袋包装，以防泄漏。一般每袋装 1.0kg，放入检验合格证后封口。适用于所有一般性质的饮片，如根及根茎类、果实种子类、叶类、花类、全草类、矿物类、动物类等。

小包装加大包装：为了便于储运，小包装包好后可再放入大包装中。大包装可根据药材的质地和性质选用大铁盒、硬纸箱或无毒聚丙烯塑料编织袋等。大、小包装外面都注明饮片品名、规格、数量、生产批号、企业名。

精细包装：多用于贵细药材粉末或饮片，宜用小玻璃瓶、瓷瓶、塑料瓶、食品袋、小纸盒、PVC 易拉罐等。装量一般不超过 200g，或分装到一日量或一次量的最小包装，并贴上完整的使用说明标签。对有特殊要求的饮片在外包装上应有明显的规定性标志。

毒性饮片包装：毒性药材经炮制增效去毒，成为无毒性的饮片后按照普通饮片的包装规定进行包装。毒性中药饮片的包装除按照《中药饮片包装管理办法》项下的规定进行印刷包装外，还要根据《中华人民共和国药品管理法实施办法》的规定，增印毒性药品警示标记。包装完毕后，对包装的品种、数量、用具、器械等必须清场，并做好清场和包装记录。

另外，中药饮片作为一种特殊商品，其包装的装潢设计也相当重要。好的装潢既要体现出产品的价值、产品造型的美观，又要经济、实用、方便，体现出中药饮片这种商品的特殊性，在充分发挥社会效益的同时创造出良好的经济效益。

【注意事项】饮片包装关系到药品的数量和品质，能体现饮片的价值，也是体现中药现代化的标志之一。因此，国家有关部门颁布了相应的法律法规，对饮片包装实行监督管理。

《中华人民共和国药品管理法》第六章“药品包装的管理”规定：直接接触药品的包装材料和容器，必须符合药用要求，符合保障人体健康、安全的标准，并由药品监督管理部门在审批药品时一并审批。药品生产企业不得使用未经批准的直接接触药品的包装材料和容器。

《国家中医药管理局中药饮片包装管理办法（试行）》规定，中药饮片的包装应严格执行《药品生产质量管理规范》中的有关规定。中药饮片的包装必须适合饮片质量的要求，方便储存、运输、使用。包装中药饮片要选用符合国家药品、食品包装有关产品质量标准的材料，禁止采用麻袋、竹筐、纤维袋等非药用包装材料和容器。凡直接接触中药饮片的包装材料皆为一次性使用，不得回收重新使用。

《中华人民共和国药品管理法实施条例》第四十五条规定：生产中药饮片，应当选用与药品性质相适应的包装材料和容器；包装不符合规定的中药饮片，不得销售。中药饮片的包装必须印有或贴有标签，注明品名、规格、产地、生产企业、药品生产许可证号、产品批号、生产日期，并有质量合格的标志。实施批准文号管理的中药饮片还必须注明药品批准文号。

国家市场监督管理总局下发的《关于加强中药饮片包装监督管理的通知》中要求：中药饮片在发运过程中必须要有包装。每件包装上必须注明品名、产地、日期、调出单位等，并附有质量合格标志。

《药品生产质量管理规范（2010年修订）》附录规定：直接接触中药饮片的包装材料应至少符合食品包装材料标准。中药饮片应选用能保证其贮存和运输期间质量的包装材料或容器。

目前，我国要求饮片使用小包装，包装量最多不得超过1kg，这既有利于保证饮片的质量，也有利于对饮片质量的跟踪和追溯。

各论

第五章 根及根茎类

人 参

Renshen

GINSENG RADIX ET RHIZOMA

【来源】本品为五加科植物人参 *Panax ginseng* C. A. Mey. 的干燥根和根茎（《中国药典 2020》）。栽培者为“园参”，野生者为“山参”；播种在山林野生状态下自然生长的称“林下山参”，习称“籽海”。主产于吉林、辽宁、黑龙江等地。多在秋季采挖，除去茎叶及泥土，洗净。园参经晒干或烘干，称“生晒参”；蒸制后干燥者称“红参”；经水焯、灌糖后干燥者称“糖参”。山参只加工成“生晒山参”与“糖山参”。以芦长条粗、体丰坚实、支大、腿长者为佳。

【炮制方法】生晒参 （1）取人参，除去杂质，洗净，润透，切薄片，干燥。（《山东 2012》《山东 2002》）

（2）除去杂质，水洗，润透，切薄片，干燥。（《山东 1990》）

（3）除去芦头，水洗，闷透，切薄片，干燥，或直接捣碎。（《山东 1975》）

（4）水洗，湿布包，润透，约夏季 1 天，冬季 2 天，润透，切片。（《汇编》）

（5）热湿布包起，闷软，润透，切片。（《汇编》）

（6）用黄酒或白酒洗后，布包 2 ~ 3 天，切片。（《汇编》）

（7）酒润透，切片。（《汇编》）

（8）研面。（《汇编》）

（9）捣碎。（《汇编》）

生晒山参 去净杂质，粉碎或捣碎。亦可粉碎粗粉后，置超微粉碎机中密封，粉碎成超微粉。（《山东 2002》）

红参 （1）取园参，去净杂质，洗净，蒸制后，切片，干燥。（《山东 2002》）

（2）除去杂质，置笼内，加热蒸软，或用水稍浸后烤软，切薄片，干燥。（《山东 1990》）

（3）除去芦头，笼蒸约 10 分钟，取出，喷水，再蒸透，稍晾，切薄片，干燥。或火烤软后切片，有的直接捣碎或碾粉。（《山东 1975》）

（4）水沾湿蒸 2 ~ 3 小时，切片。（《汇编》）

（5）洗净，蒸透（冬季需 0.5 ~ 1 小时）稍闷，晾，切片。（《汇编》）

（6）用湿布包起，蒸 1 小时，切片。（《汇编》）

糖参 （1）除去杂质。（《山东 1990》）

（2）除去芦头，用时捣碎。（《山东 1975》）

山参 （1）除去杂质。（《山东 1990》）

（2）除去芦头，用时剪碎或捣碎。（《山东 1975》）

人参须 除去杂质，用时剪碎。（《山东 1975》）

【成品性状】生晒参 （1）本品呈圆形或类圆形的薄片，切面淡黄白色，粉性，形成层环纹棕黄色，皮部有黄棕色的点状树脂道及放射状裂隙。体轻，质脆。有特异香气，味微苦、甜。（《山东 2012》）

（2）为圆形或类圆形的薄片，片面淡黄白色，显菊花纹。粉性，体轻，质脆。有特异香气，味微苦、甜。（《山东 2002》《山东 1990》）

生晒山参 呈粉末或细粒状，灰黄白色。气香，味微苦、甜。（《山东 2002》）

红参 为圆形或类圆形的薄片，片面角质样，质硬而脆。气微香而特异，味甘、味苦。（《山东 2002》）

糖参 主根长 35 ~ 120mm，直径 6 ~ 20mm。表面淡黄白色，上端有较多的断续环纹，遍体有点状表皮剥落及细根痕迹。断面平坦，粉质，黄白色。气香，味甜而微苦。（《山东 1990》）

【性味与归经】 甘、微苦，微温。归脾、肺、心、肾经。

【功能与主治】 大补元气，复脉固脱，补脾益肺，生津养血，安神益智。用于体虚欲脱，肢冷脉微，脾虚食少，肺虚喘咳，津伤口渴，内热消渴，气血亏虚，久病虚羸，惊悸失眠，阳痿宫冷。

【炮制作用】 人参制成红参后，味甘而厚，其性转温，具有大补元气、复脉固脱、益气摄血的功能。

【用法与用量】 3 ~ 9g，另煎兑服；也可研粉吞服，一次 2g，一日 2 次。

【注意】不宜与藜芦、五灵脂同用。

【贮藏】置于阴凉干燥处，密闭保存，防蛀。

九节菖蒲

Jiujiechangpu

ANEMONES ALTAICAE RHIZOMA

【来源】本品为毛茛科植物阿尔泰银莲花 *Anemone altaica* Fisch. ex C. A. Mey. 的干燥根茎（《中国药典 2020》）。主产于陕西、河南、山西等地。夏季采挖，除去残茎及泥土，干燥后，除去须根及杂质。以淡棕色、断面类白色、质坚、肥大者为佳。

【炮制方法】**九节菖蒲**（1）除去杂质，洗净，干燥。(《山东 2012》《山东 2002》)

（2）除去杂质，筛去灰屑。(《山东 1990》《山东 1975》)

炒九节菖蒲 微炒用。(《汇编》)

蜜九节菖蒲 每 1 斤菖蒲，用蜜 2 两，先稍炼，倒入药拌炒，至均匀有蜜，不黏手为度。(《汇编》)

【成品性状】**九节菖蒲**（1）本品呈长纺锤形，稍弯曲，长 1 ~ 4cm，直径 3 ~ 5mm。表面黄色至暗棕色，具多数半环纹状突起的鳞叶痕，斜向交互排列成环状，节上有点状突起的根痕。质硬而脆，易折断。断面类白色，粉性，可见淡黄色小点（维管束）6 ~ 12 个，排列成环。气微，味微酸。(《山东 2012》《山东 2002》)

（2）本品略呈纺锤形，稍弯曲，长 10 ~ 40mm，直径 3 ~ 5mm。表面黄白色至棕色，具多数半环状突起的鳞叶痕，交互排列成环状，节上有点状突起的根痕。质硬而脆，易折断。断面类白色，粉性，可见淡黄色小点 6 ~ 9 个，排列成环。气微，味微酸。(《山东 1990》)

【性味与归经】辛，温。归心、肺、胃经。

【功能与主治】开窍化痰，化湿和中。用于痰迷神昏，惊痫癫狂，耳鸣耳聋，胸闷胀满，食欲不振。

【用法与用量】2 ~ 6g。

【贮藏】置于通风干燥处，防蛀。

三　七

Sanqi

NOTOGINSENG RADIX ET RHIZOMA

【来源】本品为五加科植物三七 *Panax notoginseng*（Burk.）F. H. Chen 的干燥根和根茎（《中国药典 2020》）。主产于云南、广西等地。秋季开花前采挖，去净泥土，分开须根及茎基，先曝晒至半干，再反复搓揉，使发汗析出水分，晒干后置适当容器内，加入适量蜡块，往返振荡，使表面光亮，呈棕黑色。以个大坚实、体重皮细、断面灰绿色或黄绿色者为佳。

【炮制方法】三七　（1）除去杂质，洗净，干燥。（《山东 2002》《山东 1990》）

（2）去净杂质，用时捣碎。（《山东 1975》）

三七粉　（1）取三七，洗净，干燥，碾成细粉。（《山东 2012》）

（2）取净三七，碾成细粉；或将净三七粉碎成粗粉，置超微粉碎机中，密封，粉碎成超微粉。（《山东 2002》）

（3）取净三七，碾成细粉。（《山东 1990》《山东 1975》）

（4）净三七，碾细，过罗。（《汇编》）

三七炭　（1）三七面炒至黑黄色。（《汇编》）

（2）三七碎粒炒至黑色为度。（《汇编》）

【成品性状】三七　（1）主根呈类圆锥形或圆柱形，长 1～6cm，直径 1～4cm。表面灰褐色或灰黄色，有断续的纵皱纹及支根痕。顶端有茎痕，周围有瘤状突起。体重，质坚实。断面灰绿色、黄绿色或灰白色，木部微呈放射状排列。气微，味苦回甜。筋条呈圆柱形，长 2～6cm，上端直径约 0.8cm，下端直径约 0.3cm。剪口呈不规则的皱缩块状及条状，表面有数个明显的茎痕及环纹，断面中心灰白色，边缘灰色。（《山东 2002》）

（2）呈圆锥形或纺锤形，长 10～60mm，直径 10～40mm。表面灰黄色或灰褐色，周围有瘤状突起，有光泽，质坚实。断面灰白色、灰绿色或灰褐色，中间有菊花心或现裂纹。气微，味先苦而后微甜。（《山东 1990》）

三七粉　（1）本品为淡黄棕色或灰黄色粉末。气微，味苦回甜。（《山东 2012》《山东 2002》）

（2）为淡棕黄色或灰黄色粉末。气微，味先苦而后微甜。(《山东 1990》)

【性味与归经】甘、微苦，温。归肝、胃经。

【功能与主治】散瘀止血，消肿定痛。用于咯血，吐血，衄血，便血，崩漏，外伤出血，胸腹刺痛，跌扑肿痛。

【用法与用量】3 ~ 9g；研粉吞服，一次 1 ~ 3g。外用适量。

【注意】孕妇慎用。

【贮藏】置于阴凉干燥处，防蛀。

三　棱

Sanleng

SPARGANII RHIZOMA

【来源】本品为黑三棱科植物黑三棱 *Sparganium stoloniferum* Buch. -Ham. 的干燥块茎(《中国药典 2020》)。主产于江苏、河南、山东、江西等地。冬、春季采挖，除去茎苗及须根，洗净，削去外皮或不去外皮，干燥。以体重、质坚实、去净外皮、黄白色者为佳。

【炮制方法】三棱　（1）除去杂质，大小分档，浸泡至 6 ~ 7 成透，捞出，闷润至透，切薄片，干燥。(《山东 2002》《山东 1990》)

（2）去净杂质，按大小分开，分别用水浸泡 6 ~ 7 成透，捞出，切厚片，干燥。(《山东 1975》)

（3）清水泡 6 ~ 7 成透，闷透切片，入罐内闷 3 天，水洗切片，或先去表皮。(《汇编》)

（4）水泡 1 ~ 3 天（夏季）装坛内，闷至生霉，6 ~ 7 天，水洗净，切片，阴干或风干。(《汇编》)

（5）洗净，泡 8 成透（夏 1 天，冬 2 天），闷透（半天），切片。(《汇编》)

（6）泡 5 ~ 6 成透，闷 3 ~ 5 天，切片。(《汇编》)

（7）将三棱置铁筛上，烘软透后切片。(《汇编》)

醋三棱　（1）将净三棱片用米醋拌匀，闷润至米醋被吸尽，置锅内，文火炒至色泽加深，带焦斑时，取出，放凉。每 100kg 三棱片，用米醋 15kg。(《山东 2002》《山东 1990》)

（2）取净三棱片，按醋炒法，炒干。每三棱片 100 斤，用食醋 20 斤。（《山东 1975》）

（3）每 10 斤水泡切片，用醋 2 斤，拌匀，润透，炒至黄色，晾干。（《汇编》）

（4）操作同（3），但用醋 1 斤 14 两~ 2 斤半。（《汇编》）

（5）水浸切片，每 10 斤用醋 2.5 ~ 3.7 斤，拌匀后，炒。（《汇编》）

（6）每 10 斤水泡切片，用醋半斤，拌后炒。（《汇编》）

（7）操作同（7），但用醋 2 ~ 3 斤。（《汇编》）

（8）净三棱，泡至 5 ~ 6 成透，捞出，每 10 斤加醋 2.5 ~ 5 斤，加水至淹没药物为度，煮至醋液全部渗入药内为度，取出，放冷，稍干，切 2 厘片。（《汇编》）

（9）三棱，泡透，7 ~ 8 天，每 10 斤三棱加醋 1 斤 4 两~ 1 斤 14 两煮透，闷 1 天 1 夜，切片。（《汇编》）

（10）净三棱先水煮 1 小时后，然后每 10 斤加醋 2 ~ 3 斤，煮透，至水吃尽，趁软切片。（《汇编》）

（11）每 10 斤三棱用醋 4 斤，水 1 斤煮。（《汇编》）

麸炒三棱 （1）将锅烧热，撒入麸立即生烟，倒入三棱片，急炒至表面熏黄色，筛去麸。（《汇编》）

（2）操作同（1），但每 10 斤三棱，先用醋 2 斤半拌均匀后，再麸炒。（《汇编》）

酒三棱 三棱片，用适量黄酒拌均匀后，炒干。（《汇编》）

三棱炭 三棱片，炒至外黑内焦存性，喷水止烟，炒干，放凉透。（《汇编》）

【成品性状】三棱 为类圆形的薄片，片面灰白色或黄白色，粗糙，有多数明显的细筋脉点，质坚。无臭，味淡，嚼之微有麻辣感。（《山东 2002》《山东 1990》）

醋三棱 形如三棱，片面色泽加深，偶见焦黄斑，微有醋气。（《山东 2002》《山东 1990》）

【性味与归经】辛、苦，平。归肝、脾经。

【功能与主治】破血行气，消积止痛。用于癥瘕痞块，痛经，瘀血经闭，胸痹心痛，食积胀痛。

【炮制作用】三棱醋制后主入血分，破瘀散结、止痛作用增强。

【用法与用量】5 ~ 10g。

【注意】孕妇禁用；不宜与芒硝、玄明粉同用。

【贮藏】置于通风干燥处，防蛀。

干 姜
Ganjiang
ZINGIBERIS RHIZOMA

【来源】 本品为姜科植物姜 *Zingiber officinale* Rosc. 的干燥根茎（《中国药典 2020》）。主产于四川、贵州等地，山东亦有栽培。秋、冬季采挖，除去须根及泥沙，晒干或低温干燥。以质结实、断面黄白色、粉性足、气味浓者为佳。

【炮制方法】干姜 （1）除去杂质，用清水洗净，浸泡至 4 ~ 5 成透，捞出，润透，切厚片或块，干燥。(《山东 1990》)

（2）去净杂质，用水浸泡 4 ~ 5 成透，洗净，捞出，闷透，切薄片或切成小方咀，干燥。(《山东 1975》)

姜炭 （1）将大小分档的净干姜片或块，置热锅内，武火炒至表面呈焦黑色，内部棕褐色时，喷淋清水少许，灭尽火星，取出，及时摊晾，凉透。(《山东 1990》)

（2）取干姜咀或片，按炮法炮至黑色，内呈黄色，喷淋清水，取出，晾干。(《山东 1975》)

炮姜 （1）将净沙置锅内，武火炒热后，投入大小分档的净干姜片或块，翻炒至鼓起，表面是焦黄色，内部黄色时，取出，筛去沙，放凉。(《山东 1990》)

（2）将大小分档的净干姜片或块，置热锅内，武火炒至表面呈焦黄色，内部黄色时，取出，放凉。(《山东 1990》)

（3）取干姜咀或片，按炮法炮至发泡鼓起，表面呈焦黄色，内呈黄色，喷淋清水，取出，晾干。(《山东 1975》)

【成品性状】干姜 为不规则的厚片或小方块，表面黄白色。有明显的淡黄色筋脉小点，显粉性，质坚脆。气香特异，味辛辣。(《山东 1990》)

姜炭 形如干姜，表面鼓起，呈焦黑色，内部棕褐色。体轻，质松脆。微苦，微辣。(《山东 1990》)

炮姜 形如干姜，表面鼓起，呈焦黄色，内部黄色。质地松泡。气香，味辛辣。(《山东 1990》)

【性味与归经】干姜 辛，热。归脾、胃、肾、心、肺经。

炮姜 辛，热。归脾、胃、肾经。

【功能与主治】干姜 温中散寒，回阳通脉，温肺化饮。用于脘腹冷痛，呕吐泄泻，肢冷脉微，寒饮喘咳。

炮姜 温经止血，温中止痛。用于阳虚失血，吐衄崩漏，脾胃虚寒，腹痛吐泻。

【炮制作用】干姜砂炒后辛燥之性减弱，温里之力不如干姜迅猛，但作用缓和持久，长于温中散寒、止泻。炒炭后辛味消失，守而不走，长于温经止血。

【用法与用量】3 ~ 10g。

【贮藏】置于阴凉干燥处，防蛀。

土贝母

Tubeimu

BOLBOSTEMMATIS RHIZOMA

【来源】本品为葫芦科植物土贝母 *Bolbostemma paniculatum*（Maxim. ）Franquet 的干燥块茎（《中国药典 2020》）。主产于河北、河南、山西、陕西等地，山东亦有栽培或野生。秋季苗枯后采挖，除去须根及泥土，掰开，蒸透，干燥。以个大、质坚实、红棕色、断面角质样者为佳。

【炮制方法】（1）除去杂质，洗净，干燥。（《山东 2002》《山东 1990》）

（2）去净杂质，洗净，干燥，用时捣碎。（《山东 1975》）

（3）去杂质，簸去土，临用捣碎。（《汇编》）

【成品性状】（1）本品呈不规则的块状，大小不等。表面淡红棕色或暗棕色，凹凸不平。质坚硬，不易折断，断面角质样，光亮而平滑。气微，味微甜后微苦、辛，稍带黏性。（《山东 2002》）

（2）本品为不规则的块状，表面浅红棕色或暗棕色，凹凸不平。断面角质样，光亮而平滑，质坚硬。气微，味微甜后微苦、辛，稍带黏性。（《山东 1990》）

【性味与归经】苦，微寒。归肺、脾经

【功能与主治】解毒，散结，消肿。用于乳痈，瘰疬，痰核。

【用法与用量】5 ~ 10g。

【贮藏】置于通风干燥处。

土元胡

Tuyuanhu

CORYDALIS RHIZOMA

【来源】本品为罂粟科植物土元胡 *Corydalis humosa* Migo. 的干燥块茎（《山东2012》）。夏初茎叶枯萎时采挖，除去须根、外皮，置于沸水中煮至恰无白心时取出，晒干。

【炮制方法】**土元胡** （1）除去杂质，洗净，稍浸，润透，切厚片干燥或捣碎。（《山东2012》《山东2002》）

醋土元胡 （1）取净土元胡片或颗粒，加入米醋拌匀，闷润至米醋被吸尽，置锅内，用文火炒干，取出，放凉。每100kg土元胡，用米醋20kg。（《山东2012》）

（2）取净土元胡片或颗粒，加入米醋拌匀，闷润至米醋被吸尽，置锅内，用文火炒干，取出，放凉。每100kg土元胡，用米醋15kg。（《山东2002》）

【成品性状】**土元胡** 呈不规则圆片状或颗粒状，表面黄褐色或土黄色，断面黄白色，略显角质样。质硬，气微，味苦。（《山东2012》《山东2002》）

醋土元胡 形如土元胡，表面和断面黄褐色，质硬，略具醋气。（《山东2012》《山东2002》）

【性味与归经】辛、微苦，温。归肝、脾经。

【功能与主治】活血散瘀，行气止痛。用于月经不调，痛经，胃痛。

【用法与用量】3～9g；研末吞服，一次1.5～3g。

【贮藏】置于干燥处，防蛀。

土茯苓

Tufuling

SMILACIS GLABRAE RHIZOMA

【来源】本品为百合科植物光叶菝葜 *Smilax glabra* Roxb. 的干燥根茎（《中国药典2020》）。主产于广东、湖南、湖北、浙江、安徽、四川、江西等地。秋、冬季采挖，除去须根，洗净，干燥；或趁鲜切成薄片，干燥。以断面淡棕色、粉性足者为佳。

【炮制方法】（1）去净杂质，未切片者，大小分档，洗净，浸泡，捞出，闷润至透，切薄片，干燥。已切片者，筛去灰屑。（《山东 2002》）

（2）除去杂质，大小分档，用清水洗净，捞出，闷润至透，切薄片，干燥。（《山东 1990》）

（3）去净杂质，泡透，洗净，捞出，切薄片，干燥。（《山东 1975》）

（4）土茯苓用水泡 3 ~ 4 天，每天换水一次，泡至 7 天，捞出，切 2 厘片。（《汇编》）

（5）水洗净，泡 2 天。闷 1 天至透（夏），切片。（《汇编》）

（6）水泡 15 ~ 20 天，捞出，闷透，切片。（《汇编》）

（7）水泡透，10 余日，捞出即切。（《汇编》）

【成品性状】（1）本品呈长圆形或不规则的薄片，厚 1 ~ 5cm，边缘不整齐；片面类白色至淡红棕色，粉性，可见点状维管束及多数小亮点；质略韧，折断时有粉尘飞扬，以水润湿后有黏滑感。无臭，味微甘、涩。（《山东 2002》）

（2）本品为不规则的类圆形薄片，片面类白色至淡红棕色，粉性，可见多数小亮点（黏液质），质略韧。气微，味淡、涩。（《山东 1990》）

【性味与归经】甘、淡，平。归肝、胃经。

【功能与主治】解毒，除湿，通利关节。用于梅毒及汞中毒所致的肢体痉挛，筋骨疼痛；湿热淋浊，带下，痈肿，瘰疬，疥癣。

【用法与用量】15 ~ 60g。

【贮藏】置于通风干燥处。

大　黄

Dahuang

RHEI RADIX ET RHIZOMA

【来源】本品为蓼科植物掌叶大黄 *Rheum palmatum* L.、唐古特大黄 *Rheum tanguticum* Maxim. ex Balf. 或药用大黄 *Rheum officinale* Baill. 的干燥根和根茎（《中国药典 2020》）。主产于甘肃、青海、四川等地。秋末茎叶枯萎或次春发芽前采挖，除去细根，刮去外粗皮，根长者横切成段；圆大者纵切成瓣，绳穿成串，风干或烘干。以质坚实、断面显锦纹、稍有油性、气清香、味苦而微涩、嚼之发黏者为佳。

【炮制方法】大黄 （1）除去杂质，大小分档，略浸，捞出，淋润至透时，切厚片或块，晾干或低温烘干。(《山东 2002》《山东 1990》)

（2）去净杂质，按大小个分别加适量水浸泡 5～6 成透，取出稍晾，闷透，有不透者喷水再闷，切厚片或方咀，干燥。(《山东 1975》)

（3）净大黄水泡（夏 4～5 小时，冬季加倍），取出，晒 5 成干，闷至软，切 2 厘片。(《汇编》)

（4）净大黄，选取大小相等者，分别浸泡，至 5～6 成透，闷透（约 24 小时）稍晾即切 3 厘～1 分片。(《汇编》)

（5）取大黄水泡至水分完全吃入药内，取出，晾 7～8 小时，再闷透，切片。(《汇编》)

（6）取大黄，选大小相等的，泡 5～6 成透，捞出晾晒，再放原汁内浸透，如此反复晾晒至原汁被吸尽为度，再晾干，喷水润透，切片。(《汇编》)

（7）洒水润待水完全吃尽，晒至外皮干，喷水润透，切片。(《汇编》)

（8）水泡晒 7～8 成干，再泡，晒 7～8 成干，润透，切片。(《汇编》)

（9）泡透，水吃尽，切片。(《汇编》)

酒大黄 （1）将大小分档的净大黄片用黄酒拌匀，闷润至黄酒被吸尽，置锅内，文火炒至表面微带焦斑时，取出，放凉。每 100kg 大黄片，用黄酒 10kg。(《山东 2002》《山东 1990》)

（2）取净大黄片，按酒炒法，用文火炒干。每 100 斤大黄片，用黄酒 10 斤。(《山东 1975》)

（3）每 10 斤大黄片用酒 1.5 斤或 1 斤 4 两～1 斤 14 两，拌匀后，炒至稍带火色。(《汇编》)

（4）操作同（3），但每 10 斤大黄片用酒 2.5～3 斤。(《汇编》)

（5）操作同（3），但每 10 斤大黄片用酒 1.5～2.5 斤。(《汇编》)

（6）操作同（3），但每 10 斤大黄片用酒 1 斤 14 两。(《汇编》)

（7）操作同（3），但每 10 斤大黄片用酒 10 两。(《汇编》)

熟大黄 （1）将大小分档的净大黄方块或片用黄酒拌匀，闷润至酒被吸尽，放笼屉内，置锅上武火加热，圆气后蒸 6～8 小时，焖 2～4 小时，至内外均呈黑色时（或复蒸一次），取出，晾晒后，再将蒸时所得原汁的浓缩液拌入，吸尽，干燥；或将净大黄方块与黄酒装入蒸罐内，拌和均匀，密封，隔水加热，炖至黄酒基本被吸尽。内外均呈黑色时，取出，晾晒后再将罐中余汁拌入，吸尽，干燥。每 100kg 大黄

块或片，用黄酒30kg。(《山东2002》《山东1990》)

（2）取净大黄咀，加黄酒拌匀，到酒吸尽，按蒸制法蒸4～5小时至黑透取出，干燥。或按炖制法炖约一昼夜至黑透，取出，干燥。每大黄咀100斤，用黄酒30斤。(《山东1975》)

（3）大黄切2分方块，每10斤用黄酒3斤，浸泡，闷透，笼蒸4～5小时，取出晾干。(《汇编》)

（4）每10斤大黄用酒2斤12两拌匀后，蒸透。(《汇编》)

（5）大黄10斤用酒10斤，装入特制的铜罐内，隔水煮2昼夜，至大黄呈黑色，取出，晾干。(《汇编》)

大黄炭 （1）将大小分档的净大黄片置热锅内，武火炒至表面焦黑色，内部焦褐色时，喷淋清水少许，灭尽火星，取出，及时摊晾，凉透。(《山东2002》《山东1990》)

（2）取净大黄片，按炒炭法，炒至外黑内焦褐色，喷淋清水，取出放凉。(《山东1975》)

（3）取大黄片，炒至外部黑色内部焦黄，喷水止烟，稍炒干，放凉透。(《汇编》)

（4）操作同（3），但炒至外黑内褐。(《汇编》)

醋大黄 （1）取净大黄片，用米醋拌匀，闷润至米醋被吸尽，置锅内，文火炒至表面微带焦斑时，取出，放凉。每100kg大黄片，用米醋10kg。(《山东2012》)

（2）将大小分档的净大黄片用米醋拌匀，闷润至米醋被吸尽，置锅内，文火炒至表面微带焦斑时，取出，放凉。每100kg大黄片，用米醋10kg。(《山东2002》)

（3）将大小分档的净大黄片用米醋拌匀，闷润至米醋被吸尽，置锅内，文火炒至表面微带焦斑时，取出，放凉。每100kg大黄片，用米醋15kg。(《山东1990》)

（4）大黄片每1斤，用醋3～4两，拌均匀后，炒至冒烟。(《汇编》)

（5）每10斤大黄用醋3斤12两，拌均匀后，蒸透。(《汇编》)

清宁片 （1）将净大黄块或片置锅内，加水没过药材，用武火煮约2小时至烂时，加入黄酒（100∶30）拌匀，再煮成泥状，取出，晒干，粉碎。取通过100目筛的细粉，再与黄酒（100∶45）、炼蜜混合成团块状，置笼屉内，加热蒸约2小时至透，取出，揉匀，搓成直径约14mm的圆条，晒干或50～55℃低温干燥，至7成干时，装入适宜容器内，闷约10天，至内外湿度一致，手摸有挺劲，取出，切厚片，晾干。每100kg大黄块或片，用黄酒75kg，炼蜜40kg。(《山东2002》《山东1990》)

（2）大黄小块每10斤用黄酒3斤，加水至漫过药物，煮至透，至黑为度（4～5

小时）取出晒干，碾成细粉，每斤细粉加老蜜 4 ~ 5 两和匀做成团，使软硬适合，搓成条，晾至适当硬度，切 1 ~ 2 厘片。(《汇编》)

（3）取熟大黄 10 斤，加药液（桑叶、竹叶、栀子、车前草、川朴、连翘、木通、白术、黄芩、侧柏叶、黄柏、麦芽、陈皮、菊花、花粉各三两，加适量水煮 3 ~ 5 沸，捞去药渣）拌匀后，蒸过，晒干，研末加蜜（每斤粉末加蜜 6 两）微蒸后，趁热敲成五分方条，切一分片，晾凉。(《汇编》)

（4）大黄片每斤加黄酒 4 两喷均匀，铺松柏叶，蒸 2 小时，取出晒干，压粉，每斤拌黄酒 2 两，加适量水作成窝头状，蒸 2 小时，取出，稍晾，切薄片，晒干，再每斤喷黄酒 2 两，蒸 2 小时，趁热成大片，稍晾切薄片，每斤加炼蜜 5 两，再加适量黄酒溶化调均匀，蒸 3 小时取出趁压成大片，再制成拇指粗条，晾至合适，切 1 厘片，晾干。(《汇编》)

（5）大黄面每 10 斤加酒 5 斤，每次加酒至湿度合适，反复蒸九次，蒸后，加蜜 3 ~ 4 斤搓条，切片。(《汇编》)

（6）用罐蒸的大黄，研面，过细罗，加黄酒至可握时成团，又可散开为度，加老蜜每斤面用 4 ~ 6 两，搓成块，蒸 2 ~ 3 小时，趁熟搓成拇指粗条，晾至 6 成干，切 1 ~ 2 厘片，干燥。(《汇编》)

（7）大黄用黄酒润蒸，反复九次，以蒸透为度，晒干，压面，用炼蜜均，搓条，晒干，切片。(《汇编》)

（8）大黄厚片，加酒（每斤药加酒 4 ~ 6 两）加水漫过药，煮透，晒干，轧面，每斤面用老蜜 10 两拌蒸约 2 小时，即可搓条，切片。晒干。(《汇编》)

（9）大黄 1 斤用黄酒 4 两拌匀吃透后，蒸 3 ~ 4 小时，熄火焖 1 天，再将蒸锅水吃入药内，晒干，研成细粉过罗，每斤用炼蜜 1 斤，搓成条（直径 3 厘米）晒至内外发硬，切片，晒干。(《汇编》)

（10）大黄压末，拌 50% 黄酒蒸 6 小时，闷一夜，将蒸锅水拌入，晒干，再蒸。反复 7 ~ 8 次以黑为度，如压面，加蜜即为清宁片。(《汇编》)

（11）锦纹大黄 10 斤，米泔水泡半天，再用无灰酒浸 3 日捞出晒干，压面，过绢罗，将米泔水煮开，烫面，作成两头有孔的窝窝，笼上铺松柏叶蒸 3 小时，取出晒干，再蒸 3 小时。第二次，用绿豆 15 斤煮蒸汁，拌入，作成“A”并晒挺。再蒸 3 小时。第三次用大麦芽 15 斤，拌、晒、蒸同上。第四次用黑豆 15 斤，操作同上。第五次，用槐柳枝煮浓汁。第六次铺霜桑叶蒸，蒸后晒。第七次用桃叶煮浓汁，第八次，车前子数钱煮汁。第九次，川朴半两煮汁。第十次广皮半斤煮水。第十一次制半夏半斤煮水。第十二次，土炒白术半斤煮水。第十三次香附半斤煮水。第十四次黄芩半斤煮水。第十五次，用黄酒3斤，半斤炼蜜（每一斤熟料用量），趁热搓均匀，搓成条，每天晒一次，闷一次，至里外软硬适度（4～5天）切片，晒干。（《汇编》）

（12）用神曲、麦芽、槟榔、陈皮、川朴、黄芩、红花、枳实、山楂、香附、半夏、苍术、绿豆、黑豆、松柏叶，分别煎水加酒拌大黄面，蒸一次，晒一次，至大黄成黑膏，最后拌蜜，搓成条，切片。（《汇编》）

蜜大黄 每斤大黄片，用蜜4～5两，先将炼蜜稍炼，拌入大黄片，炒至均匀有蜜，不黏手为度。（《汇编》）

【成品性状】大黄 为不规则的厚片或小方块，片面或块面黄棕色或淡红棕色，具有锦纹。气清香，味苦而微涩，嚼之黏牙，有沙粒感。（《山东2002》《山东1990》）

酒大黄 （1）形如大黄片，表面深褐色，偶有焦斑，略有酒气。（《山东2002》）

（2）形如大黄片，表面色泽加深，具焦斑。（《山东1990》）

熟大黄 （1）形如大黄，表面黑褐色，微有酒香气。（《山东2002》）

（2）为小方块或不规则的厚片，内外呈均匀黑色。味微苦，有特异芳香气。（《山东1990》）

大黄炭 （1）形如大黄片，表面焦黑色，内呈褐色，质轻而脆，有焦香气，味微苦，涩。（《山东2002》）

（2）形如大黄片，表面焦黑色，内部焦褐色，质轻而脆，具焦煳气。（《山东1990》）

醋大黄 （1）本品呈不规则的厚片。表面深棕黄色，切面较平坦，有明显散在或排列成环的星点，有的可见焦斑，略有醋气。（《山东2012》）

（2）形如大黄片，表面色泽加深，具焦斑，略有醋气。（《山东2002》《山东1990》）

清宁片 为圆形的厚片，表面乌黑色，有香气。（《山东2002》《山东1990》）

【性味与归经】苦，寒。归脾、胃、大肠、肝、心包经。

【功能与主治】泻下攻积，清热泻火，凉血解毒，逐瘀通经，利湿退黄。用于实热积滞便秘，血热吐衄，目赤咽肿，痈肿疔疮，肠痈腹痛，瘀血经闭，产后瘀阻，跌打损伤，湿热痢疾，黄疸尿赤，淋证，水肿；外治烧烫伤。酒大黄善清上焦血分热毒，用于目赤咽肿、齿龈肿痛。熟大黄泻下力缓、泻火解毒，用于火毒疮疡。大黄炭凉血化瘀止血，用于血热有瘀出血症。

【炮制作用】生大黄苦寒沉降，气味重浊，走而不守，直达下焦，泻下作峻烈，长于攻积导滞、泻火解毒。酒炙大黄苦寒泻下作用稍缓，并借酒升提之性，引药上行，善清上焦血分热毒。熟大黄泻下力缓，减轻大黄引起腹痛之副作用，并增强活血祛瘀作用。大黄炭泻下作用极微，长于凉血化瘀止血。醋大黄泻下作用减弱，以消积化瘀为主。清宁片泻下作用缓和，缓泻而不伤气，逐瘀而不败正。

【用法与用量】3 ~ 15g。用于泻下不宜久煎。外用适量，研末敷于患处。

【注意】孕妇及月经期、哺乳期慎用。

【贮藏】置于通风干燥处，防蛀。

大蓟根

Dajigen

CIRSII JAPONICI RADIX

【来源】本品为菊科植物蓟 *Cirsium japonicum* Fisch. ex DC. 的干燥根（《山东2012》）。

【炮制方法】大蓟根　取大蓟根，洗净，润透，切片，干燥。(《山东 2012》)

大蓟根炭　取净大蓟根，置热锅内，武火炒至表面焦褐色，内部褐色时，喷淋清水少许，灭尽火星，取出，及时摊晾，凉透。(《山东 2012》)

【成品性状】大蓟根　呈不规则片状。表面暗褐色，有不规则的纵皱纹。切面灰白色。气微，味甘、微苦。(《山东 2012》)

大蓟根炭　形如大蓟根，表面焦褐色，内部褐色。(《山东 2012》)

【性味与归经】甘、苦，凉。归心、肝经。

【功能与主治】凉血止血，祛痰消肿。用于衄血，吐血，尿血，便血，崩漏下血，外伤出血，痈肿疮毒。

【用法与用量】9 ~ 15g。

【贮藏】置于通风干燥处。

山豆根

Shandougen

SOPHORAE TONKINENSIS RADIX ET RHIZOMA

【来源】本品为豆科植物越南槐 *Sophora tonkinensis* Gagnep. 的干燥根和根茎（《中国药典 2020》）。主产于广东、广西、贵州、云南等地。秋季采挖，除去地上茎叶，洗净，干燥。以条粗、质坚、味苦者为佳。

【炮制方法】（1）去净杂质及残茎，大小分档，洗净，浸泡至 6 ~ 7 成透，捞出，闷润至透，切厚片，干燥。（《山东 2002》）

（2）除去杂质及残茎，大小分档，用清水浸泡至 6 ~ 7 成透，捞出，闷润至透，切薄片，干燥。（《山东 1990》）

（3）去净杂质及残茎，洗净，润透，切厚片或切咀，干燥。（《山东 1975》）

（4）泡 1 ~ 2 天，至透切片。（《汇编》）

（5）水洗净，泡 2 ~ 3 小时，夏季闷半天，冬季闷两天，至透切片。（《汇编》）

（6）泡一宿，捞出即洗。（《汇编》）

（7）洗净，闷透，切片。（《汇编》）

【成品性状】（1）本品为类圆形厚片，片面皮部浅棕色，木部淡黄色；周边棕色或棕褐色，有皱纹，有的可见横向突起的皮孔。切面皮部淡棕黄色，木部淡黄色，有棕色环纹。质坚硬。有豆腥气，味极苦。（《山东 2002》）

（2）本品为类圆形薄片，片面皮部浅棕色，木部淡黄色；周边棕色或棕褐色，质坚硬。有豆腥气，味极苦。（《山东 1990》）

【性味与归经】苦，寒；有毒。归肺、胃经。

【功能与主治】清热解毒，消肿利咽。用于火毒蕴结，乳蛾喉痹，咽喉肿痛，齿龈肿痛，口舌生疮。

【用法与用量】3 ~ 6g。

【贮藏】置于干燥处。

山　药

Shanyao

DIOSCOREAE RHIZOMA

【来源】本品为薯蓣科植物薯蓣 *Dioscorea opposita* Thunb. 的干燥根茎（《中国药典 2020》）。主产于河南、广西、湖南等地，山东亦有栽培。冬季茎叶枯萎后采挖，切去根头，洗净，用竹刀或铜刀削净外皮及须根，用硫黄熏后，晒干或烘干，即为“毛山药”。选择肥大顺直的干燥毛山药，置于清水中，浸至无干心，润透，用硫黄熏后，切齐两端，用木板搓成圆柱状，晒干，打光，习称“光山药”。以条粗、质坚实、粉性足、色白者为佳。

【炮制方法】山药　（1）除去杂质，大小分档，浸泡至 7 ~ 8 成透，捞出，闷润至透，切厚片，及时干燥。(《山东 2002》《山东 1990》)

（2）去净杂质，按大小个分别用水浸泡 7 ~ 8 成透，捞出，润透，稍晾，切厚片，及时干燥。(《山东 1975》)

（3）取山药大小相等的，分别用清水浸泡（粗的约 12 小时，细的 6 ~ 8 小时），泡 7 ~ 8 成透，捞出，微闷，切 5 ~ 8 厘片。(《汇编》)

（4）夏季泡 6 小时，闷 1 小时，晒透，切片。(《汇编》)

（5）夏季泡 2 小时，至 7 ~ 8 成透，闷透，切片，晒干。(《汇编》)

（6）洒水润闷至无白心即切。(《汇编》)

（7）水泡至 7 ~ 8 成透（2 ~ 3 天），闷透，切片。(《汇编》)

（8）泡至 7 ~ 8 成透（约 1 日 1 夜）切片。(《汇编》)

（9）山药水泡 6 ~ 7 日，泡透，取出稍晾即切。(《汇编》)

麸炒山药　（1）先将锅用武火加热，均匀撒入规定量的麦麸皮，待冒烟时，投入净山药片，急速翻搅，熏炒至表面呈黄色时，及时取出，筛去焦麸皮，放凉。每 100kg 净山药片，用麦麸皮 10kg。(《山东 2002》《山东 1990》)

（2）取净山药片按麸炒法炒至淡黄色，取出，筛去麸皮，放凉。每山药片 100 斤，用麸皮 10 斤。(《山东 1975》)

（3）将锅烧热，撒入麸，立即生烟，倒入药，炒至药片呈均匀黄色，取出，筛去麸。每 10 斤山药用麸 2 斤。(《汇编》)

（4）操作同（3），但麸用蜜拌过。(《汇编》)

（5）操作同（3），但麸需盖过药物，片不仅外表黄，内部也微见火色。(《汇编》)

（6）操作同（3），但 10 斤用麸 1 斤。(《汇编》)

土炒山药 （1）取细灶心土，炒热，拌入山药片，炒至均匀粘土，取出，筛去多余土。(《汇编》)

（2）操作同（1），用黄土。(《汇编》)

炒山药 取山药片，炒至微黄色。(《汇编》)

焦山药 取山药片，炒至部分变焦，取出晾凉。(《汇编》)

【成品性状】山药 为类圆形的厚片，片面类白色。质地坚脆，粉性。无臭，味淡，微酸，嚼之发黏。(《山东 2002》《山东 1990》)

麸炒山药 形如山药，表面淡黄色，具焦麸香气。(《山东 2002》《山东 1990》)

【性味与归经】甘，平。归脾、肺、肾经。

【功能与主治】补脾养胃，生津益肺，补肾涩精。用于脾虚食少，久泻不止，肺虚喘咳，肾虚遗精，带下，尿频，虚热消渴。麸炒山药补脾健胃。用于脾虚食少，泄泻便溏，白带过多。

【炮制作用】山药以补肾生精，益肺阴为主。麸炒山药以补脾健胃为主。土炒山药以补脾止泻为主。

【用法与用量】15 ~ 30g。

【贮藏】置于通风干燥处，防蛀。

山柰

Shannai

KAEMPFERIAE RHIZOMA

【来源】本品为姜科植物山柰 *Kaempferia galanga* L. 的干燥根茎（《中国药典 2020》）。主产于广东、广西、云南、台湾等地。冬季地上茎叶枯萎时采挖，洗净，除去须根，切厚片，干燥。以色白、粉性足、气味浓者为佳。

【炮制方法】（1）除去杂质，筛去灰屑。(《山东 2002》《山东 1990》)

（2）去净杂质及泥土，用时捣碎。(《山东 1975》)

（3）挑簸去杂草等杂质，除去须根。捣碎用。(《汇编》)

【**成品性状**】(1)多为圆形或近圆形横切片，直径1～2cm，厚0.3～0.5cm。外皮浅褐色或黄褐色，皱缩，有的有根痕或残存须根；切面类白色，粉性，常鼓凸。质脆，易折断。气香特异，味辛辣。(《山东2002》)

(2)本品为不规则的圆形或近圆形厚片，片面类白色，常鼓凸；周边浅褐色或黄褐色，皱缩，有的可见根痕及残存须根。质坚脆，粉性。气芳香特异，味辛辣。(《山东1990》)

【**性味与归经**】辛，温。归胃经。

【**功能与主治**】行气温中，消食，止痛。用于胸膈胀满，脘腹冷痛，饮食不消。

【**用法与用量**】6～9g。

【**贮藏**】置于阴凉干燥处。

山慈菇

Shancigu

CREMASTRAE PSEUDOBULBUS PLEIONES PSEUDOBULBUS

【**来源**】本品为兰科植物杜鹃兰 *Cremastra appendiculata*(D.Don)Makino、独蒜兰 *Pleione bulbocodioides*(Franch.)Rolfe 或云南独蒜兰 *Pleione yunnanensis* Rolfe 的干燥假鳞茎(《中国药典2020》)。前者习称“毛慈菇”，后二者习称“冰球子”。主产于贵州、四川等地。夏季花未开时或秋季花谢后采挖，除去茎、叶及须根，洗净，用沸水煮或蒸至透心，取出，摊开晒干或烘干。以个大、有明显横纹、质坚、半透明者为佳。

【**炮制方法**】(1)取山慈菇，除去杂质，水浸约1小时，润透，切片或块，干燥。或洗净，干燥，用时捣碎。(《山东2012》)

(2)去净杂质，水浸约1小时，润透，切薄片，干燥或洗净干燥。(《山东2002》)

(3)除去杂质及毛须，洗净，干燥。(《山东1990》)

(4)去净杂质，簸去灰屑。用时捣碎。(《山东1975》)

(5)临用捣碎。(《汇编》)

【**成品性状**】(1)本品为不规则的片或碎块，外表面灰黄色或黄棕色，具细皱纹，可见叶基、须根痕及环节。切面黄白色或淡棕黄色，角质样半透明，有众多筋脉

纹及筋脉小点。质坚硬。气微，味淡，嚼之带黏性。(《山东 2012》)

（2）毛慈菇呈不规则扁球形或圆锥形，顶端渐突起，基部有须根痕。长 1.8 ~ 3cm，膨大部直径 1 ~ 2cm。表面黄棕色或棕褐色，有纵皱纹或纵沟，中部有 2 ~ 3 条微突起的环节，节上有鳞片叶干枯腐烂后留下的丝状纤维。质坚硬，难折断，断面灰白色或黄白色，略呈角质。气微，味淡，带黏性。冰球子呈圆锥形，瓶颈状或不规则的团块，直径 1 ~ 2cm，高 1.5 ~ 2.5cm。顶端渐尖，尖端断头处呈盘状，基部膨大且圆平，中央凹入，有 1 ~ 2 条环节，多偏向一侧。撞去外皮者表面黄白色，带表皮者浅棕色，光滑，有不规则皱纹。断面浅黄色，角质半透明。(《山东 2002》)

（3）本品呈不规则扁球形，长 18 ~ 30mm，膨大部直径 10 ~ 20mm。表面凹凸不平，有皱纹或纵沟，膨大部有 2 ~ 3 条微突起的环节，质坚硬，断面黄白色。无臭，味淡，嚼之带黏性。(《山东 1990》)

【性味与归经】甘、微辛，凉。归肝、脾经。

【功能与主治】清热解毒，化痰散结。用于痈肿疔毒，瘰疬痰核，蛇虫咬伤，癥瘕痞块。

【用法与用量】3 ~ 9g。外用适量。

【贮藏】置于干燥处。

千年健

Qiannianjian

HOMALOMENAE RHIZOMA

【来源】本品为天南星科植物千年健 *Homalomena occulta*（Lour.）Schott 的干燥根茎（《中国药典 2020》）。主产于广西、云南等地。春、秋季采挖，除去叶、苗，洗净，刮去外皮，干燥。以条大、质硬、色红棕、香气浓者为佳。

【炮制方法】（1）除去杂质，用清水洗净再浸泡至 4 ~ 5 成透，捞出，闷润至透，切薄片，干燥。(《山东 2002》《山东 1990》)

（2）去净杂质，用水浸泡 4 ~ 5 成透，洗净，捞出，润透，切厚片，干燥。(《山东 1975》)

（3）取千年健水泡至 7 ~ 8 成透（1 ~ 2 小时），洗净后，闷透，切 5 厘米斜片。(《汇编》)

（4）操作同（3），但时间为 5～6 小时。(《汇编》)

（5）操作同（3），但时间为夏季 2～4 小时，冬季 8～10 小时。(《汇编》)

（6）泡 2～3 天，闷 1 天，切片。(《汇编》)

（7）蒸后切片。(《汇编》)

【成品性状】（1）本品呈不规则圆形薄片，外表皮粗糙，黄棕色至红棕色，具多数扭曲的深纵沟纹。切面红褐色，具有众多黄色散在的硬质纤维束，有的呈针刺状，故俗名“一包针”；质坚而韧。气芳香特异，味辛、微苦。(《山东 2002》)

（2）本品为不规则的圆形薄片，片面红棕色，具有众多钟状纤维束，故俗名“一包针”，质坚。气香，味辛、微苦。(《山东 1990》)

【性味与归经】苦、辛，温。归肝、肾经。

【功能与主治】祛风湿，壮筋骨。用于风寒湿痹，腰膝冷痛，拘挛麻木，筋骨痿软。

【用法与用量】5～10g。

【贮藏】置于阴凉干燥处。

川木香

Chuanmuxiang

VLADIMIRIAE RADIX

【来源】本品为菊科植物川木香 *Vladimiria souliei*（Franch.）Ling 或灰毛川木香 *Vladimiria souliei*（Franch.）Ling var. cinerea Ling 的干燥根（《中国药典 2020》）。主产于四川。冬季采挖，除去泥土、须根及地上茎，过长者横切为两段，粗大者纵剖为两瓣，干燥。以枝条粗大、坚实、香气浓者为佳。

【炮制方法】川木香　（1）除去杂质，削去根头部焦黑色“油头”，刮净粗皮，洗净，润透，切厚片，干燥或低温干燥。(《山东 2002》《山东 1990》)

（2）去净杂质，用水稍泡，洗净，捞出，闷透，切厚片，干燥。(《山东 1975》)

（3）洗净，润透，切片。(《汇编》)

煨川木香　取净川木香片，在铁丝匾中，用一层草纸，一层川木香片，间隔平铺数层，置炉火旁或烘干室内，烘煨至川木香中所含挥发油渗至纸上，取出，放凉。(《山东 2002》)

【成品性状】川木香　本品为类圆形厚片，片面黄棕色至黄白色，可见点状油室

及径向裂隙，有的中心空洞状。体轻、质硬脆。香气稍浊，味苦，嚼之黏牙。(《山东 2002》《山东 1990》)

煨川木香　形如川木香，色深，质脆。(《山东 2002》)

【性味与归经】辛、苦，温。归脾、胃、大肠、胆经。

【功能与主治】行气止痛。用于胸胁、脘腹胀痛，肠鸣腹泻，里急后重。

【炮制作用】川木香经煨制后能增强实肠止泻的作用。

【用法与用量】3 ~ 9g。

【贮藏】置于阴凉干燥处。

川贝母

Chuanbeimu

FRITILLARIAE CIRRHOSAE BULBUS

【来源】本品为百合科植物川贝母 *Fritilaria cirrhosa* D. Don、暗紫贝母 *Fritilaria unibracteata* Hsiao et K. C. Hsia、甘肃贝母 *Fritilaria przewalskii* Maxim.、梭砂贝母 *Fritilaria delavayi* Franch.、太白贝母 *Fritilaria taipaiensis* P. Y. Li 或瓦布贝母 *Fritilaria unibracteata* Hsiao et K. C. Hsiavar. *Wabuensis*（S.Y.Tang et S.C.Yue）Z. D. Liu，S. Wang et S. C. Chen 的干燥鳞茎（《中国药典 2020》）。按性状不同分别习称“松贝”“青贝”“炉贝”和“栽培品”。主产于四川、青海、甘肃、云南、西藏等地。夏、秋季采挖，或于积雪融化时采挖，除去须根、粗皮及泥沙，晒干或低温干燥。以鳞茎质坚实、粉性足、色白者为佳。

【炮制方法】（1）去净杂质。(《山东 2002》《山东 1990》)

（2）去净杂质，用水稍泡，洗净，捞出，润闷，掰瓣去心，干燥，或碾粉用。(《山东 1975》)

【成品性状】（1）松贝呈类圆锥形或近球形，高 0.3 ~ 0.8cm，直径 0.3 ~ 0.9cm。表面类白色。外层鳞叶 2 瓣，大小悬殊，大瓣紧抱小瓣，未抱部分呈新月形，习称“怀中抱月”；顶部闭合，内有类圆柱形、顶端稍尖的心芽和小鳞叶 1 ~ 2 枚；先端钝圆或稍尖，底部平，微凹入，中心有 1 灰褐色的鳞茎盘，偶有残存须根。质硬而脆，断面白色，富粉性。气微，味微苦。青贝呈类扁球形，高 0.4 ~ 1.4cm，直径 0.4 ~ 1.6cm。外层鳞叶 2 瓣，大小相近，相对抱合，顶部开裂，内有心芽和小鳞叶

2 ~ 3 枚及细圆柱形的残茎。炉贝呈长圆锥形，高 0.7 ~ 2.5cm，直径 0.5 ~ 2.5cm。表面类白色或浅棕黄色，有的具棕色斑点。外层鳞叶 2 瓣，大小相近，顶部开裂而略尖，基部稍尖或较钝。(《山东 2002》)

（2）本品呈类圆锥形或近球形或长圆锥形，高 3 ~ 25mm，直径 3 ~ 25mm。表面类白色或淡棕黄色，有的具棕色斑点。外层鳞叶 2 瓣，大小悬殊或相近，相对抱合，内有心芽和小鳞叶 1 ~ 3 枚。顶部闭合或开裂，底部较平或稍尖。质硬而脆。断面白色，粉性。气微，味微苦。(《山东 1990》)

【性味与归经】苦、甘，微寒。归肺、心经。

【功能与主治】清热润肺，化痰止咳，散结消痈。用于肺热燥咳，干咳少痰，阴虚劳嗽，痰中带血，瘰疬，乳痈，肺痈。

【用法与用量】3 ~ 10g；研粉冲服，一次 1 ~ 2g。

【注意】不宜与川乌、制川乌、草乌、制草乌、附子同用。

【贮藏】置于阴凉干燥处，防蛀。

川牛膝

Chuanniuxi

CYATHULAE RADIX

【来源】本品为苋科植物川牛膝 *Cyathula officinalis* Kuan 的干燥根（《中国药典 2020》）。主产于四川、云南、贵州，山东亦有栽培。秋、冬季采挖，除去芦头、须根及泥沙，炕或晒至半干，堆放回润，再炕或晒干。以条大、质柔软、断面棕黄色者为佳。

【炮制方法】川牛膝 （1）除去杂质及芦头，洗净，闷润至透，切薄片，干燥。(《山东 2002》《山东 1990》)

（2）去净杂质，切去芦头，用水稍泡，洗净，捞出，润透，切薄片，干燥。(《山东 1975》)

（3）洗净，切片。(《汇编》)

（4）水洗，可稍泡，切 2 厘米。(《汇编》)

（5）水洗略泡，闷 6 ~ 7 成透，蒸 1 ~ 2 小时，切 2 厘片。(《汇编》)

（6）蒸后切片。(《汇编》)

酒川牛膝 （1）取净川牛膝片，用黄酒拌匀，闷润至黄酒被吸尽，置锅内，文火加热炒干，取出，放凉。(《山东 2002》)

（2）每 10 斤用黄酒 1 斤喷匀，润透，晾干。(《汇编》)

（3）取牛膝，用适量黄酒拌均匀，闷透，炒干。(《汇编》)

盐川牛膝 取牛膝，炒热，洒以盐水，拌炒至干。(《汇编》)

炒川牛膝 取牛膝，微炒。(《汇编》)

【成品性状】川牛膝 （1）呈类圆形薄片，厚 0.1 ~ 0.2cm，直径 0.5 ~ 3cm。外表面灰棕色，切面淡黄色或棕黄色，可见多数黄色点状维管束，排列成数轮同心环，质韧。气微，味甜。(《山东 2002》)

（2）本品为类圆形的薄片，片面浅黄色至黄棕胶质状或纤维状，有多数浅黄色筋脉小点（维管束），排列成数轮同心环，质韧。气微，味甜。(《山东 1990》)

酒川牛膝 形如川牛膝，表面暗褐色，微有酒气。(《山东 2002》)

【性味与归经】甘、微苦，平。归肝、肾经。

【功能与主治】逐瘀通经，通利关节，利尿通淋。用于经闭癥瘕，胞衣不下，跌扑损伤，风湿痹痛，足痿筋挛，尿血血淋。

【炮制作用】川牛膝经酒炙后，可增强逐瘀通经、通利关节的作用。经盐炙后，能增强利尿通淋的作用。

【用法与用量】5 ~ 10g。

【注意】孕妇慎用。

【贮藏】置于阴凉干燥处，防潮。

川 乌

Chuanwu

ACONITI RADIX

【来源】本品为毛茛科植物乌头 *Aconitum carmichaelii* Debx. 的干燥母根（《中国药典 2020》）。主产于四川、陕西等地，山东亦有栽培。6 月下旬至 8 月下旬采挖，除去子根、须根及泥沙，干燥。以个匀、肥满、坚实、无空心、断面色白者为佳。

【炮制方法】生川乌 （1）除去杂质，洗净，干燥。(《山东 1990》)

（2）去净杂质及泥土，用时捣碎。(《山东 1975》)

制川乌 （1）将大小分档的净川乌，用清水浸泡至内无干心，取出，置锅内，加清水煮沸4～6小时；或置笼屉内，加热蒸6～8小时，至取大个及实心者切开内无白心，口尝微有麻舌感时，取出，晾至6成干，切厚片，干燥。(《山东1990》)

（2）取净川乌，按大小个，分别用宽水浸漂。每日换水2～3次，至口尝稍有麻辣感为度。取出，用甘草、黑豆（用布包）煎汤共煮透，至内无白心时取出，除去甘草、黑豆，晾晒至6成干，润闷，切厚片，干燥。每川乌100斤，用甘草5斤，黑豆10斤。(《山东1975》)

（3）水泡10余日，每日换水2～3次，至无麻辣味捞出，每10斤加甘草半斤，煮至无白心为度，取出，晾至适合时切2厘片。(《汇编》)

（4）操作同（3），但切片前需晒6成干，再闷透，切片。(《汇编》)

（5）水泡10余日，每日换水2～3次，至水无色，口尝无麻辣味为度。捞出，用甘草、黑豆煮出水煮（每100斤川乌，用甘草5斤，黑豆10斤）煮至无心为度。(《汇编》)

（6）水泡10余日，每天换水2～3次至水清。口尝无麻辣味，取出，每10斤用甘草、金银花各4两共煮，至无白心为度；捞出稍晾至5成干，闷透，切2厘片。(《汇编》)

（7）水泡7～8天，每天换水1次。捞出，加甘草、皂角少许，煮至无白心为度。(《汇编》)

（8）水泡5天，每天换水2次，捞出，每10斤川乌，加甘草、皂角各半斤煮透，用甘草、皂角，加白矾2斤拌炒至矾吃净，晾，切。(《汇编》)

（9）川乌水泡（夏5天每天换水2次。冬季泡8～10天，每天换水1次），水清为度，加黑豆3%，煮至黑豆无色，再加入川乌，煮至7～8成透，取出，晒7成干，闷润，切1.5公厘片，晒干。(《汇编》)

（10）清水泡7～10日，每日换水2～3次，口尝仍稍有麻辣味，每10斤加甘草、生姜四两，黑豆1斤，煮至无白心为度。(《汇编》)

（11）川乌洗净泥土，泡7天，煮时，加甘草、白矾少许。(《汇编》)

（12）水泡（春秋10天，冬季15天），至微有麻辣味，加豆腐、甘草煮至无白心为佳。(《汇编》)

（13）水泡10天，每日换水3～4次，冬季泡15天，每日换水1次，至口尝微有麻辣味，每10斤药加豆腐2斤甘草4两，煮透去豆腐、甘草，晒半干，闷半透，切片。(《汇编》)

（14）川乌水泡 1～3 天。煮至无白心为度，晒外部无水气，切片。(《汇编》)

（15）川乌用甘草，皂角水泡。每日换水 1 次，泡至无泡沫 7～8 天，煮或蒸至无白心为度。(《汇编》)

（16）用甘草水泡 4～5 天（春秋）每日换水，捞出，煮至无白心为度。(《汇编》)

（17）每 10 斤川乌，加甘草 1 斤，矾 2 斤，生姜 1 斤，皂角 1 斤共泡，夏季泡 3～5 天每日换水 2 次，冬季 7～15 天换水 2 次至有麻辣味，再加少量白矾、生姜、皂角、甘草煮透，稍晾，切片。(《汇编》)

（18）川乌，春天泡 7 天，夏季泡 5 天，捞出，每 10 斤加醋 2～3 斤，矾 10 两，煮透，剩汤弃去，先晾干外皮，闷透，切片。(《汇编》)

蜜制川乌　每斤制川乌，用蜜 2 两，拌炒至均匀粘蜜不黏手为度。(《汇编》)

麸炒制川乌　先将锅炒热，撒入麸皮，立即生烟，倒入制川乌片拌炒至均匀熏为黄色。(《汇编》)

炒制川乌　制川乌，炒至微黄色。(《汇编》)

【成品性状】生川乌　呈不规则的圆锥形，稍弯曲长 20～75mm，直径 12～25mm。表面棕褐色或灰棕色，有细纵皱纹。上端有凹陷的芽痕，侧边常有瘤状侧根及子根摘离后的痕迹。下端新小呈尖形，全体有瘤状隆起的支根，习称“钉角”，质坚实。断面类白色或淡黄色，形成层环纹呈多角形。气微，味辛辣，麻舌。(《山东 1990》)

制川乌　为不规则的或长三角形的厚片，表面黑褐色或黄褐色，有光泽，有灰棕色三角形形成层环纹，中心有空洞。质轻脆。无臭，微有麻舌感。(《山东 1990》)

【性味与归经】辛、苦，热；有大毒。归心、肝、肾、脾经。

【功能与主治】祛风除湿，温经止痛。用于风寒湿痹，关节疼痛，心腹冷痛，寒疝作痛及麻醉止痛。

【炮制作用】生川乌有大毒，内服宜慎。制川乌毒性降低，可供内服。

【用法与用量】一般炮制后用。制川乌 1.5～3g，先煎、久煎。

【注意】生品内服宜慎；孕妇禁用。不宜与半夏、瓜蒌、瓜蒌子、瓜蒌皮、天花粉、川贝母、浙贝母、平贝母、伊贝母、湖北贝母、白蔹、白及同用。

【贮藏】置于通风干燥处，防蛀。

川　芎

Chuanxiong

CHUANXIONG RHIZOMA

【来源】本品为伞形科植物川芎 *Ligusticum chuanxiong* Hort. 的干燥根茎（《中国药典 2020》）。主产于四川等地，山东亦有栽培。夏季当茎上的节盘显著突出，并略带紫色时采挖，除去茎叶及泥土，晒后炕干再去须根。以个大饱满、质坚实、断面色黄白、油性大、香气浓者为佳。

【炮制方法】川芎　（1）除去杂质，大小分档，用清水洗净，再浸泡至 5 ~ 6 成透，闷润至透，切薄片，晾干或低温干燥。（《山东 2002》《山东 1990》）

（2）去净杂质及残茎，按大小个分别用水浸泡 6 ~ 7 成透，洗净，捞出，稍晾，闷透，切薄片，干燥。（《山东 1975》）

（3）取川芎大小相等的，分别用清水泡 8 成透。捞出闷透，切 2 厘片晾干。（《汇编》）

（4）操作同（3），直径 1 寸的需泡 16 小时（春季）。（《汇编》）

（5）操作同（3），直径 2 寸的夏季泡 10 小时，冬季 2 天。（《汇编》）

（6）大小分开，泡 6 ~ 7 成透，晒干外皮，再闷透切片。（《汇编》）

（7）操作同（6），泡时间（春 3 ~ 4 天，秋 4 ~ 5 天）。（《汇编》）

（8）大小分开，泡 5 ~ 6 成透，捞出晾晒，再放原汁内浸透，反复至原汁吃尽为度，闷透切片。（《汇编》）

酒川芎　（1）取净川芎片，用黄酒拌匀，闷润至黄酒被吸尽，置锅内，文火炒至表面带火色时，取出，放凉。每 100kg 川芎片，用黄酒 10kg。（《山东 2012》《山东 2002》）

（2）将大小分档的净川芎片，用黄酒拌匀，闷润至黄酒被吸尽，置锅内，文火炒至表面带火色时，取出，放凉。每 100kg 川芎片，用黄酒 10kg。（《山东 1990》）

（3）每 10 斤川芎片用黄酒 20 两，拌匀后，炒至带火色。（《汇编》）

（4）每 10 斤川芎片用黄酒 1 斤拌匀，晾干。（《汇编》）

【成品性状】川芎　为不规则的薄片，片面黄白色或灰黄色，可见波状环纹（形成层），散有黄棕色小油点（油室）周边粗糙不整齐，质坚硬。香气浓郁而特殊，

味苦、辛，稍有麻舌感，微回甜。(《山东 2002》《山东 1990》)

酒川芎 （1）本品为不规则厚片。切面黄棕色至黄褐色，偶见焦斑，散生黄棕色油点，具有明显的波状环纹。质坚实。气浓香，略有酒香气，味苦、辛，微甜。(《山东 2012》)

（2）行如川芎，色泽加深，偶见焦斑，略有酒香气。(《山东 2002》)

【性味与归经】辛，温。归肝、胆、心包经。

【功能与主治】活血行气，祛风止痛。用于胸痹心痛，胸胁刺痛，跌扑肿痛，月经不调，经闭痛经，癥瘕腹痛，头痛，风湿痹痛。

【炮制作用】川芎酒炙后，能引药上行，增强活血行气止痛作用。

【用法与用量】3 ~ 10g。

【贮藏】置于阴凉干燥处，防蛀。

广防己

Guangfangji

RADIX ARISTOLOCHIAE FANGCHI

【来源】本品为马兜铃科植物广防己 *Aristolochia fangchi* Y. C. Wu ex L. D. Chow et S. M. Hwang 的干燥根（《中国药典 2000》）。主产于广东、广西等地。秋、冬季采挖，洗净，切段，粗根纵横两瓣，晒干。以块大、粗细均匀、质重、粉性大者为佳。

【炮制方法】除去杂质及粗皮，用清水洗净，浸泡至 6 ~ 7 成透，捞出，闷润至透，切厚片，干燥。(《山东 1990》)

【成品性状】本品为圆形或半圆形的厚片，片面有灰棕色与类白色相间连续排列的放射状纹理，显粉性。质坚实，不易折断。无臭，味苦。(《山东 1990》)

【性味与归经】苦、辛，寒。归膀胱、肺经。

【功能与主治】祛风止痛，清热利水。用于湿热身痛，风湿痹痛，下肢水肿，小便不利。

【用法与用量】4.5 ~ 9g。

【贮藏】置于干燥处，防霉、防蛀。

马尾连

Maweilian

RADIX THALICTRI

【来源】本品为毛莨科植物金丝马尾连 *Thalictrum glandulosissimum*（Fin. et Gagn.）W. T. Wang et S. H. Wang、高原唐松草 *Thalictrum cultratum* Wall、多叶唐松草 *Thalictrum foliolosum* DC. 或唐松草 *Thalictrum aguilegilolium* L. var. sibiricum Regel. et Tiling 的根及根茎（《中国药典 2020》）。主产于甘肃、青海、陕西、河南等地。春、秋季采挖，除去残茎，晒干即得。以根条均匀、色金黄者为佳。

【炮制方法】去净杂质，洗净，润透，切厚片或段，干燥。（《山东 2002》《山东 1990》）

【成品性状】本品为不规则厚片或细条形的小段，厚片外表面呈棕色，内有黄色的木质心，小段表面呈红黄色或金黄色，有光泽，断面呈深黄色。气微，味微苦。（《山东 2002》《山东 1990》）

【性味与归经】苦，寒。归心、肝、胆、大肠经。

【功能与主治】清热燥湿，解毒。用于痢疾，肠炎，传染性肝炎，感冒，麻疹，痈肿疮疖，结膜炎；外用于烫火伤。

【用法与用量】3 ~ 9g；外用适量。

【贮藏】置于通风干燥处。

天　冬

Tiandong

ASPARAGI RADIX

【来源】本品为百合科植物天冬 *Asparagus cochinchinensis*（Lour.）Merr. 的干燥块根（《中国药典 2020》）。主产于四川、贵州、广西、云南等地，山东亦有分布。秋、冬季采挖，洗净泥土，剪去根头及须根，按大小分别入沸水中煮或蒸透后，再浸入清水中，趁热除去外皮，洗净，微火烘干。以肥满均匀、致密坚实、色黄白、半透明者为佳。

【炮制方法】天冬 （1）取天冬，除去杂质及黑色泛油者，抢水洗净，润透，稍凉，切厚片或段，干燥。(《山东 2012》)

（2）除去杂质及黑色泛油者，抢水洗净，润透，稍晾，切薄片，干燥。(《山东 2002》《山东 1990》)

（3）去净杂质，洗净，润透，稍凉，切咀，干燥。(《山东 1975》)

（4）天冬用清水洗净，润透，稍晾，切 3 分咀或片，晒干。(《汇编》)

朱天冬 取天冬，少均匀喷水，润透，每 10 斤用朱砂细粉 3 两，分次少量加入，随加随颠，至均匀挂着朱砂为度。(《汇编》)

【成品性状】天冬 （1）本品为类圆形或不规则形的厚片或段。切面黄白色至淡黄棕色，半透明，光滑或具深浅不等的纵皱纹，偶有残存的灰棕色外皮。质硬或柔润，有黏性，断面角质样，中柱黄白色。气微，味甜、微苦。(《山东 2012》)

（2）本品为类圆形的薄片，片面黄白色或淡棕色，角质样，半透明，中心黄白色。质坚韧或柔润，有黏性。气微，味甘、微苦。(《山东 2002》《山东 1990》)

【性味与归经】甘、苦，寒。归肺、肾经。

【功能与主治】养阴润燥，清肺生津。用于肺燥干咳，顿咳痰黏，腰膝酸痛，骨蒸潮热，内热消渴，热病津伤，咽干口渴，肠燥便秘。

【用法与用量】6 ~ 12g。

【贮藏】置于通风干燥处，防霉、防蛀。

天花粉

Tianhuafen

TRICHOSANTHIS RADIX

【来源】本品为葫芦科植物栝楼 *Trichosanthes kirilowii* Maxim. 或双边栝楼 *Trichosanthes rosthornii* Harms 的干燥根（《中国药典 2020》）。主产于山东、河南、湖北、江西等地。秋、冬季采挖，洗净泥土，刮净外皮，切段，较粗者再对半纵切成瓣，干燥。以色白、粉性足、肥满、质坚细腻者为佳。

【炮制方法】（1）除去杂质，大小分档，用清水浸泡至 5 ~ 6 成透，捞出，闷润至透，切厚片，干燥。(《山东 2002》《山东 1990》)

（2）去净杂质，按大小个分别用水浸泡 7 ~ 8 成透，洗净，捞出，稍晾，润闷至内外湿度均匀，软硬适宜，切厚片，干燥。(《山东 1975》)

（3）天花粉，水泡至 7 ~ 8 成透（约 12 小时）捞出，闷透，切 3 厘片。(《汇编》)

（4）取天花粉，去外粗皮，泡 1 天，闷 1 天，至透，晒干外皮，切片。(《汇编》)

（5）泡 2 ~ 3 天，闷透，切片。(《汇编》)

（6）泡 1 日夜或 3 ~ 4 天，闷透，切片。(《汇编》)

（7）泡 4 ~ 5 小时，闷透，切片。(《汇编》)

（8）喷水，润透（约 1 天），切片。(《汇编》)

（9）捣碎用。(《汇编》)

【成品性状】本品为类圆形、半圆形或不规则厚片。片面白色或淡黄色，富粉性，有黄色筋脉点（导管），略是放射性排列，周边黄白色或淡棕色。质坚、细腻。无臭，味微苦。(《山东 2002》《山东 1990》)

【性味与归经】甘、微苦，微寒。归肺、胃经。

【功能与主治】清热泻火，生津止渴，消肿排脓。用于热病烦渴，肺热燥咳，内热消渴，疮疡肿毒。

【用法与用量】10 ~ 15g。

【注意】孕妇慎用；不宜与川乌、制川乌、草乌、制草乌、附子同用。

【贮藏】置于干燥处，防蛀。

天南星

Tiannanxing

ARISAEMATIS RHIZOMA

【来源】本品为天南星科植物天南星 *Arisaema erubescens*（Wall.）Schott、异叶天南星 *Arisaema heterophyllum* Bl. 或东北天南星 *Arisaema amurense* Maxim. 的干燥块茎(《中国药典 2020》)。全国大部分地区均产，山东亦有分布。秋、冬季采挖，除去残茎、须根及外皮，干燥。以个大、色白、粉性足、不开裂者为佳。

【炮制方法】生天南星 （1）除去杂质，洗净，干燥。(《山东 2002》《山东 1990》)

（2）去净杂质及泥土。(《山东 1975》)

制天南星 （1）将净天南星大小分档，用清水浸漂，每日换水 2 ~ 3 次，如起白沫时，换水后加白矾（每 100kg 天南星加白矾末 2kg），泡一日后，再进行换水，至切开口尝微有麻舌感时取出。将生姜片、白矾粉置锅内，加适量清水煮沸后，倒入漂制的天南星，共煮至无干心时，取出，除去姜片，晾至 6 成干，再闷润至内外湿度均匀，软硬适宜时，切薄片，干燥。每 100kg 天南星，用生姜片、白矾各 12.5kg。（《山东 2002》《山东 1990》）

（2）取净天南星，按大小个分别用宽水浸漂，避免日晒，每日换水 2 ~ 3 次。如起白沫时，换水后加白矾（每天南星 100 斤加白矾 2 斤），泡一日后，再进行换水，至切开口尝微有麻辣感时取出。将生姜、白矾置锅内，加适量水煮沸后，倒入天南星共煮至无白心时取出，去掉姜片，晾至 4 ~ 6 成干，润透，切薄片，干燥。每天南星 100 斤，用生姜 12.5 斤，白矾 12.5 ~ 15 斤。（《山东 1975》）

（3）水泡 2 周左右，每天换水 2 ~ 3 次，至无麻辣味为度，每 10 斤加生姜 1 斤，矾 1 斤，煮至无白心为度，晾 2 ~ 3 成干，闷一夜，切 2 ~ 3 厘片。（《汇编》）

（4）水泡 6 ~ 7 天（春秋）泡时需加矾，泡后，每 10 斤南星加矾 10 两，姜少许，煮至无心为度。晒，闷，切片。（《汇编》）

（5）水泡 11 ~ 12 天（夏）每天换水，至口尝微有麻辣味，每 10 斤天南星加矾 1 斤，生姜半斤，煮至无白心，晒 8 成干，闷，切片。（《汇编》）

（6）泡 6 ~ 7 天，每日换水，加姜，矾煮。（《汇编》）

（7）水泡 5 ~ 6 天（夏）8 ~ 10（冬），每日换水，煮时加 1% 矾，煮 6 成透，取出晒 6 ~ 7 成干，闷透，切 1.5 ~ 2 公厘片。（《汇编》）

（8）水泡 8 ~ 12 天，每日换水（春秋 1 次，夏季 2 ~ 3 次）至稍有麻辣味，置锅内，每 10 斤加矾、姜各 1.25 斤，煮至无白心为度，取出，晒半干，闷透，切 2 厘片。（《汇编》）

（9）水泡 7 天每日换水（夏季每日换水 3 次，其他季节每日 1 ~ 2 次）再用白矾水泡 7 天（每 10 斤南星用矾 1 斤），再清水泡 7 天再用白矾水煮至无心为度（每 10 斤药用矾 1 斤）捞出，晒 2 ~ 3 成干，闷一宿，再晒至 2 ~ 3 成干，闷一宿，切 1 厘片。（《汇编》）

（10）春秋泡 6 ~ 7 天，每日换水 2 次，夏季换 3 次，加矾（每 10 斤药加矾 1 斤 4 两）煮至无水，晒，闷，切片。（《汇编》）

（11）水泡 7 ~ 10 天，春秋每日换水 1 次，夏季 2 次，水清为度，捞出，每斤加矾 2 ~ 3 两，甘草少许，煮至无白心为度，捞出，晒干皮，闷透，切片。（《汇编》）

（12）同甘草，皂角水泡，每日换水，泡至口尝不涩，用甘草和白矾煮，每10斤药用矾半斤，晒，切片。(《汇编》)

（13）春秋泡7～8天。泡至无泡沫，每10斤药用姜1～1.5斤煮。(《汇编》)

（14）泡10天，至无麻辣味，每10斤加姜10两，煮至无白心为度。(《汇编》)

（15）每10斤药加矾1～2斤，姜、皂角、甘草各1斤共泡，夏季3～5天，冬季7～15天，每日换水（夏2次，冬1次）泡至微麻辣，煮时再加上述药少量，至无白心为度，捞出，稍闷，切片。(《汇编》)

（16）泡5～7天，每天换水2次，捞出，每10斤药加甘草、皂角各1斤，煮至无心为度，再加入白矾炒。(《汇编》)

（17）水泡1～3天，再煮至无白心为度，晒至无水分，切片。(《汇编》)

胆南星 （1）取制南星细粉，加入净胆汁（或胆膏粉及适量清水），拌匀，置笼屉内，加热蒸约1小时至透，取出，放凉，制成小块，干燥；或取生天南星粉，加入净胆汁（或胆膏粉及适量清水），搅拌均匀，放温暖处，发酵7～15天后，再连续蒸9昼夜，每隔2小时搅拌1次，除去腥臭气，至呈黑色浸膏状，口尝无麻舌感为度，取出，晾干，再蒸软，趁热切成小块。每100kg制南星粉，用牛（或猪、羊）胆汁400kg（胆膏粉40kg）。(《山东2002》《山东1990》)

（2）生南星面1斤，于瓷盆内，用鲜牛胆汁3斤拌入搅均匀露晒（日晒夜露），第2年取出后，研细再拌入牛胆汁1斤，露晒，第3年仍取出研细后，再加牛胆汁一斤露晒，3年后，取出，晒半干，装入牛胆皮或猪膀胱内，挂通风阴凉处，晾5～6个月。(《汇编》)

（3）天南星细粉，每1斤加牛胆汁2斤，用木棒经常搅拌，晒10余天，至发酵膨胀，装于牛胆皮内（或缸中），置背阴处1～3年，碾成细末，加入同重黄酒拌匀，蒸笼内蒸24小时，晒干，再蒸，如此反复蒸晒9次，趁热搓条切成五分咀或片。(《汇编》)

（4）生南星粉末，每1斤加牛胆汁1～2斤，搅拌，晒干，再加牛胆汁搅拌，晒干。经此8次加牛胆汁4～5斤，最后置入牛胆皮内，悬于通风阴凉处，放置5～6个月或一年，去胆皮，压成面，每斤加半～1斤黄酒，蒸至发软，5～6小时，取出，稍晾，搓成条，再稍晾，切方咀。(《汇编》)

（5）生南星面，拌入牛胆汁，晒一伏天，装胆皮内，挂起风干，次年取下，压面，加牛胆汁，晒，如此反复4次（4年）。(《汇编》)

（6）生南星面，加牛胆汁拌均匀，日晒三年后，压面，加蜜（每斤加5两），装

牛胆皮中风干。(《汇编》)

(7)南星面，加牛胆汁，至浸泡为度，日晒夜露，干即加胆汁，至5~6次，装牛胆皮内，晒干。(《汇编》)

(8)南星面，加胆汁，日晒夜露，干即加胆汁，但不装胆皮内，2~3年即成。(《汇编》)

(9)操作同(8)，但连续9年。(《汇编》)

(10)生南星粉10斤，牛胆汁15斤，于3月间，放于缸内搅均匀，日晒，经常搅拌，至8月底封缸，次年打开，再加牛胆汁10斤，日晒，8月封缸，至第5年打开，加牛胆汁50斤，搅晒如前，8月底，装入猪膀胱内，挂通风处，阴干。(《汇编》)

(11)生南星粉1斤，须加胆汁5~6斤，每年春秋季最好，第一年加2斤，拌均匀后不晒，只在斜阳温暖处晾，第二年加胆汁略少，最后加胆汁，装胆皮内，挂房檐下阴干。(《汇编》)

【成品性状】生天南星 呈扁球形，高10~20mm，直径1.5~6.5cm。表面乳白色或淡棕色，顶端有凹陷的茎痕，周围有麻点状根痕，质坚硬，断面白色粉性。气微辛，味辣而麻。(《山东2002》《山东1990》)

制天南星 多为扁肾形的薄片，片面淡黄棕色，半透明，光滑，质脆。微臭，味辛。(《山东2002》《山东1990》)

胆南星 为小方块状，表面黄棕色或棕黑色，质硬。有特异的臭气，味苦。(《山东2002》《山东1990》)

【性味与归经】天南星、制天南星 苦、辛，温；有毒。归肺、肝、脾经。

胆南星 苦、微辛，凉。归肺、肝、脾经。

【功能与主治】天南星 散结消肿。外用治痈肿，蛇虫咬伤。

制天南星 燥湿化痰，祛风止痉，散结消肿。用于顽痰咳嗽，风痰眩晕，中风痰壅，口眼㖞斜，半身不遂，癫痫，惊风，破伤风；外用治痈肿，蛇虫咬伤。

胆南星 清热化痰，息风定惊。用于痰热咳嗽，咯痰黄稠，中风痰迷，癫狂惊痫。

【炮制作用】制天南星可降低毒性，增强燥湿化痰作用。胆汁制南星可降低毒性，缓和其燥烈之性，药性由温转凉，味由辛转苦，清化热痰、息风定惊力强。

【用法与用量】外用生品适量，研末以醋或酒调敷患处。

【注意】孕妇慎用；生品内服宜慎。

【贮藏】置于通风干燥处，防霉、防蛀。

天　麻

Tianma

GASTRODIAE RHIZOMA

【来源】本品为兰科植物天麻 *Gastrodia elata* Bl. 的干燥块茎(《中国药典2020》)。主产于四川、云南、贵州、湖北、陕西等地，山东亦有栽培。冬、春季采挖，除去地上茎，洗净泥土，及时擦去粗皮，蒸透，低温干燥。以个大、色黄白、肥嫩、角质状、坚实、无纤维点、断面明亮、无空心者为佳。

【炮制方法】天麻　(1)除去杂质及黑色泛油者，大小分档，用清水浸泡至3～4成透，捞出，闷润至透，再晾晒至内外湿度均匀，软硬适宜时，切薄片，干燥；或稍泡，置笼屉内蒸软，及时切薄片，干燥。(《山东2002》《山东1990》)

(2)去净杂质，按大小个分别用水泡5～6成透，捞出，润闷，晾晒至内外湿度均匀，软硬适宜，切薄片，干燥。(《山东1975》)

(3)天麻水泡1日，捞出，取已软的稍晾，至外皮干，润透，切1厘薄片，阴干。(《汇编》)

(4)泡7～8成透，闷透，切片。(《汇编》)

(5)洗净，大的泡3～4小时，闷透，去芦，切片。(《汇编》)

(6)水泡至7～8成透，蒸透，切片。(《汇编》)

(7)操作同(6)，但蒸2小时。(《汇编》)

(8)水洗后，蒸透，切片。(《汇编》)

(9)操作同(8)，但蒸2～3小时。(《汇编》)

煨天麻　用湿纸包，煨熟去纸。(《汇编》)

【成品性状】天麻　本品呈扁长椭圆形薄片，片面黄白色或淡棕色，角质样，半透明，有光泽，质脆。气微，味甜(《山东2002》《山东1990》)

【性味与归经】甘，平。归肝经。

【功能与主治】息风止痉，平抑肝阳，祛风通络。用于小儿惊风，癫痫抽搐，破伤风，头痛眩晕，手足不遂，肢体麻木，风湿痹痛。

【炮制作用】天麻蒸制后，便于软化切片，同时使酶灭活，利于保存苷类成分。

【用法与用量】3～10g。

【贮藏】置于通风干燥处，防蛀。

天葵子

Tiankuizi

SEMIAQUILEGIAE RADIX

【来源】本品为毛茛科植物天葵 *Semiaquilegia adozoides*（DC.）Makino 的干燥块根（《中国药典 2020》）。主产于江苏、湖北、湖南等地。夏初采挖，除去须根，洗净、干燥。以个大、质重、断面皮部色白、无须根为佳。

【炮制方法】**天葵子**（1）除去杂质，洗净，干燥。（《山东 2002》《山东 1990》）

（2）去净杂质，用水洗净，干燥，用时捣碎。（《山东 1975》）

（3）簸，拣净泥土等杂质。（《汇编》）

炒天葵子 取天葵子，微炒。（《汇编》）

【成品性状】**天葵子** 本品为不规则的短柱状、纺锤状或块状，长 10 ~ 30mm，直径 5 ~ 10mm。表面暗褐色至灰黑色，具皱纹及须根痕。断面皮部类白色，木部黄白色或黄棕色，略呈放射状，质较软。气微，味微甘、微苦、辛。（《山东 2002》《山东 1990》）

【性味与归经】甘、苦，寒。归肝、胃经。

【功能与主治】清热解毒，消肿散结。用于痈肿疔疮，乳痈，瘰疬，蛇虫咬伤。

【用法与用量】9 ~ 15g。

【贮藏】置于通风干燥处，防蛀。

木香

Muxiang

AUCKLANDIAE RADIX

【来源】本品为菊科植物木香 *Aucklandia lappa* Decne. 的干燥根（《中国药典 2020》）。主产于云南。秋、冬季采挖后，除去泥土、须根及地上茎叶，切成段，大的再纵剖成瓣，干燥后撞去粗皮。以条匀、质坚实、油性足、香气浓者为佳。

【炮制方法】木香 （1）除去杂质，大小分档，洗净，润透，切厚片，晾干或低温干燥。(《山东 2002》《山东 1990》)

（2）去净杂质及泥土，用水洗净，稍泡，捞出，润透，切厚片，干燥；或捣碎用。(《山东 1975》)

（3）将木香簸或刷去泥土，锤成 2 ~ 3 分的碎块。(《汇编》)

（4）将净木香碾成粉用。(《汇编》)

（5）洗净，润透，切 3 厘米片。(《汇编》)

（6）水泡 2 小时，润透（约一昼夜），切 2 ~ 3 厘片。(《汇编》)

（9）木香蒸透后，切 2 厘片。(《汇编》)

煨木香 （1）取未经干燥的木香片，在铁丝匾中，用一层草纸，一层木香，照此间隔平铺数层，压紧，置无烟的火炉旁或烘干室内低温烘煨，至木香中所含挥发油渗至纸上，取出，放凉。(《山东 2002》《山东 1990》)

（2）取未干燥的木香片，在铁丝匾中，用一层草纸，一层木香，间隔铺数层，置炉火上或烘干室内烘炕，至木香中所含挥发油渗透于纸上，取出。(《山东 1975》)

（3）将木香用面皮包起，置炭火灰内或慢火炒黄外皮，去面皮用。(《汇编》)

（4）每 10 斤木香加麸皮 2.5 斤，拌炒至微带火色为度，筛去麸用。(《汇编》)

（5）每 10 斤木香加麸皮 2.5 斤，但麸先加水湿润，锅底铺一半，上放木香，再加入另一半麸，文火加热，至锅底麸黄色时，翻炒即可。(《汇编》)

（6）净木香片，先在火炕上一层桑皮纸（或烧纸，上铺一层木香片，再加一层纸），如此多层煨一小时。(《汇编》)

【成品性状】木香 （1）呈类圆形厚片，直径 15 ~ 30m。表面显灰褐色或棕黄色，中部有明显菊花心状的放射状纹理，间有暗褐色或灰褐色环纹，褐色油点（油室）散在，周边外皮显黄棕色至灰褐色，有纵皱纹。质坚。有特异香气，味苦。(《山东 2002》)

（2）为类圆形的厚片，片面灰褐色或棕黄色，有放射状纹理及散在的褐色点状油室，质坚。气芳香浓烈而特异，味苦。(《山东 1990》)

煨木香 （1）形如木香，棕黄色，气微香。(《山东 2002》)

（2）形如木香，气微香。(《山东 1990》)

【性味与归经】辛、苦，温。归脾、胃、大肠、三焦、胆经。

【功能与主治】行气止痛，健脾消食。用于胸胁、脘腹胀痛，泻痢后重，食积不消，不思饮食。煨木香实肠止泻，用于泄泻腹痛。

【**炮制作用**】煨木香除去部分油质，长于实肠止泻。

【**用法与用量**】3 ~ 6g。

【**贮藏**】置于干燥处，防潮。

太子参
Taizishen
PSEUDOSTELLARIAE RADIX

【**来源**】本品为石竹科植物孩儿参 *Pseudostellaria heterophylla*（Miq.）Pax ex Pax et Hoffm. 的干燥块根（《中国药典 2020》）。主产于江苏、山东、安徽等地。夏季茎叶大部分枯萎时采挖，洗净，除去须根，干燥，或置于沸水中稍烫，捞出，干燥，除去须根。以肥润、色黄白、无须根者为佳。

【**炮制方法**】（1）除去杂质，洗净，干燥。（《山东 2002》《山东 1990》）

（2）去净杂质及泥土，用时捣碎。（《山东 1975》）

（3）簸去泥土，挑去碎草等杂质。（《汇编》）

（4）捣碎用。（《汇编》）

【**成品性状**】（1）本品呈细长纺锤形或细长条形，稍弯出，长 3 ~ 10cm，直径 0.2 ~ 0.6cm。表面黄白色，较光滑，微有纵皱纹，凹陷处有须根痕。烫制品断面淡黄色，角质样。生晒品断面类白色，粉性。质硬而脆。气微，味微甜。（《山东 2002》）

（2）本品呈细长纺锤形，稍弯出，长 30 ~ 60mm，直径 3 ~ 5mm。表面黄白色，较光滑，有细纵皱纹，凹陷处有须根痕。烫制品，断面淡黄色，角质样。生晒品，断面类白色，粉性。质硬而脆。气微，味微甜。（《山东 1990》）

【**性味与归经**】甘、微苦，平。归脾、肺经。

【**功能与主治**】益气健脾，生津润肺。用于脾虚体倦，食欲不振，病后虚弱，气阴不足，自汗口渴，肺燥干咳。

【**用法与用量**】9 ~ 30g。

【**贮藏**】置于通风干燥处，防潮、防蛀。

牛 膝

Niuxi

ACHYRANTHIS BIDENTATAE RADIX

【来源】本品为苋科植物牛膝 *Achyranthes bidentata* Bl. 的干燥根（《中国药典2020》）。主产于河南，山东亦有栽培。冬季茎叶枯萎时采挖，除去地上茎、须根及泥土，捆成小把，晒至干皱后，用硫黄熏数次，将顶端切齐，干燥。以身长、皮细、色黄白者为佳。

【炮制方法】牛膝 （1）去净杂质，洗净，润透，除去残留芦头，切段，晒干。（《山东2002》）

（2）除去杂质，洗净，润至透，去净芦头，切厚片，干燥。（《山东1990》）

（3）洗净，闷透，切3分咀。（《汇编》）

（4）操作同（3），但切片。（《汇编》）

酒牛膝 （1）将净牛膝段，用黄酒拌匀，闷润至黄酒被吸尽。置锅内，文火炒至带火色时，取出，放凉。每100kg牛膝段，用黄酒10kg。（《山东2002》）

（2）将净牛膝片用黄酒拌匀，闷润至黄酒被吸尽。置锅内，文火炒至带火色时，取出，放凉。每100kg牛膝片，用黄酒10kg。（《山东1990》）

（3）取牛膝，用适量黄酒拌均匀，闷透，炒干。（《汇编》）

盐牛膝 （1）取净牛膝段，用食盐水拌匀，闷润至盐水被吸尽，置锅内，文火炒至带火色时，取出，放凉。每100kg牛膝段，用食盐2kg。（《山东2002》）

（2）将净牛膝片用食盐水拌匀，闷润至盐水被吸尽，置锅内，文火炒至带火色时，取出，放凉。每100kg牛膝片，用食盐2kg。（《山东1990》）

（3）取牛膝，炒热，洒以盐水，拌炒至干。（《汇编》）

炒牛膝 取牛膝，微炒用。（《汇编》）

【成品性状】牛膝 （1）呈类圆形的小段，片面黄白色至淡黄色，微呈角质样而油润；中间维管束木部较大，其外围散有多数点状维管束，排列成2～4轮，质硬而脆。气微，味微甜而稍苦、涩，嚼之略黏牙。（《山东2002》）

（2）为类圆形的厚片，片面黄白色至淡黄色，微呈角质样而滋润；其外周散有许多筋脉点（维管束），排列成2～4轮。质硬而脆。气微，味微甜而稍苦、涩，嚼

之略黏牙。(《山东 1990》)

酒牛膝 形如牛膝，表面色泽加深，带黄斑，微有香气。(《山东 2002》《山东 1990》)

盐牛膝 形如牛膝，表面色泽加深，带黄斑，略有味。(《山东 2002》《山东 1990》)

【性味与归经】苦、甘、酸，平。归肝、肾经。

【功能与主治】逐瘀通经，补肝肾，强筋骨，利尿通淋，引血下行。用于经闭，痛经，腰膝酸痛，筋骨无力，淋证，水肿，头痛，眩晕，牙痛，口疮，吐血，衄血。

【炮制作用】牛膝酒炙后，补肝肾、强筋骨、祛瘀止痛作用增强；盐炙后，引药下行走肾经，通淋行瘀作用增强。

【用法与用量】5 ~ 12g。

【注意】孕妇慎用。

【贮藏】置于阴凉干燥处，防潮。

升　麻

Shengma

CIMICIFUGAE RHIZOMA

【来源】本品为毛茛科植物大三叶升麻 *Cimicifuga heracleifolia* Kom.、兴安升麻 *Cimicifuga dahurica*（Turcz.）Maxim. 或升麻 *Cimicifuga foetida* L. 的干燥根茎（《中国药典 2020》）。主产于黑龙江、辽宁、河北、山西、湖北、四川等地。春、秋季采挖，除去地上茎苗和泥土，晒至须根干时，除去须根，再干燥。以个大、质坚、外皮黑褐色、断面黄绿色、无须根者为佳。

【炮制方法】升麻 （1）除去杂质，略泡，洗净，润透，除去残留芦头，切厚片，干燥。(《山东 2012》《山东 2002》)

（2）除去杂质，用清水洗净，再浸泡至 3 ~ 4 成透，捞出，闷润至透，切厚片，干燥。(《山东 1990》)

（3）去净残茎及杂质，稍泡，洗净，捞出，润透，切厚片，干燥。(《山东 1975》)

（4）泡 7 ~ 8 成透（2 ~ 3 小时），闷透，去苗，切 1 分片。(《汇编》)

（5）泡透，切片。(《汇编》)

（6）泡 1 小时，闷透，切片。（《汇编》）

（7）泡 1 昼夜，闷透，切片。（《汇编》）

蜜升麻 （1）先将炼蜜用开水稀释，加入净升麻后拌匀，稍润，置热锅内，文火炒至表面呈黄棕色，不黏手时，取出，摊晾，凉透后及时收藏。每 100kg 升麻片，用炼蜜 25kg。（《山东 2012》《山东 2002》）

（2）先将炼蜜用适量开水稀释后，加入净升麻片中拌匀，闷润，置热锅内，文火炒至表面呈黄棕色，不黏手为度，取出，摊晾，凉透后及时收藏。每 100kg 升麻片，用炼蜜 25kg。（《山东 1990》）

（3）升麻 1 斤用蜜 4 两，先将蜜在锅内用少量水化开，倒入药，拌炒至均匀粘蜜，不黏手为度。（《汇编》）

（4）升麻 1 斤，用蜜 5 两，蜜需稍炼。不加水，倒入药，拌炒至均匀粘蜜，不黏手为度。（《汇编》）

升麻炭 （1）净升麻片置热锅内，武火炒至表面焦黑色，内部黑褐色时，喷淋清水少许，灭尽火星，取出，及时摊晾，凉透。（《山东 2012》《山东 2002》）

（2）将净升麻片置热锅内，武火炒至表面焦景色，内部黑褐色时，喷淋清水少许，灭尽火星，取出，及时摊晾，凉透。（《山东 1990》）

（3）取升麻炒至外黑内焦，喷水止烟稍炒干，取出晾凉透。（《汇编》）

醋升麻 升麻用适量醋拌均匀后炒干。或炒后喷醋，炒干。（《汇编》）

炒升麻 升麻，微炒。（《汇编》）

【成品性状】升麻 （1）为类圆形或不规则的厚片。外表面黑褐色或棕褐色，切面黄绿色或淡黄色，有裂隙，纤维性，皮部很薄。中心有放射状网状条纹，髓部有空洞。体轻，质脆。气微，味微苦而涩。（《山东 2012》《山东 1990》）

（2）呈类圆形或不规则的薄片。片面黄绿色或淡黄白色，有裂隙，纤维性，皮部很薄。中心有放射状网状条纹，髓部有空洞。体轻质脆。气微，味微苦而涩。（《山东 2002》）

蜜升麻 形如升麻，表面黄棕色，有蜜香气，味甜。（《山东 2012》《山东 2002》《山东 1990》）

升麻炭 形如升麻，表面焦黑色，内部褐色，有焦煳气。（《山东 2012》《山东 2002》《山东 1990》）

【性味与归经】辛、微甘，微寒。归肺、脾、胃、大肠经。

【功能与主治】发表透疹，清热解毒，升举阳气。用于风热头痛，齿痛，口疮，咽喉肿痛，麻疹不透，阳毒发斑，脱肛，子宫脱垂。

【炮制作用】蜜炙升麻辛散作用减弱，升阳作用缓和而较持久，并减少对胃的刺激性。

【用法与用量】3～10g。

【贮藏】置于通风干燥处。

片姜黄

Pianjianghuang

WENYUJIN RHIZOMA CONCISUM

【来源】本品为姜科植物温郁金 *Curcuma wenyujin* Y. H. Chen et C. Ling 的干燥根茎（《中国药典 2020》）。主产于浙江等地。冬季采挖，除去泥土、茎叶及须根，洗净，趁鲜纵切成薄片，干燥。以片大、色黄白、质重、有粉性者为佳。

【炮制方法】**片姜黄** （1）除去杂质，筛净灰屑。（《山东 2002》《山东 1990》）

（2）去净须根及杂质，洗净，干燥，用时捣碎。（《山东 1975》）

（3）原产地已加工成片，挑簸去须根等杂质。（《汇编》）

醋片姜黄 用适量醋，拌匀后，炒至干。（《汇编》）

【成品性状】**片姜黄** （1）本品呈长圆形或不规则的片状，大小不一，长 3～6cm，宽 1～3cm，厚 0.1～0.4cm。外皮灰黄色，粗糙皱缩，有时可见环节及须根痕。切面黄白色或棕黄色，有一圈环纹及多数筋脉小点。质脆而坚实。略粉性。气香特异，味微苦而辛凉。（《山东 2002》）

（2）本品为长圆形或不规则的纵切薄片。片面黄白色或灰黄色。周边粗糙皱缩，有的附着须根残基。质脆，有粉性。气香特异，味微苦而辛凉。（《山东 1990》）

【性味与归经】辛、苦，温。归脾、肝经。

【功能与主治】破血行气，通经止痛。用于胸胁刺痛，胸痹心痛，痛经经闭，癥瘕，风湿肩臂疼痛，跌扑肿痛。

【用法与用量】3～9g。

【注意】孕妇慎用。

【贮藏】置于阴凉干燥处，防蛀。

丹　参

Danshen

SALVIAE MILTIORRHIZAE RADIX ET RHIZOMA

【来源】本品为唇形科植物丹参 *Salvia miltiorrhiza* Bge. 的干燥根和根茎（《中国药典 2020》）。主产于河北、安徽、江苏、四川等地，山东亦有分布。秋季采挖，除去茎、叶、须根洗净泥土，干燥。以条粗匀、外红中紫、断面有菊花状白点、无碎断者为佳。

【炮制方法】丹参　（1）除去杂质及残茎，洗净，闷润至透，切厚片，干燥。（《山东 2002》《山东 1990》）

（2）去净芦头及杂质，洗净，润透，切厚片，干燥。（《山东 1975》）

（3）洗净泥沙，去芦、苗，闷透，切片。（《汇编》）

（4）粗的可稍泡。（《汇编》）

酒丹参　（1）取净丹参片，用黄酒拌匀，闷润至黄酒被吸尽，置锅内，文火炒至带火色时，取出，放凉。每 100kg 丹参片，用黄酒 10kg。（《山东 2002》）

（2）丹参用适量黄酒拌匀后炒至干，或炒后喷以酒。（《汇编》）

醋丹参　丹参用适量醋拌匀后炒至干。（《汇编》）

米炒丹参　先将米撒入锅内一层，米上铺药物，加盖，加热，至锅内起烟，去盖，拌至药黄，取出，筛去米。（《汇编》）

炒丹参　取丹参片微炒。（《汇编》）

丹参炭　丹参炒至外黑内焦黄存性。（《汇编》）

【成品性状】丹参　（1）呈类圆形的厚片，表面红黄色或黄棕色，见有散在的白色筋脉点，中心略黄。周边外皮暗红棕色。气微，味微苦、涩。（《山东 2002》）

（2）本品为类圆形的厚片，片面紫红色或砖红色，可见有黄白色导管束，呈放射状排列。气微，味微苦、涩。（《山东 1990》）

酒丹参　形如丹参，表面色泽加深，微有酒气。（《山东 2002》）

【性味与归经】苦，微寒。归心、肝经。

【功能与主治】活血祛瘀，通经止痛，清心除烦，凉血消痈。用于胸痹心痛，脘腹胁痛，癥瘕积聚，热痹疼痛，心烦不眠，月经不调，痛经经闭，疮疡肿痛。

【炮制作用】丹参酒炙后，寒凉之性缓和，活血祛瘀、调经止痛之功增强。

【用法与用量】10～15g。

【注意】不宜与藜芦同用。

【贮藏】置于干燥处。

乌　药

Wuyao

LINDERAE RADIX

【来源】本品为樟科植物乌药 *Lindera aggregata*（Sims）Kosterm. 的干燥块根（《中国药典 2020》）。主产于安徽、浙江、湖南、广东、广西等地。春、冬季采挖，除去须根，洗净泥土，干燥；或翻净外皮，切薄片，干燥。乌药个以连珠状、质嫩、粉性大、断面浅棕色、香气浓者为佳；乌药片以片薄均匀、平整不卷、色淡、无黑斑、不破碎者为佳。

【炮制方法】乌药　（1）去净杂质；未切片者，去净细根，大小分档，用清水洗净，浸泡至 7～8 成透，捞出，润透，切薄片，干燥。（《山东 2002》）

（2）除去杂质，大小分档，用清水洗净，再浸泡至 7～8 成透，捞出，润透，切薄片，干燥。（《山东 1990》）

（3）去净杂质，按大小个分别用水泡透，捞出，及时切薄片，干燥。（《山东 1975》）

（4）水泡 7 天，每 2～3 日换水 1 次，泡透，捞出，即切 1 厘片。（《汇编》）

（5）操作同（4），但水泡 7～10 天。（《汇编》）

（6）操作同（4），但水泡 10 天。《汇编》）

（7）操作同（4），但水泡 15～30 天。（《汇编》）

醋乌药　用适量醋（拌匀后每斤药用醋 2～3 两）拌匀后炒干，或炒后喷醋。（《汇编》）

炒乌药　微炒。（《汇编》）

土炒乌药　黄土拌炒至均粘土，筛去多余土。（《汇编》）

【成品性状】乌药　本品为类圆形的薄片，片面黄白色或淡黄棕色，可见放射状纹理及环纹，质脆。气香，味微苦、辛，有清凉感。（《山东 2002》《山东 1990》）

【**性味与归经**】辛，温。归肺、脾、肾、膀胱经。

【**功能与主治**】行气止痛，温肾散寒。用于寒凝气滞，胸腹胀痛，气逆喘急，膀胱虚冷，遗尿尿频，疝气疼痛，经寒腹痛。

【**炮制作用**】乌药土炒，能增强其健脾止泻功效。

【**用法与用量**】6～10g。

【**贮藏**】置于阴凉干燥处，防蛀。

巴戟天

Bajitian

MORINDAE OFFICINALIS RADIX

【**来源**】本品为茜草科植物巴戟天 *Morinda officinalis* How 的干燥根（《中国药典 2020》）。主产于广东、广西等地。冬、春季采挖，除去须根，洗净土，晒至 6～8 成干，捶扁，干燥；或先蒸约半小时后，再捶扁，干燥。以条大、肥壮、均匀、连珠状、肉质厚、色紫者为佳。

【**炮制方法**】**巴戟天**（1）去净杂质。(《山东 2002》)

（2）除去杂质，用清水洗净，再浸泡至 3～4 成透，捞出，置笼屉内，加热蒸透，趁热除去木心，切段，干燥。(《山东 1990》)

（3）水洗净，微泡，闷透，去心，切咀或片。(《汇编》)

（4）泡洗后，稍蒸，去心，切咀。(《汇编》)

巴戟肉（1）去净杂质，洗净，再浸泡至 3～4 成透，捞出，置笼屉内，加热蒸透，趁热除去木心，切段，干燥。(《山东 2002》《山东 1990》)

制巴戟天（1）先将甘草片加适量清水煎煮，煮沸约 30 分钟，过滤，残渣再加适量清水煎煮 1 次，合并滤液。再将净巴戟天与滤液倒入锅内，不断翻搅，文火煮至松软，能抽去木心，甘草汤被吸尽，再炒至带火色时，取出，趁热抽去木心，切段，干燥。每 100kg 巴戟天，用甘草片 6kg。(《山东 2002》《山东 1990》)

（2）取甘草捣碎，置锅内加水煎汤，捞出甘草，加入巴戟天，煮至松软能抽出木心时（此时余汤不宜多），取出，趁热抽出木心，干燥。每巴戟天 100 斤，用甘草 6 斤。(《山东 1975》)

（3）每 10 斤巴戟天，用甘草半斤至一斤，先将甘草包好，煮 40～60 分钟，再

加入巴戟天，煮至能抽出心为度，捞出，去心，晒干。(《汇编》)

（4）用甘草水泡巴戟天，约 2 小时，抽心，切咀。(《汇编》)

盐巴戟天 （1）将净巴戟肉用食盐水拌匀，闷润至盐水被吸尽，置锅内，文火炒至表面色泽加深时，取出，放凉。每 100g 巴戟肉，用食盐 2kg。(《山东 2002》)

（2）将净巴戟段用食盐水拌匀，闷润至盐水被吸尽，置锅内，文火炒至表面色泽加深时，取出，放凉。每 100kg 巴戟段，用食盐 2kg。(《山东 1990》)

（3）取制巴戟天，再按盐炒法炒干。每巴戟天 100 斤，用食盐 2 斤。(《山东 1975》)

（4）每 10 斤巴戟天用盐 3～4 两，化盐水拌炒。或炒后喷盐水。(《汇编》)

酒巴戟天 巴戟天，用少量酒拌匀后，蒸透。(《汇编》)

炒巴戟天 微炒。(《汇编》)

【成品性状】巴戟天 （1）本品为扁圆形，略弯曲，长短不等，直径 0.5～2cm。表面灰黄色或暗灰色，具纵纹及横裂纹，有的皮部横向断离露出本部；质韧，断面皮部厚，紫色或淡紫色，易与木部剥离；木部坚硬，黄棕色或黄白色，直径 1～5mm。无臭，味甘而微涩。(《山东 2002》)

（2）为扁圆形筒状小段或呈不规则块状，表面灰黄色或暗灰色，具纵纹及横裂纹。切断面皮紫色或淡紫色，周边灰黄色。无臭，味甜、微涩。(《山东 1990》)

巴戟肉 本品为扁圆形筒状小段或不规则块状，表面灰黄色或暗灰色，具纵纹或横裂纹。切断面皮部灰紫色或淡紫色，周边灰黄色。无臭，味甜、微涩。(《山东 2002》)

制巴戟天 （1）形如巴戟肉，表面色泽加深。(《山东 2002》)

（2）形如巴戟天，表面色泽加深。(《山东 1990》)

盐巴戟天 （1）形如巴戟肉，表面带焦斑，略带咸味。(《山东 2002》)

（2）形如巴戟天段，表面带焦斑，微有咸味。(《山东 1990》)

【性味与归经】甘、辛，微温。归肾、肝经。

【功能与主治】补肾阳，强筋骨，祛风湿。用于阳痿遗精，宫冷不孕，月经不调，少腹冷痛，风湿痹痛，筋骨痿软。

【炮制作用】盐制巴戟天可引药入肾，温而不燥，补肾助阳作用缓和，多服久服无伤阴之弊。甘草制巴戟天可增加甘温补益作用，偏于补肾助阳、强筋健骨。

【用法与用量】3～10g。

【贮藏】置于通风干燥处，防霉、防蛀。

玉　竹

Yuzhu

POLYGONATI ODORATI RHIZOMA

【来源】本品为百合科植物玉竹 *Polygonatum odoratum*（Mill.）Druce 的干燥根茎（《中国药典 2020》）。主产于湖南、河南、江苏、浙江等地，山东亦有分布。春、秋季采挖，除去须根，洗净，晒至柔软后，反复揉搓，晾晒至无硬心时，晒干；或蒸透后，揉至半透明时，晒干。以条长、肉肥、色黄白、光泽柔润者为佳。

【炮制方法】玉竹　（1）除去杂质，洗净，稍晾，闷润至透，切厚片，干燥。（《山东 2002》《山东 1990》）

（2）去净杂质，洗净，稍晾，润透，切厚片，干燥。（《山东 1975》）

（3）洗净泥土，闷透，稍晾，去表皮水分（不晾易发黏）再稍闷，切 2～3 厘片，或 3 分咀。（《汇编》）

（4）略水泡，蒸透，切片。（《汇编》）

蜜玉竹　（1）玉竹，每 10 斤用蜜 1 斤 4 两，拌炒至均匀粘蜜，不黏手为度。（《汇编》）

（2）玉竹，用蜜拌蒸 1 小时。（《汇编》）

酒玉竹　玉竹片，每 50 斤，加黄酒 5～7.5 斤，拌匀，闷 1～2 小时，蒸 2～3 小时，取出晒干。（《汇编》）

烫玉竹　玉竹，倒入炒热之沙土中拌炒，至膨胀，取出，筛去沙。（《汇编》）

【成品性状】玉竹　本品为扁柱形或不规则的厚片。片面棕黄色，显颗粒性或角质样，半透明。质硬而脆或稍软。气微，味甜，嚼之发黏。（《山东 2002》《山东 1990》）

【性味与归经】甘，微寒。归肺、胃经。

【功能与主治】养阴润燥，生津止渴。用于肺胃阴伤，燥热咳嗽，咽干口渴，内热消渴。

【用法与用量】6～12g。

【贮藏】置于通风干燥处，防霉、防蛀。

甘 松

Gansong

NARDOSTACHYOS RADIX ET RHIZOMA

【来源】本品为败酱科植物甘松*Nardostachys jatamansi* DC. 的干燥根及根茎(《中国药典 2020》)。主产于四川、甘肃等地。春秋季采挖，除去地上残茎、须根及泥土，晒干或阴干。以主根肥壮、条长、香气浓、无杂质者为佳。

【炮制方法】(1)除去杂质，筛去灰屑。(《山东 2002》《山东 1990》)

(2)去净杂质及泥屑。(《山东 1975》)

(3)水洗净泥土。(《汇编》)

(4)挑净杂草，揉去土，用手掰断，或切成 3 分咀。(《汇编》)

【成品性状】(1)本品略呈圆锥形，多弯曲，长 5 ~ 18cm。根茎短小，上端有茎、叶残基，呈狭长的膜质片或纤维状。外层黑棕色，内层棕色或黄色。根单一或数条交结，分枝或并列，直径 0.3 ~ 1cm。表面棕褐色，皱缩，有细根及须根。质松脆，易折断，断面粗糙，皮部深棕色，常呈裂片状，木部黄白色。气特异，味苦而辛，有清凉感。(《山东 2002》)

(2)本品略呈圆锥形，多弯曲。根茎短，上端有茎基残留，外层黑褐色或褐色，内层棕色或黄色。根单一或数条交结，分枝或并列，表面皱缩，棕褐色。质松脆，易折断。具有特殊浓郁香气，味微甜而略带苦，有清凉感。(《山东 1990》)

【性味与归经】辛、甘，温。归脾、胃经。

【功能与主治】理气止痛，开郁醒脾；外用祛湿消肿。用于脘腹胀满，食欲不振，呕吐；外用治牙痛，脚气肿毒。

【用法与用量】3 ~ 6g。外用适量，泡汤漱口或煎汤洗脚或研末敷患处。

【贮藏】置于阴凉干燥处，防潮、防蛀。

甘 草

Gancao

GLYCYRRHIZAE RADIX ET RHIZOMA

【来源】本品为豆科植物甘草 *Glycyrrhiza uralensis* Fisch.、胀果甘草 *Glycyrrhiza inflata* Bat. 或光果甘草 *Glycyrrhiza glabra* L. 的干燥根和根茎（《中国药典 2020》）。主产于内蒙古、东北、西北等地，山东亦有分布。春、秋季采挖，除去须根等，晒干。去皮的甘草，习称为“粉甘草”。以身干、质坚、体重、粉性大者为佳。

【炮制方法】**甘草**（1）除去杂质及芦头，大小分档，用清水洗净，再浸泡至 3 ~ 4 成透，捞出，闷润至透，切厚片，干燥。(《山东 1990》)

（2）取净甘草泡 4 ~ 5 成透，捞出，闷透，及时切厚片，干燥。(《山东 1975》)

（3）用清水洗净，闷，每天喷水 1 次，至润透后切 1.5 厘片。(《汇编》)

（4）稍泡（粗的春天泡 3 ~ 4 小时）至用手能弯动，稍有硬心，闷透即切。(《汇编》)

（5）选粗细均匀的甘草分别加工，如直径为半寸的，泡 1 天，至 7 ~ 8 成透，闷透（夏季 2 ~ 3 天，冬季 5 ~ 8 天）闷至内部生热为度，切 3 厘片，立即晒干。(《汇编》)

（6）泡 2 日，闷生热（闷 2 日夜）水洗后，切片。(《汇编》)

（7）泡 1 小时（夏）或 6 ~ 7 小时，润透，切片。(《汇编》)

（8）少泡，多浸润，闷透（尽量少生热），切片。(《汇编》)

（9）泡 5 ~ 6 小时，闷透，切片（不可生热）。(《汇编》)

（10）泡 2 ~ 3 天（粗的）或水洗（细的）闷透，切片。(《汇编》)

（11）开水中略烫，入笼蒸后，趁热即切。(《汇编》)

（12）用沸水焯过，或用沸水喷，闷透，切片。(《汇编》)

粉甘草（1）取净粉甘草，按大小条，分别用水略泡，捞出，润透，及时切厚片，干燥。(《山东 1975》)

（2）不带皮的甘草，洗净，闷，每日喷水 1 次，至透切片。(《汇编》)

（3）不带皮的甘草，泡 5 ~ 6 小时，6 ~ 7 成透，闷透，切 3 厘片。(《汇编》)

甘草梢 甘草最细的部分，洗，闷，切 3 厘片。(《汇编》)

甘草节 （1）中等粗甘草，挑其中坚实者，切3分咀。(《汇编》)

（2）甘草疙瘩切片。(《汇编》)

蜜甘草 （1）先将炼蜜用适量开水稀释后，加入净甘草片中拌匀，润，置热锅内，文火炒至表面呈深黄色，不黏手为度，取出，摊晾，凉透后及时收藏。每100kg甘草片，用炼蜜25kg。(《山东1990》)

（2）按蜜炙法，用文火炒至深黄色不黏手时，取出，放凉。每甘草100斤，用炼蜜25斤。(《山东1975》)

（3）每10斤甘草片，用蜜2.5～3斤，蜜放锅内加水化开，倒入药，拌炒至均匀粘蜜，不黏手为度。(《汇编》)

（4）每10斤甘草片，用蜜3斤12两~至5斤，先将蜜稍炼，倒入药，拌炒至均匀粘蜜，不黏手为度。(《汇编》)

甘草炭 甘草片，炒至外部黑，内部焦黄为度。(《汇编》)

【成品性状】甘草 为类圆形或椭圆形的厚片。片面黄白色，略显纤维性，中间有一较明显的环及放射状纹理，有裂隙。周边红棕色或灰棕色，外皮松紧不一，具细纵皱纹。质坚实，具粉性。气微，味甜而特殊。(《山东1990》)

蜜甘草 形如甘草片，表面是深黄色，微有光泽，味甜。(《山东1990》)

【性味与归经】甘，平。归心、肺、脾、胃经。

【功能与主治】甘草 补脾益气，清热解毒，祛痰止咳，缓急止痛，调和诸药。用于脾胃虚弱，倦怠乏力，心悸气短，咳嗽痰多，脘腹、四肢挛急疼痛，痈肿疮毒，缓解药物毒性、烈性。

蜜甘草 补脾和胃，益气复脉。用于脾胃虚弱，倦怠乏力，心动悸，脉结代。

【炮制作用】生甘草长于清热解毒、化痰止咳。蜜炙后，补脾和胃、益气复脉作用增强。

【用法与用量】2～10g。

【注意】不宜与海藻、京大戟、红大戟、甘遂、芫花同用。

【贮藏】置于通风干燥处，防蛀。

甘　遂

Gansui

KANSUI RADIX

【来源】本品为大戟科植物甘遂 *Euphorbia kansui* T. N. Liou ex T. P. Wang 的干燥块根（《中国药典 2020》）。主产于陕西、山西、河南等地。春季开花前或秋末茎苗枯萎后采挖，除去外皮，干燥。以肥大、质坚、色洁白、连珠形、质细腻、粉性足者为佳。

【炮制方法】生甘遂　（1）除去杂质，洗净，晒干。（《山东 2002》《山东 1990》）

（2）取甘遂，簸去杂质。（《汇编》）

醋甘遂　（1）将大小分档的净甘遂置锅内，加入米醋及适量清水共煮，文火煮至透心，醋液被吸尽，再炒至表面带火色时，取出推晾，干燥。每 100kg 甘遂，用米醋 30kg。（《山东 2002》《山东 1990》）

（2）每斤甘遂用醋半斤，拌匀后闷透，倒入炒热之滑石粉内，炒至甘遂体积膨胀，变为黄色为度。筛去滑石粉，晾透。（《汇编》）

（3）拌（每10斤甘遂用醋1斤4两至1斤12两）醋，不用滑石粉，直接炒。（《汇编》）

（4）醋泡 20 分钟，用大量麸拌炒至呈老黄色，筛去麸。（《汇编》）

（5）每 10 斤甘遂，加醋 2 ~ 3 斤，加适量水量没过药物，文火煮至汤吃尽为度。（《汇编》）

（6）操作同（5），但用醋 5 斤。（《汇编》）

麸炒甘遂　（1）取甘遂，水泡 7 ~ 8 日，每天换水 1 ~ 2 次，捞出，晒干，每 10 斤甘遂用醋 1 斤拌匀，再放锅内加麸拌炒，至甘遂体质膨胀，变为黄色为度，筛去麸。（《汇编》）

煨甘遂　（1）取甘遂用等量面粉所做面皮将甘遂包起，埋于炭火灰中；或锅内炒至面微黄为度，去面皮。（《汇编》）

（2）先将甘遂用水泡 3 ~ 4 天，每日换水，泡透后，用面皮包起，同（1）煨。（《汇编》）

（3）甘遂用来泔水泡后，用面皮包起，同（1）煨。（《汇编》）

（4）甘遂先用水润后，包面皮，同（1）煨。(《汇编》)

（5）将甘遂用纸包好，用水湿后，在炭火上烤至纸焦，甘遂不焦，去纸。(《汇编》)

面粉炒甘遂 将甘遂与面粉共炒，炒至面煳，甘遂焦黄，筛去面粉用。(《汇编》)

炒甘遂 将甘遂慢火炒黄。(《汇编》)

烫甘遂 将沙炒热，倒入甘遂，炒至表面起泡为度，取出筛去沙。(《汇编》)

【成品性状】生甘遂 （1）呈椭圆形、长圆柱形或连珠形，长 1 ~ 5cm，直径 0.5 ~ 2.5cm。表面类白色或黄白色，凹陷处有棕色外皮残留。质脆，易折断，断面粉性，白色，木部微显放射状纹理；长圆柱状者纤维性较强。气微，味微甘而辣。(《山东 2002》)

（2）呈圆形或不规则长纺锤状长约 30mm，直径 6 ~ 9mm。表面类白色或黄白色，凹陷处有棕色外皮残留。质脆，断面粉性，类白色，微显放射状纹理。气微，味微甘而辣。(《山东 1990》)

醋甘遂 形如生甘遂，表面色泽加深，偶带焦斑，略有醋酸气。(《山东 2002》《山东 1990》)

【性味与归经】苦，寒；有毒。归肺、肾、大肠经。

【功能与主治】泻水逐饮，消肿散结。用于水肿胀满，胸腹积水，痰饮积聚，气逆咳喘，二便不利，风痰癫痫，痈肿疮毒。

【炮制作用】醋制甘遂毒性减低，峻泻作用缓和。

【用法与用量】0.5 ~ 1.5g，炮制后多入丸散用。外用适量，生用。

【注意】孕妇禁用；不宜与甘草同用。

【贮藏】置于通风干燥处，防蛀。

石菖蒲

Shichangpu

ACORI TATARINOWII RHIZOMA

【来源】本品为天南星科植物石菖蒲 *Acorus tatarinowii* Schott 的干燥根茎(《中国药典 2020》)。主产于四川、浙江、江苏等地。秋、冬季采挖，除去须根及泥沙，干燥。以条粗、断面类白色、香气浓者为佳。

【炮制方法】（1）去净杂质，洗净，润透，切厚片，干燥。(《山东 2002》)

（2）除去杂质，用清水洗净，润透，切薄片，晒干。(《山东 1990》)

（3）去净须根及杂质，浸泡，洗净，捞出，润透，切薄片，干燥。(《山东 1975》)

【成品性状】（1）呈类圆形或椭圆形的片状。片面类白色或微带红色，纤维性。可见环状的内皮层及棕色的油点。周边棕褐色或灰棕色。质硬而脆，气芳香，味苦、微辛。(《山东 2002》)

（2）本品为类圆形或椭圆形的薄片。片面类白色或微带红色，纤维性。可见环状的内皮层及棕色的油点。周边棕褐色或灰棕色。质硬而脆，气芳香，味苦、微辛。(《山东 1990》)

【性味与归经】辛、苦，温。归心、胃经。

【功能与主治】开窍豁痰，醒神益智，化湿开胃。用于神昏癫痫，健忘失眠，耳鸣耳聋，脘痞不饥，噤口下痢。

【用法与用量】3 ~ 10g。

【贮藏】置于干燥处，防霉。

龙　胆

Longdan

GENTIANAE RADIX ET RHIZOMA

【来源】本品为龙胆科植物条叶龙胆 *Gentiana manshurica* Kitag.、龙胆 *Gentiana scabra* Bge.、三花龙胆 *Gentiana triflora* Pall. 或坚龙胆 *Gentiana rigescens* Franch. 的干燥根和根茎（《中国药典 2020》)。主产于黑龙江、辽宁、吉林、江苏、浙江等地，山东亦有分布。春、秋季采挖，除去茎叶，洗净泥土，干燥。以根条粗长、色黄或黄棕、无泥土者为佳。

【炮制方法】龙胆（1）除去芦头及杂质，用清水洗净捞出润透，切厚片或小段，干燥。(《山东 2002》《山东 1990》)

（2）去净芦头及杂质，洗净，润透，切厚片，干燥。(《山东 1975》)

（3）水洗泥土，挑去杂质，闷透，去苗，切 3 厘片，晒干。(《汇编》)

酒龙胆（1）将净龙胆片或段用黄酒拌匀，闷润至黄酒被吸尽，置锅内，文火

炒至色泽加深时，取出，放凉。每 100kg 龙胆片或段，用黄酒 10kg。(《山东 2002》《山东 1990》)

（2）每 10 斤龙胆片，用黄酒 1 斤，拌匀后，炒干。(《汇编》)

（3）操作同（2），但每斤龙胆片用黄酒 2 两。(《汇编》)

龙胆炭 龙胆片，炒至外黑，内焦黄，喷水止烟，稍炒干，放凉透。(《汇编》)

蜜龙胆 取适量蜜在锅内稍炼，倒入药，炒至均匀粘蜜不黏手为度。(《汇编》)

【成品性状】龙胆 为不规则类圆形厚片或小段，片面淡黄棕色或黄白色，小段表面淡黄色或黄棕色，质脆。气微，味甚苦。(《山东 2002》《山东 1990》)

酒龙胆 形如龙胆片或段，表面色泽加深。(《山东 2002》《山东 1990》)

【性味与归经】苦，寒。归肝、胆经。

【功能与主治】清热燥湿，泻肝胆火。用于湿热黄疸，阴肿阴痒，带下，湿疹瘙痒，肝火目赤，耳鸣耳聋，胁痛口苦，强中，惊风抽搐。

【炮制作用】酒炙龙胆可引药上行，升提药力。

【用法与用量】3 ~ 6g。

【贮藏】置于干燥处。

北豆根

Beidougen

MENISPERMI RHIZOMA

【来源】本品为防己科植物蝙蝠葛 *Menispermum dauricum* DC. 的干燥根茎（《中国药典 2020》）。春、秋二季采挖，除去须根和泥沙，干燥。

【炮制方法】（1）取北豆根，除去杂质及须根，洗净，大小分档，浸泡至 6 ~ 7 成透时，捞出，闷润至透，切段，干燥。(《山东 2012》)

（2）去净杂质及须根，洗净，大小分档，浸泡至 6 ~ 7 成透时，捞出，闷润至透，切厚片，干燥。(《山东 2002》)

【成品性状】（1）本品呈不规则的段。外表皮棕黄色至暗棕色。切面黄白色或淡黄色，木部呈放射状，髓部白色。质韧，不易折断，纤维性。气微，味苦。(《山东 2012》)

（2）本品呈类圆形厚片，片面黄白色或淡黄色，木部呈放射状，髓部白色。髓

周边棕黄色至暗棕色。质韧，不易折断，纤维性。气微，味苦。(《山东 2002》)

【性味与归经】苦，寒；有小毒。归肺、胃、大肠经。

【功能与主治】清热解毒，祛风止痛。用于咽喉肿痛，热毒泻痢，风湿痹痛。

【用法与用量】3 ~ 9g。

【贮藏】置于干燥处。

北沙参

Beishashen

GLEHNIAE RADIX

【来源】本品为伞形科植物珊瑚菜 *Glehnia littoralis* Fr. Schmidt ex Miq. 的干燥根(《中国药典 2020》)。主产于山东、江苏、辽宁、河北等地。夏、秋季采挖，除去须根，洗净，稍晾，置于沸水中烫后，除去外皮，干燥，或洗净直接干燥。以条长肥满、质紧密不空、色白者为佳。

【炮制方法】北沙参 (1)除去残茎及杂质，略润，切段，干燥。或沸水烫、蒸软后，去皮或不去皮，切段，干燥。(《山东 2012》)

(2)除去芦头及杂质，洗净略润，切段，晒干。(《山东 2002》《山东 1990》《山东 1975》)

(3)挑去杂质，喷水，闷透，切三分咀。(《汇编》)

蜜北沙参 每斤北沙参咀，用蜜 2 两，先将蜜在锅内稍炼，倒入药炒至均匀有蜜，不黏手为度。(《汇编》)

米炒北沙参 每斤北沙参片，用米 2 两，将米平铺于锅底，药置米上，加盖，加热至烟起，翻炒至药均匀黄色为度，筛去米。(《汇编》)

【成品性状】北沙参 (1)本品呈圆柱形小段，长 0.5 ~ 1cm，直径 0.3 ~ 1.2cm。表面淡黄白色，略粗糙，偶有残存外皮；未去外皮的表面黄棕色，有细纵皱纹及纵沟，并有棕黄色点状细根痕；切面皮部浅黄白色或类白色，木部黄色。角质，质脆。气特异，味微甘。(《山东 2012》)

(2)本品圆形的小段，表面类白色或淡黄白色，略粗糙，有纵皱纹及棕黄色点状支根痕。切断面皮部浅黄白色，木部黄色，角质，质脆。气特异，味微甜。(《山东 2002》《山东 1990》)

【性味与归经】甘、微苦，微寒。归肺、胃经。

【功能与主治】养阴清肺，益胃生津。用于肺热燥咳，劳嗽痰血，胃阴不足，热病津伤，咽干口渴。

【用法与用量】5 ~ 12g。

【注意】不宜与藜芦同用。

【贮藏】置于通风干燥处，防蛀。

生　姜

Shengjiang

ZINGIBERIS RHIZOMA RECENS

【来源】本品为姜科植物姜 *Zingiber officinale* Rosc. 的新鲜根茎（《中国药典 2020》）。主产于四川、贵州等地，山东亦有栽培。秋、冬季采挖，除去须根及泥沙。以块大、粗壮、气味浓者为佳。

【炮制方法】**生姜**　（1）取鲜生姜，去净杂质，洗净。（《山东 2002》）

（2）用时取鲜生姜，除去杂质，用清水洗净，切厚片。（《山东 1990》）

（3）清水洗净，临用切 1 分片。（《汇编》）

姜皮　将鲜生姜用清水洗净，取外皮，晒干。（《山东 2002》《山东 1990》）

煨姜　（1）将净生姜块置无烟的炉火上，烤熟，或用浸湿的草纸包裹数层，置炉台上或热火灰中，煨至纸变焦黄并透出姜的气味时。取出，去纸，趁热切厚片。（《山东 2002》《山东 1990》）

（2）用面或湿纸包起，置火灰中，或炉火旁，煨透，去面皮或纸。（《汇编》）

（3）在火中微烧。（《汇编》）

【成品性状】**生姜**　（1）呈不规则块状，略扁，具枝状分枝，长 4 ~ 18cm，厚 1 ~ 3cm。表面黄褐色或灰棕色，有环节，分枝顶端有茎痕或芽。质脆，易折断，断面浅黄色，内皮层环纹明显，维管束散在。气香特异，味辛辣。（《山东 2002》）

（2）为不规则的长椭圆形厚片，大小不一。片面浅黄色，内皮层环纹明显，维管束散在，质脆。气香特异，味辛辣。（《山东 1990》）

姜皮　为半卷曲碎片，呈灰白色或灰棕色，气味微弱。（《山东 2002》《山东 1990》）

煨姜 形如鲜姜片，片面色泽加深，辛辣味较弱。(《山东 2002》《山东 1990》)

【**性味与归经**】辛，微温。归肺、脾、胃经。

【**功能与主治**】解表散寒，温中止呕，化痰止咳，解鱼蟹毒。用于风寒感冒，胃寒呕吐，寒痰咳嗽，鱼蟹中毒。

【**用法与用量**】3 ~ 10g。

【**贮藏**】置于阴凉潮湿处或埋入湿沙内，防冻。

仙 茅

Xianmao

CURCULIGINIS RHIZOMA

【**来源**】本品为石蒜科植物仙茅 *Curculigo orchioides* Gaertn. 的干燥根茎（《中国药典 2020》)。主产于四川、云南、贵州等地。秋、冬季采挖，除去根头和须根，洗净泥土，干燥。以根条粗匀、质坚脆、外表呈褐色者为佳。

【**炮制方法**】**仙茅** (1) 除去杂质，用清水洗净，稍润，切段，干燥。(《山东 2002》《山东 1990》)

(2) 去净残茎及杂质，洗净，干燥，用时捣碎。(《山东 1975》)

(3) 泡后刮去皮用。(《汇编》)

(5) 捣碎用。(《汇编》)

(6) 洗净，切片。(《汇编》)

酒仙茅 (1) 取净仙茅段，用黄酒拌匀，闷润 1 ~ 2 小时，置锅内，文火炒至表面带火色时，取出，放凉。每 100kg 仙茅段，用黄酒 10kg。(《山东 2012》《山东 2002》《山东 1990》)

(2) 取净仙茅，按酒炒法微炒至干，取出，晾干。每仙茅 100 斤，用黄酒 10 ~ 20 斤。(《山东 1975》)

醋仙茅 仙茅 10 斤，加醋 1 斤，拌匀后，炒干。(《汇编》)

炒仙茅 炒去毛后，切咀。(《汇编》)

【**成品性状**】**仙茅** 呈圆柱形小段，表面黑褐色或棕褐色，粗糙，有细孔状的须根痕及纵横皱纹，切面是淡褐色或棕褐色，近中心处色较深。质硬而脆。气微香，味微苦、辛。(《山东 2002》《山东 1990》)

酒仙茅 （1）本品呈类圆形或不规则形的段，外表面棕色至褐色，粗糙，有的可见纵横皱纹和细孔状的须根痕。切面灰白色至棕褐色，有多数棕色小点。中间有较深环纹。质硬而脆，气微香，略具酒香气，味微苦、辛。(《山东 2012》)

（2）形如仙茅，色泽加深，有酒香气。(《山东 2002》《山东 1990》)

【性味与归经】辛，热；有毒。归肾、肝、脾经。

【功能与主治】补肾阳，强筋骨，祛寒湿。用于阳痿精冷，筋骨痿软，腰膝冷痛，阳虚冷泻。

【炮制作用】仙茅酒炙后，可降低毒性，增强补肾阳、强筋骨、祛寒湿作用。

【用法与用量】3 ~ 10g。

【贮藏】置于干燥处，防霉、防蛀。

白　及

Baiji

BLETILLAE RHIZOMA

【来源】本品为兰科植物白及 *Bletilla striata*（Thunb.）Reichb. f. 的干燥块茎(《中国药典 2020》)。主产于贵州、四川、浙江、湖南等地，山东亦有分布。夏、秋季采挖，除去残茎、须根，洗净，置于沸水中煮或蒸至内无白心，晒至半干，撞去外皮，晒干或烘干。以个大肥厚、色白、角质状、半透明、无须根、质坚实者为佳。

【炮制方法】白及 （1）除去杂质，大小分档，洗净，浸泡至 6 ~ 7 成透，捞出，闷润至透，切薄片，晒干。(《山东 2002》《山东 1990》)

（2）去净杂质，按大小分别浸泡至 7 ~ 8 成透，洗净，捞出，晒 5 ~ 6 成干，闷透，及时切薄片，干燥，或直接碾粉用。(《山东 1975》)

（3）清水洗泡至 7 ~ 8 成透，闷透切片。(《汇编》)

（4）水洗泡半天至 1 天，闷 2 ~ 3 天至透，切片。(《汇编》)

（5）水洗净，闷润，不断洒水，润至透为度，切 2 厘片。(《汇编》)

（6）水洗，闷 2 ~ 3 天，切片。(《汇编》)

（7）洗、润、晒，反复至软，切片。(《汇编》)

（8）水泡 1 日夜，蒸半小时，切片。(《汇编》)

（9）取净白及或片，碾成粉用。(《汇编》)

蜜白及 每斤白及片，用蜜1两，先炼蜜，后加入药拌炒至均匀粘蜜，不黏手为度。(《汇编》)

【**成品性状**】**白及** 本品为不规则的薄片，表面类白色，角质样，微显筋脉小点，具黏性，质脆。气微，味苦。(《山东2002》《山东1990》)

【**性味与归经**】苦、甘、涩，微寒。归肺、肝、胃经。

【**功能与主治**】收敛止血，消肿生肌。用于咯血，吐血，外伤出血，疮疡肿毒，皮肤皲裂。

【**用法与用量**】6～15g；研末吞服3～6g。外用适量。

【**注意**】不宜与川乌、制川乌、草乌、制草乌、附子同用。

【**贮藏**】置于通风干燥处。

白 术

Baizhu

ATRACTYLODIS MACROCEPHALAE RHIZOMA

【**来源**】本品为菊科植物白术 *Atractylodes macrocephala* Koidz. 的干燥根茎(《中国药典2020》)。主产于浙江、湖北、湖南、江西等地，山东亦有栽培。冬季下部叶枯黄，上部叶变脆时采挖，除去茎叶、泥沙，烘干或晒干，再除去须根。以个大、质坚实、表面色灰黄、断面色黄白、坚实不空、香气浓者为佳。

【**炮制方法**】**白术** (1)除去杂质，大小分档，洗净，浸泡至3～4成透，捞出，闷润至透，切厚片，晒干或烘干。(《山东2002》《山东1990》)

(2)去净杂质，按大小分别浸泡5～6成透，洗净，捞出，润透，及时切厚片，干燥。(《山东1975》)

(3)水泡7～8成透(2～3小时)，闷透，切5厘片，晒干。(《汇编》)

(4)操作同(3)，但水泡5～6小时。(《汇编》)

(5)泡半透，闷透，切片。(《汇编》)

(6)泡透，汤完全吃入，切片。(《汇编》)

(7)操作同(3)，但水泡1天。(《汇编》)

土炒白术 (1)取伏龙肝细粉，置锅内中火炒至呈灵活状态时，加入净白术片，拌炒至表面挂土色，有香气逸出时，取出，筛去伏龙肝细粉，放凉。每100kg白术

片，用伏龙肝细粉20kg。(《山东2012》)

(2) 取灶心土（伏龙肝）细粉置锅内，中火炒至呈灵活状态时，倒入净白术片，拌炒至表面挂土色，有香气逸出时，取出，筛去剩余土粉，放凉。每100kg白术片，用灶心土粉20kg。(《山东2002》《山东1990》)

(3) 取白术片，按土炒法炒至外面挂匀土色，取出，筛去余土，放凉。每白术片100斤，用伏龙肝（灶心土）细粉20斤。(《山东1975》)

(4) 用细灶心土，炒热后，倒入药片，炒至均匀粘土，取出，筛去多余土。(《汇编》)

(5) 操作同(4)，但用黄土。(《汇编》)

麸炒白术 (1) 先将锅用武火加热，均匀撒入麦麸皮，待冒烟时，倒入净白术片，中火拌炒至表面显深黄色，有香气逸出时。迅速取出，筛去焦麸皮，放凉。每100kg白术片用麸皮10kg。(《山东2002》《山东1990》)

(2) 取白术片，按麸炒法炒至淡黄色时取出，筛去麸皮。每白术100斤，用麸皮10斤。(《山东1975》)

(3) 将锅烧热，撒入麸，立即生烟，急倒入药片，拌炒至均匀熏为黄色，筛去麸。(《汇编》)

(4) 操作同(3)，但用蜜拌麸皮。(《汇编》)

焦白术 取净白术片，置锅内，武火炒至表面焦褐色，取出，放凉。(《山东2012》《山东2002》《山东1990》)

(2) 取白术片，按炒焦法炒至表面焦褐色，内部黄褐色时，取出，放凉。(《山东1975》)

(3) 取白术片，炒至7~8成焦黄色为度。(《汇编》)

白术炭 取白术炒至外里内焦黄，喷水止烟，稍炒干，取出，放凉透。(《汇编》)

炒白术 清炒至带火色。(《汇编》)

【成品性状】白术 为不规则的厚片，表面黄白色或淡黄棕色，粗糙不平，中间色较深，有放射状纹理和棕色的点状油室散在，质坚实。周边灰棕色或灰黄色，有皱纹和瘤状突起。气清香，味甜、微辛，嚼之略带黏性。(《山东2002》《山东1990》)

土炒白术 (1) 形如白术，表面显土色。附有细土末。有土香气，味甘、微辛。(《山东2012》)

(2) 形如白术，表面显土色、微带焦斑，并附有细土末，有土香气。(《山东

2002》《山东 1990》）

麸炒白术 （1）为不规则的厚片，表面黄色或黄棕色，偶见焦斑，有棕黄色的点状油室散在，木部具放射状纹理。质坚硬，有焦麸香气，味甘、微辛，嚼之略带黏性。（《山东 2012》）

（2）形如白术，表面黄色或黄棕色，偶见焦斑，质坚硬，有焦麸香气。（《山东 2002》《山东 1990》）

焦白术 （1）形如白术，表面焦褐色。质松脆。微有焦香气，味微苦。（《山东 2012》）

（2）形如白术，表面大部焦褐色，质松脆。微有焦香气，味微苦。（《山东 2002》《山东 1990》）

【性味与归经】苦、甘，温。归脾、胃经。

【功能与主治】健脾益气，燥湿利水，止汗，安胎。用于脾虚食少，腹胀泄泻，痰饮眩悸，水肿，自汗，胎动不安。

【炮制作用】土炒白术，借土气助脾，补脾止泻力胜。麸炒白术能缓和燥性，借麸入中，增强健脾、消胀作用。

【用法与用量】6 ~ 12g。

【贮藏】置于阴凉干燥处，防蛀。

白头翁

Baitouweng

PULSATILLAE RADIX

【来源】本品为毛茛科植物白头翁 *Pulsatilla chinensis*（Bge.）Regel 的干燥根（《中国药典 2020》）。主产于吉林、黑龙江、辽宁、河北、山东、山西、陕西、江苏、河南、安徽等地。春、秋季采挖，除去茎叶及泥土，保留根头部白色茸毛，晒平。以条粗长、整齐、根头部有白色茸毛者为佳。

【炮制方法】白头翁 （1）去净杂质，洗净，闷润至透，切薄片，干燥。（《山东 2002》）

（2）除去杂质，洗净，闷润至透，切厚片，干燥。（《山东 1990》）

（3）去净杂质，洗净，润透，切厚片，干燥。（《山东 1975》）

（4）洗净泥土，闷透，去苗，切 3 厘片。（《汇编》）

（5）去净杂质，干切。（《汇编》）

蜜白头翁 先将适量蜜放锅内稍炼，倒入白头翁，拌炒至均匀有蜜，不黏手为度。（《汇编》）

【成品性状】白头翁 （1）本品呈不规则的薄片，表面较平坦，木心淡黄色，皮部黄白色或淡黄棕色。周边黄棕色或棕褐色，有的附有白色绒毛。质硬而脆。气微，味微苦、涩。（《山东 2002》）

（2）本品为不规则的厚片，表面较平坦，木心淡黄色，皮部黄白色或淡黄棕色。质硬而脆。气微，味微苦、涩。（《山东 1990》）

【性味与归经】苦，寒。归胃、大肠经。

【功能与主治】清热解毒，凉血止痢。用于热毒血痢，阴痒带下。

【用法与用量】9 ~ 15g。

【贮藏】置于通风干燥处。

白　芍

Baishao

PAEONIAE RADIX ALBA

【来源】本品为毛茛科植物芍药 *Paeonia lactiflora* Pall. 的干燥根（《中国药典》2020）。主产于浙江、安徽、山东、四川等地。夏、秋季采挖，洗净，除去头尾及须根，置于沸水中煮透，捞出，放凉水中浸泡，刮去外皮，晒干。以根粗长、匀直、质坚实、粉性足、表面洁净者为佳。

【炮制方法】白芍 （1）除去杂质，大小分档，用清水洗净，浸泡至 5 ~ 6 成透，捞出，稍晾，闷润至内外湿度一致，切薄片，干燥。（《山东 2002》《山东 1990》）

（2）去净杂质，按大小分别浸泡至 5 ~ 6 成透，洗净，捞出，稍晾，润至内外湿度均匀，切厚片，干燥。（《山东 1975》）

（3）水泡 8 ~ 9 成透（约 1 宿），闷透，切 3 厘片。（《汇编》）

（4）夏季泡约 12 小时，至 6 ~ 7 成透，闷透，切片。（《汇编》）

（5）泡 1 日夜，闷透，切片。（《汇编》）

（6）洗泡 6 ~ 10 小时，闷 1 天，切片。（《汇编》）

（7）夏季泡 7 ~ 8 成透，晾，切片。冬季泡 1 ~ 2 小时，至 5 ~ 6 成透，闷透，切片。(《汇编》)

（8）水泡至 6 成透，取出稍闷，晾至外皮干，再闷透，再晒晾至外皮干，切 1 厘片。(《汇编》)

（9）水泡至 7 ~ 8 成透，捞出，蒸透，切 2 厘片。(《汇编》)

炒白芍 （1）取净白芍片，置锅内，文火炒至微黄色，取出，放凉。(《山东 2002》)

（2）清炒至微带火色。(《汇编》)

酒白芍 （1）将净白芍片用黄酒拌匀，闷润 1 ~ 2 小时，置锅内，文火炒至表面呈微黄色时，取出，放凉。每 100kg 白芍片，用黄酒 10kg。(《山东 2002》《山东 1990》)

（2）取白芍片，按酒炒法微炒，取出，放凉。每白芍片 100 斤，用黄酒 10 斤。(《山东 1975》)

（3）白芍片每 10 斤，加酒 2 斤，拌匀，闷透，炒干。(《汇编》)

麸炒白芍 （1）先将锅用武火加热，均匀撒入麦麸皮，待冒烟时，投入大小分档的净白芍片，急速翻搅，熏炒至表面呈黄色时，迅速取出，筛去焦麸皮，放凉。每 100kg 白芍片，用麸皮 10kg。(《山东 2002》《山东 1990》)

（2）取生白芍片，按麸炒法，微炒，取出，放凉。(《山东 1975》)

（3）将锅烧热，撒入麸，立即生烟，急倒入药炒拌，至片面均匀熏黄，取出，筛去麸。(《汇编》)

（4）白芍片每 10 斤，黄酒 1 斤，洒均，闷后再麸炒。(《汇编》)

（5）麸炒后，喷黄酒。(《汇编》)

醋白芍 （1）将净白芍片用米醋拌匀，闷润 1 ~ 2 小时，置锅内，用文火炒至表面呈微黄色时，取出，放凉。每 100kg 净白芍片，用米醋 20kg。(《山东 2002》《山东 1990》)

（2）每 10 斤白芍片，用醋半斤，拌匀，炒干。(《汇编》)

（3）操作同（2），但用醋 2 斤。(《汇编》)

白芍炭 （1）将净白芍片，置锅内，用武火炒至表面呈黑褐色，内部褐色时，喷淋清水少许，灭尽火星，取出，及时摊晾，凉透。(《山东 2002》《山东 1990》)

（2）白芍片，炒至外黑内焦黄，喷水止烟，稍炒干，放凉透。(《汇编》)

【成品性状】白芍 为近圆形或椭圆形薄片，直径 10 ~ 25mm。表面类白色或微

带棕红色，平滑，角质样，中有明显的环纹和放射状纹理，质坚脆。气微，味微苦、酸。(《山东 2002》《山东 1990》)

炒白芍 形如白芍，表面微黄色。(《山东 2002》)

酒白芍 形如白芍，表面微黄色，略具酒香气。(《山东 2002》《山东 1990》)

麸炒白芍 形如白芍，表面黄色，具焦麸香气。(《山东 2002》《山东 1990》)

醋白芍 形如白芍，表面微黄色，微有醋气。(《山东 2002》《山东 1990》)

白芍炭 形如白芍，表面黑褐色，内部褐色。味微苦、酸。(《山东 2002》《山东 1990》)

【性味与归经】苦、酸，微寒。归肝、脾经。

【功能与主治】养血调经，敛阴止汗，柔肝止痛，平抑肝阳。用于血虚萎黄，月经不调，自汗，盗汗，胁痛，腹痛，四肢挛痛，头痛眩晕。

【炮制作用】炒白芍寒性缓和，以养血和营、敛阴止汗为主。酒炙后酸寒伐肝之性降低，入血分，善于调经止血、柔肝止痛。醋炙后，引药入肝，敛血养血、疏肝解郁的作用增强。土炒可借土气入脾，可增强和脾止泻作用。

【用法与用量】6 ~ 15g。

【注意】不宜与藜芦同用。

【贮藏】置于干燥处，防蛀。

白 芷

Baizhi

ANGELICAE DAHURICAE RADIX

【来源】本品为伞形科植物白芷 *Angelica dahurica* (Fisch. ex Hoffm.) Benth. et Hook. f. 或杭白芷 *Angelica dahurica* (Fisch. ex Hoffm.) Benth. et Hook. f. var. *formosana* (Boiss.) Shan et Yuan 的干燥根(《中国药典 2020》)。主产于浙江、四川、河南等地，山东亦有栽培。夏秋间茎叶枯黄时采挖，除去残茎、须根及泥土，晒干或低温干燥。以条粗壮、皮细、体重、粉性足、香气浓郁者为佳。

【炮制方法】白芷 (1)除去杂质，大小分档，用清水洗净，浸泡至 4 ~ 5 成透，捞出，闷润至透，切厚片，低温干燥。(《山东 2002》《山东 1990》)

(2)去净杂质，按大小用水分别浸泡至 4 ~ 5 成透，洗净，捞出，闷透，及时切

薄片，干燥。(《山东 1975》)

（3）水泡 7 ~ 8 成透（约半天），闷透，切片。(《汇编》)

（4）操作同（3），水泡时间（夏季约为 3 小时，冬季为 5 ~ 6 小时）。(《汇编》)

（5）操作同（3），水泡时间为 7 ~ 8 小时。(《汇编》)

（6）夏季泡一宿，晒 7 ~ 8 成干，闷，切片。(《汇编》)

（7）洗后，泡半天，闷透，切片。(《汇编》)

白芷炭 白芷片，炒至外黑内焦黄，喷水止烟，稍炒干，放凉透。(《汇编》)

【成品性状】白芷 本品为圆形或类圆形的厚片。片面白色或灰白色，具粉性，可见方形或圆形棕色环；周边皮部散布有多数棕色油点，质坚实。气芳香，味辛、微苦。(《山东 2002》《山东 1990》)

【性味与归经】辛，温。归胃、大肠、肺经。

【功能与主治】解表散寒，祛风止痛，宣通鼻窍，燥湿止带，消肿排脓。用于感冒头痛，眉棱骨痛，鼻塞流涕，鼻鼽，鼻渊，牙痛，带下，疮疡肿痛。

【用法与用量】3 ~ 10g。

【贮藏】置于阴凉干燥处，防蛀。

白附子

Baifuzi

TYPHONII RHIZOMA

【来源】本品为天南星科植物独角莲 *Typhonium giganteum* Engl. 的干燥块茎(《中国药典 2020》)。主产于河南、甘肃、湖北、陕西、四川等地，山东亦有分布。秋季采挖，除去残茎及须根，撞去或用竹刀削去粗皮，洗净，干燥。以肥大、坚实、色白、粉性足者为佳。

【炮制方法】生白附子 （1）除去杂质，洗净，晒干。(《山东 2002》《山东 1990》)

（2）去净杂质及泥土，干燥。(《山东 1975》)

制白附子 （1）取净生白附子，大小分档，用清水浸泡，每日换水 2 ~ 3 次，数日后如起泡沫，换水后加白矾粉（每 100kg 生白附子，用白矾粉 2kg），泡一日后再进行换水，至口尝微有麻辣感为度，取出。将生姜片、白矾粉置锅内，加适量水煮沸后，倒入生白附子，加热共煮至内无白心时，捞出，除去生姜片。晾至 6 ~ 7 成干

时，切厚片，干燥。每100kg白附子，用生姜、白矾各12.5kg。(《山东2002》《山东1990》)

（2）取净白附子，按大小分别用清水浸漂，每日换水2～3次，数日后如起黏沫，换水时加入白矾（每白附子100斤，用白矾1～2.5斤），泡一日后再进行换水，至口尝微有麻辣感为度，取出。将生姜片、白矾粉置锅内加适量水煮沸后，再倒入生白附子，共煮至内无白心时，捞出，拣去生姜片。晾至6～7成干，润闷，切厚片，干燥。煮时，每白附子100斤，用生姜12.5斤，白矾12.5～15斤。(《山东1975》)

（3）白附子，夏季泡5～6天，冬季泡8～10天，每天换水一次，水清为度，加白矾1%，煮至5～6成透，取出，晒6～7成干，闷透，切1.5公厘片。(《汇编》)

（4）白附子，泡7～8天，夏季每日换水3次，捞出，每斤药加白矾1两余，煮至无白心为度，晒半干，闷透，切2厘片。(《汇编》)

（5）白附子，春秋泡6～7天，每日换水2次，捞出，每斤药加白矾2两，煮至无水，晒，闷，切片。(《汇编》)

（6）白附子水泡1～8日，夏季每日换水3次，至口尝稍有麻辣味，每斤药加矾2两，姜2两，煮至切开无白心为度，捞出，晒半干闷透切片。(《汇编》)

（7）水泡2周左右，每日换水2～3次，水清为度，每10斤药加生姜1斤，矾1斤煮至无白心为度，晾2～3成干，闷一夜，切2～3厘片。(《汇编》)

（8）夏季泡11～12天，每天换水至水清，口尝微有麻辣味，每10斤药加矾1斤，生姜1斤半，煮至无心为度，晒8成干，闷透，切片。(《汇编》)

（9）水泡7～10天，春秋每日换水1次，至水清为度，捞出，每斤加白矾2两，甘草少许煮至无心为度，晒干外皮，闷透，切片。(《汇编》)

（10）加甘草、皂角泡，每日换水，泡至口尝不涩，每10斤加甘草水及白矾半斤煮至无心为度。(《汇编》)

（11）浸泡6～7日，泡时加矾，泡后，每10斤白附子加豆腐2斤，甘草1～2斤，白矾半斤煮至无白心为度。(《汇编》)

（12）白附子，水泡5～7天，每天换水2次，每10斤加甘草，皂角各1斤，煮至无心，加入白矾2斤，炒至矾吃入。(《汇编》)

（13）白附子，水漂8～10天（冬春）、5～7天（夏秋）至无麻辣味，每斤白附子，加豆腐7～8两，生姜2两，煮约3小时，至无白心为度，再闷半天，拿出豆腐、生姜，晒干皮，至5～6成干，装罐内闷好（2～3天）取出切片，晒干。(《汇编》)

【成品性状】生白附子　呈椭圆形或卵圆形，长20～50mm，直径10～30mm。

表面白色或黄白色，略粗糙，有环纹及须根痕，顶端有茎痕或芽痕。质坚硬，富粉性。无臭，味淡，麻辣刺舌。(《山东 2002》《山东 1990》)

制白附子 （1）呈类圆形或椭圆形厚片，周边淡棕色，切面黄色，角质。味淡，微有麻舌感。(《山东 2002》)

（2）形如白附子，表面黄色，呈半透明状，中间白色，皮层黄白色，周边淡棕色。气微，味微涩。(《山东 1990》)

【性味与归经】辛，温；有毒。归胃、肝经。

【功能与主治】祛风痰，定惊搐，解毒散结，止痛。用于中风痰壅，口眼㖞斜，语言謇涩，惊风癫痫，破伤风，痰厥头痛，偏正头痛，瘰疬痰核，毒蛇咬伤。

【炮制作用】制白附子可降低毒性，消除麻辣味，增强祛风痰作用。

【用法与用量】3 ~ 6g。一般炮制后用，外用生品适量捣烂，熬膏或研末以酒调敷患处。

【注意】孕妇慎用；生品内服宜慎。

【贮藏】置于通风干燥处，防蛀。

白茄根

Baiqiegen

RADIX ET CAULIS MELONGENAE

【来源】本品为茄科植物茄 *Solanum melongena* L. 的干燥根及茎(《山东 1990》)。全国各地均产。霜降后地上茎枯萎时，将全株挖起，除去枝叶、须根及泥土，干燥。以身干、无泥土杂质者为佳。

【炮制方法】（1）除去须根及杂质，洗净，润透，切厚片，晒干。(《山东 1990》)

（2）去净残茎、须根及杂质，用水浸泡 6 ~ 7 成透，洗净，捞出，润透，切厚片，干燥。(《山东 1975》)

（3）白茄根去须，洗净泥土，润 12 小时，切 1 分片。(《汇编》)

【成品性状】本品为不规则的圆形厚片，表面黄白色，髓部松软或中空。周边棕灰色光滑，质轻而坚硬。无臭，味微甜。(《山东 1990》)

【性味与归经】甘、辛，寒。

【功能与主治】散热，消肿，止血。用于久病便血，脚气，牙痛，冻疮。

【用法与用量】9～18g；外用适量，煎水洗，捣汁涂或研细末调敷患处。

【贮藏】置于通风干燥处。

白茅根

Baimaogen

IMPERATAE RHIZOMA

【来源】本品为禾本科植物白茅 *Imperata cylindrica* Beauv. var. *major*（Nees）C. E. Hubb. 的干燥根茎（《中国药典 2020》）。全国各地均产。春、秋季采挖，除去地上部分及泥土，洗净。晒干后，再去掉须根及膜质叶鞘，捆成小把。以条粗、均匀、色白、无须根、味甜者为佳。

【炮制方法】**白茅根** （1）除去叶鞘、须根及杂质，洗净，稍润，切段，干燥，除去碎屑。(《山东 2002》《山东 1990》)

（2）去净腐烂的叶鞘、须根及杂质，洗净，润透，切段，干燥。(《山东 1975》)

（3）挑去杂草，洗去土，晾去水分，微闷，切 3 分咀，晒干，簸净皮毛。(《汇编》)

（4）去净杂质，干切咀。(《汇编》)

（5）鲜白茅根，洗净切咀。(《汇编》)

茅根炭 （1）取净茅根段，置热锅内，中火炒至表面焦褐色，内部棕褐色时，喷淋清水少许，取出，晾干，凉透。(《山东 2002》《山东 1990》)

（2）取净茅根段，按炒炭法炒至黑褐色，喷淋清水，取出，放凉。(《山东 1975》)

（3）白茅根咀，炒至 7 成黑，喷水止烟，稍炒干，放凉。(《汇编》)

【成品性状】**白茅根** 为圆柱形的小段，长 6～9mm，表面黄白色或淡黄色，微有光泽，具纵皱纹，节明显。切面中心黄色，并有小孔，中柱淡黄色，易与皮部剥离。体轻而韧。无臭，味微甜。(《山东 2002》《山东 1990》)

茅根炭 形如白茅根，表面焦褐色，内部棕褐色，味涩。(《山东 2002》《山东 1990》)

【性味与归经】甘，寒。归肺、胃、膀胱经。

【功能与主治】凉血止血，清热利尿。用于血热吐血，衄血，尿血，热病烦渴，湿热黄疸，水肿尿少，热淋涩痛。

【炮制作用】茅根炒炭后，味涩，寒性减弱，清热凉血作用轻微，止血作用增强。

【用法与用量】9～30g。

【贮藏】置于干燥处。

白药子

Baiyaozi

STEPHANIAE CEPHARANTHAE RADIX

【来源】本品为防己科植物金线吊乌龟 *Stephania cepharantha* Hayata 的干燥块根（《山东 2012》）。主产于湖南、湖北、浙江、安徽、江西等地。秋季采挖，除去残茎及须根，洗净泥土，切厚片，干燥。以身干、片大、色白、粉性足者为佳。

【炮制方法】（1）取白药子，除去杂质，洗净，润透，切厚片，干燥。或取白药子片，除去杂质，洗净，干燥。（《山东 2012》）

（2）除去杂质，洗净，干燥。（《山东 2002》《山东 1990》）

（3）去净须根、杂质及泥土，干燥。（《山东 1975》）

【成品性状】（1）本品为类圆形或不规则形片，切面类白色至灰白色，有环形轮纹；外表面棕色或暗褐色，有皱纹及须根痕。质硬脆，易折断，断面粉性。气微，味苦。（《山东 2012》）

（2）本品为不规则的厚片，表面类白色或灰白色，有环形轮纹。周边棕色或暗褐色，有皱纹及须根痕。质硬而脆，粉性。气微，味苦。（《山东 2002》《山东 1990》）

【性味与归经】苦、辛，寒。归脾、肺、肾经。

【功能与主治】清热消肿，凉血解毒，止痛。用于咽痛喉痹，咳嗽，吐血，衄血，金疮出血，热毒痈肿，瘰疬。

【用法与用量】9～15g；或入丸散。外用适量，研细末撒敷患处。

【注意】脾虚及泄泻者禁服。

【贮藏】置于通风干燥处，防蛀。

白　前

Baiqian

CYNANCHI STAUNTONII RHIZOMA ET RADIX

【来源】本品为萝藦科植物柳叶白前 *Cynanchum stauntonii*（Decne.）Schltr. ex Levl. 或芫花叶白前 *Cynanchum glaucescens*（Decne.）Hand. -Mazz. 的干燥根茎和根（《中国药典 2020》）。主产于浙江、安徽、江苏等地，山东亦有分布。秋季采挖，除去地上茎，洗净，晒干。以根粗、须根长、无泥土杂质者为佳。

【炮制方法】白前　（1）除去杂质，洗净，润透，切段，干燥。（《山东 2012》）

（2）除去残茎和杂质，洗净，润透，切段，干燥。（《山东 2002》《山东 1990》《山东 1975》）

（3）白前拣去杂草，洗净，切 3 分咀。（《汇编》）

蜜白前　（1）取炼蜜，用适量开水稀释，加入净白前段拌匀，闷润，置热锅内，文火炒至表面深黄色，不黏手为度，取出，放凉。每 100kg 白前段，用炼蜜 25kg。（《山东 2012》《山东 2002》《山东 1990》）

（2）取白前段，按蜜炙法炒至不黏手时，取出，放凉。每白前段 100 斤，用炼蜜 25 斤。（《山东 1975》）

（3）每白前 10 斤，加蜜 2 斤，先将蜜在锅内化少量水，拌入药，炒至均匀粘蜜，不黏手为度。（《汇编》）

（4）用蜜稍多，不加水，先炼蜜，其余操作同（3）。（《汇编》）

【成品性状】白前　柳叶白前为圆柱形的小段，表面黄白色或黄棕色，节明显，切面灰黄色或灰白色，中空，质脆易断。芫花叶白前表面灰绿色或灰黄色，质较硬。气微，味微甜。（《山东 2012》《山东 2002》）

（2）柳叶白前为圆柱形的小段，表面黄棕色或淡黄色，切面灰黄色或灰白色，中空，质脆易断。芫花叶白前表面灰绿色或淡黄色，质较硬。气微，味微甜。（《山东 1990》）

蜜白前　形如白前，表面金黄色，略带黏性，味甜。（《山东 2012》《山东 2002》《山东 1990》）

【性味与归经】辛、苦，微温。归肺经。

【功能与主治】降气，消痰，止咳。用于肺气壅实，咳嗽痰多，胸满喘急。

【炮制作用】白前蜜炙能缓和对胃的刺激性，增强润肺止咳作用。

【用法与用量】3～10g。

【贮藏】置于通风干燥处。

白首乌

Baishouwu

RADIX CYNANCHI BUNGEI

【来源】本品为萝摩科植物戟叶牛皮消 *Cynanchum bungei* Decne. 的干燥块根（《山东 2002》）。主产于山东，陕西、山西、河北等地亦产。春初或秋末采收，洗净泥土，除去残茎及须根，晒干；或趁鲜切片，晒干。以块大、粉性足者为佳。鲜品随采随用。

【炮制方法】去净杂质，洗净，润透，切厚片，干燥。（《山东 2002》）

【成品性状】本品呈不规则的厚片，外皮褐色，易脱落，断面白色，显粉性，有稀疏的黄色放射状纹理。质坚硬。气微，味甘、微苦。（《山东 2002》）

【性味与归经】甘、微苦，平。归肝、肾、脾、胃经。

【功能与主治】补肝肾，强筋骨，益精血，健脾消食，解毒疗疮，乌须发。用于腰膝酸软，阳痿遗精，头晕耳鸣，心悸失眠，食欲不振，小儿疳积，产后乳汁稀少，疮痈肿痛，毒蛇咬伤，须发早白。

【用法与用量】6～12g；鲜品加倍。外用鲜品适量，捣敷患处。

【注意】内服不宜过量。

【贮藏】置于通风干燥处。

白蔹

Bailian

AMPELOPSIS RADIX

【来源】本品为葡萄科植物白蔹 *Ampelopsis japonica*（Thunb.）Makino 的干燥块

根（《中国药典2020》）。主产于河南、安徽、湖北、江西等地，山东亦有分布。春、秋季采挖，除去泥沙及细根，纵切成瓣或切成斜片，晒干。以肥大、断面色粉白、粉性足者为佳。

【炮制方法】白蔹 （1）取白蔹，除去杂质，洗净，润透，切厚片，干燥。（《山东2012》《山东2002》《山东1990》）

（2）除去杂质，洗净，润透，切厚片，晒干。（《山东2002》《山东1990》）

（3）去净杂质及泥土，洗净，闷透，切段，干燥。（《山东1975》）

（4）产地已加工之白蔹根，切3～5分咀。（《汇编》）

（5）水洗净，闷2小时，切咀。（《汇编》）

炒白蔹 微炒。（《汇编》）

蜜白蔹 先取适量蜜，在锅中稍炼，倒入药，拌炒至均匀粘蜜不黏手为度。（《汇编》）

【成品性状】白蔹 （1）本品为卵圆形、长圆形、类圆形或不规则形的厚片，切面类白色或浅红棕色，见放射状纹理，周边较厚，微翘起或略弯曲。体轻，质硬脆，易折断，折断时有粉尘飞出。气微，味甘。（《山东2012》）

（2）本品为不规则的厚片，表面类白色或浅红棕色，周边红棕色或红褐色。质坚，体轻，粉性。无臭，味苦。（《山东2002》《山东1990》）

【性味与归经】苦，微寒。归心、胃经。

【功能与主治】清热解毒，消痈散结，敛疮生肌。用于痈疽发背，疔疮，瘰疬，烧烫伤。

【用法与用量】5～10g。外用适量，煎汤洗或研成极细粉敷患处。

【注意】不宜与川乌、制川乌、草乌、制草乌、附子同用。

【贮藏】置于通风干燥处，防蛀。

白薇

Baiwei

CYNANCHI ATRATI RADIX ET RHIZOMA

【来源】本品为萝藦科植物白薇 *Cynanchum atratum* Bge. 或蔓生白薇 *Cynanchum versicolor* Bge. 的干燥根和根茎（《中国药典2020》）。主产于辽宁、山东、安徽等地。

春、秋季采挖，除去茎叶及泥土，洗净，干燥。以根粗长、条匀、断面色黄白、实心者为佳。

【炮制方法】白薇 （1）取白薇，除去杂质，洗净，润透，切段或厚片，干燥。（《山东 2012》）

（2）除去芦头及杂质，洗净，润透，切段或厚片，干燥。（《山东 2002》《山东 1990》）

（3）去净芦头及杂质，洗净，闷透，及时切咀，干燥。（《山东 1975》）

（4）洗净泥土，去苗，闷透，切 3 分咀。或切片。（《汇编》）

（5）洗净后，夏季泡 1 小时，冬季泡 5 ~ 6 小时，切片。（《汇编》）

蜜白薇 每斤白薇用蜜 1 ~ 2 两，先炼蜜，后倒入药物，炒至均匀粘蜜不黏手为度。（《汇编》）

【成品性状】白薇 （1）本品呈不规则的段或片，板茎表面有结节，具有圆形茎痕及簇生根痕；根直径 0.1 ~ 0.2cm。表面棕黄色，切断面皮部黄白色，木部黄色。质脆，易折断。气微，味微苦。（《山东 2012》）

（2）本品为不规则的小段或厚片，表面棕黄色，切面皮部黄白色，木部黄色。质脆，易折断。气微，味微苦。（《山东 2002》《山东 1990》）

【性味与归经】苦、咸，寒。归胃、肝、肾经。

【功能与主治】清热凉血，利尿通淋，解毒疗疮。用于温邪伤营发热，阴虚发热，骨蒸劳热，产后血虚发热，热淋，血淋，痈疽肿毒。

【用法与用量】5 ~ 10g。

【贮藏】置于通风干燥处。

玄　参

Xuanshen

SCROPHULARIAE RADIX

【来源】本品为玄参科植物玄参 *Scrophularia ningpoensis* Hemsl. 的干燥根（《中国药典 2020》）。主产于浙江、四川、湖北等地，山东亦有栽培。冬季茎叶枯萎时采挖，除去根茎、子芽、须根及泥土，曝晒或烘至半干，堆放 3 ~ 6 天，以后反复堆、晒至完全干燥。以枝条肥大、皮细、质坚、断面乌黑者为佳。

【炮制方法】**玄参** （1）除去杂质及芦头，大小分档，用清水洗净，润透切薄片，干燥；或用清水洗净，置笼屉内，加热蒸透，及时切薄片，干燥。（《山东2002》《山东1990》）

（2）水泡1～2小时，6～7成透，蒸2～3小时，至内外全黑为度，取出，晾凉，切1～2厘片。（《汇编》）

（3）水洗净，蒸1～2小时至透，切片。（《汇编》）

（4）蒸透，晾7～8成干，切片。（《汇编》）

（5）大火蒸3～4小时，晾，切片。（《汇编》）

（6）先用水煮至7成透，再蒸透切片。（《汇编》）

（7）水洗后，闷透，切片。（《汇编》）

（8）洗净，煮至水吃尽，晾，切片。（《汇编》）

（9）当地产，晒晾后，闷，切片。（《汇编》）

盐玄参 （1）玄参片，每10斤用盐3～4两，化水，拌炒。（《汇编》）

（2）玄参每100斤，加盐2斤，加水煮至黑透，汤吃尽，晒4～5成干，闷透，去芦，切片。（《汇编》）

【成品性状】**玄参** 本品为类圆形或不规则薄片，片面黑色或黑褐色，微有光泽，周边皱缩。质坚实。气特殊似焦糖，味甜、微苦。（《山东2002》《山东1990》）

【性味与归经】甘、苦、咸，微寒。归肺、胃、肾经。

【功能与主治】清热凉血，滋阴降火，解毒散结。用于热入营血，温毒发斑，热病伤阴，舌绛烦渴，津伤便秘，骨蒸劳嗽，目赤，咽痛，白喉，瘰疬，痈肿疮毒。

【炮制作用】玄参蒸后减缓其寒性且便于软化切片，以凉血滋阴为好。

【用法与用量】9～15g。

【注意】不宜与藜芦同用。

【贮藏】置于干燥处，防霉、防蛀。

半 夏

Banxia

PINELLIAE RHIZOMA

【来源】本品为天南星科植物半夏 *Pinellia ternata*（Thunb.）Breit. 的干燥块茎

(《中国药典 2020》)。主产于四川、湖北、河南、贵州、安徽等地，山东亦有分布。夏、秋季采挖，洗净，除去外皮及须根，干燥。以个大、皮净、色白、质坚实、粉性足者为佳。

【炮制方法】生半夏 (1)除去杂质，洗净，干燥。(《山东 1990》)

(2)去净杂质及泥土，筛去灰屑。(《山东 1975》)

清半夏 (1)将净半夏大小分档，用 8% 白矾水溶液浸泡至内无干心，口尝微有麻舌感时，捞出，洗净，切薄片，干燥。每 100kg 半夏，用白矾 20kg。(《山东 1990》)

(2)半夏，水泡 2 周，每日换水两次，至口尝无麻辣味，每 100 斤半夏，加矾 8 斤，再泡 7 天，洗净。再加矾 4 斤 8 两，煮约 3 小时，至无白心为度，加少量凉水，出锅，晾干。(《汇编》)

姜半夏 (1)取净半夏，大小分档，浸泡至内无干心，另将净生姜片煎汤，加白矾与半夏共煮至透，取出，晾至半干，切薄片，干燥。每 100kg 半夏，用生姜 25kg，白矾 12.5kg。(《山东 1990》)

(2)取净半夏，按大小个分别用水浸漂，避免日晒，每日换水 2 ~ 3 次。数日后，如起白沫，换水时应加入白矾（每 100 斤半夏用白矾 1 ~ 2.5 斤），泡一日后再进行换水浸漂，至口尝稍有麻辣感为度。取出，略晾。另取生姜切片煎汤，加白矾与半夏共煮透，取出，干燥，用时捣碎；或取出，晾 5 ~ 6 成干，润闷，切片，干燥。每半夏 100 斤，用生姜 18 斤，白矾 12.5 ~ 15 斤。(《山东 1975》)

(3)将生姜捣烂，稍加水榨汁，置锅内加入白矾与适量水，倒入漂好的半夏，煮透至水尽，取出，干燥；用时捣碎；或取出，晾 5 ~ 6 成干，润闷，切片，干燥。每半夏 100 斤，用生姜 18 斤，白矾 12.5 ~ 15 斤。(《山东 1975》)

(4)半夏，水泡 21 天，每天换水 1 次至 2 次，泡至水清为度，每半夏 10 斤，加生姜 2 斤半，矾 12 两，水烧开后，放入半夏，煮 5 成透，取出，晒至皮干，再切 2 厘片，晒干。(《汇编》)

(5)半夏，水泡 5 ~ 6 天，每两天换水 1 次，至无麻辣味，每斤加姜 4 两，煮透。(《汇编》)

(6)半夏，水泡 7 ~ 10 日，每日换水，至稍有麻辣味，每斤半夏，加姜、矾各 2 两，煮至无白心为度，晾干。(《汇编》)

(7)半夏，水泡 2 周，每日换水 2 次，至口尝无麻辣味时，加入白矾和生姜各 8 斤，再泡 7 天，洗净，再加白矾 4 斤 8 两，鲜生姜 12 斤煮至无心为度，约 3 小时捞出，

晾干。(《汇编》)

(8)半夏，水泡21天，每日换水1～2次，泡至水清后，每10斤半夏，加白矾1斤4两，生姜半斤，煮至无白心为度，清水洗净，闷透，切薄片。(《汇编》)

(9)半夏，水泡7～10天，每日换水2次，至口尝无麻辣味，每10斤半夏，加矾1斤14两(夏)、1斤4两(春秋)，生姜4两，煮至无白心为度，清水洗净，切极薄片。(《汇编》)

(10)半夏，水泡2周左右，头3天，每日换水3次，以后每日两次，至无麻辣味,10斤半夏用生姜1斤半，白矾1斤半，煮至无心为度，取出，晾5成干，闷一夜，切薄片。(《汇编》)

(11)半夏，水泡7～8天(春秋)、冬14～15天，水清为度，每10斤半夏加姜1斤，白矾1～2斤，煮透，切片，或晒干用。(《汇编》)

(12)半夏，水泡10余天(春秋)、每天换水2次，至微有麻辣味，每10斤半夏加矾1斤4两至1斤14两，姜1斤4两，煮透，晒，闷，切片。(《汇编》)

(13)半夏，夏季水泡10天，冬季15天，每天换水1次，每10斤半夏，加生姜2斤，白矾1.5斤，煮透，晒干，切片。(《汇编》)

(14)半夏，水泡3～7天，每天换水1次，每100斤半夏加白矾5斤，姜3斤，煮至无白心为度，切片，炒微黄用。(《汇编》)

(15)半夏，水泡5～7天。每日换水2次，每10斤半夏加姜半斤，矾半斤，煮透。(《汇编》)

法半夏 (1)将净半夏大小分档，用清水浸泡至内无干心时，捞出，再用甘草石灰液(取甘草加适量水，煎煮2次，合并煎液，倒入用适量水制成的石灰液中)浸泡，每日搅拌1～2次，并保持pH值12以上，至口尝微有麻舌感，切面黄色均匀为度，捞出，洗净，阴干或低温烘干。每100kg半夏，用甘草15kg，生石灰10kg。(《山东1990》)

(2)取净半夏，照上述姜半夏(2)项下的方法浸泡至口尝稍有麻辣感为度，取出，干燥；另取甘草碾碎，加水煎汤，用甘草汤泡石灰块，再加适量水混合，除去灰渣，将半夏倒入缸中浸泡，每日搅拌，使其颜色呈均匀的黄色内无白心时，捞出，干燥，用时捣碎。每半夏100斤，用甘草16斤，石灰块20斤。(《山东1975》)

(3)半夏，水泡6～7天，每天换水1次，每10斤半夏，加甘草1%，生石灰30%，同半夏混合频搅拌使均匀，将半夏烧透，用水洗净石灰，晒干。(《汇编》)

(4)半夏，水泡7天，每天换水2次，捞出。用12%甘草碾碎，将半夏与甘草一层一层相间铺好，加水浸渍2天。原缸内加18%生石灰，浸15天，至半夏内浸透甘草汁，捞出，除去甘草、石灰渣，晒干用。(《汇编》)

（5）半夏，水泡6～7天，每日换水1次，用等量石灰搅均匀，闷1～2天，洗净，晒干，再用甘草水泡（每10斤半夏用甘草1斤）至半夏全部黄透，捞出，除去甘草、石灰晒干。(《汇编》)

（6）半夏，水泡2周，每日换水2～3次，其余操作同（5）。(《汇编》)

（7）半夏，水泡7～10天，每天换水2次，每10斤半夏，泡入甘草、生姜各半斤置水中，2日后捞出，趁湿每10斤半夏用5～10斤石灰粉，分层相间铺缸内，闷2日，捞出，洗净，晒干。(《汇编》)

（8）半夏，清水泡1天后，加甘草泡7～8天（每10斤半夏用甘草1斤），再每斤半夏用1斤石灰拌匀，缸内闷3～4天，取出，晒干。(《汇编》)

（9）半夏，水泡去毒后加石灰泡4～5天使发酵，捞出，洗去石灰晒干。(《汇编》)

（10）半夏，用甘草水泡至无麻辣味，加入藿香、紫蔻，再每10斤半夏用石灰1斤，加水化开，倒入搅拌，再洗去石灰，再用芒硝水洗，晒干。(《汇编》)

（11）半夏，从冬季入九起泡81天，每天换水1次，捞出，每10斤半夏，放生石灰1斤，至呈焦黄色，冲去石灰，煮甘草水拌至发黄。(《汇编》)

（12）半夏，夏季泡3～5日，冬季泡7～15日，隔1天换水1次，泡至口尝无麻辣味，泡时需每10斤半夏，加矾2斤，甘草、生姜、皂角各1斤。泡后加入生石灰3～10斤，拌闷，约3小时，捞出，洗得，晒干。(《汇编》)

（13）半夏，泡7天，捞出，放石灰中烧透，取出，用甘草水冲净，晒干。(《汇编》)

（14）半夏100斤，水泡7天，夏季每天换水3次，冬季1次，泡后，加生石灰10斤，再泡7天，换水同上。再加朴硝、白矾各25斤，泡7天，再用清水泡7天，再用10斤甘草，4两姜黄面泡35天，泡透为止，捞出阴干。(《汇编》)

（15）半夏，甘草水泡7～8天，每日换水1次，冬季2次，泡至无泡沫为度，每10斤加矾1斤4两至1斤14两，煮透，晾，切片。(《汇编》)

（16）半夏，每10斤加矾2斤，甘草、生姜、皂角各1斤，加水共泡3～5天（夏）、7～15天（冬），隔1天换1次水。至无麻辣味，煮时再加少量上述药品，煮透，稍晾，切片。(《汇编》)

（17）半夏，泡5～7天，每日换水2次，加甘草、皂角各1斤（10斤半夏）煮透，捞出，加白矾2斤共炒至矾吃入药内，切片。(《汇编》)

黄法夏 取半夏，用清水浸泡49天，春秋每天换水1次（如有霉烂，可酌加矾，烂的多，即可捞出），再用甘草水泡1天，再每10斤半夏，加入生石灰3斤，泡1日夜，稍搅拌，至内部金黄色，捞出，阴干。(《汇编》)

矾半夏 （1）半夏，春秋泡7~8天，冬季14~15天，捞出，煮后，每1斤半夏加3两矾、3两面，团成大团，切片。(《汇编》)

（2）半夏，春秋泡10余天，每日换水2次，煮后，每1斤半夏加矾、面各6两，攒成团切片。或每10斤半夏用矾、面各3斤，放锅内煮后，晾干后切片。(《汇编》)

（3）半夏，春秋泡12~13天，麻辣味较清半夏略大，每10斤半夏加矾4斤、姜半斤煮，再加入面2.5斤，拌成团（一个半夏须如馒头大），放凉后，入缸内闷1日夜，取出，晒干切片。(《汇编》)

（4）半夏，夏季泡10天，春季12天，冬季15天，每10斤半夏，白矾1.5斤煮，捞出后，加白面团成窝窝状，晒干，切片。(《汇编》)

（5）半夏，加皂角、甘草、生姜、白矾，泡至无麻辣味，煮时每10斤半夏加矾、面各3斤，攒成团切片。(《汇编》)

（6）半夏10斤，泡5~7天，每日换水2次，煮时加矾3斤，面4斤团成团，切片(《汇编》)

仙露半夏 半夏，泡21天，每天换水1~2次，泡至水清为度，每10斤半夏煮时，加生姜2斤半，白矾12两，煮后，放竹匾内，置房上，受晨晚的露水露之，共49天后，晒干，整用。(《汇编》)

半夏曲 （1）取生牛夏粉3斤，加面粉7斤。另取面打糊作块，发酵，切丁，晒干。(《汇编》)

（2）或面粉100斤，加生半夏10斤，生姜10斤取汁作块，发酵，切丁，晒干。(《汇编》)

（3）六神曲100斤，加生半夏5斤，共研粉，取鲜姜5斤，取自然汁，合入，踏成曲，放阴暗处发酵，切丁，晒干，炒至表面黄色。(《汇编》)

【成品性状】生半夏 呈扁圆球形、类圆形或偏斜形。表面白色或淡黄色，上面多圆平，中间有凹，显黄棕色，周围散有小麻点状的根痕，下面钝圆较光滑。纵剖面呈肾脏形，粉质坚实，色白。气微，味辛辣面强烈刺舌。(《山东1990》)

清半夏 为类圆形或肾形的厚片，片面乳白色，周边黄棕色，中间隐显黄白色筋脉点。气微弱，味微涩。(《山东1990》)

姜半夏 形如清半夏，薄片状，片面灰黄色，角质样，质脆。(《山东1990》)

法半夏 如生半夏，内外皆呈黄色或淡黄色，粉性，质较松。(《山东 1990》)

【**性味与归经**】辛，温。归脾、胃、肺经。

【**功能与主治**】**生半夏** 燥湿化痰，降逆止呕，消痞散结。用于湿痰寒痰，咳喘痰多，痰饮眩悸，风痰眩晕，痰厥头痛，呕吐反胃，胸脘痞闷，梅核气；外治痈肿痰核。

清半夏 燥湿化痰。用于湿痰咳嗽，胃脘痞满，痰涎凝聚，咳吐不出。

姜半夏 温中化痰，降逆止呕。用于痰饮呕吐，胃脘痞满。

法半夏 燥湿化痰。用于痰多咳喘，痰饮眩悸，风痰眩晕，痰厥头痛。

【**炮制作用**】生半夏有毒，使人呕吐，咽喉肿痛，失音，一般不作内服，多作外用。半夏经炮制后，能降低毒性，缓和药性，消除副作用。清半夏长于化痰，以燥湿化痰为主，姜半夏增强了降逆止呕作用，以温中化痰、降逆止呕为主。法半夏偏于祛寒痰，同时具有调和脾胃的作用。

【**用法与用量**】3 ~ 9g。生品外用适量，磨汁涂或研末以酒调敷患处。

【**注意**】不宜与川乌、制川乌、草乌、制草乌、附子同用。生品内服宜慎。

【**贮藏**】置于通风干燥处，防蛀。

托盘根

Tuopangen

【**来源**】本品为蔷薇科植物茅莓 *Rubus parvifolius* L. 的干燥根(《山东 2002》)。全国大部分地区均产，山东亦有分布。秋季采挖根部，除去茎叶及泥土，晒干。

【**炮制方法**】除去杂质，洗净，稍泡，润透，切厚片，干燥。(《山东 2002》《山东 1990》《山东 1975》)

【**成品性状**】本品为不规则类圆形的厚片，片面淡黄色，可见放射状纹理，质坚硬。气微，味微涩。(《山东 2002》《山东 1990》)

【**性味与归经**】苦、辛、微甘，凉。归肺、胃经。

【**功能与主治**】活血凉血，解毒消肿。用于咽喉肿痛，疮疖肿痛，痄腮。

【**用法与用量**】4.5 ~ 9g。

【**贮藏**】置于通风干燥处，防潮。

地　黄

Dihuang

REHMANNIAE RADIX

【来源】本品为玄参科植物地黄 *Rehmannia glutinosa* Libosch. 的新鲜或干燥块根(《中国药典 2020》)。主产于河南、陕西、浙江等地，山东亦有栽培。秋季采挖，除去芦头、须根及泥沙，鲜用；或将地黄缓缓烘焙至约 8 成干。前者习称“鲜地黄”，后者习称“生地黄”。

【炮制方法】鲜地黄　(1)洗净泥土及杂质，去净须根。(《山东 2002》)

(2)洗净泥土，去净须根。(《山东 1990》)

(3)去净须根、杂质及霉者，洗净，切片或切咀。(《山东 1975》)

生地黄　(1)除去杂质，大小分档，用清水浸泡至表面皱纹胀起，洗净，捞出，闷润至透，切厚片，干燥。(《山东 2002》《山东 1990》)

(2)去净杂质，按大小分别用水浸泡，洗净，捞出润透，稍晒，切厚片或切小块，干燥。(《山东 1975》)

(3)加多量水撞洗，大的泡至皱纹胀起为度，洗净，闷透，稍晒，切 5 厘片，晒干。(《汇编》)

熟地黄　(1)取净生地黄，照酒炖法(《中国药典》2020 年版一部附录Ⅱ D)炖至酒吸尽，取出，晾晒至外皮黏液稍干时，切厚片或块，干燥。每 100kg 生地黄，用黄酒 30 ~ 50kg。(《山东 2002》)

(2)取净生地黄，照蒸法(《中国药典》2020 年版一部附录Ⅱ D)蒸至黑润，取出，晒至约 8 成干时，切厚片或块，干燥。(《山东 2002》)

(3)将净生地黄加黄酒拌匀，闷润，置笼屉内，加热蒸至内外黑润为度，取出；或置炖药罐内，密闭，隔水加热炖透，至黄酒完全被吸尽，黑透，取出，晾晒，再将剩余药汁拌入制品中，晒至外皮稍干时，切厚片，干燥。每 100kg 生地黄，用黄酒 30 ~ 50kg。(《山东 1990》))

(4)将净生地黄洗净稍润，置笼屉内，加热蒸至内外黑润为度，取出，再将剩余药汁拌入，晒至 8 成干，切厚片，干燥。(《山东 1990》)

(5)取净地黄，置适当容器内，加黄酒拌匀，蒸 12 ~ 14 小时至黑透为度，取出，干燥；或取净地黄，加黄酒拌匀，按炖制法炖约一昼夜，至汁尽黑润为度。如有余汁拌入熟地黄内，干燥。每地黄100斤，用黄酒50斤。(《山东1975》)

（6）净生地，蒸，蒸后用蒸锅水拌，吃入后再蒸，反复蒸拌，至黑为度。(《汇编》)

（7）净生地，每10斤加黄酒2斤，加水至没过药物，文火煮至药物全部渗入药内为度，取出，放冷，切3厘片，晾干。(《汇编》)

（8）净生地，每10斤用黄酒3斤，或不加酒，拌匀，高压锅内用最低磅数蒸1小时，保留8小时。(《汇编》)

（9）净生地，每10斤加黄酒10斤，装入铜罐内，置水锅内煮3昼夜。(《汇编》)

砂仁制熟地黄 （1）将净生地黄用黄酒、砂仁粉拌匀，置笼屉内，武火蒸至内外漆黑为度，取出，晒至8成干，切厚片，干燥。每100kg生地黄，用黄酒30～50kg，砂仁粉1kg。(《山东1990》)

（2）熟地片，用砂仁末拌至均匀黏着。每10斤熟地片，用砂仁1两。(《汇编》)

（3）净生地，每10斤用黄酒2斤，加水，煮至酒全部渗入药内，晒干，再用黄酒1斤，砂仁面1两，拌匀闷透，笼中蒸至深黑色为度（12～24小时，不黑再蒸），晾干。(《汇编》)

（4）净生地，每10斤，加黄酒2.5～3斤，砂仁末1两，闷透后，笼内蒸12～14小时，放冷，取出。(《汇编》)

生地黄炭 （1）取净生地黄片，置热锅内，武火炒至膨起，表面焦黑色，内部焦褐色，喷淋清水少许，灭尽火星，取出，晾干，凉透。(《山东2012》)

（2）将生地黄片，置热锅内，武火炒至表面焦黑色，内部焦褐色，喷淋清水少许，灭尽火星，取出，晒干，凉透。(《山东2002》《山东1990》)

（3）将净生地黄片，置热锅内，上盖一个口径较小的锅，两锅接合处用盐泥封固，上压重物，武火煅至锅盖底上所贴白纸显焦黄色，或放于锅盖上的大米粒显黄色时，停止加热，待冷却后，取出。(《山东2002》《山东1990》)

（4）取地黄片，按炒炭法炒至焦黑色，鼓起；或取净地黄个，按闷煅法煅至外焦黑内松泡为度，但须存性。(《山东1975》)

（5）生地片，炒至外内俱黑，存性，喷水止烟，稍炒干，放凉透。(《汇编》)

熟地黄炭 （1）将熟地黄片，按上述制生地炭的方法制炭。(《山东2012》《山东1990》)

（2）取熟地黄照上述地黄炭的方法，炒炭或煅炭。(《山东1975》)

（3）熟地片，装锅内，上扣一小锅，用泥封口，泥上撒沙，木柴火加热，至烟将尽，滴小滴水干锅底，立即沸腾，或使毛头纸变黄色，停火，放冷透，出锅。（《汇编》）

【成品性状】鲜地黄 （1）呈纺锤形或条状，长 8 ~ 24cm，直径 2 ~ 9cm。外皮薄，表面浅红黄色，具弯曲的纵皱纹、芽痕、横长皮孔及不规则瘢痕。肉质，易断，断面皮部淡黄白色，可见橘红色油点，木部黄白色，导管呈放射状排列。气微，味微甜、微苦。（《山东 2002》）

（2）呈纺锤形或条状，长 90 ~ 150mm，直径 10 ~ 60mm。表面浅红黄色，具弯曲的皱纹，横长皮孔及不规则瘢痕，肉质，切面淡黄白色，中部有放射状纹理。气微，味微甜、微苦。（《山东 1990》）

生地黄 为不规则类圆形厚片，表面灰黑色、棕黑色或乌黑色，有光泽，油润黏性，中间隐现菊花心纹。周边灰黑色或棕灰色，皱缩。质较软而韧。气特异，味微甜。（《山东 2002》《山东 1990》）

熟地黄 （1）为不规则的块片、碎块，大小、厚薄不一。表面乌黑色，有光泽，黏性大。质柔软而带韧性，不易折断，断面乌黑色，有光泽。无臭，味甜。（《山东 2002》）

（2）形如生地黄，表面乌黑发亮，质滋润而柔软，易粘连。味甜，或微有酒气。（《山东 1990》）

生地黄炭 表面焦黑色，质轻松膨胀，外皮焦脆，内部呈焦褐色，味焦苦。（《山东 2002》《山东 1990》）

熟地黄炭 形如生地黄炭，色泽加深而有光泽。（《山东 1990》）

【性味与归经】鲜地黄 甘、苦，寒。归心、肝、肾经。

生地黄 苦，寒。归心、肝、肾经。

熟地黄 甘，微温。归肝、肾经。

【功能与主治】鲜地黄 清热生津，凉血，止血。用于热病伤阴，舌绛烦渴，温毒发斑，吐血，衄血，咽喉肿痛。

生地黄 清热凉血，养阴生津。用于热入营血，温毒发斑，吐血衄血，热病伤阴，舌绛烦渴，津伤便秘，阴虚发热，骨蒸劳热，内热消渴。

熟地黄 补血滋阴，益精填髓。用于血虚萎黄，心悸怔忡，月经不调，崩漏下血，肝肾阴虚，腰膝酸软，骨蒸潮热，盗汗遗精，内热消渴，眩晕，耳鸣，须发早白。

【炮制作用】地黄蒸制成熟地黄后，药性由寒转温，味由苦转甜，功能由清转补；熟地黄质厚味浓，滋腻碍脾，酒制后性转温，主补阴血，且可借酒力行散，起到行药势、通血脉的作用；生地黄炭入血分，凉血止血；熟地黄炭以补血止血为主。

【用法与用量】鲜地黄 12 ~ 30g；生地黄 10 ~ 15g；熟地黄 9 ~ 15g。

【注意】炒炭后及时散热，防止复燃。鲜地黄须埋在潮湿沙土中，防干、防冻。

【贮藏】鲜地黄埋在沙土中，防冻；生地黄置于通风干燥处，防霉、防蛀。熟地黄置于通风干燥处。

地榆

Diyu

SANGUISORBAE RADIX

【来源】本品为蔷薇科植物地榆 *Sanguisorba officinalis* L. 或长叶地榆 *Sanguisorba officinalis* L. var. *Longifolia*（Bert.）Yü et Li 的干燥根（《中国药典 2020》）。全国绝大部分地区均产，山东亦有分布。春、秋季采挖。除去残茎、须根，洗净，干燥；或趁鲜切厚片，干燥。以条粗、质硬不空，断面色粉红者为佳。

【炮制方法】地榆 （1）除去残茎及杂质，用清水洗净，再浸泡 4 ~ 5 成透，润透，切厚片，干燥。（《山东 2002》《山东 1990》《山东 1975》）

地榆炭 （1）大小分档的净地榆片，置热锅内，武火炒至表面呈焦黑色，内部棕褐色时，喷淋清水少许，灭尽火星，取出，及时摊晾，凉透。（《山东 2002》《山东 1990》）

（2）取地榆片，按炒炭法炒至外黑内呈焦褐色，喷淋清水，取出，放凉。（《山东 1975》）

（3）地榆片，炒至外黑，内焦黄，喷水止烟，稍炒干，放凉透。（《汇编》）

炒地榆 地榆片，炒至黄褐色为度。（《汇编》）

醋地榆 每 1 斤地榆片加醋 4 两，拌匀，晾干，炒。（《汇编》）

【成品性状】地榆 为不规则圆形厚片。片面紫红色或棕褐色，有排列成环状的小白点，或间有黄白色的条纹（导管）；周边暗紫红色或灰褐色，粗糙有纵皱纹，质坚。气微，味微苦、涩。（《山东 2002》《山东 1990》）

地榆炭 形如地榆，表面焦黑色，内部棕褐色。（《山东 2002》《山东 1990》）

【性味与归经】苦、酸、涩，微寒。归肝、大肠经。

【功能与主治】凉血止血，解毒敛疮。用于便血，痔血，血痢，崩漏，水火烫伤，痈疽疮毒。

【炮制作用】地榆炒炭后止血作用增强。

【用法与用量】9～15g。外用适量，研末涂敷患处。

【注意】炒炭后及时散热，防止复燃。

【贮藏】置于通风干燥处，防蛀。

地骷髅

Dikulou

RADIX RAPHANI

【来源】本品为十字花科植物莱菔 *Raphanus sativus* L. 开花结实后的老根（《山东2002》）。全国各地均产，待种子成熟后，连根拔起，除去地上部分，洗净晒干。以身干、色淡黄、肉白、质轻者为佳。

【炮制方法】（1）去净杂质，洗净，润透，切厚片或段，干燥。（《山东 2002》）

（2）去净残茎及杂质，洗净，稍润，切片或剁成小方块，干燥。（《山东 1975》）

【成品性状】本品呈不规则片或段，表面灰褐色或紫红色，具网状皱纹及须根；切面类白色，有粗筋网纹及孔裂。体轻，质松。气微，味甘、微辛。（《山东 2002》）

【性味与归经】甘、微辛，平。归脾、胃、肺经。

【功能与主治】行气消积，化痰，解渴，利水消肿。用于食积气滞，腹胀痞满，痢疾，咳嗽痰多，消渴，脚气，水肿。

【用法与用量】10～30g。

【贮藏】置于通风干燥处。

西洋参

Xiyangshen

PANACIS QUINQUEFOLII RADIX

【来源】本品为五加科植物西洋参 *Panax quinquefolium* L. 的干燥根（《中国药典

2020》)。主产于美国、加拿大、法国等地，我国也有栽培。秋季采挖，除去分枝及须根，晒干。喷水湿润，撞去外皮，再用硫黄熏，晒干，色白起粉者，称为“粉光西洋参”；采挖后连皮晒干或烘干者，称为“原皮西洋参”。二者均以条匀、质硬、体轻、表面横纹紧密、气清香、味浓者为佳。

【炮制方法】（1）去净芦头，用水喷湿，置适宜容器内，用湿布盖上，闷润至透，切薄片，晒干；或取净西洋参，研成细粉；或将净西洋参适当粉碎成粗粉，置超微粉碎机中，密封，粉碎成超微粉。(《山东 2002》)

（2）去净芦头，用水喷湿，置适宜容器内，用湿布盖上，闷润至透，切薄片，晒干；或取净西洋参，研成细粉。(《山东 1990》)

【成品性状】本品为类圆形的薄片或呈细粉状。切面类白色，有暗棕色的形成层，并散在多数红棕色树脂管，质硬，粉碎后呈黄白色。气微，味微苦、微甜。(《山东 2002》《山东 1990》)

【性味与归经】甘、微苦，凉。归心、肺、肾经。

【功能与主治】补气养阴，清热生津。用于气虚阴亏，虚热烦倦，咳喘痰血，内热消渴，口燥咽干。

【用法与用量】3 ~ 6g；另煎兑服。

【注意】不宜与藜芦同用。

【贮藏】置于通风干燥处，防潮。

百　合

Baihe

LILII BULBUS

【来源】本品为百合科植物卷丹 *Lilium lancifolium* Thunb.、百合 *Lilium brownii* F. E. Brown var. *viridulum* Baker 或细叶百合 *Lilium pumilum* DC. 的干燥肉质鳞叶（《中国药典 2020》)。全国大部分地区均产，山东亦有分布。秋、冬季采挖，洗净，剥取鳞片，置于沸水中略烫，捞出，干燥。以瓣匀、肉厚、质硬、色白者为佳。

【炮制方法】百合　（1）除去杂质，拣去霉烂者，筛去灰屑。(《山东 2002》《山东 1990》《山东 1975》)

（2）簸净杂质，挑去霉黑瓣。(《汇编》)

蜜百合 （1）取炼蜜，用适量沸水稀释后，加入净百合拌匀，闷透，置锅内，用文火加热，炒至不黏手，取出，放凉。每100kg百合，用炼蜜5kg。(《山东2012》)

（2）先将净百合置锅内，文火炒至色泽加深时，均匀地淋入炼蜜，继续拌炒至表面呈微黄色，不黏手为度，取出，摊晾，凉透后及时收藏。每100kg百合，用炼蜜5kg。(《山东2002》《山东1990》)

（3）取净百合，按蜜炙法炒至不黏手时，取出，放凉。每百合100斤，用炼蜜6斤。(《山东1975》)

（4）百合，每10斤加蜜1斤，蜜用少量水化开，拌炒至均匀有蜜，不黏手为度。(《汇编》)

（5）百合在锅内加水拌炒，再逐渐滴入蜜翻炒至均匀有蜜，不黏手为度。(《汇编》)

（6）百合，每斤用蜜3~4两，蜜中稍加水，炒时用刷子拌匀，即可均匀有蜜。(《汇编》)

【成品性状】百合 （1）呈椭圆形肉质片状，长2~5cm，宽1~2cm，中部厚1.3~4cm。表面类白色、淡棕黄色或微带紫色，有数条纵直平行的白色维管束。顶端稍尖，基部较宽，边缘薄，微波状，略向内弯曲。质硬而脆，断面较平坦，角质样。无臭，味微苦。(《山东2002》)

（2）呈椭圆形肉质片状，长20~25mm，表面乳白色，角质样，半透明。周边较薄，略向内扭曲，隐有白色纵纹，背面凸出不平。质坚而脆。无臭，味微苦。(《山东1990》)

蜜百合 （1）本品呈长椭圆形，长2~5cm，宽1~2cm，中部厚1.3~4mm。表面黄色，偶见黄焦斑，略带黏性，有数条纵直平行的白色维管束。顶端稍尖，基部较宽，边缘薄，微波状，略向内弯曲。味甜。(《山东2012》)

（2）形如百合，表面黄色，偶见黄焦斑，略带黏性，味甜。(《山东2002》《山东1990》)

【性味与归经】甘、寒。归心、肺经。

【功能与主治】养阴润肺，清心安神。用于阴虚燥咳，劳嗽咯血，虚烦惊悸，失眠多梦，精神恍惚。

【炮制作用】百合蜜炙后润肺止咳作用增强。

【用法与用量】6~12g。

【贮藏】置于通风干燥处。

百　部

Baibu

STEMONAE RADIX

【来源】本品为百部科植物直立百部 *Stemona sessilifolia*（Miq.）Miq.、蔓生百部 *Stemona japonica*（Bl.）Miq. 或对叶百部 *Stemona tuberosa* Lour. 的干燥块根（《中国药典 2020》）。主产于山东、安徽、江苏、广西、湖北、浙江、福建、广东、四川、贵州等地。春、秋季采挖，除去须根，洗净，置沸水中略烫，或蒸至无白心，取出，干燥。以条粗壮、肥润、质坚实者为佳。

【炮制方法】百部　（1）除去残留根茎及杂质，洗净，润透，切厚片，干燥。（《山东 2002》《山东 1990》）

（2）去净芦头及杂质，洗净，润透，切咀，干燥。（《山东 1975》）

（3）水洗净，闷透，去芦及疙瘩，切正方咀。（《汇编》）

（4）洗净沙，润透，或直接切咀。（《汇编》）

（5）或用甘草水洗。（《汇编》）

蜜百部　（1）将炼蜜用适量开水稀释后，加入净百部片中拌匀，闷润，置热锅内，文火炒至表面呈黄色，不黏手为度，取出，摊晾，凉透后及时收藏。每 100kg 百部片，用炼蜜 12.5kg。（《山东 2002》《山东 1990》）

（2）取百部咀，按蜜炙法炒至不黏手时，取出，放凉。每 100 斤百部，用炼蜜 15 斤。（《山东 1975》）

（3）百部咀，每 10 斤用蜜 1 ~ 2 斤，先用少量水在锅内化开，倒入百部咀，拌炒至均匀有蜜，不黏手为度。（《汇编》）

（4）蜜内不加水，稍炼后加药。（《汇编》）

炒百部　百部咀，炒至微黄，稍膨胀。（《汇编》）

【成品性状】百部　（1）呈不规则厚片或不规则条形斜片；表面灰白色、棕黄色，有深纵皱纹；切面灰白色、淡黄棕色或黄白色，角质样；皮部较厚，中柱扁缩。质韧软。气微、味甘、苦。（《山东 2002》）

（2）为不规则类圆形厚片。片面带黄白色或暗棕色，平坦，角质样；周边棕黄色或灰棕色，多皱缩，质柔韧。气微，味甘、微苦。（《山东 1990》）

蜜百部 （1）形如百部片，表面棕黄色，略带焦斑，稍有黏性，味甜。(《山东2002》)

（2）形如百部片，表面显黄色，偶有粘连块，味微甜。(《山东 1990》)

【性味与归经】甘、苦，微温。归肺经。

【功能与主治】润肺下气止咳，杀虫灭虱。用于新久咳嗽，肺痨咳嗽，顿咳；外用于头虱、体虱、蛲虫病、阴痒。蜜百部润肺止咳，用于阴虚劳嗽。

【炮制作用】蜜百部可缓和对胃的刺激性，并增强润肺止咳的功效。

【用法与用量】3～9g。外用适量，水煎或酒浸。

【贮藏】置于通风干燥处，防潮。

当　归

Danggui

ANGELICAE SINENSIS RADIX

【来源】本品为伞形科植物当归 *Angelica sinensis*（Oliv.）Diels 的干燥根（《中国药典 2020》）。主产于甘肃、云南、四川等地，山东亦有栽培。秋末采挖，除去须根和泥沙，待水分稍蒸发后，捆成小把，上棚，用烟火慢慢熏干。以主根肥大、身长、支根少、油润、外皮色黄棕、断面色黄白、气味浓厚者为佳。

【炮制方法】当归 （1）除去杂质，洗净，润透，切薄片，晒干或低温干燥。(《山东 2002》《山东 1990》)

（2）去净杂质，洗净，润透后，晒 4～5 成干，润闷至内外湿度均匀，软硬适宜时切薄片，干燥。(《山东 1975》)

（3）当归，挑去杂质，洗净泥土，闷 6～10 小时，晒 4～5 成干，再闷透，切 2 厘片。(《汇编》)

（4）当归，洗净泥土，润透，切片。(《汇编》)

酒当归 （1）将净当归片用黄酒拌匀，闷润至黄酒被吸尽，置锅内，文火炒至色泽加深时，取出，放凉。每 100kg 当归片，用黄酒 10kg。(《山东 2002》《山东 1990》)

（2）取当归片，按酒炒法微炒，取出，放凉。每当归 100 斤，用黄酒 10 斤。(《山东 1975》)

（3）当归片，每 10 斤用黄酒 1 斤，拌匀后，炒干。(《汇编》)

（4）当归片，每 10 斤用黄酒 1 ~ 2 斤，拌匀后，晒干。（《汇编》）

土炒当归（1）先将锅用文火烧热，倒入伏龙肝细粉，待翻动土粉呈较轻松状态时，再倒入净当归片，翻炒至表面均匀挂土色时，及时取出，筛去多余土粉，放凉。每 100kg 当归片，用伏龙肝粉 20kg。（《山东 2002》《山东 1990》）

（2）用细灶心土，拌炒至均匀粘土，筛去多余土。（《汇编》）

（3）用黄土，拌炒同（2）。（《汇编》）

（4）用新红砖土炒。（《汇编》）

当归炭（1）将净当归片至热锅内，中火炒至表面呈焦褐色时，喷淋清水少许，灭尽火星，取出，及时摊晾，凉透。（《山东 2012》《山东 2002》《山东 1990》）

（2）当归片炒至外部黑黄色为度，喷水止烟，稍炒干，放凉透。（《汇编》）

蜜当归（1）当归片，每 10 斤用蜜 1 ~ 1.5 斤，蜜先微炼，倒入药，炒至均匀有蜜，不黏手为度。（《汇编》）

（2）当归片，每 10 斤用蜜 1 ~ 1.5 斤，蜜中加水化开，倒入药，炒至均匀有蜜，不黏手为度。（《汇编》）

炒当归 当归片，微炒。（《汇编》）

醋当归 当归片，用适量醋拌匀后，炒干。（《汇编》）

【成品性状】当归 为圆形或类圆形薄片，片面黄白色或淡黄棕色，平坦，有裂隙；中间有一浅棕色的环纹，并有多数棕色油点；周边灰棕色或棕褐色，有缺裂。质柔韧。有浓郁香气，味甘、辛、微苦。（《山东 2002》《山东 1990》）

酒当归 形如当归片，表面色泽加深，偶见焦黄斑。（《山东 2002》《山东 1990》）

土炒当归 形如当归片，表面附挂一层土粉，偶见焦黄斑，质脆。（《山东 2002》《山东 1990》）

当归炭 形如当归片，表面焦褐色，内部褐色质松脆，具焦煳气。（《山东 2002》《山东 1990》）

【性味与归经】甘、辛，温。归肺、心、脾经。

【功能与主治】补血活血，调经止痛，润肠通便。用于血虚萎黄，眩晕心悸，月经不调，闭经痛经，虚寒腹痛，肠燥便秘，风湿痹痛，跌扑损伤，痈疽疮疡。酒当归活血通经，用于闭经痛经、风湿痹痛、跌扑损伤。

【炮制作用】当归酒炙后，活血通经、祛瘀止痛的作用增强。土炒后，既能增强入脾补血作用，又能缓和油润而不滑肠。炒炭后，以止血和血为主。

【用法与用量】6～12g。

【贮藏】置于阴凉干燥处，防潮、防蛀。

光慈菇

Guangcigu

BULBOFEDIBLE TULIP

【来源】本品为百合科植物老鸦瓣 *Tulipa edulis*（Miq.）Baker 的干燥鳞茎（《山东 2002》）。主产于安徽、河南、江苏、云南、甘肃、陕西、山西等地，山东亦有分布。春、夏二季采挖，除去须根及外皮，洗净泥土，干燥。以质坚、色白、饱满、粉性足者为佳。

【炮制方法】去净杂质，洗净，干燥。（《山东 2002》《山东 1990》）

【成品性状】本品呈卵圆形，直径 5～10mm，长 10～20mm。表面类白色、黄白色或浅棕色，光滑；顶端尖，基部圆平而凹陷，一侧有纵沟，自茎部伸向顶端，质硬而脆。断面白色，粉性。气微，味淡。（《山东 2002》《山东 1990》）

【性味与归经】甘，寒；有毒。归肝、胃经。

【功能与主治】散结，化瘀。用于咽喉肿痛，瘰疬，疮肿，产后瘀滞。

【用法与用量】3～6g。

【注意】本品含有秋水仙碱，有毒，内服慎用。

【贮藏】置于通风干燥处。

竹节参

Zhujieshen

PANACIS JAPONICI RHIZOMA

【来源】本品为五加科植物竹节参 *Panax japonicus* C. A. Mey. 的干燥根茎（《中国药典 2020》）。主产于云南、四川、贵州等地。秋季采挖，除去茎叶、须根，洗净，干燥。

【炮制方法】（1）取竹节参，除去杂质，洗净，润透，切厚片，干燥。（《山东

2012》)

（2）去净杂质，或除去杂质，洗净，润透，切厚片，干燥。(《山东 2002》《山东 1990》)

【成品性状】（1）本品为圆形、类圆形或不规则的厚片，直径 0.8 ~ 2.5cm。切面黄白色或淡黄棕色。可见黄色点状维管束排列成环；外表面灰棕色或黄棕色，粗糙，有致密的皱纹，有时可见明显的结节。气微，味苦、后微甜。(《山东 2012》)

（2）为扁圆形的厚片，直径 8 ~ 25mm。表面黄白色或淡黄棕色。可见黄色点状维管束排列成环；周边灰棕色或黄棕色，粗糙，有致密的皱纹及明显的结节。质硬而脆，易折断。无臭，味苦、微甜。(《山东 2002》《山东 1990》)

【性味与归经】甘、微苦，温。归肝、脾、肺经。

【功能与主治】散瘀止血，消肿止痛，祛痰止咳，补虚强壮。用于痨嗽咯血，跌扑损伤，咳嗽痰多，病后虚弱。

【用法与用量】6 ~ 9g。

【贮藏】置于通风干燥处，防蛀。

竹节香附
Zhujiexiangfu

【来源】本品为毛茛科植物多被银莲花 *Anemone raddeana* Regel 的干燥根茎(《山东 1990》)。主产于吉林等地，山东亦有分布。夏秋之间采挖根茎，除去残茎及须根，洗净，干燥。以质硬、断面类白色者为佳。

【炮制方法】（1）除去杂质，筛去灰屑。(《山东 1990》)

（2）去净杂质，洗净泥土，干燥，用时捣碎。(《山东 1975》)

【成品性状】本品呈长纺锤形，略弯曲，长 10 ~ 30mm，直径 2 ~ 7mm。表面棕褐色至棕黑色，具多数细纵皱纹，有略突起的节及分枝。质硬而脆，易折断。断面较平坦，角质样，边缘棕黑色，中央淡灰类白色或淡棕色至红棕色。无臭，味淡微麻辣。(《山东 1990》)

【性味与归经】辛，热；有毒。归肝、脾、肾经。

【功能与主治】祛风湿，消痈肿。用于风寒湿痹，四肢拘挛，骨节疼痛，痈肿。

【用法与用量】1.5 ~ 3g；用时捣碎。

【贮藏】置于通风干燥处。

延胡索

Yanhusuo

CORYDALIS RHIZOMA

【来源】本品为罂粟科植物延胡索 *Corydalis yanhusuo* W. T. Wang 的干燥块茎（《中国药典 2020》）。主产于浙江等地，山东亦有栽培。夏初茎叶枯萎时采挖，除去须根，洗净，置于沸水中煮至恰无白心时，取出，晒干。以个大、饱满、质坚实、断面色黄者为佳。

【炮制方法】**延胡索** （1）取延胡索，除去杂质，洗净，干燥，破碎成颗粒。（《山东 2012》）

（2）除去杂质，洗净，润透，切薄片，干燥。或洗净，干燥，捣碎成粒。（《山东 2002》《山东 1990》）

（3）簸净杂质，拣去小石块。（《汇编》）

（4）净延胡索，捣碎成串米，生用。（《汇编》）

醋延胡索 （1）取净延胡索片或颗粒，用米醋拌匀，闷润至米醋被吸尽，置锅内，文火炒至色泽加深时，取出，放凉。（《山东 2012》《山东 2002》《山东 1990》）

（2）取净延胡索，置锅内，加米醋和适量清水，文火煮至透心，醋液被吸尽时，取出，干燥后破碎成颗粒。每 100kg 延胡索或颗粒，用米醋 20kg。（《山东 2012》）

（3）将大小分档的净延胡索置锅内，加米醋和适量清水，文火煮至透心，醋液被吸尽时，取出，晒晾，润至软硬一致，切薄片，干燥；或取出，干燥后捣成碎粒。每 100kg 延胡索、延胡索片或颗粒，用米醋 20kg。（《山东 2002》《山东 1990》）

（4）去净杂质，按醋炒法炒至微干，取出，干燥。用时捣碎。或取延胡索置锅内，加醋及适量水，煮透，至汤吸尽，取出，晾 5 ~ 6 成干，闷至内外湿度均匀，切薄片，干燥。或煮后不切片，干燥，用时捣碎。每延胡索 100 斤，用食醋 20 斤。（《山东 1975》）

（5）净延胡索 10 斤，加醋 1 ~ 2 斤，拌匀，闷透，炒干。（《汇编》）

（6）操作同（5），但延胡索需捣碎，或串成末。（《汇编》）

（7）醋煮后切片，再拌醋炒。（《汇编》）

（8）延胡索10斤，加醋5斤，加水煮透，将汤吃尽，晒干，临用捣碎。(《汇编》)

（9）延胡索10斤，加醋2斤4两，加水煮透，晒8成干，闷，切片。(《汇编》)

（10）净延胡索10斤，加醋1斤，加水煮透，至汤吃尽，晒6～7成干，闷，切片。(《汇编》)

（11）延胡索10斤，用醋3斤，泡透，再加水煮干切片。(《汇编》)

（12）醋煮后，加少量面，或糯米面，拌后，闷透，切片。(《汇编》)

酒延胡索 延胡索10斤加酒1～2斤，拌匀后，炒至微黄色。(《汇编》)

【成品性状】延胡索 （1）为不规则的碎颗粒，表面黄色，角质样，有蜡样光泽。质硬而脆。气微，味苦。(《山东2012》)

（2）为圆形薄片或不规则的碎颗粒，表面黄色，角质样，有蜡样光泽。质硬而脆。气微，味苦。(《山东2002》《山东1990》)

醋延胡索 （1）形如延胡索颗粒，表面呈深黄色，微具焦斑，略有醋气。(《山东2012》)

（2）形如延胡索片或颗粒，表面呈深黄色，微具焦斑，略有醋气。(《山东2002》《山东1990》)

【性味与归经】辛、苦，温。归肝、脾经。

【功能与主治】活血，行气，止痛。用于胸胁、脘腹疼痛，胸痹心痛，经闭痛经，产后瘀阻，跌扑肿痛。

【炮制作用】醋延胡索行气止痛作用增强。酒延胡索以活血祛瘀为主。

【用法与用量】3～10g；研末吞服，一次1.5～3g。

【注意】本品入成药时，粉碎后用醋拌匀，干燥。用醋量同上。

【贮藏】置于干燥处，防蛀。

华山参
Huashanshen

PHYSOCHLAINAE RADIX

【来源】本品为茄科植物漏斗泡囊草 *Physochlaina infundibularis* Kuang 的干燥根(《中国药典2020》)。主产于河南、山西、陕西等地。春季采挖，除去须根，洗净，晒干。以色金黄、条纹细、具糖样气味、甜而微苦者为佳。

【炮制方法】除去杂质，洗净，晒干。(《山东 2002》《山东 1990》)

【成品性状】(1) 本品呈长圆锥形或圆柱形，略弯曲，有的有分枝，长 10 ~ 20cm，直径 1 ~ 2.5cm。表面棕褐色，有黄白色横长皮孔、须根痕及纵皱纹，上部有环纹，顶端常有一至数个根茎，其上有茎痕及疣状突起。质硬，断面类白色或黄白色，皮部狭窄，木部宽广，可见细密的放射状纹理。具烟草气，味微苦，稍麻舌。(《山东 2002》)

(2) 本品呈长圆锥形或圆柱形，略弯曲，表面棕褐色，有黄白色横长皮孔、须根痕及纵皱纹，上部有环纹，顶端有茎痕及疣状突起，质硬，断面类白色或黄白色。皮部狭窄，木部宽广，可见细密的放射状纹理。气微，味微苦，稍麻舌。(《山东 1990》)

【性味与归经】甘、微苦，温；有毒。归肺、心经。

【功能与主治】温肺祛痰，平喘止咳，安神镇惊。用于寒痰喘咳，惊悸失眠。

【用法与用量】0.1 ~ 0.2g。

【注意】不宜多服，以免中毒；青光眼患者禁服。孕妇及前列腺重度肥大者慎用。

【贮藏】置于通风干燥处，防蛀。

伊贝母

Yibeimu

FRITILLARIAE PALLIDIFLORAE BULBUS

【来源】本品为百合科植物新疆贝母 *Fritillaria walujewii* Regel 或伊犁贝母 *Fritillaria pallidiflora* Schrenk 的干燥鳞茎(《中国药典 2020》)。主产于新疆等地。5 ~ 7 月间采挖，除去泥沙，晒干，再去须根和外皮。

【炮制方法】去净杂质，筛去灰屑。(《山东 2002》《山东 1990》)

【成品性状】(1) 新疆贝母呈扁球形，高 0.5 ~ 1.5cm。表面类白色，光滑。外层鳞叶 2 瓣，月牙形，肥厚，大小相近而紧靠。顶端平展而开裂，基部圆钝，内有较大的鳞片及残茎、心芽各 1 枚。质硬而脆，断面白色，富粉性。气微，味微苦。伊犁贝母呈圆锥形，较大。表面稍粗糙，淡黄白色。外层鳞叶心脏形，肥大，一片较大或近等大，抱和。顶端稍尖，少有开裂，基部微凹陷。(《山东 2002》)

（2）呈扁球形或圆锥形，表面类白色或淡黄白色，光滑或稍粗糙；外层鳞叶月牙形或心脏形。断面白色，富粉性，质硬而脆。气微，味微苦。（《山东1990》）

【性味与归经】苦、甘，微寒。归肺、心经。

【功能与主治】清热润肺，化痰止咳。用于肺热燥咳，干咳少痰，阴虚劳嗽，咳痰带血。

【用法与用量】3～9g。

【注意】不宜与川乌、制川乌、草乌、制草乌、附子同用。

【贮藏】置于通风干燥处，防蛀。

防　己

Fangji

STEPHANIAE TETRANDRAE RADIX

【来源】本品为防己科植物粉防己 Stephania tetrandra S. Moore 的干燥根（《中国药典2020》）。主产于浙江、安徽、江西、湖北、湖南等地。秋季采挖，洗净，除去粗皮，晒至半干，切段，个大者再纵切，干燥。以质坚实、粉性足者为佳。

【炮制方法】防己　（1）去净杂质，大小分档，浸泡至4～5成透，捞出，润透，稍晾，再润至内外湿度均匀，切厚片，干燥。（《山东2002》《山东1990》）

（2）去净杂质，按大小分别浸泡5～6成透，捞出，润透，稍晾，再闷至内外湿度均匀，软硬适宜，切厚片，干燥。（《山东1975》）

（3）泡1天，捞出（大块不透者可再泡）闷透，切3厘片。（《汇编》）

（4）泡24小时，至7～8成透，闷透，切5厘片。（《汇编》）

（5）泡透，切片。（《汇编》）

（6）夏季泡12小时切片。（《汇编》）

（7）泡半天，至8成透，闷透切片。（《汇编》）

（8）泡2～3天，闷透，切片。（《汇编》）

盐防己　防己用适量盐水拌匀后，炒干。或炒后喷以盐水炒干。（《汇编》）

【成品性状】防己　（1）本品呈圆形或破碎的厚片，周边色较深。切面灰白色，粉性，有稀疏的放射状纹理。气微，味苦。（《山东2002》）

（2）本品为圆形、半圆形或不规则的厚片。片面灰白色至黄白色，富粉性，有

排列较稀疏的放射状纹理，周边淡灰黄色，质坚实。气微，味苦。(《山东 1990》)

【性味与归经】苦，寒。归膀胱、肺经。

【功能与主治】祛风止痛，利水消肿。用于风湿痹痛，水肿脚气，小便不利，湿疹疮毒。

【用法与用量】5～10g。

【贮藏】置于干燥处，防霉、防蛀。

防 风

Fangfeng

SAPOSHNIKOVIAE RADIX

【来源】本品为伞形科植物防风 *Saposhnikovia clivaricata*（Turcz.）Schischk. 的干燥根（《中国药典 2020》）。主产于黑龙江、吉林、辽宁、内蒙古、河北等地，山东亦有分布。春、秋二季采挖未抽花茎植株的根，除去须根及泥沙，干燥。以条粗壮、断面皮部色浅棕、木部色浅黄色者为佳。

【炮制方法】**防风** （1）除去杂质及芦头，洗净，润透，切厚片，干燥。(《山东 2002》《山东 1990》《山东 1975》)

（2）水洗净，去杂质，洗净，闷透，切 2 厘片。(《汇编》)

炒防风 防风，微炒。(《汇编》)

防风炭 防风片，炒至外黑内焦黄，存性。(《汇编》)

蜜防风 用适量蜜，在锅内稍炼，倒入药，拌匀，炒至均匀有蜜不黏手为度。(《汇编》)

【成品性状】（1）本品呈圆形或长圆形的厚片，片面浅棕色至浅黄色，木部圆形，有的可见小型髓部，形成层环色深，有多数放射状裂隙及众多细小油点。周边灰棕色，粗糙，有的有密集的环纹或纤维状残存叶基，质松。气芳香特异，味微甜。(《山东 2002》)

（2）本品为圆形或长圆形的厚片，片面浅棕色至浅黄色，木部圆形，有的可见小型髓部，形成层环色深，有多数放射状裂隙及众多细小油点，质松。气芳香特异，味微甜。(《山东 2002》《山东 1990》)

【性味与归经】辛、甘，微温。归膀胱、肝、脾经。

【功能与主治】祛风解表，胜湿止痛，止痉。用于感冒头痛，风湿痹痛，风疹瘙痒，破伤风。

【炮制作用】防风炒炭后，辛散之力甚微，长于止血。

【用法与用量】5～10g。

【贮藏】置于阴凉干燥处，防蛀。

红大戟

Hongdaji

KNOXIAE RADIX

【来源】本品为茜草科植物红大戟 *Knoxia valerianoides* Thorel et Pitard 的干燥块根（《中国药典2020》）。主产于福建、广西、广东、云南等地。秋、冬二季采挖，除去须根，洗净，置于沸水中略烫、干燥。以个大、质坚实、色红褐者为佳。

【炮制方法】**生红大戟** 去净杂质，用清水洗净，润透，切厚片，干燥。（《山东2002》《山东1990》）

醋红大戟 （1）取净红大戟片，用米醋拌匀，闷润至米醋被吸尽，置于锅内，文火炒至表面色泽加深时，取出，放凉。（《山东2012》）

（2）取净红大戟个或片，置于锅内，加米醋和适量清水，文火加热共煮至透，醋液被吸尽时，取出，干燥；或取出，晾凉后，再闷润至软硬适中，切厚片，干燥。（《山东2002》）

（3）将净红大戟用米醋拌匀，闷润至米醋被吸尽，置于锅内，文火炒至表面色泽加深时，取出，放凉。（《山东1990》）

【成品性状】**生红大戟** 为不规则的长圆形或圆形厚片。片面红褐色至棕黄色，质坚实。气微，味甘、微辛。（《山东2002》《山东1990》）

醋红大戟 本品呈不规则的长圆形或圆形厚片，表面深褐色，微有醋气。（《山东2012》《山东2002》《山东1990》）

【性味与归经】苦，寒；有小毒。归肺、脾、肾经。

【功能与主治】泻水逐饮，消肿散结。用于水肿胀满，胸腹积水，痰饮积聚，气逆咳喘，二便不利，痈肿疮毒，瘰疬痰核。

【炮制作用】生红大戟有小毒，仅供外用。醋制后可降低毒性，缓和泻下作用，供内服。

【用法与用量】 1.5～3g，入丸散服，每次 1g；内服醋制用。外用适量，生用。

【注意】 孕妇禁用。

【贮藏】 置于阴凉干燥处。

麦　冬

Maidong

OPHIOPOGONIS RADIX

【来源】 本品为百合科植物麦冬 *Ophiopogon japonicus*（L. f）Ker-Gawl. 的干燥块根（《中国药典 2020》）。主产于浙江、四川等地，山东亦有分布。夏季采挖，洗净，反复曝晒、堆置，至 7～8 成干，除去须根，干燥。以个肥大、黄白色者为佳。

【炮制方法】麦冬 （1）除去杂质，洗净，润软，轧扁，干燥。（《山东 2002》《山东 1990》）

（2）去净杂质，洗净泥土，干燥。（《山东 1975》）

（3）用清水洗净，凉透，用夹子去心；或刀割开，去心。（《汇编》）

朱麦冬 （1）取净麦冬，喷淋清水少许，渍湿后分层加入朱砂细粉，拌和至表面均匀黏附朱砂细粉时，取出，晾干。每 100kg 麦冬，用朱砂粉 2kg。（《山东 1990》）

（2）麦冬，用水喷湿外皮，随颠随少量撒入朱砂细粉，至均匀黏着朱砂。每 10 斤麦冬用朱砂 3 两。（《汇编》）

（3）麦冬，用水喷湿外皮，随颠随少量撒入朱砂细粉，至均匀黏着朱砂。每 10 斤麦冬用朱砂 1.5 两。（《汇编》）

米炒麦冬 麦冬与米共炒，炒至米黄，麦冬膨胀。（《汇编》）

炒麦冬 微炒。（《汇编》）

煨麦冬 麦冬铺纸上，烤至纸黄，麦冬微胀。（《汇编》）

【成品性状】麦冬 本品呈纺锤形，长 1.5～3.0cm，直径 0.3～0.6cm。表面黄白色或淡黄色，有细纵纹。质柔韧，断面黄白色，半透明，中柱细小。气微香，味甘、微苦。（《山东 2002》《山东 1990》）

朱麦冬 形如麦冬，表面被朱砂细粉，呈红色。（《山东 1990》）

【性味与归经】甘，微苦、微寒。归心、肺、胃经。

【功能与主治】养阴生津，润肺清心。用于肺燥干咳，阴虚痨嗽，喉痹咽痛，津伤口渴，内热消渴，心烦失眠，肠燥便秘。

【用法与用量】6～12g。

【贮藏】置于阴凉干燥处，防潮。

远　志

Yuanzhi

POLYGALAE RADIX

【来源】本品为远志科植物远志 *Polygala tenuifolia* Willd. 或卵叶远志 *Polygala sibirica* L. 的干燥根（《中国药典 2020》）。主产于山西、陕西、河南等地，山东亦有分布。春、秋二季采挖，除去须根和泥沙，晒干或抽取木心晒干。以条粗、皮细、肉厚、去净木心者为佳。

【炮制方法】远志　（1）去净杂质，略洗，润透，切段，干燥。（《山东 2002》）

（2）除去杂质，用清水略洗，润透，抽去残留木心，切段，干燥。（《山东 1990》）

（3）筛去土，挑去毛和心。（《汇编》）

制远志　（1）将净甘草片置锅内，加适量清水，煎煮 2 次（每次 30 分钟），过滤，合并煎液。再将净远志段与甘草汤倒入锅内，文火煮至甘草汤被吸尽时，取出，干燥。每 100kg 远志段，用甘草 6kg。（《山东 2002》《山东 1990》）

（2）取净远志，放入甘草汤内煮至汤吸尽后，取出，将残留的心抽去，干燥。每远志 100 斤，用甘草 6 斤。（《山东 1975》）

（3）远志肉，每 10 斤，用甘草 1 斤煮水 4～5 斤，拌匀后，炒干。（《汇编》）

（4）远志，用甘草水（每 10 斤远志约用甘草 1 斤）洗后，炒至焦黄色为度。（《汇编》）

蜜远志　（1）先将炼蜜用适量开水稀释后，加入净远志段拌匀，闷润至透，至热锅内，文火炒至不黏手为度，取出，放凉。每 100kg 远志段，用炼蜜 20kg。（《山东 2012》《山东 2002》《山东 1990》）

（2）每 10 斤远志用蜜 3 斤，蜜中加少量水化开，拌入药炒至均匀有蜜，不黏手

为度。(《汇编》)

(3)每10斤远志用蜜3斤，蜜中不加水，需稍炼，拌入药，炒至均匀有蜜，不黏手为度。(《汇编》)

朱远志 远志每斤用朱砂细粉3钱，先将远志喷水湿润，少量加入朱砂细粉，随加随颠，至均匀黏着朱砂为度。(《汇编》)

焦远志 炒至焦黄色为度。(《汇编》)

麸炒远志 先将锅加热，撒入麸，立即生烟，即倒入药物，拌炒至均匀黄色，取出，筛去麸。(《汇编》)

炒远志 微炒。(《汇编》)

远志炭 炒黑，喷水止烟，稍炒干，放冷透。(《汇编》)

【成品性状】远志 为小圆筒形结节状小段，长约15mm。外表灰黄色至灰棕色，有横皱纹及裂纹，切面棕黄色，质脆。气微，微苦、微辛，嚼之有刺喉感。(《山东2002》《山东1990》)

制远志 形如远志，色泽略深，微具焦斑，味微甜。(《山东2002》《山东1990》)

蜜远志 (1)本品呈圆柱形，段状，略弯曲。外表面棕黄色至深棕色，有较密并深陷的横皱纹、纵皱纹及裂纹。稍有光泽，略带黏性。质硬而脆，易折断，切面皮部棕黄色，木部黄白色，皮部易于木部剥离。气微，味甜、微辛，嚼之有刺喉感。(《山东2012》)

(2)形如远志，色泽加深，味甜。(《山东2002》《山东1990》)

【性味与归经】苦、辛，温。归心、肾、肺经。

【功能与主治】安神益智，交通心肾，祛痰消肿。用于心肾不交引起的失眠多梦、健忘惊悸、神志恍惚，咳痰不爽，疮疡肿毒，乳房肿痛。

【炮制作用】远志生用“戟人咽喉”，甘草水制远志可缓和其苦燥之性，消除麻味，防止刺喉，以安神益智为主。远志蜜炙后亦能缓和燥性，消除副作用，并能增强化痰止咳作用。朱砂拌远志可增强安神作用。

【用法与用量】3～10g。

【贮藏】置于通风干燥处。

赤　芍

Chishao

PAEONIAE RADIX RUBRA

【来源】本品为毛茛科植物芍药 *Paeonia lactiflora* Pall. 或川赤芍 *Paeonia veitchii* Lynch 的干燥根（《中国药典 2020》）。主产于内蒙古、辽宁、河北、黑龙江、吉林、四川等地，山东亦有栽培。春、秋二季采挖，除去根茎、须根及泥沙，晒干。以条粗长，断面粉白色，粉性大者为佳。

【炮制方法】赤芍　（1）除去杂质，大小分档，用清水洗净，再浸泡至 4 ~ 5 成透，润透，切厚片，干燥。（《山东 2002》）

（2）除去杂质，大小分档，用清水洗净，再浸泡至 4 ~ 5 成透，润透，切薄片，干燥。（《山东 1990》）

（3）去净杂质，按大小分别浸泡 4 ~ 5 成透，洗净，捞出，润透，切薄片，干燥。（《山东 1975》）

（4）挑去杂质，泡 7 ~ 8 成透（6 ~ 7 小时）闷透，切 2 厘片。（《汇编》）

（5）洗净，闷透，切片。（《汇编》）

（6）挑去杂质，泡 7 ~ 8 成透（6 ~ 7 小时），夏季须泡 2 ~ 3 小时。闷透，切 2 厘片。（《汇编》）

（7）夏季泡 2 ~ 3 小时，冬季 12 小时，捞出，切片。（《汇编》）

酒赤芍　（1）将净赤芍片用黄酒拌匀，闷润至黄酒被吸尽，置锅内，文火炒至表面色泽加深，带焦斑时，取出，放凉。每 100kg 赤芍片，用黄酒 10kg。（《山东 2012》《山东 2002》《山东 1990》）

（2）赤芍片，每 10 斤用黄酒 1 斤，拌匀后，炒。（《汇编》）

赤芍炭　赤芍片，炒至外黑，内焦黄为度，喷水止烟，稍炒干，放凉透。（《汇编》）

醋赤芍　赤芍片，用适量醋拌匀，炒干。（《汇编》）

炒赤芍　赤芍片，微炒。（《汇编》）

【成品性状】赤芍　（1）呈类圆形厚片，直径 0.5 ~ 3cm，厚 0.3 ~ 0.5cm，周边棕褐色。切面粉白色或粉红色，皮部窄，木部放射状纹理明显，有的有裂隙。质硬

而脆。气微香，味微苦、酸涩。(《山东 2002》)

（2）为圆形薄片，片面粉白色或粉红色，中心有放射状纹理，有的现裂隙，周边棕褐色。质硬而脆。气微香，味微苦、酸、涩。(《山东 1990》)

酒赤芍 （1）本品为类圆形或不规则形的片。厚 0.3 ~ 0.5cm，外表面棕褐色。切面棕黄色至棕褐色，带焦斑。皮部窄，木部放射状纹理明显，有的有裂隙。质硬而脆。气微香，微具酒香气。味微苦、酸涩。(《山东 2012》)

（2）形如赤芍，色泽加深，带焦斑。(《山东 2002》《山东 1990》)

【**性味与归经**】苦，微寒。归肝经。

【**功能与主治**】清热凉血，散瘀止痛。用于热入营血，温毒发斑，吐血衄血，目赤肿痛，肝郁胁痛，经闭痛经，癥瘕腹痛，跌扑损伤，痈肿疮疡。

【**炮制作用**】赤芍炒后药性缓和，活血止痛而不伤中。酒炒赤芍缓和寒性，以活血散瘀力胜。赤芍炭止血作用增强。

【**用法与用量**】6 ~ 12g。

【**注意**】不宜与藜芦同用。

【**贮藏**】置于通风干燥处。

苍 术

Cangzhu

ATRACTYLODIS RHIZOMA

【**来源**】本品为菊科植物苍术 *Atractylodes lancea*（Thunb.）DC. 或北苍术 *Atractylodes Chinensis*（DC.）Koidz. 的干燥根茎（《中国药典 2020》）。主产于江苏、湖北、河南、河北、山西、陕西等地，北苍术山东亦有分布。春、秋二季采挖，除去泥沙，晒干，除去须根。以质坚实、断面朱砂点多、香气浓郁者为佳。

【**炮制方法**】**苍术** （1）除去残茎及杂质，浸泡至 5 ~ 6 成透，洗净，捞出，润透，切厚片，及时干燥。(《山东 2002》《山东 1990》)

（2）净苍术，水泡至 7 ~ 8 成透（6 ~ 7 小时）闷透，切 3 厘片。(《汇编》)

（3）操作同（2），但水泡 1 小时。(《汇编》)

（4）操作同（2），但水泡 1 天。(《汇编》)

（5）操作同（2），但水泡 2 ~ 3 天。(《汇编》)

麸炒苍术 （1）先将锅用武火加热，均匀散入麦麸皮，待冒烟时，投入净苍术片，急速翻搅，熏炒至表面呈深黄色时，及时取出，筛去焦麸皮，放凉。每100kg苍术片，用麸皮10kg。(《山东2002》《山东1990》)

（2）取净苍术片，按麸炒法，炒至表面呈黄色。每苍术100斤，用麸皮10斤。(《山东1975》)

（3）先将锅烧热，撒入麸，立即生烟，即拌入药，炒至药均匀黄色，取出，筛去麸。(《汇编》)

（4）苍术与多量麸拌炒，至麸焦黄色，除去麸。(《汇编》)

制苍术 （1）将净苍术用适量米泔水拌匀，闷润至米泔水被吸尽，置锅内，文火炒至表面呈黄色时，取出，放凉。(《山东2002》《山东1990》)

（2）苍术，用米泔水泡透，稍晾，炒至干。(《汇编》)

（3）苍术，用米泔水洗泡后，再用麸炒。(《汇编》)

炒苍术 苍术，微炒。(《汇编》)

土炒苍术 （1）苍术，用细灶心土拌炒，至均匀粘土，筛去多余土。(《汇编》)

（2）苍术，用黄土拌炒，至均匀粘土，筛去多余土。(《汇编》)

芝麻炒苍术 苍术用芝麻拌炒，去芝麻。(《汇编》)

焦苍术 苍术炒至焦黄色。(《汇编》)

苍术炭 苍术炒至外黑，内部焦黄，喷水止烟，稍炒干，取出，放冷透。(《汇编》)

【成品性状】苍术 为不规则厚片，边缘不整齐，片面黄白色或灰白色，散有多数橙黄色或棕红色的油点（朱砂点），有的可析出白色细针状结晶（习称“起霜”）；周边灰棕色至黑棕色，质坚实。气香特异，味微甘、辛、苦。(《山东2002》《山东1990》)

麸炒苍术 形如苍术，表面深黄色，有焦麸香气。(《山东2002》《山东1990》)

制苍术 形如苍术，表面显黄色，有香气。(《山东2002》《山东1990》)

【性味与归经】辛、苦，温。归脾、胃、肝经。

【功能与主治】燥湿健脾，祛风散寒，明目。用于湿阻中焦，脘腹胀满，泄泻，水肿，脚气痿躄，风湿痹痛，风寒感冒，夜盲，眼目昏涩。

【炮制作用】生苍术温燥而辛烈，燥湿，祛风，散寒力强。麸炒苍术辛味减弱，燥性缓和，气变芳香，增强了健脾和胃的作用。制苍术辛燥之性大减，以固肠止泻为主。

【用法与用量】3～9g。

【贮藏】置于阴凉干燥处。

苎麻根

Zhumagen

BOEHMERIAE RHIZOUA ET RADIX

【来源】本品为荨麻科植物苎麻 *Boehmeria nivea*（L.）Gaud. 的干燥根和根茎的炮制加工品（《山东 2012》）。主产于江苏、浙江、安徽、山东、陕西等地。冬季至次春采挖，除去泥沙，干燥。以色灰棕、无空心者为佳。

【炮制方法】（1）除去杂质，大小分档，用清水洗净，再浸泡至 6～7 成透，捞出，润透，切厚片，干燥。（《山东 2012》《山东 2002》《山东 1990》）

（2）去净杂质，按大小分别浸泡 6～7 成透，洗净，捞出，润透，切厚片，干燥。（《山东 1975》）

（3）水泡至 7～8 成透，闷透，切片。（《汇编》）

【成品性状】本品呈圆形或类圆形厚片。片面棕色至淡黄色，中间有数个同心环纹，周边灰棕色至灰褐色。质坚硬，纤维性。气微，味淡，嚼之略有黏性。（《山东 2002》《山东 1990》）

【性味与归经】甘，凉。归心、肝、肾、膀胱经。

【功能与主治】止血，安胎。用于尿血，咯血，吐血，胎动不安，先兆流产；外治痈肿初起。

【用法与用量】10～30g；外用适量。

【贮藏】置于通风干燥处、防蛀。

芦　根

Lugen

PHRAGMITIS RHIZOMA

【来源】本品为禾本科植物芦苇 *Phragmites communis* Trin. 的新鲜或干燥根茎（《中国药典 2020》）。全国各地均产。全年均可采挖，除去芽、须根及膜状叶，鲜用或晒干。以条粗、色黄白、有光泽者为佳。

【炮制方法】鲜芦根 （1）将鲜品洗净泥土，除去残茎、须根及膜状叶片，切段。(《山东 2002》《山东 1990》)

（2）用时洗净泥土，除去须根、外膜，剪断。(《山东 1975》)

（3）洗净泥土，去须根、朽烂处，切咀。(《汇编》)

芦根 （1）取干芦根，去净残茎、须根及杂质，洗净，润透，切段，干燥。(《山东 2002》《山东 1990》)

（2）去净残茎、须根及杂质，洗净，润透，切咀，干燥。(《山东 1975》)

（3）洗净泥土，去须根、苗，及朽烂处，闷透，切咀。(《汇编》)

【成品性状】鲜芦根 呈长圆柱形的小段，有的略扁，长短不一，直径 1 ~ 2cm。表面黄白色，有光泽，外皮疏松可剥离，节呈环状，有残根及芽痕。体轻，质韧，不易折断。切断面呈黄白色，中空，壁厚 1 ~ 2mm，有小孔排列成环。无臭，味甘。(《山东 2002》《山东 1990》)

芦根 呈扁圆形的小段，节处较硬，节间有纵皱纹。(《山东 2002》《山东 1990》)

【性味与归经】甘，寒。归肺、胃经。

【功能与主治】清热泻火，生津止渴，除烦，止呕，利尿。用于热病烦渴，肺热咳嗽，肺痈吐脓，胃热呕哕，热淋涩痛。

【用法与用量】15 ~ 30g；鲜品用量加倍，或捣汁用。

【贮藏】干芦根置于干燥处；鲜芦根埋于湿沙中。

两头尖

Liangtoujian

ANEMONES RADDEANAE RHIZOMA

【来源】本品为毛茛植物多被银莲花 *Anemone raddeana* Regel 的干燥根茎(《中国药典 2020》)。主产于吉林等地，山东亦有分布。夏季采挖，除去须根，洗净，干燥。以质硬，断面类白色者为佳。

【炮制方法】除去杂质，筛去灰屑。(《山东 2002》《山东 1990》)

【成品性状】本品呈长纺锤形，略弯曲，长 10 ~ 30mm，直径 2 ~ 7mm，表面棕褐色至棕黑色，具多数细纵皱纹，有略突起的节及分枝。质硬而脆，易折断。断面

较平坦，角质样，边缘棕黑色，中央淡灰类白色或淡棕色至红棕色。无臭，味淡微麻辣。(《山东 2002》《山东 1990》)

【性味与归经】辛，热；有毒。归脾经。

【功能与主治】祛风湿，消痈肿。用于风寒湿痹，四肢拘挛，骨节疼痛，痈肿溃烂。

【用法与用量】1 ~ 3g；外用适量。

【贮藏】置于阴凉干燥处。

何首乌

Heshouwu

POLYGONI MULTIFLORI RADIX

【来源】本品为蓼科植物何首乌 *Polygonum multiflorum* Thunb. 的干燥块根（《中国药典 2020》）。主产于河南、湖北、广西、广东、贵州、四川、江苏等地，山东亦有分布。秋、冬季枯萎时采挖，削去两端，洗净，个大的切成块，干燥。以体重、质坚实、粉性足者为佳。

【炮制方法】何首乌 （1）除去杂质，大小分档，用清水洗净，再浸泡至 6 ~ 7 成透，捞出，闷润至透，切厚片或小立方块，干燥。(《山东 1990》)

（2）去净杂质，按大小分别浸泡 6 ~ 7 成透，洗净，捞出，闷透，切厚片或方咀，干燥。(《山东 1975》)

（3）水泡至 8 成透，捞出，晾去水分，切咀或片。(《汇编》)

（4）水泡 24 小时，闷 1 夜，切 3 ~ 4 厘片。(《汇编》)

（5）水泡半天~ 1 天至 8 成透，闷透，切片。(《汇编》)

（6）泡，闷，切片或咀。(《汇编》)

（7）当地产，去皮，鲜切。(《汇编》)

制何首乌 （1）将净首乌立方块或片与黑豆汁装入非铁质的蒸罐内，拌和均匀，密封，隔水加热，炖至黑豆汁基本吸尽，首乌呈黑褐色时（8 ~ 12 小时），取出，摊晾至外表微干，将罐中余汁拌入，吸尽，干燥；或将净首乌立方块（咀）或片与黑豆汁拌匀，闷润至吸透，放笼屉内，置锅上，武火加热，圆汽后蒸约 8 小时，焖约 4 小时，至首乌呈黑褐色时（如不黑再复蒸一次），取出，摊晾至外表微干，再将蒸时所得原汁的浓缩液拌入，吸尽，干燥。每 100kg 何首乌块，用黑豆 10kg。(《山东 1990》)

（2）取净黑豆，加水适量煮两次，第一次煮四小时，第二次煮三小时，取汁拌入何首乌方咀，闷透，炖法或蒸法，蒸至黑透为度。如有余汁，拌入何首乌内，干燥。每何首乌 100 斤，用黑豆 10 斤（《山东 1975》）

（3）何首乌，水泡 7 天，每天换水一次，加入 3% 黑豆，煮 7 成透，晒半干，闷透，切 1.5 公厘片。（《汇编》）

（4）何首乌，泡透，洗净，每 10 斤与黑豆 2 斤煮出汁及黄酒 2～3 斤煮透，汤尽，再蒸后，切 3～4 厘片。（《汇编》）

（5）何首乌，泡透，每 10 斤用黑豆 2 斤半煮至水分完全吃入，晒 5～6 成干，闷透，切片。（《汇编》）

（6）操作同（5），但每 10 斤用黑豆 1 斤。（《汇编》）

（7）何首乌，泡 4～5 成透，每 10 斤用黑豆 1～3 斤，煮透。（《汇编》）

（8）何首乌每 10 斤用黑豆 4 斤，煮黑豆的水煮 24 小时。（《汇编》）

（9）何首乌片，每 10 斤用黑豆 2～3 斤，用黑豆煮出水煮何首乌，至黑为度。（《汇编》）

（10）每 10 斤何首乌片，拌入 4 斤黑豆所煮的水，蒸透。（《汇编》）

煮何首乌　（1）何首乌，水泡 1～3 天，煮透，再润 1～2 天，切片。（《汇编》）

（2）白首乌，水泡，煮透，切片。（《汇编》）

蒸何首乌　何首乌，水洗净，闷透，蒸 1 天，闷一夜取出切片，再蒸一天，闷一夜。（《汇编》）

酒何首乌　（1）生何首乌片，每 10 斤加黄酒 30 两，拌匀吃透，蒸 1～2 小时，稍焖。（《汇编》）

（2）生何首乌片或咀，每 10 斤加黄酒 40 两，装特置铜罐内，在水锅中蒸透。或置笼内反复蒸透。（《汇编》）

（3）生首乌片，每 10 斤加黄酒 2 斤，拌匀后炒干。（《汇编》）

（4）何首乌，泡 7～8 成透，每 10 斤加黄酒 40 两，加适量水，煮至酒全部吃入为度，切 3～5 厘片，晒干。（《汇编》）

【成品性状】何首乌　为不规则厚片或小立方块，片面浅黄棕色或浅红棕色，具“云锦花纹”，显粉性。周边红棕色或红褐色，皱缩不平。体重，质坚实。气微，味微苦、涩。（《山东 1990》）

制何首乌　形如何首乌，内外均呈黑褐色，凹凸不平，有光泽，角质样。（《山东 1990》）

【性味与归经】苦、甘、涩，微温。归肝、心、肾经。

【功能与主治】解毒，消痈，截疟，润肠通便。用于疮痈，瘰疬，风疹瘙痒，久疟体虚，肠燥便秘。

【炮制作用】生何首乌苦涩性平兼发散，偏于解毒、消痈、润肠通便。经黑豆汁拌蒸后，味转甘厚而性转温，增强了补肝肾、益精血、乌须发、强筋骨的作用，同时消除了生首乌滑肠致泻的副作用，使慢性病人长期服用而不造成腹泻。

【用法与用量】3 ~ 6g。

【贮藏】置于干燥处，防蛀。

羌活

Qianghuo

NOTOPTERYGII RHIZOMA ET RADIX

【来源】本品为伞形科植物羌活 *Notopterygium incisum* Ting ex H. T. Chang 或宽叶羌活 *Notopterygium franchetii* H. de Boiss. 的干燥根茎和根（《中国药典 2020》）。主产于四川、云南、甘肃、青海等地。春、秋季采挖，除去须根及泥沙，干燥。以条粗、表面棕褐色、有环纹、断面朱砂点多、香气浓郁者为佳。

【炮制方法】（1）除去杂质，抢水洗净，润透，切厚片，低温干燥。（《山东 2002》《山东 1990》）

（2）除去杂质，抢水洗净，润透，切厚片，干燥。（《山东 1975》）

（3）羌活用大眼筛，筛去杂块，水洗净，闷透，切 5 厘片。（《汇编》）

（4）蒸透后切片。（《汇编》）

【成品性状】本品呈不规则类圆形的厚片，片面黄色至黄棕色，有明显的菊花纹及多数裂隙，并散在黄棕色朱砂点；周边棕褐色至棕黑色。体松，质脆。气香，味微苦而辛。（《山东 2002》《山东 1990》）

【性味与归经】辛、苦，温。归膀胱、肾经。

【功能与主治】解表散寒，祛风除湿，止痛。用于风寒感冒，头痛项强，风湿痹痛，肩背酸痛。

【用法与用量】3 ~ 10g。

【贮藏】置于阴凉干燥处，防蛀。

附　子

Fuzi

ACONITI LATERALIS RADIX PRAEPARATA

【来源】本品为毛茛科植物乌头 *Aconitum carmichaelii* Debx. 的子根的加工品(《中国药典 2020》)。主产于四川、陕西等地。六月下旬至八月上旬采挖，除去母根、须根及泥沙，习称“泥附子”；再按不同规格要求加工成盐附子、黑顺片、白附片。盐附子以肥大、坚实、灰黑色、表面起盐霜者为佳。黑顺片以片大、均匀、色棕黄、有油润光泽者为佳。白附片以片大、均匀、色黄白、油润、半透明者为佳。

【炮制方法】附子（1）泡 6 ~ 7 天，煮透，切片。(《汇编》)

（2）泡 2 ~ 3 天，煮透，切片。(《汇编》)

（3）水润后，蒸，切片。(《汇编》)

（4）水泡 2 ~ 3 天后，蒸，切片。(《汇编》)

（5）蒸透，切片。(《汇编》)

（6）每斤附子加白矾 1 ~ 2 两，煮后，再蒸透，切片。(《汇编》)

（7）附子，放盆中，用开水漱，可少加矾停 1 分钟，去净水，用湿布蒙严，润 4 ~ 12 小时，切片。(《汇编》)

附片（1）将黑顺片、白附片除去杂质。(《山东 2002》《山东 1990》)

（2）去净杂质。(《山东 1975》)

（3）将制过附子倒入烧开水中，煮至半透，装罐内，闷透，切片。(《汇编》)

（4）操作同（3），但煮 7 ~ 8 成透。(《汇编》)

制附子（1）净附子，加 1% 黑豆，煮透为度，取出，晒 5 ~ 6 成干，闷透，切 1 公厘片。(《汇编》)

（2）附子，水泡 1 周左右，每日换水两次，取出，每 10 斤用黑豆半斤先煮黑豆水，再用黑豆水煮附子，至水吃尽，取出，晾至合适，切 2 厘片，晒干。(《汇编》)

（3）附子泡 4 ~ 5 天，每天换水两次，至无麻辣味为度，每 10 斤附子，用甘草、金银花、黑豆各 4 两，置锅内加水煮沸后，倒入附子，埋于黄芩末内，吸水，不断换干燥黄芩末，至干扫去黄芩。切片时，再喷少量水湿润，蒸约 2 小时，取出，切 2 厘片。或用谷糠代替黄芩末亦可。(《汇编》)

（4）附子，水泡 7 ~ 10 天，每日换水 2 ~ 3 次，至无泡沫，口尝无麻辣味为度，每 10 斤附子加黑豆 1 斤，甘草、生姜各四两，煮透，晒 5 成干，闷透，切 2 厘片。(《汇编》)

烫附子 炒热沙土，将附子烫胀，压面用。(《汇编》)

麸炒附子 麸皮拌炒，至胀起，压面用。(《汇编》)

淡附片 取净盐附子，用清水浸漂，每日换水 2 ~ 3 次，至盐分漂尽，与甘草、黑豆加水共煮至透心，切开后口尝无麻舌感时，取出，除去甘草、黑豆，切薄片，干燥。每 100kg 盐附子，用甘草 5kg，黑豆 10kg。(《山东 2002》《山东 1990》)

炮附片 将净沙置锅内，用武火加热至翻动时较滑利，有轻松感时，投入净附片，翻炒至片面鼓起，表面微变色时，迅速取出，筛去沙，放凉。(《山东 2002》)

【成品性状】盐附子 呈圆锥形，长 4 ~ 7cm，直径 3 ~ 5cm。表面灰黑色，被盐霜，顶端有凹陷的芽痕，周边有瘤状突起的支根或支根痕。体重，横切面灰褐色，可见充满盐霜的小空隙及多角形形成层环纹，环纹内侧导管束排列不整齐。气微，味咸而麻，刺舌。(《山东 2002》)

黑顺片 呈不规则的纵切厚片，上宽下窄，长 1.7 ~ 5cm，宽 0.9 ~ 3cm，厚 0.2 ~ 0.5cm。外皮黑褐色，切面暗黄色，油润具光泽，半透明装，并有纵向导管束。质硬而脆，断面角质样。气微，味淡。(《山东 2002》《山东 1990》)

白附片 形如黑顺片，无外皮，片面黄白色，半透明，厚约 0.3cm。(《山东 2002》《山东 1990》)

淡附片 呈不规则形薄片，片面灰黄色，口尝无麻舌感，余同黑顺片。(《山东 2002》《山东 1990》)

炮附片 形如白附片，片面鼓起，色泽加深，质酥脆。(《山东 2002》)

【性味与归经】辛、甘，大热；有毒。归心、肾、脾经。

【功能与主治】回阳救逆，补火助阳，散寒止痛。用于亡阳虚脱，肢冷脉微，心阳不足，胸痹心痛，虚寒吐泻，脘腹冷痛，肾阳虚衰，阳痿宫冷，阴寒水肿，阳虚外感，寒湿痹痛。

【炮制作用】生附子有毒，炮制后可降低毒性，便于内服。炮附片以温肾暖脾为主。淡附片偏于回阳救逆，散寒止痛。

【用法与用量】3 ~ 15g；先煎，久煎。

【注意】孕妇慎用；不宜与半夏、瓜蒌、瓜蒌子、瓜蒌皮、天花粉、川贝母、浙贝母、平贝母、伊贝母、湖北贝母、白蔹、白及同用。

【贮藏】盐附子密闭，置于阴凉干燥处；黑顺片及白附片置于干燥处，防潮。

青木香

Qingmuxiang

ARISTOLOCHIAE RADIX

【来源】本品为马兜铃科植物马兜铃 *Aristolochia debilis* Sieb. et Zucc 的干燥根（《中国药典 2000》）。主产于浙江、江苏、安徽等地，山东亦有分布。春、秋季采挖，除去残茎、须根及泥土，干燥。以条粗、质坚实、香气浓者为佳。

【炮制方法】（1）除去残茎及杂质，用清水洗净，稍泡，捞出，润透，切厚片，干燥。（《山东 2002》《山东 1990》）

（2）除去残茎及杂质，用清水洗净，稍泡，捞出，润透，切薄片，干燥。（《山东 1975》）

（3）洗净泥土，泡 1 ~ 2 小时，闷透，切 2 厘片。（《汇编》）

（4）夏季需 7 ~ 8 小时，泡至 7 ~ 8 成透，闷透，切片。（《汇编》）

【成品性状】本品呈圆形或扁圆形厚片，片面淡黄色，有类白色与黄棕色相间排列的放射状纹理，皮部与木部间有一明显的黄棕色环纹（形成层），俗称“菊花心”周边黄褐色或灰棕色，质脆。气香特异，味苦。（《山东 2002》《山东 1990》）

【性味与归经】辛、苦，寒。归肺、胃经。

【功能与主治】平肝止痛，解毒消肿。用于眩晕头痛，胸腹胀痛，痈肿疔疮，蛇虫咬伤。

【用法与用量】3 ~ 9g；外用适量，研末敷患处。

【贮藏】置于阴凉干燥处，防潮。

苦　参

Kushen

SOPHORAE FLAVESCENTIS RADIX

【来源】本品为豆科植物苦参 *Sophora flavescens* Ait. 的干燥根（《中国药典

2020》)。全国大部分地区均产，山东亦有分布。春、秋二季采挖，除去根头和小支根，洗净，干燥，或趁鲜切片，干燥。药材以条匀、断面色黄白色为佳。

【炮制方法】苦参 （1）除去残茎及杂质，大小分档，用清水洗净，再浸泡至6～7成透，捞出，润透，切厚片，干燥。(《山东2002》《山东1990》)

（2）去净残茎及杂质，稍泡，洗净，捞出，润透，切薄片，干燥。(《山东1975》)

（3）簸去杂质泥土，水润透，切片。(《汇编》)

（4）泡半天，闷透，切片。(《汇编》)

（5）泡透，切片。(《汇编》)

（6）洗净，鲜切1～2分片。(《汇编》)

（7）原产地加工片，去杂质。(《汇编》)

炒苦参 微炒。(《汇编》)

醋苦参 用适量醋拌后炒干，或随炒随喷醋。(《汇编》)

【成品性状】苦参 本品为圆形或类圆形的厚片，片面黄白色，具放射状纹理及裂隙，有的可见同心性环纹；周边灰棕色或棕黄色。质坚韧，纤维性。气微，味极苦。(《山东2002》《山东1990》)

【性味与归经】苦，寒。归心、肝、胃、大肠、膀胱经。

【功能与主治】清热燥湿，杀虫，利尿。用于热痢，便血，黄疸尿闭，赤白带下，阴肿阴痒，湿疹，湿疮，皮肤瘙痒，疥癣麻风；外治滴虫性阴道炎。

【用法与用量】4.5～9g；外用适量，煎汤洗患处。

【注意】不宜与藜芦同用。

【贮藏】置于干燥处。

茄　根

Qiegen

SOLANI MELONGENAE RADIX

【来源】本品为茄科植物茄 *Solanum melongena* L. 的干燥根及茎(《中国药典2020》)。全国各地均产。霜降后地上茎枯萎时，将全株挖起，除去枝叶、须根及泥土，干燥。以身干、无泥土杂质者为佳。

【炮制方法】去净须根及杂质，洗净，润透，切厚片，干燥。(《山东 2002》)

【成品性状】本品为不规则的椭圆形或圆形厚片，表面黄白色，髓部松软或中空，周边灰棕色光滑，质轻而坚硬。无臭，味微甜。(《山东 2002》)

【性味与归经】甘、辛，寒。归脾、胃、大肠、小肠经。

【功能与主治】散热，消肿，止血。用于久痢便血，脚气，齿痛，冻疮。

【用法与用量】9～18g；外用适量，煎水洗，捣汁涂或研细末调敷患处。

【贮藏】置于通风干燥处。

板蓝根

Banlangen

ISATIDIS RADIX

【来源】本品为十字花科植物菘蓝 *Isatis indigotica* Fort. 的干燥根(《中国药典 2020》)。主产于河北、山东、江苏、安徽等地。秋季采挖，除去茎叶及泥沙，晒干。以条长、粗大、体实者为佳。

【炮制方法】(1)除去残茎及杂质，洗净，捞出，润透，切薄片，干燥。(《山东 2002》《山东 1990》)

(2)去净芦头及杂质，洗后捞出，润透，切薄片，干燥。(《山东 1975》)

(3)去支根，泡 2～3 小时，闷透，切片。(《汇编》)

(4)洗去泥土，闷透，去苗，切 3 厘片。(《汇编》)

【成品性状】(1)本品为圆形厚片，片面黄白色，木部黄色，形成层环棕色；周边淡灰黄色或淡棕黄色，质略软。气微，味微甜后苦、涩。(《山东 2002》)

(2)本品为圆形薄片，片面黄白色，形成层环棕色；周边淡灰黄色或淡棕黄色，质略软。气微，味微甜后苦、涩。(《山东 1990》)

【性味与归经】苦，寒。归心、胃经。

【功能与主治】清热解毒，凉血利咽。用于瘟疫时毒，发热咽痛，温毒发斑，痄腮，烂喉丹痧，大头瘟疫，丹毒，痈肿。

【用法与用量】9～15g。

【贮藏】置于干燥处，防霉、防蛀。

郁　金

Yujin

CURCUMAE RADIX

【来源】本品为姜科植物温郁金 *Curcuma wenyujin* Y. H. Chen et C. Ling、姜黄 *Curcuma longa* L.、广西莪术 *Curcuma kwangsiensis* S. G. Lee et C. F. Liang 或蓬莪术 *Curcuma phaeocaulis* Val. 的干燥块根（《中国药典 2020》）。主产于四川、浙江、广西等地。冬季采挖，除去泥沙及须根，蒸或煮至透心，取出，干燥。药材以质坚实、外皮皱纹细、断面色黄者为佳。

【炮制方法】郁金　（1）除去杂质，用清水洗净，闷润至透，切薄片，干燥。（《山东 2002》《山东 1990》）

（2）去净杂质，用温水微洗，润透，切薄片，干燥；或直接捣碎用。（《山东 1975》）

（3）簸去杂质，原个用。（《汇编》）

（4）净郁金，捣碎用。（《汇编》）

（5）洗、闷，喷水再闷，切 2 厘片。（《汇编》）

（6）泡 3 ~ 4 小时，闷透，切片。泡时加盐，或温水泡，可防炸心。（《汇编》）

（7）水润透，蒸后，切片。（《汇编》）

醋郁金　（1）取净郁金片，用米醋拌匀，闷润至米醋被吸尽，置炒制容器内，用文火炒至表面色泽加深时，取出，放凉。（《山东 2012》）

（2）将净郁金片用米醋拌匀，闷润至米醋被吸尽，置锅内，文火炒至带火色时，取出，放凉。每 100kg 郁金片，用米醋 10kg。（《山东 2002》《山东 1990》）

（3）取净郁金片，按醋炒法炒干，取出，放凉。每郁金 100 斤，用食醋 10 斤。（《山东 1975》）

（4）郁金，每 10 斤用醋 2.5 斤，加适量水，煮至汤尽，晾 2 ~ 3 成干，闷透，切片。（《汇编》）

（5）郁金，每 10 斤用醋 2 ~ 4 斤，加水煮透，晾 7 ~ 8 成干，闷 8 小时，切片。（《汇编》）

（6）郁金个或切片，每 10 斤用醋 1.5 ~ 2 斤，拌匀后炒至微见火色。（《汇编》）

（7）郁金个或切片，每 10 斤，捣碎后，用醋 2 斤半拌匀，吃透后，炒。(《汇编》)

矾郁金 （1）每 10 斤用矾 1 斤 4 两，先将矾用水化开，拌郁金，炒干。(《汇编》)

（2）矾经加热化开后，再拌炒。(《汇编》)

【成品性状】郁金 呈不规则类圆形或椭圆形的薄片。片面浅灰黄色或灰褐色，角质样，中部有颜色较浅的内皮层环纹；周边灰黄色或灰褐色，质坚实。气微，味淡。(《山东 2002》《山东 1990》)

醋郁金 （1）本品呈不规则类圆形或椭圆形的薄片，表面黄褐色至黑色，带焦斑。略带醋气。(《山东 2012》)

（2）形如郁金，色泽加深，带焦斑，略有醋气。(《山东 2002》《山东 1990》)

【性味与归经】辛、苦，寒。归肝、心、肺经。

【功能与主治】活血止痛，行气解郁，清心凉血，利胆退黄。用于胸胁刺痛，胸痹心痛，经闭痛经，乳房胀痛，热病神昏，癫痫发狂，血热吐衄，黄疸尿赤。

【炮制作用】郁金生用长于疏肝行气以解郁，活血祛瘀以止痛。醋制后能引药入肝，增强疏肝止痛作用。

【用法与用量】3 ~ 10g。

【注意】不宜与丁香、母丁香同用。

【贮藏】置于干燥处，防蛀。

虎　杖

Huzhang

POLYGONI CUSPIDATI RHIZOMA ET RADIX

【来源】本品为蓼科植物虎杖 *Polygonum cuspidatum* Sieb. et Zucc. 的干燥根茎和根（《中国药典 2020》）。主产于江苏、浙江、安徽、广东、广西、四川、云南等地，山东亦有分布。春、秋二季采挖，除去须根，洗净，趁鲜切短段或厚片，晒干。以粗壮、色紫棕或黄棕、质坚实、断面色鲜黄色者为佳。

【炮制方法】（1）除去杂质，用清水洗净，闷润至透，切厚片，干燥。(《山东 2002》《山东 1990》)

（2）去净杂质，洗净，捞出，润透，切厚片，干燥。(《山东 1975》)

【成品性状】（1）本品多为圆柱形短段或不规则厚片，长 1 ~ 7cm，直径 0.5 ~ 2.5cm。外皮棕褐色，有纵皱纹及须根痕，切面皮部较薄，木部宽广，片面棕黄色，射线放射状，皮部与木部较易分离。根茎髓中有隔或呈空洞状。质坚硬。气微，味微苦、涩。（《山东 2002》）

（2）本品为不规则的圆形厚片或圆柱形小段。片面棕黄色，有放射状纹理，根茎髓中有隔或呈空洞状，周边棕褐色，质坚硬。气微，味微苦、涩。（《山东 1990》）

【性味与归经】微苦，微寒。归肝、胆、肺经。

【功能与主治】利湿退黄，清热解毒，散瘀止痛，止咳化痰。用于湿热黄疸，淋浊，带下，风湿痹痛，痈肿疮毒，水火烫伤，经闭，癥瘕，跌扑损伤，肺热咳嗽。

【用法与用量】9 ~ 15g；外用适量，制成煎液或油膏涂敷。

【注意】孕妇慎用。

【贮藏】置于通风干燥处，防霉、防蛀。

明党参

Mingdangshen

CHANGII RADIX

【来源】本品为伞形科植物明党参 *Changium smyrnioides* Wolff 的干燥根（《中国药典 2020》）。主产于安徽、浙江、江苏等地。春季采挖，除去茎叶及须根，洗净，置沸水中煮至无白心，取出，刮去外皮，漂洗，晒干。以根粗细均匀、完整、质坚实而重、色黄白、断面角质样、半透明者为佳。

【炮制方法】（1）除去杂质，稍洗，捞出，润透，切厚片，干燥。（《山东 2002》《山东 1990》）

（2）去净杂质及残茎，稍洗，捞出，润透，切厚片，干燥，或直接捣碎用。（《山东 1975》）

（3）簸去杂质。（《汇编》）

（4）水洗净，急捞出，闷透，切 1 分片。（《汇编》）

（5）蒸透后，切片。（《汇编》）

【成品性状】本品呈不规则圆形或类圆形厚片。片面黄白色至类白色，质硬而脆，角质样。气微，味淡。（《山东 2002》《山东 1990》）

【性味与归经】甘、微苦，微寒。归肺、脾、肝经。

【功能与主治】润肺化痰，养阴和胃，平肝，解毒。用于肺热咳嗽，呕吐反胃，食少口干，目赤眩晕，疔毒疮疡。

【用法与用量】6 ~ 12g。

【贮藏】置于通风干燥处，防潮、防蛀。

知 母

Zhimu

ANEMARRHENAE RHIZOMA

【来源】本品为百合科植物知母 *Anemarrhena asphodeloides* Bge. 的干燥根茎(《中国药典 2020》)。主产于河北、山西等地，山东亦有栽培。春、秋季采挖，除去须根及泥沙，晒干，习称“毛知母”，鲜时剥去或刮去外皮，晒干，习称“知母肉”(光知母)。以条粗长、质充实而硬、断面黄白色者为佳。

【炮制方法】**知母** (1)除去杂质，洗净，润透，稍晾，切薄片，干燥。毛知母须稍泡切片干燥后，筛去毛屑。(《山东 2002》《山东 1990》)

(2)去净杂质，用清水洗净，捞出，润透，稍晾，切薄片，及时晒干。毛知母须稍泡切片干燥后，簸去毛及碎屑。(《山东 1975》)

(3)知母，去净杂质皮毛等，洗净，闷透，切 2 厘片。(《汇编》)

盐知母 (1)将净知母片用食盐水拌匀，闷润至盐水被吸尽(控制盐水用量，如有黏结可搓开)，置锅内，文火炒至表面呈黄色时，取出，放凉。每 100kg 知母片，用食盐 2kg。(《山东 2002》《山东 1990》)

(2)取净知母片，按盐炒法炒至微黄色，取出，放凉。每知母片 100 斤，用食盐 2 斤。(《山东 1975》)

(3)每 10 斤知母用盐 4 两，化成盐水，拌匀后炒，或炒后喷盐水。(《汇编》)

酒知母 每 10 斤知母用黄酒 2 斤，拌匀后，炒至干。(《汇编》)

蜜知母 取适量蜜，在锅内稍炼，倒入药，拌炒至均匀有蜜不黏手为度。(《汇编》)

知母炭 知母炒至外黑内黄，喷水止烟，炒干，放凉透。(《汇编》)

【成品性状】**知母** (1)呈不规则的类圆形厚片，片面黄白色，毛知母片周边黄

棕色至棕色，知母肉片黄白色。气微，味微甜、略苦，嚼之带黏性。（《山东 2002》）

（2）为不规则的类圆形薄片，片面黄白色，毛知母片的周边呈黄棕色至棕色，质硬。气微，味微甜、略苦，嚼之带黏性。（《山东 1990》）

盐知母 （1）形如知母，表面黄色，带黄斑，味微咸。（《山东 2002》）

（2）形如知母，表面黄色，带黄斑。（《山东 1990》）

【性味与归经】苦、甘，寒。归肺、胃、肾经。

【功能与主治】清热泻火，滋阴润燥。用于外感热病，高热烦渴，肺热燥咳，骨蒸潮热，内热消渴，肠燥便秘。

【炮制作用】盐炙可引药下行，专于入肾，增强滋阴降火的作用，善清虚热。

【用法与用量】6 ~ 12g。

【贮藏】置于通风干燥处，防潮。

金果榄

Jinguolan

TINOSPORAE RADIX

【来源】本品为防己科植物青牛胆 *Tinospora sagittata*（Oliv.）Gagnep. 或金果榄 *Tinospora capillipes* Gagnep. 的干燥块根（《中国药典 2020》）。主产于四川、广西、湖南等地。秋、冬季采挖，除去残茎、须根及泥沙，洗净，干燥。以个大、体重、质坚实者为佳。

【炮制方法】除去杂质及须根，大小分档，用清水洗净，浸泡 6 ~ 7 成透，捞出，晾晒至软硬适宜，切厚片，干燥。（《山东 2002》《山东 1990》）

【成品性状】本品呈不规则圆形或半圆形的厚片，片面淡黄白色，具有放射状的深色花纹，周边棕黄色或淡褐色，质坚硬，粉性。无臭，味苦。（《山东 2002》《山东 1990》）

【性味与归经】苦，寒。归肺、大肠经。

【功能与主治】清热解毒，利咽，止痛。用于咽喉肿痛，痈疽疔毒，泄泻，痢疾，脘腹疼痛。

【用法与用量】3 ~ 9g。外用适量，研末吹喉或醋磨涂敷患处。

【贮藏】置于干燥处，防蛀。

狗　脊

Gouji

CIBOTII RHIZOMA

【来源】本品为蚌壳蕨科植物金毛狗脊 *Cibotium barometz*（L.）J. Sm. 的干燥根茎（《中国药典 2020》）。主产于四川、福建等地。秋末冬初地上部分枯萎时采挖，除去泥沙，干燥；或去硬根、叶柄及金黄色绒毛，切厚片，干燥，为"生狗脊片"；蒸后晒至 6～7 成干，切厚片，干燥，为"熟狗脊片"。以体肥大、色黄、质坚实、无空心者为佳。狗脊片以厚薄均匀、坚实无毛、无空心者为佳。

【炮制方法】狗脊　（1）已切片者，除去杂质。未切片者，除去杂质及绒毛，用清水洗净，略泡，闷润至透，切厚片，干燥。（《山东 2002》《山东 1990》）

（2）用刷子刷去毛或用刀刮去毛。（《汇编》）

（3）在火上，或酒精灯上，烧燎去毛。（《汇编》）

（4）泡 2～3 小时，闷透，切片。（《汇编》）

（5）泡 2 天，夏季 1 天 1 夜，闷透，切片。（《汇编》）

（6）泡 5～7 天，闷透，切片。（《汇编》）

烫狗脊　（1）将净沙置锅内，武火加热至翻动较滑利、有轻松感后，投入净狗脊片，翻炒至片面鼓起，绒毛微焦时，迅速取出，筛去沙子，放凉，再刮净残存绒毛。（《山东 2002》《山东 1990》）

（2）取狗脊片，按砂烫法烫至鼓起并显深黄色时取出，筛去沙子，刮净黄绒毛。（《山东 1975》）

（3）将沙炒热，投入狗脊片，拌烫至胀起，取出，筛去沙，刀刮去毛。（《汇编》）

炒狗脊　炒后刷刮去毛。（《汇编》）

酒狗脊　每 10 斤狗脊加黄酒 2 斤半，拌均匀后，炒干。（《汇编》）

盐狗脊　取适量盐用水化开，与狗脊拌匀后炒干，或炒后喷以盐水。（《汇编》）

【成品性状】狗脊　生狗脊片为不规则长条形或类圆形的厚片。片面浅棕色，平滑细腻，外侧有一条明显隆起的棕黄色环纹；周边不整齐，有金黄色绒毛残留。熟狗脊片形如生狗脊片，无金黄色绒毛，黑棕色。质硬。无臭，味淡微涩。（《山东

2002》《山东 1990》)

烫狗脊 形如狗脊，片面鼓起，色泽加深，无绒毛。(《山东 2002》《山东 1990》)

【性味与归经】苦、甘，温。归肝、肾经。

【功能与主治】祛风湿，补肝肾，强腰膝。用于风湿痹痛，腰膝酸软，下肢无力。

【炮制作用】 狗脊经砂炒后质变酥脆，便于粉碎和煎出有效成分，也便于除去残存绒毛增强补肝肾、强筋骨作用。

【用法与用量】6 ~ 12g。

【注意】去毛时须戴口罩。

【贮藏】置于通风干燥处，防潮。

京大戟

Jingdaji

EUPHORBIAE PEKINENSIS RADIX

【来源】本品为大戟科植物大戟 *Euphorbia pekinensis* Rupr. 的干燥根(《中国药典 2020》)。主产于江苏等地，山东亦有分布。春季未发芽前或秋季茎叶枯萎时采挖，除去残茎及须根，洗净，干燥。以条粗、断面色白者为佳。

【炮制方法】京大戟 除去杂质，洗净，润透，切厚片，干燥。(《山东 2012》《山东 2002》《山东 1990》)

醋京大戟 (1)取净京大戟个或片，置锅内，加入米醋和适量水，文火加热煮透，至醋液被吸尽时，取出，干燥；或取出，晾晒后，再闷润至软硬适中，切片，干燥。每 100kg 京大戟，用米醋 30kg。(《山东 2012》《山东 2002》《山东 1990》)

(2)将净京大戟片用米醋拌匀，闷润至米醋被吸尽，置于锅内，文火炒至表面色泽加深时，取出，放凉。每 100kg 京大戟个或片，用米醋 30kg。(《山东 2002》《山东 1990》)

【成品性状】京大戟 (1)呈不规则长圆形或圆形厚片。切面类白色或淡黄色，纤维性。外表面棕色或棕褐色。质坚硬。气微，味微苦、涩。(《山东 2012》《山东 2002》)

(2)呈不规则长圆形或圆形厚片。片面类棕黄色或类白色，纤维性。周边灰棕色或棕褐色，质坚硬。气微，味微苦、涩。(《山东 1990》)

醋京大戟 形如京大戟，色泽加深。微有醋气。(《山东 2012》《山东 2002》《山东 1990》)

【性味与归经】苦，寒；有毒。归肺、脾、肾经。

【功能与主治】泻水逐饮，消肿散结。用于水肿胀满，胸腹积水，痰饮积聚，气逆咳喘，二便不利，痈肿疮毒，瘰疬痰核。

【炮制作用】京大戟醋制后能降低毒性，缓和峻泻作用。

【用法与用量】1.5 ~ 3g。入丸散服，每次 1g；内服醋制用；外用适量，生用。

【注意】孕妇禁用；不宜与甘草同用。

【贮藏】置于干燥处，防蛀。

泽　泻

Zexie

ALISMATIS RHIZOMA

【来源】本品为泽泻科植物东方泽泻 *Alisma orientale*（Sam.）Juzep. 或泽泻 *Alisma plantago-aquatica* Linn. 的干燥块茎(《中国药典 2020》)。主产于福建、四川、江西等地，山东亦有分布。冬季茎叶开始枯萎时采挖，洗净，干燥，除去须根和粗皮。以个大、质坚、色黄白、粉性足者为佳。

【炮制方法】泽泻 （1）除去杂质，大小分档，用清水洗净，再浸泡至 6 ~ 7 成透，捞出，反复闷润、晾晒，润至内外湿度均匀，软硬适宜时，切厚片，及时干燥。(《山东 2002》《山东 1990》)

（2）去净杂质，按大小分别浸泡至 5 ~ 6 成透，捞出，反复润闷、晾晒，润至内外湿度均匀，软硬适宜时，切厚片，及时干燥。(《山东 1975》)

（3）泡至 6 ~ 7 成透（夏季 8 ~ 10 小时），捞出闷透，晒 5 成干，再闷透，切片。(《汇编》)

（4）泡 24 小时，捞出闷透，晒 5 成干，再闷透，切片。(《汇编》)

（5）水泡 10 小时，晒，闷透，切片。(《汇编》)

（6）水泡 3 ~ 4 小时，闷透，晒，切片。(《汇编》)

（7）水泡 2 ~ 3 天，闷透，切片。(《汇编》)

盐泽泻 （1）将净泽泻片用食盐水拌匀，闷润至盐水被吸尽，置锅内，文火炒

至表面鲜黄色时，取出，放凉。每100kg泽泻片，用食盐2kg。(《山东2002》《山东1990》)

（2）取净泽泻片，按盐炒法微炒至表面略现黄色时，取出，晾干。每泽泻100斤，用食盐2斤。(《山东1975》)

（3）泽泻10斤，用盐5两，将盐用水化开，拌均匀后，炒干，或炒后喷入盐水。(《汇编》)

炒泽泻 泽泻微炒。(《汇编》)

麸炒泽泻 先将锅烧热，漂入麸，立即生烟，急倒入药拌炒，至呈均匀黄色，取出，筛去麸。(《汇编》)

【成品性状】泽泻 （1）呈类圆形的厚片，片面黄白色，粉性，有多数细孔，周边黄白色或淡黄棕色，有不规则的横向环状沟纹及多数细小的须根痕。气微，味微苦。(《山东2002》)

（2）为类圆形的厚片。片面黄白色，粉性，有多数细孔，质坚实。气微，味微苦。(《山东1990》)

盐泽泻 （1）形如泽泻，表面显黄色，偶见焦斑，有香气，味咸。(《山东2002》)

（2）形如泽泻，表面显黄色，偶见焦斑，有香气。(《山东1990》)

【性味与归经】甘、淡，寒。归肾、膀胱经。

【功能与主治】利水渗湿，泄热，化浊降脂。用于小便不利，水肿胀满，泄泻尿少，痰饮眩晕，热淋涩痛，高脂血症。

【炮制作用】泽泻盐炙后引药下行，并能增强泻热作用，利尿而不伤阴。

【用法与用量】6～10g。

【贮藏】置于干燥处，防蛀。

茜 草

Qiancao

RUBIAE RADIX ET RHIZOMA

【来源】本品为茜草科植物茜草 *Rubia cordifolia* L. 的干燥根和根茎(《中国药典2020》)。主产于陕西、河北、河南、山东等地。春、秋二季采挖，除去茎苗，去净泥土及须根，干燥。以条粗长，外皮红棕色，断面黄红色者为佳。

【炮制方法】茜草 （1）除去杂质，用清水洗净，润透，切厚片或段，干燥。（《山东 2002》《山东 1990》）

（2）去净残茎及杂质，洗净，润透，切薄片，干燥。（《山东 1975》）

（3）水洗净，闷透，去芦、苗，切 2 厘片。（《汇编》）

（4）操作同（3），但不去芦。（《汇编》）

（5）可稍泡，或泡半天，闷透，切片。（《汇编》）

茜草炭 （1）将茜草片或段，置热锅内，武火炒至表面焦黑色，内部棕褐色时，喷淋清水少许，灭尽火星，取出，及时摊晾，凉透。（《山东 2002》《山东 1990》）

（2）取茜草片，按炒炭法炒至外黑内焦褐色时，喷淋清水，取出，干燥。（《山东 1975》）

（3）炒至外黑，内焦黄存性，喷水止烟，稍炒干，放凉透。（《汇编》）

酒茜草 茜草每斤加黄酒 2 ~ 4 两、拌匀，闷透，炒干。（《汇编》）

【成品性状】茜草 为不规则的厚片或圆柱形小段。片面黄红色，周边红棕色或暗棕色，质脆。无臭，味微苦，久嚼刺舌。（《山东 2002》《山东 1990》）

茜草炭 形如茜草，表面呈焦黑色，内部棕褐色，具焦煳气。（《山东 2002》《山东 1990》）

【性味与归经】苦，寒。归肝经。

【功能与主治】凉血，祛瘀，止血，通经。用于吐血，衄血，崩漏，外伤出血，瘀阻经闭，关节痹痛，跌扑肿痛。

【炮制作用】茜草炒炭后寒性减弱，性变收涩，以止血为主。

【用法与用量】6 ~ 10g。

【注意】炒炭后及时散热，防止复燃。

【贮藏】置于干燥处。

草 乌

Caowu

ACONITI KUSNEZOFFII RADIX

【来源】本品为毛茛科植物北乌头 *Aconitum kusnezoffii* Reichb. 的干燥块根（《中

国药典 2020》)。全国大部分地区均产。秋季茎叶枯萎时采挖，除去残茎、须根及泥沙，干燥。以个大、质坚实、断面色灰白者为佳。

【炮制方法】生草乌 (1)除去杂质及残茎，洗净，捞出，干燥。(《山东 1990》)

(2)去净残茎及杂质。(《山东 1975》)

制草乌 (1)将净草乌大小分档，用清水洗净，浸泡至内无干心，捞出，置笼屉内蒸 6 ~ 8 小时，或置锅内煮沸 4 ~ 6 小时，蒸或煮至取个大及实心者切开内无白心、口尝微有麻舌感时，取出，晾至 6 成干，再闷润后，切薄片，干燥。(《山东 1990》)

(2)取净草乌，按大小分别浸漂，每日换水 2 ~ 3 次，至口尝微有麻辣感时取出，用甘草、黑豆煎汤共煮，至内无白心时，除去甘草、黑豆，晾晒后，再润闷至内外软硬适宜时切厚片，干燥。每草乌 100 斤，用甘草 5 斤，黑豆 10 斤。(《山东 1975》)

(3)水泡 10 余日，每日换水 2 ~ 3 次，至无麻辣味，捞出，每 10 斤加甘草半斤，煮至无白心为度，取出，晾至适合时切 2 厘片。(《汇编》)

(4)操作同(3)，但切片前需晒 8 成干，再闷透，切片。(《汇编》)

(5)水泡 10 余日，每日换水 2 ~ 3 次，至水无色，口尝无麻辣味为度，捞出，用甘草、黑豆煮出水(每 100 斤草乌，用甘草 5 斤，黑豆 10 斤)煮至无心为度。(《汇编》)

(6)水泡 10 余日，每天换水 2 ~ 3 次至水清，口尝无麻辣味，取出，每 10 斤用甘草、金银花各 4 两共煮，至无白心为度，捞出，稍晾至 5 成干，闷透，切 2 厘片。(《汇编》)

(7)水泡 7 ~ 8 天，每天换水一次。捞出，加甘草、皂角少许，煮至无白心为度。(《汇编》)

(8)草乌水泡(夏 5 天每天换水 2 次。冬季泡 8 ~ 10 天，每天换水 1 次)至水清为度，加黑豆 3%，煮至黑豆无色，再加入草乌，煮至 7 ~ 8 成透，取出，晒 7 成干，闷润，切 1.5 厘片，晒干。(《汇编》)

(9)草乌洗净泥土，泡 7 天，煮时，加甘草、白矾少许。(《汇编》)

(10)水泡(春秋 10 天、冬季 15 天)，至微有麻辣味，加豆腐、甘草煮至无白心为度。(《汇编》)

(11)水泡 10 天，每日换水 3 ~ 4 次，冬季泡 15 天，每日换水一次，至口尝微有麻辣味，每 10 斤药加豆腐 2 斤、甘草 4 两，煮透，去豆腐、甘草，晒半干，闷半透，切片。(《汇编》)

（12）草乌水泡 1～3 天。煮至无白心为度，晒外部无水气，切片。（《汇编》）

（13）草乌用甘草、皂角水泡。每日换水一次，泡至无泡沫（7～8 天），煮或蒸至无白心为度。（《汇编》）

（14）用甘草水泡4～5天（春秋）每日换水，捞出，煮至无白心为度。（《汇编》）

（15）每10斤草乌，加甘草1斤，矾2斤，生姜1斤，皂角1斤共泡，夏季泡3～5天每日换水 2 次、冬季 7～15 天换水 2 次至有麻辣味，再加少量白矾、生姜、皂角、甘草煮透，稍晾，切片。（《汇编》）

（16）草乌，春天泡 7 天，夏季泡 5 天，捞出，每 10 斤加醋 2～3 斤，矾 10 两，煮透，剩汤弃去，晾干外皮，闷透，切片。（《汇编》）

蜜炙制草乌 每斤制草乌，用蜜 2 两，拌炒至均匀粘蜜，不黏手为度。（《汇编》）

麸炒制草乌 先将锅炒热，撒入麸皮，立即生烟，倒入制草乌片，拌炒至均匀熏为黄色。（《汇编》）

炒制草乌 制过草乌，炒至微黄色。（《汇编》）

【成品性状】生草乌 呈圆锥形，略弯曲而瘦长，顶端有残茎或残基的残痕；表面暗棕色或灰褐色，外皮皱缩，偶有凸起的支根“钉角”，质坚。破碎面为灰白色，粉性，有曲折的环纹（形成层）及筋脉小点。无臭，味辛辣，麻舌。（《山东 1990》）

制草乌 呈不规则类圆形或近三角形的薄片。片面黑褐色或暗黄色，角质样，微显光泽，外层有灰白色多角形形成层环及点状维管束，并有空隙；周边皱缩或弯曲。质坚脆，味微辛辣，稍有麻舌感。（《山东 1990》）

【性味与归经】辛、苦，热；有大毒。归心、肝、肾、脾经。

【功能与主治】祛风除湿，温经止痛。用于风寒湿痹，关节疼痛，心腹冷痛，寒疝作痛及麻醉止痛。

【炮制作用】生草乌有大毒，多供外用，以祛寒止痛、消肿为主。经煮制后毒性降低，可供内服，以祛风除湿、温经止痛力胜。

【用法与用量】一般炮制后用。

【注意】生品内服宜慎；孕妇禁用；不宜与半夏、瓜蒌、瓜蒌子、瓜蒌皮、天花粉、川贝母、浙贝母、平贝母、伊贝母、湖北贝母、白蔹、白及同用。

【贮藏】置于通风干燥处，防蛀。

胡黄连

Huhuanglian

PICRORHIZAE RHIZOMA

【来源】本品为玄参科植物胡黄连 *Picrorhiza scrophulariiflora* Pennell 的干燥根茎（《中国药典 2020》）。主产于西藏地区。秋季采挖，除去须根和泥沙，晒干。以条粗、质脆、折断时有粉尘、苦味浓者为佳。

【炮制方法】**胡黄连**（1）去净杂质，洗净，润透，切薄片，干燥；或捣碎。（《山东 2002》）

（2）除去杂质，用清水洗净，润透，切薄片，干燥。（《山东 1990》）

（3）除去杂质，洗净，润透，切薄片，干燥；或直接捣碎用。（《山东 1975》）

（4）原个，簸去泥土等杂质。（《汇编》）

（5）洗净，闷透，切片。（《汇编》）

（6）净胡黄连，捣碎用。（《汇编》）

炒胡黄连 微炒。（《汇编》）

胡黄连炭 胡黄连，炒至外黑内存性。（《汇编》）

【成品性状】**胡黄连**（1）本品呈不规则圆形薄片或颗粒，片面灰褐色或棕黑色，有 4 ~ 10 个类白色点状维管束排列成环。周边灰棕色或暗棕色。体轻，质硬而脆。气微，味极苦。（《山东 2002》）

（2）本品为不规则圆形薄片。片面淡棕色至暗棕色，有 4 ~ 10 个类白色点状维管束排列成环。质硬而脆。气微，味极苦。（《山东 1990》）

【性味与归经】苦，寒。归肝、胃、大肠经。

【功能与主治】退虚热，除疳热，清湿热。用于骨蒸潮热，小儿疳热，湿热泻利，黄疸尿赤，痔疮肿痛。

【用法与用量】3 ~ 10g。

【贮藏】置于干燥处。

南沙参

Nanshashen

ADENOPHORAE RADIX

【来源】本品为桔梗科植物轮叶沙参 *Adenophora tetraphylla*（Thunb.）Fisch. 或沙参 *Adenophora stricta* Miq. 的干燥根（《中国药典 2020》）。主产于贵州、安徽、江苏、浙江等地，山东亦有分布。春、秋二季采挖，除去须根，洗后趁鲜刮去粗皮，洗净，干燥。以身干、色白、肥粗、条长均匀者为佳。

【炮制方法】南沙参 （1）取南沙参，除去根茎，洗净，润透，切厚片，干燥。（《山东 2012》）

（2）除去芦头及杂质，用清水洗净，润透，切厚片，干燥。（《山东 2002》《山东 1990》《山东 1975》）

（3）南沙参，洗净泥土，闷透（7～8 小时），去芦，切 1 分片。（《汇编》）

蜜南沙参 取适量蜜先在锅内稍炼，倒入药，拌炒至均匀粘蜜，不黏手为度。（《汇编》）

【成品性状】南沙参 （1）本品为圆形或类圆形的厚片。切面黄白色，有多数不规则裂隙，呈花纹状；外表面淡棕黄色，皱缩，体轻，质松泡。气微，味微甘。（《山东 2012》《山东 1990》）

（2）本品为圆形或类圆形的厚片。片面黄白色，有多数不规则裂隙，呈花纹状；周边淡棕黄色，皱缩，体轻，质松泡。无臭，味微甜。（《山东 2002》）

【性味与归经】甘，微寒。归肺、胃经。

【功能与主治】养阴清肺，益胃生津，化痰益气。用于肺热燥咳，阴虚劳嗽，干咳痰黏，胃阴不足，食少呕吐，气阴不足，烦热口干。

【炮制作用】蜜制可增强其润肺化痰、益气作用。

【用法与用量】9～15g。

【注意】不宜与藜芦同用。

【贮藏】置于通风干燥处，防蛀。

威灵仙

Weilingxian

CLEMATIDIS RADIX ET RHIZOMA

【来源】本品为毛茛科植物威灵仙 *Clematis chinensis* Osbeck、棉团铁线莲 *Clematis hexapetala* Pall. 或东北铁线莲 *Clematis manshurica* Rupr. 的干燥根和根茎（《中国药典 2020》）。主产于东北及华东各省，山东亦有分布。秋季采挖，除去茎叶，须根及泥沙，干燥。以条长、断面灰白色、质坚实者为佳。

【炮制方法】（1）除去杂质，用清水洗净，略泡，闷润至透，切厚片或段，干燥。（《山东 2002》《山东 1990》）

（2）除去疙瘩及杂质，浸泡，洗净，捞出，及时切咀，干燥后簸去须毛。（《山东 1975》）

（3）浸泡两日，洗净，去疙瘩，切 3 分咀。（《汇编》）

（4）操作同（3），但不去疙瘩。（《汇编》）

（5）威灵仙在开水内烫 1 滚，即切。（《汇编》）

【成品性状】本品为圆柱形小段或不规则厚片。片面灰黄色，有空隙，周边外皮棕褐色或棕黑色，质硬。气微，味微苦。（《山东 2002》《山东 1990》）

【性味与归经】辛、咸，温。归膀胱经。

【功能与主治】祛风湿，通经络。用于风湿痹痛，肢体麻木，筋脉拘挛，屈伸不利。

【用法与用量】6 ~ 10g。

【贮藏】置于干燥处。

骨碎补

Gusuibu

DRYNARIAE RHIZOMA

【来源】本品为水龙骨科植物槲蕨 *Drynaria fortunei*（Kunze）J. Sm. 的干燥根茎（《中国药典 2020》）。主产于浙江、湖北、青海等地。全年均可采挖，除去泥沙及杂质，干燥，或再燎去毛（鳞片）。以条粗大、色棕红者为佳。

【炮制方法】骨碎补 （1）除去杂质，用清水洗净，润透，切厚片，干燥。(《山东 2002》《山东 1990》)

（2）去净芦头及杂质，洗净，润透，切咀，干燥。(《山东 1975》)

（3）挑去杂质。(《汇编》)

（4）火烤去毛(《汇编》)

烫骨碎补 （1）将净沙置锅内，武火加热至翻动较滑利，有轻松感后，投入净骨碎补片或个，翻炒至形体鼓起，毛微焦时，迅速取出，筛去沙子，放凉，撞去毛，簸净。(《山东 2002》《山东 1990》)

（2）取净骨碎补，按砂烫法烫至鼓起，呈焦黄色时取出，筛去沙子，撞或刮去毛，用时捣碎。(《山东 1975》)

（3）将细沙炒热，放入骨碎补，烫至胀起后，筛去沙，刷去毛。(《汇编》)

炒骨碎补 骨碎补直接炒胀，刷刮去毛，或与碎沙石共装布袋用，撞去毛。(《汇编》)

【成品性状】骨碎补 为不规则厚片。片面红棕色或淡红棕色，可见黄色点状维管束排列成环；周边（外表）被深棕色至暗棕色的小鳞片，柔软如毛。体轻，质脆。无臭，味淡、微涩。(《山东 2002》《山东 1990》)

烫骨碎补 鼓起呈海绵状，表面深棕色，带焦斑，质松脆，断面淡棕色。无臭，味淡，微苦、涩。(《山东 2002》《山东 1990》)

【性味与归经】苦，温。归肾、肝经。

【功能与主治】疗伤止痛，补肾强骨；外用消风祛斑。用于跌扑闪挫，筋骨折伤，肾虚腰痛，筋骨痿软，耳鸣耳聋，牙齿松动；外治斑秃，白癜风。

【炮制作用】砂烫骨碎补，质地松脆，易于除去鳞片，便于调剂和制剂，有利于煎出有效成分，以补肾强骨、续伤止痛为主。

【用法与用量】3 ~ 9g。

【贮藏】置于干燥处。

香 附

Xiangfu

CYPERI RHIZOMA

【来源】本品为莎草科植物莎草 *Cyperus rotundus* L. 的干燥根茎（《中国药典2020》）。主产于山东、浙江、福建、湖南、河南等地。秋季采挖，燎去毛须，置于沸水中略煮，或蒸透后晒干，或燎后直接干燥。以个大、质坚实、色紫红、断面有光泽、香气浓厚者为佳。

【炮制方法】香附 （1）将毛香附铺高垄于石碾上碾串。串压至毛须掉净后，簸或筛去毛须及杂质，即为光香附。将净光香附铺高垄，串压成豆粒大小的颗粒，即为香附米。或将净光香附用清水洗净，润透后，切成薄片，干燥。（《山东2002》《山东1990》）

（2）取香附用碾，轻压，串成米，簸去毛，挑去杂质，再碾成碎米（如黄豆粒大小）。（《汇编》）

（3）洗净，润透，切片。（《汇编》）

（4）加水至漫过药物，加热至50℃，将锅盖严，闷12～18小时，捞出，切片。（《汇编》）

（5）烧去毛，煮后晒干。（《汇编》）

醋香附 （1）将净香附米或片用米醋拌匀，闷润至米醋被吸尽，置锅内，文火炒至带焦斑，并嗅有浓郁的香附与醋的混合气味时，取出，放凉。每100kg香附米或片，用米醋20kg。（《山东2002》《山东1990》）

（2）取净香附粒，加醋拌匀，按醋炒法，炒至色变深，取出放凉。每香附100斤，用食醋20斤。（《山东1975》）

（3）香附米，每10斤用醋2斤，拌匀，闷透后，炒至干。（《汇编》）

（4）操作同（3），但每10斤香附米用醋1.5～2斤。（《汇编》）

（5）操作同（3），但每10斤香附米用醋2～3斤。（《汇编》）

（6）操作同（3），但每10斤香附米用醋2.5斤。（《汇编》）

香附炭 （1）将净香附米或片置热锅内，武火180～220℃炒至表面焦黑色，内部焦褐色时，喷淋清水少许，灭尽火星，取出，及时摊晾，凉透。（《山东2012》）

（2）将净香附米或片置热锅内，武火炒至表面焦黑色，内部焦褐色时，喷淋清水少许，灭尽火星，取出，及时摊晾，凉透。(《山东 2002》《山东 1990》)

（3）取香附米，炒至外部黑色，内部焦黄存性，喷水止烟，稍炒干，放凉透。(《汇编》)

酒香附 （1）将净香附米或片用黄酒拌匀，闷润至黄酒被吸尽，置锅内，文火 110～120℃炒至带焦斑时，取出，放凉。每 100kg 香附米或片，用黄酒 20kg。(《山东 2012》)

（2）将净香附米或片用黄酒拌匀，闷润至黄酒被吸尽，置锅内，文火炒至带焦斑时，取出，放凉。每 100kg 香附米或片，用黄酒 20kg。(《山东 2002》《山东 1990》)

（3）香附米，每 10 斤用黄酒 2.5 斤，拌匀后闷透，炒至干。(《汇编》)

盐香附 香附米，用适量盐水拌匀，闷透后炒至干。(《汇编》)

姜香附 香附米，每 10 斤用姜 2.5 斤，取汁，拌匀，炒干。(《汇编》)

三制香附 香附米，先用米泔水洗，再每 10 斤香附米拌醋、酒、姜汁各 1 斤，拌匀，闷透，炒干。(《汇编》)

童便制香附 香附米，用通便拌匀后，炒干。(《汇编》)

乳制香附 用适量牛奶拌匀后，拌炒至干。(《汇编》)

四制香附 香附米，每 10 斤，用盐、醋、酒、童便各 1 斤 4 两，盐先用少许化开。各拌一种，晾干后，再拌第二种。(《汇编》)

【成品性状】香附 为豆粒状小块或不规则椭圆形薄片，表面棕黄色或棕褐色；经蒸煮者内心黄棕色或红棕色，角质样，生晒者黄白色，粉性，内皮层环纹明显，质硬。气香，味微苦。(《山东 2002》《山东 1990》)

醋香附 形如香附，表面色泽加深，带焦斑，略有醋气。(《山东 2002》《山东 1990》)

香附炭 形如香附，表面焦黑色，内呈焦褐色，有焦煳气。(《山东 2012》《山东 2002》《山东 1990》)

酒香附 （1）本品为不规则的厚片或颗粒。表面红紫色，带焦斑。有香气。(《山东 2012》)

（2）形如香附，表面色泽加深，带焦斑，有香气。(《山东 2002》《山东 1990》)

【性味与归经】辛、微苦、微甘，平。归肝、脾、三焦经。

【功能与主治】疏肝解郁，理气宽中，调经止痛。用于肝郁气滞，胸胁胀痛，疝气疼痛，乳房胀痛，脾胃气滞，脘腹痞闷，胀满疼痛，月经不调，经闭痛经。

【炮制作用】生香附上行胸膈，外达肌肤，以理气解郁为主。醋香附能引药入肝经，增强疏肝止痛作用，并能消积化滞。酒制以活血、祛瘀、止痛为主。香附炭味苦、涩，性温，具止血作用。酒香附能通经脉，散结滞。

【用法与用量】6 ~ 10g。

【注意】炒炭后及时散热，防止复燃。

【贮藏】置于阴凉干燥处，防蛀。

重　楼

Chonglou

PARIDIS RHIZOMA

【来源】本品为百合科植物云南重楼 *Paris polyphylla* Smith var. *Yunnanensis*（Franch.）Hand. -Mazz. 或七叶一枝花 *Paris polyphylla* Smith var. *Chinensis*（Franch.）Hara 的干燥根茎（《中国药典 2020》）。主产于云南、广西、贵州、四川等地。秋季采挖，除去须根，洗净，晒干。以身干、条粗大、质坚实者为佳。

【炮制方法】（1）取重楼，除去杂质，洗净，润透，切薄片，晒干。（《山东2012》）

（2）除去杂质，用清水洗净，再略浸泡，捞出，润透，切薄片，干燥。（《山东2002》《山东 1990》）

【成品性状】本品为不规则椭圆形薄片，片面粉白色至黄白色；周边黄棕色或灰棕色。质坚实，粉性。无臭，味微苦、麻。（《山东 2012》《山东 2002》《山东1990》）

【性味与归经】苦，微寒；有小毒。归肝经。

【功能与主治】清热解毒，消毒止痛，凉肝定惊。用于疔疮痈肿，咽喉肿痛，蛇虫咬伤，跌扑伤痛，惊风抽搐。

【用法与用量】3 ~ 9g；外用适量，研末调敷。

【贮藏】置于阴凉干燥处，防蛀。

独 活

Duhuo

ANGELICAE PUBESCENTIS RADIX

【来源】 本品为伞形科植物重齿毛当归 *Angelica pubescens* Maxim. f. *biserrata* Shan et Yuan 的干燥根（《中国药典 2020》）。主产于四川、湖北、陕西等地。春初苗刚发芽或秋末茎叶枯萎时采挖，除去须根和泥沙，烘至半干，堆置 2 ~ 3 天，发软后再烘至全干。以条粗壮、油润、香气浓者为佳。

【炮制方法】（1）除去杂质及泛油变黑者，大小分档，抢水洗净，闷润至透，切薄片，干燥或低温干燥。（《山东 2002》《山东 1990》）

（2）去净杂质，稍泡，捞出，晒至 4 ~ 5 成干，闷透，切薄片，干燥。（《山东 1975》）

（3）洗净，闷 8 ~ 10 小时，闷透后，晒干外皮，再闷至不黏手为度，去苗，切 3 厘片。（《汇编》）

（4）洗净，闷透，即切。（《汇编》）

【成品性状】 本品为类圆形的薄片。片面黄白色至黄棕色，可见多数棕色油室，显棕色环纹；周边灰褐色或灰棕色，质柔韧。具特异香气，味苦、辛，微麻舌。（《山东 2002》《山东 1990》）

【性味与归经】 辛、苦，微温。归肾、膀胱经。

【功能与主治】 祛风除湿，通痹止痛。用于风寒湿痹，腰膝疼痛，少阴伏风头痛，风寒夹湿头痛。

【用法与用量】 3 ~ 10g。

【贮藏】 置于干燥处，防霉、防蛀。

姜 黄

Jianghuang

CURCUMAE LONGAE RHIZOMA

【来源】本品为姜科植物姜黄 *Curcuma Longa* L. 的干燥根茎（《中国药典 2020》）。主产于四川、福建、广东、江西等地。冬季茎叶枯萎时采挖，洗净，煮或蒸至透心，晒干，除去须根。以质坚实、断面金黄色、气味浓者为佳。

【炮制方法】除去杂质，大小分档，用清水洗净，再浸泡至 5 ~ 6 成透，捞出，闷润至透，切厚片，晒干。（《山东 2002》《山东 1990》）

【成品性状】本品为不规则圆形或类圆形厚片。片面棕黄色至金黄色，角质状，有蜡样光泽，内皮层环纹明显，维管束呈点状散在；周边灰黄色或深黄色，粗糙，有纵皱纹。质坚实。气香特异，味苦、辛，咀嚼后能染唾液为黄色。（《山东 2002》《山东 1990》）

【性味与归经】辛、苦，温。归脾、肝经。

【功能与主治】破血行气，通经止痛。用于胸胁刺痛，胸痹心痛，痛经经闭，癥瘕，风湿肩痹疼痛，跌扑肿痛。

【用法与用量】3 ~ 10g。外用适量。

【贮藏】置于阴凉干燥处。

前 胡

Qianhu

PEUCEDANI RADIX

【来源】本品为伞形科植物白花前胡 *Peucedanum praeruptorum* Dunn 的干燥根（《中国药典 2020》）。主产于浙江、湖南、四川、江西、安徽等地，山东亦有分布。冬季至次春茎叶枯萎或未抽花茎时采挖，除去须根，洗净，晒干或低温干燥。

【炮制方法】前胡 （1）除去杂质及残茎，用清水洗净，润透，切薄片，干燥。（《山东 2002》《山东 1990》《山东 1975》）

（2）挑去杂质，水洗净，闷透，去芦及苗，切2厘片。（《汇编》）

蜜前胡 （1）将炼蜜用适量开水稀释后，加入净前胡片中拌匀，闷润，置热锅内，文火炒至表面深黄色、不黏手为度，取出，摊晾，凉后及时收藏。每100kg前胡片，用炼蜜25kg。（《山东2002》《山东1990》）

（2）取净前胡片，按蜜炙法炒至不黏手时取出，放凉。每前胡100斤，用炼蜜20斤。（《山东1975》）

（3）前胡片1斤，用蜜2～3两，用少量水化开，拌入药，炒至均匀有蜜不黏手为度。或蜜内不加水，稍炼后，拌药炒。（《汇编》）

【成品性状】前胡 为不规则类圆形薄片。片面淡黄白色或黄色，可见棕色形成层环纹，放射状纹理及多数棕黄色油点；周边黑褐色或灰黄色。质较柔软。气芳香，味微苦、辛。（《山东2002》《山东1990》）

蜜前胡 形如前胡，表面呈深黄色，略有光泽，味微甜。（《山东2002》《山东1990》）

【性味与归经】苦、辛，微寒。归肺经。

【功能与主治】降气化痰，散风清热。用于痰热喘满，咳痰黄稠，风热咳嗽痰多。

【炮制作用】前胡蜜炙后能增强润肺止咳作用。

【用法与用量】3～10g。

【贮藏】置于阴凉干燥处，防霉、防蛀。

穿山龙

Chuanshanlong

DIOSCOREAE NIPPONICAE RHIZOMA

【来源】本品为薯蓣科植物穿龙薯蓣 *Dioscorea nipponica* Makino 的干燥根茎（《中国药典2020》）。全国大部分地区均产，山东亦有分布。春、秋二季采挖，洗净，除去须根和外皮，晒干。

【炮制方法】去净杂质及残茎，洗净，浸泡至6～7成透，捞出，闷润至透，切厚片，干燥。（《山东2002》《山东1990》）

【成品性状】本品为类圆形的厚片，片面淡黄白色，散有淡棕色维管束小点；周边土黄色，有点状根痕及突起的茎痕；质坚硬。气微，微苦、涩。（《山东2002》《山

东 1990》)

【性味与归经】甘、苦，温。归肝、肾、肺经。

【功能与主治】祛风除湿，舒筋通络，活血止痛，止咳平喘。用于风湿痹病，关节肿胀，疼痛麻木，跌扑损伤，闪腰岔气，咳嗽气喘。

【用法与用量】9 ~ 15g；也可制成酒剂用。

【贮藏】置于干燥处。

秦 艽

Qinjiao

GENTIANAE MACROPHYLLAE RADIX

【来源】本品为龙胆科植物秦艽 *Gentiana macrophylla* Pall.、麻花秦艽 *Gentiana straminea* Maxim.、粗茎秦艽 *Gentiana crassicaulis* Duthie ex Burk. 或小秦艽 *Gentiana dahurica* Fisch. 的干燥根(《中国药典 2020》)。前三种按性状不同分别习称“秦艽”和“麻花艽”，后一种习称“小秦艽”。主产于甘肃、陕西、河北等地，山东亦有分布。春、秋二季采挖，除去泥沙；秦艽和麻花艽晒软，堆置“发汗”至表面呈红黄色或灰黄色时，摊开晒干，或不经“发汗”直接晒干；小秦艽趁鲜时搓去黑皮，晒干。以条粗、质实、色棕黄、气味浓厚者为佳。

【炮制方法】**秦艽** (1)去净芦头及杂质，大小分档，洗净，略泡，捞出，闷润至透，切厚片，干燥。(《山东 2002》《山东 1990》)

(2)去净芦头及杂质，洗净，润透，切薄片，干燥。(《山东 1975》)

(3)秦艽，洗净，捞出，闷透，切 2 厘片。(《汇编》)

炒秦艽 微炒。(《汇编》)

【成品性状】**秦艽** 本品为不规则的类圆形厚片。片面黄白色至棕黄色，显油性；周边棕黄色至灰黄色，有纵向或扭曲的纵皱纹，质脆。气特异，味苦，微涩。(《山东 2002》《山东 1990》)

【性味与归经】辛、苦，平。归胃、肝、胆经。

【功能与主治】祛风湿，清湿热，止痹痛，退虚热。用于风湿痹痛，中风半身不遂，筋脉拘挛，骨节酸痛，湿热黄疸，骨蒸潮热，小儿疳积发热。

【用法与用量】3 ~ 10g。

【贮藏】置于通风干燥处。

莪 术

Ezhu

CURCUMAE RHIZOMA

【来源】本品为姜科植物蓬莪术 *Curcuma phaeocaulis* Val.、广西莪术 *Curcuma kwangsiensis* S. G. Lee et C. F. Liang 或温郁金 *Curcuma wenyujin* Y. H. Chen et C. Ling 的干燥根茎（《中国药典 2020》）。后者习称“温莪术”。主产于广西、四川、浙江等地。冬季茎叶枯萎后采挖，洗净，蒸或煮至透心，晒干或低温干燥后除去须根和杂质。以个均匀、大小似鸽蛋、质坚实、断面灰绿色者为佳。

【炮制方法】**莪术** （1）去净杂质，大小分档，洗净，略泡，捞出，闷润至透，切薄片，干燥。（《山东 2002》《山东 1990》）

（2）净莪术，稍泡，煮透，切片。（《汇编》）

（3）水泡透后，蒸透，切片。（《汇编》）

醋莪术 （1）取净莪术片置锅内，加米醋与适量清水浸没，文火煮至醋液被吸尽，切开检视无白心时，取出，稍晾，干燥。每 100kg 莪术片，用米醋 20kg。（《山东 2002》《山东 1990》）

（2）去净杂质，洗净，置锅内加醋与适量水，文火煮透（余汤不宜过多），捞出，晾至 5 ~ 6 成干，润至软硬适宜时切厚片，干燥。每莪术 100 斤，用食醋 20 斤。（《山东 1975》）

（3）莪术，加入 5% 醋，加水煮至全透，中间加水应加热水，以免炸心。取出，晒成干切 1.5 ~ 2 厘片。（《汇编》）

（4）莪术，每 10 斤加醋 3 ~ 5 斤，加适量水至淹没药物，煮至汤吃尽，取出稍晾，晒至 2 ~ 3 成干，闷，待内部水渗出，再晾，切 4 ~ 5 厘片。（《汇编》）

（5）每 10 斤莪术加醋 2.5 斤，加水煮至无硬心，汤吃尽，捞出闷，晒半干，再闷，切片。（《汇编》）

（6）莪术用水泡透，加醋煮至无白心，加入少量面粉，煮后出锅，切片（加面不易炸心）。（《汇编》）

（7）莪术醋煮后，再蒸，切片。（《汇编》）

（8）莪术，每 10 斤用醋 2 斤，加水煮透后，切片。(《汇编》)

（9）莪术，每 10 斤用醋 3 斤，拌匀吃透后，炒至干。(《汇编》)

炒莪术 微炒。(《汇编》)

【成品性状】莪术 为类圆形或椭圆形的薄片。片面灰绿色或棕褐色，有黄色的环纹（内皮层）及淡黄棕色的点状维管束。边缘角质样，有光泽，周边灰黄色或棕黄色。气微香，味微苦而辛。(《山东 2002》《山东 1990》)

醋莪术 形如莪术片，色泽较黯，微黄色，偶有焦斑，角质状，具蜡样光泽，质坚脆，略有醋气。(《山东 2002》《山东 1990》)

【性味与归经】辛、苦，温。归肝、脾经。

【功能与主治】行气破血，消积止痛。用于癥瘕痞块，瘀血经闭，胸痹心痛，食积胀痛。

【炮制作用】莪术醋制后主入肝经血分，散瘀止痛作用增强。

【用法与用量】6 ~ 9g。

【注意】孕妇禁用。

【贮藏】置于干燥处，防蛀。

桔 梗

Jiegeng

PLATYCODONIS RADIX

【来源】本品为桔梗科植物桔梗 *Platycodon grandiflorum*（Jacq.）A. DC. 的干燥根（《中国药典 2020》）。全国大部分地区均产，山东亦有分布。春、秋二季采挖，洗净，除去须根，趁鲜剥去外皮或不去外皮，干燥。以条肥大、色白、质坚实、味苦者为佳。

【炮制方法】桔梗 （1）去净杂质，洗净，略浸，捞出，闷润至透，切薄片，干燥。(《山东 2002》《山东 1990》)

（2）去净芦头及杂质，洗净，润透，切薄片，干燥。(《山东 1975》)

（3）用水洗净，闷透，去芦，切 2 厘片。(《汇编》)

蜜桔梗 每 10 斤桔梗，用蜜 1 斤 4 两，先将蜜稍炼，拌入药，炒至均匀有蜜不黏手为度。(《汇编》)

【成品性状】桔梗 本品为斜椭圆形或不规则薄片，外皮多已除去或偶有残留。切面皮部淡黄白色，较窄；形成层环纹明显，淡褐色；木部宽，有较多裂隙，质脆，易折断。无臭，味微甜后苦。(《山东 2002》《山东 1990》)

【性味与归经】苦、辛，平。归肺经。

【功能与主治】宣肺，利咽，祛痰，排脓。用于咳嗽痰多，胸闷不畅，咽痛喑哑，肺痈吐脓。

【炮制作用】桔梗蜜炙后可增强润肺止咳作用。

【用法与用量】3～10g。

【贮藏】置于通风干燥处，防蛀。

柴 胡

Chaihu

BUPLEURI RADIX

【来源】本品为伞形科植物柴胡 *Bupleurum chinense* DC. 或狭叶柴胡 *Bupleurum scorzonerifolium* Willd. 的干燥根(《中国药典 2020》)。按性状不同，分别习称“北柴胡”和“南柴胡”。主产于河北、河南、辽宁、黑龙江、吉林、陕西、江苏等地，山东亦有分布。春、秋二季采挖，除去茎叶和泥沙，干燥。以根粗长、无茎苗、须根少者为佳。

【炮制方法】柴胡 (1)去净杂质及残茎，洗净，稍浸，捞出，润透，切厚片，干燥。(《山东 2002》《山东 1990》)

(2)洗净，闷透，切片。(《山东 1975》)

(3)取春季采挖的带芽柴胡，去净杂质，稍泡，洗净，捞出，润透，切厚片，干燥。(《山东 1975》)

(4)洗净泥土，闷透，切 3 分咀。(《汇编》)

(5)洗净泥土，闷透，带苗切。(《汇编》)

(6)泡 0.5～1 小时，闷透，去苗，切 3 厘片。(《汇编》)

(7)泡 3～4 小时，闷透，去苗，切片。(《汇编》)

(8)泡透(约 2 小时)即切，不闷。(《汇编》)

醋柴胡 (1)将净柴胡片用米醋拌匀，闷润至米醋被吸尽，置锅内，文火炒

至带火色时，取出，放凉。每100kg柴胡片，用米醋10kg。(《山东2002》《山东1990》)

（2）取柴胡片，按醋炒法炒干，取出，放凉。每柴胡片100斤，用食醋10斤。(《山东1975》)

（3）柴胡片，每10斤，用醋4两，拌均匀后，炒至稍见火色。(《汇编》)

鳖血柴胡 （1）取柴胡片，置盆内，加入用适量温开水稀释的鳖血，拌匀稍闷，置锅内用文火微炒，取出，放凉。每柴胡片100斤，用活鳖（约半斤重）2只取血。(《山东1975》)

（2）每柴胡1斤，用1只鳖的血拌炒。(《汇编》)

（3）柴胡每1斤，用2～3只鳖的血拌炒。(《汇编》)

酒柴胡 柴胡片，每10斤，用酒2.5斤，拌匀吃透后，炒干。(《汇编》)

柴胡炭 柴胡炒至外黑，内焦黄存性，喷水止烟，稍炒干，放凉透。(《汇编》)

童便柴胡 用适量童便拌炒。(《汇编》)

【成品性状】柴胡 为类圆形或不规则的厚片，片面显黄白色，纤维性，周边灰棕色或黑褐色，有纵皱纹及支根痕，质硬。气微香，味微苦。(《山东2002》《山东1990》)

醋柴胡 形如柴胡片，色泽加深带焦斑，略有醋气。(《山东2002》《山东1990》)

【性味与归经】辛、苦，微寒。归肝、胆、肺经。

【功能与主治】疏散退热，疏肝解郁，升举阳气。用于感冒发热，寒热往来，胸胁胀痛，月经不调，子宫脱垂，脱肛。

【炮制作用】柴胡生用升散作用较强，多用于解表退热。醋炙能缓和其升散之性，增强疏肝止痛作用。鳖血炙柴胡能抑制其浮阳之性，增强清肝退热的功效，并能填阴滋血。

【用法与用量】3～10g。

【贮藏】置于通风干燥处，防蛀。

党　参

Dangshen

CODONOPSIS RADIX

【**来源**】本品为桔梗科植物党参 *Codonopsis pilosula*（Franch.）Nannf. 、素花党参 *Codonopsis pilosula* Nannf. var. *modesta*（Nannf.）L. T. Shen 或川党参 *Codonopsis tangshen* Oliv. 的干燥根（《中国药典 2020》）。我国北部地区均产。秋季采挖，洗净，晒干。以根条肥大粗壮，质柔润、香气浓、甜味重、嚼之无渣者为佳。

【**炮制方法**】**党参**　（1）去净芦头及杂质，洗净，略浸，捞出，润透，切厚片，干燥。(《山东 2002》《山东 1990》)

（2）去净芦头及杂质，洗净，润透，切咀，干燥。(《山东 1975》)

（3）党参，洗净，闷透，去芦，切 1 分厚片，或 3 分咀。(《汇编》)

蜜党参　每 10 斤党参用蜜 1 斤 14 两至 2 斤半，将蜜加少量水化开，或先稍炼后，加入党参拌炒至均匀有蜜、不黏手为度。(《汇编》)

米炒党参　将米末或小米，平铺于锅内，上放党参，加热至米冒烟，加盖稍熏，拌炒至均匀黄色，取出，筛去焦米。(《汇编》)

炒党参　微炒。(《汇编》)

【**成品性状**】**党参**　本品为类圆形或椭圆形的厚片。片面淡黄白色至淡黄棕色，有裂隙或放射状纹理，中央有黄色圆心。周边黄棕色至灰棕色，有纵皱纹。质稍硬或略带韧性。有特殊香气，味微甜。(《山东 2002》《山东 1990》)

【**性味与归经**】甘，平。归脾、肺经。

【**功能与主治**】健脾益肺，养血生津。用于脾肺气虚，食少倦怠，咳嗽虚喘，气血不足，面色萎黄，心悸气短，津伤口渴，内热消渴。

【**炮制作用**】米炒党参气变清香，能增强和胃、健脾止泻作用。蜜炙党参增强了补中益气润燥养阴的作用，具有补中益气、升阳举陷的作用。

【**用法与用量**】9 ~ 30g。

【**注意**】不宜与藜芦同用。

【**贮藏**】置于通风干燥处，防蛀。

射　干

Shegan

BELAMCANDAE RHIZOMA

【**来源**】本品为鸢尾科植物射干 *Belamcanda chinensis*（L.）DC. 的干燥根茎（《中国药典 2020》）。主产于湖北、河南、江苏、安徽等地，山东亦有分布。春初刚发芽或秋末茎叶枯萎时采挖，除去须根和泥沙，干燥。以根茎粗壮、质硬、断面色黄者为佳。

【**炮制方法**】**射干**　（1）去净杂质，洗净，浸泡至 5 ~ 6 成透，捞出，闷润至透，切薄片，干燥。（《山东 2002》《山东 1990》）

（2）去净杂质，浸泡至 5 ~ 6 成透，捞出，闷透，及时切薄片，干燥。（《山东 1975》）

（3）射干洗净，泡至 7 ~ 8 成透（约 12 小时）闷透，切 1 ~ 2 厘片。（《汇编》）

（4）射干洗净，闷透，切片。（《汇编》）

炒射干　微炒。（《汇编》）

蜜射干　射干，每斤用蜜 2 ~ 3 两，先将蜜微炼，拌炒至均匀有蜜、不黏手为度。（《汇编》）

【**成品性状**】**射干**　本品为不规则或类圆形的薄片。片面黄色，颗粒性，周边黄褐色，棕褐色或黑褐色，皱缩，不整齐，质硬。气微，味苦、微辛。（《山东 2002》《山东 1990》）

【**性味与归经**】苦，寒。归肺经。

【**功能与主治**】清热解毒，消痰利咽。用于热毒痰火郁结，咽喉肿痛，痰涎壅盛，咳嗽气喘。

【**用法与用量**】3 ~ 10g。

【**贮藏**】置于干燥处。

徐长卿

Xuchangqing

CYNANCHI PANICULATI RADIX ET RHIZOMA

【来源】本品为萝藦科植物徐长卿 *Cynanchum paniculatum*（Bge.）Kitag. 的干燥根和根茎（《中国药典 2020》）。全国大部分地区均产，山东亦有分布。秋季采挖，除去杂质，阴干。以香气浓郁者为佳。

【炮制方法】（1）去净杂质，抢水洗净，切段，阴干或低温干燥。（《山东 2002》《山东 1990》）

（2）去净茎叶、杂质及泥沙，切咀，干燥。（《山东 1975》）

【成品性状】本品为 10mm 左右长的圆柱形段。外表面淡褐色或淡棕黄色，具细微的皱纹，切断面黄白色，粉性，质脆。具丹皮香气，味辛。（《山东 2002》《山东 1990》）

【性味与归经】辛，温。归肝、胃经。

【功能与主治】祛风，化湿，止痛，止痒。用于风湿痹痛，胃痛胀满，牙痛，腰痛，跌扑伤痛，风疹，湿疹。

【用法与用量】3 ~ 12g；后下。

【贮藏】置于阴凉干燥处。

狼　毒

Langdu

EUPHORBIAE EBRACTEOLATAE RADIX

【来源】本品为大戟科植物月腺大戟 *Euphorbia ebracteolata* Hayata 或狼毒大戟 *Euphorbia fischeriana* Steud. 的干燥根（《中国药典 2020》）。主产于黑龙江、吉林、辽宁、山东等地。春、秋二季采挖，洗净，切片，晒干。以片大、肥厚、粉性足、质轻泡，有黄白相间的筋脉者为佳。

【炮制方法】生狼毒　（1）除去杂质，用清水清洗，稍浸润透，切厚片，干燥；

如为产地加工的厚片，除去杂质，筛去灰屑；或取大片抢水洗净，微润，切厚片，干燥。（《山东 2002》《山东 1990》）

（2）去净杂质，筛去泥土。（《山东 1975》）

（3）原产地加工厚片，去杂质、杂草。（《汇编》）

（4）去皮，切 2 分厚片，晒干。（《汇编》）

醋狼毒 （1）将大小分档的净狼毒片用米醋拌匀，闷润至米醋被吸尽，置锅内，文火炒至色泽加深，带焦斑时，取出，放凉。每 100kg 狼毒片，用米醋 30kg。（《山东 2002》《山东 1990》）

（2）取净狼毒（大块须剁碎）置锅内，加醋共煮，用文火煮至醋吸尽，取出，干燥。每狼毒 100 斤，用食醋 50 斤。（《山东 1975》）

（3）每 10 斤狼毒用醋 2 斤，拌匀后，炒至干。（《汇编》）

炒狼毒 取狼毒微炒。（《汇编》）

【成品性状】生狼毒 为不规则的类圆形、长圆形的厚片。片面黄白色，可见黄褐色或黄色大理石样纹理或纹环，周边棕红色或棕黄色，质轻泡。气微，味微辛，有刺激性辣味。（《山东 2002》《山东 1990》）

醋狼毒 形如生狼毒，表面黄色，带焦斑，略有醋气。（《山东 2002》《山东 1990》）

【性味与归经】辛，平；有毒。归肝、脾经。

【功能与主治】散结，杀虫。外用于淋巴结结核、皮癣；灭蛆。

【炮制作用】狼毒生品毒性剧烈，少有内服，多外用杀虫。醋炙后毒性降低，可供内服。

【用法与用量】熬膏外敷。

【注意】不宜与密陀僧同用。

【贮藏】置于通风干燥处，防蛀。

高良姜

Gaoliangjiang

ALPINIAE OFFICINARUM RHIZOMA

【来源】本品为姜科植物高良姜 *Alpinia officinarum* Hance 的干燥根茎（《中国药

典2020》)。主产于广东、广西、台湾、云南等地。夏末秋初采挖，除去须根和残留的鳞片，洗净，切段，晒干。以分枝少、色红棕、气味浓者为佳。

【炮制方法】高良姜 （1）去净杂质，洗净，浸泡至5～6成透，捞出，闷润至透，切薄片，晒干或低温干燥。(《山东2002》《山东1990》)

（2）去净杂质，浸泡5～6成透，洗净，捞出，闷透，切薄片，干燥。(《山东1975》)

（3）净高良姜，水泡至7成透（2～3天）捞出，闷透，切2厘片。(《汇编》)

（4）操作同（3），但水泡约半天。(《汇编》)

（5）操作同（3），但水泡约1天。(《汇编》)

（6）操作同（3），但水泡5～7天。(《汇编》)

（7）泡透，切片。(《汇编》)

炒高良姜 微炒。(《汇编》)

【成品性状】本品为不规则的类圆形薄片。片面灰棕色或红棕色，纤维性，周边棕红色或暗褐色，质坚韧。气香，味辛辣。(《山东2002》《山东1990》)

【性味与归经】辛，热。归脾、胃经。

【功能与主治】温胃止呕，散寒止痛。用于脘腹冷痛，胃寒呕吐，嗳气吞酸。

【用法与用量】3～6g。

【贮藏】置于阴凉干燥处。

拳　参

Quanshen

BISTORTAE RHIZOMA

【来源】本品为蓼科植物拳参 *Polygonum bistorta* L. 的干燥根茎(《中国药典2020》)。主产于华北、西北、山东、江苏、湖北等地。春初发芽时或秋季茎叶将枯萎时采挖，除去泥沙，晒干，去须根。以粗大、坚硬、断面浅红棕色、无须根者为佳。

【炮制方法】（1）除去杂质，用清水洗净，再浸泡至4～5成透，捞出，闷润至透，切薄片，干燥。(《山东2002》《山东1990》)

（2）去净杂质，浸泡4～5成透，洗净，捞出，闷透，切厚片，干燥。(《山东1975》)

【成品性状】本品为不规则扁圆形薄片。片面浅棕红色至棕红色，近边缘有一圈黄白色小点状维管束，周边紫褐色或紫黑色，质硬。无臭，味苦、涩。(《山东 2002》《山东 1990》)

【性味与归经】苦、涩，微寒。归肺、肝、大肠经。

【功能与主治】清热解毒，消肿止血。用于赤痢热泻，肺热咳嗽，痈肿瘰疬，口舌生疮，血热吐衄，痔疮出血，蛇虫咬伤。

【用法与用量】5～10g；外用适量。

【贮藏】置于通风干燥处，防霉。

粉萆薢

Fenbixie

DIOSCOREAE HYPOGLAUCAE RHIZOMA

【来源】本品为薯蓣科植物粉背薯蓣 *Dioscorea hypoglauca* Palibin 的干燥根茎(《中国药典 2020》)。主产于浙江、安徽、江西、湖南等地。秋、冬二季采挖，除去须根，洗净，切片，晒干。以身干、色黄白、片大而薄、有弹性、整齐不碎者为佳。

【炮制方法】去净杂质。如为大块者，洗净，浸泡，润透，切薄片，干燥。(《山东 2002》)

【成品性状】本品为不规则的薄片。边缘不整齐，大小不一，厚约 0.5mm。有的有棕黑色或灰棕色外皮。切面黄白色或淡灰棕色，维管束呈点状散在。质松，略有弹性。气微，味辛、微苦。(《山东 2002》)

【性味与归经】苦，平。归肾、胃经。

【功能与主治】利湿去浊，祛风除痹。用于膏淋，白浊，白带过多，风湿痹痛、关节不利，腰膝疼痛。

【用法与用量】9～15g。

【贮藏】置于通风干燥处。

浙贝母

Zhebeimu

FRITILLARIAE THUNBERGII BULBUS

【来源】本品为百合科植物浙贝母 *Fritillaria thunbergii* Miq. 的干燥鳞茎。初夏植株枯萎时采挖，洗净。大小分开，大者除去芯芽，习称“大贝”；小者不去芯芽，习称“珠贝”(《中国药典 2020》)。主产于浙江等地，山东亦有栽培。分别撞擦，除去外皮，拌以煅过的贝壳粉，吸去擦出的浆汁，干燥；或取鳞茎，大小分开，洗净，除去芯芽，趁鲜切成厚片，洗净，干燥，习称“浙贝片”。以鳞叶肥厚、质坚实、粉性足、断面色白者为佳。

【炮制方法】(1) 取浙贝母，除去杂质，洗净，润透，切厚片，干燥；或打成碎块。(《山东 2012》)

(2) 去净杂质，大小分档，用清水洗净，稍润，切厚片，干燥；或打成碎块。(《山东 2002》《山东 1990》)

(3) 去净杂质(如为珠贝应去心)，略泡，捞出，润闷，切厚片，干燥；或直接捣碎用。(《山东 1975》)

【成品性状】(1) 本品为呈肾形、椭圆形或类圆形的厚片或不规则的碎块。碎断面白色或淡黄色，富粉性。质硬而脆。气微，味微苦。(《山东 2012》)

(2) 本品呈肾形、椭圆形或类圆形的厚片，或为不规则的小碎块。片面白色或淡黄白色，富粉性。质硬而脆。气微，味微苦。(《山东 2002》《山东 1990》)

【性味与归经】苦，寒。归肺、心经。

【功能与主治】清热化痰止咳，解毒散结消痈。用于风热咳嗽，痰火咳嗽，肺痈，乳痈，瘰疬，疮毒。

【用法与用量】5 ~ 10g。

【注意】不宜与川乌、制川乌、草乌、制草乌、附子同用。

【贮藏】置于干燥处，防蛀。

黄芩

Huangqin

SCUTELLARIAE RADIX

【来源】本品为唇形科植物黄芩 *Scutellaria baicalensis* Georgi 的干燥根（《中国药典 2020》）。主产于河北、内蒙古、山西、山东、陕西等地。春、秋二季采挖，除去须根、须根和泥沙，晒至半干后撞去粗皮，再晒至全干。以条长、质坚实、色黄者为佳。

【炮制方法】黄芩（1）去净杂质，大小分档，置沸水中煮约 10 分钟，至手握稍软（吃水约占横断面的 1/3）时，捞出，趁热闷润至透，及时切薄片，干燥；或置蒸制容器内，蒸半小时取出，闷润，趁热切薄片，干燥（注意避免暴晒）。（《山东 2002》《山东 1990》）

（2）去净残茎及杂质，至沸水中（水应淹没黄芩），煮沸，翻动，至质软，立即捞出，趁热闷透，切厚片，及时干燥。（《山东 1975》）

（3）挑去杂质，水洗，闷透，切片。（《汇编》）

（4）先将水煮沸，即投入黄芩，水应没过药，待水再沸，即捞出，趁热闷透，切 2 厘片，晒干。（《汇编》）

（5）煮 8 成透，闷，切片。（《汇编》）

（6）水煮 1 宿，取出，急切。（《汇编》）

（7）先将水煮开，倒入药，煮透，即切。（《汇编》）

（8）用开水捞过，水搓去皮，晒，洒水，闷透，切片。（《汇编》）

酒黄芩（1）将净黄芩片用黄酒拌匀，闷润至黄酒被吸尽，置锅内，文火炒至表面呈深黄色时，取出，放凉。每 100kg 黄芩片，用黄酒 10kg。（《山东 2002》《山东 1990》）

（2）取净黄芩片，按酒炒法微炒，取出，放凉。每黄芩片 100 斤，用黄酒 10 斤。（《山东 1975》）

（3）黄芩每 10 斤，用黄酒 1 ~ 2 斤，拌匀闷透后，炒干。（《汇编》）

（4）操作同（3），但用白酒。（《汇编》）

黄芩炭（1）将净黄芩片置热锅内，武火炒至表面呈黑褐色，内部黄褐色时，

喷淋清水少许，灭尽火星，取出，及时摊晾，凉透。(《山东 2012》《山东 2002》《山东 1990》)

（2）取净黄芩片，按炒炭法炒至表面黑褐色，边缘呈黑色时，喷淋清水，取出，放凉。(《山东 1975》)

（3）黄芩片，炒至外黑，内焦黄存性，喷水止烟，稍炒干，放凉透。(《汇编》)

【成品性状】黄芩 为类圆形或不规则形薄片，外表皮黄棕色至棕褐色，切面黄棕色或黄绿色，具放射状纹理。中间有红棕色的圆心，有的片面中央呈暗棕色或棕黑色，或枯朽状，或空洞；质硬而脆。气微，味苦。(《山东 2002》《山东 1990》)

酒黄芩 形如黄芩，外表皮棕褐色，切面黄棕色，呈放射状纹理，略带焦斑，中心部分有的呈棕色。(《山东 2002》《山东 1990》)

黄芩炭 （1）本品为类圆形或不规则段或片，表面黑褐色，内部黄褐色。有焦煳气，味苦。(《山东 2012》)

（2）形如黄芩，表面黑褐色，内部黄褐色，有焦煳气。(《山东 2002》《山东 1990》)

【性味与归经】苦，寒。归肺、胆、脾、大肠、小肠经。

【功能与主治】清热燥湿，泻火解毒，止血安胎。用于湿温、暑湿，胸闷呕恶，湿热痞满，泻痢，黄疸，肺热咳嗽，高热烦渴，血热吐衄，痈肿疮毒，胎动不安。

【炮制作用】生黄芩清热泻火解毒力强。酒黄芩入血分，并可借酒升腾之力，用于上焦肺热及四肢肌表之湿热；同时，因酒性大热，可缓解黄芩的苦寒之性，以免伤害脾阳，导致腹泻。黄芩炭以清热止血为主。黄芩蒸或沸水煮的目的是灭活酶，防止苷类成分分解，以保存药效，又能使药物软化，便于切片。

【用法与用量】3 ~ 10g。

【注意】切片后避免暴晒；炒炭后及时散热，防止复燃。

【贮藏】置于通风干燥处，防潮。

黄　芪

Huangqi

ASTRAGALI RADIX

【来源】本品为豆科植物蒙古黄芪 *Astragalus membranaceus*（Fisch.）Bge. var.

mongholicus（Bge.）Hsiao 或膜荚黄芪 *Astragalus membranaceus*（Fisch.）Bge. 的干燥根（《中国药典 2020》）。主产于山西、黑龙江、内蒙古等地，山东亦有栽培及少量分布。春、秋二季采挖，除去须根和根头，晒至 6 ~ 7 成干，按大小个捆成小捆，再晒干。以条粗长，质硬而绵、粉性足、味甜者为佳。

【炮制方法】黄芪 （1）除去杂质，大小分档，用清水洗净，润透，切厚片，干燥。（《山东 1990》）

（2）洗净，闷透，切片。（《汇编》）

蜜黄芪 （1）先将炼蜜用适量开水稀释后，加入净黄芪片中拌匀，闷润，置热锅内，文火炒至表面呈深黄色，不黏手为度，取出，摊晾，凉透后及时收藏。每 100kg 黄芪片，用炼蜜 25kg。（《山东 1990》）

（2）每 10 斤黄芪用蜜 2.5 斤，蜜中先加少量水化开、倒入黄芪，拌炒至均匀有蜜不黏手为度。（《汇编》）

（3）操作同（2），但每 10 斤黄芪用蜜 3 ~ 3.5 斤。（《汇编》）

（4）每 10 斤黄芪用蜜 3 ~ 3.5 斤，蜜中不加水，须稍炼，倒入黄芪、拌炒至均匀有蜜不黏手为度。（《汇编》）

（5）操作同（4），但每 10 斤黄芪用蜜 4 ~ 5 斤。（《汇编》）

【成品性状】黄芪 本品为类圆形或椭圆形厚片。片面黄白色至淡黄色，呈纤维性，可见放射状纹理及裂隙；周边灰黄色或浅棕褐色，有纵皱，质硬而韧。气微，味微甜，嚼之微有豆腥味。（《山东 1990》）

蜜黄芪 本品形如黄芪，表面呈深黄色，有光泽，味甜，具蜜香气。（《山东 1990》）

【性味与归经】甘，微温。归肺、脾经。

【功能与主治】补气升阳，固表止汗，利水消肿，生津养血，行滞通痹，托毒排脓，敛疮生肌。用于气虚乏力，食少便溏，中气下陷，久泻脱肛，便血崩漏，表虚自汗，气虚水肿，内热消渴，血虚萎黄，半身不遂，痹痛麻木，痈疽难溃，久溃不敛。

【炮制作用】生黄芪长于益卫固表，托毒生肌，利尿退肿。蜜黄芪甘温而偏润，长于益气补中。

【用法与用量】9 ~ 30g。

【贮藏】置于通风干燥处，防潮、防蛀。

黄　连

Huanglian

COPTIDIS RHIZOMA

【来源】本品为毛茛科植物黄连 *Coptis chinensis* Franch.、三角叶黄连 *Coptis deltoidea* C. Y. Cheng et Hsiao 或云连 *Coptis teeta* Wall. 的干燥根茎(《中国药典2020》)。以上三种分别习称“味连”“雅连”“云连”。主产于四川、湖北、云南等地。秋季采挖，除去须根和泥沙，干燥，撞去残留须根。以条粗壮、质坚实、连珠形、无残茎毛须者为佳。

【炮制方法】黄连 (1)去净须根及杂质，抢水洗净，润透，切薄片，干燥；或除去须根及杂质，碾串或捣成粗颗粒。(《山东2002》《山东1990》)

(2)去净须根、泥土及杂质，用时捣碎。(《山东1975》)

(3)簸去土，挑除杂质，搓或刮去毛，或碾断须根，簸净。(《汇编》)

(4)水润透，切片。(《汇编》)

(5)开水捞过，切片。(《汇编》)

(6)水泡透，汤吃尽，晒，闷透，切片。(《汇编》)

酒黄连 (1)将净黄连片或粗粒用黄酒拌匀，闷润至黄酒被吸尽，置锅内，文火炒至表面呈棕黄色，微带焦斑时，取出，放凉。每100kg黄连片或粗粒，用黄酒12.5kg。(《山东2002》《山东1990》)

(2)取净黄连，按酒炒法炒至微干，取出，放凉。每黄连100斤，用黄酒12斤8两。(《山东1975》)

(3)每10斤黄连用黄酒1～2斤，拌匀后炒至干。(《汇编》)

(4)操作同(3)，但每10斤黄连用黄酒半斤。(《汇编》)

姜黄连 (1)将净黄连片或粗粒用姜汁拌匀，闷润至姜汁被吸尽，置锅内，文火炒至表面呈棕黄色，微带焦斑时，取出，放凉。每100kg黄连片或粗粒，用干姜3kg。(《山东2002》《山东1990》)

(2)取净黄连，按姜汁炒法炒至微干，取出，放凉。每黄连100斤，用鲜生姜10斤。(《山东1975》)

(3)每10斤黄连用姜1～2斤，取自然汁，拌匀，闷透后炒干。(《汇编》)

萸黄连　（1）将净吴茱萸置锅内，加适量清水，共煮 2 次，每次煮沸 20 分钟，过滤，合并滤液；将滤液拌入净黄连片或粗粒中，闷润至吴茱萸煎液被吸尽，再置锅内，文火炒至表面呈棕黄色，微带焦斑时，取出，放凉。每 100kg 黄连片或粗粒，用吴茱萸 6kg。(《山东 2002》《山东 1990》)

（2）取吴茱萸加适量水煎汤去渣，与净黄连拌匀，稍闷至汤吸尽，文火炒至微干，取出，放凉。每黄连 100 斤，用吴茱萸 6 斤。(《山东 1975》)

（3）每 10 斤黄连，用吴茱萸半斤，煮水，拌匀后，炒至干。(《汇编》)

（4）方法同（3），但每 10 斤黄连用吴茱萸 2.5 斤煮水拌炒。(《汇编》)

（5）方法同（3），但每 10 斤黄连用吴茱萸 10 斤煮水共炒。(《汇编》)

（6）黄连，每两用吴茱萸 1 ~ 2 钱，煮水，拌、炒。(《汇编》)

黄连炭　（1）取净黄连、黄连片或粗粒，置热锅内，武火炒至表面呈深褐色，内部黄褐色时，喷淋清水少许，灭尽火星，取出，及时摊晾，凉透。(《山东 2012》)

（2）将净黄连片或粗粒置热锅内，武火炒至表面深褐色时，喷淋清水少许，灭尽火星，取出，及时摊晾，凉透。(《山东 2002》《山东 1990》)

（3）黄连，炒至外黑，内焦黄存性，喷水止烟，稍炒干，放冷透。(《汇编》)

炒黄连　微炒。(《汇编》)

【成品性状】黄连　为不规则的薄片或粗粒。片面红黄色或黄色，可见放射状纹理，周边暗黄色或黄褐色，质硬。气微，味极苦。(《山东 2002》《山东 1990》)

酒黄连　形如黄连，表面呈棕黄色，微带焦斑，微有香气。(《山东 2002》《山东 1990》)

姜黄连　形如黄连，表面呈棕黄色，微带焦斑，微有姜的辛辣味。(《山东 2002》《山东 1990》)

萸黄连　形如黄连，表面呈棕黄色，微带焦斑，微有吴茱萸的辛辣味。(《山东 2002》《山东 1990》)

黄连炭　（1）本品为不规则柱形或不规则片状或颗粒，表面黑褐色，内部黄褐色。有焦煳气，味极苦。(《山东 2012》)

（2）形如黄连，表面呈黑褐色，内部焦黄色，有焦煳气。(《山东 2002》《山东 1990》)

【性味与归经】苦，寒。归心、脾、胃、肝、胆、大肠经。

【功能与主治】清热燥湿，泻火解毒。用于湿热痞满，呕吐吞酸，泻痢，黄疸，高热神昏，心火亢盛，心烦不寐，心悸不宁，血热吐衄，目赤，牙痛，消渴，痈肿疔疮；外治湿疹，湿疮，耳道流脓。酒黄连善清上焦火热，用于目赤、口疮。姜黄连清胃和胃止呕，用于寒热互结、湿热中阻、痞满呕吐。萸黄连疏肝和胃止呕，用于肝胃不和、呕吐吞酸。

【**炮制作用**】黄连生用苦寒性较强，长于泻火解毒、清热燥湿。酒炙黄连能引药上行，缓其寒性，善清头目之火。姜炙黄连其苦寒之性缓和，止呕作用增强。吴茱萸制黄连抑制其苦寒之性，使黄连寒而不滞，以清气分湿热、散肝胆郁火为主。黄连炭偏于止血。

【**用法与用量**】2 ~ 5g。外用适量。

【**注意**】炒炭后及时散热，防止复燃。

【**贮藏**】置于通风干燥处。

黄药子

Huangyaozi

DIOSCOREAE BULBIFERAE RHIZOMA

【**来源**】本品为薯蓣科植物黄独 *Dioscorea bulbifera* L. 的干燥块茎（《山东2012》）。主产于湖北、湖南、江苏等地，山东亦有栽培。夏末至冬初采挖，洗净泥土，除去须根，趁鲜切成厚 10 ~ 15mm 的片，干燥。以片大、外皮灰黑色、断面黄色者为佳。

【**炮制方法**】（1）除去杂质，剪去须根，洗净，浸润至透，切小块或厚片，干燥。(《山东 2012》)

（2）除去杂质，洗净，浸润至透，切小块或厚片，干燥。(《山东 2002》《山东1990》)

（3）去净杂质，洗净泥土，闷透，切小块，干燥，或捣碎。(《山东 1975》)

（4）原产地加工片，簸净杂质。(《汇编》)

【**成品性状**】（1）本品为不规则小块或厚片。切面淡黄色至黄棕色，呈颗粒状，并散有多数橙黄色的斑点；外表面棕黑色，密布黄白色至棕黄色圆形根痕和须根痕。质坚脆，气微，味苦。(《山东 2012》)

（2）本品为不规则小块或厚片。片面淡黄色至黄棕色，呈颗粒状，并散有多数橙黄色的斑点，粉质；周边棕黑色，密布黄白色至棕黄色圆形根痕和须根痕。质坚

脆，气微，味苦。(《山东 2002》)

（3）本品为不规则小块或厚片。片面淡黄色至黄棕色，呈颗粒状，并散有多数橙黄色的斑点，周边棕黑色，密布黄白色至棕黄色圆形根痕和须根痕。质坚脆，气微，味苦。(《山东 1990》)

【性味与归经】苦，平。归心、肝经。

【功能与主治】凉血，降火，消瘿，解毒。用于吐血、衄血，喉痹，瘿瘤，疮痈瘰疬，蛇犬咬伤。

【用法与用量】5～9g。外用适量，研末涂患处。

【贮藏】置于通风干燥处，防霉、防蛀。

黄 精

Huangjing

POLYGONATI RHIZOMA

【来源】本品为百合科植物滇黄精 *Polygonatum kingianum* Coll. et Hemsl.、黄精 *Polygonatum sibiricum* Red. 或多花黄精 *Polygonatum cyrtonema* Hua 的干燥根茎（《中国药典 2020》）。按形状不同，习称“大黄精”“鸡头黄精”“姜形黄精”。全国大部分地区均产，山东亦有分布。春、秋二季采挖，除去须根，洗净，置于沸水中略烫或蒸至透心，干燥。以块大、色黄白、明亮、质润泽者为佳。

【炮制方法】黄精（1）取原药材，去净杂质，洗净，略润，切厚片，干燥。(《山东 2002》《山东 1990》)

（2）水洗净后，稍闷透，切 5 厘片，晒干。(《汇编》)

（3）水润，蒸后，切咀。(《汇编》)

酒黄精（1）将净黄精片用黄酒拌匀，闷润至黄酒被吸尽，放笼屉内，置锅上，武火加热，圆汽后蒸约 8 小时，闷润 4 小时，至内外均呈黑褐色时，取出，摊晒至外皮微干，再将蒸时所得原汁的浓缩液拌入，吸尽，干燥。每 100kg 黄精片，用黄酒 20kg。(《山东 2002》《山东 1990》)

（2）将净黄精片与黄酒装入蒸罐内，拌匀，密封，隔水加热，炖约 12 小时，焖约 8 小时，至黄酒基本吸尽，内外均呈黑褐色时，取出，摊晒至外皮微干，再将罐中余汁拌入，吸尽后干燥。每 100kg 黄精片，用黄酒 20kg。(《山东 2002》《山东

1990》)

（3）去净杂质，洗净泥沙，加黄酒拌匀，吸尽后蒸 7 ~ 8 小时，至内外全黑色时，取出，切段，干燥；或加黄酒拌匀，按炖制法，炖约一昼夜，至酒吸尽，内外全黑色时，取出，切段，干燥。每黄精 100 斤，用黄酒 30 斤。(《山东 1975》)

（4）黄精，每 10 斤加黄酒 1.5 ~ 2 斤，拌匀，闷透后，蒸 4 ~ 5 小时，至内外全黑为度。(《汇编》)

（5）黄精，每 10 斤加黄酒 2.5 ~ 3 斤，装于铜罐内，将罐置于水锅中，煮 5 ~ 6 小时，至酒完全吃入为度，再煮 1 昼夜。(《汇编》)

蜜黄精　将蜜在锅上稍炼，倒入黄精，炒至均匀有蜜不黏手为度。(《汇编》)

糖黄精　煮黄精时，加稍量糖共煮。(《汇编》)

烫黄精　黄精与炒热的沙土共炒，至胀起，筛去沙土。(《汇编》)

【成品性状】黄精　为不规则厚片。片面淡黄色或黄棕色，稍带角质；周边淡黄色至黄棕色，较皱缩。质稍硬而韧。气微，味甜，嚼之有黏性。(《山东 2002》《山东 1990》)

酒黄精　形如黄精，内外均呈黑褐色，质滋润，微具光泽；味香甜，微有酒气。(《山东 2002》《山东 1990》)

【性味与归经】甘，平。归脾、肺、肾经。

【功能与主治】补气养阴，健脾，润肺，益肾。用于脾胃气虚，体倦乏力，胃阴不足，口干食少，肺虚燥咳，劳嗽咯血，精血不足，腰膝酸软，须发早白，内热消渴。

【炮制作用】生黄精具有麻味，刺人咽喉。蒸后能增强补脾润肺益肾的功能，并可除去麻味，以免刺激咽喉。又因本品体柔质润，多服久服能妨碍消化，酒制能助其药势，使之滋而不腻，更好地发挥补益作用。

【用法与用量】9 ~ 15g。

【贮藏】置于通风干燥处，防霉、防蛀。

菝　葜

Baqia

SMILACIS CHINAE RHIZOMA

【来源】本品为百合科植物菝葜 *Smilax china* L. 的干燥根茎（《中国药典 2020》）。

我国长江以南各地及陕西、山东等地均产。秋末至次年春采挖，除去须根，洗净，晒干或趁鲜切片，干燥。

【炮制方法】除去杂质及残留须根，用清水洗净，稍泡，润透，切薄片，干燥。(《山东 2002》《山东 1990》)

【成品性状】本品为不规则类圆形薄片。片面黄棕色，周边褐紫色，不整齐，质坚硬。气微，味微苦。(《山东 2002》《山东 1990》)

【性味与归经】甘、微苦、涩，平。归肝、肾经。

【功能与主治】利湿去浊，祛风除痹，解毒散瘀。用于小便淋浊，带下量多，风湿痹痛，疔疮痈肿。

【用法与用量】10 ~ 15g。

【贮藏】置于通风干燥处。

菊三七

Jusanqi

GYNURAE SEGETI RADIX

【来源】本品为菊科植物菊叶三七 *Gynura segetum* (Lour.) Merr 的新鲜或干燥根茎 (《山东 2002》)。主产于辽宁、山东等地。秋、冬二季采挖，除去茎叶、须根及泥土，洗净，晒干；或趁鲜切厚片。以质坚、断面明亮者为佳。

【炮制方法】**菊三七**　去净杂质，洗净，稍泡，捞出，润透，切厚片，干燥。(《山东 2002》)

制菊三七　将竹茹、鲜姜片加适量清水煎煮取汁，再将净菊三七片用药汁拌匀，闷润至药汁被吸尽，置锅内，文火炒至色泽加深时，取出，放凉。每 100kg 菊三七片，用竹茹、鲜姜片各 2kg。(《山东 2002》)

【成品性状】**菊三七**　呈不规则的厚片。片面灰黄色，鲜品白色，显菊花心，周边灰棕色或棕黄色，鲜品常带紫红色。质坚实。气无，味甜、淡，后微苦。(《山东 2002》)

制菊三七　形如菊三七片，色泽加深。(《山东 2002》)

【性味与归经】甘、苦，温。归肝、胃经。

【功能与主治】散瘀止血，解毒消肿。用于跌扑损伤，咯血，吐血，衄血，乳痈肿痛。

【用法与用量】6 ~ 12g；外用适量，鲜品捣敷或研末敷。

【贮藏】置于通风干燥处，防潮。

雪上一枝蒿

Xueshangyizhihao

ACONITI BRACHYPODI RADIX

【来源】本品为毛茛科植物短柄乌头 *Aconitum brachypodum* Diels. 的干燥块根（《中国药典 2020》）。主产于四川等地。夏末秋初采挖，除去残茎及须根，洗净，干燥。

【炮制方法】去净杂质，筛去灰屑。（《山东 2002》《山东 1990》）

【成品性状】本品呈圆柱状或近纺锤形，长约 4cm，直径约 1cm。表面灰棕色或黑褐色，稍粗糙，有纵皱或细密纹理，先端有芽痕或茎基残痕。基部略尖，通体有粗细不等似“钉角”的支根。质硬，不易折断，断面灰白色。气微，味涩、略苦且有持久的麻舌感。（《山东 2002》《山东 1990》）

【性味与归经】苦、辛，热；有毒。归肝、肾经。

【功能与主治】消炎止痛，祛风湿。用于跌打损伤，骨折，风湿骨痛，疮疡肿毒，毒蛇咬伤。

【用法与用量】0.18 ~ 0.54g。

【注意】本品有毒，应按《医疗用毒性药品管理办法》中的有关规定执行。

【贮藏】置于通风干燥处。

常　山

Changshan

DICHROAE RADIX

【来源】本品为虎耳草科植物常山 *Dichroa febrifuga* Lour. 的干燥根（《中国药典 2020》）。主产于四川、贵州、湖南等地。秋季采挖，除去须根，洗净，晒干。以质坚硬、断面色淡黄者为佳。

【**炮制方法**】**常山** （1）去净芦头及杂质，大小分档，洗净，浸泡至3～4成透时，捞出，润透，切厚片，干燥。(《山东2002》《山东1990》)

（2）去净芦头及杂质，按大小分别浸泡，至透，捞出，沥去水，切薄片，干燥。(《山东1975》)

（3）水泡4～5天，捞出，控净水分，切2厘片。(《汇编》)

（4）操作同（3），但水泡8～10天。(《汇编》

（5）操作同（3），但水泡2天。(《汇编》)

酒常山 （1）将净常山片用黄酒拌匀，闷润，至黄酒被吸尽，置锅内，文火炒至呈黄色，带黄斑时，取出，放凉。每100kg常山片，用黄酒10kg。(《山东2002》《山东1990》)

（2）取净常山片，按酒炒法炒至微干，取出，放凉。每常山片100斤，用黄酒10斤。(《山东1975》)

（3）每10斤常山，用白酒1斤，拌匀后，炒干。(《汇编》)

（4）操作同（3），但用黄酒。(《汇编》)

醋常山 用适量醋，拌匀，闷透后炒干。(《汇编》)

炒常山 微炒。(《汇编》)

【**成品性状**】**常山** 为不规则的薄片。片面黄白色，有放射状纹理，周边淡黄色，外皮多脱落，质硬脆。无臭，味苦。(《山东2002》《山东1990》)

酒常山 形如常山，表面呈深黄色，有香气。(《山东2002》《山东1990》)

【**性味与归经**】苦、辛，寒；有毒。归肺、肝、心经。

【**功能与主治**】涌吐痰涎，截疟。用于痰饮停聚，胸膈痞塞，疟疾。

【**炮制作用**】常山酒炙后可减轻恶心呕吐的副作用，毒性降低，既可单用浸酒或酒煎服以治疟疾，也可配伍以祛痰截疟。

【**用法与用量**】5～9g。

【**注意**】有催吐作用，用量不宜过大；孕妇慎用。

【**贮藏**】置于通风干燥处。

银柴胡

Yinchaihu

STELLARIAE RADIX

【来源】本品为石竹科植物银柴胡 *Stellaria dichotoma* L. var. *lanceolata* Bge. 的干燥根（《中国药典 2020》）。主产于宁夏、陕西、内蒙古等地。春夏间植株萌发或秋后茎叶枯萎时采挖；栽培品于种植后第 3 年 9 月中旬或第 4 年 4 月中旬采挖，除去残茎、须根及泥沙，晒干。以条长、外皮色浅黄、断面色黄白者为佳。

【炮制方法】银柴胡 （1）取银柴胡，除去杂质，洗净，润透，切成厚片或段，干燥。(《山东 2012》)

（2）除去芦头及杂质，洗净，稍泡，捞出，润透，切厚片，干燥。(《山东 2002》《山东 1990》)

（3）去净芦头及杂质，稍泡，洗净，捞出，润透，切薄片，干燥。(《山东 1975》)

（4）银柴胡，洗净，闷透，切 2 厘片。(《汇编》)

（5）银柴胡，洗净，泡 2 ~ 3 小时，闷透，切片。(《汇编》)

（6）银柴胡，水泡 1 天多，捞出，切片。(《汇编》)

鳖血银柴胡 银柴胡，用鳖血拌后，每斤用鳖 2 只，炒。(《汇编》)

【成品性状】银柴胡 本品为类圆形的厚片。片面黄白色，有黄白相间的放射状纹理，偶有裂缝；周边淡黄色或黄白色，有纵纹。质硬而脆。气微，味甜。(《山东 2012》《山东 2002》《山东 1990》)

【性味与归经】甘，微寒。归肝、胃经。

【功能与主治】清虚热，除疳热。用于阴虚发热，骨蒸劳热，小儿疳热。

【炮制作用】银柴胡经鳖血炙后可抑制其生升浮之行性，增强清肝退热的功效。

【用法与用量】3 ~ 10g。

【贮藏】置于通风干燥处，防蛀。

猫爪草

Maozhuacao

RANUNCULI TERNATI RADIX

【来源】本品为毛茛科植物小毛茛 *Ranunculus ternatus* Thunb. 的干燥块根（《中国药典 2020》）。主产于河南、浙江、江苏等地。春、秋季采挖，除去茎叶、须根和泥沙，晒干。以身干、色黄褐、体饱满、质坚实者为佳。

【炮制方法】除去杂质，洗净泥沙，干燥。（《山东 2002》《山东 1990》《山东 1975》）

【成品性状】（1）本品呈纺锤形，多 5 ~ 6 个簇生，形似猫爪，长 3 ~ 10mm，直径 2 ~ 3mm，顶端有黄褐色残茎或茎痕。表面黄褐色或灰黄久存色泽变深，微有纵皱纹，并有点状须根痕和残留须根。质坚实，断面类白色或黄白色，空心或实心，粉性。气微，味微甘。（《山东 2002》）

（2）本品块根呈纺锤形，常数个簇生在一起，形似猫爪。表面黄褐色或灰褐色，有点状须根痕；上端有黄棕色残茎或茎痕，质坚实，断面黄白色或黄棕色，实心或空心。气微，味微甜。（《山东 1990》）

【性味与归经】甘、辛，温。归肝、肺经。

【功能与主治】化痰散结，解毒消肿。用于瘰疬痰核，疔疮肿毒，蛇虫咬伤。

【用法与用量】15 ~ 30g，单味药可用至 120g。

【贮藏】置于通风干燥处，防蛀。

麻黄根

Mahuanggen

EPHEDRAE RADIX ET RHIZOMA

【来源】本品为麻黄科植物草麻黄 *Ephedra sinica* Stapf 或中麻黄 *Ephedra intermedia* Schrenk et C. A. Mey. 的干燥根和根茎（《中国药典 2020》）。主产于内蒙古、辽宁、河北、山西、甘肃等地。秋末采挖，除去残茎、须根和泥沙，干燥。以质硬、外皮色红棕、断面色黄白者为佳。

【**炮制方法**】（1）除去杂质及残茎，用清水洗净，再浸泡至4～5成透，捞出，闷润至透，切厚片，干燥。（《山东2002》《山东1990》）

（2）去净残茎及杂质，用水浸泡4～5成透，洗净，润透，切咀，干燥。（《山东1975》）

【**成品性状**】本品为类圆形的厚片。片面黄白色至淡黄色，呈纤维性，有放射状纹理；周边红棕色或灰棕色，有纵纹。体轻，质硬而脆。无臭，味微苦。（《山东2002》《山东1990》）

【**性味与归经**】甘、涩，平。归心、肺经。

【**功能与主治**】固表止汗。用于自汗、盗汗。

【**用法与用量**】3～9g。外用适量，研粉撒扑。

【**贮藏**】置于干燥处。

商　陆

Shanglu

PHYTOLACCAE RADIX

【**来源**】本品为商陆科植物商陆 *Phytolacca acinosa* Roxb. 或垂序商陆 *Phytolacca americana* L. 的干燥根（《中国药典2020》）。主产于河南、安徽、湖北等地，山东亦有栽培。秋季至次春采挖，除去须根和泥沙，切成块或片，晒干或阴干。以片大、色白、有粉性、两面环纹明显者为佳。

【**炮制方法**】**生商陆**　（1）将原块或片去净杂质。（《山东2002》《山东1990》）

（2）去净泥沙及杂质。（《山东1975》）

（3）原产地加工片，挑簸去杂质。（《汇编》）

（4）商陆，稍洗即透，切2分骰子块。（《汇编》）

（5）稍洗即透，切薄片。（《汇编》）

醋商陆　（1）将大小厚薄分档的净商陆块、片置锅内，加入米醋及适量清水，文火共煮至透心，醋液被吸尽时，取出，晒晾，再闷润至软硬适宜，切小块或厚片，干燥。每100kg商陆片，用米醋30kg。（《山东2002》《山东1990》）

（2）取净商陆置锅内，加醋共煮，文火煮至微干，取出，切小块，干燥。每商

陆100斤，用食醋50斤。(《山东1975》)

（3）每10斤商陆用醋5斤，加水淹没药物，煮至醋吃尽为度，取出，晒干。(《汇编》)

（4）每10斤商陆用醋2～2.5斤，拌匀，闷透，炒至干。(《汇编》)

【成品性状】生商陆 本品为大小厚薄不一的横切或纵切的块片，切面浅黄棕色或黄白色。横切片弯曲不平，边缘皱缩，具多数同心环状突起，习称“罗盘纹”；纵切片弯曲或卷曲，表面凸凹不平，木质部呈多数隆起的纵条纹，质坚硬。气微，味微甜后微苦，久嚼麻舌。(《山东2002》《山东1990》)

醋商陆 形如商陆，块片小而薄，表面呈棕黄色，略有醋气。(《山东2002》《山东1990》)

【性味与归经】苦，寒；有毒。归肺、脾、肾、大肠经。

【功能与主治】逐水消肿，通利二便；外用解毒散结。用于水肿胀满，二便不通；外治痈肿疮毒。

【炮制作用】商陆生品苦寒有毒，擅于消肿解毒。醋制后毒性降低，峻泻作用缓和，以逐水消肿为主。

【用法与用量】3～9g。外用适量，煎汤熏洗。

【注意】孕妇禁用。

【贮藏】置于干燥处，防霉、防蛀。

续 断

Xuduan

DIPSACI RADIX

【来源】本品为川续断科植物川续断*Dipsacus asper* Wall. ex Henry的干燥根(《中国药典2020》)。秋季采挖，除去根头和须根，用微火烘至半干，堆置“发汗”至内部变绿色时，再烘干。以条粗、质坚、断面带墨绿色者为佳。

【炮制方法】续断 （1）去净芦头及杂质，洗净，润透，切薄片，干燥。(《山东2002》《山东1990》《山东1975》)

（2）用水洗净泥土，闷透，切2厘片。(《汇编》)

（3）洗净，蒸透，切片。(《汇编》)

酒续断 （1）将净续断片用黄酒拌匀，闷润至黄酒被吸尽，置锅内，文火炒至颜色加深，偶见焦斑时，取出，放凉。每100kg续断片，用黄酒10kg。(《山东2002》《山东1990》)

（2）续断，与黄酒拌匀，炒干。(《汇编》)

（3）续断，与黄酒拌匀，晾干。(《汇编》)

盐续断 （1）将净续断片用食盐水拌匀，闷润至盐水被吸尽，置锅内，文火炒至颜色加深，偶见焦斑时，取出，放凉。(《山东2002》)

（2）续断，用少量盐水拌匀，炒干；或炒后喷以盐水。(《汇编》)

醋续断 续断，用醋拌匀，炒干。(《汇编》)

麸炒续断 先将锅烧热，撒入麸，立即生烟，倒入续断，拌炒至均匀熏为黄色，取出，筛去麸。(《汇编》)

炒续断 续断微炒。(《汇编》)

【成品性状】续断 本品为类圆形或椭圆形的薄片。切面皮部墨绿色或棕褐色，木部灰黄色或黄褐色，可见放射状排列的导管束纹。形成层部位多有深色环。质坚硬或稍软。气微香，味苦、微甜而涩。(《山东2002》《山东1990》)

酒续断 形如续断，片面颜色加深，偶有焦斑。微有酒气。(《山东2002》《山东1990》)

盐续断 形如续断，片面颜色加深，偶有焦斑。口尝微有咸味。(《山东2002》)

【性味与归经】苦、辛，微温。归肝、肾经。

【功能与主治】补肝肾，强筋骨，续折伤，止崩漏。用于肝肾不足，腰膝酸软，风湿痹痛，跌扑损伤，筋伤骨折，崩漏，胎漏。酒续断多用于风湿痹痛，跌扑损伤，筋伤骨折。盐续断多用于腰膝酸软。

【炮制作用】酒炙续断能增强通血脉、续筋骨、止崩漏作用。盐炙续断可引药下行，增强补肝肾、强腰膝作用。

【用法与用量】9～15g。

【贮藏】置于干燥处，防蛀。

绵马贯众

Mianmaguanzhong

DRYOPTERIDIS CRASSIRHIZOMATIS RHIZOMA

【来源】本品为鳞毛蕨科植物粗茎鳞毛蕨 *Dryopteris crassirhizoma* Nakai 的干燥根茎和叶柄残基（《中国药典2020》）。秋季采挖，削去叶柄及须根，除去泥沙，晒干。以个大、整齐、须根少、无杂质者为佳。

【炮制方法】绵马贯众 （1）去净杂质及残留的须根，用清水洗净，润透，切厚片或小块，干燥。（《山东2002》《山东1990》）

（2）贯众去净杂质，劈成碎块。（《汇编》

（3）贯众去净杂质，去骨，劈成碎块。（《汇编》）

（4）捣碎。（《汇编》）

绵马贯众炭 （1）将大小分档的净贯众片或块，置热锅内，武火炒至表面焦黑色，内部棕褐色时，喷淋清水少许，灭尽火星，取出，及时摊晾，凉透。（《山东2002》《山东1990》）

（2）贯众块，炒至外黑内焦黄，喷水止烟，稍炒干，放凉透。（《汇编》）

【成品性状】绵马贯众 为不规则厚片或碎块。片面深绿色至棕色，有5～13个黄白色小点，排列成环，质硬。气特异，味初甜而后苦、辛、微涩。（《山东2002》《山东1990》）

绵马贯众炭 形如绵马贯众，表面焦黑色，微有光泽，内部棕褐色，质脆易碎，味苦。（《山东2002》《山东1990》）

【性味与归经】苦，微寒；有小毒。归肝、胃经。

【功能与主治】清热解毒，驱虫。用于虫积腹痛，疮疡。

【炮制作用】绵马贯众有小毒，长于清热解毒，杀虫。炒炭后寒性减弱，涩味增强，偏于收涩止血。

【用法与用量】4.5～9g。

【注意】炒炭后及时散热，防止复燃。

【贮藏】置于通风干燥处。

【备注】药材名称 贯众（《山东2002》。

绵萆薢

Mianbixie

DIOSCOREAE SPONGIOSAE RHIZOMA

【来源】本品为薯蓣科植物绵萆薢 *Dioscorea spongiosa* J. Q. Xi，M. Mizuno et W. L. Zhao 或福州薯蓣 *Dioscorea futschauensis* Uline ex R. Kunth 的干燥根茎（《中国药典 2020》）。主产于浙江、安徽、江西、湖南等地。秋、冬二季采挖，除去须根，洗净，切片，晒干。

【炮制方法】去净杂质，如为大块者，洗净，浸泡，捞出，润透，切薄片，干燥。(《山东 2002》《山东 1990》)

【成品性状】本品为不规则的斜切片，边缘不整齐，大小不一，厚 2 ~ 5mm。外皮黄棕色至黄褐色，有稀疏的须根残茎，呈圆锥状凸起。切面灰白色至浅灰棕色，黄棕色点状维管束散在。质疏松，略呈海绵状。气微，味微苦。(《山东 2002》《山东 1990》)

【性味与归经】苦，平。归肾、胃经。

【功能与主治】利湿去浊，祛风通痹。用于膏淋，白浊，白带过多，风湿痹痛，关节不利，腰膝疼痛。

【用法与用量】9 ~ 15g。

【贮藏】置于通风干燥处。

葛　根

Gegen

PUERARIAE LOBATAE RADIX

【来源】本品为豆科植物野葛 *Pueraria lobata*（Willd.）Ohwi 的干燥根（《中国药典 2020》）。习称野葛。本品为豆科植物野葛 *Pueraria lobata*（Willd.）Ohwi 或甘葛藤 *Pueraria thomsonii* Benth. 的干燥根（《山东 2002》）。主产于河南、湖南、浙江、四川、广西、广东等地，山东亦有分布。秋、冬二季采挖，趁鲜切成厚片或小块，干燥。以块大、质坚实、色白、粉性足、纤维少者为佳。

【炮制方法】葛根 （1）去净杂质，洗净，润透，及时切成小方块，或纵、斜切厚片，干燥。(《山东2002》《山东1990》)

（2）去净杂质，洗净，闷透，及时切成小方块，干燥，或碾碎用。(《山东1975》)

（3）葛根泡7～8成透（约1天），闷透（约2小时），切1分5厘厚片，或原片切小块。(《汇编》)

（4）原产地，鲜切厚片，晒干。(《汇编》)

（5）净葛根碾碎，簸去筋。(《汇编》)

煨葛根 葛根用面皮包起，埋火灰中或置炉旁，煨至面皮焦黄，去面皮。(《汇编》)

【成品性状】葛根 本品为小方块或纵切或斜切的厚片，切面黄白色或淡棕色，粗糙，纤维性强，富粉性；横切面可见由纤维形成的浅棕色同心性环纹；纵切面可见由纤维形成的数条纵纹。体重，质韧。无臭，味微甜。(《山东2002》《山东1990》)

【性味与归经】甘、辛，凉。归脾、胃、肺经。

【功能与主治】解肌退热，生津止渴，透疹，升阳止泻，通经活络，解酒毒。用于外感发热头痛，项背强痛，口渴，消渴，麻疹不透，热痢，泄泻，眩晕头痛，中风偏瘫，胸痹心痛，酒毒伤中。

【炮制作用】生葛根长于解肌退热，生津止渴，透疹。煨葛根发散作用减弱，止泻功能增强。

【用法与用量】10～15g。

【贮藏】置于通风干燥处，防蛀。

萱草根

Xuancaogen

HEMEROCALLIS RADIX ET RHIZOMA

【来源】本品为百合科植物黄花菜 *Hemeroallis citrina* Baroni、萱草 *Hemerocallis fulva* L. 或小黄花菜 *Hemerocallis minor* Mill. 的干燥根及根茎（《山东2012》）。全国

大部分地区均产，山东亦有分布。夏、秋二季采挖，去净茎苗，洗净，干燥。以根条粗大、质充实、表面灰黄色、无残茎及杂质者为佳。

【炮制方法】（1）去净须根及杂质，洗净，稍润，切段，干燥。（《山东2012》《山东2002》《山东1990》）

（2）去净根茎及杂质，洗净，稍润，切段，干燥。（《山东1975》）

（3）洗净，去芦和苗，切2~3分咀。（《汇编》）

【成品性状】本品为不规则的小段，表面灰黄色或淡棕色，有多数横纹及纵皱纹；切面灰褐色或灰棕色，有放射状裂纹，中间有淡黄色圆心，质松软。气微香，味稍甜。（《山东2012》《山东2002》《山东1990》）

【性味与归经】肝，凉。归脾、肺经。

【功能与主治】利尿消肿，清热凉血。用于浮肿，小便不利，淋浊，带下，黄疸，乳痈，衄血，便血，崩漏。

【用法与用量】5~9g；或用鲜品捣汁服。外用鲜品适量，捣烂敷患处。

【注意】本品有毒，内服用量不宜过大。

【贮藏】置于通风干燥处。

紫　草

Zicao

ARNEBIAE RADIX

【来源】本品为紫草科植物新疆紫草 *Arnebia euchroma*（Royle）Johnst. 或内蒙紫草 *Arnebia guttata* Bunge 的干燥根（《中国药典2020》）。本品为紫草科植物新疆紫草 *Arnebia euchroma*（Royle）Johnst. 、紫草 *Lithospermum erythrorhizon* Sieb. et Zucc. 或内蒙紫草 *Arnebia guttata* Bunge 的干燥根(《山东2002》)。主产于新疆、东北、华北、湖北、湖南等地，山东亦有分布。春、秋二季采挖，除去泥沙，干燥。新疆紫草以条粗大、色紫、质软、外皮层层剥离者为佳；内蒙紫草以条粗长、肥大、色紫、皮厚木心小者为佳。

【炮制方法】（1）新疆紫草，去净杂质，筛去灰屑，切厚片或段；内蒙紫草，去净杂质，抢水洗净，润透，切薄片，干燥。（《山东2002》）

（2）新疆紫草，除去杂质，筛去灰屑，切段。紫草，除去杂质，抢水洗净，润

透，切厚片，干燥。(《山东 1990》)

（3）去净杂质，筛去灰屑，切段。(《山东 1975》)

（4）拣净杂质，干切成咀。(《汇编》)

（5）拣净杂质，喷水，切 3 分咀。(《汇编》)

【成品性状】（1）新疆紫草为不规则的圆柱形切片或条形片状，直径 1 ~ 2.5cm。表面紫红色或紫褐色，皮部深紫色。圆柱形切片，木部较小，黄白色或黄色，质松软。气特异，味微苦、涩。紫草、内蒙紫草为不规则的圆柱形薄片，直径 1 ~ 2cm。紫红色或紫黑色。皮部深紫色。质硬，木部较大，灰黄色。质硬而脆。气特异，味微苦、涩。(《山东 2002》)

（2）新疆紫草为不规则的小段，表面紫红色或紫褐色，皮部疏松，易剥落；切面木部较小，黄白色或黄色，质松软。气特异，味微苦、涩。紫草为不规则薄片，片面深紫色至灰黄色；周边紫红色或紫黑色，有纵纹。质硬而脆。气特异，味微苦、涩。(《山东 1990》)

【性味与归经】甘、咸，寒。归心、肝经。

【功能与主治】清热凉血，活血解毒，透疹消斑。用于血热毒盛，斑疹紫黑，麻疹不透，疮疡，湿疹，水火烫伤。

【用法与用量】5 ~ 10g。外用适量，熬膏或用植物油浸泡涂擦。

【贮藏】置于干燥处。

紫萁贯众

Ziqiguanzhong

OSMUNDAE RHIZOMA

【来源】本品为紫萁科植物紫萁 *Osmunda japonica* Thunb. 的干燥根茎和叶柄残基(《中国药典 2020》)。主产于河南、甘肃、山东、安徽、江苏、浙江、湖南、湖北、四川、云南、苏州等地。春、秋二季采挖，洗净，除去须根，晒干。

【炮制方法】紫萁贯众　(1)去净杂质，略泡，洗净，润透，切片，晒干。(《山东 2002》《山东 1990》)

(2)去净杂质，劈成碎块。《山东 1975》)

紫萁贯众炭　(1)将大小分档的净紫萁贯众片，置热锅内，武火炒至表面焦黑

色、内部棕褐色时，喷淋清水少许，灭尽火星，取出，迅速摊晾，凉透。（《山东2002》《山东1990》）

（2）取净贯众碎块，按炒炭法炒至外黑内焦褐色，喷淋清水，取出，放凉。（《山东1975》

【成品性状】紫萁贯众 呈不规则的片状。外表面棕褐色至棕黑色，密被叶柄基部，多着生黑色而硬的细根。叶柄近扁圆形，直径0.2～0.6cm。切断面有马蹄形筋脉纹，常与皮部分开。质硬。气微，味甘、微涩。（《山东2002》《山东1990》）

紫萁贯众炭 本品形如紫萁贯众，表面焦黑色，内部棕褐色，质脆易碎。（《山东2002》《山东1990》）

【性味与归经】苦、微寒；有小毒。归肺、胃、肝经。

【功能与主治】清热解毒，止血，杀虫。用于疫毒感冒，热毒泻痢，痈疮肿毒，吐血，衄血，便血，崩漏，虫积腹痛。

【用法与用量】5～9g。

【贮藏】置于干燥处。

紫 菀

Ziwan

ASTERIS RADIX ET RHIZOMA

【来源】本品为菊科植物紫菀 *Aster tataricus* L. f. 的干燥根和根茎（《中国药典2020》）。主产于河北、安徽等地，山东亦有栽培。春、秋二季采挖，除去有节的根茎（习称“母根”）和泥沙，编成辫状晒干，或直接晒干。以根长、色紫、质柔韧者为佳。

【炮制方法】紫菀 （1）去净残茎及杂质，洗净，捞出，稍闷，切厚片。（《山东2002》《山东1990》）

（2）去净残茎及杂质，宽水洗净，捞出，稍润，切厚片，干燥。（《山东1975》）

（3）清水洗净，去芦、苗，闷透，切3厘片。（《汇编》）

蜜紫菀 （1）将炼蜜用适量开水稀释后，加入净紫菀片中拌匀，闷润，置热锅内，文火炒至表面呈棕黄色，不黏手为度，取出，放凉。每100kg紫菀片，用炼蜜25kg。（《山东2002》《山东1990》）

（2）取净紫菀片，按蜜炙法炒至不黏手时，取出，放凉。每紫菀片100斤，用炼蜜20斤。（《山东1975》）

（3）每10斤紫菀，用蜜1斤14两~2斤半，先将蜜用少量水化开，拌入药炒至均匀有蜜不黏手为度；或蜜用水化开，稍稍熬炼，再拌药炒。（《汇编》）

（4）蜜不用水化开，稍稍熬炼，再拌药炒。（《汇编》）

【成品性状】紫菀 呈不规则的厚片。片面灰白色至灰棕色，中心部有黄白色的筋脉；周边紫红色或灰红色。质软而柔韧。气微香，味甜、微苦。（《山东2002》《山东1990》）

蜜紫菀 本品形如紫菀，表面呈棕黄色，味甜，有蜜香气。（《山东2002》《山东1990》）

【性味与归经】辛、苦，温。归肺经。

【功能与主治】润肺下气，消痰止咳。用于痰多喘咳，新久咳嗽，劳嗽咯血。

【炮制作用】紫菀经蜜炙后可增强润肺止咳作用。

【用法与用量】5～10g。

【贮藏】置于阴凉干燥处，防潮。

墓头回

Mutouhui

PATRINIAE SCABRAE RADIX

【来源】本品为败酱科植物糙叶败酱 *Patrinia scabra* Bge. 及异叶败酱 P. *heterophylla* Bge. 的干燥根（《山东2002》）。糙叶败酱主产于河南、山西、河北等地。异叶败酱主产于山西、河北、广西等地，山东亦有分布。秋季采挖，除去残茎及泥土，晒干。以条长、肥实、色棕褐者为佳。

【炮制方法】（1）去净杂质，洗净，润透，切厚片，干燥。（《山东2002》《山东1990》）

（2）去净杂质，洗净，剁成小段，干燥。（《山东1975》）

【成品性状】本品呈类圆形或不规则的厚片。片面黄白色，可见放射状纹理；周边棕褐色或土褐色。质硬或体轻，质松。具有特异臭气，味稍苦。（《山东2002》《山东1990》）

【性味与归经】辛、苦，微寒。归心、肝经。

【功能与主治】清热燥湿，祛瘀止痛。用于崩漏，赤白带下。

【用法与用量】6 ~ 9g。外用适量，煎汤洗患处。

【贮藏】单独密闭，置于通风干燥处。

漏芦

Loulu

RHAPONTICI RADIX

【来源】本品为菊科植物祁州漏芦 *Rha ponticum uniflorum*（L.）DC. 的干燥根（《中国药典 2020》）。主产于河北、辽宁、山西、山东、河南、内蒙古等地。春、秋二季采挖，除去残茎、须根和泥沙，晒干。以根粗、棕黑色、质坚实、不破裂者为佳。

【炮制方法】（1）去净杂质，洗净，润透，切厚片，干燥。（《山东 2002》《山东 1990》《山东 1975》）

（2）漏芦洗净，闷透（约 1 小时）去苗，切 3 厘片。（《汇编》）

（3）漏芦泡 2 ~ 3 天，闷透，切片。（《汇编》）

（4）漏芦泡 1 天多，捞出，切片。（《汇编》）

【成品性状】本品呈类圆形或不规则的厚片。片面灰黄色，有裂隙及灰黄色菊花纹，中心灰黑色或棕黑色；周边灰褐色或暗棕色，粗糙，具纵沟。体轻，质脆。气特异，味微苦。（《山东 2002》《山东 1990》）

【性味与归经】苦，寒。归胃经。

【功能与主治】清热解毒，消痈，下乳，舒筋通脉。用于乳痈肿痛，痈疽发背，瘰疬疮毒，乳汁不通，湿痹拘挛。

【用法与用量】5 ~ 9g。

【注意】孕妇慎用。

【贮藏】置于通风干燥处。

薤 白

Xiebai

ALLII MACROSTEMONIS BULBUS

【**来源**】本品为百合科植物小根蒜 *Allium macrostemon* Bge. 或薤 *Allium chinense* G. Don 的干燥鳞茎(《中国药典 2020》)。主产于东北、河北、江苏、湖北等地，山东亦有分布。夏、秋二季采挖，洗净，除去须根，蒸透或置于沸水中烫透，晒干。以粒大匀称整齐、质坚、色黄白、半透明、无外层膜质鳞叶、无黑褐色僵粒夹杂其中、味辛者为佳。

【**炮制方法**】**薤白** （1）除去杂质，须根及黑褐色僵粒，搓去外被膜质鳞片，筛簸净。(《山东 2002》《山东 1990》)

（2）去净须毛，簸去碎屑及杂质。(《山东 1975》)

（3）去须根及老皮。(《汇编》)

蒸薤白　净薤白，蒸 1 小时，至熟为度，晾干。(《汇编》)

炒薤白　净薤白，炒至微见火色为度。(《汇编》)

焯薤白　净薤白，用开水焯过，晒干。(《汇编》)

【**成品性状**】**小根蒜**　呈不规则卵圆形，高 0.5 ~ 1.5cm，直径 0.5 ~ 1.8cm。表面黄白色或淡黄棕色，皱缩，半透明，有类白色膜质鳞片包被，底部有突起的鳞茎盘。质硬，角质样。有蒜臭，味微辣。(《山东 2002》)

薤　呈略扁的长卵形，高 1 ~ 3cm，直径 0.3 ~ 1.2cm。表面淡黄棕色或棕褐色，具浅纵皱纹。质较软，断面可见鳞叶 2 ~ 3 层，嚼之粘牙。(《山东 2002》)

薤白　本品为不规则卵圆形，高 5 ~ 15mm，直径 5 ~ 18mm。表面黄白色或淡黄棕色，皱缩，半透明，底部圆钝，断面黄白色。质硬，角质样。有蒜臭，味微辣。(《山东 1990》)

【**性味与归经**】辛、苦，温。归心、肺、胃、大肠经。

【**功能与主治**】通阳散结，行气导滞。用于胸痹疼痛，脘腹痞满胀痛，泄痢后重。

【**用法与用量**】5 ~ 10g。

【**贮藏**】置于干燥处，防蛀。

藁　本

Gaoben

LIGUSTICI RHIZOMA ET RADIX

【来源】本品为伞形科植物藁本 *Ligusticum sinense* Oliv. 或辽藁本 *Ligusticum jeholense* Nakai et Kitag. 的干燥根茎和根（《中国药典 2020》）。藁本主产于四川、湖北、湖南、陕西等地；辽藁本主产于辽宁、河北、山西、山东等地。秋季茎叶枯萎或次春出苗时采挖，除去泥沙，晒干或烘干。以身干、整齐、香气浓郁者为佳。

【炮制方法】藁本　（1）除去残茎及杂质，抢水洗净，再喷淋清水，润透，及时切厚片，干燥。(《山东 2002》《山东 1990》)

（2）去净残茎及杂质，洗净，润透，及时切厚片，干燥。(《山东 1975》)

（3）藁本挑去叶及杂草，洗净，闷透，去芦，切 3 厘片。(《汇编》)

（4）泡透，切片。(《汇编》)

（5）洗净，泡 1 ~ 2 小时，闷透，切片。(《汇编》)

炒藁本　微炒。(《汇编》)

【成品性状】藁本　本品呈类圆形或不规则的厚片。片面黄色或黄白色，呈纤维性；周边棕褐色或暗棕色，粗糙，质硬。气浓香，味辛、苦，微麻。(《山东 2002》《山东 1990》)

【性味与归经】辛，温。归膀胱经。

【功能与主治】祛风，散寒，除湿，止痛。用于风寒感冒，颠顶疼痛，风湿痹痛。

【用法与用量】3 ~ 10g。

【贮藏】置于阴凉干燥处，防潮、防蛀。

藕　节

Oujie

NELUMBINIS RHIZOMATIS NODUS

【来源】本品为睡莲科植物莲 *Nelumbo nucifera* Gaertn. 的干燥根茎节部（《中国

药典 2020》)。主产于浙江、江苏、安徽等地，山东亦有栽培。秋、冬二季采挖根茎（藕），切取节部，洗净，晒干，除去须根，晒干。以节部黑褐色，两头白色，干燥，无须根，无泥土者为佳。

【炮制方法】藕节 （1）除去杂质，剪去藕头和须毛，洗净，干燥。(《山东 2002》《山东 1990》)

（2）剪去藕头和须毛，洗净泥土，干燥。(《山东 1975》)

（3）去须根、藕肉及朽烂部分，洗净，晒干。(《汇编》)

藕节炭 （1）将大小分档的净藕节，置热锅内，武火炒至表面焦黑色、内部黄褐色时，喷淋清水少许，灭净火星，取出，及时摊晾，凉透。(《山东 2002》《山东 1990》)

（2）将净藕节置锅内，锅上盖一较小口径的锅，两锅衔接处，先用湿纸堵封，再用盐泥封固，上撒一层细沙，待泥稍干后，武火加热至盖锅上的白纸条显焦黄色或大米粒显黄色时，及时离火，待冷却后，取出。(《山东 2002》《山东 1990》)

（3）取净藕节，按炒炭法炒至外黑内呈焦褐色时，喷淋清水，取出，放凉。按闷煅法，煅至全黑为度。(《山东 1975》)

（4）净藕节，炒至外部黑内焦黄，喷水止烟，稍炒干，放冷透。(《汇编》)

【成品性状】藕节 呈短圆柱形，中部稍膨大，长 2 ~ 4cm，直径约 2cm。表面灰黄色至灰棕色，有残存的须根及须根痕，偶见鳞叶残茎。断面有多数类圆形的孔，质硬。气微，味微甘、涩。(《山东 2002》《山东 1990》)

藕节炭 形如藕节，炒炭者表面呈焦黑色，内部黄褐色，具焦煳气；煅炭者表面呈黑色，内部显褐色。(《山东 2002》《山东 1990》)

【性味与归经】甘、涩，平。归肝、肺、胃经。

【功能与主治】收敛止血，化瘀。用于吐血，咯血，衄血，尿血，崩漏。

【炮制作用】藕节炒炭后可增强收涩止血作用。

【用法与用量】9 ~ 15g。

【注意】炒炭后及时散热，防止复燃。

【贮藏】置于干燥处，防潮、防蛀。

藜　芦

Lilu

VERATRI RADIX ET RHIZOMA

【来源】本品为百合科植物藜芦 *Veratrum nigrum* L. 的干燥根（《山东 2002》）。全国大部分地区均产，山东亦有分布。初夏花未开时采挖，除去苗叶，洗净，干燥。以根粗、坚实、断面粉性者为佳。

【炮制方法】（1）除去杂质，喷淋清水，稍润，切段，干燥。（《山东 2002》《山东 1990》）

（2）去净杂质及泥沙，剪段。（《山东 1975》）

（3）藜芦挑净杂质，干剪成段。（《汇编》）

（4）藜芦洗净，剪段。（《汇编》）

（5）捣碎或研面。（《汇编》）

【成品性状】本品呈圆柱形的小段，外表黄白色或灰褐色，可见横皱纹；切面类白色，粉性，中心有淡黄色的中柱，易与皮部分离。质轻而脆。无臭，味苦、辛。（《山东 2002》《山东 1990》）

【性味与归经】辛、苦，寒；有毒。归肺、胃、肝经。

【功能与主治】催吐，祛痰，杀虫。用于中风痰涌，喉痹，疟疾；外用治疥癣，恶疮。

【用法与用量】1.5 ~ 3g。

【贮藏】置于通风干燥处。

糯稻根

Nuodaogen

ORYZAE GLUTINOSAE RADIX

【来源】本品为禾本科植物 *Oryza sativa* L. var. glutinosa Matsum.　的干燥根及茎基（《山东 2002》）。全国各地均产。夏秋季糯稻收割后，挖取根茎及须根，洗净，晒干。以根长、体轻、质软、色黄棕者为佳。

【炮制方法】(1)取糯稻根，除去杂质，掰开，洗净，干燥；或洗净，晾半干，切段，干燥。(《山东 2012》)

(2)除去残茎及杂质，掰开，用清水洗净，干燥；或洗净，晾半干，切段，干燥。(《山东 2002》《山东 1990》)

(3)去净杂质及泥沙，剪段。(《汇编》)

【成品性状】本品常集结成疏松团状，茎基圆柱形，中空，外包数层黄白色的叶鞘；下簇生多数须根，须根细长而弯曲，表面黄白色至黄棕色，略具纵皱纹，或为不规则小段。体轻，质软。气微，味淡。(《山东 2002》《山东 1990》)

【性味与归经】甘，平。归肺、肾经。

【功能与主治】止汗。用于自汗、盗汗。

【用法与用量】30 ~ 40g。

【贮藏】置于干燥处。

第六章 果实种子类

八角茴香

Bajiaohuixiang

ANISI STELLATI FRUCTUS

【来源】 本品为木兰科植物八角茴香 *Illicium verum* Hook. f. 的干燥成熟果实(《中国药典 2020》)。主产于广东、广西、云南等地。秋、冬二季果实由绿变黄时采摘，置于沸水中略烫后干燥或直接干燥。以个大、完整、色红、油多、香气浓厚者为佳。

【炮制方法】八角茴香 去净柄、残梗及杂质，筛去灰屑及种子。(《山东 2002》《山东 1990》《山东 1975》)

炒八角茴香 微炒。(《汇编》)

【成品性状】八角茴香 本品为聚合果，多由 8 个蓇葖果组成，放射状排列于中轴上。蓇葖果长 1 ~ 2cm，宽 0.3 ~ 0.5cm，高 0.6 ~ 1cm。外表面红棕色，有不规则皱纹，顶端呈鸟喙状，上侧多开裂。内表面淡棕色，平滑，有光泽。质硬而脆。每个蓇葖果内含种子 1 粒，扁卵圆形，长约 6mm，红棕色或黄棕色，光亮，尖端有种脐。胚乳白色，富油性。气芳香，味辛、甜。(《山东 2002》《山东 1990》)

【性味与归经】 辛，温。归肝、肾、脾、胃经。

【功能与主治】 温阳散寒，理气止痛。用于寒疝腹痛，肾虚腰痛，胃寒呕吐，脘腹冷痛。

【用法与用量】 3 ~ 6g。

【贮藏】 置于阴凉干燥处。

刀　豆

Daodou

CANAVALIAE SEMEN

【**来源**】本品为豆科植物刀豆 *Canavalia gladiata*（Jacq.）DC. 的干燥成熟种子（《中国药典 2020》）。主产于江苏、湖北、安徽等地。秋季采收成熟果实，剥取种子，晒干。以粒大、饱满、色鲜艳、干燥者为佳。

【**炮制方法**】除去碎壳及杂质，洗净，干燥。（《山东 2002》《山东 1990》《山东 1975》）

【**成品性状**】本品呈扁卵形或扁肾形，长 2 ~ 3.5cm，宽 1 ~ 2cm，厚 0.5 ~ 1.2cm。表面淡红色至红紫色，微皱缩，略有光泽。边缘具眉状黑色种脐，长约 2cm，上有白色细纹 3 条。质硬，难破碎。种皮革质，内表面棕绿色而光亮；子叶 2，黄白色，油润。无臭，味淡，嚼之有豆腥味。（《山东 2002》《山东 1990》）

【**性味与归经**】甘，温。归肾、胃经。

【**功能与主治**】温中，下气，止呃。用于虚寒呃逆、呕吐。

【**用法与用量**】6 ~ 9g。

【**贮藏**】置于阴凉干燥处，防蛀。

大风子

Dafengzi

HYDNOCARPI SEMEN

【**来源**】本品为大风子科植物大风子 *Hydnocarpus anthelmintica* Pierre. 或海南大风子 *Hydnocarpus hainanensis*（Merr.）Steum 的干燥成熟种子（《山东 2012》）。主产于泰国、印度、越南及我国台湾、广东、云南等地。果实成熟时采收，除去果皮，取出种子，洗净，干燥。以个大、种仁饱满、色白、油性足者为佳。

【**炮制方法**】**大风子仁**　（1）取大风子，除去杂质，去壳取仁，用时捣碎，或除去种皮，取净仁。（《山东 2012》）

（2）去净杂质及空壳，拣去霉坏变质者，去壳取仁或临用时去壳取仁。（《山东2002》《山东1990》《山东1975》）

大风子霜 （1）取大风子净仁，碾如泥，或碾碎蒸透，用数层吸油纸包裹，置热处，上压重物，压榨，去尽油，研细，过筛。（《山东2012》）

（2）将大风子仁碾轧成泥状，用数层吸油纸包裹，置热处，上压重物，至纸吸油后，取出，如此反复进行，换纸包裹，热压，直至纸上不显油痕，大风子呈松散粉末时，取出，过箩，取粉末；或用布包严，蒸热后，压榨去油，碾细，过箩，取粉末。（《山东2002》《山东1990》《山东1975》）

（3）大风子去壳，研碎，纸包，压去油。（《汇编》）

（4）压油前，先炒。（《汇编》）

炒大风子 去壳，炒，压碎。（《汇编》）

【成品性状】大风子仁 （1）本品呈不规则的多面体形，稍有钝棱，长7～22mm，直径5～18mm。外被一层红棕色或暗紫色薄膜。胚乳肥大，乳白色至淡黄色，富油质，子叶2枚，浅黄色或黄棕色，下接圆柱形胚根。气微、味淡。海南大风子仁呈不规则长卵形，外被暗紫褐色薄膜，具微细皱纹，胚乳黑棕色。（《山东2012》）

（2）本品呈不规则的多面体形，稍有钝棱，长7～22mm，直径5～18mm。外被一层红棕色或暗紫色薄膜。种仁两瓣，乳白色至淡黄色，富油性，子叶两片，黄白色，下接圆柱形胚根。气微，味淡。（《山东2002》《山东1990》）

大风子霜 为乳白色至微黄色松散粉末。略具油腥气，味淡。（《山东2012》《山东2002》《山东1990》）

【性味与归经】辛，热；有毒。归肝、脾、肾经。

【功能与主治】祛风燥湿，攻毒杀虫。用于麻风，疥癣，梅毒。

【炮制作用】大风子生品毒性较强，作用峻烈，多外用。制霜后可除去部分脂肪油，降低毒性，可供内服。

【用法与用量】0.3～1g。

【注意】本品有毒，内服慎用，勿过量或持续服用。

【贮藏】置于阴凉干燥处，防蛀。

大豆黄卷

Dadouhuangjuan

SOJAE SEMEN GERMINATUM

【来源】本品为豆科植物大豆 *Glycine max*（L.）Merr. 的成熟种子经发芽干燥的炮制加工品（《中国药典 2020》）。全国各地均产。秋季采收，全年均可加工。以颗粒饱满、色黄或黄褐、有皱纹及短芽者为佳。

【炮制方法】大豆黄卷（1）将净大豆用清水浸泡至表皮微皱，捞出，置能排水的容器内，上盖湿布，每天淋水两次，上下翻动两次。待芽长至 0.5～1cm 时，取出，洗净，干燥。（《山东 2002》《山东 1990》）

（2）取净大豆，加水浸泡外皮微皱，捞出，置能排水的容器内（麻袋、竹篓、蒲包）盖好，每日淋水 1～2 次，保持适宜的温度，使其发芽，并注意翻动，至芽长 2～3 分时，取出，洗净，干燥。（《山东 1975》）

（3）黑豆、水泡至外皮发皱，捞出，用湿布盖起，每日淘洗两次，至出芽 1～2 分，晒干。（《汇编》）

（4）操作同（3），但用黄豆。（《汇编》）

制大豆黄卷（1）先将净灯心草及淡竹叶置锅内，加入适量清水共煮，煮沸约 30 分钟，过滤，药渣再照上法煎煮 1 次，合并滤液。将药汁及净大豆黄卷倒入锅内，文火煮至药汁被吸尽时，取出，干燥。每 100kg 大豆黄卷，用灯心草 1kg，淡竹叶 2kg。（《山东 2012》《山东 2002》《山东 1990》）

（2）取灯心草、淡竹叶置锅内，加水煎汤，去渣，加入净大豆黄卷，用文火共煮至汤吸尽，取出，干燥。每大豆黄卷 100 斤，用灯心草 0.5 斤，淡竹叶 1.2 斤。（《山东 1975》）

（3）每 10 斤豆黄卷，用灯心草 1 两，竹茹 2 两煮出水，拌匀至水吃尽，晒干。（《汇编》）

【成品性状】大豆黄卷　本品略呈肾形，长约 8mm，宽约 6mm。表面黄色或黑色，微皱缩。一侧有明显的脐点，一端有卷曲胚根。外皮质脆易裂开。断面黄色或绿色。无臭，嚼之有豆腥气。（《山东 2002》《山东 1990》）

制大豆黄卷（1）本品略呈肾形，长约 8mm，宽约 6mm。表面黄色或黄棕色，微皱缩。一侧有明显的脐点，一端有 1 弯曲胚根，多脱落。外皮质脆，多破裂或脱落。子叶 2，黄色，质坚韧。嚼之微有豆腥气而清香，味微苦。(《山东 2012》)

（2）形如大豆黄卷，粒坚韧。豆腥气较轻而微清香，味微苦。(《山东 2002》《山东 1990》)

【性味与归经】甘，平。归脾、胃经。

【功能与主治】解表祛暑，清热利湿。用于暑湿感冒，湿温初起，发热汗少，胸闷脘痞，肢体酸重，小便不利。

【炮制作用】制大豆黄卷宣发作用减弱，清热利湿作用增强。

【用法与用量】9 ~ 15g。

【贮藏】置于通风干燥处，防蛀。

大皂角

Dazaojiao

GLEDITSIAE SINENSIS FRUCTUS

【来源】本品为豆科植物皂荚 *Gleditsia sinensis* Lam. 的干燥成熟果实(《中国药典 2020》)。主产于山东、四川、贵州、陕西、河南等地。秋季果实成熟时采摘，去净杂质，干燥。以肥厚、饱满、质坚者为佳。

【炮制方法】（1）去净杂质，洗净，干燥。(《山东 2002》《山东 1990》)

（2）去净杂质，干燥。用时捣碎。(《山东 1975》)

【成品性状】本品为剑鞘状，略弯曲，长 100 ~ 400mm，宽约 40mm，厚 10 ~ 15mm。表面红褐色或紫褐色，被灰色粉霜，种子所在处隆起。两端略尖，基部渐窄而弯曲，有短果梗或果梗痕，两侧有明显的纵棱线。种子多数，扁椭圆形，黄棕色，光滑。质硬。气微，有刺激性，味辛辣。(《山东 2002》《山东 1990》)

【性味与归经】辛、咸，温；有小毒。归肺、大肠经。

【功能与主治】祛痰开窍，散结消肿。用于中风口噤，昏迷不醒，癫痫痰盛，关窍不通，喉痹痰阻，顽痰喘咳，咳痰不爽，大便燥结；外治痈肿。

【用法与用量】1 ~ 1.5g，多入丸散用。外用适量，研末吹鼻取嚏或调敷患处。

【注意】孕妇及咯血、吐血患者忌服。

【贮藏】置于通风干燥处，防蛀。

大　枣

Dazao

JUJUBAE FRUCTUS

【来源】本品为鼠李科植物枣 *Ziziphus jujuba* Mill. 的干燥成熟果实（《中国药典2020》）。全国大部分地区均产，主产于山东、河南等地。秋季果实成熟时采收，晒干。以色红、肉厚、饱满、核小、味甜、颗粒均匀者为佳。

【炮制方法】**大枣**　（1）取原药材，去净杂质，抢水洗净，干燥。（《山东2002》《山东1990》）

（2）去净杂质，洗净，晒干。用时破开。（《山东1975》）

煨大枣　大枣，用纸（面皮）包起，将纸湿润，置火灰中，或炉火旁，煨至纸焦，去纸用。（《汇编》）

炒大枣　微炒，去皮及核。（《汇编》）

【成品性状】**大枣**　本品呈椭圆形或球形，长 2 ~ 3.5cm，直径 1.5 ~ 2.5cm。表面暗红色，略带光泽。有不规则皱纹。基部凹陷，有短果梗。外果皮薄，中果皮棕黄色或淡褐色，肉质柔软，富糖性而油润。果核纺锤形，两端锐尖，质坚硬。气微香，味甜。（《山东2002》《山东1990》）

【性味与归经】甘，温。归脾、胃、心经。

【功能与主治】补中益气，养血安神。用于脾虚食少，乏力便溏，妇人脏躁。

【用法与用量】6 ~ 15g。

【贮藏】置于干燥处，防蛀。

大腹皮

Dafupi

ARECAE PERICARPIUM

【来源】本品为棕榈科植物槟榔 *Areca catechu* L. 的干燥果皮（《中国药典2020》）。主产于广东、云南、台湾等地。冬季至次春采收未成熟的果实，煮后干燥，纵剖两瓣，剥取果皮，习称“大腹皮”；春末至秋初采收成熟果实，煮后干燥，剥取果皮，打松，晒干，习称“大腹毛”。以色黄白、质柔韧、无杂质者为佳。

【炮制方法】大腹皮 （1）去净杂质，用清水洗净，干燥。大腹毛切段即可。大腹皮须将外果皮及内果皮碾碎，中果皮碾松，呈丝团状后，切段，筛去灰屑。(《山东 2002》《山东 1990》)

（2）取原药材，去净杂质，洗净，干燥，碾松，去硬皮，筛去灰屑，切段。(《山东 1975》)

（3）将大腹皮的硬壳用碾压破，筛去土，剁成碎块用。(《汇编》)

（4）水洗去泥土，碾碎用。(《汇编》)

（5）碾或捣碎后，筛去土，将绒毛撕下。(《汇编》)

蜜大腹皮 压面入丸散用时，须加蜜炙过再压面。(《汇编》)

酒大腹皮 用适量黄酒拌匀，晾干。(《汇编》)

制大腹皮 （1）大腹皮，每 10 斤用甘草 1 斤煮水，洗净后压碎，剁块。(《汇编》)

（2）大腹皮，用黑豆水洗净。(《汇编》)

大腹皮炭 大腹皮炒至外黑内焦黄存性，喷水止烟，炒干，放凉透。(《汇编》)

【成品性状】大腹皮 本品呈不规则的小段，纤维性，黄白色或黄棕色。体轻松，质柔韧。无臭，味淡。(《山东 2002》《山东 1990》)

【性味与归经】辛，微温。归脾、胃、大肠、小肠经。

【功能与主治】行气宽中，行水消肿。用于湿阻气滞，脘腹胀闷，大便不爽，水肿胀满，脚气浮肿，小便不利。

【用法与用量】5～10g。

【贮藏】置于干燥处。

山茱萸

Shanzhuyu

CORNI FRUCTUS

【来源】本品为山茱萸科植物山茱萸 *Cornus officinalis* Sieb. et Zucc. 的干燥成熟果肉(《中国药典 2020》)。主产于浙江、安徽、河南等地，山东亦有栽培。秋末冬初果皮变红时采收果实，用文火烘或沸水中略烫后，及时除去果核，干燥。以肉厚、柔软、色紫红者为佳。

【炮制方法】山萸肉 （1）去净杂质及残留果核，洗净，晒干。(《山东 2002》《山东 1990》)

（2）去净叶柄残核及杂质。(《山东 1975》)

（3）簸去叶，拣去核，取净肉。(《汇编》)

酒山萸肉 （1）将净山萸肉用黄酒拌匀，闷润至黄酒被吸尽，放笼屉内，先用武火加热，待圆汽后改用文火，蒸至呈紫黑色时（约 4 小时），取出，摊晾至外皮微干，再将原汁伴入，吸尽，干燥。每 100kg 山萸肉，用黄酒 20kg。(《山东 2002》《山东 1990》)

（2）将净山萸肉与黄酒装入蒸罐内，拌和均匀，密封，隔水加热，炖至呈紫黑色时，取出，摊晾至外皮微干，再将余汁拌入，吸尽，干燥。每 100kg 山萸肉，用黄酒 20kg。(《山东 2002》《山东 1990》)

（3）取净山茱萸，用黄酒拌匀，按蒸制法蒸至全黑时取出，晒干。或按炖制法炖至全黑时取出，如有余汁拌入药内，晒干。每 100kg 山萸肉，用黄酒 20kg。(《山东 1975》)

（4）净山茱萸，每 10 斤山茱萸加黄酒 2.5 ~ 3 斤，按蒸法，蒸至黑为度。(《汇编》)

蒸山萸肉 （1）将净山萸肉置笼屉内，先用武火加热，待圆汽后，改用文火，蒸至呈紫黑色时，取出，摊晾至外皮微干，再将原汁拌入，吸尽，干燥。(《山东 2012》《山东 2002》《山东 1990》)

（2）山茱萸，单蒸 1 小时即可。(《汇编》)

【成品性状】山萸肉 本品呈不规则的片状或囊状，长 10 ~ 15mm，宽 5 ~ 10mm。表面紫红色至紫黑色，皱缩，有光泽，质柔软。气微，味酸涩、微苦。(《山东 2002》《山东 1990》)

酒山萸肉 形如山萸肉，表面呈紫黑色，质滋润而柔软，微有酒香气。(《山东 2002》《山东 1990》)

蒸山萸肉 （1）本品呈不规则的片状或囊状，长 10 ~ 15mm，宽 5 ~ 10mm。表面紫黑色，皱缩。质滋润而柔软。气微，味酸涩、微苦。(《山东 2012》)

（2）形如山萸肉，表面呈紫黑色，质滋润而柔软。(《山东 2002》《山东 1990》)

【性味与归经】酸、涩，微温。归肝、肾经。

【功能与主治】补益肝肾，收涩固脱。用于眩晕耳鸣，腰膝酸痛，阳痿遗精，遗尿尿频，崩漏带下，大汗虚脱，内热消渴。

【炮制作用】山茱萸蒸制后补肾涩精、固精缩尿力胜。酒制后借酒力温通，助药势，降低其酸性，滋补作用强于清蒸品。

【用法与用量】6 ~ 12g。

【贮藏】置于干燥处，防蛀。

山　楂

Shanzha

CRATAEGI FRUCTUS

【来源】本品为蔷薇科植物山里红 *Crataegus pinnatifida* Bge. var. Major N. E. Br. 或山楂 *Crataegus pinnatifida* Bge. 的干燥成熟果实（《中国药典 2020》）。本品为蔷薇科植物山里红 *Crataegus pinnatifida* Bge. var. *major* N. E. Br. 、山楂 *Crataegus pinnatifida* Bge. 或野山楂 *Crataegus cuneate* Sieb. Et. Zucc 的干燥成熟果实。前两者习称“北山楂”，后一种习称“南山楂”（《山东 1990》），主产于山东、河北、河南、辽宁等地。秋季果实成熟时采收，切片，干燥。以片大、色红、干燥者为佳。

【炮制方法】山楂　（1）取原药材，去净杂质、筛去脱落的核及果柄。（《山东 2002》《山东 1975》《汇编》）

（2）北山楂，去净杂质，筛去脱落的核及果柄；南山楂，除去杂质，洗净，轧扁，簸去核，干燥。（《山东 1990》）

炒山楂　（1）取净山楂片置锅内，文火炒至表面色泽加深带焦斑时，取出，放凉。（《山东 2002》《山东 1990》《山东 1975》）

（2）山楂片，微炒。（《汇编》）

焦山楂　（1）将净山楂片置锅内，武火炒至表面呈焦褐色，内部黄褐色时，喷淋少量清水，取出，晾干。（《山东 2002》《山东 1990》《山东 1975》）

（2）净山楂片，炒至外皮黄褐色。（《汇编》）

山楂炭　（1）将净山楂片置锅内，武火炒至表面焦黑色，内部焦褐色，喷淋清水少许，灭尽火星，取出，及时摊晾，凉透。（《山东 2012》《山东 2002》《山东 1990》）

（2）山楂片，炒至外黑内焦黄，喷水止烟，稍炒干，放凉透。（《汇编》）

【成品性状】山楂 （1）本品呈类圆形片状，片厚2～4mm，直径10～25mm。片面黄棕色，多卷曲或皱缩不平，果肉厚，中间有浅黄色果核，多脱落，外皮红色，微有光泽，满布灰白色小斑点，质坚硬。气清香，味酸，微甜。（《山东2002》）

（2）北山楂呈类圆形片状，片厚3～5mm，直径15～25mm。片面黄棕色，多卷曲或皱缩不平，果肉厚，中间有浅黄色果核，多脱落，外皮深红色，微有光泽，满布灰白色小斑点，质坚硬。气清香，味酸，微甜。南山楂呈扁平破裂的圆形饼状，直径10～15mm。外皮呈灰红色或棕红色，并有果核露出，质坚硬。气微弱，味酸，微涩。（《山东1990》）

炒山楂 形如山楂，果肉黄褐色，偶见焦斑。气清香，味酸，微甜。（《山东2002》《山东1990》）

焦山楂 形如山楂，表面焦褐色，内部黄褐色。气清香，味酸，微涩。（《山东2002》《山东1990》）

山楂炭（1）本品为类圆形片，皱缩不平。表面焦黑色。中部切片有的可见果核。质硬脆，断面焦褐色。有焦烟气。（《山东2012》）

（2）形如山楂，表面焦黑色，内部焦褐色，有焦烟气。（《山东2002》《山东1990》）

【性味与归经】酸、甘，微温。归脾、胃、肝经。

【功能与主治】消食健胃，行气散瘀，化浊降脂。用于肉食积滞，胃脘胀满，泻痢腹痛，瘀血经闭，产后瘀阻，心腹刺痛，胸痹心痛，疝气疼痛，高脂血症。焦山楂消食导滞作用增强，用于肉食积滞、泻痢不爽。

【炮制作用】炒山楂酸味减弱，可缓和对胃的刺激性，善于消食化积。焦山楂不仅酸味减弱且增加了苦味，长于消食止泻。山楂炭其性收涩，具有止血、止泻的功效山楂炭收敛，用于肠风下血。

【用法与用量】9～12g。

【注意】炒炭后及时散热，防止复燃。

【贮藏】置于通风干燥处，防蛀。

千金子

Qianjinzi

EUPHORBIAE SEMEN

【来源】本品为大戟科植物续随子 *Euphorbia lathyris* L. 的干燥成熟种子（《中国药典 2020》）。主产于河南、浙江等地，山东亦有栽培。夏、秋二季果实成熟时采收，除去杂质干燥。以粒饱满、种仁色白、油性足者为佳。

【炮制方法】千金子（1）取原药材，去净杂质，筛去灰屑。（《山东 1990》）

（2）除去杂质及泥沙，洗净，干燥。用时捣碎。（《山东 1975》）

（3）取原药材，筛簸去泥土等杂质。（《汇编》）

千金子霜（1）将净千金子搓去种皮，取仁。再将仁碾轧成泥状，用数层吸油纸包裹，放置热处，上压重物，至纸吸油后，取出，如此反复进行碾轧，换纸包裹，热压，直至纸上不显油痕，千金子呈松散末时，取出，过罗，取粉末备用。（《山东 1990》）

（2）取净千金子，搓去外壳，碾碎，按制霜法压榨除去部分油质，过罗。或蒸后压榨去油，碾细，过罗。（《山东 1975》）

（3）千金子，置于两块新砖中间，轻轻研磨，使硬壳研裂，簸去壳皮，用纸包起，加压吸油，至纸上不再出现油痕为度。（《汇编》）

（4）千金子，去皮后，微炒，研面，再用纸包起吸油。（《汇编》）

（5）千金子，去皮，纱布包起，再用草纸包起，碾轧去油。（《汇编》）

【成品性状】千金子 呈椭圆形或卵圆形，长 5 ~ 6mm，直径约 4mm。外皮黄褐色或灰褐色，有网状皱纹，上有暗褐色斑点。种仁（胚乳）黄白色，富油性，质坚脆。无臭，味淡，辛辣。（《山东 1990》）

千金子霜 为淡黄色松散粉末，微具油腥气，味辛辣。（《山东 1990》）

【性味与归经】辛，温；有毒。归肝、肾、大肠经。

【功能与主治】泻下逐水，破血消癥；外用疗癣蚀疣。用于二便不通，水肿，痰饮，积滞胀满，血瘀经闭；外治顽癣，赘疣。

【炮制作用】千金子生品有毒，泻下作用峻烈，多供外用。千金子霜后可降低毒性，缓和泻下作用。

【用法与用量】1 ~ 2g，去壳，去油用，多入丸散服。外用适量，捣烂敷患处。

【注意】孕妇禁用，以免中毒。

【贮藏】置于阴凉干燥处，防蛀。

川楝子

Chuanlianzi

TOOSENDAN FRUCTUS

【来源】本品为楝科植物川楝 *Melia toosendan* Sieb. et Zucc. 的干燥成熟果实（《中国药典 2020》）。主产于四川、云南等地。冬季果实成熟呈黄色时采收，去净杂质，干燥。以个大、饱满充实、外皮金黄色、果肉黄白色、无杂质者为佳。

【炮制方法】**川楝子** （1）去净杂质，洗净，干燥，捣成碎块。（《山东 2002》《山东 1990》《山东 1975》）

（2）川楝子，劈成 2 瓣或 4 瓣。（《汇编》）

（3）操作同（2），但需去子。（《汇编》）

（4）操作同（2），但需去皮、子。（《汇编》）

（5）川楝子，捣碎。（《汇编》）

炒川楝子 （1）将净川楝子碎块置锅内，文火炒至表面焦黄色，取出，放凉。（《山东 2002》《山东 1990》）

（2）取净川楝子碎块，按炒黄法炒至深黄色，取出，放凉。（《山东 1975》）

（3）川楝子，炒至微见火色。（《汇编》）

麸炒川楝子 将锅烧热，撒入麸，立即生烟，急倒入药拌炒至药均匀熏为黄色、取出，筛去麸。（《汇编》）

盐川楝子 （1）将净川楝子碎块用食盐水拌匀，闷润至盐水被吸尽，置锅内，文火炒至表面呈深黄色焦斑时，取出，晾干。每 100kg 川楝子，用食盐 2kg。（《山东 2012》《山东 2002》《山东 1990》）

（2）取净川楝子碎块，按盐炙法文火炒干，取出，放凉。每川楝子 100 斤，用盐 2 斤。（《山东 1975》）

（3）川楝子每 10 斤用盐 5 两，将盐用水化开，拌匀后炒干。（《汇编》）

酒川楝子 川楝子，用适量黄酒拌均匀后炒干。（《汇编》）

醋川楝子 川楝子，用适量醋，拌匀后，炒干。(《汇编》)

巴豆炒川楝子 川楝子，与巴豆共炒，炒后去巴豆用。(《汇编》)

【成品性状】川楝子 本品为不规则半球形碎块，破碎面（果肉）黄白色或浅棕黄色，质松软。外皮金黄色至棕黄色，微有光泽，革质。果核坚硬木质，内含黑棕色种子。气特异，味酸、苦。(《山东2002》《山东1990》)

炒川楝子 形如川楝子碎块，表面黄色，松软。果核球形或卵圆形，质坚硬，外皮焦黄色，发泡，有焦斑。气焦香，味苦而涩。(《山东2002》《山东1990》)

盐川楝子 （1）本品为不规则半球形碎块，表面深黄色，带焦斑，微有光泽。果核坚硬木质，内含黑棕色种子。气特异，味酸、苦，微具咸味。(《山东2012》)

（2）形如川楝子碎块，表面呈深黄色，带焦斑，微具咸味。(《山东2002》《山东1990》)

【性味与归经】苦，寒；有小毒。归肝、小肠、膀胱经。

【功能与主治】疏肝泄热，行气止痛，杀虫。用于肝郁化火，胸胁、脘腹胀痛，疝气疼痛，虫积腹痛。

【炮制作用】炒川楝子可缓和苦寒之性，降低毒性，减少滑肠之弊，以疏肝理气止痛力胜。盐川楝子能引药下行，作用专于下焦，长于疗疝止痛。

【用法与用量】5～10g。外用适量，研末调涂。

【贮藏】置于通风干燥处，防蛀。

女贞子

Nü zhenzi

LIGUSTRI LUCIDI FRUCTUS

【来源】本品为木犀科植物女贞 *Ligustrum lucidum* Ait. 的干燥成熟果实（《中国药典2020》）。主产于浙江、江苏、海南、附件、广西、四川等地，山东亦有分布。冬季果实成熟时采收，除去枝叶，稍蒸或置于沸水中略烫后，干燥；或直接干燥。以干燥、颗粒大、色棕黑、饱满者为佳。

【炮制方法】女贞子 去净杂质及梗叶，洗净，干燥。(《山东2002》《山东1990》《山东1975》)

酒女贞子 （1）将净女贞子用黄酒拌匀，闷润至黄酒液吸尽，放笼屉内，先用武火加热，待圆汽后改用文火，蒸至色泽黑润时（约 4 小时），取出，摊晾至外皮微干，再将原汁拌入，吸尽，干燥。每 100kg 女贞子，用黄酒 20kg。(《山东 2002》《山东 1990》《山东 1975》)

（2）将净女贞子与黄酒装入蒸罐或蒸锅内，拌和均匀，密封，隔水加热，炖至色泽黑润时，取出，摊晾至外皮微干，再将余汁拌入，吸尽，干燥。每 100kg 女贞子，用黄酒 20kg。(《山东 2002》《山东 1990》)

（3）女贞子，每 10 斤用黄酒 1.5 斤，拌匀后，蒸 4 小时，闷一夜。(《汇编》)

（4）取净女贞子，用黄酒拌匀，按炖制法，炖至全黑，取出，干燥。(《山东 1975》)

蒸女贞子 女贞子，单蒸后用。(《汇编》)

盐女贞子 女贞子用适量盐水，拌匀后炒干，或炒后喷以盐水。(《汇编》)

炒女贞子 女贞子，微炒。(《汇编》)

【成品性状】女贞子 本品呈椭圆形、卵形或肾形，长 6 ~ 8.5mm，直径 3.5 ~ 5.5mm。表面黑紫色或黑灰色，皱缩不平，皮软而薄，体轻。无臭，味甘、微苦涩。(《山东 2002》《山东 1990》)

酒女贞子 形如女贞子，色泽黑润，表面附有白色粉霜，微有酒气。(《山东 2002》《山东 1990》)

【性味与归经】甘、苦，凉。归肝、肾经。

【功能与主治】滋补肝肾，明目乌发。用于肝肾阴虚，眩晕耳鸣，腰膝酸软，须发早白，目暗不明，内热消渴，骨蒸潮热。

【炮制作用】女贞子酒蒸后可缓和凉性，增强补肝肾作用。

【用法与用量】6 ~ 12g。

【贮藏】置于干燥处。

小茴香

Xiaohuixiang

FOENICULIF FRUCTUS

【来源】本品为伞形科植物茴香 *Foeniculum vulgare* Mill. 的干燥成熟果实（《中国药典 2020》）。主产于内蒙古、山西、吉林、辽宁、黑龙江等地，山东亦有栽培。

秋季果实初熟时采割植株，晒干，打下果实，去净杂质。以粒大饱满、色绿、香气浓厚、无杂质者为佳。

【炮制方法】小茴香 （1）去净杂质及残梗，筛去灰屑。(《山东 2002》《山东 1990》)

（2）箩去土，簸去茎枝。(《汇编》)

盐小茴香 （1）将净小茴香用食盐水拌匀，闷润至盐水被吸尽，置热锅内，文火炒至表面呈深黄色，有香气逸出时，取出，放凉。每 100kg 小茴香，用食盐 2kg。(《山东 2002》《山东 1990》)

（2）每 10 斤小茴香用盐 4 两，先将盐用水 1 斤半化开，拌匀，炒干。或炒后喷以盐水。(《汇编》)

炒小茴香 微炒。(《汇编》)

酒小茴香 小茴香，用适量酒，拌均匀，炒干。(《汇编》

【成品性状】小茴香 （1）本品呈长椭圆形，有的稍弯曲，长 4～8mm，直径 1.5～2.5mm。表面黄绿色或淡黄色，两端略尖，背面有纵棱 5 条，接合面平坦而较宽。横切面略呈五边形，背面的四边约等长。有特异香气，味微甜、辛。(《山东 2002》)

（2）呈长椭圆形，有的稍弯曲，长 5～6mm，直径 2mm。表面黄绿色或淡黄色，两端略尖，背面隆起有纵棱 5 条，气芳香，味辛而后甜。(《山东 1990》)

盐小茴香 形如小茴香，微鼓起，表面呈深黄色，味微咸。(《山东 2002》《山东 1990》)

【性味与归经】辛，温。归肝、肾、脾、胃经。

【功能与主治】散寒止痛，理气和胃。用于寒疝腹痛，睾丸偏坠，痛经，少腹冷痛，食少吐泻。盐小茴香暖肾散寒止痛，用于寒疝腹痛、睾丸偏坠、经寒腹痛。

【炮制作用】小茴香盐炙后，辛散作用稍缓，专行下焦，长于温肾祛寒、疗疝止痛。

【用法与用量】3～6g。

【贮藏】置于阴凉干燥处。

马钱子

Maqianzi

STRYCHNI SEMEN

【来源】本品为马钱科植物马钱 *Strychnos nux-vomica* L. 的干燥成熟种子（《中国药典 2020》）。本品为马钱科植物云南马钱 *Strychnos pierriana* A. W. Hill. 或马钱 *Strychnos nux-vomica* L. 的干燥成熟种子（《山东 1990》）。主产于印度、缅甸、泰国、柬埔寨等地。我国云南、广东等地亦产。冬季采收成熟果实，除去果肉，取出种子，晒干。以个大、肉厚饱满、灰棕色微带绿、有细密毛茸者为佳。

【炮制方法】生马钱子（1）去净杂质，筛去灰屑。（《山东 2002》《山东 1990》）

（2）泡 7～10 日，至能去毛为度，捞出，刮去毛，切薄片。（《汇编》）

（3）水泡 20 天，每天换水一次，刮去毛，切 2 厘片。（《汇编》）

（4）用开水浸泡 1 天 1 夜，再水泡 12 天，捞出，刮去毛，切片。（《汇编》）

（5）每日用开水冲泡 3 次（春季泡 5 天，夏季 3 天，秋季 7 天，冬季 10 天），能去毛为度，刮去毛，切片。（《汇编》）

（6）泡 40 天（春秋）加甘草（10 斤马钱子用甘草 1 斤）煮透，刮去毛，切片。（《汇编》）

制马钱子（1）将净沙置锅内，武火炒至轻松时，投入净马钱子，烫至鼓起，表面呈棕褐色或深棕色，内面褐色并起小泡时，取出，筛去沙子，放凉。（《山东 2002》《山东 1990》）

（2）去净杂质，按砂烫法烫至全部胀起，颜色变成棕褐色，取出，筛去沙，刮去毛，捣碎或研粉用。（《山东 1975》）

（3）马钱子个，置热沙中炒至全部胀起，刮去毛，研粉。（《汇编》）

（4）去毛马钱子个，置热沙中炒至老黄色，研粉。（《汇编》）

（5）去毛马钱子个，置炒热之蛤粉中拌烫至老黄色，研粉。（《汇编》）

（6）马钱子片，用香油炸至棕褐色（或酱紫色、深褐色），捞出，用麸或谷糠、黄土拌炒吸去油。（《汇编》）

（7）香油加热至 108℃，倒入马钱子片，至油温为 190℃捞出，最高不过 200℃捞出后用麸拌炒吃油。（《汇编》）

（8）刮去毛的马钱子个，用香油炸至老黄色。(《汇编》)

（9）马钱子个，炸至焦黄色，捞出，刮去毛或不去毛，研面用。(《汇编》)

马钱子粉 取制马钱子，粉碎成细粉，照【含量测定】项下的方法测定士的宁含量后，加适量淀粉，使含量符合规定，混匀。(《山东 2002》)

【成品性状】生马钱子 本品呈纽扣状圆板形，常一面隆起，一面稍凹下，直径 1.5 ~ 3cm，厚 0.3 ~ 0.6cm。表面密被灰棕色或灰绿色绢状茸毛，自中间向四周呈辐射状排列，有丝样光泽。边缘稍隆起，较厚，有突起的珠孔，底面中心有突起的圆点状种脐。质坚硬，平行剖面可见淡黄色胚乳，角质状，子叶心形，叶脉 5 ~ 7 条。无臭，味极苦。(《山东 2002》《山东 1990》)

制马钱子 形如马钱子，形体鼓起，表面呈棕褐色，内部呈红褐色。(《山东 2002》《山东 1990》)

马钱子粉 为黄褐色粉末；气煳香，味极苦。(《山东 2002》)

【性味与归经】苦，温；有大毒。归肝、脾经。

【功能与主治】通络止痛，散结消肿。用于跌打损伤，骨折肿痛，风湿顽痹，麻木瘫痪，痈疽疮痛，咽喉肿痛。

【炮制作用】马钱子砂烫后可降低毒性，并易粉碎。

【用法与用量】0.3 ~ 0.6g，炮制后入丸散用。

【注意】孕妇禁用；不宜多服久服及生用；有毒成分能经皮肤吸收，外用不宜大面积涂敷。

【贮藏】置于干燥处。

马兜铃

Madouling

ARISTOLOCHIAE FRUCTUS

【来源】本品为马兜铃科植物北马兜铃 *Aristolochia contorta* Bge. 或马兜铃 *Aristolochia debilis* Sieb.. et Zucc. 的干燥成熟果实（《中国药典 2020》）。主产于河北、山东、陕西、山西、河南等地。秋季果实由绿变黄时采收，干燥。以个大、黄绿色、不破裂、无杂质者为佳。

【炮制方法】马兜铃 （1）去净杂质及残柄，筛去灰屑，搓碎。(《山东 2002》

《山东 1990》《山东 1975》)

(2)马兜铃，搓或串碎，箩去土。(《汇编》)

(3)同(2)操作，尚需筛去筋与碎片。(《汇编》)

蜜马兜铃 (1)先将炼蜜用适量开水稀释后，加入净马兜铃碎片后，拌匀，闷润，置热锅中，文火炒至不黏手为度，取出，摊晾，凉透后及时收藏。每100kg马兜铃，用炼蜜25kg。(《山东 2012》《山东 2002》《山东 1990》)

(2)取搓碎的净马兜铃，按蜜炙法，用文火炒至不黏手时，取出，放凉。每马兜铃100斤，用炼蜜3斤。(《山东 1975》)

(3)每10斤马兜铃，用蜜约4两，先将蜜在锅内稍炼，倒入马兜铃，拌炒至均匀有蜜不黏手为度。(《汇编》)

【成品性状】马兜铃 本品为不规则的小碎片。果实碎片呈黄绿色或灰黄色，有波状棱线。种子扁平而薄，呈钝三角形或扇形，中央棕色，周边淡棕色。气特异，味微苦。(《山东 2002》《山东 1990》)

蜜马兜铃 (1)本品为卵圆形或不规则碎块。外表面深黄色或棕褐色，略有光泽，可见多数横向平行的细脉纹，有的可见纵棱纹。果皮轻而脆。表皮内表面光滑而带光泽，有较密的横向脉纹。种子扁平而薄，钝三角形或扇形。气微，味微苦而甜。(《山东 2012》)

(2)形如马兜铃碎片，呈深黄色，略有光泽，味微甜。(《山东 2002》《山东 1990》)

【性味与归经】苦，微寒。归肺、大肠经。

【功能与主治】清肺降气，止咳平喘，清肠消痔。用于肺热咳喘，痰中带血，肠热痔血，痔疮肿痛。

【炮制作用】马兜铃生品味劣，易致恶心呕吐。蜜马兜铃能缓和苦寒之性，增强润肺止咳的功效，并可矫味，减少呕吐等副作用。

【用法与用量】3～9g。

【注意】本品含马兜铃酸，可引起肾脏损害等不良反应；儿童及老年人慎用；孕妇、婴幼儿及肾功能不全者禁用。

【贮藏】置于干燥处。蜜马兜铃，密闭，置于阴凉干燥处。

马蔺子

Malinzi

IRIS LACTEAE SEMEN

【来源】本品为鸢尾科植物马蔺 *Iris lactea* Pall. var. *chinensis*（Fisch.）Koidz. 的干燥成熟种子（《山东 2012》）。主产于江苏、辽宁、河北、河南等地，山东亦有分布。秋季果实成熟时，割取果穗，晒干，打下种子，去净杂质，干燥。以干燥、赤褐色、饱满纯净者为佳。

【炮制方法】马蔺子 （1）去净杂质，筛去灰屑，洗净，干燥。（《山东 2012》《山东 2002》《山东 1990》《山东 1975》）

（2）簸去泥土，挑去杂质。（《汇编》）

炒马蔺子 马蔺子，微炒。（《汇编》）

【成品性状】马蔺子 本品为扁平或不规则卵形的多面体，长约 5mm，宽 3 ~ 4mm。表面红棕色或黑棕色，略有细皱纹，基部有浅色种脐。质坚硬。气微，味淡。（《山东 2012》《山东 2002》《山东 1990》）

【性味与归经】甘，平。归脾、胃、大肠经。

【功能与主治】清热，利湿，止血，解毒。用于黄疸，泻痢，吐血，白带，喉痹，痈肿。

【用法与用量】3 ~ 9g，用时捣碎。

【贮藏】置于通风干燥处，防蛀。

王不留行

Wangbuliuxing

VACCARIAE SEMEN

【来源】本品为石竹科植物麦蓝菜 *Vaccaria segetalis*（Neck.）Garcke 的干燥成熟种子（《中国药典 2020》）。主产于河北、山东、辽宁、黑龙江、山西、湖北等地。夏季果实成熟、果皮尚未开裂时采割植株，晒干，打下种子，除去杂质，再晒干。

以干燥、籽粒均匀、充实饱满、乌黑色、无杂质者为佳。

【炮制方法】王不留行 （1）去净杂质，洗净，干燥。（《山东 2002》《山东 1990》）

（2）簸去土等杂质。（《汇编》）

（3）洗净。（《汇编》）

炒王不留行 （1）将净王不留行置热锅内，中火炒至大多数爆开白花时，取出，放凉。（《山东 2002》《山东 1990》）

（2）取净王不留行，按炒黄法炒至大多数爆裂白花时取出，放凉。（《山东 1975》）

（3）按炒法炮制，炒至 80% 以上爆出白花。（《汇编》）

【成品性状】王不留行 本品呈球形，直径约 2mm，表面黑色，少数红棕色，略有光泽，有细密颗粒状突起，一侧有一凹陷的纵沟。质硬。无臭，味微涩苦。（《山东 2002》《山东 1990》）

炒王不留行 大多数呈白色球形爆花状，质脆，气香。（《山东 2002》《山东 1990》）

【性味与归经】苦，平。归肝、胃经。

【功能与主治】活血通络，下乳消肿，利尿通淋。用于经闭，痛经，乳汁不下，乳痈肿痛，淋证涩痛。

【炮制作用】王不留行生品长于消痈肿。炒后质地松泡，利于有效成分煎出且走散力较强，长于活血通经、下乳、通淋。

【用法与用量】5～10g。

【注意】孕妇慎用。

【贮藏】置于干燥处。

天仙子

Tianxianzi

HYOSCYAMI SEMEN

【来源】本品为茄科植物莨菪 *Hyoscyamus niger* L. 的干燥成熟种子（《中国药典 2020》）。主产于内蒙古、河南、河北、辽宁等地，山东亦有分布。夏、秋二季果皮变黄色时，采摘果实，暴晒，打下种子，筛去果皮、枯梗，晒干。以颗粒饱满、均匀、无瘪粒、无杂质者为佳。

【炮制方法】**天仙子** （1）去净杂质，筛去灰屑。(《山东2002》《山东1990》《山东1975》)

（2）天仙子，簸去泥土，挑去杂质。(《汇编》)

炒天仙子 微炒。(《汇编》)

【成品性状】**天仙子** 本品呈类扁肾形或扁卵形，直径约1mm，表面棕黄色或灰黄色，有细密的网纹，略尖的一端有点状种脐。剖面灰白色，油质，有胚乳，胚弯曲。无臭，味微辛。(《山东2002》《山东1990》)

【性味与归经】苦、辛，温；有大毒。归心、胃、肝经。

【功能与主治】解痉止痛，平喘，安神。用于胃脘挛痛，喘咳，癫狂。

【用法与用量】0.06 ~ 0.6g。

【注意】心脏病、心动过速、青光眼患者及孕妇禁用。

【贮藏】置于通风干燥处。

无患子

Wuhuanzi

SAPINDI SEMEN

【来源】本品为无患子科植物无患子 *Sapindus mukorossi* Gaertn. 的干燥成熟的种子(《山东2012》)。主产于广东、广西等地，山东少有栽培。秋季采摘成熟果实，除去果肉和果皮，取种子晒干。以种子结实、坚黑如珠者为佳。

【炮制方法】去净杂质，筛去灰屑，粉碎成块。(《山东2012》《山东2002》《山东1990》)

【成品性状】本品呈不规则的碎块状。外表面黑色，光滑，种脐线性，附白色绒毛。质坚硬，子叶两枚，黄色，肥厚，叠生，背面一枚，半抱腹面一枚；胚粗短，稍弯曲。气微，味苦。(《山东2012》《山东2002》《山东1990》)

【性味与归经】苦，平。归胃经。

【功能与主治】清热，祛痰，消积，杀虫。用于治疗喉痹肿痛、肺热咳喘、喑哑、食滞，疳积，蛔虫腹痛，滴虫性阴道炎，癣疾，肿毒。

【用法与用量】3 ~ 6g。外用适量，烧灰或研末吹喉，擦牙，或煎汤洗；或熬膏涂。

【贮藏】置于阴凉干燥处，防蛀。

木　瓜

Mugua

CHAENOMELIS FRUCTUS

【来源】本品为蔷薇科植物贴梗海棠 *Chaenomeles speciosa*（Sweet）Nakai 的干燥近成熟果实（《中国药典 2020》）。主产于安徽、湖北、四川、陕西、山东等地。夏、秋二季果实绿黄色时采收，置沸水中烫至外皮灰白色，对半纵剖，晒干。以个大、质坚实、色紫红、皮皱、味酸者为佳。

【炮制方法】木瓜 （1）去净杂质，洗净，浸泡至 5 ~ 6 成透，捞出，润透，或略泡后蒸透，及时切薄片，干燥。（《山东 2002》《山东 1990》《山东 1975》《汇编》）

（2）泡 1 ~ 2 小时，闷透，切片。（《汇编》）

（3）用开水焯过，蒸 1 ~ 2 小时，取出，切片。（《汇编》）

（4）水泡 3 ~ 4 小时，闷透，蒸 1 ~ 2 小时，取出，切片。（《汇编》）

（5）泡 7 ~ 8 成透，蒸 4 ~ 5 小时，切片。（《汇编》）

（6）蒸透，切片。（《汇编》）

酒木瓜 用适量黄酒，拌匀后炒至干。（《汇编》）

【成品性状】木瓜 本品为类月牙形的薄片。片面呈红棕色，周边皱缩，质硬。气微香，味酸。（《山东 2002》《山东 1990》）

【性味与归经】酸，温。归肝、脾经。

【功能与主治】舒筋活络，和胃化湿。用于湿痹拘挛，膝关节酸重疼痛，暑湿吐泻，转筋挛痛，脚气水肿。

【炮制作用】木瓜质地坚硬，软化时水分不易渗入，久泡则损失有效成分。蒸木瓜较易切制，其片形美观，容易干燥。

【用法与用量】6 ~ 9g。

【贮藏】置于阴凉干燥处，防潮、防蛀。

木蝴蝶

Muhudie

OROXYLI SEMEN

【来源】本品为紫葳科植物木蝴蝶 *Qroxylum indicum*（L.）Vent. 的干燥成熟种子（《中国药典 2020》）。主产于云南、贵州、广西等地。秋、冬二季采收成熟果实，暴晒至果实开裂，取出种子，晒干。以干燥、色白、张大而完整、翼柔软如绸者为佳。

【炮制方法】木蝴蝶（1）去净杂质，筛去灰屑。（《山东 2002》《山东 1990》《山东 1975》）

（2）挑去杂质。（《汇编》）

盐木蝴蝶 加适量盐水，拌均匀，炒干。（《汇编》）

【成品性状】木蝴蝶 本品呈蝶形薄片，除基部外三面延长成宽大菲薄的翅。长 5～8cm，直径 3.5～4.5cm。表面浅黄白色，翅半透明，有绢丝样光泽，上有放射状纹理，边缘多破裂。体轻，剥去种皮，可见一薄膜状的胚乳紧裹于子叶之外。子叶 2，蝶形，黄绿色或黄色，长 1～1.5cm。无臭，味微苦。（《山东 2002》《山东 1990》）

【性味与归经】苦、甘，凉。归肺、肝、胃经。

【功能与主治】清肺利咽，疏肝和胃。用于肺热咳嗽，喉痹，喑哑，肝胃气痛。

【用法与用量】1～3g。

【贮藏】置于通风干燥处。

木鳖子

Mubiezi

MOMORDICAE SEMEN

【来源】本品为葫芦科植物木鳖 *Momordica cochinchinensis*（Lour.）Spreng. 的干燥成熟种子（《中国药典 2020》）。主产于广西、四川、湖北等地。冬季采收成熟果实，剖开，晒至半干，除去果肉，取出种子，干燥。以颗粒均匀、饱满、质硬、无破壳者为佳。

【炮制方法】**木鳖子** （1）去净杂质，去壳取仁，加压去油。（《山东 2002》）

（2）去净杂质，筛去灰屑。（《山东 1990》）

（3）去净杂质，用时捣碎。（《山东 1975》）

（4）簸去浮土等杂质。（《汇编》）

（5）捣碎，去外壳。（《汇编》）

木鳖子霜 （1）取净木鳖子，炒热，研末，用纸包裹，加压去油。（《山东 2002》）

（2）取净木鳖子，去壳取仁，置锅内炒热，碾末，用吸油纸包裹数层，外加麻布包裹，压榨去油，反复多次，至草纸不再出现油迹，呈松散状时，取出，过罗，取粉末备用。（《山东 1990》）

（3）取净木鳖子，剥去外壳，碾碎，按制霜法压榨除去部分油质，过罗。或蒸后压榨去油，碾细过罗。（《山东 1975》）

（4）净木鳖子，捣碎，去壳，用纸包起，利用纸吸油尽。（《汇编》）

炒木鳖子 取去壳木鳖子，炒，捣碎。（《汇编》）

烫木鳖子 将沙土炒热，倒入木鳖子，烫后去沙。（《汇编》）

【成品性状】**木鳖子** 呈扁平圆板状，中间稍隆起或微凹陷，直径 2 ~ 4cm，厚约 0.5cm。表面灰棕色至黑褐色，有网状花纹，在边缘较大的一个齿状突起上有浅黄色种脐。外种皮质硬而脆，内种皮灰绿色，绒毛样，子叶 2，黄白色，富油性。有特殊油腻气，味苦。（《山东 2002》《山东 1990》）

木鳖子霜 （1）为白色或灰白色的松散粉末，味苦。（《山东 2002》）

（2）为灰黄色松散粉末，味苦。（《山东 1990》）

【性味与归经】苦、微甘，凉；有毒。归肝、脾、胃经。

【功能与主治】散结消肿，攻毒疗疮。用于疮疡肿毒，乳痈，瘰疬，痔瘘，干癣，秃疮。

【炮制作用】生木鳖子有毒，仅供外用。制霜后可降低其毒性，供内服。

【用法与用量】0.9 ~ 1.2g。外用适量，研末，用油或醋调涂患处。

【注意】孕妇慎用。

【贮藏】置于干燥处。

五味子

Wuweizi

SCHISANDRAE CHINENSIS FRUCTUS

【来源】本品为木兰科植物五味子 *Schisandra chinensis*（Turcz.）Baill. 的干燥成熟果实（《中国药典 2020》），习称“北五味子”。主产于辽宁、吉林、黑龙江、河北、陕西等地，山东亦有分布。秋季果实成熟时采摘，晒干或蒸后晒干，除去果梗和杂质。以鲜红色及紫红色、粒大、肉厚、有油性及光泽者为佳。

【炮制方法】五味子 （1）去净杂质及果柄，洗净，干燥。(《山东 2002》《山东 1990》《山东 1975》)

（2）五味子，用水洗净，挑去果柄等杂质。(《汇编》)

醋五味子 （1）将净五味子用米醋拌匀，闷润至米醋被吸尽，置笼屉内，先用武火加热，待圆汽后改用文火，蒸至呈紫黑色，取出，干燥。每 100kg 五味子，用米醋 20kg。(《山东 2002》)

（2）将净五味子用米醋拌匀，置笼内，按醋蒸法蒸至呈紫黑色，取出，干燥。每 100kg 五味子，用米醋 20kg。(《山东 1990》)

（3）取净五味子，加醋拌匀，按蒸制法蒸制黑色或炖至黑色取出，干燥。每五味子 100 斤，用食醋 20 斤。(《山东 1975》)

（4）五味子 10 斤，加醋 2 斤，拌匀，蒸 2 ~ 4 小时。(《汇编》)

酒五味子 （1）将净五味子用黄酒拌匀，闷润至黄酒被吸尽，放笼屉内，先用武火加热，待圆汽后改用文火，蒸至色泽黑润时（约 4 小时），取出，摊晾置室外微干，再将余汁拌入，吸尽，干燥。每 100kg 五味子，用黄酒 20kg。(《山东 2012》《山东 2002》)

（2）将净五味子与黄酒装入蒸罐或蒸锅内，拌和均匀，密封，隔水加热，炖至色泽黑润时，取出，摊晾至外皮微干，再将余汁拌入，吸尽，干燥。每 100kg 五味子，用黄酒 20kg。(《山东 2012》《山东 2002》)

（3）将净五味子用黄酒拌匀，置笼屉或蒸罐内，按酒蒸法或酒炖法，蒸或炖至呈紫黑色，取出，干燥。每 100kg 五味子，用黄酒 20kg。(《山东 1990》)

（4）制法与醋炙五味子同。每五味子 100 斤，加黄酒 20 斤。(《山东 1975》)

（5）每10斤五味子用黄酒1斤，按蒸法炮制，蒸3～4小时，至全黑即可。（《汇编》）

蒸五味子 净五味子，蒸1小时。（《汇编》）

蜜五味子 （1）用适量蜜，先在锅内稍炼，倒入药，拌炒至均匀有蜜不黏手为度。（《汇编》）

（2）五味子，用蜜水拌匀后，蒸透。（《汇编》）

【成品性状】五味子 本品呈不规则的球形或扁球形，直径5～8mm。表面红色、紫红色或暗红色，皱缩，显油润，果肉柔软。种子1～2粒，肾形，表面棕黄色，有光泽，种皮薄而脆。果肉气微，味酸。种子破碎后，有香气，味辛、味苦。（《山东2002》《山东1990》）

醋五味子 形如五味子，呈紫黑色，略有醋气。（《山东2002》《山东1990》）

酒五味子 形如五味子，呈紫黑色，略有酒气。（《山东2012》《山东2002》《山东1990》）

【性味与归经】酸、甘，温。归肺、心、肾经。

【功能与主治】收敛固涩，益气生津，补肾宁心。用于久嗽虚喘，梦遗滑精，遗尿尿频，久泻不止，自汗盗汗，津伤口渴，内热消渴，心悸失眠。

【炮制作用】五味子生品以敛肺止咳止汗为主。醋五味子酸涩收敛之性增强，涩精止泻作用更强。酒五味子益肾固精作用增强。蜜五味子补益肺肾作用增强。

【用法与用量】2～6g。

【贮藏】置于通风干燥处，防霉。

车前子

Cheqianzi

PLANTAGINIS SEMEN

【来源】本品为车前科植物车前 *Plantago asiatica* L. 或平车前 *Plantago depressa* Willd. 的干燥成熟种子（《中国药典2020》）。主产于江西、河南、河北、黑龙江、辽宁等地，山东亦有分布。夏、秋二季种子成熟时采收果穗，晒干，搓出种子，除去果壳杂质。以粒大、色黑、饱满充实者为佳。

【炮制方法】车前子 去净杂质，筛去灰屑。（《山东2002》《山东1990》《山东

1975》)

炒车前子 （1）将净车前子置锅内，文火炒至鼓起，有爆声，表面颜色稍变深时，取出，放凉。(《山东2012》《山东2002》《山东1990》)

（2）微炒。(《汇编》)

盐车前子 （1）将净车前子置锅内，文火炒至鼓起，随即均匀地喷淋食盐水，继续翻炒置微干，有香气逸出时，取出，放凉。每100kg车前子，用食盐2kg。(《山东2002》《山东1990》)

（2）取净车前子，随炒随喷淋盐水，用文火炒至鼓起，取出，放凉。(《山东1975》)

（3）车前子，每10斤用盐4两，将盐化成水拌匀，晾干，微炒；或炒时喷以盐水。(《汇编》)

酒车前子 车前子用适量黄酒拌匀后，炒干。(《汇编》)

【成品性状】车前子 呈椭圆形、不规则长圆形或三角形长圆形，略扁，长约2mm，宽约1mm。表面黄棕色至黑褐色，有细皱纹，一面有灰白色凹点状种脐。质硬。气微，味淡。(《山东2002》《山东1990》)

炒车前子 （1）本品呈椭圆形、不规则长圆形或三角形长圆形，略扁，长约2mm，宽约1mm。表面黄棕色至黑褐色，质硬。气略香，味淡。(《山东2012》)

（2）形如车前子，形体略鼓起，色泽加深，有香气。(《山东2002》《山东1990》)

盐车前子 形如炒车前子，表面黑褐色或黄棕色。气微香，味微咸。(《山东2002》《山东1990》)

【性味与归经】甘，寒。归肝、肾、肺、小肠经。

【功能与主治】清热利尿通淋，渗湿止泻，明目，祛痰。用于热淋涩痛，水肿胀满，暑湿泄泻，目赤肿痛，痰热咳嗽。

【炮制作用】炒车前子寒性稍减，并能提高煎出效果，长于渗湿止泻、祛痰止咳。盐车前子泻热利尿而不伤阴，并引药下行，增强在肾经的作用。

【用法与用量】9～15g，包煎。

【注意】本品不宜水洗，否则易黏成团块。

【贮藏】置于通风干燥处，防潮。

牛蒡子

Niubangzi

ARCTII FRUCTUS

【来源】本品为菊科植物牛蒡 *Arctium lappa* L. 的干燥成熟果实（《中国药典 2020》）。主产于吉林、辽宁、黑龙江、浙江等地，山东亦有分布。秋季果实成熟时采收果序，晒干，打下果实，除去杂质，再晒干。以粒大、饱满、色灰褐、无嫩子及杂质者为佳。

【炮制方法】牛蒡子 去净杂质，洗净，干燥。（《山东 2002》《山东 1990》《山东 1975》）

炒牛蒡子 （1）将净牛蒡子置锅内，文火炒至表面鼓起，有爆裂声，香气逸出时，取出，放凉。（《山东 2002》《山东 1990》）

（2）取净牛蒡子按炒黄法用文火炒至微鼓起，并有香气时，取出，放凉，用时捣碎。（《山东 1975》）

（3）按炒法，炒至有爆声，有香味。（《汇编》）

（4）炒后捣碎。（《汇编》）

【成品性状】牛蒡子 本品呈长倒卵形，略扁，微弯曲，长 5 ~ 7mm，宽 2 ~ 3mm。表面灰褐色，带紫黑色斑点，有数条纵棱。顶端钝圆，稍宽，基部略窄，果皮较硬。无臭，味苦后微辛而稍麻舌。（《山东 2002》《山东 1990》）

炒牛蒡子 形如牛蒡子，表面显微黄色，质脆，微有香气。（《山东 2002》《山东 1990》）

【性味与归经】辛、苦，寒。归肺、胃经。

【功能与主治】疏散风热，宣肺透疹，解毒利咽。用于风热感冒，咳嗽痰多，麻疹，风疹，咽喉肿痛，痄腮，丹毒，痈肿疮毒。

【炮制作用】牛蒡子炒后能缓和寒滑之性，以免伤中，并可杀酶保苷，利于煎出。

【用法与用量】6 ~ 12g。

【贮藏】置于通风干燥处。

凤眼草

Fengyancao

FRUCTUS AILANTHI

【来源】本品为苦木科植物臭椿 *Ailanthus altissima*（Mill.）Swingle. 的干燥成熟果实（《山东 2002》）。全国大部分地区均产。秋季果实成熟时采收，除去果柄，干燥。以干燥、饱满者为佳。

【炮制方法】去净杂质，洗净，干燥。（《山东 2002》《山东 1990》《山东 1975》）

【成品性状】本品呈翅状矩圆形，扁平，两端稍卷曲，长 35～40mm，宽 10～12mm。表面黄褐色，微有光泽，有细密的脉纹，膜质，中部有一条横向凸纹，中央突起呈扁球形，内含种子 1 枚。种子扁圆形，种皮黄褐色。气无，味苦。（《山东 2002》《山东 1990》）

【性味与归经】苦、涩，寒。归大肠经。

【功能与主治】止血，止痢。用于痢疾，肠风便血，尿血，崩漏，白带。

【用法与用量】3～10g。

【贮藏】置于阴凉干燥处。

乌　梅

Wumei

MUME FRUCTUS

【来源】本品为蔷薇科植物梅 *Prunus mume*（Sieb.）Sieb. et Zucc. 的干燥近成熟果实（《中国药典 2020》）。主产于四川、浙江、福建、湖南等地。夏季果实近成熟时采收，低温烘干后闷至色变黑。以个大、饱满、肉厚、核小、棕黑色、不破裂、不露核者为佳。

【炮制方法】乌梅　（1）去净杂质，洗净，干燥。（《山东 2002》《山东 1990》《山东 1975》）

（2）簸去杂质。（《汇编》）

（3）打破，去核。（《汇编》）

乌梅肉　（1）取净乌梅，水润使软或蒸软，去核。（《山东 2012》《山东 2002》）

（2）取净乌梅，淋水润软，略晾，打破，剥取净肉。（《山东 1990》）

（3）取净乌梅，微喷淋清水，待肉绵软，取出略晾，敲破，剥取净肉。（《山东 1975》）

（4）乌梅，用水润好，去核用净肉。（《汇编》）

（5）乌梅，用醋润好，去核。（《汇编》）

（6）乌梅，上笼蒸 2 ~ 3 小时，用锤，锤开去核。（《汇编》）

酒乌梅　取净乌梅，加黄酒拌匀，闷透，置炒制容器内，用文火炒干，取出，放凉。每 100kg 乌梅，用黄酒 10 ~ 20kg。（《山东 2012》）

乌梅炭　（1）将净乌梅肉置锅内，用武火炒至皮肉鼓起，表面呈焦黑色，喷淋清水少许，灭尽火星，取出，及时摊晾，凉透。（《山东 2002》《山东 1990》）

（2）取净乌梅肉，按炒炭法用武火炒至鼓起，表面炭化时喷淋清水，取出，放凉。（《山东 1975》）

（3）乌梅，炒至 7 ~ 8 成焦，喷水止烟，炒干，放凉透。（《汇编》）

【成品性状】乌梅　本品呈类球形或扁球形，直径 15 ~ 30mm，表面乌黑色或棕黑色，皱缩不平，基部有圆形果梗痕。果核坚硬，椭圆形，棕黄色，表面有凹点。气微，味极酸。（《山东 2002》《山东 1990》）

乌梅肉　为去核的果肉，呈乌黑色或棕黑色，质柔软。气特异，味极酸。（《山东 2002》《山东 1990》）

酒乌梅　本品呈类球形或扁球形，直径 1.5 ~ 3cm。表面乌黑色或棕黑色，有亮光，皱缩不平，基部有圆形果梗痕。果核坚硬，椭圆形，棕黄色，表面有凹点；种子扁卵形，淡黄色。微有酒香气，味极酸。（《山东 2012》）

乌梅炭　乌梅果肉微鼓起，质脆，表面焦黑色。味酸、苦。（《山东 2002》《山东 1990》）

【性味与归经】酸、涩，平。归肝、脾、肺、大肠经。

【功能与主治】敛肺，涩肠，生津，安蛔。用于肺虚久咳，久泻久利，虚热消渴，蛔厥呕吐腹痛。

【炮制作用】乌梅炒炭后长于涩肠止泻，止血。

【用法与用量】6 ~ 12g。

【注意】炒炭后及时散热，防止复燃。

【贮藏】置于阴凉干燥处，防潮。

火麻仁

Huomaren

CANNABIS FRUCTUS

【来源】本品为桑科植物大麻 *Cannabis sativa* L. 的干燥成熟果实（《中国药典 2020》）。主产于辽宁、黑龙江、吉林、四川、甘肃、云南、江苏、浙江等地，山东亦有分布。秋季果实成熟时采收，割取全株，干燥，打下果实，去净杂质。以色黄、无皮壳、整齐饱满者为佳。

【炮制方法】**火麻仁** （1）去净杂质及残留的外壳，取净仁。（《山东 2002》《山东 1990》）

（2）除去果壳及杂质。（《山东 1975》）

（3）用磨轻轻磨碎，簸去皮，用净仁。（《汇编》）

炒火麻仁 （1）将净火麻仁置锅内，文火炒至表面显微黄色，有香气逸出时，取出，放凉。（《山东 2012》《山东 2002》《山东 1990》）

（2）取净火麻仁，按炒黄法，文火炒至微黄时取出，放凉。（《山东 1975》）

（3）取净火麻仁，炒至微黄。（《汇编》）

（4）炒后捣碎。（《汇编》）

【成品性状】**火麻仁** 种仁呈扁圆形，乳白色，富油性。去壳时常破碎成两半或成碎粒。气微，味淡。（《山东 2002》《山东 1990》）

炒火麻仁 （1）本品呈扁圆形，常破碎成两半或成碎粒。表面微黄色至焦黄色。气微香，味淡。（《山东 2012》）

（2）形如火麻仁，表面显微黄色，有香气。（《山东 2002》《山东 1990》）

【性味与归经】甘，平。归脾、胃、大肠经。

【功能与主治】润肠通便。用于血虚津亏，肠燥便秘。

【炮制作用】火麻仁炒后可提高煎出效果。

【用法与用量】10 ~ 15g。

【贮藏】置于阴凉干燥处，防热、防蛀。

巴　豆

Badou

CROTONIS FRUCTUS

【来源】本品为大戟科植物巴豆 *Croton tiglium* L. 的干燥成熟果实（《中国药典2020》）。主产于四川、广西、云南、贵州、湖北等地。秋季果实成熟时采收，堆置2 ~ 3 天，摊开，干燥。以个大、饱满、种仁色白者为佳。

【炮制方法】巴豆仁　除去杂质，去净果壳，用水浸湿，喷淋稠米汤或面汤，拌匀，置日光下暴晒至裂或烘裂，搓去种皮，簸取净仁。（《山东 1990》《山东 1975》）

巴豆霜　取净巴豆仁，碾轧或捣烂如泥状，用数层吸油纸包裹，放置热处或加热微烘，上压重物，压榨去油，待纸吸油后，取出，再进行碾轧，包裹后置热处，压榨去油，换纸等操作，如此反复，直至纸上不显油痕，呈松散粉末状时，取出，过罗，取粉末备用，或将净巴仁碾成泥状，用布包裹，蒸热后，压榨去油，油尽为度，再碾细后过罗，取粉末备用。（《山东 1990》《山东 1975》）

醋巴豆　（1）巴豆仁，用醋煮干，不去油。（《汇编》）

（2）净巴豆，用热沙土炒烫至灰褐色，筛去沙，趁热倒入醋内淬。（《汇编》）

【成品性状】巴豆仁　呈略扁的椭圆形，长 10 ~ 15mm，直径 6 ~ 8mm。黄白色，油质，无臭味，味辛辣。（《山东 1990》）

巴豆霜　为松散状粉末，黄白色，显油性。无臭，味辛辣。（《山东 1990》）

【性味与归经】辛，热；有大毒。归胃、大肠经。

【功能与主治】外用蚀疮。用于恶疮疥癣、疣痣。

【炮制作用】巴豆去油制霜后能降低毒性，缓和其泻下作用。

【用法与用量】巴豆霜内服 0.1 ~ 0.3g，多入丸散。外用适量，研末涂患处，或捣烂以纱布包擦患处。

【注意】孕妇禁用；不宜与牵牛子同用。

【贮藏】置于阴凉干燥处。

水红花子

Shuihonghuazi

POLYGONI ORIENTALIS FRUCTUS

【来源】本品为蓼科植物红蓼 *Polygonum orientale* L. 的干燥成熟果实（《中国药典 2020》）。主产于江苏、辽宁、黑龙江、内蒙古、河北、山西、甘肃、山东等地。秋季果实成熟时割取果穗，晒干，打下果实，去净杂质。以籽粒饱满、个大、色红黑，纯净者为佳。

【炮制方法】水红花子 （1）去净杂质，筛去灰屑。（《山东 2002》《山东 1990》）

（2）水红花子，罗去土，挑去杂质。（《汇编》）

炒水红花子 （1）将净水红花子置锅内，文火炒至鼓起，爆花，有香气逸出时，取出放凉。（《山东 2012》《山东 2002》《山东 1990》《山东 1975》）

（2）水红花子，炒至 20% ~ 30% 爆白花。（《汇编》）

【成品性状】水红花子 本品呈扁圆形，直径 2 ~ 3.5mm，厚 1 ~ 1.5mm。表面棕黑色或红棕色，有光泽，两面微凹，中部略有纵向隆起，顶端有短突尖，基部有浅棕色略突起的果梗痕。质硬。气微，味淡。（《山东 2002》《山东 1990》）

炒水红花子 （1）本品呈扁圆形，顶尖有短突尖，基部有浅棕色略突起的果梗痕。有的表面鼓起；有的爆裂成白花，表面有黄色焦斑；果皮裂为 2 瓣，表面黑色。气微香，味淡。（《山东 2012》）

（2）形如水红花子，大部分爆裂成白花，气微香。（《山东 2002》《山东 1990》）

【性味与归经】咸，微寒。归肝、胃经。

【功能与主治】散血消癥，消积止痛，利水消肿。用于癥瘕痞块，瘿瘤，食积不消，胃脘胀痛，水肿腹水。

【炮制作用】炒水红花子药性缓和，利于有效成分煎出，消食止痛作用较好。

【用法与用量】15 ~ 30g。外用适量，熬膏敷患处。

【贮藏】置于干燥处。

石莲子

Shilianzi

NELUMBINIS FRUCTUS

【来源】本品为睡莲科植物莲 *Nelumbo nucifera* Gaertn. 的经霜老熟干燥果实(《山东 2012》)。主产于湖南、湖北、福建、江苏、浙江、江西等地，山东亦有栽培。秋末冬初莲房干枯时，割下莲房，取出果实，选择黑色坚硬者，或收集坠入水中沉入泥内的果实，洗净，晒干。以色黑、颗粒饱满、质重坚硬者为佳。

【炮制方法】石莲子 (1)去净杂质，洗净，干燥。(《山东 2012》《山东 2002》《山东 1990》)

(2)去净杂质，用时捣碎。(《山东 1975》)

(3)筛去泥土，拣净杂质，捣碎用。(《汇编》)

(4)去净杂质，去壳，用时捣碎。(《汇编》)

石莲肉 (1)取净石莲子，砸开，去壳及心，取净肉；或煮软后，切开，去壳及心，取净肉。(《山东 2012》《山东 2002》《山东 1990》)

(2)取净石莲子，砸开，去皮去心，取净肉，用时捣碎。(《山东 1975》)

燀石莲子 石莲子，加水至没过药，煮沸，至外皮发软，倾入盆中，以适量水浸泡，切开，取净仁晒干。(《汇编》)

焦石莲子 石莲子，炒焦后去硬壳。(《汇编》)

炒石莲子 石莲子，炒后，捣碎。(《汇编》)

烫石莲子 将细沙炒热，倒入石莲子拌炒，筛去沙，捣碎。(《汇编》)

【成品性状】石莲子 呈卵圆形或椭圆形，两头略尖，长 15~20mm，直径 8~12mm。表面灰棕色或黑棕色，平滑，被白色粉霜，果皮极坚硬。砸开后可见椭圆形种子 1 粒，胚绿色。无臭，味涩、味甜。(《山东 2012》《山东 2002》《山东 1990》)

石莲肉 (1)为椭圆形或不规则的碎块。种皮灰棕色至黄棕色，碎断面黄白色。质硬。气微，味涩、微甜，有的略苦。(《山东 2012》)

(2)呈椭圆形或不规则的碎块。种皮红棕色或黄棕色，碎断面黄白色，肥厚，质坚硬，粉性。无臭，味甜。(《山东 2002》《山东 1990》)

【性味与归经】甘、涩，平。归心、脾、胃经。

【功能与主治】清心开胃。用于慢性痢疾，食欲不振，噤口痢。

【用法与用量】6～12g，用时捣碎。

【贮藏】置于通风干燥处，防蛀。

石榴皮

Shiliupi

GRANATI PERICARPIUM

【来源】本品为石榴科植物 *Punica granatum* L. 的干燥果皮（《中国药典 2020》）。主产于江苏、湖南、山东、四川、湖北、云南等地。秋季果实成熟后收集果皮，晒干。以皮厚、色红棕、整洁者为佳。

【炮制方法】**石榴皮** （1）去净杂质，去净残留的内瓤及种子，洗净，切块，干燥；或洗净，干燥，捣碎。(《山东 2002》《山东 1990》)

（2）去净果柄残留的肉瓤、种子及杂质，洗净，稍润，切成小块，干燥，或用时捣碎。(《山东 1975》)

（3）洗净，切块。(《汇编》)

石榴皮炭 （1）取净石榴皮块，置热锅内，用武火加热，炒至黑褐色，喷洒少量清水，灭尽火星，取出，及时摊晾，凉透。(《山东 2002》)

（2）石榴皮，炒至外黑内焦黄色，喷水止烟，稍炒干。(《汇编》)

炒石榴皮 石榴皮，炒至微带火色。(《汇编》)

焙石榴皮 净石榴皮，焙黄。(《汇编》)

【成品性状】**石榴皮** 本品为小方块或不规则的碎块，厚 1.5～3mm。外表面红棕色、棕黄色或暗棕色，略有光泽，粗糙，有麻点。内表面黄色或红棕色，有种子脱落后的小凹窝及隔瓤残迹。质硬而脆，断面黄色，略显颗粒状。无臭，味苦涩。(《山东 2002》《山东 1990》)

石榴皮炭 形如石榴皮，表面黑褐色，断面焦黄色。(《山东 2002》)

【性味与归经】酸、涩，温。归大肠经。

【功能与主治】涩肠止泻，止血，驱虫。用于久泻，久痢，便血，脱肛，崩漏，带下，虫积腹痛。

【炮制作用】石榴皮炒炭后收涩力增强。

【**用法与用量**】3 ~ 9g。

【**贮藏**】置于阴凉干燥处；防潮。

龙眼肉

Longyanrou

LONGAN ARILLUS

【**来源**】本品为无患子科植物龙眼 *Dimocarpus longan* Lour. 的假种皮（《中国药典 2020》）。主产于广西、福建等地。夏、秋二季采收成熟果实，干燥，除去壳、核，晒至干爽不黏。以肉厚、质细软、个大、色黄、半透明、味浓甜者为佳。

【**炮制方法**】**龙眼肉**　去净杂质及残留的核、壳。（《山东 2002》《山东 1990》《山东 1975》）

蒸龙眼肉　净龙眼肉，微蒸。（《汇编》）

【**成品性状**】**龙眼肉**　本品为纵向破裂的不规则薄片，常数片黏结，长约 1.5cm，宽 2 ~ 4cm，厚约 0.1cm。棕褐色，半透明。一面皱缩不平，一面光亮而有细纵皱纹。质柔润。气微香，味甜。（《山东 2002》《山东 1990》）

【**性味与归经**】甘，温。归心、脾经。

【**功能与主治**】补益心脾，养血安神。用于气血不足，心悸怔忡，健忘失眠，血虚萎黄。

【**用法与用量**】9 ~ 15g。

【**贮藏**】置于通风干燥处，防潮、防蛀。

白花菜子

Baihuacaizi

CLEOMIS SEMEN

【**来源**】本品为白花菜科植物白花菜 *Cleome gynandra* L. 的干燥成熟种子（《山东 2012》）。主产于河北、河南、安徽、江苏、山东等地。夏、秋二季果实成熟时采收，割取全草，晒干后打下种子，去净杂质。以身干、籽粒饱满、无杂质者为佳。

【炮制方法】去净杂质，筛去灰屑。(《山东 2012》《山东 2002》《山东 1990》《山东 1975》)

【成品性状】本品呈扁圆球形，直径 1 ~ 1.5mm，厚约 1mm。表面黄褐色或黑褐色，粗糙不平，有凸起的同心环状网纹，种脐凹入。破开后内有子叶 2 片，黄白色。气微，味微苦。(《山东 2012》《山东 2002》《山东 1990》)

【性味与归经】苦、辛，温；有小毒。

【功能与主治】疏散风寒，祛湿通脉，消肿止痛。用于风寒湿痹，肢体、关节冷痛。

【用法与用量】外用适量，研末敷患处或煎汤洗。

【注意】无寒湿者不宜用。

【贮藏】置于通风干燥处。

白　果

Baiguo

GINKGO SEMEN

【来源】本品为银杏科植物银杏 *Ginkgo biloba* L. 的干燥成熟种子(《中国药典2020》)。主产于广西、四川、河南、山东、湖北、辽宁等地。秋季种子成熟时采收，除去肉质外种皮，洗净，稍蒸或略煮后，烘干。以大小均匀、洁白、饱满、种仁不霉者为佳。

【炮制方法】白果　(1)除净杂质，用时捣碎。(《山东 1975》)

(2)白果，带壳，捣碎。(《汇编》)

白果仁　(1)取白果，除去杂质及硬壳，用时捣碎。(《山东 2012》)

(2)去净杂质及硬壳，筛去灰屑。(《山东 2002》《山东 1990》)

(3)取净白果，去硬壳，用时捣碎。(《山东 1975》)

(4)击碎外壳，簸净，用净仁。(《汇编》)

(5)击碎外壳，簸净，取仁，去心，捣碎。(《汇编》)

炒白果　(1)白果，带壳，炒至微黑，压碎。(《汇编》)

(2)白果，炒后，捣碎，去壳。(《汇编》)

炒白果仁　(1)将净白果仁置锅内，文火炒至表面显黄色，有香气逸出时，取出，放凉。(《山东 2012》《山东 2002》《山东 1990》)

（2）取净白果仁，按炒黄法用文火炒至微黄色并有香气时取出，放凉，用时捣碎。（《山东1975》）

（3）白果仁，炒至微黄色。（《汇编》）

【成品性状】白果仁 本品呈宽卵球形或椭圆形，一端淡棕色，另一端金黄色，横断面外层黄色，胶质样，内层淡黄或淡绿色，胚乳肥厚，粉性，中间有空隙。气无，味甘、微苦。（《山东2012》《山东2002》《山东1990》）

炒白果仁 形如净白果仁，表面显黄色，微带焦斑，略有香气。（《山东2012》《山东2002》《山东1990》）

【性味与归经】甘、苦、涩，平；有毒。归肺、肾经。

【功能与主治】敛肺定喘，止带缩尿。用于痰多喘咳，带下白浊，遗尿尿频。

【炮制作用】白果炒后毒性降低。

【用法与用量】5～10g。

【注意】生食有毒。

【贮藏】置于通风干燥处，防蛀。

白胡椒

Baihujiao

FRUCTUS PIPERIS PRAETER PERICARPIUM

【来源】本品为胡椒科植物胡椒 *Piper nigrum* L. 的干燥成熟去皮果实（《山东1990》）。主产于云南、广东、广西等地。果实成熟时采收，用水浸渍后，搓去外皮，干燥。以个大、粒圆、坚实、色白、气味强烈者为佳。

【炮制方法】白胡椒 （1）去净杂质，筛去灰屑。（《山东1990》）

（2）去净杂质，筛去灰屑，用时捣碎或碾成细粉。（《山东1975》《汇编》）

炒白胡椒 白胡椒微炒。（《汇编》）

【成品性状】白胡椒 本品呈圆球形或略成长圆球形，直径3～6mm。表面灰白色或淡黄白色，有不显著的浅色线纹，平滑，一端有一小凸起，另一端有一微凹陷的小圆脐。质硬而脆。破开面微有粉性，黄白色。气芳香，味辛辣。（《山东1990》）

【性味与归经】辛，热。归胃、大肠经。

【功能与主治】温中散寒，下气消痰。用于胃寒呕吐，腹痛，泄泻，食欲不振，癫痫痰多。

【用法与用量】0.6 ~ 1.5g；用时捣碎，外用研末。

【贮藏】置于阴凉干燥处。

白扁豆

Baibiandou

LABLAB SEMEN ALBUM

【来源】本品为豆科植物扁豆 *Dolichos lablab* L. 的干燥成熟种子(《中国药典2020》)。主产于安徽、陕西、湖南、河南、浙江、山西等地，山东亦有栽培。秋、东二季采收成熟果实，晒干，取出种子，再晒干。以个大、肥胖、饱满、色白、整齐者为佳。

【炮制方法】**白扁豆** (1)去净杂质，洗净，干燥。(《山东2002》《山东1990》)

(2)去净杂质，洗净，干燥。用时捣碎。(《山东1975》)

(3)簸去尘土，挑去杂质。(《汇编》)

白扁豆仁 (1)取净白扁豆置沸水锅内，沸焯至种皮松软，能捏去皮时，捞出，浸于凉水中，搓去种皮，取净仁，干燥。(《山东2012》《山东2002》《山东1990》)

(2)取净白扁豆，置沸水中煮至皮微鼓起，松软为度，捞出，倒入凉水中，搓去外皮，干燥，筛取净仁。(《山东1975》《汇编》)

(3)扁豆，轧碎后，簸去皮。(《汇编》)

炒白扁豆 (1)将净白扁豆置锅内，文火炒至表面呈黄色，具焦斑时，取出，放凉。(《山东2012》《山东2002》《山东1990》《山东1975》)

(2)带皮扁豆，炒至微黄。(《汇编》)

(3)带皮扁豆，炒至微黄色，捣碎。(《汇编》

(4)带皮扁豆，炒黄后，捣碎，簸去皮。(《汇编》)

土炒白扁豆 带皮扁豆，用细灶心土，共炒至均匀粘土，取出，筛去多用土。(《汇编》)

麸炒白扁豆 先将锅烧热，撒入麸，立即生烟，倒入压碎的扁豆，炒至黄，筛去麸。(《汇编》)

炒白扁豆仁 (1)将净白扁豆仁置锅内，文火炒至表面呈黄色，具焦斑时，取

出，放凉。(《山东 2012》《山东 2002》《山东 1990》《山东 1975》)

（2）去皮扁豆，炒至微黄。(《汇编》)

（3）压碎去皮扁豆，炒至微黄。(《汇编》)

土炒白扁豆仁 不带皮扁豆，用细灶心土，共炒至均匀粘土，取出，筛去多用土。(《汇编》)

【成品性状】白扁豆 呈扁椭圆形或扁卵圆形，长 8 ~ 13mm，宽 6 ~ 9mm，厚约 7mm。表面淡黄白色或淡黄色，平滑，略有光泽，一侧边缘有隆起的白色眉状种阜，质坚硬，种皮薄而脆，子叶 2，肥厚，黄白色。气微，味淡，嚼之有豆腥气。(《山东 2002》《山东 1990》)

白扁豆仁 （1）为白扁豆的子叶，黄白色，角质。气微，味淡，嚼之有豆腥气。(《山东 2012》)

（2）本品为白扁豆的 2 片子叶，黄白色，角质。(《山东 2002》)

炒白扁豆 （1）呈扁椭圆形或扁卵圆形，长 8 ~ 13mm，宽 6 ~ 9mm，厚约 7mm。表面呈黄色，带焦黄斑。一侧边缘有隆起的白色眉状种阜。种皮薄而脆，子叶 2，肥厚，黄白色。具香气。(《山东 2012》)

（2）形如白扁豆，表面呈黄色，带焦黄斑，有香气。(《山东 2002》《山东 1990》)

炒白扁豆仁 形如白扁豆仁，表面呈黄色，带焦黄斑，有香气。(《山东 2012》《山东 2002》《山东 1990》)

【性味与归经】甘，微温。归脾、胃经。

【功能与主治】健脾化湿，和中消暑。用于脾胃虚弱，食欲不振，大便溏泄，白带过多，暑湿吐泻，胸闷腹胀。炒白扁豆健脾化湿。用于脾虚泄泻，白带过多。

【炮制作用】炒白扁豆偏于健脾止泻。

【用法与用量】9 ~ 15g。

【贮藏】置于通风干燥处，防蛀。

白扁豆衣

Baibiandouyi

【来源】本品为豆科植物扁豆 *Dolichos lablab* L. 的干燥种皮(《山东 2002》)。主产于安徽、陕西、湖南、河南、浙江、山西等地，山东亦有栽培。将白扁豆置于沸水锅内，沸烨至种皮松软，能捏去皮时，捞出，浸于凉水中，搓取种皮，干燥。以纯净、干燥、色白者为佳。

【炮制方法】去净杂质。(《山东2002》《山东1990》)

【成品性状】呈不规则的卷缩状或片状，光滑，淡黄白色，种阜半月形。质脆，易碎。气微，味淡。(《山东2002》《山东1990》)

【性味与归经】甘，微温。归脾、胃经。

【功能与主治】健脾化湿，和中消暑。用于脾胃虚弱，食欲不振，大便溏泄，白带过多，暑湿吐泻，胸闷腹胀。

【用法与用量】9 ~ 15g。

【贮藏】置于通风干燥处，防蛀。

瓜　蒌

Gualou

TRICHOSANTHIS FRUCTUS

【来源】本品为葫芦科植物栝楼 *Trichosanthes kirilowii* Maxim. 或双边栝楼 *Trichosanthes rosthornii* Harms 的干燥成熟果实(《中国药典2020》)。主产于山东、安徽、河南、四川等地。秋季果实成熟时，连果梗剪下，置通风处阴干。以个大、不破、皮厚、色橙黄、糖味浓者为佳。

【炮制方法】瓜蒌　(1)去净杂质及果柄，洗净，压扁，切丝或块，晾干。(《山东2002》《山东1990》)

(2)用刷或湿布擦去灰尘，压扁，切丝。(《汇编》)

(3)笼蒸熟后切丝。(《汇编》)

(4)用火烤软，压扁，切丝。(《汇编》)

(5)洗净外皮，切丝。(《汇编》)

蜜瓜蒌　(1)将炼蜜用适量开水稀释，加入净瓜蒌丝或块中拌匀，稍润，置热锅内，文火炒至表面棕黄色，微带焦斑时，取出，凉透。每100kg瓜蒌丝，用炼蜜12kg。(《山东2012》《山东2002》《山东1990》)

(2)瓜蒌，每斤用蜜2两，先将蜜加少量水在锅内化开，倒入药，拌炒至均匀有蜜不黏手为度。(《汇编》)

【成品性状】瓜蒌 呈不规则的丝或块状，果皮橙红色或橙黄色，皱缩或较光滑。切断面黄白色，有红黄色丝络。果瓤橙黄色，黏稠，与多数种子黏结成团。具焦糖气，味酸、甜。(《山东2002》《山东1990》)

蜜瓜蒌 （1）本品呈不规则丝状或块状。外表面棕黄色，皱缩或较光滑，微带焦斑，微显光泽，带黏性。切面黄白色，果瓤与多数种子黏结成团。具焦糖气，味微酸、甜。(《山东2012》)

（2）形如瓜蒌丝或块。带黏性，棕黄色，微带焦斑，微显光泽。(《山东2002》《山东1990》)

【性味与归经】甘、微苦，寒。归肺、胃、大肠经。

【功能与主治】清热涤痰，宽胸散结，润燥滑肠。用于肺热咳嗽，痰浊黄稠，胸痹心痛，结胸痞满，乳痈，肺痈，肠痈，大便秘结。

【炮制作用】瓜蒌蜜制后润燥作用增强。

【用法与用量】9～15g。

【注意】不宜与川乌、制川乌、草乌、制草乌、附子同用。

【贮藏】置于阴凉干燥处，防霉、防蛀；蜜瓜蒌，密闭，置于阴凉干燥处。

瓜蒌子

Gualouzi

TRICHOSANTHIS SEMEN

【来源】本品为葫芦科植物栝楼 *Trichosanthes kirilowii* Maxim. 或双边栝楼 *Trichosanthes rosthornii* Harms 的干燥成熟种子(《中国药典2020》)。主产于山东、安徽、河南、四川等地。秋季采摘成熟果实，剖开，取出种子，洗净，晒干。以粒饱满、无瘪粒、油性足者为佳。

【炮制方法】瓜蒌子 去净杂质及干瘪种子，洗净，干燥。(《山东2002》《山东1990》)

蜜瓜蒌子 （1）将净瓜蒌子置热锅内，文火炒至微鼓起时，均匀地淋入用少量开水稀释后的炼蜜，再拌炒至蜜液被吸尽，松散，不黏手，取出，凉透。每100kg瓜蒌子，用炼蜜5kg。(《山东2012》《山东2002》《山东1990》)

（2）每斤瓜蒌子用蜜2两，先将蜜加少量水在锅内化开，倒入药，拌炒至均匀有

蜜不黏手为度。(《汇编》)

瓜蒌子霜 取净瓜蒌子去壳取仁，碾成泥状，用吸油纸包严，加热微炕，压去油脂，不断换纸，至纸上不再出现油痕时，碾细，过筛；或用布包严，置笼内蒸至上气，压去油脂，碾细，过筛，取粉末备用。(《山东 2012》《山东 2002》《山东 1990》)

【成品性状】瓜蒌子 呈扁平椭圆形或长方椭圆形，形体鼓起，长 12 ~ 19mm，宽 6 ~ 10mm。表面棕褐色，具焦斑，微显光泽，沿边缘有一圈沟纹。顶端较尖或宽而略方，有种脐，基部钝圆或较狭。种皮坚硬，种仁外被绿色薄膜，内为黄白色，富油性。气微，味淡。(《山东 2002》《山东 1990》)

蜜瓜蒌子 （1）呈扁平椭圆形或长方椭圆形，形体鼓起，长 12 ~ 19mm，宽 6 ~ 10mm。表面棕褐色，具焦斑，微显光泽，沿边缘有一圈沟纹。顶端较尖或宽而略方，有种脐，基部钝圆或较狭。种皮坚硬，内种皮膜质，灰绿色，子叶 2，黄白色，富油性。气微香，味甜。(《山东 2012》)

（2）形如瓜蒌子，形体鼓起，具焦斑，微显光泽，微香，味甜。(《山东 2002》《山东 1990》)

瓜蒌子霜 （1）为松散的黄白色或青黄色粉末。气香，味咸、苦。(《山东 2012》)

（2）为松散的黄白色粉末。(《山东 2002》《山东 1990》)

【性味与归经】甘，寒。归肺、胃、大肠经。

【功能与主治】润肺化痰，润肠通便。用于燥咳痰黏，肠燥便秘。

【炮制作用】蜜制瓜蒌子寒性缓和，润肺止咳的作用增强。瓜蒌子霜功专润肺祛痰，但滑肠作用显著减弱。

【用法与用量】9 ~ 15g。

【注意】不宜与川乌、制川乌、草乌、制草乌、附子同用。

【贮藏】置于阴凉干燥处，防霉、防蛀。

瓜蒌皮

Gualoupi

TRICHOSANTHIS PERICARPIUM

【来源】本品为葫芦科植物栝楼 *Trichosanthes kirilowii* Maxim. 或双边栝楼

Trichosanthes rosthornii Harms 的干燥成熟果皮（《中国药典 2020》）。主产于山东、安徽、河南、四川等地。秋季采摘成熟果实，剖开，除去果瓤及种子，阴干。以外表面橙黄色、内表面黄白色、不破碎、肉厚者为佳。

【炮制方法】（1）取瓜蒌皮，除去杂质，洗净，稍晾，切丝，干燥。（《山东 2012》）

（2）去净杂质，洗净，润透，切丝，干燥。（《山东 2002》《山东 1990》）

【成品性状】本品呈丝片状，外表面橙黄色或橙红色，有光泽，内表面淡黄白色，质脆。具有焦糖气，味淡，微酸。（《山东 2012》《山东 2002》《山东 1990》）

【性味与归经】甘，寒。归肺、胃经。

【功能与主治】消化热痰，利气宽胸。用于痰热咳嗽，胸闷胁痛。

【用法与用量】6 ~ 9g。

【注意】不宜与乌头类药材同用。

【贮藏】置于阴凉干燥处，防霉、防蛀。

冬瓜子

Dongguazi

BENINCASAE SEMEN

【来源】本品为葫芦科植物冬瓜 *Benincasa hispida*（Thunb.）Cogn. 的干燥成熟种子（《山东 2012》）。全国各地均产。食用冬瓜时，收集成熟的种子，晒干。以白色、粒大、饱满、无杂质者为佳。

【炮制方法】冬瓜子 （1）除去杂质及灰屑，洗净，干燥。（《山东 2012》《山东 2002》《山东 1990》）

（2）去净杂质、内瓤及瘪子，洗净，干燥。用时捣碎。（《山东 1975》）

（3）簸去土等杂质，或捣碎用。（《汇编》）

炒冬瓜子 （1）取净冬瓜子，置锅内，文火炒至表面黄色，略带焦黄色斑痕时，取出，放凉。（《山东 2012》《山东 2002》《山东 1990》）

（2）取净冬瓜子，按炒黄法，用文火炒至微黄色有香气时，取出，放凉。用时捣碎。（《山东 1975》）

【成品性状】冬瓜子 呈扁平的长椭圆形或卵圆形，长 10 ~ 14mm，宽 5 ~ 8mm，厚约 2mm。种皮黄白色，一端钝圆，另一端尖，尖端有两个小突起，边缘光滑（单边冬瓜子），或两面边缘均匀一个环纹（双边冬瓜子）。子叶两片，白色，肥厚，有油性。体轻，无臭，味微甜。(《山东 2012》《山东 2002》《山东 1990》)

炒冬瓜子　形如冬瓜子，种皮黄色，带焦黄色斑痕，微有香气。(《山东 2012》《山东 2002》《山东 1990》)

【性味与归经】甘，凉。归肺、肝、小肠经。

【功能与主治】清热化痰，消痈利水。用于痰热咳嗽，肺痈，肠痈，淋证，水肿，脚气。

【炮制作用】炒冬瓜子寒性缓和，气香启脾，长于渗湿化浊。

【用法与用量】9 ~ 30g，用时捣碎。

【贮藏】置于通风干燥处。

冬瓜皮

Dongguapi

BENINCASAE EXOCARPIUM

【来源】本品为葫芦科植物冬瓜 *Benincasa hispida*（Thunb.）Cogn. 的干燥外层果皮(《中国药典 2020》)。全国各地均产。食用冬瓜时，洗净，削取外层果皮晒干。以皮薄、条长，色灰绿，干燥、洁净者为佳。

【炮制方法】去净杂质，拣净霉烂果皮及瓜蒂，洗净，稍晾，切宽丝或小块，干燥。(《山东 2002》《山东 1990》《山东 1975》《汇编》)

【成品性状】本品呈丝状或不规则的碎块状，丝宽 6 ~ 10mm，多向内卷曲，外表面灰绿色或黄白色，被有白霜，有的较光滑不被白霜；内表面较粗糙，有的可见筋脉状维管束体轻，质脆。无臭，味淡。(《山东 2002》《山东 1990》)

【性味与归经】甘，凉。归脾、小肠经。

【功能与主治】利尿消肿。用于水肿胀满，小便不利，暑热口渴，小便短赤。

【用法与用量】9 ~ 30g。

【贮藏】置于干燥处。

冬葵子

Dongkuizi

MALVAE CRISPAE SEMEN

【来源】本品为锦葵科植物苘麻 *Abutilon theophrasti* Medic. 的干燥成熟种子(《山东 1990》)。全国各地均产。秋季采收成熟果实，晒干，打下种子，除去杂质及果皮。以籽粒饱满、无杂质者为佳。

【炮制方法】冬葵子 （1）取原药材，去净杂质，洗净，略润，切厚片，干燥。(《山东 1990》《山东 1975》)

（2）簸去杂质。(《汇编》)

炒冬葵子 炒至有香味，临用捣碎。(《汇编》)

【成品性状】冬葵子 本品呈三角状肾形，长 3.5 ~ 6mm，宽 2.5 ~ 4.5mm，厚 1 ~ 2mm，表面灰黑色或暗褐色，有白色稀疏绒毛，边缘凹陷处具淡棕色的种脐，四周有放射状细纹，质坚硬。气微，味淡。(《山东 1990》)

【性味与归经】甘，寒。归大肠、小肠、膀胱经。

【功能与主治】利水通淋，滑肠通乳。用于水肿，尿闭，热淋涩痛，乳汁不行，乳房胀痛。

【用法与用量】10 ~ 15g。

【注意】孕妇慎用。

【贮藏】置于通风干燥处。

母丁香

Mudingxiang

CARYOPHYLLI FRUCTUS

【来源】本品为桃金娘科植物丁香 *Eugenia caryophyllata* Thunb. 的干燥近成熟果实(《中国药典 2020》)。主产于马来西亚、印度尼西亚、坦桑尼亚、桑给巴尔等地，现我国也有栽培。果实近成熟时采收，阴干。以个大、完整、油性大、气味浓者为佳。

【炮制方法】去净杂质，筛去灰屑。(《山东 2002》《山东 1990》《山东 1975》)

【成品性状】(1) 本品呈长卵形，长 16 ~ 32mm，直径 3 ~ 8mm。表面黄棕色或暗棕色，粗糙，有细皱纹。顶端有 4 个分裂的萼片向内弯曲成钩状。外皮呈壳状。质坚硬，难破碎，破开后内含卵形种仁，黄棕色或暗棕色，显油润，有两片肥厚的子叶抱合而成，子叶形如鸡舌，中央具一明显的纵沟，气微香，味辛辣。(《山东 2002》)

(2) 本品呈卵圆形或长椭圆形，长 20 ~ 30mm，直径 6 ~ 10mm。表面棕褐色或微带土红色粉末，粗糙，多细皱纹。顶端有 4 个分裂的萼片，向内弯曲成钩状。基部具有果柄残基。果皮与种皮呈薄壳状。内有倒卵形种仁，暗棕色。气微香，味微辣。(《山东 1990》)

【性味与归经】辛，温。归脾、胃、肺、肾经。

【功能与主治】温中降逆，补肾助阳。用于脾胃虚寒，呃逆呕吐，食少吐泻，心腹冷痛，肾虚阳痿。

【用法与用量】1 ~ 3g。内服或研末外敷。

【注意】不宜与郁金同用。

【贮藏】置于阴凉干燥处。

丝瓜络

Sigualuo

LUFFAE FRUCTUS RETINERVUS

【来源】本品为葫芦科植物丝瓜 *Luffa cylindrica* (L.) Roem. 的干燥成熟果实的维管束(《中国药典 2020》)。主产于江苏、浙江等地，山东亦有栽培。夏、秋二季果实成熟、果皮变黄、内部干枯时采摘，除去外皮和果肉，洗净，晒干，除去种子。以个大、色黄白、体柔软而壮、不带外皮、内无种子、不破碎者为佳。

【炮制方法】**丝瓜络** (1) 去净杂质及残留的种子、外皮，切段。(《山东 2002》《山东 1990》《山东 1975》)

(2) 去皮、子，切段。(《汇编》)

丝瓜络炭 (1) 将净丝瓜络段置热锅内，武火炒至表面焦黑色，内部焦褐色，喷淋清水，灭尽火星，取出，及时摊凉，凉透。(《山东 2012》《山东 2002》《山东

1990》)

（2）取净丝瓜络段，按炒炭法用武火炒至焦褐色时，喷淋清水，取出，干燥。(《山东 1975》)

酒丝瓜络 每 10 斤丝瓜络用黄酒 1.5 斤，拌匀后炒干。(《汇编》)

【成品性状】丝瓜络 为筋络（维管束）交织而成的网状小段，表面淡黄白色，体轻，质韧，有弹性，不能折断。气微，味淡。(《山东 2002》《山东 1990》)

丝瓜络炭 （1）本品呈段状，由丝状维管束交织而成。表面焦黑色，内部焦褐色。具焦香气，味淡。(《山东 2012》)

（2）形如丝瓜络段，表面焦黑色，内部焦褐色。(《山东 2002》《山东 1990》)

【性味与归经】甘，平。归肺、胃、肝经。

【功能与主治】祛风，通络，活血，下乳。用于痹痛拘挛，胸胁胀痛，乳汁不通，乳痈肿痛。

【炮制作用】丝瓜络炭能止血。

【用法与用量】5 ~ 12g。

【注意】炒炭后及时散热，防止复燃。

【贮藏】置于通风干燥处，防潮。

地肤子

Difuzi

KOCHIAE FRUCTUS

【来源】本品为藜科植物地肤 *Kochia scoparia*（L.）Schrad. 的干燥成熟果实(《中国药典 2020》)。主产于江苏、山东、河南、河北等地。秋季果实成熟时，割取全株，晒干，打下果实，除去杂质。以颗粒饱满、色灰绿者为佳。

【炮制方法】地肤子 （1）去净杂质，筛去灰屑。(《山东 2002》《山东 1990》《山东 1975》)

（2）筛去枝叶，罗去土，簸去杂质。(《汇编》)

炒地肤子 （1）取净地肤子，按炒黄法用文火炒至色变深时，取出，放凉。(《山东 1975》)

（2）微炒。(《汇编》)

【成品性状】**地肤子** 本品呈扁球状五角星形，直径1～3mm。外被宿存花被，表面灰绿色或浅棕色，周围具膜质小翅5枚，背面中心有微突起的点状果梗痕及放射状脉纹5～10条；剥离花被，可见膜质果皮，半透明。种子扁卵形，长约1mm，黑色。气微，味微苦。（《山东2002》《山东1990》）

【性味与归经】辛、苦，寒。归肾、膀胱经。

【功能与主治】清热利湿，祛风止痒。用于小便涩痛，阴痒带下，风疹，湿疹，皮肤瘙痒。

【用法与用量】9～15g。外用适量，煎汤熏洗。

【贮藏】置于通风干燥处，防蛀。

亚麻子

Yamazi

LINI SEMEN

【来源】本品为亚麻科植物亚麻 *Linum usitatissimum* L. 的干燥成熟种子（《中国药典2020》）。主产于辽宁、吉林、黑龙江、内蒙古等地，山东亦有栽培。秋季果实成熟时采收植株，晒干，打下种子，去净杂质，再晒干。以饱满、光亮、色红棕者为佳。

【炮制方法】**亚麻子** 去净杂质，筛去灰屑。（《山东2002》《山东1990》）

炒亚麻子 取净亚麻子，置热锅内，文火炒至表面色泽加深，有香气逸出时，取出，放凉。（《山东2012》《山东2002》《山东1990》）

【成品性状】**亚麻子** 本品呈扁平卵圆形，一端钝圆，另端尖而略偏斜，长4～6mm，宽2～3mm。表面红棕色或灰褐色，平滑有光泽，种脐位于尖端的凹入处；种脊浅棕色，位于一侧边缘。种皮薄，胚乳棕色，薄膜状；子叶2，黄白色，富油性。无臭，嚼之有豆腥气。（《山东2002》）

炒亚麻子 （1）本品呈扁平卵圆形，略鼓起，一端钝圆，另端尖而略偏斜，长4～6mm，宽2～3mm。表面红棕色或灰褐色，有的带焦斑，平滑有光泽，种脐位于尖端的凹入处；种脊浅棕色，位于一侧边缘。种皮薄，胚乳棕色，薄膜状；子叶2，黄白色，富油性。气香，嚼之有豆腥气。（《山东2012》）

（2）形如亚麻子，略鼓起，色泽加深，有香气。（《山东2002》）

【性味与归经】甘，平。归肺、肝、大肠经。

【功能与主治】润燥滑肠，养血祛风。用于肠燥便秘，皮肤干燥，瘙痒，脱发。

【炮制作用】亚麻子炒制后有利于有效成分的煎出，并可增强润燥滑肠作用。

【用法与用量】9 ~ 15g。

【注意】大便滑泻者禁用。

【贮藏】置于阴凉干燥处，防蛀、防鼠。

西青果（藏青果）

Xiqingguo

CHEBULAE FRUCTUS IMMATURUS

【来源】本品为使君子科植物诃子 *Terminalia chebula* Retz. 的干燥幼果（《中国药典 2020》）。主产于西藏、广东、广西、云南等地。秋季采摘幼果经蒸煮后晒干。以身干、个均匀、质坚、断面无空心者为佳。

【炮制方法】（1）去净杂质，洗净，干燥。（《山东 2002》《山东 1990》）

（2）簸去杂质。（《汇编》）

【成品性状】本品呈扁长卵形，略似橄榄，有的稍弯曲，长 20 ~ 30mm，直径 5 ~ 12mm。表面黑褐色，具明显的纵皱纹，质坚硬。断面褐色，有胶质样光泽，核不明显，一般有空心；个体小者黑褐色，无空心。无臭，味苦、涩，微甜。（《山东 2002》《山东 1990》）

【性味与归经】苦、酸、涩，平。归肺、大肠经。

【功能与主治】清热生津，解毒。用于阴虚白喉。

【用法与用量】1.5 ~ 3g。

【贮藏】置于阴凉干燥处。

光皮木瓜

Guangpimugua

CHAENOMELES SINENSIS FRUCTUS

【来源】本品为蔷薇科植物光皮木瓜 *Chaenomeles sinensis*（Thouin）Koehne. 的

干燥成熟果实（《山东 2012》）。主产于陕西、山东、江苏、安徽、浙江、江西、河南等地。夏、秋二季果实绿黄色时采摘后，纵剖成二至四瓣，置沸水中烫后，晒干。以坚实、味酸者为佳。

【炮制方法】洗净，润透或蒸透后切片，晒干。（《山东 2012》《山东 2002》）

【成品性状】本品呈类月牙形薄片，片面呈黄棕色，平坦、颗粒性。外表面红棕色，平滑不皱。种子多数，密集，多脱落。气微，味酸或微酸，嚼之有沙粒感。（《山东 2012》《山东 2002》）

【性味与归经】酸，温。归肝、脾经。

【功能与主治】和胃舒筋，祛风湿，消痰止咳。用于吐泻转筋，风湿痹痛，咳嗽多痰，泄泻，痢疾，跌扑伤痛，脚气水肿。

【用法与用量】5 ~ 9g。

【贮藏】置于阴凉干燥处，防潮、防蛀。

肉豆蔻

Roudoukou

MYRISTICAE SEMEN

【来源】本品为肉豆蔻科植物肉豆蔻 *Myristica fragrans* Houtt. 的干燥种仁（《中国药典 2020》）。主产于马来西亚、印度尼西亚等地，我国广东、云南等省有引种栽培。每年 4—6 月及 11—12 月各采一次果实，除去果实及假种皮，再敲脱黑色坚硬的种皮，取出种仁，用石灰乳浸一天后取出，低温干燥。以个大、体重、坚实、香气浓者为佳。

【炮制方法】肉豆蔻　去净杂质及灰屑，洗净，干燥。（《山东 2002》《山东 1990》）

煨肉豆蔻　（1）取面粉，用清水和成面团，压成薄饼状，用面饼将肉豆蔻逐个包裹，皮厚约 15mm，晾至半干；或用清水将肉豆蔻渍湿，如水泛丸法，包裹面粉 3 ~ 4 层，晾至半干，投入已炒热的滑石粉或沙中，煨炒至面皮呈焦黄色，透出芳香气时，取出，筛去滑石粉或沙子，剥去面皮，放凉；或趁热剥去面皮，及时切成厚片，放凉。每 100kg 净肉豆蔻，用滑石粉 50kg。沙子的用量，以煨炒时，能将肉豆蔻全部掩埋，并剩余部分为宜。（《山东 2012》《山东 2002》《山东 1990》）

（2）将麦麸皮置锅内，文火炒热后，倒入净肉豆蔻，缓缓翻动，煨炒至变色、泛油并透出芳香气味时，取出，筛去辅料，放凉。每 100kg 肉豆蔻，用麸皮 40kg。(《山东 2002》)

（3）将麦麸皮或滑石粉置锅内，文火炒热后，倒入净肉豆蔻，缓缓翻动，煨炒至变色、泛油并透出芳香气味时，取出，筛去辅料，放凉。每 100kg 肉豆蔻，用麦麸皮 40kg；或滑石粉能将肉豆蔻全部掩埋，并剩余部分为宜。(《山东 1990》)

（4）将净肉豆蔻用清水浸泡 1 小时，捞出，置笼屉内，一层麦麸皮，一层肉豆蔻，层层相间，蒸约 2 小时，至油出润进麦麸皮内，取出，去净麦麸皮，趁热切厚片，干燥。(《山东 1990》《山东 1975》)

（5）取麸皮置锅内加热，倒入净肉豆蔻，不断翻炒，煨炒至油出，取出，筛去麸皮，趁热切厚片或捣碎用。(《山东 1975》)

（6）取滑石粉置锅内加热，待滑石粉轻松蠕动时，倒入肉豆蔻用文火微烫，煨至油出呈焦黄色，切厚片，或捣碎用。(《山东 1975》)

（7）肉豆蔻，用面皮包起，埋于火灰中，或用滑石粉或沙拌炒，至面皮焦黄，去面皮。(《汇编》)

（8）肉豆蔻，在锅内稍煮，取出，撒面，如滚元宵，至皮厚约 2cm，稍晾，再用文武火炒至面焦黄，去面皮。(《汇编》)

（9）肉豆蔻，用纸包起，沾湿，埋于火灰中，至纸焦，取出，去纸。(《汇编》)

麸炒肉豆蔻　肉豆蔻，与麸共炒，至熟去麸。(《汇编》)

面炒肉豆蔻　肉豆蔻，与面粉共炒，至面粉近煳，肉豆蔻油出，取出，去面。(《汇编》)

蛤粉炒肉豆蔻　肉豆蔻，与蛤粉共炒，至出尽油，去蛤粉。(《汇编》)

土炒肉豆蔻　肉豆蔻，与细沙土共炒，至出尽油。(《汇编》)

麸蒸肉豆蔻　肉豆蔻，与麸拌好，上笼蒸，去麸。(《汇编》)

蒸肉豆蔻　肉豆蔻，蒸透，取出切片。(《汇编》)

【成品性状】肉豆蔻　呈卵圆形或椭圆形，长 20 ~ 35mm，宽 15 ~ 25mm。表面灰黄色或灰棕色，有网状沟纹，质坚硬。气芳香而强烈，味辛辣而微苦。(《山东 2002》《山东 1990》)

煨肉豆蔻　（1）本品呈卵圆形或椭圆形，长 2 ~ 3cm，直径 1.5 ~ 2.5cm。表面灰棕色或棕黄色，有时外被白粉（滑石粉）。全体有浅色纵行沟纹和不规则网状沟纹。种脐位于宽端，呈浅色圆形突起，合点呈暗凹陷。种脊呈纵沟状，连接两端。或呈卵圆形或椭圆形厚片。质坚，断面显棕黄色相杂的大理石花纹，宽端可见干燥皱缩的胚，富油性。气香浓烈，味辛。(《山东 2012》)

（2）形如肉豆蔻，色泽加深，显油性；或呈卵圆形或椭圆形厚片，片面显大理石样花纹，显油性。香气更浓，味辛辣而微苦。(《山东 2002》《山东 1990》)

【性味与归经】辛，温。归脾、胃、大肠经。

【功能与主治】温中行气，涩肠止泻。用于脾胃虚寒，久泻不止，脘腹胀痛，食少呕吐。

【炮制作用】肉豆蔻煨制后可除去部分油质，免于滑肠，增强固肠止泻的功能。

【用法与用量】3 ~ 10g。

【贮藏】置于阴凉干燥处，防蛀。

决明子

Juemingzi

CASSIAE SEMEN

【来源】本品为豆科植物钝叶决明 *Cassia obtusifolia* L. 或小决明 *Cassia tora* L. 的干燥成熟种子(《中国药典 2020》)。主产于安徽、江苏、广西、四川、云南等地，山东亦有分布。秋季采收成熟果实，晒干，打下种子，除去杂质。以颗粒饱满、色绿棕者为佳。

【炮制方法】决明子 （1）去净杂质，洗净，干燥。(《山东 2002》《山东 1990》)

（2）去净杂质，洗净，干燥。用时捣碎或串碎。(《山东 1975》)

（3）决明子，簸去尘土等杂质。(《汇编》)

炒决明子 （1）将净决明子置锅内，文火炒至微鼓起，有香气逸出时，取出，放凉。(《山东 2002》《山东 1990》)

（2）取净决明子，按炒黄法用文火炒至微有香气时取出，放凉。用时捣碎或串碎。(《山东 1975》)

（3）决明子，微炒至有火色为度，捣碎用。(《汇编》)

【成品性状】决明子 略呈菱方形或短圆柱形，两端平行倾斜，长 3 ~ 7mm，宽 2 ~ 4mm。表面绿棕色或暗棕色，平滑有光泽。一端较平坦，另端斜尖，背腹面各有一条突起的棱线，棱线两侧各有 1 条斜向对称而色较浅的线形凹纹。质坚硬，不易破

碎，种皮薄，子叶2，黄色，呈“S”形折曲并重叠。气微，味微苦。(《山东2002》《山东1990》)

小决明子 呈短圆柱形，较小，长3～5mm，宽2～3mm。表面棱线两侧各有一片宽广的浅黄棕色带。(《山东2002》)

炒决明子 本品形如决明子，微鼓起，色泽加深，带焦斑，有香气。(《山东2002》《山东1990》)

【性味与归经】甘、苦、咸，微寒。归肝、大肠经。

【功能与主治】清热明目，润肠通便。用于目赤涩痛，畏光多泪，头痛眩晕，目暗不明，大便秘结。

【用法与用量】9～15g。

【贮藏】置于干燥处。

红豆蔻

Hongdoukou

GALANGAE FRUCTUS

【来源】本品为姜科植物大高良姜 *Alpinia galangal* Willd. 的干燥成熟果实(《中国药典2020》)。主产于广东、广西、云南等地。秋季果实变红时采摘，除去杂质，晒干或阴干。以粒大、饱满、味辛辣、不破碎者为佳。

【炮制方法】(1)去净杂质，筛去灰屑。(《山东2002》《山东1990》《山东1975》)

(2)挑簸去杂质、尘土。(《汇编》)

【成品性状】本品呈长球形，中部略细，长0.7～1.2cm，直径0.5～0.7cm。表面红棕色或暗红色，略皱缩，顶端有黄白色管状宿萼，基部有果梗痕。果皮薄，易破碎。种子6，扁圆形或三角状多面形，黑棕色或红棕色，外被黄白色膜质假种皮，胚乳灰白色。气香，味辛辣。(《山东2002》《山东1990》)

【性味与归经】辛，温。归脾、肺经。

【功能与主治】燥湿散寒，醒脾消食。用于脘腹冷痛，食积胀满，呕吐泄泻，饮酒过多。

【用法与用量】3～6g。

【贮藏】置于阴凉干燥处。

麦 芽

Maiya

HORDEI FRUCTUS GERMINATUS

【来源】本品为禾本科植物大麦 *Hordeum vulgare* L. 的成熟果实经发芽干燥的炮制加工品(《中国药典 2020》)。全国各地均产。将麦粒用水浸泡后，保持适宜温、湿度，待幼芽长至约 5mm 时，晒干或低温干燥。以芽完整、色淡黄者为佳。

【炮制方法】麦芽 (1)去净杂质。(《山东 2002》)

(2)取优质的净大麦(淡黄色、有光泽、无异味、籽粒饱满。无水千粒重二棱大麦 35g 以上，四、六棱大麦 30g 以上，杂质 2% 以下)，以水淘洗除去泥沙和浮麦，水浸 4 小时后，再以喷淋 6 小时间歇 2 小时周而复始法，浸麦至含水量达 41% ~ 46%(两手指压挤麦粒裂开为止)。取出浸麦放置在水泥地板上铺平发芽。发芽室要求大小适宜(占地面积按大麦 30kg/m² 计算)，能排水、保温、保湿，光线阴暗。发芽过程室温宜保持在 8 ~ 16℃，麦温控制在 13 ~ 18℃，最高不超过 20℃。水分的保持，温度和通风供氧，可通过调节喷水量、铺麦厚度、翻麦间隔时间和适当开闭通风窗等法来控制，避免室外冷风直吹麦层。当 1% ~ 3% 的幼芽露出稃皮，即停止发芽，取出，晒干；或取优质净大麦，淘洗去泥沙和浮麦后，用水浸泡 6 ~ 7 成透，捞出，置能排水的容器内，盖好，间隔淋水，控制温度、湿度近上法要求，至 1% ~ 3% 的幼芽露出稃皮，取出，晒干。(《山东 1990》)

(3)取净大麦，用水浸泡 6 ~ 7 成透，捞出，置麻袋或蒲包内，每日淋水 1 ~ 2 次，保持适宜的温度、湿度，使其发芽，并注意翻动，至芽长达 1 分时，取出，及时干燥。(《山东 1975》)

(4)麦子，用水洗净，或泡 3 ~ 4 小时，用湿麻袋盖起，每日冲洗 2 次，至出根生芽，晒干。(《汇编》)

(5)操作同(4)，但要求芽长 1cm。(《汇编》)

炒麦芽 (1)将净麦芽置锅内，文火炒至表面呈黄色，带焦黄斑点，香气逸出时，取出，放凉，筛去灰屑。(《山东 2002》《山东 1990》)

(2)取净麦芽，按炒黄法用文火炒至微黄色时取出，放凉。(《山东 1975》)

(3)麦芽，炒至微黄色。(《汇编》)

焦麦芽 （1）将净麦芽置锅内，用中火炒至表面呈焦褐色，有焦香气逸出时，取出，放凉，筛去灰屑。(《山东2002》《山东1990》)

（2）取净麦芽，按炒焦法用武火炒至焦黄色时，喷淋清水取出，晒干。(《山东1975》)

（3）麦芽，炒至焦黄色。(《汇编》)

麦芽炭 麦芽，炒至外黑、内焦黄，喷水止烟，稍炒干。(《汇编》)

【成品性状】麦芽 （1）本品呈梭形，长8～12mm，直径3～4mm。表面淡黄色，背面为外稃包围，具5脉；腹面煨内稃包围。除去内外稃后，腹面有1条纵沟；基部胚根处生出幼芽及须根，幼芽长披针状条形，长约0.5cm。须根数条，纤细而弯曲。质硬，断面白色，粉性。无臭，味微甘。(《山东2002》)

（2）呈梭形，长8～12mm，直径3～4mm。表面黄色或淡黄色，一端有幼芽，黄棕色，皱缩或脱落，一端有纤细而弯曲的须根。破开内有黄白色大麦米一粒，粉质，气微，味微甜。(《山东1990》)

炒麦芽 形如麦芽，表面深黄色或淡棕黄色，偶见焦黄斑，有香气。(《山东2002》《山东1990》)

焦麦芽 形如麦芽，表面焦褐色，有焦香气。(《山东2002》《山东1990》)

【性味与归经】甘，平。归脾、胃经。

【功能与主治】行气消食，健脾开胃，回乳消胀。用于食积不消，脘腹胀痛，脾虚食少，乳汁郁积，乳房胀痛，妇女断乳，肝郁胁痛，肝胃气痛。生麦芽健脾和胃、疏肝行气，用于脾虚食少、乳汁郁积；炒麦芽行气消食、回乳，用于食积不消、妇女断乳；焦麦芽消食化滞，用于食积不消、脘腹胀痛。

【用法与用量】10～15g，回乳炒用60g。

【贮藏】置于通风干燥处，防蛀、防潮、防虫、防鼠。

赤小豆

Chixiaodou

VIGNAE SEMEN

【来源】本品为豆科植物赤小豆 *Vigna umbellata* Ohwi et Ohashi 或赤豆 *Vigna angularis* Ohwi et Ohashi 的干燥成熟种子(《中国药典2020》)。全国大部分地区均产。

秋季果实成熟而未开裂时取全株，晒干，打下种子，去净杂质，再晒干。以体实、饱满、色紫红者为佳。

【炮制方法】赤小豆（1）去净杂质，洗净，干燥。(《山东 2002》《山东 1990》《山东 1975》)

（2）簸净杂质，临用捣碎。(《汇编》)

赤小豆芽 洗净，泡半日，捞出，闷，每日水洗 1 次，至出芽约 1 分后取出晒干。(《汇编》)

【成品性状】赤小豆 呈长圆形而稍扁，长 5 ~ 8mm，直径 3 ~ 5mm。表面紫红色，无光泽或微有光泽；一侧有线形突起的种脐，偏向一端，白色，约为全长 2/3，中间凹陷成纵沟，另侧有 1 条不明显的棱脊。质硬，不易破碎。子叶 2，乳白色。无臭，味微甘。(《山东 2002》《山东 1990》)

赤豆 呈短圆柱形，两端较平截或钝圆，直径 4 ~ 6mm。表面暗棕红色，有光泽，种脐不突起。(《山东 2002》《山东 1990》

【性味与归经】甘、酸，平。归心、小肠经。

【功能与主治】利水消肿，解毒排脓。用于水肿胀满，脚气肢肿，黄疸尿赤，风湿热痹，痈肿疮毒，肠痈腹痛。

【用法与用量】9 ~ 30g，用时捣碎。外用适量，研末调敷。

【贮藏】置于通风干燥处，防蛀。

芫荽子

Yansuizi

CORIANDRI SATIVI FRUCTUS

【来源】本品为伞形科植物芫荽 *Coriandrum sativum* L. 的干燥成熟果实(《山东 2012》)。全国大部分地区均产，山东亦有栽培。秋季果实成熟时采摘，割取果枝，干燥后打下果实，除去杂质，再干燥。以籽粒饱满、洁净、无杂质者为佳。

【炮制方法】芫荽子（1）去净杂质，筛去灰屑。(《山东 2012》《山东 2002》《山东 1990》《山东 1975》)

（2）筛去土，簸去杂质。(《汇编》)

炒芫荽子 炒至微黄。(《汇编》)

盐芫荽子 以盐水拌匀，炒干。(《汇编》)

【成品性状】芫荽子 （1）本品为双悬果，呈圆球形，直径3～5mm。表面淡黄棕色或黄棕色，有较明显而纵直的次生棱脊10条及不甚明显而呈波浪形弯曲的初生棱脊10条，相间排列。顶端可见极短的柱头残迹及5个萼齿残痕，基部有长约15mm的小果柄或果柄痕。悬果瓣腹面中央下凹，具3条纵行的棱线，中央较直，两侧呈弧形弯曲。质坚硬，用手揉碎，有特异浓烈气香，味微辣。(《山东2012》《山东2002》)

（2）本品呈圆球形，直径3～5mm。表面淡黄棕色或黄棕色，较粗糙，有波状棱线和纵直棱线相间排列。基部钝圆，可见果柄痕。质较坚硬。气香，味微辣。(《山东1990》)

【性味与归经】辛，平。归肺、胃经。

【功能与主治】发表，透疹，开胃。用于感冒鼻塞，痘疹透发不畅，饮食乏味，齿痛。

【用法与用量】5～10g。外用适量，煎汤含漱或熏洗。

【注意】气虚者不宜内服。

【贮藏】置于阴凉干燥处。

芸薹子

Yuntaizi

BRASSICAE CAMPESTRIS SEMEN

【来源】本品为十字花科植物油菜 *Brassica campestris* L. 的干燥成熟种子(《山东2012》)。主产于安徽、浙江、江西等地，山东亦有分布。夏季果实成熟时，采割全株，干燥，打下种子，去净杂质，干燥。以颗粒饱满、表面光滑、油性足、无杂质者为佳。

【炮制方法】芸薹子 （1）除去杂质，洗净，干燥。(《山东2012》《山东2002》《山东1990》)

（2）去净杂质，罗去泥沙，用时捣碎。(《山东1975》)

炒芸薹子 微炒。(《汇编》)

【成品性状】芸薹子 本品呈类圆球形，直径1～2mm。表面红褐色或棕黑色，有微细网状纹理，种脐点状。子叶 2 片，黄白色，肥厚。富油质。质硬。气微、味淡。(《山东 2012》《山东 2002》《山东 1990》)

【性味与归经】甘、辛，温。归肝、大肠经。

【功能与主治】行血，破气，消肿，散结。用于产后血滞腹痛，血痢，肿毒，痔瘘。

【用法与用量】5 ~ 9g，用时捣碎。外用适量，研末调敷或榨油涂患处。

【贮藏】置于通风干燥处，防蛀。

花 椒

Huajiao

ZANTHOXYLI PERICARPIUM

【来源】本品为芸香科植物青椒 *Zanthoxylum schinifolium* Sieb. et Zucc. 或花椒 *Zanthoxylum bungeanum* Maxim. 的干燥成熟果皮(《中国药典 2020》)。主产于河北、陕西、江苏、广东及东北等地，山东亦有分布。秋季采收成熟果实，晒干，除去种子果柄及杂质。花椒以粒大、色紫红、香气浓郁者为佳。青椒以粒匀、色灰绿者为佳。

【炮制方法】花椒 (1) 去净椒目、果柄及杂质。(《山东 2002》《山东 1990》)

(2) 除去杂质及果柄，椒目及灰屑。(《山东 1975》)

(3) 花椒，颠去子，取净皮，挑去杂质。(《汇编》)

炒花椒 (1) 取净花椒，置锅内，文火炒至变色，有香气逸出时，取出，放凉。(《山东 2012》《山东 2002》《山东 1990》)

(2) 花椒，微炒。(《汇编》)

花椒炭 净花椒，炒至黑。(《汇编》)

【成品性状】花椒 青椒多为 2 ~ 3 个上部离生的小蓇葖果，集生于小果梗上，蓇葖果球形，沿腹缝线开裂，直径 3 ~ 4mm。外表面灰绿色或暗绿色，散有多数油点及细密的网状隆起皱纹；内表面类白色，光滑。内果皮常由基部与外果皮分离。残存种子呈卵形，长 3 ~ 4mm，直径 2 ~ 3mm，表面黑色，有光泽。气香，味微甜而辛。花椒蓇葖果多单生，直径 4 ~ 5mm。外表面棕色或红棕色，散有多数疣状突起的油点，可见焦斑，直径 0.5 ~ 1mm，对光观察半透明；内表面淡黄色。气香，味麻辣而持久。(《山东 2002》《山东 1990》)

炒花椒 炒青椒多为 2 ~ 3 个上部离生的小蓇葖果，集生于小果梗上，蓇葖果球形，沿腹缝线开裂，直径 3 ~ 4mm。外表面灰棕色或灰褐色，散有多数油点及细密的网状隆起皱纹；内表面类白色，光滑。内果皮常由基部与外果皮分离。残存种子呈卵形，长 3 ~ 4mm，直径 2 ~ 3mm，表面黑色，有光泽。气香，味微甜而辛。炒花椒蓇葖果多单生，直径 4 ~ 5mm。外表面棕色或红棕色，散有多数疣状突起的油点，可见焦斑，直径 0.5 ~ 1mm，对光观察半透明；内表面淡黄色。气香，味麻辣。（《山东 2012》）

（2）形如花椒，表面色泽加深，香气浓郁。（《山东 2002》《山东 1990》）

【性味与归经】辛，温。归脾、胃、肾经。

【功能与主治】温中止痛，杀虫止痒。用于脘腹冷痛，呕吐泄泻，虫积腹痛；外用湿疹，阴痒。

【炮制作用】炒花椒可减毒，辛散作用稍缓，长于温中散寒、驱虫止痛。

【用法与用量】3 ~ 6g。外用适量，煎汤熏洗。

【贮藏】置于通风干燥处。

芥　子

Jiezi

SINAPIS SEMEN

【来源】本品为十字花科植物白芥 *Sinapis alba* L. 或芥 *Brassica juncea*（L.）Czern. et Coss. 的干燥成熟种子（《中国药典 2020》）。前者习称“白芥子”，后者习称“黄芥子”。本品为十字花科植物白芥 *Sinapis alba* L. 的干燥成熟种子（《山东 1990》）。全国大部分地区均产。夏末秋初果实成熟时采割植株，晒干，打下种子，除去杂质。以白芥子个大、饱满、色黄白、匀整、纯净者为佳。

【炮制方法】芥子　（1）去净杂质，筛去灰屑。（《山东 2002》《山东 1990》）

（2）白芥子，去净杂质，簸去灰屑，用时捣碎。（《山东 1975》）

（3）白芥子，罗去土，簸去杂质。（《汇编》）

炒芥子　（1）将净芥子置锅内，文火炒至表面呈深黄色，有香辣气逸出时，取出，放凉。（《山东 2002》《山东 1990》）

（2）取净白芥子，按炒黄法用文火炒至深黄色，并微发出香辣气，取出，放凉。用时捣碎。（《山东 1975》）

（3）白芥子按炒法炮制，炒至微黄。(《汇编》)

（4）白芥子，炒爆花。(《汇编》)

【成品性状】芥子 （1）白芥子呈球形，直径1.5 ~ 2.5mm，表面灰白色至淡黄色，具细微的网纹，有明显的点状种脐。种皮薄而脆，破开后内有白色折叠的子叶，有油性。无臭，味辛辣。黄芥子较小，直径1 ~ 2mm。表面黄色至棕黄色，少数呈暗红棕色。研碎后加水浸湿，则产生辛辣的特异臭气。(《山东2002》)

（2）呈类圆球形，直径1.5 ~ 2.5mm，表面灰白色或淡黄色，具细微的网纹，一端有明显的点状种脐。种皮薄而脆，破裂后，种仁黄白色，富油性。气微，味辛辣。(《山东1990》)

炒芥子 （1）形如芥子，表面呈深黄色，有裂纹，具香气。(《山东2002》)

（2）形如白芥子，表面呈深黄色，有香气。(《山东1990》)

【性味与归经】辛，温。归肺经。

【功能与主治】温肺豁痰利气，散结通络止痛。用于寒痰咳嗽，胸胁胀痛，痰滞经络，关节麻木、疼痛，痰湿流注，阴疽肿毒。

【炮制作用】炒芥子可缓和辛散走窜之性，可避免耗气伤阴，并善于顺气豁痰。炮制后更利于粉碎和煎出有效成分，同时起到杀酶保苷的作用。

【用法与用量】3 ~ 9g。外用适量。

【贮藏】置于通风干燥处，防潮、防蛀。

苍耳子

Cang'erzi

XANTHII FRUCTUS

【来源】本品为菊科植物苍耳 *Xanthium sibiricum* Patr. 的干燥成熟带总苞的果实(《中国药典2020》)。主产于山东、江苏、湖北等地。秋季果实成熟时采收，干燥，除去梗、叶等杂质。以粒大、饱满、色黄绿者为佳。

【炮制方法】苍耳子 （1）用碾串过，簸去刺。(《汇编》)

（2）苍耳子，挑去杂草、碎叶等。(《汇编》)

（3）净苍耳子，上碾微串去刺，簸去刺。(《汇编》)

炒苍耳子 （1）将苍耳子去净杂质，筛去灰屑，置锅内，文火炒至表面呈黄褐

色，有香气逸出时，取出，放凉，串去刺，筛净。(《山东2002》《山东1990》)

(2) 取净苍耳子，按炒黄法用文火炒至色变深时取出，串去刺，筛去灰屑，放凉。(《山东1975》)

(3) 微炒去刺的苍耳子。(《汇编》)

【成品性状】本品呈纺锤形或卵圆形，有的已裂开，露出膜质种皮。表面呈黄褐色，全体无钩刺，有裂纹，质脆。气微香，味苦。(《山东2002》《山东1990》)

【性味与归经】辛、苦，温；有毒。归肺经。

【功能与主治】散风寒，通鼻窍，祛风湿。用于风寒头痛，鼻塞流涕，鼻鼽，鼻渊，风疹瘙痒，湿痹拘挛。

【炮制作用】炒苍耳子可降低毒性。

【用法与用量】3～10g。

【贮藏】置于通风干燥处，防鼠、防蛀。

芡实

Qianshi

EURYALES SEMEN

【来源】本品为睡莲科植物芡 *Euryale ferox* Salisb. 的干燥成熟种仁(《中国药典2020》)。主产于湖南、江苏、安徽、山东等地。秋末冬初采成熟果实，除去果皮，取出种子，洗净，再除去硬壳(外种皮)，晒干。以断面色白、粉性足、无碎末者为佳。

【炮制方法】芡实 (1) 去净杂质及硬壳。(《山东2002》《山东1990》)

(2) 去净杂质、硬壳，簸去灰屑。(《山东1975》)

(3) 带外皮的芡实，上碾串碎，簸去皮。(《汇编》)

炒芡实 (1) 将净芡实置锅内，文火炒至表面呈微黄色，有香气时，取出，放凉。(《山东1990》)

(2) 净芡实，炒至微带火色。(《汇编》)

(3) 芡实，炒至焦黄色。(《汇编》)

麸炒芡实 (1) 先将锅用武火加热，均匀撒入麸皮，待冒烟后，投入净芡实，急速翻搅，熏炒至表面黄色时，及时取出，筛去焦麸皮，放凉。每100kg芡实，用麸

皮 10kg。(《山东 2002》《山东 1990》)

（2）去净芡实，按麸炒法用文火炒至微黄色，取出，筛去麸皮，放凉。每芡实 100 kg，用麸皮 10kg。(《山东 1975》)

（3）先将锅烧热，撒入麸皮，立即生烟，倒入芡实，拌炒至均匀黄色。(《汇编》)

【成品性状】芡实 呈类球形，多为破粒，完整者直径 5 ~ 8mm。表面有棕红色内种皮，一端黄白色，约占全体 1/3，有凹点状种脐痕，除去内种皮显白色。质较硬，断面白色，粉性。无臭，味淡。(《山东 2002》《山东 1990》)

炒芡实 形如芡实，表面呈微黄色，有香气。(《山东 1990》)

麸炒芡实 形如芡实，表面呈黄色，有焦香气。(《山东 2002》《山东 1990》)

【性味与归经】甘、涩，平。归脾、肾经。

【功能与主治】益肾固精，补脾止泻，除湿止带。用于遗精滑精，遗尿尿频，脾虚久泻，白浊，带下。

【炮制作用】炒芡实性偏温，补脾和固涩作用增强。清炒芡实和麸炒芡实功效相似，均以补脾固涩力胜。

【用法与用量】9 ~ 15g。

【贮藏】置于通风干燥处，防蛀、防鼠。

豆蔻（白豆蔻）

Doukou

AMOMI FRUCTUS ROTUNDUS

【来源】本品为姜科植物白豆蔻 *Amomum kravanh* Pierre ex Gagnep. 或爪哇白豆蔻 *Amomum compactum* Soland ex Maton 的干燥成熟果实（《中国药典 2020》）。按产地不同分为“原豆蔻”和“印尼白蔻”。主产于海南、广东、云南等地。每年 7 月至翌日 4 月果实呈黄绿色尚未开裂时采收，除去残留的果柄，干燥。以壳薄、个大饱满、无空皮者为佳。

【炮制方法】豆蔻 （1）去净杂质，筛去灰屑。(《山东 2002》《山东 1990》)

（2）去净杂质，筛去灰屑，用时捣碎。(《山东 1975》)

（3）豆蔻，簸去杂质。(《汇编》)

豆蔻仁　(1)取净豆蔻，剥去果壳，取净仁。(《山东 2012》《山东 2002》《山东 1990》)

(2)取净豆蔻，剥去外壳，用时捣碎。(《山东 1975》)

(3)去壳。(《汇编》)

豆蔻皮　取净豆蔻，剥取果皮，除去杂质，筛去灰屑。(《山东 2012》《山东 2002》《山东 1990》)

炒豆蔻　微炒。(《汇编》)

【成品性状】豆蔻　(1)原豆蔻呈类球形，直径 1.2 ~ 1.8cm。表面黄白色至淡黄棕色，有 3 条较深的纵向槽纹，顶端有突起的柱基，基部有凹下的果柄痕，两端均具有浅棕色绒毛。果皮体轻，质脆，易纵向裂开，内分 3 室，每室含种子约 10 粒。种子呈不规则多面体，背面略隆起，直径 3 ~ 4mm，表面暗棕色，有皱纹，并被有残留的假种皮。气芳香，味辛凉略似樟脑。印尼白蔻个略小。表面黄白色，有的微显紫棕色，果皮较薄，种子瘦瘪。气味较弱。(《山东 2002》)

(2)呈类球形，直径 12 ~ 17mm。外皮黄白色至淡黄棕色，有 3 条较深的纵向槽纹，顶端有突起的柱基，基部有凹下的果柄痕，两端均具有浅棕色绒毛。果皮体轻，质脆，易纵向裂开，内分 3 室，每室含种子约 10 粒。气芳香，味辛凉略似樟脑。爪哇白豆蔻，个略小，表面黄白色，有的微显紫棕色，果皮较薄，种子瘦瘪，气味较弱。(《山东 1990》

豆蔻仁　种仁多集结成团，俗称“蔻球”。蔻球 3 瓣，有白色隔膜，每瓣有种子 7 ~ 10 粒，习称“蔻米”。种子为不规则的多面体，背面略隆起，直径 3 ~ 4mm，表面暗棕色或灰棕色。质坚硬，断面白色粉质，有油性。气芳香，味辛凉。(《山东 2012》《山东 2002》《山东 1990》)

豆蔻皮　为不规则的薄片，黄白色至淡黄棕色。气微香，味辛。(《山东 2012》《山东 2002》《山东 1990》)

【性味与归经】辛，温。归肺、脾、胃经。

【功能与主治】化湿行气，温中止呕，开胃消食。用于湿浊中阻，不思饮食，湿温初起，胸闷不饥，寒湿呕逆，胸腹胀痛，食积不消。

【用法与用量】3 ~ 6g，后下。

【贮藏】密封，置于阴凉干燥处，防蛀。

连　翘

Lianqiao

FORSYTHIAE FRUCTUS

【来源】本品为木犀科植物连翘 *Forsythia suspensa*（Thunb.）Vahl 的干燥果实（《中国药典 2020》）。主产于山西、河南、陕西、山东等地。秋季果实初熟尚待绿色时采收，去净杂质，蒸熟，晒干，习称“青翘”；果实熟透时采收，晒干，去净杂质，习称“老翘”。青翘以色青绿、不开裂者为佳；老翘以色较黄、壳厚、无种子者为佳。

【炮制方法】连翘　（1）去净杂质及枝梗，筛去脱落的心及灰屑。（《山东 2002》《山东 1990》《山东 1975》）

（2）连翘（落翘，自然开裂的），筛去心与小柄，再挑去柄。（《汇编》）

（3）青翘，阳光下晒炸裂，搓开，筛去心与小柄，再挑净柄、叶。（《汇编》）

连翘炭　净连翘，炒至 7 ~ 8 成黑色，喷水止烟、炒干，放凉透。（《汇编》）

朱连翘　每斤连翘用细朱砂 3 钱，先将连翘用水湿润，少量多次撒入朱砂细粉、随加随拌，至外部均匀黏着朱砂。（《汇编》）

焦连翘　连翘，炒至焦黄色。（《汇编》）

【成品性状】连翘　本品呈长卵形至卵形，稍扁，长 1.5 ~ 2.5cm，直径 0.5 ~ 1.3cm。表面有不规则的纵皱纹及多数突起的小斑点，两面各有 1 条明显的纵沟。顶端锐尖，基部有小果梗或已脱落。青翘多不开裂，表面绿褐色，凸起的灰白色小斑点较少；质硬；种子多数，黄绿色，细长，一侧有翅。老翘自顶端开裂或裂成两瓣，表面黄棕色或红棕色，内表面多为浅黄棕色，平滑，具一纵隔；质脆；种子棕色，多已脱落。气微香，味苦。（《山东 2002》《山东 1990》）

【性味与归经】苦，微寒。归肺、心、小肠经。

【功能与主治】清热解毒，消肿散结，疏散风热。用于痈疽，瘰疬，乳痈，丹毒，风热感冒，温病初起，温热入营，高热烦渴，神昏发斑，热淋涩痛。

【用法与用量】6 ~ 15g。

【贮藏】置于干燥处。

吴茱萸

Wuzhuyu

EUODIAE FRUCTUS

【**来源**】本品为芸香科植物吴茱萸 *Euodia rutaecarpa*（Juss.）Benth.、石虎 *Euodia rutaecarpa*（Juss.）Benth. var. *officinalis*（Dode）Huang 或疏毛吴茱萸 *Euodia rutaecarpa*（Juss.）Benth. var. *bodinieri*（Dode）Huang 的干燥近成熟果实（《中国药典 2020》）。主产于贵州、广西、湖南、云南、陕西、浙江、四川等地。8—11 月果实尚未开裂时，剪下果枝，晒干或低温干燥，除去枝、叶、果梗等杂质。以饱满、坚实、色绿、香气浓烈者为佳。

【**炮制方法**】**吴茱萸**（1）去净果柄、枝梗及杂质。（《山东 2002》《山东 1990》《山东 1975》）

（2）罗去土，挑去柄。（《汇编》）

制吴茱萸（1）将净甘草片置锅内，加水适量，煎煮 2 次，去渣，合并 2 次煎液，趁热加入净吴茱萸内拌匀，稍润，待甘草汁液被吸尽后，文火炒干，取出，放凉。每 100kg 吴茱萸，用甘草 6kg。（《山东 2002》《山东 1990》）

（2）取甘草捣碎，置锅内加水适量煎汤，捞出甘草渣，加入净吴茱萸，闷润至甘草水尽时，用文火炒至微干，取出，干燥。每吴茱萸 100 斤，用甘草 6 斤。（《山东 1975》）

（3）取甘草水炙过的吴茱萸，按盐炒法用文火微炒，取出，干燥。每吴茱萸 100 斤，用食盐 2 斤。（《山东 1975》）

（4）每 10 斤吴茱萸用甘草 10 两，先将甘草加适量水煮半小时，再倒入吴茱萸，炒至水吃尽即可，簸去甘草。（《汇编》）

（5）操作同（4），但每斤吴茱萸用甘草 4 两。（《汇编》）

（6）每斤甘草水炒的吴茱萸，再加醋 4 两，拌均匀后炒至干。（《汇编》）

盐吴茱萸（1）取净吴茱萸，用食盐水拌匀，闷润至盐水被吸尽，置锅内，用文火炒至稍鼓起、裂开，取出，放凉。每 100kg 吴茱萸，用食盐 2kg。（《山东 2012》《山东 2002》《山东 1990》）

（2）将盐用水化开，与吴茱萸拌均匀后，炒至干。每 10 斤吴茱萸用盐 10 两。

（3）操作同（2），但每 10 斤吴茱萸用盐 4 两。（《汇编》）

（4）操作同（2），但每 1 斤吴茱萸用盐 2 两。（《汇编》）

连吴茱萸 （1）将净黄连片，置锅内，加水适量，煎煮 2 次，去渣，合并 2 次煎液，趁热加入净吴茱萸中，拌匀，稍润，待黄连汁液被吸尽后，文火炒干，取出，放凉。每 100kg 吴茱萸，用黄连 10kg。（《山东 2012》《山东 2002》《山东 1990》）

（2）取黄连，先用适量水煮半小时，倒入吴茱萸拌炒至干。每 10 斤吴茱萸用黄连 10 两。（《汇编》）

（3）操作同（2），但每 1 斤吴茱萸用黄连 2 两。（《汇编》）

姜吴茱萸 每 1 斤吴茱萸，用姜 2 两，取自然汁拌均匀后，炒至干。（《汇编》）

酒吴茱萸 每 10 斤吴茱萸，用黄酒 2 斤拌均匀后，炒干。（《汇编》）

炒吴茱萸 吴茱萸，微炒。（《汇编》）

吴茱萸炭 吴茱萸，炒至黑色为度。（《汇编》）

【成品性状】吴茱萸 （1）本品呈球形或略呈五角状扁球形，直径 2 ~ 5mm。表面暗黄绿色至褐色，粗糙，有多数点状突起或凹下的油点。顶端有五角星状的裂隙，基部残留被有黄色茸毛的果梗。质硬而脆，横切面可见子房 5 室，每室有淡黄色种子 1 粒。气芳香浓郁，味辛辣而苦。（《山东 2002》）

（2）呈扁球形或略呈五角状扁球形，直径 2 ~ 5mm。表面暗黄绿色或绿黑色，粗糙，有许多点状突起或凹下的油点。顶端有五角星状的裂隙，基部残留果柄痕。质硬而脆。气香浓烈，味辛辣而微苦。（《山东 1990》）

制吴茱萸 形如吴茱萸，表面变色，气味稍淡。（《山东 2002》《山东 1990》）

盐吴茱萸 （1）本品呈球形或略呈五角状扁球形，直径 2 ~ 5mm。表面黄褐色至黑色，粗糙，有多数点状或凹下的油点。顶端有五角星状的裂隙，基部残留被有黄色茸毛的果梗。质硬而脆，横切面可见子房 5 室，每室有淡黄色种子 1 粒。味微咸。（《山东 2012》）

（2）形如吴茱萸，表面变色，味微咸。（《山东 2002》《山东 1990》）

连吴茱萸 （1）形如盐吴茱萸，表面棕褐色至黑色，味苦。（《山东 2012》）

（2）形如吴茱萸，色泽稍深，味苦。（《山东 2002》《山东 1990》）

【性味与归经】辛、苦，热；有小毒。归肝、脾、胃、肾经。

【功能与主治】散寒止痛，降逆止呕，助阳止泻。用于厥阴头痛，寒疝腹痛，寒湿脚气，经行腹痛，脘腹胀痛，呕吐吞酸，五更泄泻。

【炮制作用】吴茱萸经炮制后，能降低毒性，缓和燥性。盐制吴茱萸宜用于疝气疼痛。

【用法与用量】2～5g。外用适量。

【贮藏】置于阴凉干燥处；制吴茱萸、盐吴茱萸、连吴茱萸，密闭，置于阴凉干燥处。

皂角子

Zaojiaozi

GLEDITSIAE SEMEN

【来源】本品为豆科植物皂荚 *Gleditsia sinensis* Lam. 的干燥成熟种子（《中国药典 2020》）。主产于山东、江苏、河南等地。秋季果实成熟时采摘，取出种子，晒干。

【炮制方法】**皂角子**　去净杂质，筛去灰屑，用时捣碎。（《山东 1975》）

皂角子炭　取净皂角子，按炒炭法，炒至表面黑色时，喷淋清水，取出，放凉。（《山东 1975》）

【性味与归经】辛，温；有小毒。归心、肝经。

【功能与主治】润肠祛痰。用于肠燥便秘，瘰疬痰核。

【用法与用量】4.5～9g。

【贮藏】置于阴凉干燥处，防潮、防蛀。

佛　手

Foshou

CITRI SARCODACTYLIS FRUCTUS

【来源】本品为芸香科植物佛手 *Citrus medica* L. var. *sarcodactylis* Swingle 的干燥果实（《中国药典 2020》）。主产于四川、广东、广西、云南、福建等地。秋季果实尚未变黄或变黄时采收，纵切成薄片，晒干或低温干燥。以片大、绿色白肉、香气浓郁者为佳。

【炮制方法】（1）去净杂质，抢水洗净，润软，切丝，干燥。（《山东 2002》）

（2）去净杂质。（《山东 1990》）

（3）刷去尘土，拣去杂质。（《汇编》）

（4）洗净，微闷，切咀。（《汇编》）

【成品性状】本品为类椭圆形或卵圆形的薄片，常皱缩或卷曲，长6～10cm，宽3～7cm，厚0.2～0.4cm。顶端稍宽，常有3～5个手指状的裂瓣，基部略窄，有的可见果梗痕。外皮黄绿色或橙黄色，有皱纹及油点。果肉浅黄白色，散有凹凸不平的线状或点状维管束。质硬而脆，受潮后柔韧。气香，味微甜后苦（《山东2002》《山东1990》）

【性味与归经】辛、苦、酸，温。归肝、脾、胃、肺经。

【功能与主治】疏肝理气，和胃止痛，燥湿化痰。用于肝胃气滞，胸胁胀痛，胃脘痞满，食少呕吐，咳嗽痰多。

【用法与用量】3～10g。

【贮藏】置于阴凉干燥处，防潮、防蛀。

谷 芽

Guya

SETARIAE FRUCTUS GERMINATUS

【来源】本品为禾本科植物粟 *Setaria italica*（L.）Beauv. 成熟果实经发芽干燥的炮制加工品（《中国药典2020》）。全国各地均产。将粟谷用水浸泡后，保持适宜的温、湿度，待须根长至约6mm时，晒干或低温干燥。以色黄、有幼芽、颗粒均匀者为佳。

【炮制方法】谷芽 （1）去净杂质。（《山东2002》）

（2）取净粟谷，用水浸泡至6～7成透，捞出，置能排水的容器内，覆盖，每日淋水1～2次，保持适宜的温、湿度。待须根长至约4mm时，取出，晒干。（《山东1990》）

（3）取净谷子，用水浸泡6～7成透，捞出，置麻袋或蒲包等能排水的容器内，盖好，每日淋水1～2次，保持湿润，至初生根（俗称芽）长出1～2分时，晒干。（《山东1975》）

（4）谷子，用水洗净，或泡3～4小时，盖以湿麻袋，每日用水冲洗2次，至出根，生芽，至芽长1cm，晒干。（《汇编》）

（5）操作同（4），但要求芽刚出头即可。（《汇编》）

（6）操作同（4），但要求芽长 0.5cm。(《汇编》)

（7）操作同（4），但要求芽长 1 ~ 2 分。(《汇编》)

炒谷芽 （1）将净谷芽置锅内，文火炒至表面深黄色，香气逸出时，取出，放凉。(《山东 2002》《山东 1990》)

（2）取净谷芽，按炒黄法，用文火炒至深黄色时，取出，放凉。(《山东 1975》)

（3）炒至微黄色。(《汇编》)

焦谷芽 （1）将净谷芽置锅内，中火炒至表面焦褐色，有焦香气逸出时，取出，放凉。(《山东 2002》)

（2）取净谷芽置锅内，中火炒至表面焦黄色，有焦香气逸出时，取出，放凉。(《山东 1990》)

（3）取净谷芽按炒焦法，用武火炒至焦黄色时，取出，放凉。(《山东 1975》)

（4）谷芽，炒至焦黄色。(《汇编》)

【成品性状】谷芽 （1）呈类圆球形，直径约 2mm。外壳为革质的稃皮，淡黄色，多数裂开，初生的细须根 3 ~ 6mm。剥去稃皮，内含淡黄色或黄白色颖果（小米）1 粒，质坚。气无，味微甘。(《山东 2002》)

（2）呈类圆球形，直径约 2mm。外壳为革质的稃皮，淡黄色，多数裂开，初生的细须根 1 ~ 4mm。剥去稃皮，内含淡黄色或黄白色颖果（小米）1 粒，质坚。气无，味微甘。(《山东 1990》)

炒谷芽 形如谷芽，表面呈深黄色，有焦黄色斑点，具香气。(《山东 2002》《山东 1990》)

焦谷芽 （1）形如谷芽，表面呈焦褐色，有焦香气。(《山东 2002》)

（2）形如谷芽，表面呈焦黄色，有焦香气。(《山东 1990》)

【性味与归经】甘，温。归脾、胃经。

【功能与主治】消食和中，健脾开胃。用于食积不消，腹胀口臭，脾胃虚弱，不饥食少。炒谷芽偏于消食，用于不饥食少；焦谷芽善化积滞，用于积滞不消。

【炮制作用】炒谷芽以健脾消食力胜。焦谷芽长于消食止泻。

【用法与用量】9 ~ 15g。

【贮藏】置于通风干燥处，防蛀、防鼠。

沙苑子

Shayuanzi

ASTRAGALI COMPLANATI SEMEN

【来源】本品为豆科植物扁茎黄芪 *Astragalus complanatus* R. Br. 的干燥成熟种子（《中国药典 2020》）。主产于陕西、河北、山西等地，山东亦有分布。秋末冬初果实成熟尚未开裂时采割植株，晒干，打下种子，除去杂质，晒干。以粒大、饱满、绿褐色者为佳。

【炮制方法】**沙苑子** （1）去净杂质，筛去灰屑，洗净，干燥。(《山东 2002》《山东 1990》)

（2）去净杂质，用水漂净泥土，捞出，干燥。(《山东 1975》)

（3）罗去土，拣去杂质。(《汇编》)

盐沙苑子 （1）将净沙苑子用食盐水拌匀，稍闷，置锅内，文火炒干至鼓起，有香气逸出时，取出，放凉。每 100kg 沙苑子，用食盐 2kg。(《山东 2002》《山东 1990》)

（2）取净沙苑子，按盐炙法用文火炒至鼓起，取出，放凉。每沙苑子 100 斤，用食盐 2 斤。(《山东 1975》)

炒沙苑子 （1）取净沙苑子，置锅内，用文火炒至表面鼓起，有香气逸出时，取出，放凉。(《山东 2012》《山东 2002》《山东 1990》)

（2）沙苑子，微炒。(《汇编》)

【成品性状】**沙苑子** 略呈肾形而稍扁，长 2 ~ 2.5mm，宽 1.5 ~ 2mm，厚约 1mm。表面光滑，褐绿色或灰褐色，边缘一侧微凹处具圆形种脐。质坚硬，不易破碎。子叶 2，淡黄色，胚根弯曲，长约 1mm。无臭，味淡，嚼之有豆腥气。(《山东 2002》《山东 1975》)

盐沙苑子 形如沙苑子，表面鼓起，色泽略深，气微香，味微咸。(《山东 2002》《山东 1990》)

炒沙苑子 （1）本品略呈肾形，长 2 ~ 2.5mm，宽 1.5 ~ 2mm，厚约 1mm。表面鼓起，光滑，褐绿色或灰褐色，边缘一侧微凹处具圆形种脐。质坚硬，不易破碎。子叶 2，淡黄色，胚根弯曲，长约 1mm。气微香，味淡，嚼之有豆腥气。(《山东

2012》)

（2）形如沙苑子，表面鼓起，色泽略深，微有香气。(《山东 2002》《山东 1990》)

【性味与归经】甘，温。归肝、肾经。

【功能与主治】补肾助阳，固精缩尿，养肝明目。用于肾虚腰痛，遗精早泄，遗尿尿频，白浊带下，眩晕，目暗昏花。

【炮制作用】盐沙苑子药性缓和，能平补阴阳，并可引药入肾，增强补肾固精的作用。

【用法与用量】9～15g。

【贮藏】置于通风干燥处。

诃　子

Hezi

CHEBULAE FRUCTUS

【来源】本品为使君子科植物诃子 *Terminalia chebula* Retz. 或绒毛诃子 *Terminalia chebula* Retz. var. *tomentella* Kurt. 的干燥成熟果实(《中国药典 2020》)。主产于云南、广东、广西等地。秋、冬二季果实成熟时采收，除去杂质，晒干。以粒大、质坚实、肉厚、外皮黄棕色、微皱、有光泽者为佳。

【炮制方法】诃子　（1）去净杂质，洗净，干燥。(《山东 2002》《山东 1990》)

（2）去净杂质，洗净，捞出，润透后剖开去核取肉，晒干。(《山东 1975》)

（3）挑去杂质。(《汇编》)

（4）洗净泥土，晒干。(《汇编》)

诃子肉　（1）取净诃子，用清水浸泡 3～5 小时，捞出，闷润至软，去核，干燥。(《山东 2012》《山东 2002》《山东 1990》)

（2）将诃子用水泡 4～5 小时，闷透，割开，去核。(《汇编》)

（3）诃子，捣碎去核。(《汇编》)

（4）诃子，水煮 40 分钟，割开去核。(《汇编》)

（5）诃子，置炒热的细沙中，拌烫至黄褐色或胀，锤去核。(《汇编》)

（6）诃子，炒后，锤去核。(《汇编》)

（7）诃子，用面皮包起，煨至面焦，去面，趁热去核。(《汇编》)

炒诃子肉 （1）取净诃子肉，置锅内，文火炒至深黄色，取出，放凉。（《山东2012》《山东2002》《山东1990》）

（2）取净诃子肉，用文火微炒至焦黄色，取出，放凉。（《山东1975》）

（3）泡或煮后去核的诃子肉，炒至微带火色。（《汇编》）

醋诃子 用适量醋拌均匀后，炒至干。（《汇编》）

【成品性状】诃子 呈长圆形或卵圆形，长2～4cm，直径2～2.5cm。表面黄棕色或暗棕色，略具光泽。有不规则的皱纹及5～6条纵棱线。质坚实。果核1枚，浅黄色，粗糙，坚硬。气微，味酸涩而后甜。（《山东2002》《山东1990》）

诃子肉 呈不规则的粒块状，肉厚0.2～0.4cm，黄棕色或黄褐色。具棱线及皱纹。气微，味酸涩而后甜。（《山东2012》《山东2002》《山东1990》）

炒诃子肉 （1）形如诃子肉，黄褐色至黑褐色，有的带焦斑，质脆。气微香，味酸涩而后甜。（《山东2012》）

（2）形如诃子肉，表面色泽加深，带焦斑，质脆，微有香气。（《山东2002》《山东1990》）

【性味与归经】苦、酸、涩，平。归肺、大肠经。

【功能与主治】涩肠止泻，敛肺止咳，降火利咽。用于久泻久痢，便血脱肛，肺虚咳喘，久嗽不止，咽痛音哑。

【炮制作用】诃子肉炒制后酸涩之性缓和，且能减轻对胃的刺激性，以涩肠止泻力胜。

【用法与用量】3～10g。

【贮藏】置于通风干燥处，防蛀。

补骨脂

Buguzhi

PSORALEAE FRUCTUS

【来源】本品为豆科植物补骨脂 *Psoralea corylifolia* L. 的干燥成熟果实（《中国药典2020》）。主产于河南、四川、安徽、陕西等地，山东亦有栽培。秋季果实成熟时采收果序，晒干，搓出果实，除去杂质。以颗粒饱满、黑褐色者为佳。

【炮制方法】补骨脂 （1）去净杂质，筛去灰屑。（《山东2002》《山东1990》

《山东 1975》)

(2)补骨脂，簸去杂质，临用捣碎。(《汇编》)

盐补骨脂 (1)将净补骨脂用食盐水拌匀，闷润，置锅内，文火炒至微鼓起，有香气逸出时，取出，放凉。每 100kg 补骨脂，用食盐 2kg。(《山东 2002》《山东 1990》)

(2)将净补骨脂，按盐炙法用文火炒至微鼓起，取出，晾干，用时捣碎。每补骨脂 100 斤，用食盐 2 斤。(《山东 2002》《山东 1990》)

(3)补骨脂，每 10 斤用盐 5 两，先将盐用水化开，拌均匀，炒至干。(《汇编》)

【成品性状】补骨脂 呈肾形，略扁，长 3 ~ 5mm，宽 2 ~ 4mm，厚约 1.5mm。表面黑色、黑褐色或灰褐色，具细微网状皱纹。顶端钝圆，有一小突起，凹侧有果梗痕。质硬。果皮薄，与种子不易分离；种子 1 枚，子叶 2，黄白色，有油性。气香，味辛、微苦。(《山东 2002》《山东 1990》)

盐补骨脂 形如补骨脂，形体微鼓起，色泽加深。质松脆，果皮与种子易分离，断面棕褐色，气微香，味微咸。(《山东 2002》《山东 1990》)

【性味与归经】辛、苦，温。归肾、脾经。

【功能与主治】温肾助阳，纳气平喘，温脾止泻；外用消风祛斑。用于肾阳不足，阳痿遗精，遗尿尿频，腰膝冷痛，肾虚作喘，五更泄泻；外用治白癜风，斑秃。

【炮制作用】补骨脂盐制后可引药入肾，增强温肾助阳、纳气、止泻的作用。

【用法与用量】6 ~ 10g。外用 20% ~ 30% 酊剂涂患处。

【贮藏】置于通风干燥处，防霉。盐补骨脂密闭，置于通风干燥处。

陈　皮

Chenpi

CITRI RETICULATAE PERICARPIUM

【来源】本品为芸香科植物橘 *Citrus reticulata* Blanco 及其栽培变种的干燥成熟果皮(《中国药典 2020》)。药材分为“陈皮”和“广陈皮”。主产于四川、福建、广东、浙江等地。冬季果实成熟时采摘，剥取果皮，晒干或低温干燥。以瓣大、整齐、色鲜艳、质柔软、香气浓者为佳。

【炮制方法】陈皮 (1)去净杂质，抢水洗净，稍润，切丝，晒干或低温干燥。

(《山东2002》《山东1990》)

（2）去净霉烂者及杂质，洗净泥土，润透，稍凉，切丝，晾干。(《山东1975》)

（3）拣净霉黑的及杂质，多水快洗，捞出，稍晾，切丝。(《汇编》)

陈皮炭 （1）取净陈皮丝，置热锅内，中火炒至表面呈黑褐色时，喷淋清水少许，灭尽火星，取出，及时摊晾，凉透。(《山东2012》《山东2002》《山东1990》)

（2）陈皮，炒至7~8成黑色。(《汇编》)

炒陈皮 （1）取净陈皮丝，置锅内，文火微炒，取出，放凉。(《山东2012》《山东2002》《山东1990》)

（2）陈皮，微炒。(《汇编》)

土炒陈皮 （1）先将锅用文火加热，放入灶心土细粉，待翻动土粉呈较轻松状态时，倒入净陈皮丝，翻炒置表面挂匀土粉，微带焦斑时，及时取出，筛去土粉，放凉。每100kg陈皮丝，用灶心土细粉20kg。(《山东2012》《山东2002》《山东1990》)

（2）取细黄土炒热，倒入陈皮，拌炒至均匀粘土，取出筛去多余土。(《汇编》)

（3）操作同（2），但用细灶心土。(《汇编》)

蜜陈皮 用适量蜜，拌炒至均匀有蜜，不黏手为度。(《汇编》)

【成品性状】陈皮 为不规则的丝状片，丝宽3mm，厚1~4mm。外表面橙黄色或红棕色，有细皱纹及凹下的点状油室；内表面浅黄白色，质稍硬而脆。气香，味辛、苦。(《山东2002》《山东1990》)

陈皮炭 （1）形如炒陈皮，表面呈黑褐色，内部棕褐色。质松脆易碎。气微，味淡。(《山东2012》)

（2）形如陈皮丝，表面呈黑褐色，内部棕褐色。质松脆易碎。气微，味淡。(《山东2002》《山东1990》)

炒陈皮 （1）本品为不规则的丝片状，丝宽约3mm，厚1~4mm。外表面橙红色或红棕色，有细皱纹和凹下的点状油室；内表面浅黄白色，粗糙，附黄白色或黄棕色筋络状维管束。质脆易碎。气香，味辛、苦。(《山东2012》)

（2）形如陈皮丝，色泽略加深，质脆易碎。(《山东2002》《山东1990》)

土炒陈皮 （1）本品为不规则的丝片状，丝宽约3mm，厚1~4mm。外表面棕黄色或棕褐色，有细皱纹和凹下的点状油室；内表面浅黄白色，粗糙，附黄白色或黄棕色筋络状维管束。表面挂匀土粉，带焦斑。质脆易碎。气香，味辛、苦。(《山东2012》)

（2）形如陈皮丝，表面挂匀土粉，带焦斑。质脆易碎，略有焦土气。（《山东2002》《山东1990》）

【性味与归经】苦、辛，温。归肺、脾经。

【功能与主治】理气健脾，燥湿化痰。用于脘腹胀满，食少吐泻，咳嗽痰多。

【用法与用量】3～10g。

【贮藏】置于阴凉干燥处，防霉、防蛀。

青皮

Qingpi

CITRI RETICULATAE PERICARPIUM VIRIDE

【来源】本品为芸香科植物橘 *Citrus reticulata* Blanco 及其栽培变种的干燥幼果或未成熟果实的果皮（《中国药典2020》）。主产于广东、广西、福建、浙江、四川、云南、贵州、江西、湖南等地。5—6月收集自落的幼果，晒干，习称“个青皮”；7—8月采收未成熟的果实，在果皮上纵剖成四瓣至基部，除尽瓤瓣，晒干，习称“四花青皮”。个青皮以坚实、皮厚、香气浓者为佳；四花青皮以皮黑绿色、内面色黄白、油性足、香气浓者为佳。

【炮制方法】青皮 （1）去净杂质，洗净，润透，切丝或薄片，晒干。（《山东2002》《山东1990》）

（2）去净沙石杂质及灰屑。用水浸泡6～7成透，捞出，润透切厚片，及时干燥；四花青皮，除去杂质灰屑。（《山东1975》）

（3）簸去泥土，挑去杂质，泡约10小时，至外皮已软，闷透，切5cm。或镑片。（《汇编》）

（4）捣碎。（《汇编》）

醋青皮 （1）将净青皮丝或片用米醋拌匀，闷润，置锅内，文火炒至微黄色，取出，放凉。每100kg青皮丝或片，用米醋15kg。（《山东2002》）

（2）将净青皮丝或片用米醋拌匀，闷润，置锅内，文火炒至微黄色，取出，放凉。每100kg青皮丝或片，用米醋20kg。（《山东1990》）

（3）取净青皮片，按醋炒法用文火微炒，取出，放凉。每青皮100斤，用醋15斤。（《山东1975》）

（4）每10斤青皮用醋2.5斤，按醋炒法炮制。(《山东1975》)

（5）每10斤青皮用醋2.5斤，拌均匀，闷透，炒干。(《汇编》)

麸炒青皮 先将锅烧热，撒入麸立即生烟，倒入药，急炒，至药表面熏黄，取出，筛去麸。(《汇编》)

炒青皮 青皮，炒至微带火色。(《汇编》)

青皮炭 青皮，炒至外黑内焦黄，喷水止烟，炒干，放凉透。(《汇编》)

【成品性状】青皮 （1）四花青皮呈不规则的丝状片，宽约3mm，厚1～2mm。外表面灰绿色或黑绿色，密生多数油室；内表面类白色或黄白色，附黄白色或黄棕色小筋络。质稍硬。气香，味苦、辛。个青皮呈类圆形薄片，厚约2mm。切面果皮黄白色或淡黄棕色，瓤瓣淡棕色。质硬。气清香，味酸、苦、辛。(《山东2002》)

（2）四花青皮呈不规则的丝状片，宽约3mm，厚1～2mm。外表面灰绿色或黑绿色；内表面类白色或黄白色，质稍硬。个青皮呈类圆形薄片，厚约2mm。切面果皮黄白色或淡黄棕色，瓤瓣淡棕色，质硬。气香，味苦、辛。(《山东1990》)

醋青皮 形如青皮丝或片，色泽加深，微有醋气。(《山东2002》《山东1990》)

【性味与归经】苦、辛，温。归肝、胆、胃经。

【功能与主治】疏肝破气，消积化滞。用于胸胁胀痛，疝气疼痛，乳癖，乳痈，食积气滞，脘腹胀痛。

【炮制作用】醋制青皮能引药入肝，缓和辛烈之性，消除发汗作用，以免伤伐正气，且增强了疏肝止痛、消积化滞的作用。

【用法与用量】3～10g。

【贮藏】置于阴凉干燥处。

青　果

Qingguo

CANARII FRUCTUS

【来源】本品为橄榄科植物橄榄 *Canarium album* Raeusch. 的干燥成熟果实（《中国药典2020》）。主产于广东、广西、福建、四川、云南等地。秋季采摘成熟的果实，晒干或阴干。以个大、坚实、肉厚、整齐、灰绿色、味涩后甜者为佳。

【炮制方法】青果 （1）除去杂质，洗净，干燥。(《山东2002》《山东1990》)

（2）去净杂质，洗净，捞出，晒干，用时捣碎。（《山东1975》

（3）捣碎用。（《汇编》）

青果炭 烧炭。（《汇编》）

【成品性状】青果 本品呈纺锤形，长25～40mm，直径10～15mm。表面黄棕色或黑褐色，有不规则皱纹。果肉灰棕色或棕褐色。果核梭形，暗红棕色，具纵棱。质坚硬。无臭，果肉味涩，久嚼微甜。（《山东2002》《山东1990》）

【性味与归经】甘、酸，平。归肺、胃经

【功能与主治】清热解毒，利咽，生津。用于咽喉肿痛，咳嗽痰黏，烦热口渴，鱼蟹中毒。

【用法与用量】5～10g。

【贮藏】置于干燥处，防蛀。

青葙子

Qingxiangzi

CELOSIAE SEMEN

【来源】本品为苋科植物青葙 *Celosia argentea* L. 的干燥成熟种子（《中国药典2020》）。全国大部分地区均产。秋季果实成熟时，割取植株或果穗，干燥，收集种子，除去杂质，干燥。以颗粒饱满、色黑、光亮者为佳。

【炮制方法】青葙子 （1）去净杂质，筛去灰屑。（《山东2002》《山东1990》《山东1975》）

（2）罗去土，挑净杂质。（《汇编》）

炒青葙子 （1）将净青葙子置锅内，文火炒至有爆声，香气逸出，取出，放凉。（《山东2012》《山东2002》《山东1990》）

（2）取净青葙子，按炒黄法用文火微炒，取出，放凉。（《山东1975》）

（3）炒至微带火色。（《汇编》）

（4）炒至爆花。（《汇编》）

【成品性状】青葙子 本品呈扁圆形，少数呈圆肾形，直径1～1.5mm。表面黑色或红黑色，光亮，中间微隆起，侧边微凹处有种脐。种皮薄而脆。无臭，无味。（《山东2002》《山东1990》）

炒青葙子 （1）本品呈扁圆形，少数呈圆肾形，直径 1 ~ 1.5mm。表面黑色或红黑色，光亮，中间微隆起，侧边微凹处有种脐。种皮薄而脆。部分呈类球形爆花状。气微香。（《山东 2012》）

（2）本品形如青葙子，形体微鼓起，有香气。（《山东 2002》《山东 1990》）

【性味与归经】 苦，微寒。归肝经。

【功能与主治】 清肝泻火，明目退翳。用于肝热目赤，目生翳膜，视物昏花，肝火眩晕。

【炮制作用】 炒青葙子缓和寒性，并易于煎出有效成分。

【用法与用量】 9 ~ 15g。

【注意】 本品有扩散瞳孔作用，青光眼患者禁用。

【贮藏】 置于干燥处。

苦杏仁

Kuxingren

ARMENIACAE SEMEN AMARUM

【来源】 本品为蔷薇科植物山杏 *Prunus armeniaca* L. var. *ansu* Maxim. 、西伯亚杏 *Prunus sibirica* L. 、东北杏 *Prunus mandshurica*（Maxim. ）Koehne 或杏 *Prunus armeniaca* L. 的干燥成熟种子（《中国药典 2020》）。主产于我国东北及河北、陕西、山西等地，山东亦有分布。夏季果实成熟时采摘，除去果肉和核壳，收取种仁，干燥。以颗粒均匀、饱满、完整、味苦者为佳。

【炮制方法】苦杏仁 （1）除去杂质、残留的硬壳及腐烂者，筛去灰屑。（《山东 2002》《山东 1990》）

（2）去净残留的壳及灰屑杂质，用时捣碎。（《山东 1975》）

焯苦杏仁 （1）取少量净苦杏仁，置多量的沸水中略烫，至外皮微胀时，捞出，用凉水稍浸，搓去种皮，晒干后簸净种皮。（《山东 2002》）

（2）杏仁，泡 5 ~ 7 天，每日换水，至无苦味为度，大火煮透，搓下皮尖，晒干，簸去皮尖。（《汇编》）

（3）将水煮开，倒入生杏仁，煮 5 分钟，捞出，搓去皮，晒干，簸去皮尖。（《汇编》）

炒苦杏仁 （1）取燀苦杏仁置锅内，文火炒至种仁表面微黄色，并透出浓郁的香气时，取出，放凉。（《山东 2002》）

（2）将少量的净苦杏仁，投入多量的沸水中，沸烫至外皮微皱时，捞出，迅速摊开晾凉，及时晒干；再置锅内，文火炒至有焦黄斑，种仁表面显微黄色，并透出香气时，取出，放凉。

将净苦杏仁置锅内，文火炒至有焦褐斑，种仁表面呈淡黄色，并透出浓郁的香气时，取出，放凉。（《山东 1990》）

（3）取净苦杏仁至锅内用文火炒至黄色，取出，放凉，用时捣碎。（《山东 1975》）

（4）净杏仁，炒至黄色。（《汇编》）

蒸苦杏仁 （1）取净苦杏仁，平铺于蒸笼内，厚度 3 ~ 5cm，置沸水锅上，流量蒸汽蒸约 30 分钟，取出，干燥。（《山东 2012》）

（2）将苦杏仁平铺于蒸笼内，厚度不超过 5cm，再将笼屉置沸水锅上，蒸 20 ~ 30 分钟，取出，干燥。（《山东 2002》《山东 1990》）

蜜苦杏仁 每斤杏仁，用蜜 2 两，先将蜜稍炼，倒入杏仁，拌炒至均匀有蜜不黏手为度。（《汇编》）

麸炒苦杏仁 将锅烧热，撒入麸至立即生烟，倒入杏仁炒至表面黄色，筛去麸。（《汇编》）

【成品性状】苦杏仁 （1）呈扁心形，长 1 ~ 1.9cm，宽 0.8 ~ 1.5cm，厚 0.5 ~ 0.8cm。表面黄棕色至深棕色，一端尖，另端钝圆，肥厚，左右不对称，尖端一侧有短线形种脐，圆端合点处向上具多数深棕色的脉纹。种皮薄，子叶 2，乳白色，富油性。气微，味苦。（《山东 2002》）

（2）呈扁心形，长 10 ~ 19mm，宽 8 ~ 15mm，厚 5 ~ 8mm。种皮黄棕色或深棕色，有细微纵皱。顶端尖，底部钝圆肥厚，左右不对称，尖端一侧有短线形种脐，圆端合点处向上具多数深棕色的脉纹。种仁两瓣，乳白色，富油性。气微，味苦，有特殊香气。（《山东 1990》）

燀苦杏仁 本品形如苦杏仁，或分离为单瓣，无种皮，乳白色。（《山东 2002》）

炒苦杏仁 （1）形如苦杏仁，种仁表面呈淡黄色，有焦褐斑，香气浓郁。（《山东 2002》）

（2）形如苦杏仁，法种皮有焦黄斑，种仁表面显微黄色，有香气；法种皮有焦褐斑，种仁表面呈淡黄色，香气浓郁。（《山东 1990》）

蒸苦杏仁 （1）本品呈扁心形，长 1 ~ 1.9cm，宽 0.8 ~ 1.5cm，厚 0.5 ~ 0.8cm。

表面黄棕色至深棕色，一端尖，另端钝圆，肥厚，左右不对称，尖端一侧有短线形种脐，圆端合点处向上具多数深棕色的脉纹。种皮薄，子叶 2，乳白色，富油性。气微，味苦。(《山东 2012》)

（2）形如苦杏仁，种皮易捻落。(《山东 2002》《山东 1990》)

【**性味与归经**】苦，微温；有小毒。归肺、大肠经。

【**功能与主治**】降气止咳平喘，润肠通便。用于咳嗽气喘，胸满痰多，肠燥便秘。

【**炮制作用**】苦杏仁经炒、焯、蒸制后可去其毒性。苦杏仁作用与生品相同；去皮后，可除去非药用部位，便于有效成分煎出，提高药效。炒苦杏仁性温，长于温肺散寒。

【**用法与用量**】5 ~ 10g，生品入煎剂后下。

【**注意**】内服不宜过量，以免中毒。

【**贮藏**】置于阴凉干燥处，防蛀。

苘麻子

Qingmazi

ABUTILI SEMEN

【**来源**】本品为锦葵科植物苘麻 *Abutilon theophrasti* Medic. 的干燥成熟种子(《中国药典 2020》)。全国各地均产。秋季采收成熟果实，晒干，打下种子，除去杂质。以籽粒饱满、无杂质者为佳。

【**炮制方法**】去净杂质及果皮。(《山东 2002》)

【**成品性状**】本品呈三角状肾形，长 3.5 ~ 6mm，宽 2.5 ~ 4.5mm，厚 1 ~ 2mm。表面灰黑色或暗褐色，有白色稀疏绒毛，凹陷处有类椭圆状种脐，淡棕色，四周有放射状细纹。种皮坚硬，子叶 2，重叠折曲，富油性。气微，味淡。(《山东 2002》)

【**性味与归经**】苦，平。归大肠、小肠、膀胱经。

【**功能与主治**】清热解毒，利湿，退翳。用于赤白痢疾，淋证涩痛，痈肿疮毒，目生翳膜。

【**用法与用量**】3 ~ 9g。

【**贮藏**】置于阴凉干燥处。

枣槟榔

Zaobinglang

ARECA CATECHU

【来源】本品为棕榈科植物槟榔 *Areca catechu* L. 的未成熟果实的种子（《山东2002》）。主产于广东、云南、台湾等地。冬季采下未成熟的槟榔果实，放入甑内，隔水蒸透（约4小时），用半干湿柴烧烟熏干；或用水煮3～4小时，再烘干，称"榔软干"；2—3月如上法采摘加工的称"榔硬干"。以圆个、皱纹细、长身、褐色者为佳。

【炮制方法】去净杂质，敲裂，剥去果壳，取仁。（《山东2002》《山东1990》）

【成品性状】本品瘦长或稍圆，表面暗红棕色，具皱纹，种脐大而明显。气微香，味微涩、微甘。（《山东2002》《山东1990》）

【性味与归经】甘、微苦、涩。归脾、胃经。

【功能与主治】消食，宽胸，止呕，醒酒。用于食滞、胸闷呕吐。

【用法与用量】5～9g，用时捣碎。

【贮藏】置于通风干燥处。

郁李仁

Yuliren

PRUNI SEMEN

【来源】本品为蔷科植物欧李 *Prunus humilis*. Bge. 、郁李 *Prunus japonica* Thunb. 或长柄扁桃 *Prunus pedunculata* Maxim. 的干燥成熟种子（《中国药典2020》）。前二种习称"小李仁"，后一种习称"大李仁"。主产于东北、内蒙古、河北、山东、河南等地。夏、秋季采收成熟果实，除去果肉及核壳，取出种子，干燥。以粒饱满、完整、色黄白者为佳。

【炮制方法】**郁李仁** （1）除去残留的硬壳及杂质。（《山东2002》《山东1990》）

（2）挑去硬壳，簸去土。（《汇编》）

炒郁李仁 （1）将净郁李仁置锅内，文火炒至表面呈深黄色或色泽加深，有香

气逸出时，取出，放凉。(《山东 2012》《山东 2002》《山东 1990》)

（2）郁李仁，炒至微带火色。(《汇编》)

蜜郁李仁 每斤郁李仁，用蜜 2 两，炒至均匀有蜜不黏手为度。(《汇编》)

【成品性状】郁李仁 （1）呈卵形，长 5 ~ 8mm，直径 3 ~ 5mm；或长 6 ~ 10mm，直径 5 ~ 7mm。表面黄白色、浅棕色或棕黄色，一端尖，另端钝圆。尖端一侧有线形种脐，圆端中央有深色合点，自合点处向上具多条纵向维管束脉纹。种皮薄，子叶 2，乳白色，富油性。气微，味微苦。(《山东 2002》)

（2）呈卵形，长 5 ~ 7mm，直径 3 ~ 5mm；或长 6 ~ 10mm，直径 5 ~ 7mm。表面黄白色、浅棕色或棕黄色，一端尖，另端钝圆。尖端一侧有线形种脐，圆端中央有深色合点，自合点处向上具多条纵向维管束脉纹。种皮薄，子叶 2，乳白色，富油性。气微，味微苦。(《山东 1990》)

炒郁李仁 （1）炒小李仁呈卵形，长 5 ~ 8mm，直径 3 ~ 5mm。表面深黄色或深棕色，一端尖，另端钝圆。尖端一侧有线形种脐，圆端中央有深色合点，合点处向上具多条纵向维管束脉纹。种皮薄，子叶 2，乳白色，富油性。有香气，味微苦。炒大李仁与炒小李仁略同。长 6 ~ 10mm，直径 5 ~ 7mm。(《山东 2012》)

（2）形如郁李仁，表面呈深黄色或呈深棕色，有香气。(《山东 2002》《山东 1990》)

【性味与归经】辛、苦、甘，平。归脾、大肠、小肠经。

【功能与主治】润肠通便，下气利水。用于津枯肠燥，食积气滞，腹胀便秘，水肿，脚气，小便不利。

【炮制作用】郁李仁炒后可增强其利小便，消水肿及破瘀血的作用。

【用法与用量】6 ~ 10g。

【注意】孕妇慎用。

【贮藏】置于阴凉干燥处，防蛀。

软蒺藜

Ruanjili

ATRIPLICIS FRUCTUS

【来源】本品为藜科植物西伯利亚滨藜 *Atriplex sibirica* L. 或中亚滨藜 *Atriplex* *centralasiatica* Iljin 的干燥果实（《山东 2012》）。主产于山东、河北等地。秋季果实成熟时采收，割取全草，晒干，打下果实，再晒干。以颗粒均匀饱满坚实、色灰白者为佳。

【炮制方法】**软蒺藜**　去净杂质，筛尽灰屑。（《山东 2012》《山东 2002》《山东 1990》）

盐软蒺藜　将净软蒺藜用食盐水拌匀，稍闷，置锅内，文火炒至表面呈黄色时，取出，放凉。每 100kg 软蒺藜，用食盐 2kg。（《山东 2012》《山东 2002》《山东 1990》）

【成品性状】**软蒺藜**　本品呈扁平扇形，无刺状突起，有 3 条放射状隆起的主脉及网状细脉；或呈卵形、近圆形，具珊瑚刺状突起，但不刺手，土黄色或绿白色。气微，味微咸。（《山东 2012》《山东 2002》《山东 1990》）

盐软蒺藜　形如软蒺藜，表面呈黄色，微有香气，具咸味。（《山东 2012》《山东 2002》《山东 1990》）

【性味与归经】苦，平。归肝经。

【功能与主治】祛风活血，清肝明目。用于头痛，皮肤瘙痒，肿毒，乳汁不通。

【炮制作用】软蒺藜炒后辛散之性减弱，长于平肝潜阳、疏肝解郁。

【用法与用量】3 ~ 9g，用时捣碎。

【贮藏】置于通风干燥处；盐软蒺藜，密闭，置于阴凉干燥处。

使君子

Shijunzi

QUISQUALIS FRUCTUS

【来源】本品为使君子科植物使君子 *Quisqualis indica* L. 的干燥成熟果实（《中国药典 2020》）。主产于四川、福建、广东、广西、江西等地。秋末种子成熟，果实变紫黑色时采摘，除去杂质，干燥。以个大、表面紫黑色、具光泽、仁饱满、色黄白者为佳。

【炮制方法】**使君子**　去净残留果柄及杂质。（《山东 2002》《山东 1990》）

使君子仁　取净使君子，除去外壳。（《山东 2002》《山东 1990》）

炒使君子仁　将使君子仁置锅内，文火炒至表面呈黄色，有香气逸出时，取出，

放凉。(《山东2002》《山东1990》)

【成品性状】**使君子** 呈椭圆形或卵圆形，具5条纵棱，偶有4～9棱，长2.5～4cm，直径约2cm。表面黑褐色至紫黑色，平滑，微具光泽。顶端狭尖，基部钝圆，有明显圆形的梗痕。质坚硬，横切面多呈五角星形，棱角处壳较厚，中间呈类圆形空腔。气微香，味微甜。(《山东2002》《山东1990》)

使君子仁 呈长椭圆形或纺锤形，长约2cm，直径约1cm；表面棕褐色或黑褐色，有多数纵皱纹；种皮薄，易剥离；剥离后露出黄白子叶2枚，有油性。气微香，味微甜。(《山东2002》《山东1990》)

炒使君子仁 形如使君子仁，表面黄白色，有香气。(《山东2002》《山东1990》)

【性味与归经】甘，温。归脾、胃经。

【功能与主治】杀虫消积。用于蛔虫病，蛲虫病，虫积腹痛，小儿疳积。

【炮制作用】使君子生品以杀虫力强，使君子仁与带壳使君子功用相同，入煎剂可直接用使君子捣碎入药，使君子仁多入丸、散剂或嚼食。炒使君子仁可缓和膈肌痉挛的副作用，并长于健脾消积，亦能杀虫。

【用法与用量】使君子9～12g，捣碎入煎剂；使君子仁6～9g，多入丸散或单用，1～2次分服。小儿每岁1～1.5粒，炒香嚼服，1日总量不超过20粒。

【注意】服药时忌饮浓茶。

【贮藏】置于通风干燥处，防霉、防蛀。

金樱子

Jinyingzi

ROSAE LAEVIGATAE FRUCTUS

【来源】本品为蔷薇科植物金樱子 *Rosa laevigata* Michx. 的干燥成熟果实(《中国药典2020》)。主产于江苏、安徽、广东、广西、湖南、浙江、福建、江西等地。秋末果实成熟变红时采摘，干燥，除去毛刺。以个大、色红者为佳。

【炮制方法】**金樱子** (1)去净杂质，筛去灰屑，洗净，干燥。(《山东2002》)

(2)金樱子，拣去杂质，洗净，劈开，挖去种；去毛，晒干。(《汇编》)

(3)金樱子，倒入炒热沙土中，拌炒，取出，筛去沙，打碎，去毛、子。(《汇编》)

金樱子肉 (1)取净金樱子，用清水略浸，润透，纵切两瓣，除去毛、核，干

燥。(《山东 2002》)

（2）取净金樱子，略浸，润透，纵切两瓣，除去毛、核，干燥。(《山东 1990》)

（3）去净杂质，用清水稍泡，捞出，润软后，切两瓣。挖净毛核，洗净，干燥。(《山东 1975》)

炒金樱子 （1）取净金樱子肉或金樱子，置锅内，文火炒至带火色，有香气逸出时，取出，放凉。(《山东 2012》)

（2）将净金樱子肉置锅内，文火炒至带火色，有香气逸出时，取出，放凉。(《山东 2002》《山东 1990》)

（3）取净金樱子肉，按炒黄法用文火微炒，取出，放凉。(《山东 1975》)

（4）取净金樱子，炒至微带火色。(《汇编》)

蜜金樱子 （1）先将炼蜜用适量开水稀释后，加入净金樱子肉或金樱子拌匀，闷润，置热锅内，用文火炒至表面红棕色，不黏手时，取出，放凉。每 100kg 金樱子，用炼蜜 20kg。(《山东 2012》)

（2）先将炼蜜用适量开水稀释后，加入净金樱子肉中拌匀，闷润，置热锅内，用文火炒至表面红棕色，不黏手为度。取出，放凉。每 100kg 金樱子肉，用炼蜜 20kg。(《山东 2002》《山东 1990》)

（3）金樱子，每斤用蜜 3 两，蜜先稍炼，拌入药，炒至均匀有蜜不黏手为度。(《汇编》)

（4）操作同（3），每斤金樱子用蜜 1 两。(《汇编》)

（5）金樱子，用蜜水闷透，炒干。(《汇编》)

【成品性状】金樱子 呈倒卵形，长 2 ~ 3.5cm，直径 1 ~ 2cm。表面红黄色或红棕色，有突起的棕色小点，系毛脱落后的残基。顶端有盘状花萼残基，中央有黄色柱基，下部渐尖，质硬。内有小瘦果，内壁及瘦果均有淡黄色绒毛。无臭，味甘、微涩。(《山东 2002》)

金樱子肉 为花托发育而成的假果，呈倒卵形纵剖瓣。表面红黄色或红棕色，有突起的棕色小点。花托壁（果肉）厚 1 ~ 2mm，内无毛与核，质硬。无臭，味甘、微涩。(《山东 2002》《山东 1990》)

炒金樱子 （1）呈倒卵形纵剖瓣，表面红黄色或红棕色，有突起的棕色小点，偶见焦斑，有的带有坚硬的小瘦果。顶端有盘状花萼残基，中央有黄色柱基，下部渐尖。质硬。花托壁厚 1 ~ 2mm，残存淡黄色绒毛。微有香气，味甘、微涩。(《山东 2012》)

（2）形如金樱子肉，表面色泽稍深，微有香气。（《山东 2002》《山东 1990》）

蜜金樱子 （1）如炒金樱子，表面暗棕色，有光泽。味甜，有焦香气。（《山东 2012》）

（2）形如金樱子肉，表面色泽稍深，有光泽，味甜，有焦香气。（《山东 2002》《山东 1990》）

【性味与归经】酸、甘、涩，平。归肾、膀胱、大肠经。

【功能与主治】固精缩尿，固崩止带，涩肠止泻。用于遗精滑精，遗尿尿频，崩漏带下，久泻久痢。

【炮制作用】蜜制金樱子，借蜜甘缓益脾，可以补中涩肠，并避免腹痛。

【用法与用量】6 ~ 12g。

【贮藏】置于通风干燥处，防蛀。蜜金樱子，密闭，置于阴凉干燥处。

荜 茇

Bibo

PIPERIS LONGI FRUCTUS

【来源】本品为胡椒科植物荜茇 *Piper longum* L. 的干燥近成熟或成熟果穗（《中国药典 2020》）。主产于云南、广东等地。9 月果穗由绿变黑时采收，除去杂质，干燥。以身干、肥大、色黑褐、质坚、断面稍红者为佳。

【炮制方法】荜茇 （1）去净杂质及残存的果柄，筛去灰屑。（《山东 2002》《山东 1990》）

（2）去净果柄及杂质，簸去灰屑，用时捣碎。（《山东 1975》）

炒荜茇 净荜茇，微炒，捣碎用。（《汇编》）

【成品性状】荜茇 （1）本品呈圆柱形，稍弯曲，由多数小浆果集合而成，长 1.5 ~ 3.5cm，直径 0.3 ~ 0.5cm。表面黑褐色或棕色，有斜向排列整齐的小突起，基部有果穗梗残存或脱落。质硬而脆，易折断，断面不整齐，颗粒状。小浆果球形，直径约 0.1cm。有特异香气，味辛辣。（《山东 2002》）

（2）本品呈圆柱形，稍弯曲，由多数小浆果集合而成，长 15 ~ 35mm，直径 3 ~ 5mm。表面黑褐色或棕色，有斜向排列整齐的小突起，基部有果柄脱落的痕迹。质坚而脆。气香特异，味辛辣。（《山东 1990》）

【性味与归经】 辛，热。归胃、大肠经。

【功能与主治】 温中散寒，下气止痛。用于脘腹冷痛，呕吐，泄泻，寒凝气滞，胸痹心痛，头痛，牙痛。

【炮制作用】 荜茇炒后其药力温和。

【用法与用量】 1 ~ 3g。外用适量，研末塞龋齿孔中。

【贮藏】 置于阴凉干燥处，防蛀。

荜澄茄

Bichengqie

LITSEAE FRUCTUS

【来源】 本品为樟科植物山鸡椒 *Litsea cubeba*（Lour.）Pers. 的干燥成熟果实（《中国药典 2020》）。主产于广西、浙江、江苏、安徽等地。秋季果实成熟时采收，去净杂质，干燥。以身干、个大、气味浓厚、油性足、无杂质者为佳。

【炮制方法】荜澄茄 （1）去净杂质及残留的果梗，洗净，干燥。（《山东 2002》《山东 1990》）

（2）去净果柄及杂质，洗净，晒干，用时捣碎。（《山东 1975》）

（3）簸去泥土，挑去果柄杂草等杂质。（《汇编》）

炒荜澄茄 荜澄茄，微炒。（《汇编》）

【成品性状】荜澄茄 （1）本品呈类球形，直径 4 ~ 6mm。表面棕褐色至黑褐色，有网状皱纹。基部偶有宿萼和细果梗。除去外皮可见硬脆的果核，种子 1，子叶 2，黄棕色，富油性。气芳香，味稍辣而微苦。（《山东 2002》）

（2）本品呈类球形，直径 4 ~ 6mm。表面棕褐色至黑褐色，有网状皱纹。基部有果梗脱落的残痕。气芳香，味稍辣而微苦。（《山东 1990》）

【性味与归经】 辛，温。归脾、胃、肾、膀胱经。

【功能与主治】 温中散寒，行气止痛。用于胃寒呕逆，脘腹冷痛，寒疝腹痛，寒湿郁滞，小便浑浊。

【炮制作用】 荜澄茄炒后可缓和辛散之性，生用与制用基本功用一致。

【用法与用量】 1 ~ 3g。

【贮藏】 置于阴凉干燥处。

草豆蔻

Caodoukou

ALPINIAE KATSUMADAI SEMEN

【**来源**】本品为姜科植物草豆蔻 *Alpinia katsumadai* Hayata 的干燥近成熟种子（《中国药典 2020》）。主产于海南岛、广西、广东、云南等地。夏、秋二季采收略变黄的果实，晒至 9 成干，或用沸水略烫，晒至半干，除去果皮，取出种子团，晒干。以身干、个圆、均匀整齐、质坚实、无散碎者为佳。

【**炮制方法**】**草豆蔻** 去净杂质及残留的果壳，筛去灰屑。（《山东 2002》《山东 1990》）

炒草豆蔻 （1）净草豆蔻，串碎后，炒黄。临用捣碎。（《汇编》）

（2）净草豆蔻，炒至有爆声。（《汇编》）

【**成品性状**】**草豆蔻** （1）本品为类球形的种子团，直径 1.5 ~ 2.7cm。表面灰褐色，中间有黄白色的隔膜，将种子团分成 3 瓣，每瓣有种子多数，粘连紧密，种子团略光滑。种子为卵圆状多面体，长 3 ~ 5mm，直径约 3mm，外被淡棕色膜质假种皮，种脊为一条纵沟，一端有种脐；质硬，将种子沿种脊纵剖两瓣，纵断面观呈斜心形，种皮沿种脊向内伸入部分约占整个表面积的 1/2；胚乳灰白色。气香，味辛、微苦。（《山东 2002》）

（2）本品为卵圆形多面体，外被淡棕色膜质假种皮，质硬，破开后可见灰白色种仁。气香，味辛、微苦。（《山东 1990》）

【**性味与归经**】辛，温。归脾、胃经。

【**功能与主治**】燥湿行气，温中止呕。用于寒湿内阻，脘腹胀满冷痛，嗳气呕逆，不思饮食。

【**炮制作用**】草豆蔻炒后辛香走散作用减弱，偏于温脾暖胃。

【**用法与用量**】3 ~ 6g。

【**贮藏**】置于阴凉干燥处。

草果

Caoguo

TSAOKO FRUCTUS

【来源】本品为姜科植物草果 *Amomum tsao-ko* Crevost et Lemaire 的干燥成熟果实(《中国药典 2020》)。主产于云南、广西等地。秋季果实成熟时采收，去净杂质，晒干或低温干燥。以身干个大，颗粒均匀、饱满、无破裂，色红棕，气味浓者为佳。

【炮制方法】草果 除去杂质，用时捣碎。(《山东 1975》)

草果仁 (1)将草果去净杂质，置锅内，武火炒至鼓起，果皮表面焦黄色，有香气逸出时取出，稍凉，串轧去壳，取净仁。(《山东 2002》《山东 1990》)

(2)取净草果，至锅内用武火炒至外皮焦黄色并微鼓起时取出，放凉，串去壳，过筛，取净仁。用时捣碎。(《山东 1975》)

(3)草果，拣去杂质，串碎，簸取仁，去皮。(《汇编》)

(4)草果炒至外皮焦或黑黄色，内部不变色，串碎，去外皮用。(《汇编》)

(5)草果，用面皮包起，煨至黑，去外皮用。(《汇编》)

(6)草果，置炒热的细沙中，炒焦，筛去沙，去皮，用仁。(《汇编》)

姜草果仁 取净草果仁，加姜汁拌匀，用文火炒至色泽加深，姜汁被吸尽时取出，放凉。每 100kg 草果仁，用生姜 10kg 或干姜 3kg。(《山东 2002》《山东 1990》)

【成品性状】草果仁 (1)呈圆锥状多面体，直径约 5mm；表面红棕色，外被灰白色膜质的假种皮，种脊为一条纵沟，尖端有凹状的种脐；质硬。有特异香气，味辛、微苦。(《山东 2002》)

(2)种仁呈圆锥状多面体，长宽均约 5mm；表面红褐色，外被膜质的假种皮，种脊为一条纵沟，尖端有凹状的种脐，质硬。具浓郁香气，味辛。(《山东 1990》)

姜草果仁 形如草果仁，色泽加深，有姜之辛味。(《山东 2002》)

【性味与归经】辛，温。归脾、胃经。

【功能与主治】燥湿温中，截疟除痰。用于寒湿内阻，脘腹胀痛，痞满呕吐，疟疾寒热，瘟疫发热。

【炮制作用】草果仁炒后增加健胃的作用，并易于除去外皮。姜草果仁燥烈之性缓和，温胃止呕作用增强。

【用法与用量】3 ~ 6g。

【贮藏】置于阴凉干燥处。

荞 麦

Qiaomai

FAGOPYRI FRUCTUS

【来源】本品为蓼科植物荞麦 *Fagopyrum esculentum* Moench 的干燥成熟果实（《山东 2012》）。主产于西北、华北、东北地区。霜降前后种子成熟收割，打下种子，去净杂质，晒干。

【炮制方法】**荞麦**　取荞麦，除去杂质，洗净，干燥。（《山东 2012》《山东 2002》）

炒荞麦　取净荞麦置锅内，文火炒至表面微黄色，取出，放凉。（《山东 2012》《山东 2002》）

【成品性状】**荞麦**　本品为瘦果，卵形或三角形，长 5 ~ 6mm，先端渐尖，具三棱，基部有宿存萼，黑褐色。内有种子 1 枚，具有轴胚；子叶发达，呈 S 形弯曲，胚乳富含淀粉。无臭，味淡，嚼之有黏性。（《山东 2012》《山东 2002》）

炒荞麦　形如荞麦，表面微黄色，气香。（《山东 2012》《山东 2002》）

【性味与归经】甘，凉。归脾、胃、大肠经。

【功能与主治】开胃宽肠，下气消积。用于治绞肠痧，肠胃积滞，慢性泄泻，噤口痢疾，赤游丹毒，痈疽，瘰疬，汤火灼伤。

【用法与用量】9 ~ 15g。外用适量。

【注意】本品不宜久服，脾胃虚寒者禁用。

【贮藏】置于阴凉干燥处，防虫蛀。

茺蔚子

Chongweizi

LEONURI FRUCTUS

【来源】本品为唇形科植物益母草 *Leonurus japonicus* Houtt. 的干燥成熟果实（《中国药典 2020》）。全国大部分地区均产，山东亦有分布。秋季果实成熟时，采割地上部分，晒干，打下果实，去净杂质。以身干、颗粒饱满、无杂质者为佳。

【炮制方法】**茺蔚子** （1）去净杂质，洗净，干燥。（《山东 2002》《山东 1990》）

（2）去净杂质，筛去泥土，洗净，干燥。（《山东 1975》）

（3）茺蔚子，罗去土，簸去杂质、杂草等。（《汇编》）

炒茺蔚子 （1）将净茺蔚子置锅内，文火炒至微鼓起有爆裂声，有香气逸出时取出，放凉。（《山东 2012》《山东 2002》《山东 1990》）

（2）取净茺蔚子，按炒黄法用文火微炒至有香气时取出，放凉。（《山东 1975》）

（3）茺蔚子，微炒。（《汇编》）

【成品性状】**茺蔚子** （1）呈三棱形，长 2 ~ 3mm，宽 1.5mm。表面灰棕色至灰褐色，有深色斑点，一端稍宽，平截状，另一端渐窄而钝尖。果皮薄，子叶类白色，富油性。无臭，味苦。（《山东 2002》）

（2）呈三棱形，长 2 ~ 3mm，宽 1.5mm。表面灰棕色至灰褐色，有深色斑点，一端稍宽，平截状，另一端渐窄而钝尖。无臭，味苦。（《山东 1990》）

炒茺蔚子 （1）本品呈三棱形，长 2 ~ 3mm，宽 1.5mm。表面灰棕色至灰褐色，有深色斑点，一端稍宽，平截状，另一端渐窄而钝尖。果皮薄，子叶类白色，富油性。气微，味苦。（《山东 2012》）

（2）形如茺蔚子，微鼓起，色泽加深，微有香气。（《山东 2002》《山东 1990》）

【性味与归经】辛、苦，微寒。归心包、肝经。

【功能与主治】活血调经，清肝明目。用于月经不调，经闭痛经，目赤翳障，头晕胀痛。

【炮制作用】炒茺蔚子寒性减弱，并且质脆，易于煎出有效成分，长于活血调经。

【用法与用量】5 ~ 10g。

【注意】瞳孔散大者慎用。

【贮藏】置于通风干燥处。

胡芦巴

Huluba

TRIGONELLAE SEMEN

【来源】本品为豆科植物胡芦巴 *Trigonella foenum-graecum* L. 的干燥成熟种子（《中国药典 2020》）。主产于河南、安徽、四川等地。秋季果实成熟时，割取全株，干燥，打下种子，除去杂质，再干燥。以个大、饱满、无杂质者为佳。

【炮制方法】胡芦巴 （1）去净杂质，用清水洗净，干燥。(《山东 2002》)

（2）除去杂质，洗净，干燥。(《山东 1990》)

（3）去净杂质、灰屑，洗净，干燥。(《山东 1975》)

（4）胡芦巴，挑去杂质，簸净泥土。或洗净晒干。(《汇编》)

盐胡芦巴 （1）将净胡芦巴用食盐水拌匀，闷润，置锅内，文火炒至微鼓起，有香气逸出时，取出，放凉。每 100kg 胡芦巴，用食盐 2kg。(《山东 2002》《山东 1990》)

（2）取净胡芦巴，按盐炒法用文火微炒，取出，放凉。每胡芦巴 100 斤，用食盐 2 斤。(《山东 1975》)

（3）胡芦巴，每 10 斤用盐 4 两，先将盐用水化开，与胡芦巴拌均匀，闷透后，炒干。(《汇编》)

炒胡芦巴 （1）取净胡芦巴，置锅内，文火炒至表面色泽加深，微鼓起，有香气溢出时取出，放凉。(《山东 2012》)

（2）将净胡芦巴置锅内，文火炒至微鼓起，有香气逸出时取出，放凉。(《山东 2002》《山东 1990》)

（3）取净胡芦巴，按炒黄法用文火微炒，取出，放凉。(《山东 1975》)

（4）胡芦巴，微炒。(《汇编》)

【成品性状】胡芦巴 略呈斜方形或矩形，长 3 ~ 4mm，宽 2 ~ 3mm，厚约 2mm。表面黄绿色或黄棕色，平滑，两侧各具一深斜沟，相交处有点状种脐。质坚硬，不易破碎。气香，味微苦。(《山东 2002》《山东 1990》)

盐胡芦巴 形如胡芦巴，微鼓起，表面色泽加深，有香气味，微咸。(《山东 2002》《山东 1990》)

炒胡芦巴 （1）本品略呈斜方形或矩形，长 3 ~ 4mm，宽 2 ~ 3mm，厚约 2mm。表面黄绿色或黄棕色至棕色，偶有焦斑；平滑，两侧各具深斜沟，相交处有点状种脐。质坚硬，不易破碎。种皮薄，胚乳呈半透明状，具黏性；子叶 2，淡黄色，胚根弯曲，肥大而长。气香，味微苦。(《山东 2012》)

（2）形如胡芦巴，微鼓起，表面色泽加深，有香气。(《山东 2002》《山东 1990》)

【性味与归经】苦，温。归肾经。

【功能与主治】温肾助阳，祛寒止痛。用于肾阳不足，下元虚冷，小腹冷痛，寒疝腹痛，寒湿脚气。

【炮制作用】胡芦巴炒后苦燥之性稍缓，温补肾阳作用略胜于生品，逐寒湿作用稍逊于生品。盐制可引药入肾，温补肾阳力专。

【用法与用量】5 ~ 10g。

【贮藏】置于通风干燥处，防蛀；盐胡芦巴，密闭，置于阴凉干燥处。

胡　椒

Hujiao

PIPERIS FRUCTUS

【来源】本品为胡椒科植物胡椒 *Piper nigrum* L. 的干燥近成熟或成熟果实（《中国药典 2020》）。主产于海南、云南、广东、广西等地。秋末至次春果实呈暗绿色时采收，晒干，为黑胡椒；果实变红时采收，用水浸渍数日，擦去果肉，晒干，为白胡椒。以个大、粒圆、坚实、色白、气味强烈者为佳。

【炮制方法】去净杂质，筛去灰屑。（《山东 2002》《山东 1990》）

【成品性状】**黑胡椒**　呈球形，直径 3.5 ~ 5mm。表面黑褐色，具隆起网状皱纹，顶端有细小花柱残迹，基部有自果轴脱落的瘢痕。质硬，外果皮可剥离，内果皮灰白色或淡黄色。断面黄白色，粉性，中有小空隙。气芳香，味辛辣。（《山东 2002》）

白胡椒（1）表面灰白色或淡黄白色，平滑，顶端与基部间有多数浅色线状条纹。（《山东 2002》）

（2）本品呈圆球形或略呈长圆球形，直径 3 ~ 6mm。表面灰白色或淡黄色，有不显著的浅色线纹，平滑，一端有一小突起，另一端有一微凹陷的小圆脐。质硬而脆。破开面微有粉性，黄白色。气芳香，味辛辣。（《山东 1990》）

【性味与归经】辛，热。归胃、大肠经。

【功能与主治】温中散寒，下气，消痰。用于胃寒呕吐，腹痛泄泻，食欲不振，癫痫痰多。

【用法与用量】0.6 ~ 1.5g，研粉吞服。外用适量。

【贮藏】密闭，置于阴凉干燥处。

荔枝核

Lizhihe

LITCHI SEMEN

【来源】本品为无患子科植物荔枝 *Litchi chinensis* Sonn. 的干燥成熟种子（《中国药典 2020》）。主产于广东、广西、福建等地。夏季采摘成熟果实，除去果皮和肉质假种皮，洗净，晒干。以身干、饱满者为佳。

【炮制方法】荔枝核（1）除去杂质，洗净，干燥。（《山东 2002》《山东 1990》）

（2）去净杂质，洗净，捞出，干燥，用时捣碎。（《山东 1975》）

盐荔枝核（1）将净荔枝核用食盐水拌匀，闷润，置锅内，文火炒至微鼓起，有香气溢出时取出放凉。每 100kg 荔枝核，用食盐 2kg。（《山东 2012》《山东 2002》《山东 1990》）

（2）取净荔枝核，按盐炒法用文火色变深时取出，放凉。用时捣碎。每荔枝核 100 斤，用食盐 2 斤。（《山东 1975》）

【成品性状】荔枝核（1）呈长圆形或卵圆形，略扁，长 1.5 ~ 2.2cm，直径 1 ~ 1.5cm。表面棕红色或紫棕色，平滑，有光泽，略有凹陷及细波纹，一端有类圆形黄棕色的种脐，直径约 7mm。质硬。气微，味微甘、苦、涩。（《山东 2002》）

（2）呈长圆形或卵圆形，长 15 ~ 22mm，直径 10 ~ 15mm。表面棕红色或紫棕色，平滑，有光泽，略显凹陷及细波纹。一端有类圆形黄棕色的种脐，质硬。气微，味微甜、苦、涩。（《山东 1990》）

盐荔枝核（1）本品呈长圆形或卵圆形，略扁，长 1.5 ~ 2.2cm，直径 1 ~ 1.5cm。表面深棕红色或紫棕色，微鼓起，带焦斑，略有凹陷及细波纹，一端有类圆形黄棕色的种脐，直径约 7mm。质硬。子叶 2，棕黄色。气微，味微甘、苦、涩、微有咸味。（《山东 2012》）

（2）形如荔枝核，形体微鼓起，色泽加深，带焦斑。微有咸味。（《山东 2002》《山东 1990》）

【性味与归经】甘、微苦，温。归肝、肾经。

【功能与主治】行气散结，祛寒止痛。用于寒疝腹痛，睾丸肿痛。

【炮制作用】荔枝核盐炙可引药入肾，增强疗疝止痛作用。

【用法与用量】5 ~ 10g。

【贮藏】置于干燥处，防蛀。

南五味子

Nanwuweizi

SCHISANDRAE SPHENANTHERAE FRUCTUS

【来源】本品为木兰科植物华中五味子 *Schisandra sphenanthera* Rehd. et Wils. 的干燥成熟果实（《中国药典 2020》）。主产于辽宁、吉林、黑龙江、河北、陕西等地，山东亦有分布。秋季果实成熟时采摘，晒干，除去果梗和杂质。以鲜红色及紫红色、粒大、肉厚、有油性及光泽者为佳。

【炮制方法】**南五味子**　除去杂质及果柄，洗净，干燥。（《山东 2002》《山东 1990》）

酒南五味子（1）将净南五味子用黄酒拌匀，闷润至黄酒被吸尽，放笼屉内，先用武火加热，待圆汽后改用文火，蒸至色泽黑润时，取出，摊晾至外皮微干，再将余汁拌入，吸尽，干燥；或将净南五味子与黄酒装入蒸罐或蒸锅内，拌和均匀，密封，隔水加热，炖至色泽黑润时，取出，摊晾至外皮微干，再将余汁拌入，吸尽，干燥。每 100kg 南五味子，用黄酒 20kg。（《山东 2012》）

（2）将净南五味子用黄酒拌匀，闷润至黄酒被吸尽，放笼屉内，先用武火加热，待圆汽后改用文火，蒸至色泽黑润时（约 4 小时），取出，摊晾至外皮微干，再将余汁拌入，吸尽，干燥。每 100kg 南五味子，用黄酒 20kg。（《山东 2002》）

（3）将净南五味子与黄酒装入蒸罐或蒸锅内，拌和均匀，密封，隔水加热，炖至色泽黑润时取出，摊晾至外皮微干，再将余汁拌入，吸尽，干燥。每 100kg 南五味子，用黄酒 20kg。（《山东 2002》）

（4）将净五味子用黄酒拌匀，置笼屉或蒸罐内，按酒蒸法或酒炖法，蒸或炖至紫黑色，取出，干燥。（《山东 1990》）

醋南五味子（1）取净南五味子用米醋拌匀，闷润至米醋被吸尽，置笼屉内，先用武火加热，待圆汽后改用文火，蒸至色泽紫黑时取出，干燥。每 100kg 南五味子，用米醋 20kg。（《山东 2002》）

（2）将净南五味子用米醋拌匀，置笼内，按醋蒸法蒸至呈紫黑色，取出，干燥。

每100kg南五味子，用米醋20kg。(《山东1990》)

【成品性状】南五味子 （1）呈球形或扁球形，直径4～6mm。表面棕红色至暗棕色，干瘪，皱缩，果肉常紧贴于种子上。种子1～2，肾形，表面棕黄色，有光泽，种皮薄而脆。果肉气微，味微酸。(《山东2002》)

（2）粒较小，表面棕红色至暗棕色，干瘪，皱缩，果肉常紧贴种子上。(《山东1990》)

酒南五味子 （1）本品呈球形或扁球形，直径4～6mm。表面紫黑色或棕黑色，干瘪，皱缩，果肉常紧贴于种子上。种子1～2，肾形，表面棕黄色，有光泽，种皮薄而脆。果肉略有酒气，味微酸。(《山东2012》)

（2）形如南五味子，呈紫黑色，略有酒气。(《山东2002》《山东1990》)

醋南五味子 （1）形如南五味子，表面棕黑色，油润，稍有光泽。微有醋香气。(《山东2002》)

（2）形如南五味子，呈紫黑色，略有醋气。(《山东1990》)

【性味与归经】 酸、甘，温。归肺、心、肾经。

【功能与主治】 收敛固涩，益气生津，补肾宁心。用于久嗽虚喘，梦遗滑精，遗尿尿频，久泻不止，自汗盗汗，津伤口渴，内热消渴，心悸失眠。

【炮制作用】 五味子醋制后酸涩收敛之性增强，长于涩精止泻。酒制后益肾固精作用增强。

【用法与用量】 2～6g。

【贮藏】 置于通风干燥处，防霉。酒南五味子、醋南五味子，密闭，置于阴凉干燥处。

南鹤虱

Nanheshi

CAROTAE FRUCTUS

【来源】 本品为伞形科植物野胡萝卜 *Daucus carota* L. 的干燥成熟果实(《中国药典2020》)。主产于云南、湖北、河南、贵州等地。秋季果实成熟时割取果枝，晒干，打下果实，除去杂质。以身干、籽粒充实、无白皮及杂质者为佳。

【炮制方法】（1）去净杂质及残存果柄，筛去灰屑。(《山东2002》)

（2）除去杂质及残存果柄，筛去泥屑。(《山东1990》)

（3）去净杂质及梗，罗去泥屑。（《山东 1975》）

（4）罗去土，挑除杂质。（《汇编》）

【成品性状】（1）本品为双悬果，呈椭圆形，多裂为分果，分果长 3 ~ 4mm，宽 1.5 ~ 2.5mm。表面淡绿棕色或棕黄色，顶端有花柱残基，基部钝圆，背面隆起，具 4 条窄翅状次棱，翅上密生 1 列黄白色钩刺，刺长约 1.5mm，次棱间的凹下处有不明显的主棱，其上散生短柔毛，接合面平坦，有 3 条脉纹，上具柔毛。种仁类白色，有油性。体轻。搓碎时有特异香气，味微辛、苦。（《山东 2002》）

（2）呈椭圆形，多裂为分果，长 3 ~ 4mm，宽 1.5 ~ 2.5mm。表面棕黄色或灰黄色，先端有花柱残基，基部钝圆，脊面隆起，具 4 条突起的棱线，沿棱线密生 1 列黄白色钩刺，刺约长 1.5mm，棱线间的凹下处散生短柔毛；接合面平坦，有三条麦纹。上具柔毛，体轻。有特异香气，味微苦、辛。（《山东 1990》）

【性味与归经】苦、辛，平；有小毒。归脾、胃经。

【功能与主治】杀虫消积。用于蛔虫病，蛲虫病，绦虫病，虫积腹痛，小儿疳积。

【用法与用量】3 ~ 9g。

【贮藏】置于通风干燥处。

相思子

Xiangsizi

ABRUS PRECATORIUS

【来源】本品为豆科植物相思子 *Abrus precatorius* L. 的干燥成熟种子（《山东 2012》）。主产于广东、广西等地。夏、秋季分批摘取成熟果荚，干燥，打下种子，除去杂质，干燥。以身干、红黑分明、光亮、坚实者为佳。

【炮制方法】除去杂质，洗净，干燥。（《山东 2012》《山东 2002》《山东 1990》《汇编》）

【成品性状】本品呈略扁的长椭圆形，少数近球形，长 5 ~ 7mm，直径 3.5 ~ 4.5mm，表面具光泽，一端朱红色，另端黑色，种脐凹陷，椭圆形，类白色。质坚硬。具青草气，味微苦、涩。（《山东 2012》《山东 2002》《山东 1990》）

【性味与归经】苦，平；有毒。归肺、胃经。

【功能与主治】杀虫。用于皮肤病，疥癣，湿疹，痈疮。

【用法与用量】外用适量，捣敷患处。

【注意】本品不宜内服，以防中毒。

【贮藏】置于通风干燥处，防蛀。

枳　壳

Zhiqiao

AURANTII FRUCTUS

【来源】本品为芸香科植物酸橙 *Citrus aurantium* L. 及其栽培变种的干燥未成熟果实（《中国药典 2020》）。主产于江苏、浙江、江西、湖南、四川等地。7 月果皮尚绿时采收，自中部横切为两半，晒干或低温干燥。以外皮色绿褐、果肉厚、质坚硬、香气浓者为佳。

【炮制方法】**枳壳**　（1）除去瓤核及杂质，略泡，洗净，润透，切薄片，干燥。（《山东 2002》《山东 1990》《汇编》）

（2）除净瓤核及杂质，用水泡 5 ~ 6 成透，洗净，捞出，润软用手能捏对折时，切薄片，干燥。（《山东 1975》）

麸炒枳壳　（1）先将锅用武火加热，均匀撒入麦麸皮，待冒烟时，投入净枳壳片，急翻速搅，熏炒至呈黄色时，及时取出，筛去焦麸皮，放凉。每 100kg 枳壳片，用麸皮 10kg。（《山东 2002》《山东 1990》）

（2）取净枳壳片，按麸炒法，用文火炒至黄色，取出，筛去麸皮，放凉。每枳壳 100 斤，用麸皮 10 斤。（《山东 1975》）

（3）将锅烧热，撒入麸，立即生烟，急倒入药物，拌炒至均匀熏为黄色，筛去麸。（《汇编》）

（4）将麸置锅内炒黄，倒入药，拌药均匀至生烟，炒至黄色，麸变黑，取出，筛去麸。（《汇编》）

【成品性状】**枳壳**　（1）为不规则弧状条形薄片，长 5cm，宽 1.3cm。切面外果皮棕褐色至褐色，中果皮黄白色至黄棕色，近外缘有 1 ~ 2 列点状油室，有的内侧有少量紫褐色瓤囊。质坚脆。气清香，味苦、微酸。（《山东 2002》）

（2）为弧形、半圆形或圆形薄片，片面黄白色，边缘绿褐色或棕褐色。质坚脆，断面白色。气清香，味苦、微酸。（《山东 1990》）

麸炒枳壳 （1）形如枳壳片，表面显黄色，有的有焦斑。(《山东 2002》)

（2）形如枳壳片，表面显黄色。(《山东 1990》)

【性味与归经】苦、辛、酸，微寒。归脾、胃经。

【功能与主治】理气宽中，行滞消胀。用于胸胁气滞，胀满疼痛，食积不化，痰饮内停，脏器下垂。

【炮制作用】枳壳麸炒后可缓和其峻烈之性，长于理气消食。

【用法与用量】3 ~ 10g。

【注意】孕妇慎用。

【贮藏】置于阴凉干燥处，防蛀。

枳　实

Zhishi

AURANTII FRUCTUS IMMATURUS

【来源】本品为芸香科植物酸橙 *Citrus aurantium* L. 及其栽培变种或甜橙 *Citrus sinensis* Osbeck 的干燥幼果（《中国药典 2020》）。主产于陕西、江西、湖南、四川等地。5—6 月收集自落的果实，除去杂质，自中部横切为两半，晒干或低温干燥，较小者直接晒干或低温干燥。以个大、体重、皮色青黑、肉厚色白、瓤小体坚者为佳。

【炮制方法】枳实 （1）除去杂质，略泡，洗净，切薄片，干燥。(《山东 2002》《山东 1990》)

（2）去净杂质，洗净，倒入适量沸水中，煮至无白心，汤吸尽，晾、晒、闷透后切薄片；或水泡 6 ~ 7 成透，捞出，闷至无硬心，切薄片，干燥。(《山东 1975》)

（3）水泡 2 ~ 4 小时（或 1 天），闷透，切片。(《汇编》)

麸炒枳实 （1）先将锅用武火加热，均匀撒入麦麸皮，待冒烟时，投入净枳实片，急翻速搅，熏炒至呈黄色时，及时取出，筛去焦麸皮，放凉。每 100kg 枳实片，用麸皮 10kg。(《山东 2002》《山东 1990》)

（2）取净枳实片，按麸炒法用文火炒至深黄色取出，筛去麸皮，放凉。每枳实 100 斤，用麸皮 10 斤。(《山东 1975》)

（3）将锅烧热，撒入麸，立即生烟，急倒入药物，拌炒至均匀熏为黄色，筛去麸。(《汇编》)

（4）将麸置锅内炒至黄，倒入药，拌药均匀至生烟，炒至黄色，麸变黑，取出，筛去麸。(《汇编》)

【成品性状】枳实 （1）为不规则弧状条形或圆形薄片，条片长2.5cm，宽1.2cm，圆片直径0.3～1.5cm。切面外果皮黑绿色至暗棕色，中果皮部分黄白色至黄棕色，近外缘有1～2列点状油室，条片内侧或团片中央具棕褐色瓤囊。(《山东2002》)

（2）为半圆形或圆形薄片，片面黄白色或黄褐色，中心棕褐色，周边黑绿色或暗棕绿色。质硬。气清香，味苦、微酸。(《山东1990》)

麸炒枳实 （1）形如枳实片，色较深，有的有焦斑，质硬脆，香气浓。(《山东2002》)

（2）形如枳实片，片面显黄色，质硬脆，香气浓。(《山东1990》)

【性味与归经】苦、辛、酸，微寒。归脾、胃经。

【功能与主治】破气消积，化痰散痞。用于积滞内停，痞满胀痛，泻痢后重，大便不通，痰滞气阻，胸痹，结胸，脏器下垂。

【炮制作用】枳实麸炒后，可除去部分挥发油，缓和其峻烈之性，以免损伤正气，以散结消痞力胜。

【用法与用量】3～10g。

【注意】孕妇慎用。

【贮藏】置于阴凉干燥处，防蛀。

枳椇子

Zhijuzi

HOVENIAE SEMEN

【来源】本品为鼠李科植物枳椇 *Hovenia dulcis* Thunb. 的干燥成熟种子(《山东2012》)。主产于陕西、湖北、浙江、江苏、安徽、福建等地，山东亦有分布。10—11月果实成熟时连肉质花序轴一并摘下，晒干，取出种子。以身干、粒大、饱满、色棕红、有光泽、无杂质者为佳。

【炮制方法】（1）取枳椇子，除去杂质，洗净，干燥。(《山东2012》)

（2）去净杂质，洗净，捞出，干燥。(《山东2002》《山东1990》)

（3）去净杂质，洗净，捞出，干燥。用时捣碎。（《山东 1975》）

【成品性状】本品呈扁圆形，背面稍隆起，腹面较平坦，直径 3 ~ 5mm，厚 1 ~ 1.5mm。表面红棕色至红褐色，有光泽，顶端微凸起，基部凹陷处有点状淡色种脐，腹面有纵行隆起的种脊。质坚硬。气微，味微涩。（《山东 2012》《山东 2002》《山东 1990》）

【性味与归经】甘、酸，平。归脾、心经。

【功能与主治】解酒毒，止渴除烦，止呕，利二便。用于酒醉，烦渴，呕吐，二便不利。

【用法与用量】10 ~ 15g，用时捣碎，浸酒或入丸剂。

【注意】脾胃虚寒者禁用。

【贮藏】置于通风干燥处。

柏子仁

Baiziren

PLATYCLADI SEMEN

【来源】本品为柏科植物侧柏 *Platycladus orientalis*（L.）Franco 的干燥成熟种仁（《中国药典 2020》）。主产于山东、河南、河北等地。秋、冬二季采收成熟种子，晒干，除去种皮，收集种仁。以粒饱满、色黄白、油性大、不泛油、无皮壳及杂质者为佳。

【炮制方法】柏子仁　除去残留的种皮及杂质。（《山东 2002》《山东 1990》）（《山东 1975》）

炒柏子仁　（1）取净柏子仁，置锅内，文火微炒，有香气逸出时取出，放凉。（《山东 2012》）

（2）将净柏子仁置锅内，文火微炒，取出，放凉。（《山东 2002》《山东 1990》）

柏子仁霜　（1）取净柏子仁，碾成泥状，用数层吸油纸包裹，加热微炕，上压重物，使油吸附，不断换纸，至纸上不再出现油痕时，取出，过罗，取粉末备用。（《山东 2002》《山东 1990》）

（2）取净柏子仁，碾碎，按制霜法压榨除去部分油质，过罗。（《山东 1975》）

【成品性状】柏子仁　（1）呈长卵形或长椭圆形，长 4 ~ 7mm，直径 1.5 ~ 3mm。

表面黄白色或淡黄棕色，外包膜质内种皮，顶端略尖，有深褐色的小点，基部钝圆。质软，富油性。气微香，味淡。(《山东2002》)

（2）呈长卵形或长椭圆形，长4～7mm，直径1.5～3mm。表面黄白色或淡黄棕色，外包膜质内种皮，顶端略尖，基部钝。质软，富含油质。气微香。味淡而有油腻感。(《山东1990》)

炒柏子仁 （1）本品呈长卵形或长椭圆形，长4～7mm，直径1.5～3mm。表面黄色，偶见焦斑，外包膜质内种皮，顶端略尖，有深褐色的小点，基部钝圆。质软，富油性。具焦香气，味淡。(《山东2012》)

（2）形如柏子仁，表面呈黄色，有香气。(《山东2002》《山东1990》)

柏子仁霜 为淡黄色松散的粉末，气微香，味淡。(《山东2002》《山东1990》)

【性味与归经】甘，平。归心、肾、大肠经。

【功能与主治】养心安神，润肠通便，止汗。用于阴血不足，虚烦失眠，心悸怔忡，肠燥便秘，阴虚盗汗。

【炮制作用】柏子仁生品气味不佳，易致恶心或呕吐，炒后可降低副作用。柏子仁去油制霜后可避免滑肠致泻。

【用法与用量】3～10g。

【贮藏】置于阴凉干燥处，防热，防蛀。

栀　子

Zhizi

GARDENIAE FRUCTUS

【来源】本品为茜草科植物栀子 *Gardenia jasminoides* Ellis 的干燥成熟果实（《中国药典2020》）。主产于江西、浙江、湖南、福建、四川、湖北等地。9—11月果实成熟呈红黄色时采收，除去果梗及杂质，蒸至上气或煮沸水中略烫，取出，干燥。以身干、个小、饱满、色红艳、颗粒完整者为佳。

【炮制方法】栀子 （1）除净杂质，碾碎。(《山东1990》)

（2）去净杂质，筛去灰屑，碾碎，过筛，或用时捣碎。(《山东1975》)

（3）栀子，筛去杂质，碾上串碎，过粗筛，太粗者再串，罗去细末。(《汇编》)

炒栀子 （1）将净栀子碎块放锅内，文火炒至色变深时，取出，放凉。(《山东

1990》)

（2）取碾碎的净栀子，按炒黄法用文火炒至色变深时取出，放凉。(《山东1975》)

（3）取栀子，微炒至带火色。(《汇编》)

焦栀子 （1）将净栀子碎块放锅内，武火炒至焦黄时取出，放凉。(《山东1990》)

（2）取碾碎的净栀子，按炒焦法用武火炒至焦褐色时取出，晒干。(《山东1975》)

（3）取栀子，炒至焦黄色。(《汇编》)

姜栀子 （1）取碾碎的净栀子，加姜汁拌匀，炒干。每栀子100斤，用生姜10斤。(《山东1975》)

（2）栀子10斤，约用姜1斤，用姜煮出水与栀子拌均匀后炒干。(《汇编》)

栀子炭 取栀子，炒至全部黑色，喷水止烟，炒干，放凉透。(《汇编》)

【成品性状】栀子 为不规则的碎块。呈红黄色或棕红色，果皮薄而脆，略有光泽，有时可见翅状纵棱。种子扁卵圆形，深红色或红黄色。气微，味微酸而苦。(《山东1990》)

炒栀子 形如栀子碎块，变色，呈棕色。(《山东1990》)

焦栀子 栀子碎块，色泽加深，呈棕褐色。(《山东1990》)

【性味与归经】苦，寒。归心、肺、三焦经。

【功能与主治】泻火除烦，清热利尿，凉血解毒。用于热病心烦，黄疸尿赤，血淋涩痛，血热吐衄，目赤肿痛，火毒疮疡；外用治扭挫伤痛。焦栀子凉血止血，用于血热吐衄、尿血、崩漏。

【炮制作用】栀子生品苦寒之性甚强，易伤中气，且对胃有刺激性，脾胃较弱者服后易吐，炒后可除此弊。炒栀子与焦栀子功用相似，炒栀子比焦栀子苦寒之性略强，均有清热除烦的功用。栀子炭善于凉血止血。

【用法与用量】生栀子6～10g。外用适量，研末调敷。焦栀子6～9g。

【贮藏】置于通风干燥处。

枸杞子

Gouqizi

LYCII FRUCTUS

【来源】本品为茄科植物宁夏枸杞 *Lycium barbarum* L. 的干燥成熟果实（《中国药典 2020》）。主产于宁夏、甘肃、青海等地，山东亦有栽培。夏、秋二季果实呈红色时采收，热风烘干，除去果梗，或晾至皮皱后，晒干，除去果梗。以粒大、肉厚、种子少、色红、质柔软者为佳。

【炮制方法】枸杞子 去净果柄及杂质。（《山东 2002》《山东 1990》《山东 1975》）

酒枸杞子 枸杞子，用黄酒（亦有用白酒的）喷拌均匀。（《汇编》）

盐枸杞子 枸杞子，每 10 斤约用盐 2 两，将盐用水化开，与药拌均匀，炒至干。（《汇编》）

蜜枸杞子 用适量蜜，先在锅内稍炼，倒入药，拌炒至均匀有蜜不黏手为度。（《汇编》）

【成品性状】枸杞子 （1）本品呈类纺锤形或椭圆形，长 6 ~ 20mm，直径 3 ~ 10mm。表面红色或暗红色，顶端有小突起状的花柱痕，基部有白色的果梗痕。果皮柔韧，皱缩；果肉肉质，柔润。种子 20 ~ 50 粒，类肾形，扁而翘，长 1.5 ~ 1.9mm，宽 1 ~ 1.7mm，表面浅黄色或棕黄色。气微，味甜。（《山东 2002》）

（2）本品呈类纺锤形或椭圆形，略扁，长 6 ~ 18mm，直径 3 ~ 8mm。表面鲜红色或暗红色，顶端有小凸起状的花柱痕，基部有白色的果梗痕。果皮柔韧、皱缩。果肉肉质，柔润而有黏性，种子多数，扁肾形。无臭，味甜、微酸。嚼之唾液染成红黄色。（《山东 1990》）

【性味与归经】甘，平。归肝、肾经。

【功能与主治】滋补肝肾，益精明目。用于虚劳精亏，腰膝酸痛，眩晕耳鸣，内热消渴，血虚萎黄，目昏不明。

【用法与用量】6 ~ 12g。

【贮藏】置于阴凉干燥处，防闷热、防潮、防蛀。

柿蒂

Shidi

KAKI CALYX

【来源】本品为柿树科植物柿 *Diospyros kaki* Thunb. 的干燥宿萼（《中国药典2020》）。主产于河北、河南、山东等地。冬季果实成熟时采摘，食用时收集，洗净，晒干。以个大而厚、质硬、色黄褐者为佳。

【炮制方法】**柿蒂**　除去杂质及黏着的柿肉，洗净，干燥。（《山东2002》《山东1990》《山东1975》）

炒柿蒂　净柿蒂，微炒。（《汇编》）

【成品性状】**柿蒂**　（1）本品呈扁圆形，直径1.5～2.5cm。中央较厚，微隆起，有果实脱落后的圆形瘢痕，边缘较薄，4裂，裂片多反卷，易碎；基部有果梗或圆孔状的果梗痕。外表面黄褐色或红棕色，内表面黄棕色，密被细绒毛。质硬而脆。气微，味涩。（《山东2002》）

（2）本品呈扁圆形，直径15～25mm。背面黄褐色或红棕色，中部隆起，中心有果柄脱落的痕迹。腹面黄棕色，密被细绒毛，果实脱落处呈圆形突起的瘢痕，无毛。质硬而脆。无臭，味涩。（《山东1990》）

【性味与归经】苦、涩，平。归胃经。

【功能与主治】降逆下气。用于呃逆。

【用法与用量】5～10g。

【贮藏】置于通风干燥处，防蛀。

砂仁

Sharen

AMOMI FRUCTUS

【来源】本品为姜科植物阳春砂 *Amomum villosum* Lour.、绿壳砂 *Amomum villosum* Lour. var. xanthioides T. L. Wu et Senjen 或海南砂 *Amomum longiligulare* T. L. Wu 的干

燥成熟果实（《中国药典 2020》）。本品为姜科植物阳春砂 *Amomum villosum* Lour. 或海南砂 *Amomum longiligulare* T. L. Wu 的干燥成熟果实（《山东 1990》）。主产于广东、广西、云南等地。夏、秋二季果实成熟时采收，晒干或低温干燥。以身干、个大、坚实饱满、仁色棕红、气味浓厚者为佳。

【炮制方法】砂仁 （1）除去壳及杂质，筛去灰屑。（《山东 2012》《山东 1990》）

（2）去净外壳及杂质，筛去灰屑，用时捣碎。（《山东 1975》）

炒砂仁 砂仁，微炒。（《汇编》）

砂仁炭 砂仁，炒至外黑内焦黄色。（《汇编》）

盐砂仁 砂仁，每 10 斤用盐约 5 两，先将盐用水化开，拌均匀，炒至干，有砂仁味。（《汇编》）

【成品性状】砂仁 （1）阳春砂、绿壳砂呈不规则的种子团，1.5 ~ 2cm，直径 1 ~ 1.5cm。具三钝棱，中有白色隔膜，将种子团分成 3 瓣，每瓣有种子 5 ~ 26 粒。种子为不规则多面体。直径 2 ~ 3mm。表面棕红色或暗褐色，有细皱纹，外被淡棕色膜质假种皮；质硬，胚乳灰白色。气芳香而浓烈，味辛凉、微苦。海南砂呈不规则的种子团，每瓣有种子 3 ~ 24 粒；种子直径 1.5 ~ 2mm，气味稍淡。（《山东 2002》）

（2）种子为不规则多面体，直径 1.5 ~ 3mm。表面棕红色或暗褐色，有细皱纹，外被淡棕色膜质假种皮，质硬。气芳香而浓烈，味辛凉、微苦。（《山东 1990》）

【性味与归经】辛，温。归脾、胃、肾经。

【功能与主治】化湿开胃，温脾止泻，理气安胎。用于湿浊中阻，脘痞不饥，脾胃虚寒，呕吐泄泻，妊娠恶阻，胎动不安。

【炮制作用】砂仁盐炙后，辛温之性略减，温而不燥，降气安胎作用增强，并能引药下行，温肾缩尿。

【用法与用量】3 ~ 6g，后下。

【贮藏】置于阴凉干燥处。

牵牛子

Qianniuzi

PHARBITIDIS SEMEN

【来源】本品为旋花科植物裂叶牵牛 *Pharbitis nil*（L.）Choisy 或圆叶牵牛

Pharbitis purpurea（L.）Voigt 的干燥成熟种子（《中国药典 2020》）。全国各地均产。秋末果实成熟，果壳未开裂时采割植株，晒干，打下种子，除去杂质。以身干、籽粒充实饱满、无果皮等杂质者为佳。

【**炮制方法**】**牵牛子** 除去杂质，筛去灰屑，洗净，捞出，干燥。(《山东 2002》《山东 1990》《山东 1975》)

炒牵牛子 （1）将净牵牛子置锅内，文火炒至鼓起，带焦斑，有香气逸出时取出，放凉。(《山东 2002》《山东 1990》)

（2）取净牵牛子按炒黄法用文火炒至微鼓起，并有香气时取出，放凉。用时捣碎。(《山东 1975》)

【**成品性状**】**牵牛子** （1）似橘瓣状，长 4 ~ 8mm，宽 3 ~ 5mm。表面灰黑色（黑丑）或淡黄白色（白丑），背面有一条浅纵沟，腹面棱线的下端有一点状种脐，微凹，质硬，无臭，味辛、苦，有麻感。(《山东 2002》)

（2）似橘瓣状，长 4 ~ 8mm，宽 3 ~ 5mm。表面灰黑色（黑丑）或淡黄白色（白丑），背面有 1 条浅纵沟，腹面棱线的近端处，有一点状脐点，质硬，无臭，味辛、苦，有麻舌感。(《山东 1990》)

炒牵牛子 （1）形如牵牛子，微鼓起，带焦斑，有香气。(《山东 2002》)

（2）形如牵牛子，形体鼓起，带焦斑，有香气。(《山东 1990》)

【**性味与归经**】苦，寒；有毒。归肺、肾、大肠经。

【**功能与主治**】泻水通便，消痰涤饮，杀虫攻积。用于水肿胀满，二便不通，痰饮积聚，气逆喘咳，虫积腹痛，蛔虫、绦虫病。

【**炮制作用**】生牵牛子偏于逐水消肿，杀虫。炒牵牛子可降低毒性，药性缓和，免伤正气，消积之中有健脾作用，以涤痰饮、消积滞见长。

【**用法与用量**】3 ~ 6g；入丸散服，每次 1.5 ~ 3g。

【**注意**】孕妇禁用；不宜与巴豆、巴豆霜同用。

【**贮藏**】置于干燥处。

鸦胆子

Yadanzi

BRUCEAE FRUCTUS

【**来源**】本品为苦木科植物鸦胆子 *Brucea javanica*（L.）Merr. 的干燥成熟果实

(《中国药典 2020》)。主产于广东、广西等地。秋季果实成熟时采收，除去杂质，晒干。以身干、个大、坚实、仁白、油性足者为佳。

【炮制方法】鸦胆子 （1）去净杂质。(《山东 2002》《山东 1990》)

（2）去净杂质，用时去壳，取仁用。(《汇编》)

鸦胆子霜 鸦胆子，去壳、压碎，纸包去油。(《汇编》)

【成品性状】鸦胆子 （1）本品呈卵形或椭圆形，长 6 ~ 10mm，直径 4 ~ 7mm。表面黑色或棕色，有隆起的网状皱纹，网眼呈不规则的多角形，两侧有明显的棱线，顶端渐尖，基部有凹陷的果梗痕。果壳质硬而脆，种子卵形，长 5 ~ 6mm，直径 3 ~ 5mm，表面类白色或黄白色，具网纹；种皮薄，子叶乳白色，富油性。无臭，味极苦。(《山东 2002》)

（2）本品呈卵形或椭圆形，长 3 ~ 10mm，直径 4 ~ 7mm。表面黑色或黑棕色，有隆起的网状皱纹，两侧有明显的棱线，顶端渐尖，基部有凹陷的果柄痕。果壳质硬而脆。种子 1 粒，表面类白色或黄白色，具网纹。无臭，味极苦。(《山东 1990》)

【性味与归经】苦，寒；有小毒。归大肠、肝经。

【功能与主治】清热解毒，截疟，止痢；外用腐蚀赘疣。用于痢疾，疟疾；外治赘疣、鸡眼。

【炮制作用】鸦胆子去油制霜后可减少其刺激性。

【用法与用量】0.5 ~ 2g，用龙眼肉包裹或装入胶囊吞服。外用适量。

【贮藏】置于干燥处。

韭菜子

Jiucaizi

ALLII TUBEROSI SEMEN

【来源】本品为百合科植物韭菜 *Allium tuberosum* Rottl. ex Spreng. 的干燥成熟种子(《中国药典 2020》)。全国各地均产。秋季果实成熟时采收果序，干燥，搓出种子，除去杂质。以身干、饱满、色黑、无杂质者为佳。

【炮制方法】韭菜子 （1）去净残留的花梗及杂质，筛去灰屑。(《山东 2002》《山东 1990》)

（2）去净残留的花梗及杂质，罗去灰屑。(《山东 1975》)

（3）簸去泥沙、砂石等杂质。（《汇编》）

盐韭菜子 （1）取净韭菜子，用盐水拌匀，闷润至透，置锅内，文火加热，炒干，取出，放凉。每100kg韭菜子，用食盐2kg。（《山东2012》《山东2002》《山东1990》）

（2）韭菜子，用适量盐水拌均匀后，炒干。（《汇编》）

炒韭菜子 （1）取净韭菜子，置锅内，文火微炒，有香气逸出时取出，放凉。（《山东2012》《山东2002》《山东1990》）

（2）取净韭菜子，按炒黄法用文火微炒，至有香气时，取出，放凉。（《山东1975》）

（3）韭菜子，微炒。（《汇编》）

【成品性状】韭菜子 （1）呈半圆形或半卵圆形，略扁，长2～4mm，宽1.5～3mm。表面黑色，一面突起，粗糙，有细密的网状皱纹，另一面微凹，皱纹不甚明显。顶端钝，基部稍尖，有点状突起的种脐。质硬。气特异，味微辛。（《山东2002》）

（2）呈半圆形或半卵圆形，略扁，长3～4mm，宽约2mm，表面黑色，一面凸起，粗糙，有细密的皱纹，另一面微凹，皱纹不甚明显，基部稍尖，质硬。气特异，味微辛。（《山东1990》）

盐韭菜子 （1）形如炒韭菜子，微有香气，味咸微辛。（《山东2012》）

（2）形如韭菜子，色泽加深，有香气，味咸微辛。（《山东2002》）

炒韭菜子 （1）本品呈半圆形或半卵圆形，略扁，长2～4mm，宽1.5～3mm，表面黑色，一面突起，粗糙，有细密的网状皱纹，另一面微凹，皱纹不甚明显。顶端钝，基部稍尖，有点状突起的种脐。质硬。气微香，味微辛。（《山东2012》）

（2）形如韭菜子，色泽略加深，微有香气。（《山东2020》《山东1990》）

【性味与归经】辛、甘，温。归肝、肾经。

【功能与主治】温补肝肾，壮阳固精。用于肝肾亏虚，腰膝酸痛，阳痿遗精，遗尿尿频，白浊带下。

【炮制作用】韭菜子炒后气香，增强其辛温散寒作用。盐制可引药下行，增强补肾固精作用。

【用法与用量】3～9g。

【贮藏】置于干燥处。

香　橼

Xiangyuan

CITRI FRUCTUS

【来源】本品为芸香科植物枸橼 *Citrus medica* L. 或香圆 *Citrus wilsonii* Tanaka 的干燥成熟果实(《中国药典 2020》)。主产于四川、云南、广西、江苏、浙江等地。秋季果实成熟时采收，趁鲜切片，晒干或低温干燥。香圆亦可整个或对剖两半后，晒干或低温干燥。以个大形圆、有疙瘩、色黑绿、皮厚者或身干、色黄、圆形片薄、肉色白、香气浓者为佳。

【炮制方法】(1)除去杂质，洗净，润透，切厚片或小块，干燥。(《山东 2002》《山东 1990》)

(2)去净杂质，洗净，捞出，润透，切成厚片或切成小块，干燥。(《山东 1975》)

【成品性状】呈不规则厚片或块状。片面(切面)呈黄白色、棕色或淡红棕色，周边黑绿色或黄色。边缘有油点。质柔韧或坚硬。气香，味酸而苦。(《山东 2002》《山东 1990》)

【性味与归经】辛、苦、酸，温。归肝、脾、肺经。

【功能与主治】疏肝理气，宽中，化痰。用于肝胃气滞，胸胁胀痛，脘腹痞满，呕吐噫气，痰多咳嗽。

【用法与用量】3 ~ 10g。

【贮藏】置于阴凉干燥处，防霉、防蛀。

胖大海

Pangdahai

STERCULIAE LYCHNOPHORAE SEMEN

【来源】本品为梧桐科植物胖大海 *Sterculia lychnophora* Hance. 的干燥成熟种子(《中国药典 2020》)。主产于越南、泰国、马来西亚等地。4—6 月由蓇葖果上摘取成熟的种子，晒干。以个大、外皮细、淡黄棕色、有细皱纹及光泽、无破皮者为佳。

【**炮制方法**】（1）去净杂质，筛去灰屑。（《山东 2002》《山东 1990》）

（2）去净杂质，簸去灰屑。（《山东 1975》）

【**成品性状**】本品呈纺锤形或椭圆形，长 2 ~ 3cm，直径 1 ~ 1.5cm。先端钝圆，基部略尖而歪，具浅色的圆形种脐，表面棕色或暗棕色，微有光泽，具不规则的干缩皱纹。外层种皮极薄，质脆，易脱落。中层种皮较厚，黑褐色，质松易碎，遇水膨胀成海绵状。断面可见散在的树脂状小点。内层种皮可与中层种皮剥离，稍革质，内有 2 片肥厚胚乳，广卵形；子叶 2 枚，菲薄，紧贴于胚乳内侧，与胚乳等大。气微，味淡，嚼之有黏性。（《山东 2002》《山东 1990》）

【**性味与归经**】甘，寒。归肺、大肠经。

【**功能与主治**】清热润肺，利咽开音，润肠通便。用于肺热生哑，干咳无痰，咽喉干痛，热结便闭，头痛目赤。

【**用法与用量**】2 ~ 3 枚，沸水泡服或煎服。

【**贮藏**】置于干燥处，防霉、防蛀。

急性子

Jixingzi

IMPATIENTIS SEMEN

【**来源**】本品为凤仙花科植物凤仙花 *Impatiens balsamina* L. 的干燥成熟种子（《中国药典 2020》）。全国各地均产。夏、秋二季果实即将成熟时采收，晒干，除去果皮及杂质。以身干、纯净、颗粒饱满、无杂质者为佳。

【**炮制方法**】**急性子** （1）去净杂质，用清水洗净，干燥。（《山东 2002》《山东 1990》）

（2）去净杂质，洗净，干燥，用时捣碎。（《山东 1975》）

（3）筛去种皮、泥土等杂质。（《汇编》）

炒急性子 （1）将净急性子置锅内，文火炒至变色，有香气逸出时取出，放凉。（《山东 2012》《山东 2002》《山东 1990》）

（2）取净急性子，按炒黄法用文火微炒，取出，放凉。（《山东 1975》）

（3）炒至微带火色。（《汇编》）

（4）炒后，捣碎用。（《汇编》）

【成品性状】**急性子**　呈椭圆形，扁圆形或卵圆形，长2～3mm，宽1.5～2.5mm。表面棕褐色或灰褐色，粗糙，有稀疏的白色或浅黄棕色小点。种脐位于狭端，稍突出。质坚实。无臭，味淡、微苦。(《山东2002》《山东1990》)

炒急性子　(1)本品呈椭圆形、扁圆形或卵圆形，长2～3mm，宽1.5～2.5mm。表面深棕褐色或深灰褐色，粗糙，有稀疏的灰白色或黄棕色小点。种脐位于狭端，稍突出。质坚实。微有香气，味微苦。(《山东2012》)

(2)形如急性子，微鼓起，色泽略深，微有香气。(《山东2002》《山东1990》)

【性味与归经】微苦、辛，温；有小毒。归肺、肝经。

【功能与主治】破血，软坚，消积。用于癥瘕痞块，经闭，噎膈。

【炮制作用】急性子炒后可降低毒性，利于粉碎和煎出有效成分。

【用法与用量】3～5g。

【注意】孕妇慎用。

【贮藏】置于干燥处。

莱菔子

Laifuzi

RAPHANI SEMEN

【来源】本品为十字花科植物萝卜 *Raphanus sativus* L. 的干燥成熟种子(《中国药典2020》)。全国各地均产。夏季果实成熟时采割植株，晒干，搓出种子，除去杂质，再晒干。以籽粒充实、色黄白、油性大、无杂质者为佳。

【炮制方法】**莱菔子**　(1)去净杂质，洗净，干燥。(《山东2002》《山东1990》)

(2)除净杂质，反复淘洗，漂净泥沙，捞出，干燥，用时捣碎。(《山东1975》)

(3)挑簸去泥土、碎石、草等杂质。(《汇编》)

炒莱菔子　(1)将净莱菔子置锅内，文火炒至鼓起，有香气逸出时，取出，放凉。(《山东2002》《山东1990》)

(2)取净莱菔子按炒黄法用文火炒至微鼓起，闻到香气时取出，放凉，用时捣碎。(《山东1975》)

(3)莱菔子，炒至有爆声，有香味。临用捣碎。(《汇编》)

【成品性状】**莱菔子**　呈类卵圆形或椭圆形，稍扁。长2.5～4mm，宽2～3mm。

表面黄棕色、红棕色或灰棕色。一端有深棕色圆形种脐，一侧有数条纵沟。种皮薄而脆，子叶 2，黄白色，有油性。无臭，味淡、微苦辛。(《山东 2002》《山东 1990》)

炒莱菔子 形如莱菔子，形体鼓起，色泽加深，质酥脆，气微香。(《山东 2002》《山东 1990》)

【性味与归经】辛、甘，平。归肺、脾、胃经。

【功能与主治】消食除胀，降气化痰。用于饮食停滞，脘腹胀痛，大便秘结，积滞泻痢，痰壅喘咳。

【炮制作用】莱菔子生品能升能散，长于涌吐风痰。炒莱菔子缓和了涌吐痰涎的作用，利于粉碎和煎出，长于消食除胀、降气化痰。

【用法与用量】5 ~ 12g。

【贮藏】置于通风干燥处，防蛀。

莲 子

Lianzi

NELUMBINIS SEMEN

【来源】本品为睡莲科植物莲 *Nelumbo nucifera* Gaertn. 的干燥成熟种子(《中国药典 2020》)。主产于湖南、湖北、江苏、浙江、福建、江西等地，山东亦有分布。秋季果实成熟时采割莲房，取出果实，除去果皮，干燥。以个大饱满、无细皱、无破碎者为佳。

【炮制方法】(1) 除去杂质，筛去灰屑，敲裂去心或用水略浸，润透，切开，去心，干燥。(《山东 2012》《山东 2002》《山东 1990》)

(2) 去净杂质，簸去灰屑，用刀劈开，去心，用时捣碎。(《山东 1975》)

(3) 挑去虫蛀，劈开，剔去莲心。(《汇编》)

(4) 挑去虫蛀，捣碎后，簸去莲心。(《汇编》)

【成品性状】(1) 本品呈椭圆形、半椭圆形、半球形或不规则碎片，切开者中心有凹槽。种皮浅黄棕色或红棕色，不易剥离，有细纵纹和较宽的脉纹。子叶 2，黄白色，肥厚，质硬。气微，味甘、微涩。(《山东 2012》)

(2) 本品呈半椭圆形或半球形，中心有凹槽，或呈不规则碎块。种皮浅黄棕色或红棕色，薄而不易剥离，有细纵纹和较宽的脉纹。断面（子叶）黄白色，质硬。

无臭，味甜、微涩。(《山东 2002》《山东 1990》)

【性味与归经】甘、涩，平。归脾、肾、心经。

【功能与主治】补脾止泻，止带，益肾涩精，养心安神。用于脾虚泄泻，带下，遗精，心悸失眠。

【用法与用量】6～15g。

【贮藏】置于干燥处，防蛀。

莲子心
Lianzixin

NELUMBINIS PLUMULA

【来源】本品为睡莲科植物莲 *Nelumbo nucifera* Gaertn. 的成熟种子中的干燥幼叶及胚根(《中国药典 2020》)。主产于湖南、湖北、江苏、浙江、福建、江西等地，山东亦有分布。由莲子中取出，干燥。以身干、色碧绿、无杂质者为佳。

【炮制方法】莲子心 （1）去净杂质，筛去灰屑。(《山东 2002》《山东 1990》)

（2）去净碎莲子瓣及杂质。(《山东 1975》)

朱莲子心 莲子心每斤，用朱砂 3 钱。先将莲子心用水湿润，少量多次加入朱砂细拌，随加随拌，至均匀黏着朱砂。(《汇编》)

【成品性状】莲子心 本品略呈细棒状，长 1～1.4cm，直径约 0.2cm。幼叶绿色，一长一短，卷成箭形，先端向下反折，两幼叶间可见细小胚芽。胚根圆柱形，长约 3mm，黄白色。质脆，易折断，断面有数个小孔。气微，味苦。(《山东 2002》《山东 1990》)

【性味与归经】甘，寒。归心、肾经。

【功能与主治】清心安神，交通心肾，涩精止血。用于热入心包，神昏谵语，心肾不交，失眠遗精，血热吐血。

【炮制作用】莲子心经朱砂拌后可增强安神作用。

【用法与用量】2～5g。

【贮藏】置于通风干燥处，防潮、防蛀。

莲　房

Lianfang

NELUMBINIS RECEPTACULUM

【来源】本品为睡莲科植物莲 *Nelumbo nucifera* Gaertn. 的干燥花托（《中国药典2020》）。主产于湖南、湖北、江苏、浙江、福建、江西等地，山东亦有分布。秋季果实成熟时采收，除去果实，晒干。以身干、个大、色紫红者为佳。

【炮制方法】莲房（1）取莲房，除去残柄，刷去灰屑，切碎。（《山东2012》《山东2002》《山东1990》）

（2）除净残柄及杂质，刷去灰屑，切块。（《山东1975》）

（3）莲房，去柄、种，摔打去土。（《汇编》）

（4）莲房，洗净，切碎。（《汇编》）

莲房炭（1）取净莲房碎块，置锅内，上面扣一口径较小的锅，两锅衔接处先用湿纸堵封，再用盐泥封固，上撒一层细沙，待泥稍干后，扣锅上贴一白纸条，或在锅脐上放少许大米粒，并压一重物，先用文火，继用武火加热。检视白纸显焦黄色，或大米显黄色时，及时离火，待冷却后，取出。（《山东2012》《山东2002》《山东1990》）

（2）将净莲房碎块置热锅内，用武火炒至表面焦黑色，内部褐色时，喷淋清水少许，灭尽火星，炒干，取出，及时摊晾，凉透。（《山东2012》《山东2002》《山东1990》）

（3）取净莲房，按闷煅法用武火煅至表面黑色，内部呈焦褐色时取出，放凉。亦可按炒炭法制炭。（《山东1975》）

（4）莲房，炒至外黑内焦黄色，喷水止烟，炒干，放冷透。（《汇编》）

（5）将莲房装锅内，上扣一小锅，用泥封口，泥上撒细沙，用火缓缓加热，泥缝出烟，至烟渐无，用一小滴水，滴于锅底，立即沸腾，或锅底贴之毛头纸呈棕黄色，停火，取下，至冷透后，出锅。（《汇编》）

蜜莲房　用适量蜜，在锅内稍炼，倒入药拌炒至均匀有蜜不黏手为度。（《汇编》）

【成品性状】莲房　呈不规则的块状。切面棕色，呈海绵样，可见半圆形孔穴。

外表面灰棕色至紫棕色，具细纵纹及皱纹，可见圆形孔穴，质疏松。气微，味微涩。（《山东 2012》《山东 2002》《山东 1990》）

莲房炭 （1）呈不规则的块状，表面焦黑色，内部焦褐色。气微，味微涩。（《山东 2012》）

（2）形如莲房块，表面焦黑色，内部焦褐色。（《山东 2002》《山东 1990》）

【性味与归经】苦、涩，温。归肝经。

【功能与主治】化瘀止血。用于崩漏，尿血，痔疮出血，产后瘀阻，恶露不尽。

【炮制作用】莲房生品化瘀之力偏胜，止血力较弱。莲房炭收涩力增强，偏于止血。

【用法与用量】5 ~ 10g。

【贮藏】置于干燥处，防潮。

桃　仁

Taoren

PERSICAE SEMEN

【来源】本品为蔷薇科植物桃 *Prunus persica*（L.）Batsch 或山桃 Prunus davidiana（Carr.）Franch. 的干燥成熟种子（《中国药典 2020》）。主产于四川、云南、陕西、山东、河北、山西、河南等地。夏、秋二季果实成熟后采收，除去果肉和核壳，取出种子，晒干。以身干、颗粒均匀、饱满整齐、完整者为佳。

【炮制方法】桃仁 （1）去净杂质及残留的硬壳，筛去灰屑。（《山东 2002》《山东 1990》）

（2）去净残留的硬壳及杂质。用时捣碎。（《山东 1975》）

燀桃仁 （1）取少量净桃仁，置多量的沸水中略烫，至种皮由皱缩至舒展、能搓去时捞出，用凉水稍浸，搓去种皮，晒干后簸净种皮。（《山东 2002》）

（2）取净桃仁，置沸水锅中，煮至外皮微皱，捞出浸入凉水中，搓去皮，干燥后簸去皮，取净仁。用时捣碎。（《山东 1975》）

（3）桃仁，泡至无苦味，大火煮透，搓去皮，晒干，簸去皮。（《汇编》）

（4）桃仁，泡 5 ~ 7 天，大火煮透，搓去皮，晒干，簸去皮。（《汇编》）

（5）桃仁，泡 1 天，大火煮透，搓去皮，晒干，簸去皮。（《汇编》）

（6）桃仁，泡 2 天，大火煮透，搓去皮，晒干，簸去皮。（《汇编》）

（7）将水煮沸，倒入桃仁，至皮胀，捞出，搓去皮，晒干簸去皮。（《汇编》）

炒桃仁 （1）取燀桃仁置锅内，文火炒至种皮表面微黄色，折断面呈淡黄色，并透出香气时取出，放凉。（《山东 2002》）

（2）取去皮桃仁，按炒黄法用文火炒至微黄色时取出，放凉。用时捣碎。（《山东 1975》）

（3）去皮桃仁，炒至有黄色。（《汇编》）

（4）全桃仁，炒后，搓簸去皮。（《汇编》）

烫桃仁 全桃仁，置炒热细沙中，炒后，筛去沙，搓去皮。（《汇编》）

蜜桃仁 去皮桃仁，用适量蜜，先在锅内炼后，倒入桃仁，拌炒至均匀有蜜不黏手为度。（《汇编》）

【成品性状】桃仁 （1）本品呈扁长卵形或类卵圆形，长 0.9 ~ 1.8cm，宽 0.7 ~ 1.2cm，厚 0.2 ~ 0.5cm。表面黄棕色至红棕色，密布颗粒状突起。一端尖，中部膨大，另端钝圆稍偏斜，边缘较薄。尖端一侧有短线形种脐，圆端有颜色略深不甚明显的合点，自合点处散出多数纵向维管束。种皮薄，子叶 2，类白色，富油性。气微，味微苦。（《山东 2002》）

（2）本品呈扁椭圆形或类卵圆形，长 9 ~ 18mm，宽 7 ~ 12mm，厚 2 ~ 5mm。表面黄棕色或红棕色，有颗粒状突起及纵向凹纹。顶端尖，中部膨大，另端钝圆稍偏斜。种皮薄，子叶肥大，富油质。气微，味微苦。（《山东 1990》）

燀桃仁 本品形如桃仁，乳白色，表面有细皱纹。（《山东 2002》）

炒桃仁 本品形如桃仁，种仁表面微黄色，略具焦斑，有香气。（《山东 2002》）

【性味与归经】苦、甘，平。归心、肝、大肠经。

【功能与主治】活血祛瘀，润肠通便，止咳平喘。用于经闭痛经，癥瘕痞块，肺痈肠痈，跌扑损伤，肠燥便秘，咳嗽气喘。

【炮制作用】桃仁燀后易于去皮，除去非药用部分，有效成分易于煎出。炒后偏于润燥和血。

【用法与用量】5 ~ 10g。

【注意】孕妇慎用。

【贮藏】置于阴凉干燥处，防蛀。

核桃仁

Hetaoren

JUGLANDIS SEMEN

【来源】本品为胡桃科植物胡桃 *Juglans regia* L. 的干燥成熟种子（《中国药典2020》）。主产于河北、山西、山东等地。秋季果实成熟时采收，除去肉质果皮，晒干，再除去核壳和木质隔膜。以肥大、不碎、不泛油者为佳。

【炮制方法】去净残留的硬壳、内隔膜及杂质。（《山东2002》《山东1990》《山东1975》）

【成品性状】（1）本品多为破碎呈不规则的块状，有皱曲的沟槽，大小不一；完整者类球形，直径2～3cm。种皮淡黄色或黄褐色，膜状，维管束脉纹深棕色。子叶类白色。质脆，富油性。无臭，味甘；种皮味涩、微苦。（《山东2002》）

（2）本品呈脑状类球形，大多两瓣裂或破碎成不规则块状，种皮淡棕色或深棕色，种皮菲薄，布有深色脉纹。种仁类白色或黄白色，富油性，质脆。无臭，味甘；种皮味涩、微苦。（《山东1990》）

【性味与归经】甘，温。归肾、肺、大肠经。

【功能与主治】补肾，温肺，润肠。用于肾阳不足，腰膝酸软，阳痿遗精，虚寒喘嗽，肠燥便秘。

【用法与用量】6～9g。

【贮藏】置于阴凉干燥处，防蛀。

益　智

Yizhi

ALPINIAE OXYPHYLLAE FRUCTUS

【来源】本品为姜科植物益智 *Alpinia oxyphylla* Miq. 的干燥成熟果实（《中国药典2020》）。主产于海南岛、广东、广西等地。夏、秋二季果实由绿变红时采收，晒干或低温干燥。以身干、粒大、饱满者为佳。

【炮制方法】益智仁 （1）去净杂质及外壳，筛去灰屑。（《山东 2002》《山东 1990》）

（2）去净果柄及杂质。（《山东 1975》）

（3）去壳，按炒法炒焦（外皮焦，内部不变），串碎，筛去皮，再簸净取仁。（《汇编》）

（4）益智，串碎，去皮，用仁。（《汇编》）

盐益智仁 （1）取净益智仁，用盐水拌匀，稍闷，置热锅内，用文火加热炒干，取出，放凉。（《山东 2002》）

（2）取净益智仁，用盐水拌匀，稍闷，置锅内，用文火炒干，取出，放凉。每 100kg 益智仁，用食盐 2kg。（《山东 1990》）

（3）取净益智仁，按盐炒法用文火微炒，取出，放凉。每益智仁 100 斤，用食盐 2 斤。（《山东 1975》）

（4）净益智仁，每 10 斤用盐 4 两，盐用水化开，与药拌匀，炒干；或炒益智时，喷以盐水。（《汇编》）

炒益智仁 （1）取净益智，除去外壳，置锅内，用文火炒至变色，带焦斑时，取出，放凉。（《山东 2012》《山东 2002》《山东 1990》）

（2）取净益智，用武火炒至外壳鼓起并显焦黄色时取出，碾去壳，簸净。（《山东 1975》）

（3）炒至外部有焦斑，有香味出。（《汇编》）

【成品性状】益智仁 呈不规则的扁圆形，略有钝棱，直径约 3mm，表面灰褐色或灰黄色，外被淡棕色膜质的假种皮；胚乳白色。质硬。有特异香气。味辛、微苦。（《山东 2002》《山东 1990》）

盐益智仁 形如益智仁，色泽加深，带焦斑，味微咸。（《山东 2002》《山东 1990》）

炒益智仁 （1）本品呈不规则的扁圆形，略有钝棱，直径约 3mm，表面深褐色，有的有焦斑。有特异香气。味辛、微苦。（《山东 2012》）

（2）形如益智仁，色泽加深，带焦斑。（《山东 2002》《山东 1990》）

【性味与归经】 辛，温。归脾、肾经。

【功能与主治】 暖肾固精缩尿，温脾止泻摄唾。用于肾虚遗尿，小便频数，遗精白浊，脾寒泄泻，腹中冷痛，口多唾涎。

【炮制作用】 益智仁生品辛温而燥，以温脾止泻，收摄涎唾力胜。盐制可缓和辛燥之性，专行下焦，长于固精缩尿。

【用法与用量】3～10g。

【贮藏】置于阴凉干燥处。

娑罗子

Suoluozi

AESCULI SEMEN

【来源】本品为七叶树科植物七叶树 *Aesculus chinensis* Bge.、浙江七叶树 *Aesculus chinensis* Bge. var. *chekiangensis*（Hu et Fang）Fang 或天师栗 *Aesculus wilsonii* Rehd. 的干燥成熟种子（《中国药典 2020》）。主产于浙江、江苏、陕西、河南、四川、湖北、贵州等地。秋季果实成熟时采收，除去果皮，晒干或低温干燥。以身干、仁实、完全成熟者为佳。

【炮制方法】除去外壳及杂质，洗净，晒干。（《山东 2002》《山东 1990》）

【成品性状】本品呈扁球形或圆球形，似板栗，直径 15～40mm。表面棕色或棕褐色，多抽皱，凹凸不平，略具光泽；种脐色较浅，近圆形，占种子面积的 1/4～1/2；其中一侧有 1 条突起的种脊，有的不甚明显。种皮硬而脆，子叶 2，肥厚，坚硬，形似栗仁，黄白色或淡棕色，粉性。无臭，味先苦后甜。（《山东 2002》《山东 1990》）

【性味与归经】甘，温。归肝、胃经。

【功能与主治】疏肝理气，和胃止痛。用于肝胃气滞，胸腹胀闷，胃脘疼痛。

【用法与用量】3～9g。

【贮藏】置于干燥处，防霉、防蛀。

浮小麦

Fuxiaomai

TRITICI LEVIS FRUCTUS

【来源】本品为禾本科植物小麦 *Triticum aestivum* L. 的干燥轻浮瘪瘦的果实（《中

国药典 2020》)。主产我国北部地区。麦收后选取轻浮瘪瘦的麦粒，簸净杂质，干燥。以身干、均匀、轻浮、无杂质者为佳。

【炮制方法】浮小麦 (1)除去杂质，洗净，干燥。(《山东 2012》《山东 2002》《山东 1990》)

(2)去净杂质，簸去灰屑，洗净，干燥。(《山东 1975》)

(3)簸净麦壳等杂质。(《汇编》)

炒浮小麦 (1)取净浮小麦，置锅内，文火炒至深黄色，取出，放凉。(《山东 2012》《山东 2002》《山东 1990》)

(2)取净浮小麦，按炒黄法用文火炒至深黄色时，取出，放凉。(《山东 1975》)

(3)浮小麦，炒至带黄色。(《汇编》)

【成品性状】本品呈圆形，两端略长，长 2 ~ 6mm，直径 1.5 ~ 2.5mm。表面浅黄棕色或黄色，稍皱缩，腹面中央有一深陷的纵沟，顶端具黄白色柔毛。断面白色，粉性，质硬。气微，味淡。(《山东 2012》《山东 2002》《山东 1990》)

【性味与归经】甘，凉。归心经。

【功能与主治】益气除热，止汗。用于骨蒸劳热，自汗盗汗。

【用法与用量】15 ~ 30g。

【贮藏】置于通风干燥处，防蛀。

预知子

Yuzhizi

AKEBIAE CAULIS

【来源】本品为木通科植物木通 *Akebia quinata*(Thunb.)Decne.、三叶木通 *Akebia trifoliata*(Thunb.)Koidz. 或白木通 *Akebia trifoliata*(Thunb.)Koidz. var. *australis*(Diels)Rehd. 的干燥近成熟果实(《中国药典 2020》)。主产于江苏、浙江、湖北、湖南、陕西、四川、安徽等地，山东亦有分布。夏、秋二季果实绿黄时采收，晒干，或置于沸水中略烫后晒干。以肥壮、皮皱者为佳。

【炮制方法】除去杂质，洗净，晒干。(《山东 2002》《山东 1990》)

【成品性状】呈长椭圆形，稍弯曲，长 30 ~ 90mm，直径 15 ~ 35mm。表面黄棕色或黑褐色，有不规则的深皱纹，顶端钝圆，基部有果梗痕。质硬，破开后，果瓤淡黄色或黄棕色；种子多数，扁长卵形，黄棕色，有光泽，具条状纹理。气微香，味苦。(《山东 2002》《山东 1990》)

【性味与归经】苦，寒。归肝、胆、胃、膀胱经。

【功能与主治】疏肝理气，活血止痛，散结，利尿。用于脘胁胀痛，痛经经闭，痰核痞块，小便不利。

【用法与用量】3 ~ 9g。

【贮藏】置于通风干燥处。

桑 椹

Sangshen

MORI FRUCTUS

【来源】本品为桑科植物桑 *Morus alba* L. 的干燥果穗(《中国药典 2020》)。主产于浙江、江苏、山东、辽宁、四川、河南、山西等地。4—6 月果实变红时采收，晒干，或略蒸后晒干。以身干、个大、完整、肉厚、色紫黑、糖质多、无杂质者为佳。

【炮制方法】桑椹 (1)除去杂质，摘去果柄，抢水洗净，干燥。(《山东 2002》《山东 1990》)

(2)摘去果柄，去净杂质，筛去泥沙。(《山东 1975》)

(3)挑去柄等杂质及霉坏者。(《汇编》)

酒桑椹 取净桑椹，每 10 斤用黄酒 2 斤，拌均匀，渗透，蒸 1 ~ 2 小时，取出晒干。(《汇编》)

炒桑椹 取净桑椹，微炒。(《汇编》)

蜜桑椹 取净桑椹，用适量蜂蜜，蜜在锅内稍炼后，拌炒至均匀有蜜不黏手为度。(《汇编》)

【成品性状】桑椹 (1)本品为聚花果，有多数小瘦果集合而成，长 1 ~ 2cm，直径 0.5 ~ 0.8cm。黄棕色、棕红色至暗紫色。小瘦果卵圆形，稍扁，长约 2mm，宽约 1mm，外具肉质花被片 4 枚。气微，味微酸而甜。(《山东 2002》)

(2)本品为许多小瘦果集合而成的长圆形果穗，长 10 ~ 20mm，直径 5 ~ 8mm。黄棕色、棕红色至暗紫色。小瘦果卵圆形，稍扁，长约 2mm，宽约 1mm。气微，微酸而甜。(《山东 1990》)

【性味与归经】甘、酸，寒。归心、肝、肾经。

【功能与主治】滋阴补血，生津润燥。用于肝肾阴虚，眩晕耳鸣，心悸失眠，须发早白，津伤口渴，内热消渴，肠燥便秘。

【炮制作用】桑椹蒸后滋补肝肾作用增强，并可降低寒性。

【用法与用量】9 ~ 15g。

【贮藏】置于通风干燥处，防蛀。

菟丝子

Tusizi

CUSCUTAE SEMEN

【来源】本品为旋花科植物南方菟丝子 *Cuscuta australis* R. Br. 或菟丝子 *Cuscuta chinensis* Lam. 的干燥成熟种子（《中国药典 2020》）。本品为旋花科植物菟丝子 *Cuscuta chinensis* Lam. 的干燥成熟种子（《山东 2002》）。主产于辽宁、吉林、河北、河南、山东、山西、江苏等地。秋季果实成熟时采收植株，晒干，打下种子，除去杂质。以身干、颗粒饱满、无杂质者为佳。

【炮制方法】菟丝子　（1）除去杂质，宽水淘洗干净，干燥。（《山东 2002》《山东 1990》）

（2）去净杂质，反复用宽水洗净，干燥。（《山东 1975》）

（3）拣去杂质，水漂净泥土，晒干。（《汇编》）

盐菟丝子　（1）取净菟丝子，用盐水拌匀，稍闷，置热锅内，用文火加热炒干，取出，放凉。（《山东 2002》）

（2）菟丝子，以适量盐水拌均匀，闷透，炒干。（《汇编》）

炒菟丝子　（1）取净菟丝子置于热锅内，文火炒至微黄，有香气时取出，放凉。（《山东 2012》）

（2）将净菟丝子置于锅内，文火炒至微黄，有爆裂声时取出，放凉。（《山东 2002》《山东 1990》）

（3）取净菟丝子，按炒黄法用文火炒至鼓起时取出，放凉。（《山东 1975》）

（4）菟丝子，炒至微有火色。（《汇编》）

菟丝子饼　（1）取净菟丝子置于锅内，加适量水煮至开裂吐丝，不断翻动，待

水被吸尽呈稠粥状时，取出，捣烂，压成饼状，稍待干后切成小块，干燥。(《山东2012》)

（2）将净菟丝子置于锅内，加清水没过药物，煮至开花，呈稠粥状时取出，放置过夜，压平，切成小块，干燥。(《山东2002》《山东1990》)

（3）取净菟丝子，加适量水煮至开花，呈稠粥状时，做饼或加黄酒做饼，切块，干燥。每菟丝子100斤，用黄酒10斤。(《山东1975》)

（4）菟丝子，加水没过药物，煮至吐丝取出碾压，摊成饼，晒干。(《汇编》)

（5）菟丝子每10斤加黄酒1斤，加适量水到没过药，煮至汤尽，碾压，摊成片块，晒干。(《汇编》)

（6）菟丝子每10斤加黄酒2～2.5斤，加水没过药，煮至菟丝子开花碾压，划块，晒干。(《汇编》)

（7）菟丝子，加水至没过药，煮至吐丝，加少量面粉（每10斤菟丝子约用面1斤），摊成饼，划成小块，晒干。(《汇编》)

（8）菟丝子10斤，用黄酒2斤，拌均匀，闷透（8～10小时），蒸4～5小时，取出捣烂，摊成饼，切块，晒片。(《汇编》)

（9）净菟丝子，用老蜜（每100斤菟丝子，用老蜜3斤半）和成糊，摊成饼。(《汇编》)

【成品性状】菟丝子 （1）呈类球形，细小，直径1～1.5mm。表面灰棕色或黄褐色，具细密网状皱纹，一端有凹的线形种脐。质坚实，不易以指甲压碎。气微，味淡。(《山东2002》)

（2）呈类球形，细小，直径1～1.5mm。表面灰棕色或黄褐色，具细密网状皱纹，一端有凹的线形种脐。质坚实。气微，味淡。(《山东1990》)

盐菟丝子 形如菟丝子，色泽加深，有裂口。味微咸。(《山东2002》)

炒菟丝子 （1）本品呈类球形，直径1～2mm。表面棕色至棕褐色，粗糙，具细密突起的小点，种脐线性或扁圆形。南方菟丝子稍大，直径2～3mm。表面有排列不整齐的短线状斑纹。质坚实，气微香，味淡。(《山东2012》)

（2）形如菟丝子，色泽加深，带焦斑，气微香。(《山东2002》《山东1990》)

菟丝子饼 （1）为黄棕色至棕褐色的小块。气微，味淡。(《山东2012》)

（2）为煮至种皮开裂的菟丝子粘结而成的小块，呈黄棕色。气微，味淡。(《山东2002》《山东1990》)

【性味与归经】辛、甘，平。归肝、肾、脾经。

【功能与主治】补益肝肾，固精缩尿，安胎，明目，止泻；外用消风祛斑。用于肝肾不足，腰膝酸软，阳痿遗精，遗尿尿频，肾虚胎漏，胎动不安，目昏耳鸣，脾肾虚泻；外治白癜风。

【炮制作用】菟丝子盐制后不温不寒，平补阴阳，并能引药归肾，增强补肾固精安胎作用。酒制可增加温肾壮阳固精的作用，并可提高煎出效果，便于粉碎。炒菟丝子的功用与生品相似，但炒后可提高煎出效果，便于粉碎，利于制剂。

【用法与用量】6 ~ 12g。外用适量。

【贮藏】置于通风干燥处。

梧桐子
Wutongzi
FIRMIANAE SEMEN

【来源】本品为梧桐科植物梧桐 *Firmiana platanifolia*（Linn. F.）Marsili 的干燥成熟种子（《山东 2012》）。全国大部分地区均产，山东亦有分布。秋季果实成熟时打下，收集种子，去净杂质，晒干。以身干、色棕、无枝叶杂质者为佳。

【炮制方法】**梧桐子** （1）取梧桐子，除去杂质，用时捣碎。(《山东 2012》)

（2）去净杂质，筛去灰屑。(《山东 2002》《山东 1990》)

（3）去净杂质，筛去灰屑，用时捣碎。(《山东 1975》)

（4）拣净杂质。(《汇编》)

炒梧桐子 微炒。(《汇编》)

【成品性状】（1）本品呈圆球形，直径 5 ~ 8mm。表面黄棕色至棕色，微具光泽，具明显隆起的网状皱纹，质轻而硬。除去种皮，可见淡红色的数层外胚乳，内为肥厚的类白色内胚乳。富油性；子叶 2 片，薄而大，黄色，紧贴于内胚乳上。气微，味微甜。(《山东 2012》)

（2）本品呈球形，状如豌豆，直径 6 ~ 9mm。表面淡绿色至黄棕色，微具光泽，有明显的网状皱纹，质轻而硬。外层种皮较脆易破碎，内层种皮坚韧。去皮后可见黄白色的种仁，显油性。无臭，味微甘。(《山东 2002》《山东 1990》)

【性味与归经】甘，平。归心、肺、肾经。

【功能与主治】顺气，和胃，健脾消滞。用于伤食，胃痛，疝气；外用治小儿口疮。

【用法与用量】3～9g；或研末，2～3g。外用适量，煅存性研末敷。

【贮藏】置于干燥处，防霉、防蛀。

蛇床子

Shechuangzi

CNIDII FRUCTUS

【来源】本品为伞形科植物蛇床 *Cnidium monnieri*（L.）Cuss. 的干燥成熟果实（《中国药典 2020》）。主产于河北、山东、江苏、浙江、四川等地。夏、秋二季果实成熟时采收，除去杂质，晒干，打下果实，去净杂质。以身干、粒实、色黄绿、香气浓厚、无杂质者为佳。

【炮制方法】蛇床子（1）去净杂质，筛去灰屑。（《山东 2002》《山东 1990》）

（2）去净杂质，罗去灰屑。（《山东 1975》）

（3）罗去土，筛簸去杂质。（《汇编》）

炒蛇床子 取蛇床子略炒。（《汇编》）

【成品性状】蛇床子（1）本品为双悬果，呈椭圆形，长2～4mm，直径约2mm。表面灰黄色或灰褐色，顶端有2枚向外弯曲的柱基，基部偶有细梗。分果的背面有薄而突起的纵棱5条，接合面平坦，有2条棕色略突起的纵棱线。果皮松脆，揉搓易脱落。种子细小，灰棕色，显油性。气香，味辛凉，有麻舌感。（《山东 2002》）

（2）本品呈椭圆形，长2～4mm，直径约2mm。表面灰黄色或灰褐色，悬果瓣的背面有薄而突起的纵棱5条，结合面平坦，可见2条棕色略突起的纵棱线。果皮松脆，种子细小，灰棕色，显油性。气香、味辛凉，稍有麻舌感。（《山东 1990》）

【性味与归经】辛、苦，温；有小毒。归肾经。

【功能与主治】燥湿祛风，杀虫止痒，温肾壮阳。用于阴痒带下，湿疹瘙痒，湿痹腰痛，肾虚阳痿，宫冷不孕。

【用法与用量】3～10g。外用适量，多煎汤熏洗或研末调敷。

【贮藏】置于干燥处。

甜瓜子

Tianguazi

MELO SEMEN

【来源】本品为葫芦科植物甜瓜 *Cucumis melo* L. 的干燥成熟种子（《中国药典2020》）。主产于山东、河北、陕西、河南、江苏等地。夏、秋二季果实成熟时采摘，食用甜瓜时，取出种子，洗净，晒干。以身干、饱满、充实、色黄白、纯净、无杂质者为佳。

【炮制方法】甜瓜子 （1）去净杂质，洗净，干燥。（《山东2002》《山东1990》）

（2）去净瓜瓤及杂质，洗净，干燥。用时捣碎。（《山东1975》）

炒甜瓜子 取净甜瓜子，置锅内，文火炒至微鼓起，有香气时，取出，放凉。（《山东2012》《山东2002》《山东1990》）

【成品性状】甜瓜子 呈扁平长卵形，长5~9mm，宽2~4mm，厚约1mm。表面黄白色或浅黄棕色，平滑，微有光泽。一端稍尖，另端钝圆。种皮较硬而脆，内有膜质胚乳和子叶2片。无臭，味淡。（《山东2002》《山东1990》）

炒甜瓜子 （1）本品呈扁平长卵形，微鼓起，长5~9mm，宽2~4mm，厚约1mm，表面黄色，平滑，微有光泽，一端稍尖，另端钝圆。种皮较硬而脆，内有膜质胚乳及子叶2片。微有香气，味淡。（《山东2012》）

（2）形如甜瓜子，形体微鼓起，显黄色，微有香气。（《山东2002》《山东1990》）

【性味与归经】甘，寒。归肺、胃、大肠经。

【功能与主治】清肺润肠，化瘀排脓，疗伤止痛。用于肺热咳嗽，便秘，肺痈，肠痈，跌打损伤，筋骨折伤。

【炮制作用】甜瓜子炒后润性更彰，可增强药效。

【用法与用量】9~30g。

【贮藏】置于通风干燥处，防霉、防蛀。

甜瓜蒂

Tianguadi

MELO PEDICELLUS

【**来源**】本品为葫芦科植物甜瓜 *Cucumis melo* L. 的干燥果柄（《山东 2012》）。主产于山东、河北、陕西、河南、江苏等地。夏、秋季果实成熟时采收，去净杂质晒干。以身干、色黄、捎带果皮者为佳。

【**炮制方法**】（1）取甜瓜蒂，除去杂质，洗净，晒干。（《山东 2012》《山东 2002》《山东 1990》）

（2）去净杂质，洗净，捞出，晒干，或研粉。（《山东 1975》）

【**成品性状**】（1）本品呈圆柱形，多扭曲，长 30 ~ 60mm，直径 2 ~ 4mm。表面黄褐色或黄绿色，具纵棱，一端渐膨大，边缘反卷。质轻而韧，不易折断，断面纤维性。气微，味苦。（《山东 2012》）

（2）本品呈圆柱形，多扭曲，长 30 ~ 60mm，直径 2 ~ 4mm。表面黄褐色或黄绿色，具纵棱，一端渐膨大，边缘反卷。质轻而韧，不易折断，断面纤维性。无臭，味苦。（《山东 2002》《山东 1990》）

【**性味与归经**】苦，寒；有小毒。归胃经。

【**功能与主治**】涌吐痰食，祛湿退黄。用于癫痫，喉痹，喉风，热痰壅盛，咽喉闭塞，胃中积食，胸痞胀满，湿热黄疸。

【**用法与用量**】3 ~ 6g；或入丸散用，0.3 ~ 1.5g。外用适量，研末吹鼻。

【**贮藏**】置于阴凉干燥处。

甜杏仁

Tianxingren

ARMENIACAE DULCE SEMEN

【**来源**】本品为蔷薇科植物杏 *Prunus armeniaca* L. 味甜的干燥成熟种子（《山东 2002》）。主产于河北、山东等地。夏季果实成熟时采摘，除去果肉及果壳，取种子晒干。以颗粒均匀而大、饱满肥厚、不泛油者为佳。

【炮制方法】（1）去净杂质及残留的硬壳，筛去灰屑。（《山东 2002》《山东 1990》）

（2）除净残壳及杂质，筛去灰屑，置沸水锅中烫至外皮微皱时捞出，浸入凉水中，搓去外皮，干燥后簸去皮取净仁。用时捣碎。（《山东 1975》）

【成品性状】本品呈扁心脏形，长 16 ~ 21mm，宽 12 ~ 16mm，厚约 6mm。顶端尖，基部圆，左右不对称，种脊明显，种皮淡黄棕色。种仁乳白色，富油性。气微，味微甜。（《山东 2002》《山东 1990》）

【性味与归经】甘，平。归肺、大肠经。

【功能与主治】润肺下气，止咳化痰。用于虚劳久咳，胸闷不畅，大便秘结。

【用法与用量】5 ~ 9g，用时捣碎。

【贮藏】置于阴凉干燥处，防鼠、防蛀。

穞豆衣

Lüdouyi

【来源】本品为豆科植物黑大豆 *Glycine max*（L.）Merr. 的干燥种皮（《山东 2002》）。全国各地均产。全年均可采收。取黑大豆，浸泡，待发芽后搓下种皮，干燥。以身干、色黑、无杂质者为佳。

【炮制方法】去净杂质，筛去灰屑。（《山东 2002》《山东 1990》）

【成品性状】本品呈卷曲状或不规则的碎片，外表面棕黑色或黑色，种脐椭圆形；内表面暗灰色或暗棕色，光滑，质脆。无臭、味微甜。（《山东 2002》《山东 1990》）

【性味与归经】甘，平。归肝、肾经。

【功能与主治】养血疏风。用于阴虚烦热，盗汗，头晕，目昏，风痹，肾虚水肿。

【用法与用量】9 ~ 15g。

【贮藏】置于通风干燥处，防蛀。

猪牙皂

Zhuyazao

GLEDITSIAE FRUCTUS ABNORMALIS

【来源】本品为豆科植物皂荚 *Gleditsia sinensis* Lam. 的干燥不育果实（《中国药典 2020》）。主产于山东、四川、贵州、陕西、河南等地。秋季果实成熟时采摘，去净杂质，干燥。以个小饱满、色紫黑、有光泽、无果柄、质坚硬、肉多而黏、断面淡绿色者为佳。

【炮制方法】猪牙皂 （1）除去杂质，洗净，晒干。（《山东 2002》《山东 1990》）

（2）去净杂质，筛去灰屑，洗净，干燥。用时捣碎。（《山东 1975》）

炒猪牙皂 （1）取净猪牙皂，置锅内，文火炒至色变深、发亮时，取出，放凉。（《山东 2012》《山东 2002》《山东 1990》）

（2）取净猪牙皂，按炒黄法用文火炒至色变深，发亮时，取出，放凉。用时捣碎。（《山东 1975》）

【成品性状】猪牙皂 呈圆柱形，略扁而弯曲，长 50 ~ 110mm，宽 7 ~ 15mm。表面紫棕色或紫褐色，被灰白色蜡质粉霜，擦去后有光泽，并有细小的疣状突起和线状或网状的裂纹。顶端有鸟喙状花柱残基，基部有果梗残痕。断面棕黄色，外果皮革质，中果皮纤维性，内果皮粉性，中间疏松，有淡绿色或淡棕黄色的丝状物。质硬脆。气微香，有刺激性，味先甜后辣。（《山东 2002》《山东 1990》）

炒猪牙皂 （1）本品呈圆柱形，略扁而弯曲，形体微鼓起。表面紫褐色或紫黑色，有光泽，并有细小的疣状突起及线状或网状的裂纹，顶端有鸟喙状花柱残基，基部有果梗的残痕。断面棕黄色，外果皮革质，中果皮纤维性，内果皮粉性，中间疏松，有淡绿色或淡棕黄色的丝状物。质硬脆。气微香，有刺激性，味先甜后辣。（《山东 2012》）

（2）形如猪牙皂，形体微鼓起，色泽加深，有光泽，气微香，有刺激性。（《山东 2002》《山东 1990》）

【性味与归经】辛、咸，温；有小毒。归肺、大肠经。

【功能与主治】祛痰开窍，散结消肿。用于中风口噤，昏迷不醒，癫痫痰盛，关窍不通，喉痹痰阻，顽痰喘咳，咯痰不爽，大便燥结；外治痈肿。

【炮制作用】猪牙皂炒后峻烈之性稍缓，但逐痰之力仍强。

【用法与用量】1 ~ 1.5g，多入丸散剂用。外用适量，研末吹鼻取嚏或研末调敷患处。

【注意】孕妇及咯血、吐血患者禁用。

【贮藏】置于阴凉干燥处，防蛀。

淡豆豉

Dandouchi

SOJAE SEMEN PRAEPARATUM

【来源】本品为豆科植物大豆 *Glycine max*（L.）Merr. 的干燥成熟种子（黑豆）的发酵加工品（《中国药典 2020》）。以色黑、质柔软、气香、无糟粒者为佳。

【炮制方法】（1）取桑叶、青蒿各 70 ~ 100g，加水煎煮，滤过，煎液拌入净大豆 1000g 中，俟吸尽后，蒸透，取出，稍晾，再置容器内，用煎过的桑叶、青蒿渣覆盖，闷使发酵至黄衣长遍时，取出，除去药渣，洗净，置容器内再闷 15 ~ 20 天，至充分发酵、香气溢出时，取出，略蒸，干燥。(《山东 2002》)

（2）取桑叶、青蒿，置锅内，加水煎煮，滤过。将煎液拌入洗净的黑大豆中，俟吸尽后，置笼屉内，加热蒸透，取出，稍晾，再置适宜容器内，用煎过的桑叶、青蒿渣覆盖在 25 ~ 28℃，相对湿度 80% 的条件下，闷使发酵至长满白毛时，取出，除去药渣，洗净，置容器内，保持温度 50 ~ 60℃，再闷 15 ~ 20 天，至充分发酵、香气逸出时，取出，略蒸，干燥。每 100kg 黑大豆，用桑叶、青蒿各 7kg。(《山东 1990》)

（3）黑豆煮熟，加曲面或不加亦可，严盖，使发酵生霉，晒干。(《汇编》)

（4）黑豆煮透，晒至表皮微干，铺以青蒿，闷使发霉生黄毛，晒干。(《汇编》)

（5）黑豆洗净，泡 8 ~ 10 小时，至膨胀，蒸 3 ~ 4 小时，稍晾，装罐中，铺一层青蒿装一层熟黑豆，严封 1 周至生黄毛，取出，再蒸 3 ~ 4 小时，再装坛中，改铺桑叶，严封 8 ~ 10 天，至生黄毛，取出晒干，去桑叶、青蒿即得。(《汇编》)

（6）黑豆 10 斤，煮熟，晾凉，与紫苏叶半斤、葛根 4 斤碎末拌均匀，装麻袋内，闷生黄毛，晒干用。(《汇编》)

（7）黑豆泡 6 ~ 8 小时，至膨胀，加水煮熟，每斤黑豆与青蒿 1 两、紫苏叶 1 两、麻黄1两的碎末拌匀，装木箱中，用麻袋盖严，夏季3～5天，冬季约7天，生黄毛，取出，晒干即得。

（8）黑豆10斤用桑叶2斤，青蒿1斤煮出水，黑豆煮至7成熟，放蒲包内发酵生黄衣，晒干即得。（《汇编》）

（9）黑豆100斤，用2斤薄荷，2斤麻黄煮出水，煮透，晒至豆外皮干，装草包内，盖麻袋使其生黄毛，晒干即得。（《汇编》）

（10）黑豆100斤，用麻黄、紫苏叶、薄荷各10斤煮出的水，煮透，晒皱皮，再铺一层青蒿，铺一层黑豆，严闷，至生黄毛，晒干即得。（《汇编》）

（11）黑豆，用少量紫苏叶、薄荷、青蒿、葛根，煎煮出水煮透，晒至皮干，装坛内至发霉生黄毛，晒干即得。（《汇编》）

（12）黑豆50斤，用清瘟解毒汤煮至8成熟，与青蒿5斤相间铺好，密盖3～7天，至生毛，低温干燥。（《汇编》）

【成品性状】（1）本品呈椭圆形，略扁，长0.6～1cm，直径0.5～0.7cm。表面黑色，皱缩不平。质柔软，断面棕黑色。气香，味甘微。（《山东2002》）

（2）本品呈扁椭圆形，表面黑色，略皱缩，上附有灰白色膜状物，皮松泡，偶有脱落，种仁棕黄色质坚。气香，味微甜。（《山东1990》）

【性味与归经】苦、辛，凉。归肺、胃经。

【功能与主治】解表，除烦，宣发郁热。用于感冒，寒热头痛，烦躁胸闷，虚烦不眠。

【炮制作用】大豆经发酵后可产生解表、除烦、宣发郁热的功能。

【用法与用量】6～12g。

【贮藏】置于通风干燥处，防蛀。

绿豆衣

Lüdouyi

TESTA VIGNAE RADIATAE

【来源】本品为豆科植物绿豆 *Phaseolus radiatus* L. 的干燥种皮（《山东2002》）。全国大部分地区均有栽培，山东亦有分布。将绿豆用水浸胀，揉搓种皮；或取绿豆发芽后残留的种皮，晒干。以纯净、干燥、色不变红者为佳。

【炮制方法】去净杂质，筛去灰屑。(《山东 2002》《山东 1990》)

【成品性状】本品形状极不规则，均自裂口处向内侧反卷。外表面黄绿色，具致密的纹理；内表面光滑，淡棕色；质硬而脆。气微，味淡。(《山东 2002》《山东 1990》)

【性味与归经】甘，寒。

【功能与主治】清热解毒，消肿。用于暑热烦渴，肿胀。

【用法与用量】5 ~ 9g。

【贮藏】置于通风干燥处。

葫　芦

Hulu

LAGENARIAE PERICARPIUM

【来源】本品为葫芦科植物葫芦 *Lagenaria siceraria*（Molina.）Standl. var. depressa（Ser.）Hara 近成熟干燥果皮（《山东 2012》）。全国各地均产。秋季采收近成熟的果实，除去果瓤及种子，干燥。以个大、果壳肥厚、无霉烂者为佳。

【炮制方法】取葫芦，除去果柄及种子，洗净，切块，干燥，或晒干后打碎。(《山东 2012》《山东 2002》《山东 1990》)

【成品性状】(1）本品呈不规则的碎块状或碎片状。外表面黄棕色至棕褐色，较光滑；内表面黄白色至黄棕色，带有海绵状白色。质坚脆，易折断，断面黄白色至黄棕色，粗糙。气微，味淡。(《山东 2012》)

（2）本品呈不规则的碎块状或碎片状。外表皮黄棕色，较光滑；内表面黄白色，呈海绵状。质坚脆，易折断，断面粗糙。微臭，味淡。(《山东 2002》《山东 1990》)

【性味与归经】甘，平。归肺、小肠经。

【功能与主治】利水，消肿。用于治疗水肿，四肢、面目浮肿，腹水肿胀，小便不利。

【用法与用量】15 ~ 30g。

【贮藏】置于通风干燥处，防霉、防蛀。

葱　子

Congzi

ALLII FISTULOSI SEMEN

【来源】 本品为百合科植物葱 *Allium fistulosum* L. 的干燥成熟种子（《山东 2012》）。全国各地均产。夏、秋二季收集成熟果实、干燥，搓取种子，去净杂质。以身干、饱满、色黑、无杂质者为佳。

【炮制方法】葱子　（1）除去杂质，筛去灰屑。（《山东 2012》《山东 1990》）

（2）去净杂质，筛去灰屑。（《山东 2002》）

（3）去净杂质，罗去灰屑。（《山东 1975》）

炒葱子　（1）取净葱子，置锅内，文火微炒，取出，放凉。（《山东 2012》《山东 2002》《山东 1990》）

（2）取净葱子，按炒黄法用文火微炒，取出，放凉。（《山东 1975》）

【成品性状】葱子　（1）本品呈类三角状卵形，长 3 ~ 4mm，宽 2 ~ 3mm。表面黑色，一面微凹，一面隆起。隆起面有棱线 1 ~ 2 条，光滑或有疏皱纹。基部有两个小突起，较短的突起为种脐，顶端灰棕色或灰白色，较长的突起顶端为珠孔。质坚硬，种皮较薄，破开后可见灰白色胚乳，富油性。气特异，味如葱。（《山东 2012》）

（2）呈三角状扁卵形，长 3 ~ 4mm，宽 2 ~ 3mm。表面黑色，光滑。体轻，质硬。种仁白色。气特异，有葱味。（《山东 2002》《山东 1990》）

炒葱子　形如葱子，带火色，质脆，略有葱味。（《山东 2012》《山东 2002》《山东 1990》）

【性味与归经】 辛，温。归肺、肝、肾经。

【功能与主治】 补中益精，明目散风。用于治疗肾虚目眩，风寒感冒。

【炮制作用】 葱子炒熟使用，增强药效。

【用法与用量】 3 ~ 9g，用时捣碎。

【贮藏】 置于通风干燥处，防蛀。

葶苈子

Tinglizi

DESCURAINIAE SEMEN LEPIDII SEMEN

【来源】本品为十字花科植物播娘蒿 *Descuraina sopina*（L.）Webb. ex Prantl. 或独行菜 *Lepidium apetalum* Willd. 的干燥成熟种子(《中国药典 2020》)。前者习称“南葶苈子”，后者习称“北葶苈子”。南葶苈子主产于江苏、山东、安徽等地；北葶苈子主产于河北、辽宁、内蒙古等地。夏季果实成熟时采割植株，晒干，搓出种子，除去杂质。以籽粒充实、均匀、色浅棕、无泥土杂质为佳。

【炮制方法】葶苈子 （1）去净杂质，筛去灰屑。(《山东 2002》《山东 1990》)

（2）去净杂质，罗去灰屑。(《山东 1975》)

（3）簸、罗去泥土及杂质。(《汇编》)

炒葶苈子 （1）将净葶苈子置于锅内，文火炒至微鼓起，有香气溢出时，取出，放凉。(《山东 2002》《山东 1990》)

（2）取净葶苈子，按炒黄法用文火微炒至鼓起并有香气，取出，放凉。(《山东 1975》)

（3）葶苈子，微炒。(《汇编》)

米炒葶苈子 葶苈子与少量大米共炒，至米呈黄色。取出，去米用。(《汇编》)

【成品性状】葶苈子 南葶苈子呈长圆形略扁，长约 1mm，宽约 0.5mm。一端钝圆，另端微凹或较平截。味微辛、苦。北葶苈子呈扁卵形，长 1 ~ 1.5mm，宽 0.5 ~ 1mm。表面棕色或红棕色，微有光泽，具纵沟 2 条，其中 1 条很明显。一端钝圆，另端尖而微凹。无臭，味微辛辣，黏性较强。(《山东 2002》(《山东 2002》《山东 1990》)

炒葶苈子 形如葶苈子，微鼓起，表面色泽加深，有油香气。(《山东 2002》《山东 1990》)

【性味与归经】辛、苦，寒。归肺、膀胱经。

【功能与主治】泻肺平喘，行水消肿。用于痰涎壅肺，喘咳痰多，胸胁胀满，不得平卧，胸腹水肿，小便不利。

【炮制作用】葶苈子生品力速而较猛，降泄肺气作用较强，长于利水消肿，宜于实证。炒后药性缓和，免伤肺气，可用于实中夹虚的患者，同时可杀酶保苷，易于煎出药效成分，减少了有刺激性的芥子油的含量。

【用法与用量】 3 ~ 10g，包煎。

【贮藏】 置于干燥处。

楮实子

Chushizi

BROUSSONETIAE FRUCTUS

【来源】 本品为桑科植物构树 *Broussonetia papyrifera*（L.）Vent. 的干燥成熟果实（《中国药典 2020》）。主产于湖南、湖北、河南等地，山东亦有分布。秋季果实成熟时采收，洗净，晒干，除去灰白色膜状宿萼和杂质。以身干、色红、饱满、无杂质者为佳。

【炮制方法】 **楮实子** （1）去净杂质，筛去泥土。(《山东 2002》《山东 1990》)

（2）去净杂质，罗去泥土。(《山东 1975》)

（3）罗去土，簸去杂质。(《汇编》)

炒楮实子 楮实子，微炒。(《汇编》)

酒楮实子 楮实子，用适量酒拌炒。(《汇编》)

【成品性状】 **楮实子** 本品略呈球形或卵圆形，稍扁，直径约 1.5mm。表面红棕色，有网状皱纹或颗粒状突起，一侧有棱，一侧有凹沟，有的具果梗。质硬而脆，易压碎。胚乳类白色，富油性。无臭，味淡。(《山东 2002》《山东 1990》)

【性味与归经】 甘，寒。归肝，肾经。

【功能与主治】 补肾清肝，明目，利尿。用于肝肾不足，腰膝酸软，虚劳骨蒸，头晕目昏，目生翳膜，水肿胀满。

【炮制作用】 楮实子炒后补虚，壮筋骨、消水肿作用增强。

【用法与用量】 6 ~ 12g。

【贮藏】 置于干燥处，防蛀。

椒　目

Jiaomu

SEMEN ZANTHOXYLI

【来源】本品为芸香科植物花椒 *Zanthoxylum bungeanum* Maxim. 或青椒 *Zanthoxylum schinifoliam* Sieb. et Zucc. 的干燥成熟种子（《中国药典 2020》）。本品为芸香科植物花椒 *Zanthoxylum bungeanum* Maxim. 的干燥成熟种子（《山东 2002》）。主产于河北、四川、山西、陕西、河南及东北等地，山东亦有栽培。秋季果实成熟时采收，晒干或阴干，除去果皮、果柄及杂质。

【炮制方法】（1）去净杂质，筛去灰屑。（《山东 2002》《山东 1990》）

（2）去净杂质，筛去灰屑。用时捣碎。（《山东 1975》）

【成品性状】本品呈卵圆形或类球形，直径 3 ~ 5mm。表面黑色，有光泽，有时表皮面脱落，露出黑色网状纹理。种皮质坚硬，剥离后，可见乳白色胚乳及子叶。气香，味辛辣。（《山东 2002》《山东 1990》）

【性味与归经】苦，寒。归脾、膀胱经。

【功能与主治】行水消胀。用于水汽肿满，小便不利。

【用法与用量】3 ~ 9g，用时捣碎。

【贮藏】置于阴凉干燥处，防潮。

棕榈子

Zonglüzi

TRACHYCARPI FRUCTUS

【来源】本品为棕榈科植物棕榈 *Trachycarpus fortunei*（Hook. F.）H. Wendl. 的干燥成熟果实（《山东 2012》）。本品为棕榈科植物棕榈 *Trachycarpus fortunei*（Hook. f.）H. Wendl. 的干燥成熟果实（《山东 2002》）。主产于江苏、浙江、江西、湖南、四川、广东、广西、福建等地。霜降前后待果皮现青黑色时采收，晒干。以身干、饱满、均匀、质坚硬、无果柄者为佳。

【炮制方法】(1)取棕榈子，除去杂质，筛去灰屑。(《山东 2012》)

(2)去净杂质，簸去灰屑。(《山东 2002》《山东 1990》)

(3)去净杂质，簸去灰屑，用时捣碎。(《山东 1975》)

【成品性状】本品呈肾形，表面深灰棕色或灰黄色，有网状皱纹，有时剥落，内部较平滑。质坚硬。剥去果皮及种皮后，可见2片肥厚的棕色胚乳。气微，味淡。(《山东 2012》《山东 2002》《山东 1990》)

【性味与归经】苦，平。归肾、大肠经。

【功能与主治】收敛止血。用于崩漏，痔血，血痢，带下，吐血。

【用法与用量】9 ~ 12g。

【贮藏】置于通风干燥处。

紫苏子

Zisuzi

PERILLAE FRUCTUS

【来源】本品为唇形科植物紫苏 *Perilla frutescens*(L.)Britt. 的干燥成熟果实(《中国药典 2020》)。主产于湖北、河南、山东、江西、浙江、四川、河北、黑龙江等地。秋季果实成熟时，割取全株或果穗，干燥，打下种子，去净杂质。以色灰黑、粒均匀、无泥土杂质者为佳。

【炮制方法】**紫苏子** (1)去净杂质，洗净，干燥。(《山东 2002》)

(2)去净杂质，筛去灰屑。(《山东 1990》)

(3)去净杂质，簸去灰屑。用时捣碎。(《山东 1975》)

炒紫苏子 (1)将净紫苏子置锅内，文火炒至色泽加深，有香气逸出时，取出，放凉。(《山东 1990》)

(2)取净紫苏子，按炒黄法用文火炒至闻到香气和爆裂声时，取出，放凉，用时捣碎。(《山东 1975》)

(3)炒至体胀，有爆声。(《汇编》)

(4)微炒，或临用捣碎。(《汇编》)

紫苏子霜 微炒，杵碎，去部分油。(《汇编》)

【成品性状】**紫苏子** (1)呈卵圆形或类圆形，直径约1.5mm。表面灰棕色或灰褐色，有微隆起的暗紫色网状纹理，基部稍尖，有灰白色点状果梗痕。果皮薄而脆，易压碎。种子黄白色，种皮膜质，子叶2，类白色，有油性。压碎有香气，味微辛。（《山东2002》）

（2）呈卵圆形或类圆形，直径约1.5mm。外皮灰棕色或灰褐色，有网状纹理。果皮薄而脆，种子黄白色，有油性。压碎有香气，味微辛。（《山东1990》）

炒紫苏子 形如紫苏子，表面色泽加深，有香气。（《山东2002》《山东1990》）

【性味与归经】辛，温。归肺经。

【功能与主治】降气化痰，止咳平喘，润肠通便。用于痰壅气逆，咳嗽气喘，肠燥便秘。

【炮制作用】紫苏子炒后辛散之性缓和，温肺降气力强，多用于喘咳。

【用法与用量】3～10g。

【贮藏】置于通风干燥处，防蛀。

黑芝麻

Heizhima

SESAMI SEMEN NIGRUM

【来源】本品为脂麻科植物脂麻 *Sesamum indicum* L. 的干燥成熟种子（《中国药典2020》）。主产于山东、四川、山西、河南、安徽、江西、河北等地。秋季果实成熟时采割植株，晒干，打下种子，除去杂质，再晒干。以身干、籽粒充实、纯黑色、无杂质者为佳。

【炮制方法】黑芝麻 （1）除去杂质，洗净，干燥。（《山东2002》《山东1990》）

（2）去净杂质，簸去灰屑。用时捣碎。（《山东1975》）

炒黑芝麻 （1）将净黑芝麻置锅内，文火炒至有爆声，有香气逸出时，取出，放凉。（《山东2002》《山东1990》）

（2）取净黑芝麻，按炒黄法用文火炒至闻到香气时，取出，放凉。用时捣碎。（《山东1975》）

【成品性状】黑芝麻 呈扁卵圆形，长约3mm，宽约2mm。表面黑色，平滑或有网状皱纹。尖端有棕色点状种脐。种皮薄，子叶2，白色，富油性。气微，味甘，有油香气。（《山东2002》《山东1990》）

炒黑芝麻　形如黑芝麻，形体微鼓起，有香气。(《山东 2002》《山东 1990》)

【**性味与归经**】甘，平。归肝、肾、大肠经。

【**功能与主治**】补肝肾，益精血，润肠燥。用于精血亏虚，头晕眼花，耳鸣耳聋，须发早白，病后脱发，肠燥便秘。

【**炮制作用**】黑芝麻炒后补益作用增强。

【**用法与用量**】9 ~ 15g。

【**贮藏**】置于通风干燥处，防蛀。

蓖麻子

Bimazi

RICINI SEMEN

【**来源**】本品为大戟科植物蓖麻 *Ricinus communis* L. 的干燥成熟种子(《中国药典 2020》)。全国大部分地区均产。秋季采摘成熟果实，晒干，除去果壳，收集种子。以颗粒充实、饱满者为佳。

【**炮制方法**】**蓖麻子**　(1)去净杂质。(《山东 2002》《山东 1990》)

(2)去净外壳及杂质，用时捣碎。(《山东 1975》)

(3)簸去杂质，临用去外壳。(《汇编》)

炒蓖麻子　蓖麻子，微炒。(《汇编》)

【**成品性状**】**蓖麻子**　(1)本品呈椭圆形或卵形，稍扁，长 0.9 ~ 1.8cm，宽 0.5 ~ 1cm。表面光滑，有灰白色与黑褐色或黄棕色与红棕色相间的花斑纹。一面较平，一面较隆起，较平的一面有 1 条隆起的种脊；一端有灰白色或浅棕色突起的种阜。种皮薄而脆。胚乳肥厚，白色，富油性，子叶 2，菲薄。无臭，味微苦、辛。(《山东 2002》)

(2)本品呈椭圆形或卵形，稍扁，长 9 ~ 18mm，宽 5 ~ 10mm。表面光滑，有灰白色与黑褐色或黄褐色与红棕色相间的花斑纹。种脊隆起，种阜灰白色或浅棕色，种皮薄而脆，富油性。无臭，味微苦、辛。(《山东 1990》)

【**性味与归经**】甘、辛，平；有毒。归大肠、肺经。

【**功能与主治**】泻下通滞，消肿拔毒。用于大便燥结，痈疽肿毒，喉痹，瘰疬。

【**炮制作用**】蓖麻子炒后可降低毒性。

【用法与用量】2～5g。外用适量。

【贮藏】置于阴凉干燥处。

蒺藜

Jili

TRIBULI FRUCTUS

【来源】本品为蒺藜科植物蒺藜 *Tribulus terrestris* L. 的干燥成熟果实（《中国药典2020》）。蒺藜又称为白蒺藜。主产于河南、河北、山东、安徽、江苏、四川、山西、陕西等地。秋季果实成熟时采割植株，晒干，打下果实，除去杂质。以颗粒均匀、饱满坚实、色灰白者为佳。

【炮制方法】蒺藜 （1）去净杂质，串去刺尖，筛去灰屑。（《山东2002》《山东1990》）

（2）去净杂质，筛去泥沙，簸净，串去刺尖。（《山东1975》）

（3）白蒺藜，用碾串去刺，筛去土，簸去刺及果柄、挑去碎石块等杂质。（《汇编》）

炒蒺藜 （1）将净蒺藜置锅内，微火炒至微黄色，有香气逸出时，取出，放凉。（《山东2002》）

（2）取白蒺藜，微炒。或捣碎用。（《汇编》）

（3）取白蒺藜，炒去刺。（《汇编》）

盐蒺藜 （1）将净蒺藜用食盐水拌匀，稍闷，置锅内，文火炒至微黄色时，取出，放凉。每100kg蒺藜，用食盐2kg。（《山东2002》《山东1990》）

（2）取去刺的净蒺藜，按盐炙法用文火炒至微黄色时取出，放凉。每蒺藜100斤，用食盐2斤。（《山东1975》）

（3）取净白蒺藜，每10斤用盐4两，盐用少量水化开，与药拌均匀后，炒黄。（《汇编》）

酒蒺藜 白蒺藜用适量黄酒拌均匀，炒干。（《汇编》）

炙蒺藜 煮熟鸡蛋的蛋黄，置锅中炒焦成糊，即出油，去渣，将油拌入硬蒺藜中，炒至黄色。（《汇编》）

【成品性状】蒺藜 （1）本品由5个果瓣组成，呈放射状排列，直径7～12mm。

长裂为单一的分果瓣，分果瓣呈斧状，长 3 ~ 6mm；背部黄绿色，隆起，有纵棱及多数小刺，并有对称的长刺和短刺各 1 对，两侧面粗糙，有网纹，灰白色，质坚硬。无臭，味苦、辛。(《山东 2002》)

（2）呈放射状五棱形，有的已压扁，直径 6 ~ 10mm，表面绿白色或灰白色，背部隆起，有许多网纹，无刺，质坚硬，破面可见白色而有油性的种仁。无臭，味苦、辛。(《山东 1990》)

炒蒺藜 形如蒺藜，表面微黄色，有香气。(《山东 2002》)

盐蒺藜 形如蒺藜，表面呈浅黄色，味微咸。(《山东 2002》《山东 1990》)

【性味与归经】辛、苦，微温；有小毒。归肝经。

【功能与主治】平肝解郁，活血祛风，明目，止痒。用于头痛眩晕，胸胁胀痛，乳闭乳痈，目赤翳障，风疹瘙痒。

【炮制作用】蒺藜炒后可降低毒性，缓和苦泄辛散之性，长于平肝潜阳、疏肝解郁，便于去刺和煎出有效成分。

【用法与用量】6 ~ 10g。

【贮藏】置于干燥处，防霉。

槐角

Huaijiao

SOPHORAE FRUCTUS

【来源】本品为豆科植物槐 *Sophora japonica* L. 的干燥成熟果实（《中国药典 2020》）。主产于河北、山东、江苏、辽宁等地。冬季采收，除去杂质，干燥。以身干、个大、饱满、色黄绿、质柔润者为佳。

【炮制方法】槐角 （1）去净杂质及柄，筛去灰屑。(《山东 2002》《山东 1990》《山东 1975》)

（2）去柄、簸或擦去土、折段用。(《汇编》)

蜜槐角 （1）先将炼蜜用适量开水稀释后，加入净槐角拌匀，稍闷，置热锅内，文火炒至鼓起，外皮光亮，不黏手为度，取出，放凉。每 100kg 槐角，用炼蜜 5kg。(《山东 2002》《山东 1990》)

（2）取净槐角，按蜜炙法用文火炒至鼓起，外皮光亮，不黏手时，取出，放凉。

每槐角 100 斤，用炼蜜 5 斤。(《山东 1975》)

槐角炭 （1）将净槐角置热锅内，武火炒至表面呈焦黑色，内部黄褐色时，喷淋清水少许，灭尽火星，取出，及时摊晾，凉透。(《山东 2012》《山东 2002》《山东 1990》)

（2）取净槐角，按炒炭法用武火炒至外黑，内呈焦褐色时，喷淋清水，取出，放凉。(《山东 1975》)

炒槐角 （1）净槐角，置锅内，文火炒至鼓起，表面微黄色时取出，放凉。(《山东 2012》)

（2）将净槐角置锅内，文火炒至微黄色，取出，放凉。(《山东 2002》《山东 1990》)

【成品性状】槐角 呈连珠状，长 10 ~ 60mm，直径 6 ~ 10mm，表面黄绿色或黄褐色，皱缩而粗糙，一侧有 1 条黄色带（背缝线）。种子肾形或扁椭圆形，表面光滑，棕黑色，种仁黄绿色。气微弱，味苦，嚼之有豆腥气。(《山东 2002》《山东 1990》)

蜜槐角 形如槐角，表面鼓起，显黄色，有光泽，略带黏性，味甜。(《山东 2002》《山东 1990》)

槐角炭 （1）形如炒槐角，表面焦黑色，内面黄褐色，味苦。(《山东 2012》)

（2）形如槐角，表面焦黑色，内部焦褐色，味苦。(《山东 2002》《山东 1990》)

炒槐角 （1）本品呈连珠状或断开，长 1 ~ 6cm，直径 0.6 ~ 1cm。表面黄色或黄褐色，微带焦斑。断面黄绿色至红棕色，有黏性。种子 1 ~ 6 粒，肾形，长约 8mm，表面光滑，黄棕色至棕黑色，质坚硬，子叶 2，黄绿色。果肉气微，味苦，种子嚼之有豆腥气。(《山东 2012》)

（2）形如槐角，表面显黄色，微带焦斑。(《山东 2002》《山东 1990》)

【性味与归经】苦，寒。归肝、大肠经。

【功能与主治】清热泻火，凉血止血。用于肠热便血，痔肿出血，肝热头痛，眩晕目赤。

【炮制作用】槐角炒后可缓和苦寒之性，避免久服伤胃。蜜槐角苦寒之性减弱，并有润肠作用。槐角炭寒性大减，并具收涩之性，长于收敛止血。

【用法与用量】6 ~ 9g。

【贮藏】置于通风干燥处，防蛀。

路路通

Lulutong

LIQUIDAMBARIS FRUCTUS

【来源】本品为金缕梅科植物枫香树 *Liguidambar formosana* Hance 的干燥成熟果序(《中国药典 2020》)。主产于江苏、浙江、安徽、福建、湖北、湖南、陕西等地。冬季果实成熟后采收，除去杂质，干燥。以身干、个大、无泥土及果柄者为佳。

【炮制方法】路路通 除去杂质及果柄，洗净，干燥。(《山东 2002》《山东 1990》《山东 1975》)

炒路路通 (1)炒时放明火，以炒去刺，或炒黑后，摇去毛刺。(《汇编》)

(2)微炒。(《汇编》)

【成品性状】路路通 (1)本品为聚花果，由多数小蒴果集合而成，呈球形，直径 2~3cm。基部有总果梗。表面灰棕色或棕褐色，有多数尖刺及镰状小钝刺，长 0.5~1mm，常折断，小蒴果顶部开列，成蜂窝状小孔。体轻，质硬，不易破开。气微，味淡。(《山东 2002》)

(2)本品呈圆球形，直径 20~30mm。表面灰棕色或褐棕色，上有针刺，除去后显多数蜂窝状小孔。蒴果细小，种子 2 枚，淡褐色，有光泽。体轻，质硬。气微，味淡。(《山东 1990》)

【性味与归经】苦，平。归肝、肾经。

【功能与主治】祛风活络，利水通经。用于关节痹痛，麻木拘挛，水肿胀满，乳少，经闭。

【炮制作用】路路通炒后去刺，便于服用，药性缓和。

【用法与用量】5~10g。

【贮藏】置于干燥处。

锦灯笼

Jindenglong

PHYSALIS CALYX SEU FRUCTUS

【来源】本品为茄科植物酸浆 *Physalis alkekengi* L. var. *franchetii*（Mast.）Makino 的干燥宿萼或带果实的宿萼（《中国药典 2020》）。主产于吉林、河北、新疆、山东等地。秋季果实成熟、宿萼呈红色或橙红色时采收，干燥。以身干、个大、外皮红色、无杂质者为佳。

【炮制方法】（1）去净杂质及果柄。（《山东 2002》《山东 1990》）

（2）除净杂质及果柄，摘去浆果。（《山东 1975》）

（3）筛去土，挑去叶、蒂等杂质。（《汇编》）

【成品性状】（1）本品略呈灯笼状，多压扁，长 3 ~ 4.5cm，宽 2.5 ~ 4cm。表面橙红色或橙黄色，有 5 条明显的纵棱，棱间有网状的细脉纹。顶端渐尖，微 5 裂，基部略平截，中心凹陷有果梗。体轻，质柔韧，中空，或内有棕红色或橙红色果实。果实球形，多压扁，直径 1 ~ 1.5cm，果皮皱缩，内含种子多数。气微，宿萼味苦，果实味甘、微酸。（《山东 2002》）

（2）本品呈灯笼状，多压扁，长 30 ~ 45mm，宽 25 ~ 40mm。表面橙红色或橙黄色，有 5 条纵棱及网状细脉纹。果实 1 枚，扁球形，棕红色或橙红色，种子多数。气微，味甘、酸。（《山东 1990》）

【性味与归经】苦，寒。归肺经。

【功能与主治】清热解毒，利咽化痰，利尿通淋。用于咽痛音哑，痰热咳嗽，小便不利，热淋涩痛；外治天疱疮，湿疹。

【用法与用量】15 ~ 30g。

【贮藏】置于阴凉处。

蔓荆子

Manjingzi

VITICIS FRUCTUS

【来源】本品为马鞭草科植物单叶蔓荆 *Vitex trifolia* L. var. *simplicifolia* Cham. 或蔓荆 *Vitex trifolia* L. 的干燥成熟果实(《中国药典 2020》)。主产于山东、江西、浙江、福建等地。秋季果实成熟时采收，除去杂质，晒干。以粒大、饱满、充实、无杂质者为佳。

【炮制方法】蔓荆子　(1)除去杂质，筛去土屑。(《山东 2002》《山东 1990》)

(2)去净杂质。(《山东 1975》)

炒蔓荆子　将净蔓荆子置锅内，中火炒至白膜(宿萼)焦黄色，有香气逸出时，取出，及时摊晾，放凉，搓去白膜，筛去灰屑。(《山东 2002》《山东 1990》)

蔓荆子炭　(1)取净蔓荆子用武火炒至黑褐色，喷淋清水，取出，放凉。(《山东 1975》)

(2)炒冒烟，至体积膨胀、有爆声、外部黑，喷水止烟，炒干，放凉透。(《汇编》)

【成品性状】蔓荆子　(1)呈球形，直径 4 ~ 6mm。表面灰黑色或黑褐色，被灰白色粉霜状茸毛，有纵向浅沟 4 条，顶端微凹，基部有灰白色宿萼及短果柄。萼长为果实的 1/3 ~ 2/3，五齿裂，其中 2 裂较深，密被茸毛。体轻，质坚韧，不易破碎。横切面可见 4 室，每室有种子 1 枚。气特异而芳香，味淡、微辛。(《山东 2002》)

(2)呈球形，直径 4 ~ 6mm，表面灰黑色或黑褐色，有灰白色粉霜状茸毛及 4 条纵沟。基部有小果柄，灰白色宿萼(蒂)五裂。种仁白色，富油性。气特异、味淡、微辛。(《山东 1990》)

炒蔓荆子　形如蔓荆子，色泽加深，白膜脱落。(《山东 2002》《山东 1990》)

【性味与归经】辛、苦，微寒。归膀胱、肝、胃经。

【功能与主治】疏散风热，清利头目。用于风热感冒头痛，齿龈肿痛，目赤多泪，目暗不明，头晕目眩。

【炮制作用】蔓荆子炒后辛散之性缓和，长于升清阳气。

【用法与用量】5 ~ 9g，用时捣碎。

【贮藏】置于阴凉干燥处。

榧子

Feizi

TORREYAE SEMEN

【来源】本品为红豆杉科植物榧 *Torreya grandis* Fort. 的干燥成熟种子（《中国药典 2020》）。主产于浙江、湖北、江苏等地。秋季种子成熟时采收，除去肉质假种皮，洗净，晒干。以身干、粒大、饱满、不破碎者为佳。

【炮制方法】榧子仁 （1）去净杂质，去壳取仁。（《山东 2002》《山东 1990》）

（2）去净杂质，用时去壳，捣碎。（《山东 1975》）

（3）去外皮，用净仁。（《汇编》）

炒榧子仁 （1）将净榧子仁置锅内，文火炒至带焦斑，有香气逸出时，取出，放凉。（《山东 2012》《山东 2002》《山东 1990》）

（2）取净榧子仁，微炒。（《汇编》）

【成品性状】榧子仁 （1）呈卵圆形或长卵圆形，长 2 ~ 3.5cm。表面灰黄色或淡黄棕色，有纵皱纹，一端钝圆，可见椭圆形的种脐，另端稍尖。种皮质硬，约厚 1mm。种仁表面皱缩，外胚乳灰褐色，膜质；内胚乳黄白色，肥大，富油性。气微，味微甜而涩。（《山东 2002》）

（2）呈卵圆形，表面皱缩，外胚乳灰褐色，膜质；内胚乳黄白色，肥大，富油性。气微，味微甜而涩。（《山东 1990》）

炒榧子仁 （1）本品呈卵圆形或长卵圆形，稍扁，长 1.5 ~ 3.0cm，宽 0.8 ~ 1.8cm。表面皱缩，深棕色至深褐色，微带焦斑。外胚乳膜质；内胚乳黄白色，肥大，富油性。气微，味微甜而涩。（《山东 2012》）

（2）形如榧子仁，表面色泽加深，微带焦斑。（《山东 2002》《山东 1990》）

【性味与归经】甘，平。归肺、胃、大肠经。

【功能与主治】杀虫消积，润肺止咳，润燥通便。用于钩虫病、蛔虫病、绦虫病，虫积腹痛，小儿疳积，肺燥咳嗽，大便秘结。

【用法与用量】9 ~ 15g。

【贮藏】置于阴凉干燥处，防蛀。

槟　榔

Binglang

ARECAE SEMEN

【来源】本品为棕榈科植物槟榔 *Areca catechu* L. 的干燥成熟种子（《中国药典2020》）。主产于广东、云南、海南、台湾等地。春末至秋初采收成熟果实，用水煮后，干燥，除去果皮，取出种子，干燥。以体重、坚实、无破裂者为佳。

【炮制方法】槟榔（1）除去杂质，浸泡至 6 ~ 7 成透，捞出，润透，切薄片，阴干。（《山东 2002》《山东 1990》）

（2）去净杂质，洗净，泡透，捞出，切薄片，晾干。或直接打成小碎块。（《山东 1975》）

（3）急用时，用开水煮，趁热切片、晾干。（《汇编》）

（4）槟榔，洗净、晒干、捣，或串成豆粒大小碎粒。（《汇编》）

炒槟榔（1）将净槟榔片置锅内，文火炒至表面显黄色，取出，放凉。（《山东 2002》《山东 1990》）

（2）槟榔片或颗粒，炒至微黄色。（《汇编》）

（3）槟榔片或颗粒，炒至外黑内焦黄，喷水止烟，炒干，放凉透。（《汇编》）

焦槟榔（1）将净槟榔片置锅内，文火炒至表面呈焦黄色，取出，放凉。（《山东 2002》《山东 1990》）

（2）取净槟榔片（或碎块），按炒焦法用武火炒至焦褐色时，喷淋清水，取出，晾干。（《山东 1975》）

（3）槟榔片或颗粒，炒至焦黄色。（《汇编》）

盐槟榔（1）将净槟榔片用食盐水拌匀，稍闷，置锅内，文火炒干，取出，放凉。每 100kg 槟榔片，用食盐 2kg。（《山东 2012》《山东 2002》《山东 1990》）

（2）槟榔片或颗粒，用适量盐水拌均匀后，炒干。（《汇编》）

【成品性状】槟榔（1）呈类圆形的薄片，表面呈棕、白色相间的大理石样花纹，周边淡黄棕色或红棕色。质坚脆，易碎。气微，味涩、微苦。（《山东 2002》《山东 1990》）

炒槟榔　形如槟榔，表面显黄色。（《山东 2002》《山东 1990》）

焦槟榔　形如槟榔，表面呈焦黄色。（《山东 2002》《山东 1990》）

盐槟榔 （1）本品呈类圆形的薄片。表面微黄色，可见大理石样花纹。微具焦斑。质脆，易碎。气微，味涩、微有咸味。(《山东 2012》)

（2）形如槟榔，表面显黄色，微有咸味。(《山东 2002》《山东 1990》)

【性味与归经】苦、辛，温。归胃、大肠经。

【功能与主治】杀虫，消积，行气，利水，截疟。用于绦虫病，蛔虫病，姜片虫病，虫积腹痛，积滞泻痢，里急后重，水肿脚气，疟疾。

【炮制作用】槟榔生品力峻，炒后药性缓和，以免克伐太过而耗伤正气，并能减少恶心、腹泻、腹痛等不良反应。炒槟榔和焦槟榔功用相似，长于消食导滞。

【用法与用量】3 ~ 10g，驱绦虫、姜片虫 30 ~ 60g。

【贮藏】置于通风干燥处，防蛀。

酸枣仁

Suanzaoren

ZIZIPHI SPINOSAE SEMEN

【来源】本品为鼠李科植物酸枣 *Ziziphus jujuba* Mill. var. *spinosa*（Bunge）Hu ex H. F. Chou 的干燥成熟种子（《中国药典 2020》）。主产于河北、河南、陕西、辽宁等地，山东亦有分布。秋末冬初采收成熟果实，除去果肉和核壳，收集种子，晒干。以颗粒饱满、外皮红棕色、无壳核、杂质为佳。

【炮制方法】酸枣仁 （1）除去杂质，用水漂净硬壳，干燥，或去净杂质，簸净硬壳。(《山东 2002》《山东 1990》)

（2）去净杂质，用水漂净硬壳，干燥，或簸净硬壳。用时捣碎。(《山东 1975》)

（3）簸去杂质、挑去硬皮。留净仁。(《汇编》)

（4）在大量水内提动，漂出皮，留净仁。(《汇编》)

炒酸枣仁 （1）将净酸枣仁置锅内，文火炒至微鼓起，有香气逸出时取出，放凉。(《山东 2002》《山东 1990》)

（2）取净酸枣仁，按炒黄法用文火炒至色变深并闻到香气时取出，放凉。用时捣碎。(《山东 1975》)

（3）用文火炒至有香味出。(《汇编》)

【成品性状】酸枣仁 （1）呈扁圆形或扁椭圆形，长 5 ~ 9mm，宽 5 ~ 7mm。表面紫红色或紫褐色，平滑有光泽，有的有裂纹。一面较平坦，中间有 1 条隆起纵线纹；另一面稍凸起；一端凹陷，可见线形种脐；另端有细小凸起的合点。种皮较脆，胚乳白色，子叶 2，浅黄色，富油性。气微，味淡。(《山东 2002》)

（2）呈扁圆形或扁椭圆形，长 5 ~ 9mm，宽 5 ~ 7mm。表面紫红色或紫褐色，平滑有光泽，一面中间有一隆起纵线纹，另一面凸起。尖端有小凹陷，种皮较脆，种仁 2 片，浅黄色，富油性。气微，味淡。(《山东 1990》)

炒酸枣仁 形如酸枣仁，表面微鼓起，色泽加深，质较酥脆。(《山东 2002》《山东 1990》)

【性味与归经】甘、酸，平。归肝、胆、心经。

【功能与主治】养心补肝，宁心安神，敛汗生津。用于虚烦不眠，惊悸多梦，体虚多汗，津伤口渴。

【炮制作用】酸枣仁炒后质酥脆，有利于煎出有效成分，提高疗效。

【用法与用量】10 ~ 15g。

【贮藏】置于阴凉干燥处，防蛀。

罂粟壳

Yingsuqiao

PAPAVERIS PERICARPIUM

【来源】本品为罂粟科植物罂粟 *Popaver somniferum* L. 的干燥成熟果壳(《中国药典 2020》)。由国家指定单位进行生产。秋季将成熟果实或已割取浆汁的成熟果实摘下，破开，除去种子和枝梗，干燥。以个大、色黄白、质坚、皮厚者为佳。

【炮制方法】罂粟壳 （1）除去柄、残种及杂质，筛去灰屑，洗净，润透，切丝或块，干燥。(《山东 2002》《山东 1990》)

（2）去净柄、残种及杂质，筛去灰屑，喷淋清水，润透，切丝，干燥。(《山东 1975》)

（3）挑去杂梗，簸去泥土，喷水，闷透，切 2 分丝，晾干。(《汇编》)

醋罂粟壳 取净罂粟壳，加醋拌匀，闷透，置锅内，炒干。(《山东 2012》《山东 2002》)

蜜罂粟壳 （1）将炼蜜用适量开水稀释后，加入净罂粟壳丝或块中，拌匀，稍

闷，置热锅内，文火炒至表面黄色，不黏手时，取出，放凉。(《山东 2002》《山东 1990》)

（2）取净罂粟壳丝，按蜜炙法用文火炒至不黏手时，取出，放凉。每罂粟壳 100 斤，用炼蜜 30 斤。(《山东 1975》)

（3）罂粟壳每 10 斤用蜜 2.5 斤，先将蜜在锅内稍炼，倒入药，拌炒至均匀有蜜不黏手为度。(《汇编》)

【成品性状】罂粟壳　呈不规则的丝状片或碎块。表面黄白色或淡棕色。平滑略有光泽，内表面有粒状突起小点或黄色隔膜，质轻脆。气微，味微苦。(《山东 2002》《山东 1990》)

醋罂粟壳　（1）本品呈不规则的丝或块。表面深黄色至黄棕色，偶见残留柱头。内表面有粒状突起小点，有的具棕黄色的假隔膜。质轻脆。略有醋气，味酸、微苦。(《山东 2012》)

（2）形如罂粟壳，表面呈深黄色，有醋气，味酸。(《山东 2002》)

蜜罂粟壳　形如罂粟壳，表面呈黄色，略有黏性，味甜。(《山东 2002》《山东 1990》)

【性味与归经】酸、涩，平；有毒。归肺、肾、大肠经。

【功能与主治】敛肺，涩肠，止痛。用于久咳，久泻，脱肛，脘腹及筋骨疼痛。

【炮制作用】罂粟壳醋炙后收涩作用增强。罂粟壳蜜炙作用缓和，多用于久咳、久痢。

【用法与用量】3 ~ 6g。

【注意】本品易成瘾，不宜常服；儿童禁用。

【贮藏】置于干燥处，防蛀；蜜罂粟壳，密闭，置于阴凉干燥处。

蕤　仁

Ruiren

PRINSEPIAE NUX

【来源】本品为蔷薇科植物蕤核 *Prinsepia uniflora* Batal. 或齿叶扁核木 *Prinsepia uniflora* Batal. var. *serrata* Rehd. 的干燥成熟果核（《中国药典 2020》）。主产于甘肃、陕西、山西等地。夏、秋间采摘成熟果实，除去果肉，洗净，晒干。以颗粒饱满、色黄白、质坚硬而重、无杂质者为佳。

【炮制方法】蕤仁 （1）去净杂质，洗净，干燥。(《山东 2002》《山东 1990》)

（2）去净杂质，洗净，干燥。用时捣碎。(《山东 1975》)

（3）簸去杂质（硬壳可不去）。(《汇编》)

炒蕤仁 （1）取净蕤仁，置锅内，文火炒至微有香气逸出时取出，放凉。(《山东 2012》《山东 2002》《山东 1990》)

（2）蕤仁，炒至微有香味出。(《汇编》)

【成品性状】蕤仁 （1）本品呈类卵圆形，稍扁，长 7 ~ 10mm，宽 6 ~ 8mm，厚 3 ~ 5mm。表面黄棕色或深棕色，有明显的网状沟纹，间有深褐色果肉残留，顶端尖，两侧略不对称。质坚硬。种子扁平卵圆形，种皮薄，浅棕色或红棕色，易剥落；子叶 2，乳白色，有油脂。无臭，味微苦。(《山东 2002》)

（2）本品呈类卵圆形，稍扁，长 6 ~ 10mm，宽 6 ~ 8mm，厚 3 ~ 5mm。表面淡黄棕色，有网状沟纹，两侧略不对称，顶端尖。质坚硬。种子扁圆心形或心脏形，种皮薄，浅棕色。种仁两瓣，乳白色，富油性。无臭，味微苦。(《山东 1990》)

炒蕤仁 （1）呈类卵圆形，稍扁，长 7 ~ 10mm，宽 6 ~ 8mm，厚 3 ~ 5mn。表面黄棕色或深棕色，带焦斑，有明显的网状沟纹，有褐色果肉残留，顶端尖，两侧略不对称。质坚硬。种子扁平卵圆形，种皮薄，棕色或红棕色，易剥落；子叶 2，乳白色，有油脂。气微香，味微苦。(《山东 2012》)

（2）形如蕤仁，色泽较深，带焦斑，略有香气。(《山东 2002》《山东 1990》)

【性味与归经】甘，微寒。归肝经。

【功能与主治】疏风散寒，养肝明目。用于目赤肿痛，睑弦赤烂，目暗畏光。

【用法与用量】5 ~ 9g。

【贮藏】置于干燥处。

樱桃核

Yingtaohe

NUX PSEUDOCERASI

【来源】本品为蔷薇科植物樱桃 *Prunus pseudocerasus* Lindl. 的干燥成熟果核(《山东 1990》)。主产于江苏、浙江、福建、湖南等地，山东亦有栽培。夏季果实成熟时采摘，除去果肉取核，洗净，干燥。以身干、色灰黄、无杂质者为佳。

【炮制方法】（1）去净残余果肉及杂质，洗净，干燥。(《山东 2002》《山东 1990》)

（2）去净果肉及杂质，洗净，干燥。用时捣碎。(《山东 1975》)

（3）樱桃核，洗净，晒干。用前捣碎。(《汇编》)

【成品性状】本品呈卵圆形或长圆形，8 ~ 12mm，直径 7 ~ 9mm。表面黄白或灰黄色，顶端略尖，微歪，另一端有圆形凹入的小孔，种子 1 枚，种皮棕黄色，表面皱缩，种仁淡黄色，富油质；质坚硬。气微，味微苦。(《山东 2002》《山东 1990》)

【性味与归经】辛，热。归肺经。

【功能与主治】透疹，解毒。用于麻疹初起透发不畅。

【用法与用量】3 ~ 9g，用时捣碎。外用适量，磨汁或煎汤熏洗患处。

【贮藏】置于通风干燥处，防蛀。

橄榄核

Ganlanhe

CANARII NUX SALATUS

【来源】本品为橄榄科植物橄榄 *Canarium album* Raeusch. 的干燥果核(《山东 2012》)。主产于福建、台湾、广东、海南、广西、四川、贵州、云南等地。秋季果实成熟时采收，除去果肉，洗净，晒干。

【炮制方法】**盐橄榄核**　取净橄榄核，加入等量的 2% 盐水浸泡 72 小时以上，取出，80℃烘干。(《山东 2012》)

【成品性状】**盐橄榄核**　本品呈梭形，暗红棕色，具纵棱，棱间有 2 条弧形弯曲的沟。质坚硬，破开后内分 3 室，各有种子 1 粒，内果皮分 2 层，外层较厚，红褐色，内层较薄，黄色。种皮红棕色，膜质。子叶 2 片折叠，白色或黄白色，油性。气清香，味微咸。(《山东 2012》)

【性味与归经】甘，温。归肝、胃、大肠经。

【功能与主治】解毒敛疮，止血利气，软坚散结。用于治疗咽喉肿痛、口舌生疮，冻疮，疳疮，天疱疮，肠风下血，睾丸肿痛等。

【用法与用量】3 ~ 6g。外用适量。

【贮藏】置于阴凉干燥处，防霉。

稻 芽

Daoya

ORYZAE FRUCTUS GERMINATUS

【来源】本品为禾本科植物稻 *Oryza sativa* L. 的干燥果实经发芽干燥的炮制加工品（《中国药典 2020》）。将稻谷用水浸泡后，保持适宜的温、湿度，待须根长至 1cm 时，干燥。全国各地均产。以色黄、有幼芽、颗粒均匀者为佳。

【炮制方法】**稻芽** （1）取净稻谷，用水浸泡至 6 ~ 7 成透，捞出，置能排水的容器内，覆盖，每日淋水 1 ~ 2 次，保持适宜的温、湿度。待须根长至约 1cm 时，取出，晒干。（《山东 2002》《山东 1990》）

（2）取净稻，用水浸泡 6 ~ 7 成透。捞出，置麻袋或蒲包等能排水的容器内，盖好。每日淋水 1 ~ 2 次，保持适宜的温、湿度，使其发芽，注意翻动，至芽长 1 ~ 2 分时取出，放凉，干燥。（《山东 1975》）

炒稻芽 （1）取净稻芽，置锅内，文火炒至表面深黄色，有香气逸出时取出，放凉。（《山东 2012》《山东 2002》《山东 1990》）

（2）取净稻芽，按炒黄法用文火炒至深黄色时取出，放凉，干燥。（《山东 1975》）

（3）稻芽，微炒。（《汇编》）

焦稻芽 （1）取净稻芽，置锅内，中火炒至表面焦黄色，有焦香气逸出时取出，放凉。（《山东 2012》《山东 2002》《山东 1990》）

（2）取净稻芽，按炒焦法用武火炒至焦褐色时，微喷清水，取出，晾干。（《山东 1975》）

【成品性状】**稻芽** 扁长椭圆形，两端略尖，长 7 ~ 9mm，直径约 3mm。外稃深黄色，有焦黄斑，有白色细茸毛，具 5 脉。一端有 2 枚对称的白色条形浆片，长 2 ~ 3mm，于一个浆片的内侧伸出弯曲的须根 1 ~ 3 条，长 0.5 ~ 1.2cm。质硬，断面白色，粉性。无臭，味淡。（《山东 2002》《山东 1990》）

炒稻芽 （1）本品呈扁长椭圆形，两端略尖，长 7 ~ 9mm，直径约 3mm。外稃深黄色，有焦黄斑，有白色细茸毛，具 5 脉。一端有 2 枚对称的白色条形浆片，长

2～3mm，于一个浆片的内侧伸出弯曲的须根 1～3 条，长 0.5～1.2cm。质硬，粉性。气香，味淡。(《山东 2012》)

(2) 形如稻芽，表面深黄色，有焦黄斑，具香气。(《山东 2002》《山东 1990》)

焦稻芽 (1) 形如炒稻芽，外稃焦黄色，带焦斑，有焦香气。(《山东 2012》)

(2) 形如稻芽，表面焦黄色，带焦斑，具焦香气。(《山东 2002》《山东 1990》)

【性味与归经】甘，温。归脾、胃经。

【功能与主治】消食和中，健脾开胃。用于食积不消，腹胀口臭，脾胃虚弱，不饥食少。炒稻芽偏于消食，用于不饥食少；焦稻芽善化积滞，用于积滞不消。

【用法与用量】9～15g。

【贮藏】置于通风干燥处，防蛀。

鹤　虱

Heshi

CARPESII FRUCTUS

【来源】本品为菊科植物天名精 *Carpesium abrotanoides* L. 的干燥成熟果实（《中国药典 2020》)。本品为菊科植物天名精 *Carpesium abrotanoides* L. 或伞形科植物野胡萝卜 *Daucus carota* L. 的干燥成熟果实（《山东 1990》)。后者称为“南鹤虱”。主产于云南、湖北、河南、贵州等地，山东亦有分布。秋季果实成熟时采收，晒干，除去杂质。以身干、籽粒充实、无白皮及杂质者为佳。

【炮制方法】(1) 去净杂质及残存果柄，筛去灰屑。(《山东 2002》《山东 1990》)

(2) 去净杂质及梗，罗去泥屑。(《山东 1975》)

(3) 罗去土，挑去杂质。(《汇编》)

【成品性状】(1) 本品呈圆柱状，细小，长 3～4mm。直径不及 1mm。表面黄褐色或暗褐色，具多数纵棱。顶端收缩呈细喙状，先端扩散成灰白色圆环；基部稍尖，有着生痕迹。果皮薄，纤维性，种皮菲薄透明，子叶 2，类白色，稍有油性。气特异，味微苦。(《山东 2002》)

(2) 本品呈圆柱形，细小，长 3～14mm，直径约 0.8mm。表面黄褐色，具多数细纵棱，顶部收缩，呈线状短喙，先端扩散成灰白色圆环，基部稍尖，有着生痕迹。果皮薄，种仁黄白色，稍有油性。气特异，味微苦。南鹤虱呈椭圆形，多裂为分果，长 3 ~ 4mm，宽 1.5 ~ 2.5mm。表面棕黄色或灰黄色，先端有花柱残基，基部钝圆，脊面隆起，具 4 条突起的棱线，沿棱线密生 1 列黄白色钩刺，刺大约 1.5mm，棱线间的凹下处散生短柔毛；接合面平坦，有 3 条脉纹。上具柔毛，体轻。有特异香气，味微苦、辛。(《山东 1990》)

【性味与归经】苦、辛，平；有小毒。归脾、胃经。

【功能与主治】杀虫消积。用于蛔虫病、蛲虫病、绦虫病，虫积腹痛，小儿疳积。

【用法与用量】3 ~ 9g。

【贮藏】置于阴凉干燥处。

薏苡仁

Yiyiren

COICIS SEMEN

【来源】本品为禾本科植物薏米 *Coix lacryma-jobi* L. var. *ma-yuen*（Roman.）Stapf 的干燥成熟种仁（《中国药典 2020》）。主产于福建、河北、辽宁等地，山东亦有栽培。秋季果实成熟时采割植株，晒干，打下果实，再晒干，除去外壳、黄褐色种皮和杂质，收集种仁。以身干、粒大饱满、色白无破碎者为佳。

【炮制方法】薏苡仁（1）去净残留的硬壳及杂质，筛去灰屑。(《山东 2002》《山东 1990》)

（2）去净残留的硬壳及杂质，筛去糠屑。(《山东 1975》)

（3）簸或淘洗去夹杂的外硬壳杂质。(《汇编》)

麸炒薏苡仁（1）先将锅用武火加热，均匀撒入麦麸皮，待冒烟时，投入净薏苡仁，急速翻搅，熏炒至表面呈黄色时，及时取出，筛去焦麸皮，放凉。每 100kg 薏苡仁，用麸皮 10kg。(《山东 2002》《山东 1990》)

（2）取净薏苡仁，按麸炒法，炒至微黄色时，取出，筛去麸皮，放凉。每薏苡仁 100 斤，用麸皮 10 斤。(《山东 1975》)

（3）将锅烧热，撒入麸，立即生烟，急倒入薏苡仁，拌炒至均匀熏为黄色，取出，筛去麸。(《汇编》)

炒薏苡仁（1）取净薏苡仁，置锅内，文火炒至呈微黄色，有香气逸出时取出，放凉。(《山东 2012》《山东 2002》《山东 1990》)

（2）薏苡仁，微炒至黄色。（《汇编》）

【成品性状】薏苡仁 呈宽卵形或长椭圆形，长 4 ~ 8mm，宽 3 ~ 6mm。表面乳白色，光滑，偶有残存的黄褐色种皮。一端钝圆，另端较宽而微凹，有一淡棕色点状种脐。背面圆凸，腹面有 1 条较宽而深的纵沟。质坚实。断面白色，粉性。气微，味微甜。（《山东 2002》《山东 1990》）

麸炒薏苡仁 形如薏苡仁，表面黄色，有麸香气。（《山东 2002》《山东 1990》）

炒薏苡仁 （1）本品呈宽卵形或长椭圆形，长 4 ~ 8mm，宽 3 ~ 6mm。表面浅黄色至黄色，光滑，偶有残存的黄褐色种皮。一端钝圆，另端较宽而微凹，有一淡棕色点状种脐。背面圆凸，腹面有 1 条较宽而深的纵沟。质坚实。断面白色，粉性。有焦香气，味微甜。（《山东 2012》）

（2）形如薏苡仁，表面微黄色，有香气。（《山东 2002》《山东 1990》）

【性味与归经】甘、淡，凉。归脾、胃、肺经。

【功能与主治】利水渗湿，健脾止泻，除痹，排脓，解毒散结。用于水肿，脚气，小便不利，脾虚泄泻，湿痹拘挛，肺痈，肠痈，赘疣，癌肿。

【炮制作用】薏苡仁炒或麸炒后寒凉之性偏于平和，长于健脾止泻。

【用法与用量】9 ~ 30g。

【注意】孕妇慎用。

【贮藏】置于通风干燥处，防蛀。

橘 红

Juhong

CITRI EXOCARPIUM RUBRUM

【来源】本品为芸香科植物橘 *Citrus reticulata* Blanco. 及其栽培变种的干燥外层果皮（《中国药典 2020》）。主产于浙江、广东、四川、福建、广西等地。秋季冬初果实成熟后采收，用刀削下外果皮，晒干或阴干。以皮薄、片大、色红、油润者为佳。

【炮制方法】（1）去净杂质，切碎或洗净，润透，切丝或块。（《山东 2002》）

（2）除去杂质，洗净，润透，切丝或块，晒干。（《山东 1990》）

（3）去净杂质，洗净，掰碎或切碎。（《山东 1975》）

（4）橘红，挑去霉黑次品，簸净。净橘红，剪碎用。橘红，用水急洗，闷透，

切丝。(《汇编》)

【成品性状】(1)本品呈长条形或不规则的薄片状，边缘皱缩向内卷曲。外表面黄棕色或橙红色，存放后呈棕褐色，密布黄白色突起或凹下的油室。内表面黄白色，密布凹下透光小圆点。质脆易碎。气芳香，味微苦、麻。(《山东 2002》)

(2)本品呈不规则的丝状片或块状。外表面黄棕色或棕褐色，密布黄白色突起或凹下的油室。内表面黄白色，密布凹下透光小圆点，质脆易碎。气芳香，味微苦、麻。(《山东 1990》)

【性味与归经】辛、苦，温。归肺、脾经。

【功能与主治】理气宽中，燥湿化痰。用于咳嗽痰多，食积伤酒，呕恶痞闷。

【用法与用量】3 ~ 10g。

【贮藏】置于阴凉干燥处，防蛀。

橘　络

Juluo

CITRI RETICULATAE RETINERVUS

【来源】本品为芸香科植物橘 *Citrus reticulata* Blanco 及其栽培变种干燥果皮的内层筋络(《山东 2012》)。主产于四川、福建、浙江等地。冬季至次年春季采制，将橘皮剥去，撕取皮内白色分枝状筋络，干燥。以身干、筋络多、蒂及橘白少、无杂质者为佳。

【炮制方法】(1)除去杂质，用水喷润后撕开，去黑丝，干燥。(《山东 2012》)

(2)去净杂质及残留的蒂及橘白，用水喷润后，撕开，去黑丝，干燥。(《山东 2002》《山东 1990》)

(3)成团橘络，喷水，略润，撕开。(《汇编》)

【成品性状】本品呈不整齐的松散网络状，稍弯曲，表面淡黄色。质轻而软，易折断。气微香，味微苦。(《山东 2012》《山东 2002》《山东 1990》)

【性味与归经】甘、苦，平。归肺、肝经。

【功能与主治】通经络，宣滞气，行气化痰。用于经络气滞，痰积血郁，久嗽胸痛，伤酒口渴。

【用法与用量】3 ~ 5g。

【贮藏】置于通风干燥处，防蛀。

橘 核

Juhe

CITRI RETICULATAE SEMEN

【**来源**】本品为芸香科植物橘 *Citrus reticulata* Blanco 及其栽培变种的干燥成熟种子（《中国药典 2020》）。主产于福建、浙江、广东、四川、江西等地。果实成熟后收集，洗净，晒干。以粒均匀、饱满、色黄白者为佳。

【**炮制方法**】**橘核** （1）除去杂质及干瘪核，洗净，干燥。(《山东 2002》《山东 1990》《山东 1975》)

（2）簸去杂质。(《汇编》)

盐橘核 （1）取净橘核，用食盐水拌匀，闷润至盐水被吸尽，置锅内，文火炒至表面微黄色，有香气逸出时，取出放凉。每 100kg 橘核，用食盐 2kg。(《山东 2012》《山东 2002》《山东 1990》)

（2）取净橘核，按盐炙法用文火炒至微黄色并有香气时取出，晾干，用时捣碎。每橘核 100 斤，用食盐 2 斤。(《山东 1975》)

（3）橘核，每 10 斤用盐 4 两，将盐化成水，与药拌均匀，炒干。(《汇编》)

【**成品性状**】**橘核** （1）略呈卵形，长 8 ~ 12mm，直径 4 ~ 6mm。表面淡黄色或淡灰白色，光滑，一侧有种脊棱线，一端钝圆，另端渐尖成小柄状。外种皮薄而韧，内中皮菲薄，淡棕色，子叶 2，黄绿色，有油性。气微，味苦。(《山东 2002》)

（2）略呈卵形，长 8 ~ 12mm，直径 4 ~ 6mm。表面淡黄色或淡灰白色，光滑，一侧有种脊棱线，一端钝圆，另端渐尖成小柄状。外种皮薄而韧，内种皮菲薄，淡棕色，种仁 2 瓣，黄绿色，有油性。气微，味苦。(《山东 1990》)

盐橘核 （1）本品略呈卵形，长 8 ~ 12mm，直径 4 ~ 7mm。表面微黄色，偶有焦斑，一侧有种脊棱线，一端钝圆，另端渐尖成小柄状。外种皮薄而韧，内种皮菲薄，淡棕色，子叶 2，黄绿色，有油性。气微，味苦、微咸。(《山东 2012》)

（2）形如橘核，表面微黄色，形体微鼓起，微有咸味。(《山东 2002》《山东 1990》)

【**性味与归经**】苦，平。归肝、肾经。

【功能与主治】理气，散结，止痛。用于疝气疼痛，睾丸肿痛，乳痈乳癖。

【炮制作用】橘核盐炒后可引药入肾，增强其理气疗疝及止痛作用。

【用法与用量】3 ~ 9g。

【贮藏】置于干燥处，防霉、防蛀。

覆盆子

Fupenzi

RUBI FRUCTUS

【来源】本品为蔷薇科植物华东覆盆子 *Rubus chingii* Hu 的干燥果实（《中国药典 2020》）。主产于西藏、广东、广西、云南等地。夏初果实由绿变绿黄时采收，除去梗、叶，置于沸水中略烫或略蒸，取出，干燥。以粒完整、饱满、色黄绿、具酸味者为佳。

【炮制方法】**覆盆子** （1）去净果柄及杂质，筛去泥土。（《山东 2002》《山东 1990》）

（2）取净柄及杂质，罗去泥土。用时捣碎。（《山东 1975》）

（3）簸去土，挑去柄等杂质。（《汇编》）

盐覆盆子 （1）取净覆盆子，用食盐水拌匀，稍闷，置锅内，文火炒干，取出，放凉。（《山东 2012》）

（2）将净覆盆子用食盐水拌匀，稍闷，置锅内，文火炒干，取出，放凉。每 100kg 覆盆子，用食盐 2kg。（《山东 2002》）（《山东 1990》）

（3）取净覆盆子，按盐炒法，用文火炒干，取出，放凉。每覆盆子 100 斤，用食盐 2 斤。（《山东 1975》）

【成品性状】**覆盆子** （1）本品为聚合果，由多数小核果聚合而成，呈圆锥形或扁圆锥形，高 0.6 ~ 1.3cm，直径 0.5 ~ 1.2cm。表面黄绿色或棕色，顶端钝圆，基部中央凹入。宿萼棕褐色，下有果梗痕。小果易剥落，每个小果呈半月形，背面密被灰白色茸毛，两侧有明显的网纹，腹部有突起的棱线。体轻，质硬。气微，味微酸涩。（《山东 2002》）

（2）本品呈圆锥形或扁圆锥形，高 6 ~ 13mm，直径 5 ~ 12mm。表面黄绿色或淡棕黄色，顶端钝圆，基部中央凹入。气微，味微酸、涩。（《山东 1990》）

盐覆盆子（1）本品为聚合果，由多数小核果聚合而成，呈圆锥形或扁圆锥形，高 0.6 ~ 1.3cm，直径 0.5 ~ 1.2cm。表面黄绿色或棕色，顶端钝圆，基部中央凹入。宿萼棕褐色，下有果梗痕。小果易剥落，每个小果呈半月形，背面密被灰白色茸毛，两侧有明显的网纹，腹部有突起的棱线。体轻，质硬。气微，味微酸涩、咸。(《山东 2012》)

（2）形如覆盆子，色泽加深，味微咸。(《山东 2002》《山东 1990》)

【**性味与归经**】甘、酸，温。归肾、膀胱经。

【**功能与主治**】益肾固精缩尿。用于肾虚遗尿，小便频数，阳痿早泄，遗精滑精。

【**炮制作用**】覆盆子盐制能引药入肾，增强补肾固涩作用。

【**用法与用量**】6 ~ 12g。

【**贮藏**】置于干燥处。

第七章 全草类

一枝蒿

Yizhihao

HERBA ARTEMISIAE RUPESTRIS

【来源】本品为菊科植物一枝蒿 *Artemisia rupestris* L. 的干燥全草（《中国药典 2020》）。全国各地均产。7—8 月采割，晒干。以干燥、完整、无根、无杂质者为佳。

【炮制方法】去净杂质及泥土，喷淋清水，稍润，切段，干燥。（《山东 2002》《山东 1990》）

【成品性状】本品呈段状，茎、叶、花混合。茎表面棕黄色，略紫，有顺向细纹，断面中空，内表面白色。叶梢卷缩，灰绿色或棕黄色，叶缘裂片细小如蜈蚣足。花呈半球形，枯黄棕色。气微弱，味微苦。（《山东 2002》《山东 1990》）

【性味与归经】辛，平。归心、肝、肺经。

【功能与主治】清热解毒，健胃消食，祛风凉血。用于感冒，过敏，食积，蛇伤，疮疖。

【用法与用量】6 ~ 20g。

【贮藏】置于阴凉干燥处。

大 蓟

Daji

CIRSII JAPONICI HERBA

【来源】本品为菊科植物蓟 *Cirsium japonicum* Fisch. ex DC. 的干燥地上部分（《中

国药典 2020》）。全国大部分地区均产，山东亦有分布。夏、秋二季花开时采割地上部分，除去杂质，晒干。以色灰绿、叶多、无杂质者为佳。

【炮制方法】大蓟 （1）去净杂质，洗净，润软，切段，干燥。（《山东 2002》）

（2）除去杂质，抢水洗净，闷润，切小段，干燥。（《山东 1990》）

（3）去净杂质及泥土，稍润，切咀，干燥。（《山东 1975》）

（4）用水洗净泥土，稍干，去根，挑去杂质及烂叶，切 3 分咀。（《汇编》）

大蓟炭 （1）取净大蓟段，置热锅内，武火炒至表面焦黑色，内部褐色时，喷淋清水少许，灭尽火星，取出，及时摊晾，凉透。（《山东 2002》）

（2）将大蓟段置热锅内，武火炒至表面呈焦黑色，内部深褐色时，喷淋清水少许，灭尽火星，取出，及时摊晾，凉透。（《山东 1990》）

（3）取大蓟咀，按炒炭法炒至黑色，喷淋清水，取出放凉。（《山东 1975》）

（4）大蓟咀，炒至 7 成黑色，喷水止烟，炒至干，取出放冷。（《汇编》）

【成品性状】大蓟 （1）呈段状，茎、叶、花混合。茎呈圆柱状，表面绿褐色或棕褐色，有数条纵棱，被丝状毛；切面灰白色，髓部疏松或中空。叶皱缩，多破碎，边缘有针刺；上表面灰绿色或棕黄色，下表面色较浅，两面均具灰白色丝状毛。头状花序。球形或椭圆形，总苞黄褐色，羽状冠毛灰白色。气微，味淡。（《山东 2002》）

（2）为茎、叶、花混合，呈段状。茎呈圆柱状，表面绿褐色或棕褐色，有数条纵棱，被丝状毛；切面灰白色，髓部疏松或中空。叶皱缩，多破碎，边缘有针刺；两面均具灰白色丝状毛。头状花序。球形或椭圆形，总苞黄褐色，羽状冠毛灰白色。气微，味淡。（《山东 1990》）

大蓟炭 （1）形如大蓟，表面焦褐色，内部褐色。（《山东 2002》）

（2）形如大蓟，表面呈焦黑色，内部呈褐色。（《山东 1990》）

【性味与归经】甘、苦，凉。归心、肝经。

【功能与主治】凉血止血，散瘀解毒消痈。用于衄血，吐血，尿血，便血，崩漏，外伤出血，痈肿疮毒。

【炮制作用】大蓟炒炭后凉性减弱，收敛止血作用增强。

【用法与用量】9 ~ 15g。

【贮藏】置于通风干燥处。

广金钱草

Guangjinqiancao

DESMODII STYRACIFOLII HERBA

【**来源**】本品为豆科植物广金钱草 *Desmodium styracifolium*（Osb.）Merr. 的干燥地上部分（《中国药典 2020》）。主产于广东、广西等地。夏、秋二季采割，除去杂质，晒干。以叶多、色绿者为佳。

【**炮制方法**】除去杂质，洗净，沥去水，润软，切小段，干燥。（《山东 2002》《山东 1990》）

【**成品性状**】呈段状，茎、叶混合。茎呈圆柱状，密被黄色伸展的短柔毛，质稍脆，断面中部有髓。叶圆形或矩圆形，先端微凹，基部心形，全缘，上表面黄绿色或灰绿色，无毛，下表面具灰白色紧贴的绒毛，侧脉羽状。气微香，味微甜。（《山东 2002》《山东 1990》）

【**性味与归经**】甘、淡，凉。归肝、肾、膀胱经。

【**功能与主治**】利湿退黄，利尿通淋。用于黄疸尿赤，热淋，石淋，小便涩痛，水肿尿少。

【**用法与用量**】15 ~ 30g。

【**贮藏**】置于干燥处。

广藿香

Guanghuoxiang

POGOSTEMONIS HERBA

【**来源**】本品为唇形科植物广藿香 *Pogostemon cablin*（Blanco）Benth. 的干燥地上部分（《中国药典 2020》）。主产于广东等地。枝叶茂盛时采割，日晒夜闷，反复至干。以叶多，茎、枝色绿，香气浓者为佳。

【**炮制方法**】**广藿香**　除去残根及杂质，先抖下叶，筛净另放；将茎洗净，润透，切小段，低温干燥或及时晒干，再与叶混匀。（《山东 2002》《山东 1990》）

广藿香梗　去净杂质，洗净，浸泡至 7 ~ 8 成透，捞出，闷润透，切厚片，低温

干燥或晒干。(《山东 2012》《山东 2002》《山东 1990》)

广藿香叶 去净杂质及枝梗，取净叶，筛去灰屑。(《山东 2002》《山东 1990》)

【成品性状】广藿香 呈段状，茎、叶混合。茎略呈方柱状，外表面灰褐色、灰黄色或带红棕色，被柔毛，切面有白色髓，质脆。叶皱缩而破碎，灰绿色、灰褐色或浅棕褐色，两面均被灰白色茸毛。气香特异，味微苦。(《山东 2002》《山东 1990》)

广藿香梗 呈类方形的厚片，切面髓部白色，外表面红棕色或灰褐色。气香，味微苦。(《山东 2012》《山东 2002》《山东 1990》)

广藿香叶 皱缩而破碎，灰绿色、灰褐色或浅棕褐色，两面均被白色茸毛，边缘具大小不规则的钝齿。气香特异，味微苦。(《山东 2002》《山东 1990》)

【性味与归经】 辛，微温。归脾、胃、肺经。

【功能与主治】 芳香化浊，和中止呕，发表解暑。用于湿浊中阻，脘痞呕吐，暑湿表证，湿温初起，发热倦怠，胸闷不舒，寒湿闭暑，腹痛吐泻，鼻渊头痛。

【用法与用量】 3 ~ 10g。

小 草

Xiaocao

POLYGALAE HERBA

【来源】 本品为远志科植物远志 *Polygala tenuifolia* Willd. 的干燥地上部分(《山东 2002》)。主产于山西、陕西、河南等地，山东亦有分布。4—5 月开花时采割地上部分，去净杂质，晒干。以身干、叶绿、无杂质者为佳。

【炮制方法】 去净杂质，筛去灰屑，喷淋清水，稍润，切段，干燥。(《山东 2002》)

【成品性状】 本品呈不规则的小段，茎、叶混合。茎细小，灰绿色，质脆易断。叶线形，皱缩，多脱落。气微，味微苦。(《山东 2002》)

【性味与归经】 辛、苦，平。归肺、心经。

【功能与主治】 安神，化痰，消肿，益精，补阴。用于惊悸、健忘，咳嗽痰多。

【用法与用量】 3 ~ 9g。

【贮藏】 置于通风干燥处。

小　蓟

Xiaoji

CIRSII HERBA

【来源】本品为菊科植物刺儿菜 *Cirsium setosum*（Willd.）MB. 的干燥地上部分（《中国药典 2020》）。全国大部分地区均产，山东亦有分布。夏、秋二季花开时采割，去净杂质，晒干。以叶多、色绿者为佳。

【炮制方法】小蓟　（1）去净杂质，抢水洗净，稍润，切段，干燥。（《山东 2002》《山东 1990》）

（2）去净根部及杂质，洗净，稍润，切咀，干燥。（《山东 1975》）

（3）用水洗净泥土，稍干，去根，挑去杂质及烂叶，切 3 分咀。（《汇编》）

小蓟炭　（1）将小蓟段置热锅内，中火炒至黑褐色，喷淋清水少许，灭尽火星，取出，及时摊晾，凉透。（《山东 2002》《山东 1990》）

（2）取小蓟咀，按炒炭法炒至黑色，喷淋清水，取出，放凉。（《山东 1975》）

（3）小蓟，炒至 7 成黑色，喷水止烟，炒至干，取出放冷。（《汇编》）

【成品性状】小蓟　呈段状，茎、叶、花混合。茎呈圆柱状，表面灰绿色或带紫色，具纵棱及白色柔毛，质脆，断面中空。叶多皱缩或破碎，具针刺，上表面绿褐色，下表面灰绿色，两面均具白色柔毛。头状花序单个或数个顶生，总苞钟状，苞片黄绿色。花紫红色。气微，味微苦。（《山东 2002》《山东 1990》）

小蓟炭　形如小蓟，表面黑褐色，内部黄褐色。（《山东 2002》《山东 1990》）

【性味与归经】甘、苦，凉。归心、肝经。

【功能与主治】凉血止血，散瘀解毒消痈。用于衄血，吐血，尿血，血淋，便血，崩漏，外伤出血，痈肿疮毒。

【炮制作用】小蓟炒炭后可增强止血作用。

【用法与用量】5 ~ 12g。

【贮藏】置于通风干燥处。

马齿苋

Machixian

PORTULACAE HERBA

【**来源**】本品为马齿苋科植物马齿苋 *Portulaca oleracea* L. 的干燥地上部分（《中国药典 2020》）。全国各地均产。夏、秋二季采收，除去残根和杂质，洗净，略蒸或烫后晒干。以棵小、质嫩、叶多、青绿者为佳。

【**炮制方法**】**马齿苋** （1）去净杂质，抢水洗净，稍润，切段，干燥。(《山东 2002》《山东 1990》)

（2）去净杂质及泥土。喷淋清水，稍润，切咀，干燥。(《山东 1975》)

（3）洗净，稍晾，去根，切 3 分咀。(《汇编》)

马齿苋炭 马齿苋，炒至黑色，喷水止烟，炒干，放凉透。(《汇编》)

【**成品性状**】**马齿苋** 本品呈段状，茎、叶、花混合。茎呈圆柱状，表面黄褐色，有明显纵沟纹。叶对生，易破碎，完整叶片倒卵形，绿褐色，多卷缩。花黄色，花瓣 5。蒴果圆锥形。气微，味微酸。(《山东 2002》《山东 1990》)

【**性味与归经**】酸，寒。归肝、大肠经。

【**功能与主治**】清热解毒，凉血止血，止痢。用于热毒血痢，痈肿疔疮，湿疹，丹毒，蛇虫咬伤，便血，痔血，崩漏下血。

【**用法与用量**】9 ~ 15g。

【**贮藏**】置于通风干燥处，防潮。

马鞭草

Mabiancao

VERBENAE HERBA

【**来源**】本品为马鞭草科植物马鞭草 *Verbena officinalis* L. 的干燥地上部分（《中国药典 2020》）。全国大部分地区均产，山东亦有分布。6—8 月花开时采割，除去杂质，晒干。以色青绿、带花穗、无根及杂质者为佳。

【炮制方法】（1）去净杂质及残根，洗净，稍润，切段，干燥。（《山东2002》《山东1990》《山东1975》）

（2）洗净，去根，切3分咀。（《汇编》）

（3）洗净，去根，去子，切3分咀。（《汇编》）

（4）泡2～3小时，闷透，切片。（《汇编》）

（5）泡2～3天，闷透，切片。（《汇编》）

【成品性状】呈段状，茎、叶、花混合。茎方柱状，四面有纵沟，表面绿褐色，粗糙；质硬而脆，切断面中间有髓或中空。叶灰绿色或绿褐色，多皱缩破碎，具毛。穗状花序，花小而数多。无臭，味苦。（《山东2002》《山东1990》）

【性味与归经】苦，凉。归肝、脾经。

【功能与主治】活血散瘀，解毒，利水，退黄，截疟。用于癥瘕积聚，痛经经闭，喉痹，痈肿，水肿，黄疸，疟疾。

【用法与用量】5～10g。

【贮藏】置于干燥处。

木　贼

Muzei

EQUISETI HIEMALIS HERBA

【来源】本品为木贼科植物木贼 *Equisetum hyemale* L. 的干燥地上部分（《中国药典2020》）。主产于辽宁、吉林、黑龙江、陕西、湖北等地。夏、秋二季采割，除去杂质，晒干或阴干。以粗长、色绿、不脱节者为佳。

【炮制方法】木贼　（1）去净枯茎及残根，洗净，稍润，切段，干燥。（《山东2002》《山东1990》《山东1975》）

（2）去根，喷水，润透，切咀。（《汇编》）

木贼炭　木贼，炒至外黑内焦黄，喷水止烟，炒干，放冷透。（《汇编》）

【成品性状】木贼　本品呈管状带节的小段。表面灰绿色或黄绿色，有18～30条纵棱，棱上有多数细小光亮的疣状突起；节明显，节上着生筒状鳞片。体轻，质脆。切面中空，周边有多数圆形小空腔，排列成环状。气微，味甘淡、微涩，嚼之有沙粒感。（《山东2002》《山东1990》）

【性味与归经】甘、苦，平。归肺、肝经。

【功能与主治】疏散风热，明目退翳。用于风热目赤，迎风流泪，目生云翳。

【用法与用量】3～9g。

【贮藏】置于干燥处。

车前草

Cheqiancao

PLANTAGINIS HERBA

【来源】本品为车前科植物车前 *Plantago asiatica* L. 或平车前 *Plantago depressa* Willd. 的干燥全草(《中国药典 2020》)。全国各地均产。夏季采挖，除去泥沙，晒干。以色灰绿、叶完整者为佳。

【炮制方法】(1)去净杂质，洗净，切段，晒干。(《山东 2002》《山东 1990》)

(2)去净杂质，洗净，稍润，切段，干燥。(《山东 1975》)

【成品性状】呈段片状，根、叶、花混合。根呈圆柱状或弯曲的细柱状。叶片呈片状或皱缩、破碎，表面灰绿色或污绿色，叶脉明显。穗状花序。气微香，味微苦。(《山东 2002》《山东 1990》)

【性味与归经】甘，寒。归肝、肾、肺、小肠经。

【功能与主治】清热利尿通淋，祛痰，凉血，解毒。用于热淋涩痛，水肿尿少，暑湿泄泻，痰热咳嗽，吐血衄血，痈肿疮毒。

【用法与用量】9～30g。

【贮藏】置于通风干燥处。

瓦　松

Wasong

OROSTACHYIS FIMBRIATAE HERBA

【来源】本品为景天科植物瓦松 *Orostachys fimbriata*(Turcz.)Berg. 的干燥地上部分(《中国药典 2020》)。全国大部分地区均产，山东亦有分布。夏、秋二季花开时采收，除去根及杂质，晒干。以花穗完整、带红色者为佳。

【炮制方法】瓦松 （1）去净残根及杂质，洗净，切段，干燥。(《山东2002》《山东1990》)

（2）去净杂质，洗净，稍润，切咀，干燥。(《山东1975》)

（3）洗净，闷透，去根及杂质，切5分咀，晾干。(《汇编》)

瓦松炭 瓦松，炒至外黑内焦黄为度，喷水止烟，炒干，放凉透。(《汇编》)

【成品性状】瓦松 本品呈段状，茎、叶、花混合。茎呈圆条状，表面灰棕色或淡紫棕色，有多数叶脱落后的痕迹，交互连接成棱形花纹。叶多脱落，破碎或卷曲，灰绿色。圆锥花序穗状，小花白色或粉红色。体轻，质脆，易碎。气微，味酸。(《山东2002》《山东1990》)

【性味与归经】酸、苦，凉。归肝、肺、脾经。

【功能与主治】凉血止血，解毒敛疮。用于血痢，便血，痔血，疮口久不愈合。

【用法与用量】3～9g。

【贮藏】置于通风干燥处。

凤尾草

Fengweicao

PTERIDIS MULTIFIDAE HERBA

【来源】本品为凤尾蕨科植物井边栏草 *Pteris multifida* Poir. Ex Lam. 的干燥全草(《中国药典2020》)。主产于四川、广东、广西、湖北、江西、福建等地，山东亦有分布。夏、秋二季采收，洗净，晒干。以色绿、叶多者为佳。

【炮制方法】取凤尾草，除去杂质，洗净或淋润后，切段，干燥。(《山东2012》《山东2002》)

【成品性状】本品呈段状。根茎短，密生棕褐色披针形的鳞片及弯曲的细根。叶草质，灰绿色或绿色，有的叶着生孢子囊。叶柄细，有棱，棕黄色或黄绿色。气微，味淡或微涩。(《山东2012》《山东2002》)

【性味与归经】微苦，凉。归肝、胃、大肠经。

【功能与主治】清利湿热，凉血止血，消肿解毒。用于黄疸，痢疾，泄泻，淋浊，带下，吐血，便血，崩漏，尿血，湿疹，痈肿疮毒。

【用法与用量】9 ~ 12g。

【贮藏】置于通风干燥处。

水蔓菁

Shuimanjing

VERONICAE HERBA

【来源】本品为玄参科植物水蔓菁 *Veronica linariifolia* Pall. ex Link subsp. *dilatata*（Nakai et Kitag.）Hong 的干燥全草（《山东 2012》）。主产于江苏、山东、陕西、山西、河北等地。夏、秋季茎叶茂盛时割取全草，去净杂质，晒干。以色绿、带花果者为佳。

【炮制方法】取水蔓菁，除去杂质，切段，晒干。(《山东 2012》《山东 2002》)

【成品性状】本品呈段状。根呈须状，主根不明显，浅灰褐色。茎圆柱形，直径 2 ~ 3mm，质脆，易折断，断面中空。叶对生或互生，叶片多卷缩破碎，完整者展平后呈狭卵形或宽披针形，黄绿色或暗绿色，基部渐狭，边缘有锯齿。穗状花序顶生。蒴果扁圆形，种子细小。气微，味苦。(《山东 2012》《山东 2002》)

【性味与归经】苦，微寒。归肺、膀胱经。

【功能与主治】清热解毒，止咳化痰，利尿。用于肺热咳喘，肺脓疡，咳吐脓血，也可用于支气管炎、急性肾炎、尿路感染。外用治痔，皮肤湿疹，风疹瘙痒，疮疖。

【用法与用量】15 ~ 30g。

【贮藏】置于阴凉干燥处。

石　韦

Shiwei

PYRROSIAE FOLIUM

【来源】本品为水龙骨科植物庐山石韦 *Pyrrosia sheareri*（Bak.）Ching、石韦 *Pyrrosia lingua*（Thunb.）Farwell 或有柄石韦 *Pyrrosia petiolosa*（Christ）Ching 的干

燥叶（《中国药典 2020》）。主产于河北、四川、江苏、山东等地。全年均可采收，除去根茎和根，晒干或阴干。以叶厚、完整者为佳。

【炮制方法】石韦　（1）去净杂质，刷去毛，洗净，稍润，切丝，干燥，筛去细屑。（《山东 2002》《山东 1990》《山东 1975》）

（2）洗净，刮去毛，去柄，切 3 分咀。（《汇编》）

（3）干刷去毛，去柄，切丝用。（《汇编》）

（4）去根，切丝。（《汇编》）

炒石韦　微炒。（《汇编》）

【成品性状】石韦　本品呈丝条状。上表面黄绿色或灰绿色，散布有黑色圆形小凹点，下表面密生红棕色星状毛，有的侧脉间布满棕色圆点状的孢子囊群。叶柄具四棱，略扭曲，有纵槽。叶片革质，硬而脆。气微，味微涩苦。（《山东 2002》《山东 1990》）

【性味与归经】甘、苦，微寒。归肺、膀胱经。

【功能与主治】利尿通淋，清肺止咳，凉血止血。用于热淋，血淋，石淋，小便不通，淋沥涩痛，肺热喘咳，吐血，衄血，尿血，崩漏。

【用法与用量】6 ~ 12g。

【贮藏】置于通风干燥处。

石见穿

Shijianchuan

SALVIAE CHINENSIS HERBA

【来源】本品为唇形科植物华鼠尾草 *Salvia chinensis* Benth. 的干燥全草（《山东 2012》）。主产于华东、江苏、安徽、湖南、湖北、广东、四川、云南等地。花开期采割全草，去净杂质，切段，晒干或鲜用。以叶多、色绿、带花者为佳。

【炮制方法】除去杂质，洗净，稍润，切段，干燥。（《山东 2012》《山东 2002》）

【成品性状】本品呈不规则的段。茎方柱形，表面灰绿色或暗紫色，有白色长柔毛，质脆，易折断，切面髓部白色或褐黄色。叶多破碎，两面被白色柔毛。轮伞花序多轮，花冠二唇形，蓝紫色，多已脱落，宿萼筒外面脉上有毛。小坚果椭圆形，褐色。气微，味微苦、涩。（《山东 2012》《山东 2002》）

【性味与归经】辛、苦，微寒。归肝、脾经。

【功能与主治】活血化瘀，清热利湿，散结消肿。用于脘胁胀痛，月经不调，痛经，经闭，崩漏，便血，湿热黄疸，热毒血痢，淋痛，带下风湿骨痛，瘰疬，疮肿，乳痈，带状疱疹，麻风，跌打伤肿，象皮肿，肝炎，肾炎，噎膈，面神经麻痹。

【用法与用量】6 ~ 15g。

【贮藏】置于通风干燥处，防潮。

石斛

Shihu

DENDROBII CAULIS

【来源】本品为兰科植物金钗石斛 *Dendrobium nobile* Lindl.、霍山石斛 *Dendrobium huoshanense* C. Z. Tang et S. J. Cheng、鼓槌石斛 *Dendrobium chrysotoxum* Lindl. 或流苏石斛 *Dendrobium fimbriatum* Hook. 的栽培品及其同属植物近似种的新鲜或干燥茎（《中国药典 2020》）。主产于四川、广东、贵州等地。全年均可采收，以春末夏初和秋季采者为佳。鲜用者除去根和泥沙；干用者采收后，除去杂质，用开水略烫或烘软，再边搓边烘晒，至叶鞘搓净，干燥。霍山石斛 11 月至翌年 3 月采收，除去叶、根须及泥沙等杂质，洗净，鲜用，或加热除去叶鞘制成干条；或边加热边扭成螺旋状或弹簧状，干燥，称霍山石斛枫斗。鲜石斛以色黄绿、肥满多汁、嚼之发黏者为佳；干石斛以色金黄、有光泽、质柔韧者为佳。

【炮制方法】**石斛** （1）除去残根及杂质，洗净，闷润，切小段，干燥。（《山东 2002》《山东 1990》）

（2）去净残根及黑条等杂质，用水浸泡 4 ~ 5 成透，捞出，润透，切咀，干燥后簸去薄膜。（《山东 1975》）

（3）洗净，闷透，切 5 分咀。（《汇编》）

（4）水泡 1 ~ 2 小时，切咀。（《汇编》）

（5）水泡 20 小时，闷 8 小时，闷透，切咀。（《汇编》）

（6）水泡 3 ~ 5 小时，切咀。（《汇编》）

鲜石斛 （1）除去须根，洗净，拭去薄膜，切段。（《山东 2002》《山东 1990》）

（2）去净根，洗净泥沙和薄膜，切咀。（《山东 1975》）

烫石斛 净细沙，锅内炒热，至炒呈流水状，趁热插入石斛，不断翻烫，至石斛膨胀，取出，刷去沙及茸毛，去根，切寸咀。(《汇编》)

【成品性状】石斛 呈圆柱形或扁圆柱形段状。表面金黄色、黄绿色或淡黄褐色，多数有节，具纵皱纹或纵沟，断面黄白色。气微，味微苦，嚼之有黏性。(《山东 2002》《山东 1990》)

鲜石斛 呈圆柱形或扁圆柱形段状。表面黄绿色，光滑或有纵纹，节明显，色较深，节上有膜质叶鞘。肉质，多汁，易折断，断面青绿色。气微，味微苦而后甜，嚼之有黏性。(《山东 2002》《山东 1990》)

【性味与归经】甘，微寒。归胃、肾经。

【功能与主治】益胃生津，滋阴清热。用于热病津伤，口干烦渴，胃阴不足，食少干呕，病后虚热不退，阴虚火旺，骨蒸劳热，目暗不明，筋骨痿软。

【用法与用量】6 ~ 12g；鲜品 15 ~ 30g。

【贮藏】干品置于通风干燥处，防潮；鲜品置于阴凉潮湿处，防冻。

龙 葵

Longkui

SOLANI NIGRI HERBA

【来源】本品为茄科植物龙葵 *Solanum nigrum* L. 的干燥地上部分(《山东 2012》)。全国各地均产。夏、秋二季割取地上部分，除去杂草及残留须根，晒干。以身干、色黄绿、质嫩、无泥土杂质者为佳。

【炮制方法】(1)除去杂质及泥土，洗净，稍润，切小段，干燥。(《山东 2012》《山东 2002》)

(2)去净杂质及泥土，洗净，稍润，切段；或趁鲜切段，干燥。(《山东 1975》)

【成品性状】本品呈不规则的段状。茎圆柱状，有分枝，表面绿色或黄绿色，具纵皱纹，光滑无毛或被稀疏柔毛，质硬而脆，切面黄白色，中空或有白色的髓部。叶多皱缩或破碎，暗绿色，两面光滑或疏被短柔毛。聚伞花序侧生，花冠棕黄色。果实球形，表面紫黑色或棕褐色，皱缩。种子多数，棕色。气微，味淡。(《山东 2012》《山东 2002》)

【性味与归经】苦、微甘，寒；有小毒。

【功能与主治】解毒，散结，利尿。用于痈疮疔毒，咽喉肿痛，牙痛，小便不利，痢疾，带下。

【用法与用量】9～15g。外用适量，捣敷或煎水洗患处。

【贮藏】置于通风干燥处。

北刘寄奴

Beiliuji'nu

SIPHONOSTEGIAE HERBA

【来源】本品为玄参科植物阴行草 *Siphonostegia chinensis* Benth. 的干燥全草（《中国药典 2020》）。全国大部分地区均产，山东亦有分布。秋季采收，除去杂质，晒干。以带果实者为佳。

【炮制方法】取北刘寄奴，除去杂质，洗净，稍润，切段，干燥。（《山东 2012》《山东 2002》）

【成品性状】本品呈不规则的段状。有时可见弯曲的根，有的稍有分枝。茎圆柱形，有棱，表面棕褐色或黑棕色，切面黄白色，中空或有白色髓。叶多破碎，完整叶片展开后羽状深裂，黑绿色。有时可见总状花序。蒴果狭卵状椭圆形，表面有多数纵脉纹，内含多数细小的种子。气微，味淡。（《山东 2012》《山东 2002》）

【性味与归经】苦，寒。归脾、胃、肝、胆经。

【功能与主治】活血祛瘀，通经止痛，凉血止血，清热利湿。用于跌打损伤，外伤出血，瘀血经闭，月经不调，产后瘀痛，癥瘕积聚，血痢，血淋，湿热黄疸，水肿腹胀，白带过多。

【用法与用量】6～9g。

【贮藏】置于干燥处。

北败酱草

Beibaijiangcao

HERBA SONCHI BRACHYOTI

【来源】本品为菊科植物苦菜 *Lxeris chinensis*（Thunb.）Nakai 的干燥全草（《山

东 2002》)。全国各地均产。春、夏二季采挖，除去泥土，晒干。以身干、叶多、色绿、气浓、无杂质者为佳。

【炮制方法】去净杂质，喷淋清水，稍润，切段，干燥。(《山东 2002》)

【成品性状】本品呈碎段状，茎、叶、花混合。茎纤细，基部无毛。根生叶多皱缩，展开后呈披针形，边缘有稀疏的羽状齿裂或深裂，无毛。茎生叶基部微抱茎，无柄。头状花序排列成疏松的圆锥状，全部为舌状花，花冠黄色或白色。瘦果狭卵形或披针形，顶端有喙，基部冠毛白色。气微，味苦。(《山东 2002》)

【性味与归经】苦，凉。归胃、大肠经。

【功能与主治】清热解毒，活血排脓。用于急性阑尾炎，菌痢，肠炎，痔肿痛，痈肿疖疮。

【用法与用量】9 ~ 30g。外用鲜品适量，捣汁涂于患处。

【贮藏】置于通风干燥处。

仙鹤草

Xianhecao

AGRIMONIAE HERBA

【来源】本品为蔷薇科植物龙芽草 *Agrimonia pilosa* Ledeb. 的干燥地上部分(《中国药典 2020》)。主产于江苏、浙江、福建等地，山东亦有分布。夏、秋二季茎叶茂盛时采割，除去杂质，干燥。以茎红棕色、质嫩、叶多者为佳。

【炮制方法】(1) 去净杂质及残根，洗净，闷润，切小段，干燥。(《山东 2002》《山东 1990》)

(2) 去净杂质，洗净，稍润，切咀，干燥。(《山东 1975》)

(3) 去根，洗净，闷透，切 3 ~ 5 分咀。(《汇编》)

【成品性状】本品呈段状，茎、叶、花混合。茎柱状或方柱状，表面绿褐色，有纵沟及棱线，有节；体轻，质硬，易折断，切断面中空。单数羽状复叶多皱缩卷曲，暗绿色；质脆，易碎。总状花序细长，花萼下部呈筒状，萼筒上部有钩刺，先端 5 裂，花瓣黄色。气微，味微苦。(《山东 2002》《山东 1990》)

【性味与归经】苦、涩，平。归心、肝经。

【功能与主治】收敛止血，截疟，止痢，解毒，补虚。用于咯血，吐血，崩漏下血，疟疾，血痢，痈肿疮毒，阴痒带下，脱力劳伤。

【用法与用量】6 ~ 12g。外用适量。

【贮藏】置于通风干燥处。

白花蛇舌草

Baihuasheshecao

HEDYOTIDIS DIFFUSAE HERBA

【来源】本品为茜草科植物白花蛇舌草 *Oldenlandia diffusa*（Wild.）Roxb. 的干燥全草（《中国药典 2020》）。主产于广东、广西、福建等地。夏、秋二季采收，拔起全草，除去泥土，晒干。以身干、色黄，带果实、无杂质者为佳。

【炮制方法】去净杂质及泥土，喷淋清水，稍润，切段，干燥。（《山东 2002》《山东 1990》《山东 1975》）

【成品性状】本品呈段状，根、茎、叶、花、果实混合。根纤细，淡灰棕色。茎细，具纵棱，表面淡棕色或棕黑色，质脆易断，断面中央有白色的髓。叶多破碎，线形，棕黑色。花白色腋生。蒴果扁球形。气微，味淡。（《山东 2002》《山东 1990》）

【性味与归经】苦、甘，寒。归心、肝、脾经。

【功能与主治】清热解毒，利水消肿，止痛。用于疔疮痈疖，肠痈，小便淋涩热痛，毒蛇咬伤，肠风下血，癌肿。

【用法与用量】30 ~ 60g。

【贮藏】置于通风干燥处，防潮。

白屈菜

Baiqucai

CHELIDONII HERBA

【来源】本品为罂粟科植物白屈菜 *Chelidonium majus* L. 的干燥全草（《中国药典 2020》）。主产于东北、华北等地区，山东亦有分布。夏、秋二季采挖，除去泥沙，阴干或晒干。以身干、齐整、无泥土杂质者为佳。

【炮制方法】(1)取白屈菜，除去杂质，喷淋清水，稍润，切段，干燥。(《山东2012》《山东2002》)

(2)去净杂质及泥土，洗净，稍润，切段，干燥。(《山东1975》)

【成品性状】本品呈不规则的段状。茎圆柱形，干瘪，有的有白粉，疏生白色细柔毛，质轻，易折断，断面中空。叶多皱缩破碎，上表面黄绿色，近无毛；下表面绿灰色，具白色柔毛，脉上尤多，有白粉。蒴果细圆柱形。种子多数，卵形，细小，黑色。气微，味微苦。(《山东2012》《山东2002》)

【性味与归经】苦，凉；有毒。归肺、胃经。

【功能与主治】解痉止痛，止咳平喘。用于胃脘挛痛，咳嗽气喘，百日咳。

【用法与用量】9 ~ 18g。

【贮藏】置于通风干燥处。

半边莲

Banbianlian

LOBELIAE CHINENSIS HERBA

【来源】本品为桔梗科植物半边莲 *Lobelia chinensis* Lour. 的干燥全草(《中国药典2020》)。主产于安徽、江苏、浙江等地。夏季采收，除去泥沙，洗净，晒干。以身干、叶绿、根黄、无泥沙杂质者为佳。

【炮制方法】去净杂质，抢水洗净，沥去水，切段，干燥。(《山东2002》《山东1990》)

【成品性状】本品呈段状，根、茎、叶、花混合。根细小，黄色。根茎圆柱状，淡棕黄色。茎细长，灰绿色，节明显。叶多皱缩或脱落，绿褐色。花梗细长，花小，花冠基部筒状，上部五裂，偏向一边，淡紫红色，花冠筒内有白色茸毛。气微特异，味微甘而辛。(《山东2002》《山东1990》)

【性味与归经】辛，平。归心、小肠、肺经。

【功能与主治】清热解毒，利尿消肿。用于痈肿疔疮，蛇虫咬伤，臌胀水肿，湿热黄疸，湿疹湿疮。

【用法与用量】9 ~ 15g。

【贮藏】置于干燥处。

半枝莲

Banzhilian

SCUTELLARIAE BARBATAE HERBA

【来源】本品为唇形科植物半枝莲 *Scutellaria barbata* D. Don 的干燥全草（《中国药典 2020》）。主产于江苏、浙江、安徽等地，山东亦有分布。夏、秋二季茎叶茂盛时采挖，洗净，晒干。以身干、色紫绿、带叶、无杂质者为佳。

【炮制方法】（1）去净杂质，抢水洗净，沥去水，切段，干燥。（《山东 2002》《山东 1990》）

（2）去净残根、杂质及泥沙，洗净，稍润，切咀，干燥。（《山东 1975》）

【成品性状】本品呈段状，根、茎、叶、花、果实混合。根纤细。茎丛生，较细，方柱状；表面暗紫色或棕绿色，光滑。叶多皱缩，上表面暗绿色，下表面灰绿色。花序总状偏向一侧，花萼下唇裂片钝或较圆，花冠唇形，棕黄色或浅蓝紫色，被毛。果实扁球形，浅棕色。气微，味微苦。（《山东 2002》《山东 1990》）

【性味与归经】辛、苦，寒。归肺、肝、肾经。

【功能与主治】清热解毒，化瘀利尿。用于疔疮肿毒，咽喉肿痛，跌扑伤痛，水肿，黄疸，蛇虫咬伤。

【用法与用量】9 ~ 30g。

【贮藏】置于干燥处。

老鹳草

Laoguancao

ERODII HERBA GERANII HERBA

【来源】本品为牻牛儿苗科植物牻牛儿苗 *Erodium stephanianum* Willd.、老鹳草 *Geranium wilfordii* Maxim. 或野老鹳草 *Geranium carolinianum* L. 的干燥地上部分（《中国药典 2020》）。前者习称“长嘴老鹳草”，后两者习称“短嘴老鹳草”。主产于山东、山西、河北、湖北、四川、云南等地。夏、秋二季果实近成熟时采割，捆成把，晒干。以色灰绿、果实多、无根及泥沙杂质者为佳。

【炮制方法】(1) 去净杂质及残根，抢水洗净，稍润，切段，干燥。(《山东2002》《山东1990》)

(2) 去净残根及杂质，洗净，润透，切段，干燥。(《山东1975》)

(3) 洗净，闷透，切3分咀。(《汇编》)

【成品性状】本品呈段状，茎、叶、花果实混合。茎呈圆柱状，具纵沟，表面灰绿色或带紫色，质脆，切断面黄白色，有的中空。叶卷曲皱缩，灰褐色，质脆易碎。宿存花柱，形似鹳喙。果实长圆形或球形。气微，味淡。(《山东2002》《山东1990》)

【性味与归经】辛、苦，平。归肝、肾、脾经。

【功能与主治】祛风湿，通经络，止泻痢。用于风湿痹痛，麻木拘挛，筋骨酸痛，泄泻痢疾。

【用法与用量】9 ~ 15g。

【贮藏】置于阴凉干燥处。

地耳草（田基黄）

Di'ercao

HYPERICI JAPONICI HERBA

【来源】本品为藤黄科植物地耳草 *Hypericum japonicum* Thunb. 的干燥全草(《山东2012》)。主产于江西、福建、湖南、广东、广西、四川等地。春、夏二季花开时采收，去净杂质，晒干。以身干、色黄绿、带花叶、无泥土杂质者为佳。

【炮制方法】取地耳草，除去杂质，洗净，润软，切段，干燥。(《山东2012》《山东2002》)

【成品性状】本品呈不规则的段。根须状，黄褐色。茎有四棱，光滑，表面黄褐色或黄棕色，质脆，断面中空。完整叶片卵形或卵圆形，全缘，具腺点，基出脉3 ~ 5条。花小，橙黄色。气微，味微苦。(《山东2012》《山东2002》)

【性味与归经】苦、辛，平。归肝、胆、大肠经。

【功能与主治】清利湿热，散瘀消肿。用于急、慢性肝炎，疮疖痈肿。

【用法与用量】9 ~ 15g。

【贮藏】置于通风干燥处。

地锦草

Dijincao

EUPHORBIAE HUMIFUSAE HERBA

【来源】本品为大戟科植物地锦 *Euphorbia humifusa* Willd. 或斑地锦 *Euphorbia maculata* L. 的干燥全草（《中国药典 2020》）。主产于山东、河北、浙江等地。夏、秋二季采收，除去杂质，晒干。以身干、叶绿、梗紫红、无杂质者为佳。

【炮制方法】去净杂质及泥土，喷淋清水，稍润，切段，干燥。(《山东 2002》《山东 1990》《山东 1975》)

【成品性状】本品呈段状，根、茎、叶、花、果实混合。根细小，表面浅棕色或黄白色，切段面淡黄白色。茎细，呈叉状分枝，表面带紫红色，质脆，切断面黄白色。叶多皱缩或已脱落，表面绿色或带紫红色，有的上表面具红斑。杯状聚伞花序腋生，细小。蒴果三棱状球形，表面光滑。有的被稀疏短柔毛。种子细小，卵形，褐色。气微，味微涩。斑地锦，叶上表面具红斑，蒴果被稀疏白色短柔毛。(《山东 2002》《山东 1990》)

【性味与归经】辛，平。归肝、大肠经。

【功能与主治】清热解毒，凉血止血，利湿退黄。用于痢疾，泄泻，咯血，尿血，便血，崩漏，疮疖痈肿，湿热黄疸。

【用法与用量】9 ~ 20g。外用适量。

【贮藏】置于通风干燥处。

肉苁蓉

Roucongrong

CISTANCHES HERBA

【来源】本品为列当科植物肉苁蓉 *Cistanche deserticola* Y. C. Ma 或管花肉苁蓉 *Cistanche tubulosa*（Schenk）Wight 的干燥带鳞叶的肉质茎（《中国药典 2020》）。主产于内蒙古、甘肃、新疆等地。春、秋二季采收。春季采收后，置沙土地上晒干者，称“甜大芸”，秋季采收肥大者，投入盐湖中，腌1～3年后，取出，干燥，称“盐大芸”。以肉质、条粗长、肥大，色棕褐、柔嫩滋润者为佳。

【炮制方法】肉苁蓉 （1）去净杂质，大小分档，洗净，再稍浸泡，捞出，闷润，切厚片，干燥；或将盐苁蓉去净杂质，大小分档，置多量清水中，一般每天换水2～3次，至尝之无咸味时，取出，晒至半干，再闷润至软硬适宜，切厚片，干燥。（《山东2002》《山东1990》）

（2）去净杂质，用水浸泡3～4成透，捞出，润透，切厚片，干燥。盐肉苁蓉用宽水漂去盐分，切厚片。（《山东1975》）

（3）洗净，蒸透，去鳞，切片。（《汇编》）

（4）洗净，蒸透，切片。（《汇编》）

（5）水泡至7～8成透，闷透，刮去鳞片，切3cm。（《汇编》）

（6）水泡去咸味，刮去鳞片，切3cm。（《汇编》）

（7）洗去咸味及杂质，水闷透，切片。（《汇编》）

酒苁蓉 （1）将净肉苁蓉与黄酒拌和均匀，装入密闭容器内，密封，隔水加热，炖透，至呈黑色时，凉后取出，晒至外皮微干，再将余汁拌入，吸尽，干燥；或将净肉苁蓉与黄酒拌和均匀，置蒸制容器内，蒸至酒吸尽时，取出，干燥。每100kg肉苁蓉片，用黄酒30kg。（《山东2002》《山东1990》）

（2）取净肉苁蓉，加黄酒拌匀，按蒸法蒸至黑透（约8小时）；或按炖法炖至黑透（约一昼夜），取出，干燥。每肉苁蓉100斤，用黄酒20斤。（《山东1975》）

（3）水泡7成透，每10斤加黄酒3斤加水煮至液全部吃入，锅内蒸3～4小时，晾5～6成干，切3cm。（《汇编》）

盐肉苁蓉 （1）肉苁蓉片，拌盐水，炒。（《汇编》）

（2）肉苁蓉片，拌盐水，蒸。（《汇编》）

【成品性状】肉苁蓉 多为扁圆形厚片，片面棕褐色或灰棕色，中间有淡棕色点状维管束，排列成波状环纹。周边灰黑色，鳞片状。质硬，微有柔韧性。气微，味甜、微苦。（《山东2002》《山东1990》）

酒苁蓉 形如肉苁蓉片，片面黑色，有酒气。（《山东2002》《山东1990》）

【性味与归经】甘、咸，温。归肾、大肠经。

【功能与主治】补肾阳，益精血，润肠通便。用于肾阳不足，精血亏虚，阳痿不孕，腰膝酸软，筋骨无力，肠燥便秘。

【炮制作用】酒蒸肉苁蓉补肾助阳之力增强。

【用法与用量】6 ~ 10g。

【贮藏】置于通风干燥处，防蛀。

刘寄奴

Liujinu

SIPHONOSTEGIAE HERBA

【来源】本品为菊科植物奇蒿 *Artemisia anomala* S. Moore 或白苞蒿 *Artemisia actiflora* Wall. Ex DC. 的干燥地上部分（《中国药典 2020》）。本品为玄参科植物阴行草 *Siphonostegia chionensis* Benth. 的干燥地上部分（《山东 1990》）。全国大部分地区均产，山东亦有分布。秋季花开后结实时采割，除去杂质，干燥。以带果实者为佳。

【炮制方法】（1）除去杂质及残根，洗净，稍润，切段，干燥。（《山东 1990》）

（2）去净杂质及泥土，用水稍泡，洗净，润透切咀，干燥。（《山东 1975》）

（3）洗净，闷透，去根，切 3 ~ 5 分咀。（《汇编》）

（4）去根，略泡 2 ~ 3 小时，闷透，去根，切咀。（《汇编》）

【成品性状】本品茎略呈方形，表面棕紫色，断面黄白色，中央有髓，叶小多破碎，皱缩卷曲，呈棕黑色；花瓣黄褐色，果实表面有多数纵脉纹，内含多数细小的种子。无臭、无味。（《山东 1990》）

【性味与归经】苦，寒。归脾、胃、肝、胆经。

【功能与主治】清利湿热，凉血祛瘀。用于黄疸，小便不利，水肿腹胀，血痢，血淋，白带过多，月经不调，癥瘕积聚，产后血瘀腹痛。

【用法与用量】6 ~ 9g。外用适量。

【贮藏】置于通风干燥处。

灯心草

Dengxincao

JUNCI MEDULLA

【来源】本品为灯心草科植物灯心草 *Juncus effusus* L. 的干燥茎髓（《中国药典

2020》)。主产江苏、四川等地，山东亦有分布。夏末至秋季割取茎，晒干，取出茎髓，理直，扎成小把。以色白、条长、粗细均匀、有弹性者为佳。

【炮制方法】灯心草 （1）去净杂质，扎成小把，剪成长40～60mm的段。(《山东2012》《山东2002》)

（2）除去霉坏部分及杂质，扎成小把，剪成40～60mm段。(《山东1990》)

（3）去净霉坏部分及杂质，剪段。(《山东1975》)

（4）灯心，挑去杂质及霉坏的，干剪寸咀。(《汇编》)

灯心草炭 （1）将净灯心草扎成小把，置锅内，锅上扣一较小口径的锅，两锅衔接处，先用湿纸堵封，再用盐泥封固，上撒一层细沙，待泥稍干后，扣锅上贴白纸条，或放少许大米粒，并压一重物。文武火加热，检视白纸显焦黄色或大米粒显黄色时，及时离火，待冷却后，取出。(《山东2012》《山东1990》《山东2002》)

（2）取灯心草段，按闷煅法制炭。(《山东1975》)

（3）将灯心紧塞于竹筒内，将竹烧成炭，灯心即成炭，冷透取出。(《汇编》)

（4）将灯心草点火，急用盘扣起，至凉透，取出。(《汇编》)

朱灯心 （1）先将净灯心草段用清水润湿，再撒入飞朱砂，拌和均匀，晾干。(《山东1990》)

（2）灯心，先喷水，均匀湿润，取朱砂细粉，少量多次，随撒随拌，至灯心均匀黏着朱砂。(《汇编》)

【成品性状】灯心草 呈段状，细圆柱形。长40～60mm，直径1～3mm。表面白色或淡黄白色，有细纵纹，体轻质软，略有弹性。切断面白色。无臭，无味。(《山东2012》《山东2002》《山东1990》)

灯心草炭 形如灯心草段，炭黑色，质轻松，易碎。无臭，无味。(《山东2012》《山东2002》《山东1990》)

朱灯心 形如灯心草段，表面呈朱红色。(《山东1990》)

【性味与归经】甘、淡，微寒。归心、肺、小肠经。

【功能与主治】清心火，利小便。用于心烦失眠，尿少涩痛，口舌生疮。

【炮制作用】灯心草长于利水通淋。灯心草炭偏于凉血止血，清热敛疮。

【用法与用量】1～3g。

【贮藏】置于干燥处。

寻骨风

Xungufeng

ARISTOLOCHIAE MOLLISSIMAE HERBA

【来源】本品为马兜铃科植物绵毛马兜铃 *Aristolochia mollissima* Hance. 的干燥全草（《山东 2012》）。分布于山西、陕西、山东、江苏、浙江、江西、河南、湖南、贵州等地。生于低山草丛、山坡灌丛及路旁。5月开花前采收，连根挖出，除去泥土杂质，洗净，切段，晒干。以叶绿色、根茎多、香气浓者为佳。

【炮制方法】去净杂质，洗净或淋润，切段，干燥。（《山东 2012》《山东 2002》《山东 1990》《山东 1975》）

【成品性状】本品为不规则的段。根基细圆柱状，表面淡色，有细纵纹，质韧；断面黄白色，有放射状纹理。茎淡绿色，密被白色绵毛。叶多皱缩破碎，完整者呈卵状心形，灰绿色或黄绿色，两面密被白色绵毛。气微香，味苦，辛。（《山东 2012》《山东 2002》《山东 1990》）

【性味与归经】辛、苦，平。归肝经。

【功能与主治】祛风，活络，止痛。用于风湿痹痛，关节酸痛，腹痛，痈肿，疟疾。

【用法与用量】9 ~ 15g。

【注意】本品含马兜铃酸，可引起肾损伤等不良反应；儿童及老年人慎用；孕妇、婴幼儿及肾功能不全者禁用。

【贮藏】置于通风干燥处。

杠板归

Gangbangui

POLYGONI PERFOLIATI HERBA

【来源】本品为蓼科植物杠板归 *Polygonum perfoliatum* L. 干燥地上部分（《中国药典 2020》）。全国各地均产。夏季开花时采割，去净杂质，晒干。

【炮制方法】取杠板归，除去杂质，略洗，切段，干燥。（《山东 2012》《山东 2002》）

【成品性状】本品呈不规则段状。茎略呈四棱形，表面紫红色或紫棕色，具棱，棱上有倒生钩刺，切面黄白色，有髓或中空。叶互生，叶片多皱缩或破碎，完整者展平后呈近等边三角形，灰绿色至红棕色，下表面叶脉、叶柄及花梗均有倒生钩刺。顶端有短穗状花序，花小，多萎缩。瘦果球形，黑色。气微，茎味淡，叶味酸。(《山东 2012》《山东 2002》)

【性味与归经】酸，微寒。归肺、膀胱经。

【功能与主治】清热解毒，利水消肿，止咳。用于咽喉肿痛，肺热咳嗽，小儿顿咳，水肿尿少，湿热泻痢，湿疹，疖肿，蛇虫咬伤。

【用法与用量】15 ~ 30g。外用适量，煎汤熏洗。

【贮藏】置于干燥处。

连钱草

Lianqiancao

GLECHOMAE HERBA

【来源】本品为唇形科植物活血丹 *Glechoma longituba* (Nakai) Kupr. 的干燥地上部分(《中国药典 2020》)。全国大部分地区均产，山东亦有分布。春至秋季采收，除去杂质，晒干。以身干、叶多、色绿、香气浓者为佳。

【炮制方法】除去杂质，抢水洗净，沥去水，及时切段，干燥。(《山东 2002》《山东 1990》)

【成品性状】本品呈段状，茎、叶、花混合。茎方柱状，细而扭曲，表面黄绿色或紫红色，节上有不定根；质脆，断面常中空。叶多皱缩或破碎，完整者呈肾形或近心形，灰绿色或绿褐色，边缘具圆齿。轮伞花序腋生，花冠二唇形。搓之气芳香，味微苦。(《山东 2002》《山东 1990》)

【性味与归经】辛、微苦，微寒。归肾、膀胱经。

【功能与主治】利湿通淋，清热解毒，散瘀消肿。用于热淋、石淋，湿热黄疸，疮痈肿痛，跌扑损伤。

【用法与用量】15 ~ 30g。外用适量，煎汤洗或取鲜品捣烂敷患处。

【注意】单服连钱草后引起药物性皮炎，皮疹明显增多并向四肢扩展。

【贮藏】置于通风干燥处，防霉。

伸筋草

Shenjincao

LYCOPODII HERBA

【**来源**】本品为石松科植物石松 *Lycopodium japonicum* Thunb. 的干燥全草（《中国药典 2020》）。主产于湖北、浙江、江苏、贵州等地。夏、秋二季茎叶茂盛时采收，除去杂质，晒干。以茎长、黄绿色者为佳。

【**炮制方法**】（1）除去杂质，洗净，稍润，切段，干燥。（《山东 2002》《山东 1990》《山东 1975》）

（2）干切成咀。（《山东 1975》）

（3）洗净，闷透，切段。（《汇编》）

【**成品性状**】本品呈段状，茎、叶混合。茎细圆柱状，弯曲，表面黄绿色，质韧。切断面浅黄色，中央有白色木心。叶密生茎上，螺旋状排列，皱缩弯曲，线形或针形，黄绿色至浅黄棕色，无毛，先端芒状，全缘，易碎断。无臭，味淡。（《山东 2002》《山东 1990》）

【**性味与归经**】苦、辛，温。归肝、脾、肾经。

【**功能与主治**】祛风散寒，除湿消肿，舒筋活血。用于风湿寒痹，关节酸痛，皮肤麻木，四肢软弱，水肿，跌扑损伤。

【**用法与用量**】9 ~ 15g，或浸酒用。

【**贮藏**】置于通风干燥处。

佛耳草

Foercao

GNAPHALII AFFINIS HERBA

【**来源**】本品为菊科植物鼠曲草 *Gnaphalium affine* D. Don 的干燥地上部分（《山东 2002》）。主产于江苏、浙江等地，山东亦有分布。春、夏二季花开时采收，去净杂质，干燥。以色灰白、叶及花朵者为佳。

【炮制方法】去净杂质及残根，抢水洗净，稍润，切段，干燥。(《山东 2002》《山东 1990》)

【成品性状】本品呈不规则的段状。茎细柱形，灰白色，密被白色绵毛，质地柔软。叶片灰绿色，皱缩卷曲，完整者倒披针形或匙形，墨绿色。两面密被白色绵毛。头状花序多数，通常在顶端密集成伞房状，花金黄色或棕黄色。瘦果矩圆形，长约0.5mm，有乳头状突起，冠毛黄白色。气微，味微甘。(《山东 2002》《山东 1990》)

【性味与归经】微甘，平。归肺经。

【功能与主治】祛痰，止咳，平喘，祛风湿。用于咳嗽，痰喘，风湿痹痛。

【用法与用量】9 ~ 30g。

【贮藏】置于通风干燥处，防霉、防蛀。

青蒿

Qinghao

ARTEMISIAE ANNUAE HERBA

【来源】本品为菊科植物黄花蒿 *Artemisia annua* L. 的干燥地上部分(《中国药典 2020》)。全国各地均产。秋季花盛开时采割，除去老茎，阴干。以身干、色绿、粗茎少、不脱叶、香气浓者为佳。

【炮制方法】**青蒿** (1)取青蒿，除去杂质，喷淋清水，稍润，切段，干燥。(《山东 2012》《山东 2002》《山东 1990》《山东 1975》)

(2)喷水，润透，切咀。(《汇编》)

(3)青蒿，趁鲜切咀。(《汇编》)

醋青蒿 青蒿，每 10 斤，用醋 1 斤，拌均匀后，炒干。(《汇编》)

【成品性状】青蒿 本品呈段状。茎圆柱形，表面黄绿色或棕黄色，具纵棱线，质略硬，切面中央有白色的髓。叶暗绿色或棕绿色，多皱缩或破碎，完整叶片展开后呈三回羽状深裂，裂片和小裂片矩圆形或长椭圆形，两面被短毛。头状花序小，多数，球形或类球形，直径约 1.5mm，有短柄。气香特异，味微苦。(《山东 2002》《山东 1990》)

【性味与归经】苦、辛，寒。归肝、胆经。

【功能与主治】清虚热，除骨蒸，解暑热，截疟，退黄。用于温邪伤阴，夜热早凉，阴虚发热，骨蒸劳热，暑邪发热，疟疾寒热，湿热黄疸。

【用法与用量】6 ~ 12g，后下。

【贮藏】置于阴凉干燥处。

苦地丁

Kudiding

CORYDALIS BUNGEANAE HERBA

【来源】本品为罂粟科植物地丁草 *Corydalis bungeana* Turcz. 的干燥全草（《中国药典 2020》）。主产于辽宁、河北、山东等地。初夏季果实近成熟时，拔起全草，除去泥沙，晒干。以棵小、顶花带角、质柔软、色绿、味苦者为佳。

【炮制方法】去净杂质，喷淋清水，稍润，切段，干燥。（《山东 2002》《山东 1990》《山东 1975》）

【成品性状】本品呈段状，根、茎、叶、花、果混合。根细，黄白色。茎细，有 5 个棱脊及纵纹。叶多皱缩破碎，暗绿色或灰绿色，叶片深裂。叶腋有淡紫色小花或长椭圆形扁平的荚果，荚果灰绿色，内含数粒扁圆形、黑色的种子。气微、味苦。（《山东 2002》《山东 1990》）

【性味与归经】苦、辛，寒。归心、脾经。

【功能与主治】清热解毒。用于痈疽疔肿，瘰疬恶疮，毒蛇咬伤。

【用法与用量】9 ~ 30g。外用适量。

【贮藏】置于通风干燥处。

罗勒

Luole

OCIMI HERBA

【来源】本品为唇形科植物罗勒 *Ocimum basilicum* L. 干燥地上部分（《山东 2002》）。全国大部分地区均产，山东亦有分布。秋天枝叶茂盛时割取地上部分，晒干。以干燥、茎细、无泥沙杂草者为佳。

【炮制方法】去净杂质及残根，抢水洗净，稍润，切段，晒干。(《山东2012》《山东2002》《山东1990》)

【成品性状】本品呈段状，茎、叶混合。茎方柱状，表面紫色或黄紫色，有纵沟纹，具柔毛；切面中央有白色的髓。叶多脱落破碎，完整者呈卵圆形或卵状披针形。宿萼钟状，外表面及内面喉部被柔毛，内含小坚果。搓碎后有强烈香气，味辛，有清凉感。(《山东2012》《山东2002》《山东1990》)

【性味与归经】辛，温。归肺、脾、胃、大肠经。

【功能与主治】疏风行气，化湿消食，活血解毒。用于外感头痛，食胀气滞，脘痛，泄泻，月经不调，跌打损伤，蛇虫咬伤，皮肤湿疮，瘾疹瘙痒。

【用法与用量】6～9g。外用捣敷或煎汤洗患处。

【贮藏】置于阴凉干燥处。

败酱草

Baijiangcao

PATRINIAE HERBA

【来源】本品为败酱科植物黄花败酱 *Patrinia scabiosaefolia* Fisch. 或白花败酱 *Patrinia villosa* Juss. 的干燥全草(《山东2012》)。主产于长江流域各省，山东亦有分布。夏季花开前采收，除去泥沙，干燥。以身干、叶多、色绿、气浓、无杂质者为佳。

【炮制方法】(1)取败酱草，除去杂质，洗净，稍润，切段，干燥。(《山东2012》《山东2002》《山东1990》《山东1975》)

(2)取败酱草，清水洗去杂质，切3分咀，晒干。(《汇编》)

【成品性状】本品呈不规则的段状。根茎有节，上生须状细根。茎圆柱形，表面黄绿色或黄棕色，具纵棱及细纹理或光滑，有毛或无毛。叶多皱缩脱落，破碎。气特异，味微苦。(《山东2012》《山东2002》《山东1990》)

【性味与归经】辛、苦，微寒。归胃、大肠、肝经。

【功能与主治】清热解毒，消痈排脓，破血行瘀。用于肠痈腹痛，肺痈吐脓，痈肿疮毒，产后瘀阻腹痛。

【用法与用量】9～15g。外用鲜品适量，捣烂敷患处。

【贮藏】置于通风干燥处。

佩　兰

Peilan

EUPATORII HERBA

【来源】本品为菊科植物佩兰 *Eupatorium fortunei* Turcz. 的干燥地上部分（《中国药典 2020》）。主产于江苏、浙江、河北、山东等地。夏、秋二季分两次采割，除去杂质，晒干。以身干、叶多不碎、色绿、茎少、质嫩、香气浓、无杂质者为佳。

【炮制方法】（1）除去杂质，洗净，稍润，切段，干燥。（《山东 2002》《山东 1990》《山东 1975》）

（2）挑去杂质，喷水润透，切咀。（《汇编》）

【成品性状】本品呈段状，茎、叶混合。茎圆柱状，表面黄棕色或黄绿色，有的带紫色，有明显的节及纵棱线。质脆，切断面髓部白色或中空。叶多皱缩破碎，绿褐色，完整叶片 3 裂或不分裂，分裂者边缘有锯齿，不分裂者呈卵圆形、卵状披针形或椭圆形。气芳香，味微苦。（《山东 2002》《山东 1990》）

【性味与归经】辛，平。归脾、胃、肺经。

【功能与主治】芳香化湿，醒脾开胃，发表解暑。用于湿浊中阻，脘痞呕恶，口中甜腻，口臭，多涎，暑湿表证，湿温初起，发热倦怠，胸闷不舒。

【用法与用量】3 ~ 9g。

【贮藏】置于阴凉干燥处。

金牛草

Jinniucao

POLYGALAE TELEPHIOIDIS HERBA

【来源】本品为蕨科植物银粉背蕨 *Aleuritopteris argentea*（Cmel.）Fee. 的干燥全草（《中国药典 2020》）。本品为蕨科植物银粉背蕨 *Aleuritopteris agentia*（Cmel）Fee 或远志科植物小花远志 *Polygala telephioides* Willd. 的干燥全草（《山东 2002》）。主产于广东、广西、湖南、江西，山东亦有分布。夏季采收，扎成小捆，晒干。以茎苗矮小，叶色黄绿、整齐者为佳。

【炮制方法】(1)去净杂质，切段。(《山东2002》《山东1990》)

(2)去净杂质，稍润，切段，干燥。(《山东1975》)

【成品性状】银粉背蕨呈段状，茎、叶混合。根茎具深褐色鳞片，无毛。叶柄褐栗色，有光泽；叶片蜷缩，展开后呈近五角形，掌状羽裂，背面有黄色粉粒，叶脉纤细，下面不凸起。孢子囊群集生于叶缘，成条形。小花远志呈段状，根、茎、叶、花混合。根细小，淡黄色或淡棕色。茎细，棕黄色，被柔毛，切断面中空。叶皱缩，完整叶呈卵形、倒卵形或长圆形，两面均呈黄绿色，疏被短柔毛。叶腋常见数朵小花或蒴果，蒴果近圆形，先端有缺刻。无臭，味淡。(《山东2002》《山东1990》)

【性味与归经】辛，平。

【功能与主治】祛痰止咳，解毒，破血。用于风痰，膈气，解罂粟毒。

【用法与用量】15 ~ 30g。

【贮藏】置于干燥处。

金沸草

Jinfeicao

INULAE HERBA

【来源】本品为菊科植物条叶旋覆花 *Inula linariifolia* Turcz. 或旋覆花 *Inula japonica* Thunb. 的干燥地上部分(《中国药典2020》)。主产于河南、江苏、河北、浙江、安徽等地，山东亦有分布。夏、秋二季采割，晒干。以色绿褐、叶多、带花者为佳。

【炮制方法】去净杂质，洗净，切段，干燥。(《山东2002》《山东1990》)

【成品性状】本品呈段状，茎、叶、花混合。茎圆柱状，表面绿褐色或棕褐色，疏被短柔毛，有多数细纵纹；质脆，切断面黄白色，中央有白色的髓或中空。叶片条状或条状披针形，先端尖，基部抱茎，全缘，边缘反卷，上表面近无毛，下表面被短柔毛。头状花序，黄色。气微，味微苦。(《山东2002》《山东1990》)

【性味与归经】苦、辛、咸，温。归肺、大肠经。

【功能与主治】降气，消痰，行水。用于风寒咳嗽，痰饮蓄结，痰壅气逆，胸膈痞满，喘咳痰多；外治疔疮肿毒。

【用法与用量】4.5 ~ 9g。外用鲜品适量，捣汁涂患处。

【贮藏】置于通风干燥处。

金钱草

Jinqiancao

LYSIMACHIAE HERBA

【来源】本品为报春花科植物过路黄 *Lysimachia christinae* Hance 的干燥全草（《中国药典 2020》）。主产于四川、江苏、广西、浙江、湖南等地，山东亦有分布。夏、秋二季采收，去净杂质，晒干。以叶大、须根少者为佳。

【炮制方法】除去杂质，抢水洗净，沥去水，切段，干燥。（《山东 2002》《山东 1990》《山东 1975》）

【成品性状】本品呈段状，根、茎、叶、花混合。根细，切断面皮部深棕色，中心淡黄色。茎扭曲，表面棕色或暗棕红色，有纵纹，下部茎节上有时具须根，断面实心。叶多皱缩破碎，完整者呈宽卵形或心形，基部微凹，全缘；主脉明显突起，用水浸后，对光透视可见黑色或褐色条纹；花黄色。蒴果球形。气微，味淡。（《山东 2002》《山东 1990》）

【性味与归经】甘、咸，微寒。归肝、胆、肾、膀胱经。

【功能与主治】清利湿热，通淋，消肿。用于热淋，沙淋，尿涩作痛，黄疸尿赤，痈肿疔疮，毒蛇咬伤；肝胆结石，尿路结石。

【用法与用量】15 ~ 60g，鲜品加倍。

【贮藏】置于通风干燥处。

鱼腥草

Yuxingcao

HOUTTUYNIAE HERBA

【来源】本品为三白草科植物蕺菜 *Houttuynia cordata* Thunb. 的新鲜全草或干燥地上部分（《中国药典 2020》）。主产于江苏、浙江、湖北等地。夏、秋季茎叶茂盛时采收，割取地上部分，除去杂质，干燥。以身干、叶多、无根、有花穗、色淡红褐、鱼腥气浓者为佳。

【炮制方法】（1）除去杂质，抢水洗净，切段，晒干。（《山东 2002》《山东

1990》《山东 1975》）

（2）洗净，切 3 分咀。（《汇编》）

【成品性状】本品为茎、叶、花混合，呈段状。茎呈扁圆柱状，扭曲，表面棕黄色或灰绿色，具纵棱，质脆。叶多皱缩破碎，叶片上表面暗黄绿色至暗棕色，下表面灰绿色或灰棕色。花序穗状，黄棕色。有鱼腥气，味微涩。（《山东 2002》《山东 1990》）

【性味与归经】辛，微寒。归肺经。

【功能与主治】清热解毒，消痈排脓，利尿通淋。用于肺痈吐脓，痰热喘咳，热痢，热淋，痈肿疮毒。

【用法与用量】15 ~ 25g，不宜久煎；鲜品用量加倍，水煎或捣汁服。外用适量，捣敷或煎汤熏洗患处。

【贮藏】干鱼腥草置于干燥处；鲜鱼腥草置于阴凉潮湿处。

卷柏

Juanbai

SELAGINELLAE HERBA

【来源】本品为卷柏科植物卷柏 *Selaginella tamariscina*（Beauv.）Spring 或垫状卷柏 *Selaginella pulvinata*（Hook. et Grev.）Maxim. 的干燥全草（《中国药典 2020》）。主产于山东、辽宁、河北等地。全年均可采收，除去须根及泥沙，干燥。以身干、叶多、色绿、完整不碎者为佳。

【炮制方法】卷柏 （1）除去杂质及残留的须根，洗净，稍润，切段，干燥。（《山东 2002》《山东 1990》《山东 1975》）

（2）去根，簸去泥土，或洗净泥土。（《汇编》）

（3）去根，切碎。（《汇编》）

卷柏炭 （1）将净卷柏段置热锅内，武火炒至表面呈焦黑色，内部呈褐色时，喷淋清水少许，灭尽火星，取出，及时摊晾，凉透。（《山东 2002》《山东 1990》《山东 1975》）

（2）卷柏，炒至 7 成黑色，喷水止烟，炒干，放冷透。（《汇编》）

醋卷柏 以适量醋，拌均匀，炒干。（《汇编》）

【成品性状】**卷柏** 为茎枝、叶混合，呈扁段状。绿色或黄绿色。茎短。枝扁，有密生的鳞片状小叶，叶缘有细尖的锯齿。质脆，易折断。气微，味淡。(《山东2002》《山东1990》)

卷柏炭 形如卷柏段，表面呈焦黑色，内部呈褐色，质脆易碎，具焦气。(《山东2002》《山东1990》)

【性味与归经】辛，平。归肝、心经。

【功能与主治】活血通经。用于经闭痛经，癥瘕痞块，跌扑损伤。卷柏炭化瘀止血，用于吐血、崩漏、便血、脱肛。

【用法与用量】5 ~ 10g。

【注意】孕妇慎用。

【贮藏】置于干燥处。

泽　兰

Zelan

LYCOPI HERBA

【来源】本品为唇形科植物毛叶地瓜儿苗 *Lycopus lucidus* Turcz. Var. *hirtus* Regel 的干燥地上部分(《中国药典2020》)。全国大部分地区均产，山东亦有分布。夏、秋间茎叶茂盛时采割，干燥。以身干、质嫩、叶多、色绿、不破碎者为佳。

【炮制方法】(1) 去净杂质及根，喷淋清水，稍润，切小段，干燥。(《山东2002》《山东1990》《山东1975》)

(2) 洗净，去根，切3分咀。(《汇编》)

(3) 洗净，去根，切3分咀，但尚需要老梗。(《汇编》)

(4) 泡2 ~ 3小时，闷透，切片。(《汇编》)

(5) 泽兰，趁鲜，切。(《汇编》)

【成品性状】本品为茎、叶、花混合，呈段状。茎呈方柱状，四面均有浅纵沟，表面黄绿色或带紫，节处有白色绒毛，质脆，切断面黄白色，髓部中空。叶皱缩，破碎，上表面黑绿色，下表面灰绿色，两面均有短毛，边缘有锯齿。花黄褐色，无臭，味淡。(《山东2002》《山东1990》)

【性味与归经】苦、辛，微温。归肝、脾经。

【功能与主治】活血调经，祛瘀消痈，利水消肿。用于月经不调，经闭，痛经，产后瘀血腹痛，疮痈肿毒，水肿腹水。

【用法与用量】6 ~ 12g。

【贮藏】置于通风干燥处。

细 辛

Xixin

ASARI RADIX ET RHIZOMA

【来源】本品为马兜铃科植物北细辛 *Asarum heterotropoides* Fr. Schmidt var. *mandshuricum*（Maxim.）Kitag. 、汉城细辛 *Asarum sieboldii* Miq. var. *seoulense* Nakai 或华细辛 *Asarum sieboldii* Miq. 的干燥根和根茎（《中国药典 2020》）。主产于辽宁、吉林、黑龙江、山东、浙江等地。夏、秋季连根采挖，除净泥沙，置阴凉通风处晾干。以身干、根多、色灰黄、叶色绿、香气浓、味辛辣而麻舌者为佳。

【炮制方法】（1）除去杂质，抢水洗净，稍润，切段，晾干。（《山东 2002》《山东 1990》《山东 1975》）

（2）用多量水急洗，捞出，切咀，及时晾干。（《汇编》）

（3）喷水，润透，切咀。（《汇编》）

【成品性状】本品为根及根茎、叶、花、果混合，呈段、丝状。根状茎呈不规则的圆柱状，表面灰棕色，粗糙，有环形节。根细，表面灰黄色，平滑或具纵皱纹。叶多破碎或呈丝状片，表面淡绿色。花钟形，暗紫色。果实半球形。气辛香，味辛辣，麻舌。（《山东 2002》《山东 1990》）

【性味与归经】辛，温。归心、肺、肾经。

【功能与主治】解表散寒，祛风止痛，通窍，温肺化饮。用于风寒感冒，头痛，牙痛，鼻塞流涕，鼻鼽，鼻渊，风湿痹痛，痰饮喘咳。

【用法与用量】1 ~ 3g；散剂每次服 0.5 ~ 1g。外用适量。

【注意】不宜与藜芦同用。

【贮藏】置于阴凉干燥处。

荆 芥

Jingjie

SCHIZONEPETAE HERBA

【来源】本品为唇形科植物荆芥 *Schizonepeta tenuifolia* Briq. 的干燥地上部分(《中国药典 2020》)。主产于江苏、浙江、江西、河北、湖北、湖南等地，山东亦有分布。夏、秋季花开到顶，穗绿色时采割，除去杂质，干燥。以身干、色黄绿、茎细、穗多、香气浓、无泥沙杂质者为佳。

【炮制方法】荆芥 (1)除去残根及杂质，抢水洗净，稍润，切小段，干燥。(《山东 2002》《山东 1990》)

(2)去净残根及杂质，粗细分开(粗者砸开)，分别用水浸泡 4 ~ 5 成透，捞出，润透，切咀，干燥。(《山东 1975》)

(3)剪去穗，细的洗净即切，粗的略泡 1 ~ 2 小时，去根，切 1 分咀。(《汇编》)

(4)粗的砸碎，泡 2 ~ 3 天，闷透，切咀。(《汇编》)

荆芥穗 (1)摘取荆芥花穗，筛去灰屑，切段。(《山东 2002》《山东 1990》《山东 1975》)

(2)去柄，干切段。(《汇编》)

荆芥炭 (1)将荆芥段置热锅内，中火炒至表面呈焦褐色，内部呈褐色时，喷淋清水少许，灭尽火星，取出，及时摊晾，凉透。(《山东 2002》《山东 1990》《山东 1975》)

(2)炒至外黑内焦黄，喷水止烟，炒干放凉透。(《汇编》)

荆芥穗炭 将荆芥穗段置热锅内，中火炒至表面呈焦褐色，内部呈褐色时，喷淋清水少许，灭尽火星，取出，及时摊晾，凉透。(《山东 2002》《山东 1990》《山东 1975》)

炒荆芥 荆芥，炒至微黄，有凉味出。(《汇编》)

炒荆芥穗 荆芥穗，炒至微黄，有凉味出。(《汇编》)

【成品性状】荆芥 (1)呈段状，茎、叶、花穗混合。茎方柱状，表面淡黄绿色或淡紫红色，被短柔毛，质脆，切断面类白色。叶片皱缩卷曲，多已脱落，完整者羽状分裂，裂片细长。穗状轮伞花序顶生，淡棕色或黄绿色，被短柔毛。小坚果棕

黑色。气芳香，味微涩而辛凉。(《山东 2002》)

（2）为茎、叶、花穗混合，呈段状。茎呈方柱状，表面淡黄绿色或淡紫红色，被短柔毛。气芳香，味微涩而辛凉。(《山东 1990》)

荆芥炭 形如荆芥段，表面呈焦褐色，内部呈褐色，味苦而稍辛香。(《山东 2002》《山东 1990》)

荆芥穗 为不规则的段状，花冠多脱落，宿萼钟状，先端 5 齿裂，淡棕色或黄绿色，被短柔毛，气芳香，味微涩而辛凉。(《山东 2002》《山东 1990》)

荆芥穗炭 形如荆芥穗，表面焦褐色，内部焦黄色，苦而辛香。(《山东 2002》《山东 1990》)

【性味与归经】辛，微温。归肺、肝经。

【功能与主治】解表散风，透疹，消疮。用于感冒，头痛，麻疹，风疹，疮疡初起。

【炮制作用】炒荆芥具有祛风理血的作用。荆芥炭辛散作用极弱，具有止血的功效。

【用法与用量】5 ~ 10g。

【贮藏】置于阴凉干燥处。

茵 陈

Yinchen

ARTEMISIAE SCOPARIAE HERBA

【来源】本品为菊科植物滨蒿 *Artemisia scoparia* Waldst. et Kit. 或茵陈蒿 *Artemisia capillaris* Thunb. 的干燥地上部分（《中国药典 2020》）。主产于陕西、山西、安徽等地，山东亦有分布。春季幼苗高 6 ~ 10cm 时采收，除去老茎及杂质，干燥。以质嫩、绵软、色灰白、无泥沙杂质、香气浓者为佳。

【炮制方法】茵陈 （1）取茵陈，除去残根、老茎及杂质，搓碎，筛去灰屑。(《山东 2012》《山东 2002》《山东 1990》《山东 1975》)

（2）罗去土，挑去根及杂草。(《汇编》)

炒茵陈 微炒。(《汇编》)

酒茵陈 以适量酒，拌均匀，炒干。(《汇编》)

【成品性状】茵陈 （1）本品呈松散的团状，灰白色或灰绿色，全体密被白色茸毛，绵软如绒。气清香，味微苦。(《山东 2012》《山东 1990》)

（2）本品呈松散的团状，灰白色或灰绿色，全体密被白色茸毛，绵软如绒。茎细小，除去白色茸毛后可见明显纵纹。叶具柄，展平后叶片呈羽状分裂。气清香，味微苦。（《山东2002》）

【性味与归经】苦、辛，微寒。归脾、胃、肝、胆经。

【功能与主治】清利湿热，利胆退黄。用于黄疸尿少，湿温暑湿，湿疮瘙痒。

【用法与用量】6～15g。外用适量，煎汤熏洗。

【贮藏】置于阴凉干燥处，防潮。

荔枝草

Lizhicao

SALVIAE PLEBEIA HERBA

【来源】本品为唇形科植物荔枝草 *Salvia plebeia* R. Br. 的干燥地上部分（《山东2012》）。主产于我国华东、中南及西南各省。夏、秋二季花开穗绿时采收，晒干或鲜用。以色绿、叶多、香气浓者为佳。

【炮制方法】取荔枝草，除去杂质，切段，晒干。（《山东2012》《山东2002》）

【成品性状】本品呈段状。茎方柱形，表面灰绿色至棕褐色，被短柔毛；切面类白色，中空。叶片多破碎，展平后边缘有钝齿，两面疏被短柔毛。轮伞花序，碎断；残存花萼钟状，灰绿色至淡棕色，短柔毛。体轻，质脆。气芳香，味苦、辛。（《山东2012》《山东2002》）

【性味与归经】苦、辛，凉。归肺、胃经。

【功能与主治】清热解毒，凉血利尿。用于咽喉肿痛，支气管炎，肾炎水肿，痈肿；外治乳腺炎，疮痈肿痛、出血。

【用法与用量】9～30g。外用适量。

【贮藏】置于阴凉干燥处。

香 薷

Xiangru

MOSLAE HERBA

【来源】本品为唇形科植物石香薷 *Mosla chinensis* Maxim. 或江香薷 *Mosla chinensis* 'Jiangxiangru' 的干燥地上部分（《中国药典2020》）。本品为唇形科植物海州香薷 *Elsholtzia splendens* Nakai ex F. Mackawa 的干燥地上部分（《山东1990》）。主产于江西、河南、陕西、江苏、浙江、云南、四川等地，山东亦有分布。夏、秋季叶茂盛，花初开时采割，除去杂质，干燥。以枝嫩、穗多、茎色淡紫、叶色绿、无泥沙杂质、香气浓烈者为佳。

【炮制方法】（1）取香薷，除去残根和杂质，抢水洗净，切段，晾干。（《山东2012》《山东2002》《山东1990》《山东1975》）

（2）香薷，洗净，闷透，去根，切3分咀。（《汇编》）

（3）香薷，喷水，闷透，去根，切咀。（《汇编》）

【成品性状】（1）为不规则的段。茎呈方柱形，直径1～2mm，密被白色茸毛，节明显。叶多皱缩，展平后呈长卵形或披针形，暗绿色或黄绿色，边缘有3～5疏浅锯齿。穗状花序，花萼宿存，钟状，淡紫红色或灰绿色，先端5裂，密被茸毛。小坚果4，近圆球形，具网纹。气清香而浓，味微辛而凉。（《山东2012》）

（2）本品呈段状，茎、叶、花混合。茎方柱状，直径1～2mm，节明显。叶多皱缩或脱落，叶片展平后呈长卵形或披针形，暗绿色或黄绿色，边缘有疏锯齿。穗状花序，花萼宿存，钟状，淡紫红色或灰绿色，先端5裂，密被茸毛。小坚果4，近圆球形，具网纹，网间隙下凹呈浅凹状。气清香而浓，味微辛而凉。（《山东2002》）

（3）本品为茎、叶、花混合，呈段状。茎呈方柱状或近圆柱状，表面紫棕色或黄绿色，有节。叶多皱缩或脱落，黄绿色或暗绿色。穗状花序。花萼钟状，淡紫红色或灰绿色。气清香而浓，味辛而微凉。（《山东1990》）

【性味与归经】辛，微温。归肺、胃经。

【功能与主治】发汗解表，化湿和中。用于暑湿感冒，恶寒发热，头痛无汗，腹痛吐泻，水肿，小便不利。

【用法与用量】3～10g。

【贮藏】置于阴凉干燥处。

穿心莲

Chuanxinlian

ANDROGRAPHIS HERBA

【来源】本品为爵床科植物穿心莲 *Andrographis paniculata*（Burm. f.）Nees 的干燥地上部分（《中国药典 2020》）。主产于广东、福建等地，山东亦有栽培。秋初茎叶茂盛时采割，晒干。

【炮制方法】除去杂质，洗净，稍润，切小段，干燥。（《山东 2002》《山东 1990》《山东 1975》）

【成品性状】本品为茎、叶混合，呈段片状。茎呈方柱状，节稍膨大，质脆。叶片皱缩，全缘或波状，上表面绿色，下表面灰绿色，两面光滑。气微，味极苦。（《山东 2002》《山东 1990》）

【性味与归经】苦，寒。归心、肺、大肠、膀胱经。

【功能与主治】清热解毒，凉血消肿。用于感冒发热，咽喉肿痛，口舌生疮，顿咳劳嗽，泄泻痢疾，热淋涩痛，痈肿疮疡，蛇虫咬伤。

【用法与用量】6～9g。外用适量。

【贮藏】置于干燥处。

绞股蓝

Jiaogulan

GYNOSTEMMATIS PENTAPHYLLI HERBA

【来源】本品为葫芦科植物绞股蓝 *Gynostemma pentaphyllum* Makino 的干燥地上部分（《山东 2002》）。分布于陕西、甘肃和长江以南各地，山东菏泽、淄博及胶东半岛亦有栽培。秋季开花期采集地上部分，晒干。

【炮制方法】去净杂质，切段，干燥。（《山东 2002》）

【成品性状】本品呈段状，茎、叶、花混合。茎圆柱状，卷曲先端 2 裂或不分裂。叶多破碎，完整者通常由 5 小叶组成鸟趾状复叶，小叶片卵形或椭圆形，有小叶柄，背面叶脉有短毛。花黄绿色，花冠裂片披针形。味甜、微苦。（《山东 2002》）

【性味与归经】苦，寒。归肺、脾、肾经。

【功能与主治】清热解毒，止咳祛痰，生津安神。用于慢性气管炎，传染性肝炎，肾盂肾炎，胃肠炎，心血管病。

【用法与用量】3 ~ 5g。

【贮藏】置于阴凉干燥处。

荷 梗

Hegeng

NELUMBINIS CAULIS

【来源】本品为睡莲科植物睡莲 *Nelumbo nucifera* Gaertn. 的干燥叶柄或花柄(《山东 2012》)。主产于湖南、福建、江苏等地，山东亦有栽培。秋季采收，晒干。以身干、条长、茎粗、棕黄色、无泥土杂质者为佳。

【炮制方法】取荷梗，除去杂质，洗净，稍润，切段，干燥。(《山东 2012》《山东 2002》《山东 1990》《山东 1975》)

【成品性状】(1)本品为不规则段。茎圆柱形，表面棕黄色或黄褐色，有数条深浅不等的纵沟和细小的刺状突起。切面可见数个大小不等的孔道。体轻，质脆。气微，味淡。(《山东 2012》《山东 2002》)

(2)本品为圆柱形段状，表面淡棕黄色，有抽沟纹及刺状突起，切断面淡粉白色，可见数个大小不等的孔道。质脆，易折断。气微，味淡。(《山东 1990》)

【性味与归经】苦，平。归肝、脾、胃经。

【功能与主治】清热解暑，通气行水。用于治疗暑湿胸闷，泄泻，痢疾，带下。

【用法与用量】9 ~ 15g。

【贮藏】置于通风干燥处。

鸭跖草

Yazhicao

COMMELINAE HERBA

【来源】本品为鸭跖草科植物鸭跖草 *Commelina communis* L. 的干燥地上部分

(《山东 2002》)。全国大部分地区均产，山东亦有分布。夏、秋季采收，洗净，晒干或鲜用。以身干、色绿、无根、无杂质者为佳。

【炮制方法】除去杂质及泥土，抢水洗净，稍润，切段，干燥。(《山东 2002》《山东 1990》《山东 1975》)

【成品性状】本品为茎、叶、花混合，呈段状。有纵棱，节稍膨大，质柔软，切断面有髓。叶互生，完整叶片呈卵状披针形，全缘，叶脉平行，花多脱落，总苞佛焰苞状，心形，花瓣皱缩，蓝色。气微，味淡。(《山东 2002》《山东 1990》)

【性味与归经】甘、淡，寒。归肺、胃、小肠经。

【功能与主治】清热泻火，解毒，利水消肿。用于感冒发热，热病烦渴，咽喉肿痛，水肿尿少，热淋涩痛，痈肿疔毒。

【用法与用量】15～30g。外用适量。

【贮藏】置于通风干燥处，防霉。

透骨草

Tougucao

SPERANSKIAE TUBERCULATAE HERBA

【来源】本品为豆科植物野豌豆 *Vicia amoena* Fisch、广布野豌豆 *Vicia cracca* L.、假香野豌豆 *Vicia pseudo-orobus* Fisch. Et Mey、毛山野豌豆 *Vicia amoena* Fisch. var. *Sericea Kitag*. 或狭山野豌豆 *Vicia amoena* Fisch. var. *angusta* Freyn. 的干燥地上部分(《山东 2002》)。本品为大戟科植物地构叶 *Speranskia tuberculata*(Bge.)Baill. 的干燥地上部分或紫葳科植物角蒿 *Incarvillea sinensis* Lam. 的干燥全草(《山东 2002》)。前者习称“珍珠透骨草”，后者习称“羊角透骨草”。主产于河南、山西、吉林、山东等地。夏、秋二季果实近成熟时采收，去净杂质及泥土，晒干。珍珠透骨草以色绿、枝嫩、带有珍珠状果实者为佳。羊角透骨草以身干、色黄绿、叶多不碎、无杂质者为佳。

【炮制方法】(1)去净残根及杂质，洗净，稍润，切小段，干燥。(《山东 2002》《山东 1990》)

(2)去净残根及杂质，洗净，稍润，切咀，干燥。(《山东 1975》)

(3)清水洗净，去根，切 2～3 分咀，晾干。(《汇编》)

（4）清水洗净，去根，切 2 ~ 3 分咀，晾干，去老梗。（《汇编》）

（5）透骨草，稍泡，切片或咀。（《汇编》）

（6）透骨草，泡 1 ~ 2 小时，切咀。（《汇编》）

【成品性状】本品呈段片状，茎、叶、花、果混合。珍珠透骨草呈圆柱状，微有棱，表面浅绿色或灰绿色，被白色柔毛，质脆，切断面黄白色。叶片多卷曲皱缩而破碎，呈灰绿色，两面均被白色细柔毛。总状花序或果序，蒴果三角状扁圆形。气微，味淡而后苦。羊角透骨草茎呈圆柱状，表面淡绿色至黄绿色，略具纵纹或细棱，光滑，切断面黄白色，髓白色。叶多皱缩或脱落。果实呈羊角状，种子扁平。气微，味淡。（《山东 2002》《山东 1990》）

【性味与归经】辛、苦，温。归肝、肾经。

【功能与主治】散风祛湿，解毒止痛。用于风湿关节痛，阴囊湿疹，脚癣瘙痒；外用治疮疡肿毒。

【用法与用量】10 ~ 15g。外用适量。

【注意】孕妇忌用。

【贮藏】置于通风干燥处。

益母草

Yimucao

LEONURI HERBA

【来源】本品为唇形科植物益母草 *Leonurus japonicus* Houtt. 的新鲜或干燥地上部分（《中国药典 2020》）。全国各地均产。鲜品春季幼苗期至初夏花前期采割；干品夏季茎叶茂盛、花未开或初开时采割，晒干，或切段晒干。以茎细、枝嫩、叶多、色绿、无杂质者为佳。

【炮制方法】鲜益母草 （1）取鲜益母草，除去杂质，迅速洗净，切段。（《山东 2012》）

（2）鲜品去净杂质，切去残根，迅速洗净，切段。（《山东 2002》《山东 1990》）

（3）趁鲜切咀，干燥。（《山东 1975》）

（4）去根，趁鲜切咀，晒干。（《汇编》）

干益母草 （1）干品去净杂质，迅速洗净，润透，切段，干燥。（《山东 2002》

《山东 1990》）

（2）去净残根及杂质，洗净，润透，切咀。（《山东 1975》）

（3）洗净或粗的略泡 2 ~ 3 小时，去根，切 3 分咀。（《汇编》）

酒益母草 每 10 斤用黄酒 1 斤，拌均匀后，炒干。（《汇编》）

益母草炭 炒至外黑内焦黄，喷水止烟，炒干，放冷透。（《汇编》）

【成品性状】鲜益母草 本品呈不规则的段。幼苗期无茎，基生叶圆心形，边缘 5 ~ 9 裂，每裂片有 2 ~ 3 钝齿。花前期茎呈方柱形，四面凹下成纵沟；表面青绿色，质鲜嫩，切面中部有髓。叶片青绿色，质鲜嫩，揉之有汁。气微，味微苦。（《山东 2012》《山东 2002》《山东 1990》）

干益母草 本品呈段状，茎、叶、花混合。茎呈方柱状，四面凹下呈纵沟，表面灰绿色或黄绿色，体轻，质韧，切段面中心有髓，白色。叶片灰绿色，多皱缩，破碎，易脱落。轮伞花序腋生。小花淡紫色，花萼筒状，花冠二唇形。气微，味微苦。（《山东 2002》《山东 1990》）

【性味与归经】苦、辛，微寒。归肝、心包、膀胱经。

【功能与主治】活血调经，利尿消肿，清热解毒。用于月经不调，痛经经闭，恶露不尽，水肿尿少，疮疡肿毒。

【炮制作用】酒制益母草寒性缓和，活血祛瘀、调经止痛作用增强。

【用法与用量】9 ~ 30g；鲜品 12 ~ 40g。

【注意】孕妇慎用。

【贮藏】干益母草置于干燥处；鲜益母草置于阴凉潮湿处。

浮 萍

Fuping

SPIRODELAE HERBA

【来源】本品为浮萍科植物紫萍 *Spirodela polyrrhiza*（L.）Schleid. 的干燥全草（《中国药典 2020》）。全国各地均产。6—9 月采收，自水中捞出后，洗净，去净杂质，干燥。以身干、叶状体上绿下紫、无泥沙杂质者为佳。

【炮制方法】（1）去净杂质，筛去泥沙，洗净，干燥。（《山东 2002》《山东 1990》）

（2）去净杂质沙石。（《山东 1975》）

（3）浮萍草，筛去杂质，罗去土，簸去沙石，用浮叶。（《汇编》）

【**成品性状**】本品为呈卵形或卵圆形的扁平叶状体。长 2 ~ 5mm。上表面淡绿色至灰绿色，偏侧有一小凹陷，边缘整齐或微卷曲。下表面紫绿色至紫棕色，着有数条须根。体轻，手捻易碎。气微。味淡。（《山东 2002》《山东 1990》）

【**性味与归经**】辛，寒。归肺经。

【**功能与主治**】宣散风热，透疹，利尿。用于麻疹不透，风疹瘙痒，水肿尿少。

【**用法与用量**】3 ~ 9g。外用适量，煎汤浸洗。

【**贮藏**】置于通风干燥处，防潮。

甜地丁

Tiandiding

GUELDENSTAEDTIAE HERBA

【**来源**】本品为豆科植物米口袋 *Gueldenstaedtia verna*（Georgi）A. Bor. 的干燥全草（《山东 2002》）。主产于黑龙江、吉林、辽宁、内蒙古、山西、河南、山东、安徽、江苏、湖北等地。春、夏二季采挖，去净杂质，晒干。以根粗壮而长、叶绿、无杂质者为佳。

【**炮制方法**】（1）去净杂质，洗净，稍润，切小段，干燥。（《山东 2002》《山东 1990》）

（2）去净杂质，洗净，润透，切厚片，干燥。（《山东 1975》）

（3）水洗净泥土，切 3 分咀。（《汇编》）

（4）喷水，去根，切 3 分咀。（《汇编》）

【**成品性状**】本品呈段状，根、叶、花、果混合。根呈圆柱状，表面红棕色或淡黄棕色，有纵皱纹，质硬；切断面有放射状纹理，边缘乳白色，绵毛状，中央浅黄色。茎细，灰绿色，有茸毛。叶皱缩或破碎，灰绿色，被白色柔毛。花紫色，花冠呈蝶形。荚果圆筒状，种子细小，黑绿色。气微，味淡、微甜，嚼之有豆腥味。（《山东 2002》《山东 1990》）

【**性味与归经**】甘、苦，寒。归心、肝经。

【**功能与主治**】清热解毒，消肿。用于痈肿疔疮，外耳道疖肿，毒蛇咬伤，阑尾炎。

【用法与用量】9 ~ 30g。外用鲜品适量。

【贮藏】置于通风干燥处。

猫眼草

Maoyancao

EUPHORBIAE LUNULATAE HERBA

【来源】本品为大戟科植物猫眼草 *Euphorbia lunulata* Bunge 的干燥地上部分（《山东 2012》）。主产于河北、内蒙古、山西、辽宁等地，山东亦有分布。夏、秋二季采收，去净杂质，晒干。以身干、叶多、无杂质者为佳。

【炮制方法】（1）取猫眼草，除去杂质，洗净，闷润，切段，晒干。（《山东 2012》）

（2）去净杂质，洗净，稍润，切段，干燥。（《山东 2002》《山东 1990》）

（3）洗净，闷透，切 3 分咀。（《汇编》）

【成品性状】本品呈不规则段状。茎呈圆柱状，表面黄绿色或红色，有纵纹，质脆，易折断。叶互生，无柄，叶片多皱缩破碎，绿色或黄绿色，易脱落，完整者展平后呈狭条形，长 2.5 ~ 5cm，宽 0.2 ~ 0.3cm，茎上部的分支处有数叶轮生。多歧聚伞花序，花序顶生及生于上部叶腋，基部的叶状苞片呈扇状半月形至三角状肾形。蒴果三棱状卵圆形，光滑。种子表面光滑，无网状纹理。气特异，味淡。（《山东 2012》《山东 2002》《山东 1990》）

【性味与归经】苦，微寒；有毒。归肺、膀胱、肝经。

【功能与主治】祛痰，镇咳，散结，逐水，拔毒，杀虫。用于痰饮喘咳，水肿，瘰疬，疥癣，无名肿毒。

【用法与用量】3 ~ 9g。外用煎熬成膏，取适量敷患处。

【注意】有毒，内服宜慎。

【贮藏】置于阴凉干燥处。

麻 黄

Mahuang

EPHEDRAE HERBA

【来源】本品为麻黄科植物草麻黄 *Ephedra sinica* Stapf、中麻黄 *Ephedra intermedia* Schrenk et C. A. Mey. 或木贼麻黄 *Ephedra equisetina* Bge. 的干燥草质茎（《中国药典 2020》）。主产于内蒙古、辽宁、河北、山西、陕西、甘肃等地。秋季采割绿色的草质茎，晒干。以淡绿或黄绿、内心色红棕、手拉不脱节、味苦涩者为佳。

【炮制方法】麻黄 （1）去净杂质，木质茎及残根，切段或洗净，稍润，切段，干燥。(《山东 2002》《山东 1990》)

（2）去净根、木质茎等杂质，切咀；或用水洗净，稍润，切咀，晒干。(《山东 1975》)

（3）洗净，去根，切 3 分咀。(《汇编》)

（4）去根，喷水润，切咀。(《汇编》)

蜜麻黄 （1）将炼蜜用适量开水稀释后，加入净麻黄段中拌匀，闷润，置热锅内，文火炒至深黄色，不黏手时，取出，摊晾，凉透后及时收藏。(《山东 2002》《山东 1990》)

（2）按蜜炙法炒至不黏手时，取出，放凉。(《山东 1975》)

（3）先将适量蜜于锅内稍炼，倒入药，拌炒至均匀有蜜不黏手为度。每 10 斤麻黄用蜜 2 斤。(《汇编》)

（4）操作同（3），但每 10 斤麻黄用蜜 1 斤 4 两~2 斤半。(《汇编》)

（5）操作同（3），但每 10 斤麻黄用蜜 3 斤。(《汇编》)

【成品性状】麻黄 呈细圆柱形的小段状。表面淡绿色或黄绿色，有细纵棱线，粗糙，有的有节，节上有细小鳞叶。体轻，质脆；切断面中心显红黄色，周边绿黄色。气微香，味涩、微苦。(《山东 2002》《山东 1990》)

蜜麻黄 形如麻黄段，表面呈深黄色，微显光泽，具蜜香气，味微甜。(《山东 2002》《山东 1990》)

【性味与归经】辛、微苦，温。归肺、膀胱经。

【功能与主治】发汗散寒，宣肺平喘，利水消肿。用于风寒感冒，胸闷喘咳，风水浮肿。蜜麻黄润肺止咳，多用于表证已解，气喘咳嗽。

【炮制作用】生麻黄发汗解表，利水消肿力强。蜜麻黄性温偏润，辛散发汗作用缓和，以宣肺平喘力胜。

【用法与用量】2 ~ 10g。

【贮藏】置于通风干燥处，防潮。

鹿衔草

Luxiancao

PYROLAE HERBA

【来源】本品为鹿蹄草科植物鹿蹄草 *Pyrola calliantha* H. Andres 或普通鹿蹄草 *Pyrola decorata* H. Andres 的干燥全草（《中国药典 2020》）。主产于浙江、安徽、贵州、陕西等地。全年均可采挖，去净杂质，晒至叶片较软时，堆置至叶片变成紫褐色，晒干。以身干、叶多、紫红色或紫褐色、无杂质者为佳。

【炮制方法】（1）去净杂质，洗净，稍润，切段，干燥。（《山东 2002》《山东 1990》《山东 1975》）

（2）挑去杂质，洗净，闷透，去根，切 3 分咀。（《汇编》）

（3）挑去杂质，切碎。（《汇编》）

【成品性状】本品呈段片状，茎、叶、花、果混合。根茎呈圆柱状或具纵棱，棱间有细纵皱纹，红棕色或紫褐色，微有光泽。叶呈片状，暗绿色或紫褐色，上表面沿脉常有白色斑纹，下表面具白粉。总状花序，小花棕色或棕褐色。蒴果扁球形。气微，味淡、微苦。（《山东 2002》《山东 1990》）

【性味与归经】甘、苦，温。归肝、肾经。

【功能与主治】祛风湿，强筋骨，止血，止咳。用于风湿痹痛，肾虚腰痛，腰膝无力，月经过多，久咳劳嗽。

【用法与用量】9 ~ 15g。

【贮藏】置于干燥处，防潮。

淡竹叶

Danzhuye

LOPHATHERI HERBA

【来源】本品为禾本科植物淡竹叶 *Lophatherum gracile* Brongn. 的干燥茎叶（《中国药典 2020》）。主产于浙江、江苏、湖南等地。夏季末抽穗前割取地上部分，干燥。以身干、色绿、完整、无枝梗者为佳。

【炮制方法】（1）去净杂质及残根，切段，筛去灰屑。（《山东 2002》《山东 1990》）

（2）去净残根及杂质，喷淋清水，稍润，切咀，晒干。（《山东 1975》）

（3）洗净，闷透，切咀。（《汇编》）

【成品性状】本品呈段片状，茎、叶混合。茎呈圆柱状，有节，表面淡黄绿色，切断面中空。叶呈片状，多皱缩卷曲，浅绿色或黄绿色，叶脉平行，具横行小脉，形成长方形网格状，下表面尤为明显。体轻，质柔韧。气微，味淡。（《山东 2002》《山东 1990》）

【性味与归经】甘、淡，寒。归心、胃、小肠经。

【功能与主治】清热泻火，除烦止渴，利尿通淋。用于热病烦渴，小便短赤涩痛，口舌生疮。

【用法与用量】6～10g。

【贮藏】置于干燥处。

萹　蓄

Bianxu

POLYGONI AVICULARIS HERBA

【来源】本品为蓼科植物萹蓄 *Polygonum aviculare* L. 的干燥地上部分（《中国药典 2020》）。全国大部分地区均产，山东亦有分布。夏季花开前叶茂盛时采收，除去根及杂质，干燥。以身干、质嫩、叶多、色灰绿、无杂质者为佳。

【炮制方法】(1)去净残根及杂质，抢水洗净，切段，干燥。(《山东2002》《山东1990》)

(2)去净残根及杂质，洗净，润透，切咀，干燥。(《山东1975》)

(3)洗净，闷透，去根、杂质，切3分咀。(《汇编》)

(4)泡透，去根，切咀。(《汇编》)

(5)趁鲜切咀，晒干。(《汇编》)

【成品性状】本品呈圆段状，茎、叶混合。茎呈圆柱形而略扁，表面灰绿色或棕红色，有细密微突起的纵纹；节部稍膨大，有浅棕色膜质的托叶鞘，质硬，切断面有白色的髓部。叶片多脱落或皱缩，两面均成棕绿色或灰绿色。无臭，味微苦。(《山东2002》《山东1990》)

【性味与归经】苦，微寒。归膀胱经。

【功能与主治】利尿通淋，杀虫止痒。用于热淋涩痛，小便短赤，虫积腹痛，皮肤湿疹，阴痒带下。

【用法与用量】9～15g。外用适量，煎洗患处。

【贮藏】置于干燥处。

紫 苏

Zisu

PERILLAE FOLIUM

【来源】本品为唇形科植物紫苏 *Perilla frutescens*(L.)Britt. 的干燥嫩枝及叶(《山东1990》)。主产于湖北、河南、四川、江苏、广西、山东、广东、浙江、河北、山西等地。夏季枝叶茂盛时采割全草，剪取其带叶的嫩枝，除去杂质，干燥。以身干、叶完整、色紫、无杂质者为佳。

【炮制方法】(1)除去杂质及老梗，抢水洗净，稍润，切短段。(《山东1990》)

(2)去净老梗及杂质，喷淋清水，稍润，切咀或趁鲜切咀，晒干。(《山东1975》)

【成品性状】本品为茎、叶混合，呈段片状。茎呈方柱状，有四棱，表面棕紫色至紫绿色，有稀疏白毛，有的段有节，切断面有白色的髓。叶呈片状，多皱缩卷曲、破碎，两面紫色或上表面绿色，下表面紫色，疏生灰白色毛。质脆。气清香，味微

辛。(《山东 1990》)

【性味与归经】辛，温。归肺、脾经。

【功能与主治】解表散寒，行气和胃。用于风寒感冒，咳嗽呕恶，妊娠呕吐，鱼蟹中毒。

【用法与用量】5～10g。

【贮藏】置于阴凉干燥处。

紫苏梗

Zisugeng

PERILLAE CAULIS

【来源】本品为唇形科植物紫苏 *Perilla frutescens*（L.）Britt. 的干燥茎(《中国药典 2020》)。主产于湖北、河南、四川、江苏、广西、山东、广东、浙江、河北、山西等地。秋季果实成熟后采割，去净杂质，晒干，或趁鲜切片，晒干。以身干、外皮色紫棕、有香气者为佳。

【炮制方法】**紫苏梗**　（1）去净杂质，洗净，稍浸，润透，切厚片，干燥。(《山东 2002》《山东 1990》)

（2）去净残根及杂质，用水浸泡，捞出稍润，切厚片，干燥。(《山东 1975》)

（3）去根，摘下苏兜，水泡 5～8 分钟，捞出，闷透，切 3 分咀。(《汇编》)

（4）同（3）法，但老梗也需去掉。(《汇编》)

（5）同（3）法，但水泡 1～2 小时。(《汇编》)

（6）去根，摘下苏兜，水泡 3～4 小时，捞出，闷透，切斜片。(《汇编》)

（7）去根，摘下苏兜，水泡 5～8 分钟，捞出，闷透，切 3 分咀。(《汇编》)

（8）泡透，切斜片。(《汇编》)

（9）洗净，切片。(《汇编》)

（10）鲜紫苏梗，直接切片。(《汇编》)

蜜紫苏梗　取适量蜜，在锅内稍炼，倒入药，拌炒至均匀有蜜不黏手为度。(《汇编》)

【成品性状】**紫苏梗**　本品呈斜长方形的厚片，片面黄白色，射线细密，呈放射状，髓部白色，疏松或脱落；周边紫棕色或暗紫色。体轻，质硬。气微香，味淡。

(《山东 2002》《山东 1990》)

【性味与归经】辛，温。归肺、脾经。

【功能与主治】理气宽中，止痛，安胎。用于胸膈痞闷，胃脘疼痛，嗳气呕吐，胎动不安。

【用法与用量】5 ~ 10g。

【贮藏】置于干燥处。

紫珠草

Zizhucao

CALLICARPAE FORMOSANAE FOLIUM

【来源】本品为马鞭草科植物杜虹花 *Callicarpa formosana* Rolfe 的干燥叶及嫩枝(《山东 2002》)。主产于我国南方各地，山东亦有分布。夏、秋二季采收，晒干。以身干、叶完整、枝嫩、无杂质者为佳。

【炮制方法】(1) 去净杂质，洗净，稍润，切段，干燥。(《山东 2002》《山东 1990》)

(2) 去净杂质，洗净，稍润，切咀，干燥。(《山东 1975》)

【成品性状】本品呈段状，茎、叶混合。茎呈圆柱状，被黄褐色星毛，切断面白色，叶呈片状，多皱缩或破碎，上表面被细小粗毛，下表面有黄褐色星毛。气微，味微涩。(《山东 2002》《山东 1990》)

【性味与归经】苦、涩，凉。归肝、肺、胃经。

【功能与主治】凉血收敛止血，散瘀解毒消肿。用于衄血，咯血，吐血，便血，崩漏，外伤出血，热毒疮疡，水火烫伤。

【用法与用量】3 ~ 15g；研末吞服 1.5 ~ 3g。外用适量，敷于患处。

【贮藏】置于通风干燥处。

景天三七

Jingtiansanqi

SEDI AIZOON HERBA

【来源】本品为景天科植物景天三七 *Sedum aizoon* L. 的干燥全草(《山东 2012》)。主产于山东、江苏、浙江、贵州、东北等地。夏、秋二季采挖，除去泥沙，晒干。全草随用随采，或秋季采集晒干。

【炮制方法】取原药材，除去杂质，抢水洗净，润软，切成小段，干燥。(《山东 2012》《山东 2002》《山东 1990》)

【成品性状】本品呈不规则的小段，根茎、茎、叶、花混合。根茎表面暗棕色。茎圆形，表面暗棕色或紫棕色，中空、质脆。叶皱缩，灰绿色或棕褐色，边缘上部有锯齿。花小，黄色。气微，味微酸。(《山东 2012》《山东 2002》《山东 1990》)

【性味与归经】甘、微酸，平。归心、肝经。

【功能与主治】止血，化瘀。治吐血，衄血，便血，尿血，崩漏，跌打损伤。

【用法与用量】内服：煎汤，15 ~ 30g；或鲜品绞汁，30 ~ 60g。外用适量，鲜品捣敷；或研末撒敷。

【贮藏】置于阴凉干燥处，防潮。

锁 阳

Suoyang

CYNOMORII HERBA

【来源】本品为锁阳科植物锁阳 *Cynomorium songaricum* Rupr. 的干燥肉质茎(《中国药典 2020》)。主产于内蒙古、新疆、甘肃等地。春季采挖，除去花序，切段，干燥。以条粗壮、体重、质硬、断面显油润者为佳。

【炮制方法】**锁阳** (1)除去杂质，洗净，润透，切薄片，干燥。(《山东 2012》《山东 2002》《山东 1990》)

(2)去净杂质，用水浸泡 6 ~ 7 成透，洗净，捞出，润透，切厚片，干燥。(《山

东 1975》)

（3）锁阳，洗净，闷透，切片。(《汇编》)

（4）锁阳，洗净或泡，蒸透，切片。(《汇编》)

（5）锁阳，泡 6 ~ 7 成透，闷透，切 3cm 片。(《汇编》)

（6）同（5），但闷透后，晒干外皮，再闷透，切片。(《汇编》)

（7）锁阳，泡 3 ~ 4 小时，闷透，切片。(《汇编》)

盐锁阳 锁阳，每 10 斤用盐 3 ~ 4 两，用水化开，拌均匀后炒干，或炒后喷以盐水。(《汇编》)

【成品性状】锁阳 本品呈不规则或类圆形的薄片，片面浅棕色或棕褐色，较平坦，角质样，散有黄色三角状维管束；周边棕色或棕褐色，粗糙，具明显纵沟，质坚实。气微，味甜而涩。(《山东 2012》《山东 2002》《山东 1990》)

【性味与归经】甘，温。归肝、肾、大肠经。

【功能与主治】补肾阳，益精血，润肠通便。用于肾阳不足，精血亏虚，腰膝痿软，阳痿滑精，肠燥便秘。

【炮制作用】锁阳盐制后能增强温肾助阳之功，减少滑肠之弊。

【用法与用量】5 ~ 10g。

【贮藏】置于通风干燥处。

鹅不食草

Ebushicao

CENTIPEDA HERBA

【来源】本品为菊科植物鹅不食草 *Centipeda minima*（L.）A. Br. et Aschers. 的干燥全草(《中国药典 2020》)。主产于湖北、浙江、江苏、广东等地，山东亦有分布。夏、秋季花开时采收，洗去泥沙，干燥。以身干、色灰绿、无杂质、刺激性气味强者为佳。

【炮制方法】（1）去净杂质，筛去泥沙，切短段。(《山东 2002》《山东 1990》《山东 1975》)

（2）挑去杂质，筛去土，干剪。(《汇编》)

（3）洗净，去根，切碎。(《汇编》)

【成品性状】本品呈段状，须根纤细，淡黄色；茎细，质脆，切面黄白色；叶小，多已破碎，边缘有疏齿；头状花序，黄色或黄褐色。气微香，味苦，微辛。（《山东 2002》《山东 1990》）

【性味与归经】辛，温。归肺经。

【功能与主治】发散风寒，通鼻窍，止咳。用于风寒头痛，咳嗽痰多，鼻塞不通，鼻渊流涕。

【用法与用量】6～9g。外用适量。

【贮藏】置于通风干燥处。

蒲公英

Pugongying

TARAXACI HERBA

【来源】本品为菊科植物蒲公英 *Taraxacum mongolicum* Hand. -Mazz. 、碱地蒲公英 *Taraxacum borealisinense* Kitam. 或同属数种植物的干燥全草（《中国药典 2020》）。全国各地均产。春至秋季花初开时采挖，除去杂质洗净，晒干。以身干、叶多、色灰绿、根长、无泥土杂质者为佳。

【炮制方法】（1）除去杂质，抢水洗净，沥去水，稍晾，切段，干燥。（《山东 2002》《山东 1990》《山东 1975》）

（2）去净杂质，“抢水”洗去泥土，稍晾，切咀，干燥。（《山东 1975》）

（3）蒲公英，洗净，切 3 分咀，晾干。（《汇编》）

（4）同（3）法，但需去根。（《汇编》）

【成品性状】本品呈段片状，根多呈弯曲的圆柱状，表面棕褐色，抽皱。叶呈片状，灰绿色或绿褐色，多皱缩或破碎。花茎呈圆柱状，中空。头状花序，花冠黄褐色或淡黄色；瘦果长椭圆形。气微，味微苦。（《山东 2002》《山东 1990》）

【性味与归经】苦、甘，寒。归肝、胃经。

【功能与主治】清热解毒，消肿散结，利尿通淋。用于治疗疔疮肿毒，乳痈，瘰疬，目赤，咽痛，肺痈，肠痈，湿热黄疸，热淋涩痛。

【用法与用量】10～15g。

【贮藏】置于通风干燥处，防潮、防蛀。

零陵香

Linglingxiang

LYSIMACHIAE FOENUM GRAECI HERBA

【来源】本品为报春花科植物灵香草 *Lysimachia foenum-graecum* Hance. 的干燥全草（《山东 2002》）。主产于广西等地。夏季茎叶茂盛时采收，连根挖起，除去泥沙，干燥。以身干、茎叶嫩细、灰绿色、香气浓、无泥沙者为佳。

【炮制方法】（1）去净杂质，切段，筛去灰屑。（《山东 2002》《山东 1990》）

（2）去净杂质及须根，干切成咀，筛去灰屑。（《山东 1975》）

（3）挑去杂质。（《汇编》）

【成品性状】本品呈段片状，须根细，棕黑色。茎多呈扭曲的方柱状，表面灰绿色至紫棕绿色，具纵深沟，质脆，切断面三角形，类黄白色；叶呈片状，多皱缩，类纸质，绿色或浅绿色。气芳香浓郁，味微苦。（《山东 2002》《山东 1990》）

【性味与归经】辛、甘，温。归肺经。

【功能与主治】祛风寒，辟秽浊。用于鼻塞，胸闷腹胀；水煎含漱治牙痛。

【用法与用量】6 ~ 9g。

【贮藏】置于阴凉干燥处。

豨莶草

Xixiancao

SIEGESBECKIAE HERBA

【来源】本品为菊科植物豨莶 *Siegesbeckia orientalis* L.、腺梗豨莶 *Siegesbeckia pubescens* Makino 或毛梗豨莶 *Siegesbeckia glabrescens* Makino 的干燥地上部分（《中国药典 2020》）。主产于我国中部及北部，山东亦有分布。夏、秋季花开前及花期均可采割，除去杂质，干燥。以身干、枝嫩、色绿者为佳。

【炮制方法】**豨莶草** （1）除去杂质，先抖下叶另放，将梗洗净，润透后再与叶一起切段，干燥。（《山东 2002》《山东 1990》）

（2）去净杂质，用水洗净，润透，切咀，晾干。(《山东 1975》)

（3）洗净，去根，切 3 分咀，晾干。(《汇编》)

（4）同（3）法，但尚需去老根。(《汇编》)

（5）豨莶草，略泡（1 ~ 2 小时）切咀。(《汇编》)

（6）豨莶草，泡 2 天，捞出，切咀。(《汇编》)

酒豨莶草 （1）将净豨莶草段用黄酒拌匀，闷润至透，放适宜容器内，置锅上，武火加热，待圆汽后改用文火蒸 4 ~ 8 小时，闷润 4 ~ 8 小时，至呈黑色时（如不符合质量标准，再复蒸一次），取出，摊晒，干燥。每 100kg 豨莶草段，用黄酒 30kg。(《山东 2002》《山东 1990》)

（2）取豨莶草咀加黄酒拌匀，按蒸法蒸 4 ~ 6 小时，取出，晾干。每豨莶草 100 斤，用黄酒 20 斤。《山东 1975》)

（3）豨莶草每 10 斤，用黄酒拌均匀后，蒸 3 ~ 4 小时，取出。(《汇编》)

（4）豨莶草，用适量黄酒，拌均匀，炒干。(《汇编》)

【成品性状】豨莶草 本品为茎、叶、花混合，呈段片状。茎略呈方柱状，表面灰绿色。黄棕色或紫棕色，有纵沟及细纵纹，被灰白色柔毛。有的具略膨大的节，质脆。切断面黄白色或带绿色，髓部类白色，中空。叶呈片状，多皱缩卷曲，两面皆有白色柔毛。头状花序黄色，总苞片匙形。气微，味微苦。(《山东 2002》《山东 1990》)

酒豨莶草 本品形同豨莶草段，呈黑色。(《山东 2002》《山东 1990》)

【性味与归经】辛、苦，寒。归肝、肾经。

【功能与主治】祛风湿，利关节，解毒。用于风湿痹痛，筋骨无力，腰膝酸软，四肢麻痹，半身不遂，风疹湿疮。

【炮制作用】生豨莶草善于清肝热，解毒邪。酒制豨莶草通经活络、止筋骨痛的作用增强。

【用法与用量】9 ~ 12g。

【贮藏】置于通风干燥处。

辣蓼

Laliao

POLYGONI HYDROPIPERIS HERBA

【来源】本品为蓼科植物水蓼 *Polygonum hybropiper* L. 的干燥全草（《山东2012》）。全国大部分地区均产，山东亦有分布。秋季或夏季花开时采收，干燥。以身干、茎叶齐整、质软、无泥沙杂质者为佳。

【炮制方法】除去杂质，抢水洗净，稍润，切段，干燥。(《山东2012》《山东2002》《山东1990》)

【成品性状】本品呈段状，根须状，表面灰棕色或紫褐色。茎呈圆柱状，表面红棕色或灰绿色有细棱线，有的有大的节，质脆，切段面绿白色或浅黄色，中空。叶呈片状，多皱缩或破碎，灰绿色、黄棕色或紫褐色，两面有半透明的腺点及非腺毛，托叶鞘筒状，膜质，紫褐色或灰黄白色。穗状花序，灰绿色或棕黄色，花被灰白色或淡红色。气微，味辛辣。(《山东2012》《山东2002》《山东1990》)

【性味与归经】辛，平。归脾、胃、大肠经。

【功能与主治】化湿，行滞，祛风，消肿。用于痧秽腹痛，吐泻转筋，泄泻，痢疾，风湿，脚气，痈肿，疥癣，跌扑损伤。

【用法与用量】15 ~ 30g，鲜品30 ~ 60g；外用适量，煎水浸洗或捣敷患处。

【注意】孕妇禁用。

【贮藏】置于通风干燥处。

墨旱莲

Mohanlian

ECLIPTAE HERBA

【来源】本品为菊科植物鳢肠 *Eclipta prostrata* L. 的干燥地上部分（《中国药典2020》）。主产于湖北、江苏等地，山东亦有分布。夏、秋季当茎叶茂盛时割取地上部分，除去杂质，晒干。以身干、色墨绿、叶多、无泥沙杂质者为佳。

【炮制方法】（1）去除残根、泥沙及杂质，洗净，稍润，切小段，干燥。(《山东

2002》《山东 1990》《山东 1975》）

（2）去根，略泡 1 小时，切咀。（《汇编》）

【成品性状】本品呈段状，茎、叶、花混合，全体被白色茸毛。茎圆柱形，有纵棱，表面绿褐色或墨绿色，切断面黄白色，中央有白色疏松的髓，或中空。叶多卷曲或破碎，完整者呈长披针形，全缘或具浅齿，墨绿色。头状花序。瘦果椭圆形而扁，棕色或浅褐色。气微，味微咸。（《山东 2002》《山东 1990》）

【性味与归经】甘、酸，寒；归肾、肝经。

【功能与主治】滋补肝肾，凉血止血。主治各种出血，须发早白。

【用法与用量】6～12g，鲜品加倍；外用鲜品适量，捣烂塞鼻或涂患处。

【贮藏】置于通风干燥处。

薄　荷

Bohe

MENTHAE HAPLOCALYCIS HERBA

【来源】本品为唇形科植物薄荷 *Mentha haplocalyx* Briq. 的干燥地上部分（《中国药典 2020》）。主产于江苏、浙江、江西等地。夏、秋季茎叶茂盛或花开至三轮时，选晴天，分次采割，晒干或阴干。以身干、无根、叶多、色深绿、气味浓者为佳。

【炮制方法】**薄荷**　（1）除去老茎及杂质，先抖下叶另放，将茎抢水洗净，稍润，切段，晾干，再与叶掺匀。（《山东 2002》《山东 1990》）

（2）去净杂质，先抖下叶另放，将茎部喷淋清水，稍润，切咀，晾干后再与净叶和匀。（《山东 1975》）

（3）薄荷，趁鲜切咀。（《汇编》）

（4）薄荷，入水稍泡，闷透，切咀。（《汇编》）

（5）薄荷，用水洗净，或喷水湿润，闷透，去根，切 1 分咀，阴干。（《汇编》）

薄荷炭　薄荷，炒至外黑内焦黄，喷水止烟，炒干放冷透。（《汇编》）

【成品性状】**薄荷**　本品多为 5～8mm，茎、叶、花混合。茎呈方柱状，表面紫棕色或淡绿色，棱角处被茸毛，质脆，切断面白色，髓部中空。叶皱缩，破碎，深绿色或灰绿色；轮伞花序腋生，花冠淡紫色。有特殊清凉香气，味辛凉。（《山东 2002》《山东 1990》）

【性味与归经】辛，凉。归肺、肝经。

【功能与主治】疏散风热，清利头目，利咽透疹，疏肝行气。用于风热感冒，风温初起，头痛，目赤，喉痹，口疮，风疹，麻疹，胸胁胀闷。

【炮制作用】薄荷炒炭产生止血作用。

【用法与用量】3～6g，后下。

【贮藏】置于阴凉干燥处。

瞿麦

Qumai

DIANTHI HERBA

【来源】本品为石竹科植物瞿麦 *Dianthus superbus* L. 或石竹 *Dianthus chinensis* L. 的干燥地上部分（《中国药典 2020》）。主产于河北、辽宁、江苏等地，山东亦有分布。夏、秋季花果期采割，除去杂质，干燥。以身干，色黄绿、穗及叶多、无残根须、花未开放，无杂质者为佳。

【炮制方法】（1）除去杂质及残根，洗净，润透，切段，干燥。（《山东 2002》《山东 1990》《山东 1975》）

（2）瞿麦，趁鲜切咀，晒干。（《汇编》）

（3）瞿麦，泡透，切咀。（《汇编》）

（4）瞿麦，去根，洗净泥土，闷透，切 3 分咀，晒干。（《汇编》）

【成品性状】本品为茎、叶、花、果混合，呈段片状。茎呈圆柱状，表面浅绿色或黄绿色，光滑，有膨大的节，质坚脆，切断面中空。叶呈片状，多皱缩，浅绿色。花萼筒状，黄绿色，花瓣皱缩，棕紫色或棕黄色；蒴果长筒形。无臭，味淡。（《山东 2002》《山东 1990》）

【性味与归经】苦，寒。归心、小肠经。

【功能与主治】利尿通淋，活血通经。用于热淋，血淋，石淋，小便不通，淋沥涩痛，经闭瘀阻。

【用法与用量】9～15g。

【注意】孕妇慎用。

【贮藏】置于通风干燥处。

翻白草

Fanbaicao

POTENTILLAE DISCOLORIS HERBA

【来源】本品为蔷薇科植物翻白草 *Potentilla discolor* Bge. 的干燥全草（《中国药典 2020》）。主产于河北、安徽等地，山东亦有分布。夏、秋季花开前采挖，除去杂质，干燥。以身干、根肥大，叶色灰绿者为佳。

【炮制方法】（1）除去杂质，洗净，稍润，切段，干燥。（《山东 2012》《山东 2002》《山东 1990》）

（2）去净杂质，喷淋清水，稍润，切咀，干燥。（《山东 1975》）

（3）挑去杂质，洗净，去根，切 3 分咀。（《汇编》）

【成品性状】本品为根、茎、叶混合，呈段状。根呈圆柱状，表面黄棕色或暗红棕色，质硬而脆，切断面黄白色，无明显的茎。片面淡黄色或叶多皱缩卷曲，上表面暗绿色，下表面密生白色绒毛。气微，味甘、微涩。（《山东 2012》《山东 2002》《山东 1990》）

【性味与归经】甘、微苦，平。归肝、胃、大肠经。

【功能与主治】清热解毒，止痢，止血。用于湿热泻痢，痈肿疮毒，血热吐衄，便血，崩漏。

【用法与用量】9 ~ 15g。

【贮藏】置于阴凉干燥处，防潮、防蛀。

藿　香

Huoxiang

AGASTACHE HERBA

【来源】本品为唇形科植物藿香 *Agastache rugosus*（Fisch. et Mey.）O. Ktze. 的干燥地上部分（《中国药典 2020》）。主产于四川、江苏、浙江、湖南等地。夏、秋二季枝叶茂盛或花初开时采割，阴干，或趁鲜切段阴干。以叶多、茎、枝色绿、香气浓者为佳。

【炮制方法】藿香 （1）去净老茎及杂质，先抖下叶，筛净另放；茎洗净，润透，切段，晒干或低温干燥，再与叶混匀。(《山东2012》《山东2002》)

（2）去净残根及杂质，抖下叶另放，将茎洗净，稍润切咀，及时干燥后，再与净叶和匀。(《山东1975》)

（3）藿香，水洗净，闷透，切2厘片或咀。(《汇编》)

（4）取藿香嫩枝条，洗净，闷透，切3分咀。(《汇编》)

藿香梗 （1）藿香老梗，水泡3~4小时，切2厘片，晾干。(《汇编》)

（2）同（1）法，但浸泡时间为半天。(《汇编》)

（3）同（1）法，但浸泡时间为3~4天。(《汇编》)

（4）老梗泡透，切斜片。(《汇编》)

【成品性状】藿香 本品呈不规则的小段，茎、叶混合。茎呈方形，外表灰褐色、灰黄色或带红棕色，被柔毛，髓部白色。叶皱缩而破碎，纸质，灰绿色、灰褐色或浅棕褐色，两面均被灰白色茸毛，边缘具大小不规则的钝齿。具特异香气，味微苦。(《山东2012》《山东2002》)

【性味与归经】辛，微温。归脾、胃、肺经。

【功能与主治】祛暑解表，化湿和胃。用于治疗暑热感冒，寒热头痛，胸脘痞闷，腹痛吐泻，妊娠呕吐，鼻渊，手足癣。

【用法与用量】6~12g。

【注意】本品不宜久煎。

【贮藏】置于阴凉干燥处。

第八章 叶类

大青叶

Daqingye

ISATIDIS FOLIUM

【来源】本品为十字花科植物菘蓝 *Isatis indigotica* Fort. 的干燥叶（《中国药典2020》）。主产于江苏、安徽、河北、河南、浙江等地。夏、秋二季分 2 ~ 3 次采收，除去杂质，晒干。以叶大、不破碎、无柄、色黑绿者为佳。

【炮制方法】（1）除去枝梗、枯叶及杂质，抢水洗净，稍晾，及时切丝，干燥。（《山东 2002》《山东 1990》）

（2）去净杂质，“抢水”洗净，稍晾，切咀，干燥。（《山东 1975》）

（3）挑去杂草，带梗，切 3 分咀。（《汇编》）

（4）挑去杂草，去梗，切 3 分咀。（《汇编》）

（5）水洗，带梗，切咀。（《汇编》）

【成品性状】（1）本品为不规则的丝状片，多皱缩卷曲。表面暗灰绿色，有的可见色较深稍突起的小点；叶柄淡棕黄色，质脆。气微，味微酸、苦、涩。（《山东 2002》《山东 1990》）

（2）本品为不规则的丝状片，多皱缩卷曲。表面暗灰绿色，有的可见色较深稍突起的小隙；叶柄淡棕黄色，质脆。气微，味微酸、苦、涩。（《山东 1990》）

【性味与归经】苦，寒。归心、胃经。

【功能与主治】清热解毒，凉血消斑。用于温病高热，神昏，发斑发疹，痄腮，喉痹，丹毒，痈肿。

【用法与用量】9 ~ 15g。

【贮藏】置于通风干燥处，防霉。

艾 叶

Aiye

ARTEMISIAE ARGYI FOLIUM

【来源】本品为菊科植物艾 *Artemisia argyi* Lévl. et Vant. 的干燥叶（《中国药典2020》）。全国大部分地区多有生产，主产于安徽、山东等地。夏季花未开时采摘，除去杂质，晒干。以身干、背面灰白色、绒毛多、香气浓郁、无杂质者为佳。

【炮制方法】艾叶 （1）去净杂质及梗，筛去灰屑。（《山东2002》《山东1990》）

（2）去净梗、杂质及灰屑。（《山东1975》）

（3）艾叶，挑去梗等杂质，筛去土。（《汇编》）

醋艾炭 （1）将净艾叶，置锅内，用中火炒至全部黑褐色时，喷淋米醋，灭尽火星，炒干，取出及时摊晾，凉透。每100kg艾叶，用米醋15kg。（《山东2002》）

（2）将净艾叶搓散，置热锅内，用中火炒至全部呈黑褐色时，喷淋米醋，灭尽火星，炒干，取出，及时摊晾，凉透。每100kg艾叶，用米醋15kg。（《山东1990》）

（3）取净艾叶，按炒炭法炒至黑色，喷洒食醋后再炒片刻，取出，放凉。每100斤艾叶，用食醋15斤。（《山东1975》）

艾叶炭 （1）将净艾叶搓散，置铁锅内，用中火炒至全部呈黑褐色时，喷淋清水少许，灭尽火星，炒干，取出及时摊晾，凉透。（《山东2012》《山东2002》《山东1990》）

（2）艾叶，炒至黑，喷水止烟，炒干，放凉透。（《汇编》）

【成品性状】艾叶 （1）多皱缩、破碎，有短柄。完整叶片展平后呈卵状椭圆形，羽状深裂，裂片椭圆状披针形，边缘有不规则的粗锯齿；上表面灰绿色或深黄绿色，有稀疏的柔毛及腺点，下表面密生灰白色绒毛。质柔软，气清香，味苦。（《山东2002》）

（2）多皱缩、破碎。完整叶片呈卵状椭圆形，羽状深裂，裂片椭圆状披针形，边缘有不规则的粗锯齿，上表面灰绿色或深黄绿色，有稀疏的短绵毛及白色腺点，下表面密生灰白色绒毛，质柔软。气清香，味苦。（《山东1990》）

醋艾炭 形如艾叶，黑褐色，有焦煳气，略有醋气。（《山东2002》）

艾叶炭 （1）本品为不规则的碎片，多皱缩、破碎，表面黑褐色，有细条状叶柄。完整叶片少见，展平后呈卵状椭圆形，羽状深裂，裂片椭圆状披针形，边缘有不规则的粗锯齿。有焦煳气。(《山东 2012》)

（2）黑褐色，有焦煳气。(《山东 2002》)

（3）叶片基本保持生艾叶形状，呈黑褐色，有焦煳气。(《山东 1990》)

【性味与归经】辛、苦，温；有小毒。归肝、脾、肾经。

【功能与主治】艾叶 温经止血，散寒止痛；外用祛湿止痒。用于吐血，衄血，崩漏，月经过多，胎漏下血，少腹冷痛，经寒不调，宫冷不孕；外治皮肤瘙痒。

醋艾炭 温经止血，用于虚寒性出血。

【炮制作用】艾叶炒炭后，辛散之性大减，缓和对胃的刺激性，增强温经止血作用。

【用法与用量】3～9g。外用适量，供灸治或熏洗用。

【贮藏】置于阴凉干燥处。

艾 绒

Airong

ARTEMISIAE ARGYI FOLIUM

【来源】本品为菊科植物艾 *Artemisia argyi* Lévl. et Vant. 干燥叶的炮制加工品(《山东 2012》)。全国大部分地区多有生产，主产于安徽、山东。夏季花未开时采摘，除去杂质，晒干，捣或碾串成绒。

【炮制方法】（1）将干燥的净艾叶，捣或碾串成绒状，拣去叶脉及粗梗，筛去细末，取净绒。(《山东 2012》《山东 2002》)

（2）将干燥的净艾叶，置石臼或铁研船内，捣或串成绒状，拣去叶脉及粗梗，筛去细末，取净绒。(《山东 1990》)

（3）净艾叶，碾压成细绒，手握无坚硬感。(《汇编》)

【成品性状】（1）本品呈细绒状，灰绿色，质柔软。气清香，味苦。(《山东 2012》)

（2）本品呈细绒状，柔软，灰绿色，具艾叶香气。(《山东 2002》《山东 1990》)

【性味与归经】辛、苦，温；有小毒。归肝、脾、肾经。

【功能与主治】温经止血，散寒止痛；外用祛湿止痒。用于吐血，衄血，崩漏，月经过多，胎漏下血，少腹冷痛，经寒不调，宫冷不孕；外治皮肤瘙痒。

【用法与用量】本品专供灸治用。

【贮藏】置于阴凉干燥处。

石楠叶

Shinanye

PHOTINIAE FOLIUM

【来源】本品为蔷薇科植物石楠 *Photinia serrulata* Lindl. 干燥叶的炮制加工品（《山东 2012》）。主产于江苏、浙江等地。全年可采，采摘后，干燥，扎成小把。以色红黄、整片无碎、无霉、无泥者为佳。

【炮制方法】（1）取石楠叶，除去杂质及梗，洗净，稍润，切丝，干燥。（《山东 2012》）

（2）去净杂质及梗，洗净，稍润，切丝，干燥。（《山东 2002》《山东 1990》）

（3）去净杂质，洗净，稍润，切丝，干燥。（《山东 1975》）

（4）挑去杂质，水洗净，切 2 ~ 3 分宽丝，晾干。（《汇编》）

【成品性状】（1）本品呈长短不一的丝状。上表面暗绿色或暗棕色，较光滑，主脉处稍凹陷；下表面色较浅，主脉突起明显，侧脉羽状排列。革质而脆。气微，味苦、涩。（《山东 2012》）

（2）本品呈长短不一的丝状，革质。上表面红棕色或暗棕色，下表面色稍浅，主脉突起极明显，两面均平滑无毛，质脆。气微，味苦、涩。（《山东 2002》《山东 1990》）

【性味与归经】辛、苦，平。归肝、肾经。

【功能与主治】祛风，通经，益肾。用于风痹腰背酸痛，肾虚脚弱，偏头痛，风疹。

【用法与用量】5 ~ 9g。

【贮藏】置于通风干燥处。

木芙蓉叶

Mufurongye

HIBISCI MUTABILIS FOLIUM

【来源】本品为锦葵科植物木芙蓉 *Hibiscus mutabilis* L. 的干燥叶（《中国药典》2020）。夏、秋二季采收，干燥。以身干、色绿、叶柔软有细绒毛者为佳。

【炮制方法】（1）取芙蓉叶，除去杂质，用清水喷润，切丝，干燥。（《山东 2012》）

（2）去净杂质，用清水喷润，稍润，切丝，干燥。（《山东 2002》）

（3）去净杂质，喷淋清水，稍润，切丝，干燥。（《山东 1990》）

（4）去净梗及泥土，切段。（《山东 1975》）

（5）芙蓉叶，挑去梗等杂质。（《汇编》）

【成品性状】（1）本品呈丝条状，多皱缩。叶上表面暗黄绿色，下表面灰绿色，两面密被短柔毛及星状毛。叶柄圆柱形。质脆，易碎。气微，味微辛。（《山东 2012》）

（2）本品呈大小不一的丝状，上表面深灰绿色，下表面灰绿色，密被短柔毛及星状毛，叶脉上较明显。气微，味微辛。（《山东 2002》《山东 1990》）

【性味与归经】微辛，凉。归肺、肝经。

【功能与主治】清热解毒，消肿排脓。用于肺热咳嗽，急性中耳炎，烧、烫伤。

【用法与用量】10 ~ 30g。外用适量。

【贮藏】置于通风干燥处。

苦丁茶

Kudingcha

ILEX LATIFOLIAE FOLIUM

【来源】本品为冬青科植物大叶冬青 *Ilex latifolia* Thunb. 的干燥叶（《山东 2012》）。主产于浙江、江苏、福建、广西等地。清明前后摘取嫩叶，放竹筛上通风，晾干或晒干。以叶灰绿色、无霉者为佳。

【**炮制方法**】（1）取大叶冬青叶，除去杂质及泥土，洗净，稍润，切丝，干燥。（《山东 2012》）

（2）取大叶冬青加工成苦丁茶，干燥。（《山东 2012》）

（3）去净杂质及泥土，筛去灰屑。（《山东 2002》）

（4）去净杂质及泥土。（《山东 1990》）

【**成品性状**】（1）本品呈卷曲棒状，表面灰绿色或黄绿色，质脆易碎。用水浸泡后可见完整叶片呈卵状长椭圆形或长椭圆形，先端钝或短渐尖，基部圆形或阔楔形，叶柄粗短。气微，味微苦。（《山东 2012》）

（2）本品叶片呈卵状长椭圆形或长椭圆形，有的破碎或纵向微卷曲，长 8 ~ 17cm，宽 4.5 ~ 7.5cm；先端锐尖或稍圆，基部钝，边缘具疏齿；上表面黄绿色或灰绿色，有光泽，下表面黄绿色；叶柄粗短，长 15 ~ 20mm；革质而厚。气微，味微苦。（《山东 2002》）

（3）本品叶片呈卵状长椭圆形，革质，不皱缩，表面灰绿色或黄绿色，有光泽。味微苦。（《山东 1990》）

【**性味与归经**】苦、甘，大寒。归肝、肺、胃经。

【**功能与主治**】散风热，清头目，除烦渴。用于头痛，齿痛，目赤，热病烦渴，痢疾。

【**用法与用量**】3 ~ 9g，或入丸剂。外用适量，煎水熏洗，或涂搽。

【**贮藏**】置于干燥处，防霉。

苦竹叶

Kuzhuye

PLEIOBLASTI FOLIUM

【**来源**】本品为禾本科植物苦竹 *Pleioblastus amarus*（Keng）Keng f. 的干燥嫩叶（《山东 2002》）。主产于江西、江苏、浙江等地。夏、秋二季将嫩叶摘下，干燥。以身干、叶嫩、色绿、卷成筒状者为佳。

【**炮制方法**】（1）除净杂质，用清水喷润，切丝，干燥。（《山东 2002》）

（2）去净杂质，喷淋清水，润软，切丝，干燥。（《山东 1990》）

（3）去净梗及杂质，切段。（《山东 1975》）

【成品性状】本品呈长短不一的丝状，宽约 10mm。绿色，上表面光滑，下表面粗糙有毛，叶脉突出。质脆而富弹性。气微，味苦。(《山东 2002》《山东 1990》)

【性味与归经】苦，寒。归心、胃经。

【功能与主治】清热，明目，利窍。用于热病烦躁，目赤，口渴，口舌生疮。

【用法与用量】6 ~ 9g。

【贮藏】置于干燥处。

枇杷叶

Pipaye

ERIOBOTRYAE FOLIUM

【来源】本品为蔷薇科植物枇杷 *Eriobotrya japonica*（Thunb.）Lindl. 的干燥叶(《中国药典 2020》)。全年均可采收，晒至 7 ~ 8 成干时，扎成小把，再晒干。以身干、叶大、色绿或红棕色、不破碎、无黄叶者为佳。

【炮制方法】**枇杷叶** （1）除去绒毛，用清水喷润，切丝，干燥。(《山东 2002》)

（2）去净杂质及梗枝，刷净绒毛，喷淋清水，润软，切丝，干燥。(《山东 1990》)

（3）去净杂质，刷去绒毛，洗净，稍润，切丝，干燥。(《山东 1975》)

（4）将枇杷叶，用毛刷刷去毛。(《汇编》)

（5）切丝后的枇杷叶，筛去毛。(《汇编》)

（6）净枇杷叶，洗净，闷透，切 3 分宽丝，晒干。(《汇编》)

蜜枇杷叶 （1）先将炼蜜用适量开水稀释后，加入净枇杷叶丝中搅拌，闷润，置热锅内，用文火炒至老黄色，不黏手时取出，摊晾，凉透后及时收藏。每 100kg 枇杷叶丝，用炼蜜 20kg。(《山东 2002》)

（2）先将炼蜜用适量开水稀释后，加入枇杷叶丝中拌匀，闷透，置热锅中，用文火炒至老黄色，不黏手时取出，摊晾。每 100kg 枇杷叶丝，用炼蜜 20kg。(《山东 1990》)

（3）取净枇杷叶丝，按蜜炙法炒至不黏手时取出，放凉。每枇杷叶丝 100 斤，用炼蜜 20 ~ 25 斤。(《山东 1975》)

（4）取适量蜜，在锅内稍炼，倒入药，拌炒至均匀有蜜不黏手为度。每 10 斤枇杷叶，用蜜 2.5 斤。(《汇编》)

（5）取适量蜜，加少量水于锅内化开，再加药拌炒。每 10 斤枇杷叶，用蜜 2.5 斤。(《汇编》)

【成品性状】枇杷叶 呈长短不一的丝状，宽约 5mm，上表面灰绿色、黄棕色或红棕色，较光滑；下表面无绒毛，主脉显著突起。革质而脆。无臭，味微苦。(《山东 2002》《山东 1990》)

蜜枇杷叶 形如枇杷叶丝，表面显老黄色，微显光泽，略带黏性，味微甜。(《山东 2002》《山东 1990》)

【性味与归经】苦，微寒。归肺、胃经。

【功能与主治】清肺止咳，降逆止呕。用于肺热咳嗽，气逆喘急，胃热呕逆，烦热口渴。

【炮制作用】枇杷叶去毛可避免其对咽喉的刺激，蜜炙后可增强润肺止咳化痰作用。

【用法与用量】6 ~ 10g。

【贮藏】置于干燥处。

侧柏叶

Cebaiye

PLATYCLADI CACUMEN

【来源】本品为柏科植物侧柏 *Platycladus orientalis*（L.）Franco 的干燥枝梢和叶(《中国药典 2020》)。全国大部分地区均产，山东亦有栽培。多在夏、秋二季采收，阴干。以叶嫩、青绿色、无碎末者为佳。

【炮制方法】侧柏叶 （1）除去硬梗及杂质，筛去灰屑。(《山东 2002》)

（2）去净杂质及果实，搓下叶，再拣去粗梗，筛去灰屑，取净叶及碎嫩枝用。(《山东 1990》)

（3）去净杂质，揉碎去梗，过筛。(《山东 1975》)

（4）侧柏叶，挑净枝等杂质。(《汇编》)

侧柏炭 （1）取净侧柏叶置热锅内，中火炒至表面焦褐色时，喷淋清水少许，灭尽火星，取出，及时摊晾，凉透。(《山东 2002》《山东 1990》)

（2）取净侧柏叶，按炒炭法用武火炒至黑色，喷淋清水，取出，放凉。(《山东 1975》)

（3）侧柏叶，炒至外黑，内焦黄为度，喷水止烟，炒干，放凉透。(《汇编》)

【成品性状】侧柏叶 （1）多分枝，小枝扁平。叶细小鳞片状，交互对生，贴伏于枝上，深绿色或黄绿色。质脆，易折断。气清香，味苦涩、微辛。(《山东 2002》)

（2）为细小的鳞片状叶及扁平嫩枝碎块的混合，呈碎屑状。叶呈深绿色或黄绿色。嫩枝质脆，易折断，断面黄白色。气清香，味苦、涩、微辛。(《山东 1990》)

侧柏叶炭 形如侧柏叶。表面焦褐色，内部呈褐色，微有光泽，微具焦气。(《山东 2002》《山东 1990》)

【性味与归经】苦、涩，寒。归肺、肝、脾经。

【功能与主治】凉血止血，化痰止咳，生发乌发。用于吐血，衄血，咯血，便血，崩漏下血，肺热咳嗽，血热脱发，须发早白。

【炮制作用】侧柏叶炒炭后寒凉之性趋于平和，专于收涩止血。

【用法与用量】6～12g。外用适量。

【贮藏】置于干燥处。

参 叶

Shenye

FOLIUM PANACIS JAPONICI

【来源】本品为五加科植物竹节参 *Panax japonicus* C. A. Mey. 或珠儿参 *Panax japonicus* C. A .Mey. var. *Major*（Burk. ）C. Y. Wu et K. M. Feng 的干燥叶(《山东 2002》)。主产于陕西、四川、甘肃、云南等地。秋季茎叶茂盛时采摘，干燥。

【炮制方法】除去杂质及茎梗，切丝。(《山东 2002》《山东 1990》)

【成品性状】本品呈不规则的丝片状，纸质，易碎，黄绿色，气清香，味微苦而带甜。(《山东 2002》《山东 1990》)

【性味与归经】苦、甘，微寒。归心、肺、胃经。

【功能与主治】清热，生津，利咽。用于热邪伤津，口干舌燥，心烦神倦，虚火牙痛。

【用法与用量】3～12g。

【贮藏】置于阴凉干燥处，防潮。

枸骨叶

Gouguye

ILICIS CORNUTAE FOLIUM

【来源】本品为冬青科植物枸骨 *Ilex cornuta* Lindl. ex Paxt. 的干燥叶（《中国药典2020》）。主产于河南、湖北、安徽、江苏等地。秋季采收，剪取枝叶，去净枝梗及杂质，干燥。以大叶、质厚、不破者为佳。

【炮制方法】（1）取枸骨叶，除去枝梗及杂质，洗净，稍润，切丝，干燥。（《山东2012》）

（2）去净枝梗及杂质，洗净，稍闷，切丝，干燥。（《山东2002》《山东1990》）

（3）去净枝梗及杂质，剪碎。（《山东1975》）

【成品性状】（1）本品呈不规则丝片状，多卷曲，上表面黄绿色或绿褐色，有光泽，下表面灰黄色或暗灰色，有的丝带刺。革质，硬而厚。气微，味微苦。（《山东2012》）

（2）本品呈不规则丝片状，多卷曲，上表面黄绿色，有光泽，下表面灰黄色或暗灰色，有的丝带刺。无臭，味微苦。（《山东2002》）

（3）本品为不规则丝片状，多卷曲，上表面黄绿色，有光泽，下表面灰黄色或暗灰色，有的丝带刺。无臭，味微苦。（《山东1990》）

【性味与归经】苦，凉。归肝、肾经。

【功能与主治】清热养阴，益肾平肝。用于肺痨咯血，骨蒸潮热，头晕目眩。

【用法与用量】9～15g。

【贮藏】置于干燥处。

荷　叶

Heye

NELUMBINIS FOLIUM

【来源】本品为睡莲科植物莲 *Nelumbo nucifera* Gaertn. 的干燥叶（《中国药典

2020》)。主产于湖南、湖北、江苏、浙江、福建、江西等地，山东亦有分布。夏、秋季采摘，晒至7～8成干时，除去叶柄，折成半圆形或扇形，干燥。以叶大、色绿、无斑点、不破碎者为佳。

【炮制方法】荷叶 (1)去净杂质及叶柄，抢水洗净，稍润，切丝，干燥。(《山东2002》)

(2)除去杂质及叶柄，抢水洗净，稍润，切丝，干燥。(《山东1990》)

(3)去净杂质及叶柄，洗净，稍润，切丝，干燥；或趁鲜切丝。(《山东1975》)

(4)荷叶，去柄，洗净，闷透(约1小时)切3分宽丝。(《汇编》)

荷叶炭 (1)将净荷叶丝置煅锅内，密封，闷煅至透，放凉，取出。(《山东2002》)

(2)将净荷叶丝置热锅内，中火炒至表面呈焦褐色时，喷淋清水少许，灭尽火星，炒干，取出，及时摊晾，凉透。(《山东2002》《山东1990》)

(3)取净荷叶丝，按炒炭或闷煅法，炒煅至黑色，喷淋清水，取出，放凉。(《山东1975》)

(4)炒至黑色，喷水止烟，炒干，放凉透。(《汇编》)

【成品性状】荷叶 (1)呈长短不一的丝状。上表面深绿色或黄绿色，较粗糙；下表面浅灰棕色，较光滑，叶脉明显凸起。质脆易碎。稍有清香气，味微苦。(《山东2002》)

(2)为长短不一的丝状，上表面深绿色或黄绿色，较粗糙；下表面淡灰棕色，较光滑，叶脉明显凸起。质脆易碎。稍有清香气，味微苦。(《山东1990》)

荷叶炭 形如荷叶，表面乌黑色。(《山东2002》《山东1990》)

【性味与归经】苦，平。归肝、脾、胃经。

【功能与主治】清暑化湿，升发清阳，凉血止血。用于暑热烦渴，暑湿泄泻，脾虚泄泻，血热吐衄，便血崩漏。荷叶炭收涩化瘀止血，用于出血证和产后血晕。

【用法与用量】荷叶3～10g；荷叶炭3～6g。

【注意】制炭后及时散热，防止复燃。

【贮藏】置于阴凉干燥处。

臭梧桐

Chouwutong

CLERODENDROMI FOLIUM

【来源】本品为马鞭草科植物海州常山 *Clerodendrum trichotomum* Thunb. 的干燥叶（《山东 2012》）。主产于江苏、安徽、浙江、湖北、四川等地，山东亦有分布。6—10 月采摘，晒干。以色绿者为佳。

【炮制方法】（1）去净杂质及枝梢，喷润，切丝，干燥，筛去灰屑。（《山东 2012》）

（2）去净杂质及枝梢，喷淋清水少许，略润，切丝，干燥，筛去灰屑。（《山东 2002》《山东 1990》）

（3）去净杂质，切丝，筛去泥土。（《山东 1975》）

【成品性状】（1）本品呈长短不一的丝片状，多皱缩卷曲。表面暗绿色或灰绿色。叶脉羽状，全缘或有波状齿，叶两面均具茸毛，尤以下表面叶脉处为多。气特异，味甘、涩。（《山东 2012》）

（2）本品呈长短不一的丝片状，多皱缩卷曲。表面灰绿色或浅黄棕色。叶脉羽状，全缘或有波状齿，叶两面均具茸毛，尤以下表面叶脉处为多。气特异，味甘、涩。（《山东 2002》）

（3）本品为长短不一的丝片，多皱缩卷曲。上表面黄绿色至浅黄棕色；下表面色较浅，两面疏生短柔毛。气特异，味苦、涩。（《山东 1990》）

【性味与归经】苦、甘，平。归肺、脾经。

【功能与主治】祛风湿，止痛，降血压。用于风湿痹痛，高血压。

【用法与用量】9 ~ 15g。

【贮藏】置于干燥处。

桑 叶

Sangye

MORI FOLIUM

【来源】本品为桑科植物桑 *Morus alba* L. 的干燥叶（《中国药典 2020》）。全国大部分地区均产，山东亦有分布。秋季霜降后采收，除去杂质，干燥。以叶片完整，大而厚、色黄绿者为佳。

【炮制方法】桑叶 （1）除去杂质，搓碎，去柄，筛去灰屑。（《山东 2002》）

（2）除去杂质，搓碎，拣去粗筋状叶脉和叶柄，筛去灰屑。（《山东 1990》）

（3）去净杂质，搓碎过筛。（《山东 1975》）

（4）挑去杂质，梗及霉叶，搓碎，筛，簸，取净叶，去叶脉，罗去土。（《汇编》）

蜜桑叶 （1）先将炼蜜用适量开水稀释后，加入净桑叶碎片中拌匀，闷润，置热锅内，文火炒至表面深黄色，微有光泽，不黏手时，取出，放凉。每 100kg 桑叶，用炼蜜 25kg。（《山东 2012》《山东 2002》《山东 1990》）

（2）取净桑叶，按蜜炙法用文火炒至不黏手时取出，放凉。每 100 斤桑叶，用炼蜜 20 ~ 25 斤。（《山东 1975》）

（3）先将适量蜜加少量水化开后，倒入药，拌炒至均匀有蜜不黏手为度。每 10 斤桑叶用蜜 2.5 斤或 1 斤 4 两。（《汇编》）

【成品性状】桑叶 呈不规则的片状，黄绿色或浅黄棕色，上表面有小疣状突起，下表面叶脉凸起，小脉交织成网状，脉上被疏毛，质脆。气微，味淡、微苦、涩。（《山东 2002》《山东 1990》）

蜜桑叶 （1）本品呈不规则的碎片，黄绿色或黄棕色，微有光泽，叶上表面有的有小疣状突起，下表面叶脉突出，小脉网状。质松软，略带黏性。气微，味甜。（《山东 2012》）

（2）形如桑叶，表面呈深黄色，微有光泽，略带黏性，味甜。（《山东 2002》《山东 1990》）

【性味与归经】甘、苦，寒。归肺、肝经。

【功能与主治】疏散风热，清肺润燥，清肝明目。用于风热感冒，肺热燥咳，头晕头痛，目赤昏花。

【炮制作用】 桑叶蜜炙后清肺润燥作用增强。

【用法与用量】 5 ~ 10g。

【注意】 肝燥者禁用。

【贮藏】 桑叶，置于干燥处。蜜桑叶，密闭，置于阴凉干燥处。

银杏叶

Yinxingye

GINKGO FOLIUM

【来源】 本品为银杏科植物银杏 *Ginkgo biloba* L. 的干燥叶（《中国药典 2020》）。主产于山东、河南、江苏等地。秋季叶尚绿时采收，及时干燥。以叶色黄绿、整齐不破者为佳。

【炮制方法】（1）去净杂质及枝梗，筛去灰屑。（《山东 2002》）

（2）去净杂质，筛去泥土。（《山东 1990》《山东 1975》）

（3）罗去土等杂质。（《汇编》）

【成品性状】（1）本品多皱褶或破碎，完整者呈扇形，长 3 ~ 12cm，宽 5 ~ 15cm。黄绿色或浅棕黄色，上缘呈不规则的波状弯曲，有的中间凹入，深者可达叶长的 4/5。具二叉状平行叶脉，细而密，光滑无毛，易纵向撕裂。叶基楔形叶柄长 2 ~ 8cm。体轻。气微，味微苦。（《山东 2002》）

（2）本品叶片大多折叠或已破碎，完整者呈扇形，黄绿色。上缘有不规则波状缺口，有时中间凹入，基部楔形，叶脉为射出数回二分叉平行脉，细而密，光滑无毛，易纵向撕裂。气清香，味微涩。（《山东 1990》）

【性味与归经】 甘、苦、涩，平。归心、肺经。

【功能与主治】 活血化瘀，通络止痛，敛肺平喘，化浊降脂。用于瘀血阻络，胸痹心痛，中风偏瘫，肺虚咳喘，高脂血症。

【用法与用量】 9 ~ 12g。

【贮藏】 置于通风干燥处。

淫羊藿

Yinyanghuo

EPIMEDII FOLIUM

【来源】本品为小檗科植物淫羊藿 *Epimedium brevicornu* Maxim.、箭叶淫羊藿 *Epimedium sagittatum*（Sieb. et Zucc.）Maxim.、柔毛淫羊藿 *Epimedium pubescens* Maxim. 或朝鲜淫羊藿 *Epimedium koreanum* Nakai 的干燥叶（《中国药典 2020》）。主产于陕西、辽宁、山西、湖北、四川等地。夏、秋二季茎叶茂盛时采割，除去粗梗及杂质，晒干或阴干。以叶多、色黄绿、不破碎者为佳。

【炮制方法】淫羊藿 （1）去净杂质及枝梗，摘取叶片，喷淋清水，稍润，切丝，干燥，或将叶片干切成丝。(《山东 2002》)

（2）去净杂质及枝梗，将叶干切成丝，筛去灰屑。(《山东 1990》)

（3）去净杂质及老梗，干切成丝，筛去灰屑。(《山东 1975》)

（4）挑去柄等杂质。(《汇编》)

炙淫羊藿 （1）将羊脂油置锅内，加热溶化，加入净淫羊藿丝，文火炒至表面显均匀的油亮光泽，取出，放凉。每 100kg 淫羊藿丝，用羊脂油（炼油）20kg。(《山东 2002》)

（2）先将羊脂油置锅内，文火加热溶化后，再倒入净淫羊藿丝，拌炒至表面显均匀的油亮光泽，呈微黄色时，取出，放凉。每 100kg 淫羊藿丝，用羊脂油（炼油）20kg。(《山东 1990》)

（3）取净淫羊藿，按酥炙法，用炼好的羊脂油拌炒至微黄色并有亮光时，取出，放凉。每淫羊藿 100 斤，用炼好的羊脂油 25 斤。(《山东 1975》)

（4）将羊尾油，于锅内化开，拌入药，炒至均匀黏着羊油。每 10 斤淫羊藿，用羊尾油半斤或 1 斤。(《汇编》)

【成品性状】淫羊藿 （1）呈长短不一的丝片状，上表面黄绿色或淡黄色，光滑，可见网纹状叶脉；下表面灰绿色，中脉及细脉凸出，边缘有细刺状锯齿，丝片近革质或革质。无臭，味微苦。(《山东 2002》)

（2）为长短不一的丝状片，上表面黄绿色，光滑，可见网纹状叶脉。下表面灰绿色，中脉及细脉凸出，边缘有细刺状锯齿，丝片近革质或革质。无臭，味微苦。

(《山东 1990》)

炙淫羊藿 形如淫羊藿，表面微黄色，显油亮光泽，微有羊油气。(《山东 2002》《山东 1990》)

【性味与归经】辛、甘，温。归肝、肾经。

【功能与主治】补肾阳，强筋骨，祛风湿。用于肾阳虚衰，阳痿遗精，筋骨痿软，风湿痹痛，麻木拘挛；更年期高血压症。

【炮制作用】淫羊藿经羊脂油制后，可增强温肾补肾阳、强筋骨的功效。

【用法与用量】6 ~ 10g。

【注意】炮制本品时，火候不宜过大，羊脂油亦不宜过热，以免将药烧焦。阴虚而相火易动者禁服。

【贮藏】置于通风干燥处。炙淫羊藿，密闭，置于阴凉干燥处。

棕　榈

Zonglü

TRACHYCARPI PETIOLUS

【来源】本品为棕榈科植物棕榈 *Trachycarpus fortunei*（Hook. F.）H. Wendl. 的干燥叶柄(《中国药典 2020》)。主产于湖南、四川、广东、广西、福建等地。秋季采收，割取旧叶柄下延部分及鞘片，除去纤维状的棕毛，晒干。以片大、质厚、棕红色者为佳。

【炮制方法】**棕榈** （1）去净杂质，洗净，浸润至透，切成 15mm 段，干燥。(《山东 2002》)

（2）除去杂质，洗净，浸润至透，切成 15mm 段，干燥。(《山东 1990》)

（3）棕榈板，先截成条，切成 5 分段。(《汇编》)

棕榈炭 （1）取净棕榈，至煅锅内，密封，闷煅至透，放凉，取出。(《山东 2002》)

（2）将净沙置锅内，武火加热至显灵活状态时，投入净棕榈段，翻炒至表面呈灰褐色，内部呈棕褐色时，迅速取出，筛去沙子，及时摊晾，凉透。(《山东 2002》《山东 1990》)

（3）将净棕榈段置热锅内，武火炒至表面呈黑褐色，内部呈焦褐色时，喷淋清

水少许，灭尽火星，取出，及时摊晾，凉透。(《山东2002》《山东1990》)

(4) 去净杂质，按闷煅法，煅至全黑。待凉后剪块。(《山东1975》)

(5) 炒至外黑，内焦黄，喷水止烟，炒干、放凉透。(《汇编》)

【成品性状】棕榈 呈不规则的段片状，表面红棕色，粗糙，有纵直皱纹；一面有明显的凸出纤维，纤维两侧着生多数棕色绒毛。质硬而韧，不易折断，断面纤维性。无臭，味淡。(《山东2002》《山东1990》)

棕榈炭 (1) 形如棕榈，表面灰褐色或黑褐色，内部棕褐色或焦褐色。质轻脆，易折断。气特异，味微苦、涩。(《山东2002》)

(2) 形如棕榈段，中间较厚，两侧较薄，表面呈灰褐色或黑褐色，微显光亮，内部呈棕褐色或焦褐色。质轻脆，易折断。气特异，味微苦、涩。(《山东1990》)

【性味与归经】苦、涩，平。归肺、肝、大肠经。

【功能与主治】收涩止血。用于吐血，衄血，尿血，便血，崩漏下血。

【炮制作用】生棕榈不入药，制炭后具有收敛止血的功效。

【用法与用量】一般炮制后用，棕榈炭 3～9g。

【注意】制炭后及时散热，防止复燃。

【贮藏】置于通风干燥处。

紫苏叶

Zisuye

PERILLAE FOLIUM

【来源】本品为唇形科植物紫苏 *Perilla frutescens* (L.) Britt. 的干燥叶（或带嫩枝）(《中国药典2020》)。本品为唇形科植物紫苏 *Perilla frutescens* (L.) Britt. 的干燥叶(《山东1990》)。主产于江苏、湖北、广东、山东等地。夏季枝叶茂盛时采收，去净杂质，晒干。以叶大、色紫、不碎、香气浓、无老枝梗者为佳。

【炮制方法】(1) 去净杂质及老梗；或喷淋清水，切碎，干燥。(《山东2002》)

(2) 去净杂质及梗，筛去沙土。(《山东1990》《山东1975》)

(3) 紫苏叶，罗去土，挑去小梗等杂质。(《汇编》)

【成品性状】本品多皱缩卷曲、破碎，完整者展平后呈卵圆形，长 4～11cm，宽 2.5～9cm。先端长尖或急尖，基部圆形或宽楔形，边缘具圆锯齿。两面紫色或上表面绿色，下表面紫色，疏生灰白色毛，有多数凹点状腺鳞。叶柄长 2 ~ 7cm，紫色或紫绿色。质脆。(《山东 2002》《山东 1990》)

【性味与归经】辛，温。归肺、脾经。

【功能与主治】解表散寒，行气和胃。用于风寒感冒，咳嗽呕恶，妊娠呕吐，鱼蟹中毒。

【用法与用量】5 ~ 10g。

【贮藏】置于阴凉干燥处。

番泻叶

Fanxieye

SENNAE FOLIUM

【来源】本品为豆科植物狭叶番泻 *Cassia angustifolia* Vahl 或尖叶番泻 *Cassia acutifolia* Delile 的干燥小叶（《中国药典 2020》）。主产于印度，我国广东、云南等地亦有栽培。生长盛期选晴天摘取叶片，及时摊晒，经常翻动，免使叶片变黄，晒至干燥或低温烘干。以叶形狭尖、片大、完整、色绿、梗少、无泥沙者为佳。

【炮制方法】(1) 去净枝梗及杂质，筛去灰屑。(《山东 2002》《山东 1990》)

(2) 去净杂质及梗，簸取净叶。(《山东 1975》)

(3) 番泻叶，筛去柄、泥土等杂质，取净叶。(《汇编》)

【成品性状】**狭叶番泻** (1) 呈卵状披针形或线状披针形，小叶片多完整平坦，长 2 ~ 6cm，宽 0.4 ~ 1.5cm，全缘，叶端急尖，叶基稍不对称。上表面黄绿色，下表面浅黄绿色，两面均有稀毛茸，叶脉稍隆起，革质。气微弱而特异，味微苦，稍有黏性。(《山东 2002》)

(2) 呈长卵形或卵状披针形，长 15 ~ 50mm，宽 4 ~ 20mm，全缘，叶端急尖，叶基稍不对称。上表面黄绿色，下表面浅黄绿色，无毛或近无毛，叶脉稍隆起，革质。气微弱而特异，味微苦，稍有黏性。(《山东 1990》)

尖叶番泻 (1) 呈广披针形或长卵形，长 2 ~ 4cm，宽 0.7 ~ 1.2cm；叶端短尖或微凸，全缘，叶基不对称，上表面浅绿色，下表面灰绿色，微有短毛，质地较薄脆，微呈革质状。气微弱而特异，味微苦，稍有黏性。(《山东 2002》)

(2) 呈披针形或长卵形，略卷曲，叶端短尖或微凸，叶基不对称，两面均有细

短毛茸。(《山东 1990》)

【性味与归经】甘、苦，寒。归大肠经。

【功能与主治】泻热行滞，通便，利水。用于热结积滞，便秘腹痛，水肿胀满。

【用法与用量】2～6g，后下或开水泡服。

【注意】(1)孕妇慎用。

(2)服量不宜过大，过量则有恶心、呕吐、腹痛等不良反应，一般配木香、藿香等行气和中药品同用，可减少此弊。

【贮藏】置于通风干燥处，避光。

满山红

Manshanhong

RHODODENDRI DAURICI FOLIUM

【来源】本品为杜鹃花科植物兴安杜鹃 *Rhododendron dauricum* L. 的干燥叶(《中国药典 2020》)。主产于东北、内蒙古等地，山东亦有分布。夏、秋二季采叶，晒干。以不碎、无杂质者为佳。

【炮制方法】去净枝梗及杂质。(《山东 2002》《山东 1990》《山东 1975》)

【成品性状】(1)本品多反卷成筒状，有的皱缩破碎。完整叶片展开后呈椭圆形或长倒卵形，长 2～7.5cm，宽 1～3cm；先端钝，基部近圆形或宽楔形，全缘；上表面暗绿色至褐绿色，散生浅黄色腺鳞；下表面灰绿色，腺鳞甚多。叶柄长 3～10mm。近革质。气芳香特异，味较苦，微辛。(《山东 2002》)

(2)本品多反卷成筒状，有的皱缩破碎。完整叶片展开后呈椭圆形或长倒卵形，长 2～7.5cm，宽 1～3cm；先端钝或稍尖，叶基近圆形或阔楔形，全缘；上表面暗绿色至褐绿色，有黄至黄白色腺鳞；下表面灰绿色，腺鳞甚多。叶柄表面凹，背面圆突，长 3～10mm。近革质。气芳香特异，味较苦，微辛。(《山东 1990》)

【性味与归经】辛、苦，寒。归肺、脾经。

【功能与主治】止咳祛痰。用于咳嗽气喘痰多。

【用法与用量】25～50g，水煎服；6～12g，用 40% 乙醇浸服。

【贮藏】置于阴凉干燥处，防潮、防热。

橘 叶

Juye

Citrus reticulata Blanco

【来源】本品为芸香科植物橘 *Citrus tangerina Hort*. et Tanaka 或朱橘 *C*. erythrosa Tanaka 等多种橘类的干燥叶（《山东 2002》）。主产于福建、浙江、广东、四川、江西等地。全年可采，以 12 月至翌年 2 月间采者为佳，采后阴干或晒干。以色绿、不碎、无泥沙杂质者为佳。

【炮制方法】除净杂质及残枝，切丝，筛去灰屑。（《山东 2002》《山东 1990》）

【成品性状】（1）本品呈长短不一的丝片状，表面灰绿色或黄绿色，光滑，对光可见众多的透明小腺点。质厚，硬而脆，易碎裂。气香，味苦。（《山东 2002》）

（2）本品为长短不一的丝片状，表面灰绿色或黄绿色，光滑，对光可见众多的透明小腺点。质厚，硬而脆，易碎裂。气香，味苦。（《山东 1990》）

【性味与归经】苦、辛，平。归肝经。

【功能与主治】疏肝，行气，化痰，消肿毒。用于胁痛，乳痈，肺痈，咳嗽，胸膈痞满，疝气。

【用法与用量】6 ~ 15g；鲜品 60 ~ 240g，或捣汁服。

【贮藏】置于通风干燥处。

第九章 花类

丁香

Dingxiang

CARYOPHYLLI FLOS

【来源】本品为桃金娘科植物丁香 *Eugenia caryophyllata* Thunb. 的干燥花蕾（《中国药典 2020》）。主产于东南亚、印度尼西亚、东非等地。当花蕾由绿色转红时采摘，晒干。以个大、鲜紫棕色、香气浓郁、油多者为佳。

【炮制方法】（1）去净杂质，筛去灰屑。（《山东 2002》《山东 1990》）

（2）去净杂质及灰屑。用时捣碎。（《山东 1975》）

（3）挑簸去柄及泥土等杂质。（《汇编》）

【成品性状】（1）本品略呈研棒状，长 1 ~ 2cm。花冠圆球形，直径 0.3 ~ 0.5cm，花瓣 4，复瓦状抱合，棕褐色或褐黄色，花瓣内为雄蕊和花柱，搓碎后可见众多黄色细粒状的花药。萼筒圆柱状，略扁，有的稍弯曲，长 0.7 ~ 1.4cm，直径 0.3 ~ 0.6cm，红棕色或棕褐色，上部有 4 枚三角状的萼片，十字状分开。质坚实，富油性。气芳香浓烈，味辛辣、有麻舌感。（《山东 2002》）

（2）本品略呈短棒状，全长 10 ~ 20mm，上端呈圆球形，直径 3 ~ 5mm，下部圆柱状，略扁，长 7 ~ 14mm，直径 3 ~ 6mm。表面红棕色或紫棕色，有细的皱纹。质坚实，富油性。气芳香浓烈，味辛辣、有麻舌感。（《山东 1990》）

【性味与归经】辛，温。归脾、胃、肺、肾经。

【功能与主治】温中降逆，补肾助阳。用于脾胃虚寒，呃逆呕吐，食少吐泻，心腹冷痛，肾虚阳痿。

【用法与用量】1 ~ 3g，内服或研末外敷。

【注意】不宜与郁金同用。

【贮藏】置于阴凉干燥处。

马蔺花

Malinhua

IRIDIS FLOS

【来源】本品为鸢尾科植物马蔺 *Iris lactea* Pall. var. *chinensis*（Frsch.）Koidz. 的干燥花（《山东 2002》）。主产于江苏、辽宁、河北等地，山东亦有分布。夏季花初开放时，择晴天（勿沾露水）采摘，阴干。以整齐、色紫者为佳。

【炮制方法】去净杂质，筛去灰屑。（《山东 2002》《山东 1990》《山东 1975》）

【成品性状】本品呈线形，花被 6 片，长 25 ~ 30mm，直径 2 ~ 4mm。多皱缩，顶端弯曲，基部膨大。表面深棕色或蓝紫色。雄蕊 3 枚，花药多碎断或脱落，有残存的花丝，花柄长短不等。质轻。气显著，味微苦。（《山东 2002》《山东 1990》）

【性味与归经】咸、酸、微苦，凉。归胃、脾、肺、肝经。

【功能与主治】清热解毒，止血，利尿。用于喉痹，吐血，衄血，小便不通，淋病。

【用法与用量】5 ~ 9g。

【贮藏】置于阴凉干燥处，防潮。

木槿花

Mujinhua

HIBISCI SYRIACI FLOS

【来源】本品为锦葵科植物木槿 *Hibiscus syriacus* L. 的干燥花（《山东 2012》）。主产于江苏、湖北、四川、河南、河北等地，山东亦有分布。夏季花半开时采摘，干燥。以朵大、个完整、色白者为佳。

【炮制方法】（1）取木槿花，除去杂质，筛去灰屑。（《山东 2012》《山东 2002》《山东 1990》）

（2）挑去杂质。（《汇编》）

【成品性状】本品呈不规则形，多皱缩成团，全体被毛，长 15 ~ 30mm。花萼钟状，先端 5 裂。花瓣紧密，白色、粉红色或紫红色，多数层叠，皱缩卷折。花蕊多数，黄色。质轻。气微香，味甜。（《山东 2012》《山东 2002》《山东 1990》）

【性味与归经】甘、苦，凉。归肝、脾、大肠、小肠经。

【功能与主治】凉血，除湿，清热。用于肠风下血，赤白下痢，白带。

【用法与用量】3 ~ 9g。

【贮藏】置于阴凉干燥处，防蛀。

月季花

Yuejihua

ROSAE CHINENSIS FLOS

【来源】本品为蔷薇科植物月季 *Rosa chinensis* Jacq. 的干燥花（《中国药典 2020》）。全国各地均产。全年均可采收，花微开时采摘，阴干或低温干燥。以紫红色、半开时的花蕾、不散瓣、气味清香者为佳。

【炮制方法】去净杂质及梗、叶，筛去灰屑。（《山东 2002》《山东 1990》《山东 1975》）

【成品性状】（1）本品呈类球形，直径 15 ~ 25mm。花托长圆形，萼片 5，暗绿色，先端尾尖；花瓣呈覆瓦状排列，有的散落，长圆形，紫红色或淡紫红色；雄蕊多数，黄色。体轻，质脆。气清香，味淡、微苦、涩。（《山东 2002》）

（2）本品呈类球形，夹有散碎的花瓣，紫红色或淡紫红色，花萼暗绿色。雄蕊多数，黄色。体轻，质脆。气清香，味淡、微苦、涩。（《山东 1990》）

【性味与归经】甘，温。归肝经。

【功能与主治】活血调经，疏肝解郁。用于气滞血瘀，月经不调，痛经，闭经，胸胁胀痛。

【用法与用量】3 ~ 6g。

【贮藏】置于阴凉干燥处，防压、防蛀。

凤仙花

Fengxianhua

IMPATIENTIS SEMEN

【来源】本品为凤仙花科植物凤仙 *Impatiens balsamina* L. 的干燥花（《山东 2002》）。全国大部分地区均产，山东亦有分布。夏、秋二季花盛开时，每日下午采摘，晾干或低温干燥。以红、白二色身干，完整、无杂质者为佳。

【炮制方法】去除杂质及花梗，筛去灰屑。（《山东 2002》《山东 1990》《山东 1975》）

【成品性状】本品为粉红色、红色、白色或杂色，皱缩成不规则的团块，单瓣或重瓣。气似烟草，味微苦。（《山东 2002》《山东 1990》）

【性味与归经】甘、微苦，温。归肝、肾、心经。

【功能与主治】祛风，活血，消肿，止痛。用于风湿痹痛，腰胁疼痛，经闭腹痛，产后瘀血未尽，跌扑损伤，痈疽，疔疮，鹅掌风，灰指甲。

【用法与用量】2 ~ 3g，鲜品 5 ~ 9g。外用适量，鲜品捣敷患处。

【注意】体虚及孕妇慎用。

【贮藏】置于阴凉干燥处，防压、防蛀。

白扁豆花

Baibiandouhua

DOLICHOS LABLAB FLOS

【来源】本品为豆科植物扁豆 *Dolichos lablab* L. 的干燥花（《山东 2012》）。主产于安徽、陕西、湖南、河南、浙江、山西等地，山东亦有栽培。夏、秋二季采摘未全开放的白花，去净杂质，晒干或阴干。以朵大、色白、干燥者为佳。

【炮制方法】**白扁豆花** 除去杂质，筛去灰屑。（《山东 2012》《山东 2002》《山东 1990》《山东 1975》）

炒白扁豆花 扁豆花，微炒。（《汇编》）

白扁豆花炭 扁豆花，炒至7成黑，喷水止烟，炒干，放凉透。(《汇编》)

【成品性状】白扁豆花 （1）本品呈扁平不规则三角形。长、宽1～1.5cm，皱缩。展开后，花萼钟状，绿褐色至棕褐色，5齿裂，外被白色短毛，上唇2齿几全部合生，较大，其余3齿较小，近等大；花冠蝶形，黄白色至黄棕色，龙骨瓣抱合成舟状，上弯几成直角；雄蕊10，其中1个单生，另9个花丝基部合生成管状；雌蕊1，黄色或微带绿色，上弯，柱头顶生，下方有短须毛，体轻。气微，味微甘。(《山东2012》)

（2）本品多皱缩，展开后呈不规则的扁三角形。花萼钟状，深黄色至深棕色，5齿裂，外被白色短毛，尤以萼的边缘为多。花瓣黄白色至深黄色，5片，其中两瓣合抱，弯曲成虾状。雄蕊10，其中9个基部联合，雌蕊1，黄绿色，弯曲，先端有白色绒毛，体轻。气微，味微甜。(《山东2002》)

【性味与归经】甘，平。归脾、胃、大肠经。

【功能与主治】消暑，化湿，和中。用于暑湿泄泻，痢疾，赤白带下。

【用法与用量】5～9g。

【贮藏】置于通风干燥处，防潮、防蛀。

西红花

Xihonghua

CROCI STIGMA

【来源】本品为鸢尾科植物番红花 *Crocus sativus* L. 的干燥柱头(《中国药典2020》)。主产于西班牙、希腊及俄罗斯等地，我国亦有少量栽培。9—10月选晴天早晨采收花朵，摘下柱头，低温烘干，即为“干红花”。若再加工，使油润光亮，则为“湿红花”。以滋润而有光泽、色红黄丝少者为佳。

【炮制方法】去净杂质。(《山东2002》《山东1990》)

【成品性状】本品呈线形，三分枝，长约3cm。暗红色，上部较宽而略扁平，顶端边缘显不整齐的齿状，内侧有一短裂隙，下端有时残留一小段黄色花柱。体轻，质松软，无油润光泽，干燥后质脆易断。气特异，微有刺激性，味微苦。(《山东2002》《山东1990》)

【性味与归经】甘，平。归心、肝经。

【功能与主治】活血化瘀，凉血解毒，解郁安神。用于经闭癥瘕，产后瘀阻，温毒发斑，忧郁痞闷，惊悸发狂。

【用法与用量】1 ~ 3g。煎服或沸水泡服。

【注意】孕妇慎用。

【贮藏】置于通风阴凉干燥处，避光，密闭。

合欢花

Hehuanhua

ALBIZIAE FLOS

【来源】本品为豆科植物合欢 *Albizia julibrissin* Durazz. 的干燥花序或花蕾（《中国药典 2020》）。主产于湖北、江苏、浙江、安徽等地，山东亦有分布。夏季花开放时择晴天采收或花蕾形成时采收，及时晒干。以色淡黄棕色、梗短者为佳。

【炮制方法】去净杂质及残留的叶片、枝梗，筛去灰屑。（《山东 2002》《山东 1990》）

【成品性状】本品为头状花序，皱缩成团。花细长而弯曲，长 0.7 ~ 1cm，淡黄棕色至淡黄褐色，具短梗。花萼筒状，先端有 5 小齿；花冠筒长约为萼筒的 2 倍，先端 5 裂，裂片披针形；雄蕊多数，花丝细长，黄棕色至黄褐色，下部合生，上部分离，伸出花冠筒外。气微香，味淡。（《山东 2002》《山东 1990》）

【性味与归经】甘，平。归心、肝经。

【功能与主治】解郁安神。用于心神不安，忧郁失眠。

【用法与用量】5 ~ 9g。

【贮藏】置于通风干燥处。

红　花

Honghua

CARTHAMI FLOS

【来源】本品为菊科植物红花 *Carthamus tinctorius* L. 的干燥花（《中国药典 2020》）。

主产于河南、浙江、四川、江苏、山东等地。夏季花由黄变红时采摘，阴干或晒干。以花序长、色鲜红、质柔软者为佳。

【炮制方法】红花 去净杂质、花萼及花柄，筛去灰屑。(《山东 2002》《山东 1990》《山东 1975》)

酒红花 (1) 用适量黄酒喷后拌均匀，晾干。(《汇编》)

(2) 喷以黄酒，润透，揉开。(《汇编》)

红花炭 红花，炒至黑，喷水止烟，炒干，放凉透。(《汇编》)

炒红花 红花，微炒至有火色。(《汇编》)

【成品性状】红花 本品为不带子房的管状花，长 1 ~ 2cm。表面红黄色或红色。花冠筒细长，先端 5 裂，裂片呈狭条形，长 5 ~ 8mm；雄蕊 5，花药聚合成筒状，黄白色；柱头长圆柱形，顶端微分叉。质柔软。气微香，味微苦。(《山东 2002》《山东 1990》)

【性味与归经】辛，温。归心、肝经。

【功能与主治】活血通经，散瘀止痛。用于经闭，痛经，恶露不行，癥瘕痞块，胸痹心痛，瘀滞腹痛，胸胁刺痛，跌扑损伤，疮疡肿痛。

【用法与用量】3 ~ 10g。

【注意】孕妇禁用。

【贮藏】置于阴凉干燥处，防潮、防蛀。

芫 花

Yuanhua

GENKWA FLOS

【来源】本品为瑞香科植物芫花 *Daphne genkwa* Sieb. et Zucc. 的干燥花蕾(《中国药典 2020》)。主产于安徽、江苏、河南、山东、河北、四川、浙江等地。春季花未开放时采收，除去杂质，干燥。以花蕾多而整齐、淡紫色者为佳。

【炮制方法】生芫花 去净杂质、梗及叶，筛去灰屑。(《山东 2002》《山东 1990》)

醋芫花 (1) 将净芫花用米醋拌匀，闷润至米醋被吸尽，置锅内，文火炒至表面微黄色，取出，放凉。每 100kg 芫花，用米醋 30kg。(《山东 2002》《山东 1990》)

（2）取净芫花置锅内，加入食醋，文火煮至醋吸尽，再炒至微干，取出放凉。每芫花 100 斤，用食醋 50 斤。（《山东 1975》）

（3）芫花用适量醋拌均匀，炒至干。每 10 斤芫花用醋 1 斤 4 两。（《汇编》）

（4）同（3）法，但每 10 斤芫花用醋 3 斤 12 两。（《汇编》）

（5）芫花，加适量醋，再加水至没过药物，煮至干。

炒芫花 芫花，炒至带火色。（《汇编》）

【成品性状】生芫花 呈弯曲或稍压扁的棒槌状，长 10 ~ 17mm，直径约 1.5mm。表面淡紫色或灰绿色，密被短绒毛，质软。气微，味甘。微辛。（《山东 2002》《山东 1990》）

醋芫花 形如生芫花，表面显微黄色，有醋气，味微辛辣。（《山东 2002》《山东 1990》）

【性味与归经】苦、辛，温；有毒。归肺、脾、肾经。

【功能与主治】泻水逐饮；外用杀虫疗疮。用于水肿胀满，胸腹积水，痰饮积聚，气逆咳喘，二便不利；外治疥癣秃疮，痈肿，冻疮。

【炮制作用】芫花醋炙后能降低毒性，缓和泻下作用。

【用法与用量】1.5 ~ 3g。醋芫花研末吞服，一次 0.6 ~ 0.9g，一日 1 次。外用适量。

【注意】孕妇禁用；不宜与甘草同用。

【贮藏】置于通风干燥处，防霉、防蛀。

谷精草

Gujingcao

ERIO CAULI FLOS

【来源】本品为谷精草科植物谷精草 *Eriocaulon buergerianum* Koern. 的干燥带花茎的头状花序（《中国药典 2020》）。主产于江苏、浙江等地，山东亦有分布。秋季采收，将花序连同花茎拔出，晒干。以珠大而密、灰白色、花茎短、黄绿色、无根、叶及杂质者为佳。

【炮制方法】（1）去净杂质及叶鞘，晒干后，切成段，筛去灰屑。（《山东 2002》《山东 1990》）

（2）去净杂质，晒干切成段，筛去灰屑。（《山东 1975》）

（3）挑去杂质，切3分咀。(《汇编》)

（4）洗净，切咀。(《汇编》)

【成品性状】本品呈段状，长约10mm。头状花序呈半球形，直径4～5mm，底部有苞片，淡黄绿色；顶部灰白色。花茎纤细，柱状，直径不及1mm，淡黄绿色，有光泽，质柔软。无臭，味淡。(《山东2002》《山东1990》)

【性味与归经】辛、甘，平。归肝、肺经。

【功能与主治】疏散风热，明目退翳。用于风热目赤，肿痛畏光，眼生翳膜，风热头痛。

【用法与用量】5～10g。

【贮藏】置于通风干燥处。

辛 夷

Xinyi

MAGNOLIAE FLOS

【来源】本品为木兰科植物望春花 *Magnolia biondii* Pamp.、玉兰 *Magnolia denudata* Desr. 或武当玉兰 *Magnolia sprengeri* Pamp. 的干燥花蕾(《中国药典2020》)。主产于河南、安徽、四川、湖南、湖北等地，山东亦有栽培。冬末春初花未开放时采收，除去枝梗，阴干。以花蕾未开放、身干、色绿无枝梗者为佳。

【炮制方法】辛夷 （1）去净杂质及残留的枝梗，筛去灰屑。(《山东2002》《山东1990》)

（2）挑去小柄等杂质。(《汇编》)

（3）去柄，捣碎。(《汇编》)

炒辛夷 辛夷，微炒。(《汇编》)

蜜辛夷 取适量蜜，于锅中稍炼，倒入辛夷，拌炒至均匀有蜜不黏手为度。(《汇编》)

【成品性状】辛夷 （1）望春花呈长卵形，似毛笔头，长1.2～2.5cm，直径0.8～1.5cm。基部常具短梗，长约5mm，梗上有类白色点状皮孔。苞片2～3层，每层2片，两层苞片间有小鳞芽，苞片外表面密被灰白色或灰绿色茸毛，内表面类棕色，无毛。花被片9，类棕色，外轮花被片3，条形，约为内两轮长的1/4，呈萼片状，内两轮花被片6，每轮3，轮状排列。雄蕊和雌蕊多数，螺旋状排列。体轻，质脆。气芳香，味辛凉而稍苦。玉兰长1.5～3cm，直径1～1.5cm。基部枝梗较粗壮，皮孔浅棕色。苞片外表面密被灰白色或灰绿色茸毛。花被片9，内外轮同型。武当玉兰长2～4cm，直径1～2cm。基部枝梗粗壮，皮孔红棕色。苞片外表面密被淡黄色或淡黄绿色茸毛，有的最外层苞片茸毛已脱落而呈黑褐色。花被片10～12（15），内外轮无显著差异。（《山东2002》）

（2）本品呈长卵形，似毛笔头，基部常具短梗。花蕾长15～40mm，直径10～20mm。苞片2～3层，外表密被灰白色、灰绿色或淡黄绿色茸毛。体轻，质脆。气芳香，味辛而稍苦。（《山东1990》）

【性味与归经】辛，温。归肺、胃经。

【功能与主治】散风寒，通鼻窍。用于风寒头痛，鼻塞流涕，鼻鼽，鼻渊。

【炮制作用】辛夷辛散之性较强，炒制或蜜制后能够缓和宣散过猛之弊。

【用法与用量】3～10g，包煎；外用适量。

【贮藏】置于阴凉干燥处。

鸡冠花

Jiguanhua

CELOSIAE CRISTATAE FLOS

【来源】本品为苋科植物鸡冠花 *Celosia cristata* L. 的干燥花序（《中国药典2020》）。全国大部分地区均产，山东亦有栽培。秋季花盛开时采收，晒干。以朵大而扁、色泽鲜艳的白鸡冠花较佳，色红者次之。

【炮制方法】鸡冠花　（1）去净杂质及残留的茎、叶，切块，筛去灰屑。（《山东2002》《山东1990》）

（2）去梗叶，剪块。（《汇编》）

鸡冠花炭　（1）将净鸡冠花块置热锅内，武火炒至表面焦黑色，内部焦黄色时，喷淋清水少许，灭尽火星，取出，迅速摊晾，凉透。（《山东2002》《山东1990》）

（2）鸡冠花，炒至7成黑色，喷水止烟，炒干放冷透。（《汇编》）

【成品性状】鸡冠花　本品呈不规则的块状，表面红色、紫红色或黄白色。体轻，质柔韧。无臭，味淡。（《山东2002》《山东1990》）

鸡冠花炭 形如鸡冠花，表面焦黑色，内部焦黄色，易碎。味苦，涩。(《山东2002》《山东1990》)

【**性味与归经**】甘、涩，凉。归肝、大肠经。

【**功能与主治**】收敛止血，止带，止痢。用于吐血，崩漏，便血，痔血，赤白带下，久痢不止。

【**炮制作用**】鸡冠花炒炭后凉性减弱，收涩作用增强。

【**用法与用量**】6 ~ 12g。

【**贮藏**】置于通风干燥处。

玫瑰花

Meiguihua

ROSAE RUGOSAE FLOS

【**来源**】本品为蔷薇科植物玫瑰 *Rosa rugosa* Thunb. 的干燥花蕾(《中国药典2020》)。主产于江苏、浙江、山东、安徽等地。春末夏初花将开放时分批采摘，及时低温干燥。以色紫红鲜艳、朵大、瓣厚、蒂青绿、香气浓郁、干燥者为佳。

【**炮制方法**】(1)去净杂质及梗、叶，筛去灰屑。(《山东2002》《山东1990》)

(2)挑去叶、柄等杂质。(《汇编》)

【**成品性状**】本品略呈半球形或不规则团状，直径1 ~ 2.5cm。花托半球形，与花萼基部合生；萼片5，披针形，黄绿色或棕绿色，被有细柔毛；花瓣多皱缩，展平后宽卵形，呈覆瓦状排列，紫红色，有的黄棕色；雄蕊多数，黄褐色。体轻，质脆。气芳香浓郁，味微苦涩。(《山东2002》《山东1990》)

【**性味与归经**】甘、微苦，温。归肝、脾经。

【**功能与主治**】行气解郁，和血，止痛。用于肝胃气痛，食少呕恶，月经不调，跌扑伤痛。

【**用法与用量**】3 ~ 6g。

【**贮藏**】密闭，置于阴凉干燥处。

松花粉

Songhuafen

PINI POLLEN

【来源】本品为松科植物马尾松 *Pinus massoniana* Lamb.、油松 *Pinus tabulieformis* Carr. 或同属数种植物的干燥花粉（《中国药典 2020》）。全国大部分地区均产，山东亦有分布。春季花刚开时，采摘花穗，晒干，收集花粉，除去杂质。以黄色，细腻、无杂质、流动性较强者为佳。

【炮制方法】（1）去净杂质，过筛。(《山东 2002》《山东 1990》)

（2）罗去杂质。(《汇编》)

【成品性状】本品为淡黄色的细粉。体轻，易飞扬，手捻有滑润感。气微，味淡。(《山东 2002》《山东 1990》)

【性味与归经】甘，温。归肝、脾经。

【功能与主治】收敛止血，燥湿敛疮。用于外伤出血，湿疹，黄水疮，皮肤糜烂，脓水淋漓。

【用法与用量】外用适量，撒敷患处。

【贮藏】置于干燥处，防潮。

金银花

Jinyinhua

LONICERAE JAPONICAE FLOS

【来源】本品为忍冬科植物忍冬 *Lonicera japonica* Thunb. 的干燥花蕾或带初开的花（《中国药典 2020》）。本品为忍冬科植物忍冬 *Lonicera japonica* Thunb.、红腺忍冬 *Lonicera hypoglauca* Miq.、山银花 *Lonicera confusa* DC. 或毛花柱忍冬 *Lonicera dasystyla* Rehd. 的干燥花蕾或初开的花（《山东 2002》）。全国大部分地区多有生产，主产于山东、河南等地。夏初花开放前采收，干燥。以花未开放、色黄白、肥大者为佳。

【炮制方法】金银花 （1）去净杂质、梗及叶，筛去灰屑。(《山东 2002》《山东

1990》）

（2）金银花，用二眼筛，筛去碎花、沙土，挑去叶，簸去碎花中的沙石。（《汇编》）

金银花炭 （1）取净金银花，置热锅内，中火炒至表面焦褐色，喷淋清水少许，灭尽火星，取出，迅速摊晾，凉透。（《山东 2012》《山东 2002》《山东 1990》）

（2）金银花，炒至黑黄色（约 5 成黑），喷水止烟，炒干，放凉透。（《汇编》）

炒金银花 金银花，炒至微带火色。（《汇编》）

【成品性状】金银花 呈棒状而略弯曲，长 2～4cm，上粗下细，直径 1.5～3mm。表面黄白色或黄棕色，被有短柔毛及腺毛，基部有绿色细小的花萼。气清香，味淡、微苦。（《山东 2002》《山东 1990》）

金银花炭 （1）本品呈棒状，上粗下细，略弯曲，长 2～3cm，上部直径约 3mm，下部直径约 1.5mm。表面焦褐色，手捻易碎。具焦香气，味微苦。（《山东 2012》）

（2）形如金银花，表面焦褐色，手捻易碎。（《山东 2002》《山东 1990》）

【性味与归经】甘，寒。归肺、心、胃经。

【功能与主治】清热解毒，疏散风热。用于痈肿疔疮，喉痹，丹毒，热毒血痢，风热感冒，温病发热。

【用法与用量】6～15g。

【贮藏】置于阴凉干燥处，防潮、防蛀。

闹羊花

Naoyanghua

RHODODENDRI MOLLIS FLOS

【来源】本品为杜鹃花科植物羊踯躅 *Rhododendron molle* G. Don. 的干燥花（《中国药典 2020》）。主产于江苏、浙江、安徽、湖南等地。4—5 月花初开时采收，阴干或晒干。以干燥、黄灰色、无杂质者为佳。

【炮制方法】（1）去净杂质及花梗，筛去灰屑。（《山东 2002》《山东 1990》）

（2）挑去梗等杂质，簸去泥土。（《汇编》）

【成品性状】本品为干燥皱缩的花朵，呈喇叭状，顶端卷折，橙黄色或黄褐色。

雄蕊较长，花丝弯曲并露于花冠外面，花药棕黄色。雄蕊圆锥形，密生毛茸。气微，味微苦。(《山东 2002》《山东 1990》)

【性味与归经】辛，温；有大毒。归肝经。

【功能与主治】祛风除湿，散瘀定痛。用于风湿痹痛，偏正头痛，跌扑肿痛，顽癣。

【用法与用量】0.6～1.5g，浸酒或入丸散；外用适量，煎水洗。

【注意】不宜多服、久服；体虚者及孕妇禁用。

【贮藏】置于干燥处，防潮。

玳玳花

Daidaihua

CITRI AURANTII FLOS

【来源】本品为芸香科植物玳玳花 *Citrus aurantium* L. var. amara Engl. 的干燥花蕾(《山东 2012》)。主产于江苏、浙江等地。春末夏初分批采摘未开放的花，及时干燥。以色黄白、香气浓郁、无破碎者为佳。

【炮制方法】(1) 取玳玳花，去净杂质，筛去灰屑。(《山东 2012》《山东 2002》《山东 1990》)

(2) 拣净杂质。(《汇编》)

【成品性状】(1) 本品呈长卵圆形，长 1～2cm，直径 6～8mm。顶端稍膨大，基部具花柄；花萼灰绿色，皱缩不平，基部联合，裂片 5，有凹陷的小油点；花瓣 5 片，覆瓦状抱合，淡黄白色或浅黄棕色，可见棕色油点和纵脉；雄蕊多数，基部联合成数束；雌蕊棒状，子房倒卵形，暗绿色。体轻，质脆易碎。气香，味微苦。(《山东 2012》)

(2) 本品呈长卵圆形，长 15～20mm，直径 6～8mm。上部较膨大，基部具花柄；花萼绿色，皱缩不平，基部连合，裂片 5；花瓣 5 片，淡黄白色或灰黄色，顶端覆盖成覆瓦状，表面有纵纹；内有雄蕊数束，黄色；中心有雌蕊，呈棒状。子房倒卵形，暗绿色。质脆易碎。气香，味微苦。(《山东 2002》《山东 1990》)

【性味与归经】甘、微苦，平。归肝、胃经。

【功能与主治】理气宽胸，开胃止呕。用于胸脘胀闷，恶心呕吐，食欲不振。

【用法与用量】2～6g。

【贮藏】密闭，置于通风干燥处，防霉、防蛀。

厚朴花

Houpohua

MAGNOLIAE OFFICINALIS FLOS

【来源】本品为木兰科植物厚朴 *Magnolia officinalis* Rehd. et Wils. 或凹叶厚朴 *Magnolia officinalis* Rehd. et Wils. Var. *biloba* Rehd. et Wils. 的干燥花蕾（《中国药典2020》）。主产于四川、湖北、浙江、福建、湖南等地，山东亦有栽培。春季花未开放时采摘，稍蒸后，晒干或低温干燥。以含苞未放、身干、完整、柄短、色棕红、香气浓者为佳。

【炮制方法】（1）去净杂质及梗，筛去灰屑。（《山东2002》《山东1990》）

（2）挑去梗等杂质。（《汇编》）

（3）洗净，晒干。（《汇编》）

【成品性状】本品呈长圆锥形，长4～7cm，基部直径1.5～2.5cm，表面红棕色或棕褐色。花被多为12片，肉质，外层的呈长方倒卵形，内层呈匙形。雄蕊多数，花药条形，淡黄棕色，花丝宽而短。质脆，易破碎。气香，味淡。（《山东2002》《山东1990》）

【性味与归经】苦，微温。归脾、胃经。

【功能与主治】芳香化湿，理气宽中。用于脾胃湿阻气滞，胸脘痞闷胀满，纳谷不香。

【用法与用量】3～9g。

【贮藏】置于干燥处，防霉、防蛀。

洋金花

Yangjinhua

DATURAE FLOS

【来源】本品为茄科植物白花曼陀罗 *Datura metel* L. 的干燥花（《中国药典

2020》)。主产于江苏、福建、广东、山东、河北等地。4—11月花初开时采收，晒干或低温干燥。以去萼、朵大、质厚、整齐、黄棕色、有香气者为佳。

【炮制方法】(1)去净杂质及梗，筛去灰屑。(《山东2002》《山东1990》)

(2)挑去柄等杂质。(《汇编》)

【成品性状】本品呈喇叭状，多皱缩成条状，完整者长9～15cm。花萼成筒状，灰绿色或灰黄色，表面微有茸毛；花冠喇叭状，淡黄色或黄棕色；质脆。气微，味微苦。(《山东2002》《山东1990》)

【性味与归经】辛，温；有毒。归肺、肝经。

【功能与主治】平喘止咳，解痉定痛。用于哮喘咳嗽，脘腹冷痛，风湿痹痛，小儿慢惊；外科麻醉。

【用法与用量】0.3～0.6g；宜入丸散。亦可卷烟分次燃吸(一日量不得超过1.5g)。外用适量。

【注意】孕妇、外感及痰热咳喘、青光眼、高血压及心动过速患者禁用。本品有毒，内服宜慎，不可过量，以免中毒。应按《医疗用毒性药品管理办法》中的有关规定执行。

【贮藏】置于通风干燥处，防霉、防蛀。

莲　须

Lianxu

NELUMBINIS STAMEN

【来源】本品为睡莲科植物莲 *Nelumbo nucifera* Gaertn. 的干燥雄蕊(《中国药典2020》)。主产于湖北、湖南、江苏、浙江、福建、江西等地，山东亦有分布。夏季花开时选晴天采收，盖纸晒干或阴干。以干燥、完整、色淡黄、质软者为佳。

【炮制方法】(1)去净杂质及花瓣，筛去灰屑。(《山东2012》《山东2002》《山东1990》)

(2)挑净杂质，罗去土。(《汇编》)

【成品性状】本品呈线形。花药扭转，纵裂，长1.2～1.5cm，直径约0.1cm，淡黄色或棕黄色。花丝纤细，稍弯曲，长1.5～1.8cm，淡紫色。气微香，味涩。(《山东2002》《山东1990》)

【性味与归经】甘、涩，平。归心、肾经。

【功能与主治】固肾涩精。用于遗精滑精，带下，尿频。

【用法与用量】3 ~ 5g。

【贮藏】置于干燥处，防霉。

荷花

Hehua

【来源】本品为睡莲科植物莲 *Nelumbo nucifera* Gaertn. 的干燥花蕾（《山东 2002》）。主产于湖北、湖南、江苏、浙江、福建、江西等地，山东亦有分布。夏季采摘含苞未放的花蕾或花瓣，阴干。以未开放、瓣整齐、洁净、气清香者为佳。

【炮制方法】**荷花**（1）去净杂质及花梗，筛去灰屑。(《山东 2012》《山东 2002》《山东 1990》)

（2）去土，剪去花梗。(《汇编》)

荷花炭 莲花，炒至黑，喷水止烟，炒干，放凉透。(《汇编》)

【成品性状】**荷花** 本品呈圆锥形，长 25 ~ 40mm，直径约 20mm。表面灰棕色，花瓣多层，螺旋状排列。花瓣卵圆形或椭圆形，略皱缩或折叠，表面有多数细筋脉，基部略厚。质光滑柔软。微有香气，味苦、涩。(《山东 2002》《山东 1990》)

【性味与归经】苦、甘，温。归心、肝经。

【功能与主治】活血止血，祛湿消风。用于跌损呕血；外治天疱湿疹。

【用法与用量】3 ~ 5g。

【贮藏】置于通风干燥处，防蛀、防潮。

夏枯草

Xiakucao

PRUNELLAE SPICA

【来源】本品为唇形科植物夏枯草 *Prunella vulgaris* L. 的干燥果穗（《中国药典 2020》）。主产于安徽、江苏、浙江、山东等地。夏季果穗呈棕红色时采收，去净杂质，晒干。以色紫褐、穗大者为佳。

【炮制方法】（1）去净杂质及残留的柄或叶，筛去灰屑，穗长者干切成段。（《山东 2002》《山东 1990》）

（2）挑去花柄，只用花穗，或切碎用。（《汇编》）

（3）洗净，切 3 分咀。（《汇编》）

【成品性状】本品呈棒状，略扁，直径 0.8 ~ 1.5cm，淡棕色至棕红色。全穗由数轮至 10 数轮宿萼与苞片组成，每轮有对生苞片 2 片，呈扇形，先端尖尾状，脉纹明显，外表面有白毛。每一苞片内有花 3 朵，花冠多已脱落，宿萼二唇形，内有小坚果 4 枚，卵圆形，棕色，尖端有白色突起。体轻。气微，味淡。（《山东 2002》《山东 1990》）

【性味与归经】辛、苦，寒。归肝、胆经。

【功能与主治】清肝泻火，明目，散结消肿。用于目赤肿痛，目珠夜痛，头痛眩晕，瘰疬，瘿瘤，乳痈，乳癖，乳房胀痛。

【用法与用量】9 ~ 15g。

【贮藏】置于干燥处。

凌霄花

Lingxiaohua

CAMPSIS FLOS

【来源】本品为紫葳科植物凌霄 *Campsis grandiflora*（Thunb.）K. Schum. 或美洲凌霄 *Campsis radicans*（L.）Seem. 的干燥花（《中国药典 2020》）。主产于江苏、浙江等地，山东亦有分布。夏、秋二季花盛开时采摘，干燥。以朵大、完整、色棕黄、无梗者为佳。

【炮制方法】（1）去净杂质及枝梗，筛去灰屑。（《山东 2012》《山东 2002》《山东 1990》）

（2）拣净杂质。（《汇编》）

【成品性状】凌霄多皱缩卷曲，黄褐色或棕褐色，完整花朵长 4 ~ 5cm。萼筒钟状，长 2 ~ 2.5cm，裂片 5，裂至中部，萼筒基部至萼齿尖有 5 条纵棱。花冠先端 5 裂，裂片半圆形，下部联合呈漏斗状，表面可见细脉纹，内表面较明显。雄蕊 4，着生在花冠上，2长2短，花药个字形，花柱1，柱头扁平。气清香，味微苦、酸。

美洲凌霄完整花朵长6～7cm，萼筒长1.5～2cm，硬革质，先端5齿裂，裂片短三角状，长约为萼筒的1/3，萼筒外无明显的纵棱；花冠内表面具明显的深棕色脉纹。(《山东2002》《山东1990》)

【性味与归经】甘、酸，寒。归肝、心包经。

【功能与主治】活血通经，凉血祛风。用于月经不调，经闭癥瘕，产后乳肿，风疹发红，皮肤瘙痒，痤疮。

【用法与用量】5～9g。

【贮藏】置于通风干燥处，防潮。

菊 花

Juhua

CHRYSANTHEMI FLOS

【来源】本品为菊科植物菊 *Chrysanthemum morifolium* Ramat. 的干燥头状花序(《中国药典2020》)。主产于安徽、浙江、河南、山东、河北、四川等地。9—11月花盛开时分批采收，阴干或焙干，或熏、蒸后晒干。以花朵完整、颜色鲜艳、气清香、无杂质者为佳。

【炮制方法】菊花 (1)去净杂质及残留的梗、叶，筛去灰屑。(《山东2002》《山东1990》《山东1975》)

(2)挑去花柄、叶等杂质。(《汇编》)

(3)杭菊花，多压成块状，须先用水喷，闷4～5小时，将花轻轻剥开，再挑去杂质。(《汇编》)

菊花炭 (1)将净菊花置热锅中，中火炒至表面焦褐色，喷淋清水少许，灭尽火星，取出，及时摊晾，凉透。(《山东2012》《山东2002》《山东1990》)

(2)炒至外黑内焦黄，喷水止烟，炒干，放冷透。(《汇编》)

(3)菊花，置锅内，上扣一小锅，用泥封口，泥上撒细沙，用刨花火缓缓加热，至冒烟渐少，取一滴水滴于锅底，立即沸腾，或锅底放毛头纸，变黄为度，停火，放冷透，出锅。(《汇编》)

炒菊花 菊花，微炒至有黄色。(《汇编》)

酒菊花 菊花，用黄酒喷匀。(《汇编》)

【成品性状】菊花 呈倒圆锥形、碟形、扁球形或不规则的球形，直径15～40mm。总苞片3～4层，卵形或长椭圆形，中部棕黄色或黄绿色，被毛，边缘膜质。舌状花数轮，白色、类白色或黄色，花瓣紧密或松散，有的散离，管状花多束，黄色，隐蔽或外露。体轻，质柔润，有的松软。气清香，味甘、微苦。(《山东2002》《山东1990》)

菊花炭 (1)本品呈倒圆锥形、碟形、扁球形或不规则球形，直径15～40mm。有的花朵散离，表面显焦褐色，花心显棕褐色。体轻，手捻易碎。具焦香气，味甘、微苦。(《山东2012》)

(2)形如菊花，有的花朵散离，显焦褐色。(《山东2002》《山东1990》)

【性味与归经】甘、苦，微寒。归肺、肝经。

【功能与主治】散风清热，平肝明目，清热解毒。用于风热感冒，头痛眩晕，目赤肿痛，眼目昏花，疮痈肿毒。

【用法与用量】5～10g。

【注意】炒炭后及时散热，防止复燃。

【贮藏】置于阴凉干燥处，密闭保存，防霉、防蛀。

梅 花

Meihua

MUME FLOS

【来源】本品为蔷薇科植物梅 *Prunus mume* (Sieb.) Sieb. et Zucc. 的干燥花蕾(《中国药典2020》)。主产于浙江、江苏等地，山东亦有分布。初春花未开放时采摘，及时低温干燥。以花匀净、完整、含苞未放、萼绿花白、气味清香者为佳。

【炮制方法】(1)去净杂质及枝梗。(《山东2002》)

(2)去净杂质及枝梗。(《山东1990》)

(3)去净杂质及柄，取其净花。(《山东1975》)

(4)挑去杂质、霉黑花。(《汇编》)

【成品性状】本品呈类球形，直径3～6mm，有短梗。苞片数层，鳞片状，棕褐色。花萼5枚，灰绿色或棕红色。花瓣5或多数，白色或黄白色，紧紧相抱。雄蕊多

数，雌蕊 1 枚，子房密被细柔毛。体轻。气清香，味微苦、涩。（《山东 2002》《山东 1990》）

【性味与归经】微酸，平。归肝、胃、肺经。

【功能与主治】疏肝和中，化痰散结。用于肝胃气痛，郁闷心烦，梅核气，瘰疬疮毒。

【用法与用量】3 ~ 5g。

【贮藏】置于阴凉干燥处，防霉、防蛀。

野菊花

Yejuhua

CHRYSANTHEMI INDICI FLOS

【来源】本品为菊科植物野菊 *Chrysanthemum indicum* L. 的干燥头状花序（《中国药典 2020》）。主产于江苏、四川、广西等地，山东亦有分布。秋、冬二季花初开放时采摘，晒干，或蒸后晒干。以身干、色黄、无梗、完整、气香者为佳。

【炮制方法】去净杂质及梗、叶，筛去灰屑。（《山东 2002》《山东 1990》）

【成品性状】本品呈类球形，直径 0.3 ~ 1cm，棕黄色。总苞由 4 ~ 5 层苞片组成，外层苞片卵形或条形，外表面中部灰绿色或淡棕色，通常被有白毛，边缘膜质；内层苞片长椭圆形，膜质，外表面无毛。舌状花 1 轮，黄色，皱缩卷曲；管状花多数，深黄色。体轻。气芳香，味苦。（《山东 2002》）

【性味与归经】苦、辛，微寒。归肝、心经。

【功能与主治】清热解毒，泻火平肝。用于疔疮痈肿，目赤肿痛，头痛眩晕。

【用法与用量】9 ~ 15g；外用适量，煎汤外洗或制膏外涂。

【贮藏】置于阴凉干燥处，防潮、防蛀。

旋覆花

Xuanfuhua

INULAE FLOS

【来源】本品为菊科植物旋覆花 *Inula japonica* Thunb. 或欧亚旋覆花 *Inula*

britannica L. 的干燥头状花序（《中国药典 2020》）。主产于河南、江苏、浙江、河北、安徽、山东等地。夏、秋二季花开放时采收，除去杂质，阴干或晒干。以朵大、金黄色、有白绒毛、无枝梗者为佳。

【炮制方法】旋覆花 （1）去净杂质及残留的梗、叶，筛去灰屑。（《山东 2002》《山东 1990》）

（2）罗去土，挑去梗等杂质。（《汇编》）

蜜旋覆花 （1）将炼蜜用适量开水稀释，淋入净旋覆花中，拌匀，稍闷，置热锅内，文火炒至表面深黄色，不黏手时，取出，摊晾，凉透后及时收藏。每 100kg 旋覆花，用炼蜜 25kg。（《山东 2002》《山东 1990》）

（2）取净旋覆花，按蜜炙法文火炒至不黏手时，取出，放凉。每旋覆花 100 斤，用炼蜜 10 斤（加适量水稀释）。（《山东 1975》）

（3）先将适量蜜，在锅中稍炼，倒入药拌炒至均匀有蜜不黏手为度。每 10 斤旋覆花用蜜 2 ~ 2.5 斤。（《汇编》）

（4）同（3）法，但每 10 斤旋覆花用蜜 3 ~ 3 斤 12 两。（《汇编》）

（5）同（3）法，但每 10 斤旋覆花用蜜 4 ~ 5 斤。（《汇编》）

【成品性状】旋覆花 （1）呈扁球形或类球形，直径 10 ~ 20mm。总苞由多数苞片组成，呈覆瓦状排列，苞片披针形或条形，灰黄色，长 4 ~ 11mm；总苞基部有时残留花梗，苞片及花梗表面被白色茸毛，舌状花 1 列，黄色，长约 10mm，多卷曲，常脱落，先端 3 齿裂；管状花多数，棕黄色，长约 5mm，先端 5 齿裂；子房顶端有多数白色冠毛，长 5 ~ 6mm。有的可见椭圆形小瘦果。体轻，易散碎。气微，味微苦。（《山东 2002》）

（2）呈扁球形或类球形，黄色或黄棕色，花蒂浅绿色，少有破碎。体松泡，易破碎。气微，味微苦。（《山东 1990》）

蜜旋覆花 形如旋覆花，深黄色，多破碎。具蜜香气，味甜。（《山东 2002》《山东 1990》）

【性味与归经】苦、辛、咸，微温。归肺、脾、胃、大肠经。

【功能与主治】降气，消痰，行水，止呕。用于风寒咳嗽，痰饮蓄结，胸膈痞闷，喘咳痰多，呕吐噫气，心下痞硬。

【炮制作用】旋覆花蜜炙后降逆止呕作用弱于生品，长于润肺止咳、降气平喘。

【用法与用量】3 ~ 9g，包煎。

【贮藏】置于干燥处，防潮。

密蒙花

Mimenghua

BUDDLEJAE FLOS

【来源】本品为马钱科植物密蒙花 *Buddleja officinalis* Maxim. 的干燥花蕾和花序（《中国药典 2020》）。主产于湖北、四川、河南、陕西、云南等地。春季花未开放时采收，除去杂质，干燥。以花蕾密集、色灰黄、有茸毛、质柔软者为佳。

【炮制方法】密蒙花　（1）去净杂质及梗，筛去灰屑。(《山东 2002》《山东 1990》《山东 1975》)

（2）密蒙花，罗去土，挑去柄等杂质。(《汇编》)

蜜密蒙花　每 10 斤密蒙花，用蜜 2 ~ 2.5 斤，将蜜先炼好，倒入药，拌炒至均匀有蜜不黏手为度。(《汇编》)

【成品性状】密蒙花　本品多为花蕾密聚的花序小分枝，呈不规则的圆锥状，长 1.5 ~ 3cm。表面灰黄色或棕黄色，密被茸毛。花蕾呈短棒状，上端略大，长 0.3 ~ 1cm，直径 0.1 ~ 0.2cm；花萼钟状，先端 4 齿裂；花冠筒状，与萼等长或稍长，先端 4 裂，裂片卵形；雄蕊 4，着生在花冠管中部。质柔软。气微香，味微苦、辛。(《山东 2002》《山东 1990》)

【性味与归经】甘，微寒。归肝经。

【功能与主治】清热泻火，养肝明目，退翳。用于目赤肿痛，多泪畏光，目生翳膜，肝虚目暗，视物昏花。

【炮制作用】密蒙花蜜制后可缓和寒性，增强清泻肝火的作用。

【用法与用量】3 ~ 9g。

【贮藏】置于通风干燥处，防潮。

款冬花

Kuandonghua

FARFARAE FLOS

【来源】本品为菊科植物款冬 *Tussilago farfara* L. 的干燥花蕾（《中国药典

2020》)。主产于河南、甘肃、山西、陕西、青海、内蒙古等地，山东亦有分布。12月或地冻前当花尚未出土时采挖，除去花梗和泥沙，阴干。以朵大、色紫红、无花梗者为佳。

【炮制方法】**款冬花** （1）去净杂质、残梗及泥沙，筛去灰屑。(《山东2002》《山东1990》《山东1975》)

（2）款冬花，罗去土，挑去柄等杂质。(《汇编》)

蜜款冬花 （1）将炼蜜用适量开水稀释，加入净款冬花中，拌匀，闷润，置热锅内，文火炒至表面棕黄色，不黏手时，取出，摊晾，凉透后及时收藏。每100kg款冬花，用炼蜜25kg。(《山东2002》《山东1990》)

（2）取净款冬花，按蜜炙法用文火炒至色变深，不黏手时取出，放凉。每款冬花100斤，用炼蜜20斤。(《山东1975》)

（3）先将适量蜜，置锅内稍炼，倒入药，拌炒至均匀有蜜不黏手为度。每10斤款冬花，用蜜2斤。(《汇编》)

（4）同（3）法，但不炼蜜，加少量水化开。(《汇编》)

（5）同（3）法，每10斤款冬花，用蜜2斤半。(《汇编》)

（6）同（3）法，每10斤款冬花，用蜜1斤14两至3斤。(《汇编》)

【成品性状】**款冬花** 呈长圆棒状，长10～25mm，直径5～10mm。单生或2～3个基部连生，上端较粗，下端渐细或带有短梗，外被多数鱼鳞状苞片，苞片外表面紫红色或淡红色，内表面密被白色絮状茸毛，体轻。气香，味微苦、辛。(《山东2002》《山东1990》)

蜜款冬花 形如款冬花，表面棕黄色，具光泽，味微甜。(《山东2002》《山东1990》)

【性味与归经】辛、微苦，温。归肺经。

【功能与主治】润肺下气，止咳化痰。用于新久咳嗽，喘咳痰多，劳嗽咳血。

【炮制作用】款冬花蜜炙后药性温润，润肺止咳作用增强。

【用法与用量】5～10g。

【贮藏】置于干燥处，防潮、防蛀。

葛 花

Gehua

PUERARIAE FLOS

【来源】本品为豆科植物野葛 *Pueraria lobata*（Willd.）Ohwi 或甘葛藤 *Pueraria thomsonii* Benth. 干燥花（《山东 2012》）。主产于湖南、河南、广东、广西、浙江、四川等地，山东亦有分布。秋季当花未全开放时采摘，干燥。以朵大、淡紫色、未开放者为佳。

【炮制方法】葛花 （1）去净杂质及花柄，筛去灰屑。（《山东 2002》《山东 1990》《山东 1975》）

（2）挑去梗叶等杂质，罗去土。（《汇编》）

醋葛花 葛花，用适量醋拌均匀后，炒干。（《汇编》）

【成品性状】葛花 本品呈不规则的扁长圆形或略成扁肾形，长 5 ~ 15mm，宽 2 ~ 6mm，厚 2 ~ 3mm。萼片基部连合，灰绿色，表面密被黄白色毛茸。花瓣 5 片等长，突出于萼外或被花萼包被，蓝紫色，外部颜色较浅，呈淡蓝紫色或淡棕色。雄蕊 10 枚，其中 9 枚连合，雄蕊细长，微弯曲，外面被毛。无臭，味淡。（《山东 2002》《山东 1990》）

【性味与归经】甘，平。归脾、胃经。

【功能与主治】解酒毒，醒胃止咳。用于酒毒烦渴，肠风下血。

【用法与用量】5 ~ 9g。

【贮藏】置于通风干燥处，防潮。

蒲 黄

Puhuang

TYPHAE POLLEN

【来源】本品为香蒲科植物水烛香蒲 *Typha angustifolia* L.、东方香蒲 *Typha orientalis* Presl 或同属植物的干燥花粉（《中国药典 2020》）。全国大部分地区均产，山东亦有分布。夏季采收蒲棒上部的黄色雄花序，晒干后碾轧，筛取花粉。剪取雄花后，晒干，成为带有雄花的花粉，即为草蒲黄。以色鲜黄、光滑、纯净者为佳。

【**炮制方法**】**蒲黄** （1）拧碎结块，过筛，去净杂质及花丝。(《山东 2002》《山东 1990》)

（2）拧碎结块，过筛，除去杂质。(《山东 1975》)

（3）蒲黄，过罗，去杂质。(《汇编》)

炒蒲黄 （1）取净蒲黄，置锅内，文火炒至黄褐色，取出，放凉。(《山东 2012》《山东 2002》《山东 1990》)

（2）蒲黄，炒至深黄色。(《汇编》)

蒲黄炭 （1）将净蒲黄置热锅内，中火炒至黑褐色，喷淋清水少许，灭尽火星，取出，将成团块者揉碎，及时摊晾，凉透。(《山东 2002》《山东 1990》)

（2）炒至褐色，喷水止烟、炒干，放凉透。(《汇编》)

（3）同（2）法，但需炒至黑色。(《汇编》)

【**成品性状**】**蒲黄** 本品为黄色粉末，体轻，放水中则飘浮水面。手捻有滑腻感，易附着手指上。气微，味淡。(《山东 2002》《山东 1990》)

炒蒲黄 为黄褐色粉末，体轻，放水中则漂浮水面，手捻有滑腻感，易附着于手指上。气微，味微涩。(《山东 2012》《山东 2002》《山东 1990》)

蒲黄炭 形如蒲黄，黑褐色，味涩。(《山东 2002》《山东 1990》)

【**性味与归经**】甘，平。归肝、心包经。

【**功能与主治**】止血，化瘀，通淋。用于吐血，衄血，咯血，崩漏，外伤出血，经闭痛经，胸腹刺痛，跌扑肿痛，血淋涩痛。

【**炮制作用**】生蒲黄性滑，以活血化瘀、利尿通淋见长。炒炭后性涩，止血作用增强。

【**用法与用量**】5 ~ 10g，包煎。外用适量，敷患处。

【**注意**】孕妇慎用。

【**贮藏**】置于通风干燥处，防潮、防蛀。

槐 花

Huaihua

SOPHORAE FLOS

【来源】本品为豆科植物槐 *Sophora japonica* L. 的干燥花及花蕾(《中国药典2020》)。前者习称“槐花”，后者习称“槐米”。全国大部分地区均产，山东亦有分布。夏季花开放或花蕾形成时采收，及时干燥，除去枝、梗及杂质。以槐米色黄白、整齐、无枝梗杂质者为佳。

【炮制方法】槐米 （1）去净杂质及梗、叶，筛去灰屑。(《山东2002》《山东1990》)

（2）槐米，挑去杂质，簸去泥土。(《汇编》)

槐花 去净杂质。(《山东2002》)

炒槐米、炒槐花 （1）取净槐米、净槐花置锅内，文火炒至表面深黄色，取出，放凉。(《山东2012》《山东2002》《山东1990》)

（2）槐米，炒至深黄色。(《汇编》)

槐米炭、槐花炭 将净槐米、净槐花置热锅内，中火炒至表面深褐色，喷淋清水少许，灭尽火星，取出，及时摊晾，凉透。(《山东2012》《山东2002》《山东1990》)

蜜槐米 （1）将炼蜜用适量开水稀释后，加入净槐米中拌匀，稍润，文火炒至表面棕黄色，不黏手时，取出，摊晾，凉透后及时收藏。(《山东2012》《山东2002》《山东1990》)

（2）槐米每10斤用蜜1斤4两~1斤14两，先将蜜在锅内稍炼，倒入药，拌炒至均匀有蜜不黏手为度。(《汇编》)

（3）同（2）法，但每10斤槐米用蜜1斤14两~2斤半。(《汇编》)

（4）同（2）法，但每10斤槐米用蜜2斤半。(《汇编》)

（4）同（2）法，但蜜先用水化开。(《汇编》)

醋槐米 槐米，用适量醋拌均匀，炒干。(《汇编》)

酒槐米 槐米，用适量黄酒拌均匀，炒干。(《汇编》)

【成品性状】槐米 呈卵形或椭圆形，长2~6mm，直径约2mm。花萼钟状，下部有数条纵纹，黄绿色。萼上方为未开放的花瓣，黄白色。体轻，手捻即碎。无臭，味微苦涩。(《山东 2002》《山东 1990》)

槐花 本品皱缩而卷曲，花瓣多散落。完整者花萼钟状，黄绿色，先端 5 浅裂；花瓣 5，黄色或黄白色，1 片较大，近圆形，先端微凹，其余 4 片长圆形。雄蕊 10，其中 9 个基部连合，花丝细长。雌蕊圆柱形，弯曲。体轻。无臭，味微苦。(《山东 2002》《山东 1990》)

炒槐米 呈卵形或椭圆形，长 2 ~ 6mm，直径约 2mm，表面深黄色或黄褐色。花萼下部有数条纵纹。萼的上方为黄白色未开放的花瓣。花梗细小。体轻，手捻即碎。气香，味微苦涩。(《山东 2012》《山东 2002》《山东 1990》)

炒槐花 皱缩而卷曲，花瓣多散落。完整者花萼钟状，深黄色，先端 5 浅裂；花瓣 5，深黄色，1 片较大，近圆形，先端微凹，其余 4 片长圆形。雄蕊 10，其中 9 个基部连合，花丝细长。雄蕊圆柱形，弯曲。体轻，气香，味微苦。(《山东 2012》《山东 2002》《山东 1990》)

槐米炭 形如炒槐米，表面焦褐色或焦黑色，有的有焦斑。气微，味涩。(《山东 2012》《山东 2002》《山东 1990》)

槐花炭 形如炒槐花，表面焦褐色或焦黑色，有的有焦斑。气微，味涩。(《山东 2012》《山东 2002》《山东 1990》)

蜜槐米 形如炒槐米，表面棕黄色或棕褐色。气微，味甜。(《山东 2012》《山东 2002》《山东 1990》)

【性味与归经】苦，微寒。归肝、大肠经。

【功能与主治】凉血止血，清肝泻火。用于便血，痔血，血痢，崩漏，吐血，衄血，肝热目赤，头痛眩晕。

【炮制作用】槐花炒黄后苦寒之性缓，清热凉血作用次于生品。槐花炭清热凉血作用极弱，涩性增加，以止血力胜。

【用法与用量】5 ~ 10g。

【注意】炒炭后及时散热，防止复燃。

【贮藏】置于干燥处，防潮、防蛀。

蔷薇花

Qiangweihua

ROSAE MULTIFLORAE FLOS SEU PETALUM

【来源】本品为蔷薇科植物多花蔷薇 *Rosa multiflora* Thunb. 的干燥花（《山东2002》）。主产于浙江、江苏等地，山东亦有栽培。夏季花盛开时，择晴天采收，干燥。以无花托及叶片、花瓣完整、色白者为佳。

【炮制方法】去净杂质，筛去灰屑。（《山东 2002》《山东 1990》）

【成品性状】为干燥的花朵或破散的花瓣，黄白色或淡棕色，平展呈三角状卵形或心脏形。气清香，味微苦、涩。（《山东 2002》《山东 1990》）

【性味与归经】甘，凉。归胃、大肠经。

【功能与主治】清暑，和胃，止血。用于暑热口渴，吐血，泻痢，疟疾，刀伤出血。

【用法与用量】3 ~ 6g。

【贮藏】置于阴凉干燥处，防蛀、防霉。

第十章 皮类

土荆皮

Tujingpi

PSEUDOLARICIS CORTEX

【来源】本品为松科植物金钱松 *Pseudolarix amabilis*（Nelson）Rehd. 的干燥根皮或近根树皮（《中国药典 2020》）。主产于浙江、安徽、江苏等地，山东亦有栽培。夏季剥取，晒干。以形大、黄褐色、有纤维而无栓皮者为佳。

【炮制方法】去净杂质，洗净，润透，切丝，干燥。（《山东 2002》《山东 1990》）

【成品性状】本品呈不规则的丝片状，根皮外表面灰黄色，粗糙，有皱纹及灰白色横向皮孔，粗皮常呈鳞片状剥落，显出红棕色皮部；树皮暗棕色，外皮厚，呈龟裂状。根皮内表面黄棕色至红棕色，平坦，有细致的纵向纹理。树皮较粗糙。切断面红褐色，内皮纤维性，外皮颗粒性，质韧。气微，味苦而涩。（《山东 2002》《山东 1990》）

【性味与归经】辛，温；有毒。归肺、脾经。

【功能与主治】杀虫，疗癣，止痒。用于疥癣瘙痒。

【用法与用量】外用适量，醋或酒浸涂擦，或研末调涂患处。

【贮藏】置于干燥处。

木槿皮

Mujinpi

HIBISCI SYRIACI CORTEX

【来源】本品为锦葵科植物木槿 *Hibiscus syriacus* L. 的干燥茎皮或根皮（《山东2012》）。主产于四川，山东亦有栽培。茎皮于4—5月剥取，晒干。根皮于秋末挖取根，剥取根皮，洗净，晒干。以条长、宽、厚、少碎块者为佳。

【炮制方法】（1）去净杂质，洗净，润透，切丝，干燥。（《山东2012》《山东2002》《山东1990》）

（2）直接掰碎用。（《汇编》）

【成品性状】本品呈不规则的丝片状，外表面青灰色至棕红色，有纵向的皱纹及横向的小突起；内表面黄白色，平滑，具有纤维状纹理。切断面显白色，质韧。气弱，味淡。（《山东2012》《山东2002》《山东1990》）

【性味与归经】甘、苦，凉。归大肠、肝、脾经。

【功能与主治】清热，利湿，解毒，止痒。用于肠风泻血，痢疾，脱肛，白带，疥癣，痔疮等症。

【用法与用量】3 ~ 9g。外用适量，酒浸涂擦或煎水熏洗患处。

【贮藏】置于通风干燥处，防潮。

五加皮

Wujiapi

ACANTHOPANACIS CORTEX

【来源】本品为五加科植物细柱五加 *Acanthopanax gracilistylus* W. W. Smith. 的干燥根皮（《中国药典2020》）。主产于陕西、河北、安徽、江苏、四川、浙江等地，山东亦有分布。夏、秋二季采挖根部，洗净，剥取根皮，晒干。以粗长、皮厚、气香、无木心者为佳。

【炮制方法】五加皮 （1）去净杂质，洗净，润透，切段，晒干。（《山东2012》

《山东 2002》《山东 1990》)

（2）去净木心及杂质，筛去土，略洗，稍闷，切薄片，干燥。(《山东 1975》)

（3）五加皮，挑去心、苗等杂质，罗去土。(《汇编》)

（4）五加皮，洗净，闷透，切 1cm。(《汇编》)

炒五加皮 五加皮，微炒。(《汇编》)

酒五加皮 五加皮，用适量黄酒，拌均匀炒干。(《汇编》)

【成品性状】五加皮 本品呈不规则的小段，外表面灰褐色，有横向皮孔及纵皱纹；内表面淡黄色或灰黄色，有细纵纹。切断面灰白色。体轻，质脆。气微香，味微辣而苦。(《山东 2012》《山东 2002》《山东 1990》)

【性味与归经】辛、苦，温。归肝、肾经。

【功能与主治】祛风除湿，补益肝肾，强筋壮骨，利水消肿。用于风湿痹痛，筋骨痿软，小儿行迟，体虚乏力，水肿，脚气。

【炮制作用】五加皮生药有异气，炒后使异味稍减，其功亦较平和。

【用法与用量】5 ~ 10g。

【贮藏】置于干燥处，防霉、防蛀。

白鲜皮

Baixianpi

DICTAMNI CORTEX

【来源】本品为芸香科植物白鲜 *Dictamnus dasycarpus* Turcz. 的干燥根皮（《中国药典 2020》)。主产于辽宁、河北、四川、江苏、浙江、安徽等地，山东亦有分布。春、秋二季采挖根部，除去泥沙和粗皮，剥取根皮，干燥。以卷筒状、无木心、皮厚、块大者为佳。

【炮制方法】（1）去净杂质，洗净，稍润，切厚片，干燥。(《山东 2002》《山东 1990》)

（2）洗净，闷透，切 2 ~ 3 厘片，晒干。(《汇编》)

（3）同（2）法，但需去骨。(《汇编》)

（4）泡透，切片。(《汇编》)

【成品性状】本品呈卷筒状的厚片，外表面灰白色或淡灰黄色，具细纵纹及细根痕；常有突起的颗粒状小点；内表面类白色，有细纵纹。切断面乳白色，略呈层片状，剥去外层，迎光可见闪烁的小亮点。质脆。有羊膻气，味微苦。(《山东 2002》《山东 1990》)

【性味与归经】苦，寒。归脾、胃、膀胱经。

【功能与主治】清热燥湿，祛风解毒。用于湿热疮毒，黄水淋漓，湿疹，风疹，疥癣疮癞，风湿热痹，黄疸尿赤。

【用法与用量】5 ~ 10g。外用适量，煎汤洗或研粉敷。

【贮藏】置于通风干燥处。

地枫皮

Difengpi

ILLICII CORTEX

【来源】本品为木兰科植物地枫皮 *Illicium difengpi* K. I. B. et K. I. M. 的干燥树皮(《中国药典 2020》)。产于广西。春、秋二季剥取，晒干或低温干燥。以质松脆、气香者为佳。

【炮制方法】(1) 取地枫皮，除去杂质，洗净，干燥，打碎。(《山东 2012》)

(2) 去净杂质及残留木心，洗净，干燥，捣碎。(《山东 2002》《山东 1990》)

(3) 去净杂质，筛去灰屑，掰碎。(《山东 1975》)

【成品性状】本品呈不规则的碎块状，外表面灰棕色至深棕色，有的可见灰白色地衣斑，粗皮易剥离或脱落，脱落处棕红色。内表面棕色或棕红色，具明显的纵沟纹。质松脆，断面颗粒状。气微香，味微涩。(《山东 2012》《山东 2002》《山东 1990》)

【性味与归经】微辛、涩，温；有小毒。归膀胱、肾经。

【功能与主治】祛风除湿，行气止痛。用于风湿痹痛，劳伤腰痛。

【用法与用量】6 ~ 9g。

【贮藏】置于干燥处。

地骨皮

Digupi

LYCII CORTEX

【**来源**】本品为茄科植物枸杞 *Lycium chinense* Mill. 或宁夏枸杞 *Lycium barbarum* L. 的干燥根皮（《中国药典 2020》）。全国大部分地区均产，山东亦有分布。春初或秋后采挖根部，洗净，剥取根皮，晒干。以块大、肉厚、无木心与杂质者为佳。

【**炮制方法**】**地骨皮**　（1）去净杂质及残留的木心，洗净，晒干。（《山东 2002》《山东 1990》《山东 1975》）

（2）去净杂质，筛去灰屑，掰碎。（《山东 1975》）

（3）地骨皮，去骨，罗去土。（《汇编》）

炒地骨皮　地骨皮，微炒。（《汇编》）

地骨皮炭　地骨皮，炒至外黑内焦黄，喷水止烟，炒干，放凉透。（《汇编》）

【**成品性状**】**地骨皮**　本品呈筒状或槽状，长短不一。外表面灰黄色至棕黄色，粗糙，有不规则纵裂纹，易成鳞片状剥落。内表面黄白色至灰黄色，较平坦，有纵纹。体轻，质脆，易折断，断面不平坦，外层黄棕色，内层灰白色。气微，味微甜而后苦。（《山东 2002》《山东 1990》）

【**性味与归经**】甘，寒。归肺、肝、肾经。

【**功能与主治**】凉血除蒸，清肺降火。用于阴虚潮热，骨蒸盗汗，肺热咳嗽，咯血，衄血，内热消渴。

【**炮制作用**】地骨皮性寒，服之恐伤胃气，炒或炒炭可缓其寒性。

【**用法与用量**】9 ~ 15g。

【**贮藏**】置于干燥处。

肉　桂

Rougui

CINNAMOMI CORTEX

【**来源**】本品为樟科植物肉桂 *Cinnamomum cassia* Presl 的干燥树皮（《中国药典

2020》)。主产于广西、广东、云南等地。多于秋季剥取，阴干。以皮细肉厚、断面紫红色，油性大，香气浓，味甜微辛，嚼之无渣者为佳。

【炮制方法】(1)去净杂质，刮去粗皮，捣成小碎块。(《山东2002》《山东1990》)

(2)去净杂质，刮去粗皮，用时捣碎。(《山东1975》)

(3)刮去外部粗皮。(《汇编》)

(4)临用捣碎。(《汇编》)

【成品性状】本品呈不规则的碎块，外表面灰棕色，稍粗糙，有不规则的细皱纹和横向突起的皮孔，有的可见灰白色的斑纹；内表面红棕色或紫红色，略平坦，有细纵纹，划之显油痕。质硬而脆，易折断，碎断面不平坦，外层棕色而较粗糙，内层红棕色而油润，两层间有1条黄棕色的线纹。气香浓烈，味甜、辣。(《山东2002》《山东1990》)

【性味与归经】辛、甘，大热。归肾、脾、心、肝经。

【功能与主治】补火助阳，引火归元，散寒止痛，温通经脉。用于阳痿宫冷，腰膝冷痛，肾虚作喘，虚阳上浮，眩晕目赤，心腹冷痛，虚寒吐泻，寒疝腹痛，痛经经闭。

【用法与用量】1～5g。

【注意】有出血倾向者及孕妇慎用；不宜与赤石脂同用。

【贮藏】置于阴凉干燥处。

合欢皮

Hehuanpi

ALBIZIAE CORTEX

【来源】本品为豆科植物合欢 *Albizia julibrissin* Durazz. 的干燥树皮(《中国药典2020》)。全国大部分地区均产，山东亦有分布。夏、秋二季剥取，晒干。以皮薄均匀、嫩而光润者为佳。

【炮制方法】**合欢皮** (1)去净杂质，洗净，润透，切丝，干燥。(《山东2002》《山东1990》)

(2)去净杂质，用水洗净，润透，切丝，干燥。(《山东1975》)

（3）合欢皮，洗净，闷透，切 5 分咀，晒干。（《汇编》）

炒合欢皮 合欢皮，微炒。（《汇编》）

【成品性状】合欢皮 本品呈丝片状，宽约 10mm，外表面灰棕色至灰褐色，稍有纵皱纹，有的成浅裂纹，密生棕色或棕红色的椭圆形横向皮孔，偶有圆形枝痕。内表面淡黄棕色或黄白色，平滑，有细密纵纹。切断面淡黄棕色或黄白色，呈纤维性，质硬而脆。气微香，味淡、微涩、稍刺舌，而后喉头有不适感。（《山东 2002》《山东 1990》）

【性味与归经】甘，平。归心、肝、肺经。

【功能与主治】解郁安神，活血消肿。用于心神不安，忧郁失眠，肺痈，疮肿，跌扑伤痛。

【用法与用量】6 ~ 12g。外用适量，研末调敷。

【贮藏】置于通风干燥处。

关黄柏

Guanhuangbo

PHELLODENDRI AMURENSIS CORTEX

【来源】本品为芸香科植物黄檗 *Phellodendron amurense* Rupr. 的干燥树皮（《中国药典 2020》）。主产于辽宁、吉林等地。4—7 月间剥取树皮，除去外层粗皮，晒干。以片厚张大、鲜黄色、无栓皮者为佳。

【炮制方法】关黄柏 （1）去净杂质，抢水洗净，润透，切丝，干燥。（《山东 2002》《山东 1990》《山东 1975》）

（2）洗净，闷透（1 ~ 2 小时），切 1 分丝。（《汇编》）

酒关黄柏 （1）取净关黄柏丝，用黄酒拌匀，稍润至黄酒被吸尽，置锅内，文火炒干，取出，放凉。每 100kg 黄柏丝，用黄酒 10kg。（《山东 2012》《山东 2002》《山东 1990》）

（2）黄柏 10 斤用黄酒 2 斤，拌均匀，炒干。（《汇编》）

盐关黄柏 （1）将净黄柏丝用盐水拌匀，闷润至盐水被吸尽，置锅内，文火炒至色泽加深时，取出，放凉。（《山东 2002》《山东 1990》）

（2）取黄柏丝，按盐炒法用文火炒干，取出放凉。每 100 斤黄柏，用食盐 2 斤。

（《山东 1975》）

（3）黄柏，用盐水拌均匀（每 10 斤黄柏丝用盐 4 两），炒至干。（《汇编》）

关黄柏炭 （1）将净黄柏丝置锅内，武火炒至表面焦黑色，内部焦褐色，喷淋清水少许，灭尽火星，取出，及时摊晾，凉透。（《山东 2002》《山东 1990》）

（2）黄柏丝，炒至外黑内黄，喷水止烟，炒干，放凉透。（《汇编》）

【成品性状】关黄柏 呈长短不一的丝片状，宽 3 ~ 5mm。外表面黄褐色或淡黄棕色，较平坦，具纵裂纹；内表面暗黄色、黄棕色或黄色，具细密的纵切断面鲜黄色，纤维性，呈裂片状分层。体轻，质硬。气微，味甚苦，嚼之有黏性。（《山东 2002》《山东 1990》）

酒关黄柏 呈不规则的丝片状，宽 3 ~ 5mm。外表面深黄色，较平坦，有不规则的纵裂纹；皮孔痕小而少见，偶有灰白色的粗皮残留，内表面黄色或黄棕色。断面纤维性，有的呈裂片状分层，鲜黄色或黄绿色。体轻，质较硬。略具酒气，味极苦，嚼之黏性。（《山东 2012》《山东 2002》《山东 1990》）

盐关黄柏 形如关黄柏，表面深黄色，略显咸味。（《山东 2002》《山东 1990》）

关黄柏炭 形如关黄柏，表面焦黑色，内部焦褐色，质轻而脆，味微苦、涩。（《山东 2002》《山东 1990》）

【性味与归经】苦，寒。归肾、膀胱经。

【功能与主治】清热燥湿，泻火除蒸，解毒疗疮。用于湿热泻痢，黄疸尿赤，带下阴痒，热淋涩痛，脚气痿躄，骨蒸劳热，盗汗，遗精，疮疡肿毒，湿疹湿疮。盐关黄柏滋阴降火，用于阴虚火旺、盗汗骨蒸。

【炮制作用】关黄柏盐炙可缓枯燥之性，增强滋阴降火、退虚热的作用。酒炙后可降低苦寒之性，免伤脾阳，并借酒升腾之力，引药上行，清上焦湿热。关黄柏炭清湿热之中兼具涩性。

【用法与用量】3 ~ 12g。外用适量。

【贮藏】置于通风干燥处，防潮。

杜 仲

Duzhong

EUCOMMIAE CORTEX

【来源】本品为杜仲科植物杜仲 *Eucommia ulmoides* Oliv. 的干燥树皮（《中国药

典 2020》)。主产于四川、云南、贵州、湖北、陕西等地，山东亦有栽培。4—6 月剥取，刮去粗皮，堆置“发汗”至内皮呈紫褐色，晒干。以皮厚而大、糙皮刮净，外面黄棕色，内面黑褐色而光，折断面白丝多者为佳。

【炮制方法】杜仲 （1）去净杂质，刮去残留的粗皮，洗净，切块或丝，干燥。(《山东 2002》《山东 1990》)

（2）去净杂质，刷去泥土，干切成方块。(《山东 1975》)

（3）刷去泥土，根据厚薄，切寸块。(《汇编》)

（4）同（3）法，但切 5 分块。(《汇编》)

（5）同（4）法，但需先刮去外粗皮。(《汇编》)

盐杜仲 （1）将净杜仲用食盐水拌匀，闷润至盐水被吸尽，置锅内，中火炒至断丝，表面焦黑色时，取出，及时摊晾，凉透。(《山东 2002》《山东 1990》)

（2）先将净杜仲用食盐水拌匀，闷润至盐水被吸尽；再将净沙子置锅内，武火加热至翻动时较滑利，有轻松感后，投入润好的盐杜仲块或丝，翻炒至断丝，表面焦褐色时，迅速取出，筛去沙子，放凉。每 100kg 杜仲块或丝，用食盐 2kg。(《山东 2002》《山东 1990》)

（3）杜仲，拌以适量盐水，炒干。(《汇编》)

烫杜仲 （1）先将沙子置锅内炒松，取杜仲块，厚薄分开，按砂烫法用武火炒至焦褐色，内呈褐色并断丝，取出，筛去沙子，喷淋盐水，晾干。(《山东 1975》)

（2）将杜仲块倒入炒热至细沙中，拌炒至黑褐色，取出，筛去沙土，喷以盐水，放凉透。(《汇编》)

杜仲炭 （1）取杜仲块，厚薄分开，按炒炭法用武火炒至黑色并断丝，喷淋盐水，拌匀，取出，晾干。每 100 斤杜仲，用食盐 2 斤。(《山东 1975》)

（2）杜仲块，炒至外黑内黄，断丝，喷盐水（每 10 斤杜仲用盐约 5 两），炒干，放凉透。(《汇编》)

酒杜仲 杜仲，拌以适量黄酒，炒干。(《汇编》)

炒杜仲 杜仲，微炒。(《汇编》)

【成品性状】杜仲 本品呈块或丝状。外表面淡棕色或灰褐色，有明显的皱纹或纵裂槽纹，内表面暗紫色，光滑。切断面有细密、银白色、富弹性的橡胶丝。质脆。气微，味稍苦。(《山东 2002》《山东 1990》)

盐杜仲 形如杜仲，炒制品呈焦黑色，折断时橡胶丝弹性较差。具焦煳气，味微咸；砂烫品呈焦褐色，具焦色，略有咸味。(《山东 2002》《山东 1990》)

【性味与归经】甘，温。归肝、肾经。

【功能与主治】补肝肾，强筋骨，安胎。用于肝肾不足，腰膝酸痛，筋骨无力，头晕目眩，妊娠漏血，胎动不安。

【炮制作用】盐制杜仲可引药入肾，直达下焦，温而不燥，补肝肾、强筋骨、安胎的作用增强。

【用法与用量】6 ~ 10g。

【注意】炒或烫后应堆放稍闷，防止胶丝回性，再及时摊晾，防止复燃。

【贮藏】置于通风干燥处。

牡丹皮

Mudanpi

MOUTAN CORTEX

【来源】本品为毛茛科植物牡丹 *Paeonia suffruticosa* Andr. 的干燥根皮（《中国药典 2020》）。主产于安徽、山东、四川、甘肃、湖北、湖南、贵州等地。秋季采挖根部，除去细根和泥沙，剥取根皮，晒干或刮去粗皮，除去木心，晒干。前者习称“连丹皮”，后者习称“刮丹皮”。以条粗长、皮厚，粉性足、香气浓、结晶状物多者为佳。

【炮制方法】**牡丹皮** （1）去净杂质，抢水洗净，润透，切薄片，干燥。（《山东 2002》《山东 1990》）

（2）牡丹皮，去净木心及杂质，用水洗净，润透，切薄片，干燥。（《山东 1975》）

（3）牡丹皮，洗净，闷透（约 12 小时）切 1 厘片，晾干。（《汇编》）

（4）牡丹皮，夏季泡 15 ~ 30 分钟，闷透，切 1 厘片。（《汇编》）

牡丹皮炭 （1）取净牡丹皮片，置热锅内，用中火炒至表面黑褐色，内部褐色时，喷淋清水少许，灭尽火星，取出，及时摊晾，凉透。（《山东 2012》《山东 2002》《山东 1990》）

（2）牡丹皮，炒至 7 成黑色，喷水止烟，炒干，放凉透。（《汇编》）

炒牡丹皮 牡丹皮，微炒。（《汇编》）

酒牡丹皮 牡丹皮，用适量黄酒喷均匀。（《汇编》）

【成品性状】**牡丹皮** 本品呈圆形或半圆形的薄片，外表面灰褐色或黄褐色，栓皮脱落处呈粉红色；内表面淡灰黄色或浅棕色，常见发亮的结晶。切断面呈淡粉红色。质硬而脆，粉性。气芳香，味微苦而涩。刮丹皮形如牡丹皮，外表面红棕色或粉黄色。(《山东 2002》《山东 1990》)

牡丹皮炭 本品为圆形或半圆形的薄片，表面黑褐色，内部褐色。质硬脆。气芳香，味苦、涩。(《山东 2012》《山东 2002》《山东 1990》)

【性味与归经】苦、辛，微寒。归心、肝、肾经。

【功能与主治】清热凉血，活血化瘀。用于热入营血，温毒发斑，吐血衄血，夜热早凉，无汗骨蒸，经闭痛经，跌扑伤痛，痈肿疮毒。

【用法与用量】6～12g。

【注意】孕妇慎用。

【贮藏】置于阴凉干燥处。

苦楝皮
Kulianpi
MELIAE CORTEX

【来源】本品为楝科植物川楝 *Melia toosendan* Sieb. et Zucc. 或楝 *Melia azedarach* L. 的干燥树皮和根皮(《中国药典 2020》)。主产于四川、甘肃、湖北、安徽、江苏、河南等地，山东亦有分布。春、秋二季剥取，晒干，或除去粗皮，晒干。根皮以干燥、皮厚、条大、无槽污、去栓皮者为佳；树皮以外表皮光滑、不易脱落、可见多皮孔的幼嫩树皮为佳。

【炮制方法】**苦楝皮** (1) 去净杂质，刮去粗皮，洗净，润透，切丝，干燥。(《山东 2002》《山东 1990》)

(2) 去净杂质，刮去粗皮，浸泡 7～8 成透，捞出，润透，切丝，干燥。(《山东 1975》)

(3) 刮去外粗皮，洗净，闷透，切 1 分丝。(《汇编》)

(4) 泡，润透，切片。(《汇编》)

(5) 去外皮，水喷润透，切丝。(《汇编》)

醋苦楝皮 苦楝皮，用适量醋，拌匀后，炒至干。(《汇编》)

炒苦楝皮 苦楝皮，微炒。(《汇编》)

苦楝皮炭 苦楝皮，炒至外黑，内焦黄，喷水止烟，炒干，放凉透。(《汇编》)

【成品性状】苦楝皮 本品呈不规则槽状或半卷筒状的丝片状，外表面淡黄色，内表面类白色或淡黄色。切断面纤维性，呈层片状，易剥离，质韧。无臭，味苦。(《山东 2002》《山东 1990》)

【性味与归经】苦，寒；有毒。归肝、脾、胃经。

【功能与主治】杀虫，疗癣。用于蛔虫病，蛲虫病，虫积腹痛；外治疥癣瘙痒。

【炮制作用】苦楝皮炒后可缓和药性，降低毒性。

【用法与用量】3 ~ 6g。外用适量，研末，用猪脂调敷患处。

【注意】孕妇及肝肾功能不全者慎用。

【贮藏】置于通风干燥处，防潮。

厚 朴

Houpo

MAGNOLIAE OFFICINALIS CORTEX

【来源】本品为木兰科植物厚朴 *Magnolia officinalis* Rehd. et Wils. 或凹叶厚朴 *Magnolia officinalis* Rehd. et Wils. var. Biloba Rehd. et Wils. 的干燥干皮、根皮及枝皮(《中国药典 2020》)。主产于四川、湖北、湖南、贵州、浙江、福建等地，山东亦有栽培。4—6 月剥取，根皮和枝皮直接阴干；干皮置于沸水中微煮后，堆置阴湿处，“发汗”至内表面变紫褐色或棕褐色时，蒸软，取出，卷成筒状，干燥。以皮厚肉细、内色深紫、油性大、香味浓、味苦、辛、微甜，咀嚼无残渣者为佳。

【炮制方法】厚朴 (1)去净杂质，刮去粗皮，洗净，润透，切丝，干燥。(《山东 2002》《山东 1990》)

(2)厚朴，水泡 6 ~ 8 小时，闷透，切 1 分丝，晒干。(《汇编》)

(3)同(2)法，但水泡 3 ~ 4 小时，需刮去外粗皮。(《汇编》)

(4)厚朴，水泡 1 ~ 2 天，闷透，切片。(《汇编》)

姜厚朴 (1)将净厚朴丝用姜汁拌匀，闷润至姜汁被吸尽，置锅内，文火炒干，取出，放凉。每 100kg 厚朴丝，用生姜 10kg 或干姜片 3kg。(《山东 2002》《山东 1990》)

（2）去净杂质，刮去粗皮，先取生姜切片煎汤，再将厚朴与姜汤共煮，待汤吸尽，取出，润至湿度适宜，及时切丝或块，晾干。每100斤厚朴，用生姜10斤。(《山东1975》)

（3）厚朴的水泡切丝，用姜自然汁，拌匀后炒干。厚朴丝10斤，用鲜姜10两取自然汁。(《汇编》)

（4）同（2）法，厚朴丝10斤，用鲜姜1斤取自然汁。(《汇编》)

（5）同（2）法，厚朴丝10斤，用鲜姜1斤4两取自然汁。(《汇编》)

（6）用鲜姜煮出水，拌炒。(《汇编》)

（7）干姜水泡切的丝，微炒。(《汇编》)

（8）将厚朴置锅中，清水煮至5~6成透，倒入煮好的姜汁（每10斤厚朴用姜1斤，水煮2次取汁），再煮至汤完全吃入为度，取出，稍晾，切丝。(《汇编》)

麸炒厚朴　将锅烧热，撒入麸，立即生烟，急倒入厚朴，炒至外部熏为黄色，取出，筛去麸。(《汇编》)

【成品性状】厚朴　呈弯曲丝条状，宽3~5mm。外表面黄棕色，内表面紫棕色或深紫棕色，较平滑。切断面颗粒性，有油性，有的可见多数小亮星，质坚硬。气香，味辛辣、微苦。(《山东2002》《山东1990》)

姜厚朴　形如厚朴，断面纤维性，呈紫褐色。微带焦斑，稍具姜辣气味。(《山东2002》《山东1990》)

【性味与归经】苦、辛，温。归脾、胃、肺、大肠经。

【功能与主治】燥湿消痰，下气除满。用于湿滞伤中，脘痞吐泻，食积气滞，腹胀便秘，痰饮喘咳。

【炮制作用】厚朴姜制后可消除对咽喉的刺激性，增强宽中和胃的功效。

【用法与用量】3~10g。

【贮藏】置于通风干燥处。

香加皮

Xiangjiapi

PERIPLOCAE CORTEX

【来源】本品为萝藦科植物杠柳 *Periploca sepium* Bge. 的干燥根皮（《中国药典

2020》)。主产于河北、山东、河南、山西、辽宁等地。春、秋二季采挖，剥取根皮，晒干。以皮厚、香气浓者为佳。

【炮制方法】去净杂质及残留的木心，洗净，润透，切厚片，晒干。(《山东2002》《山东1990》)

【成品性状】本品呈不规则的厚片，外表面灰棕色或黄棕色，栓皮松软常呈鳞片状剥离。内表面淡黄色或淡黄棕色，较平滑，有细纵纹。切断面黄白色，体轻，质脆。质韧特异香气，味苦。(《山东2002》《山东1990》)

【性味与归经】辛、苦，温；有毒。归肝、肾、心经。

【功能与主治】利水消肿，祛风湿，强筋骨。用于下肢浮肿，心悸气短，风寒湿痹，腰膝酸软。

【用法与用量】3 ~ 6g。

【注意】不宜过量服用。

【贮藏】置于阴凉干燥处。

秦　皮

Qinpi

FRAXINI CORTEX

【来源】本品为木犀科植物苦枥白蜡树 *Fraxinus rhynchophylla* Hance、白蜡树 *Fraxinus chinensis* Roxb.、尖叶白蜡树 *Fraxinus szaboana* Lingelsh. 或宿柱白蜡树 *Fraxinus stylosa* Lingelsh. 的干燥枝皮或干皮(《中国药典2020》)。主产于陕西、河北、河南、山西、辽宁、吉林等地。春、秋二季剥取，晒干。以整齐、条长呈筒状者为佳。

【炮制方法】**秦皮**　(1)去净杂质，洗净，润透，切丝，晒干。(《山东2002》《山东1990》《山东1975》)

(2)秦皮，泡7 ~ 8成透，闷透(3 ~ 4小时)，咀。(《汇编》)

(3)同(2)法，但切4 ~ 5分块。(《汇编》)

(4)秦皮，洗净，闷透，切片。(《汇编》)

(5)秦皮，喷水，润透，切片。(《汇编》)

醋秦皮　秦皮，用适量醋，拌匀后，炒干。(《汇编》)

【成品性状】秦皮　本品呈不规则的丝条状，宽 3 ~ 5mm。外表面灰白色、灰棕色或黑棕色，或相间呈斑状，稍粗糙，有灰白色圆点状皮孔；内表面黄白色或棕色，平滑。切断面黄白色，纤维性。质硬而脆。无臭、味苦。(《山东 2002》《山东 1990》)

【性味与归经】苦、涩，寒。归肝、胆、大肠经。

【功能与主治】清热燥湿，收涩止痢，止带，明目。用于湿热泻痢，赤白带下，目赤肿痛，目生翳膜。

【用法与用量】6 ~ 12g。外用适量，煎洗患处。

【贮藏】置于通风干燥处。

海桐皮

Haitongpi

ERYTHRINAE CORTEX

【来源】本品为豆科植物刺桐 *Erythrina variegata* L. var. *orientalis*（L.）Merr. 或乔木刺桐 *Erythrina arborescens* Roxb. 的干燥树皮（《山东 2012》）。主产于福建、广西、广东、云南、浙江等地。初夏剥取有钉刺的树皮，晒干。以皮张大、钉刺多者为佳。

【炮制方法】（1）取海桐皮，除去杂质，放入水中，浸泡至 6~7 成透，洗净，闷润至透，切丝，干燥。(《山东 2012》《山东 2002》《山东 1990》)

（2）去净杂质，用水洗净，浸泡至 7 成透，润透，切成丝或咀，干燥。(《山东 1975》)

（3）水泡至 8 成透，闷透，切 3 分咀。(《汇编》)

（4）同（3）法，但切 5 ~ 6 分咀。(《汇编》)

（5）泡透，切方块。(《汇编》)

（6）泡半天，刮去刺及外粗皮，切宽片。(《汇编》)

（7）洗净，闷透，切片。(《汇编》)

【成品性状】本品呈丝片状，宽 3 ~ 5mm。外表面淡棕色或灰棕色，有纵凹纹及黄色皮孔，有的带钉刺；内表面黄棕色或红棕色，较平坦，有细密网纹。切断面裂片状。质硬而韧。气微香，味微苦。(《山东 2012》《山东 2002》《山东 1990》)

【性味与归经】苦，平。归肝经。

【功能与主治】祛风除湿，通络止痛。用于腰膝肩臂疼痛；外治皮肤湿疹。

【用法与用量】3～9g。外用适量，煎汤熏洗或浸酒搽，或研末调敷患处。

【贮藏】置于通风干燥处。

桑白皮

Sangbaipi

MORI CORTEX

【来源】本品为桑科植物桑 *Morus alba* L. 的干燥根皮（《中国药典 2020》）。主产于安徽、江苏、浙江、湖南等地，山东亦有分布。秋末叶落时至次春发芽前采挖根部，刮去黄棕色粗皮，纵向剖开，剥取根皮，晒干。以色白、皮厚、粉性足者为佳。

【炮制方法】**桑白皮** （1）去净杂质，抢水洗净，稍润，切丝，干燥。（《山东 2012》《山东 2002》《山东 1990》）

（2）去净杂质，洗净泥土，润透切丝，干燥。（《山东 1975》）

（3）洗净，闷透（约 12 小时）切 1 分丝，晒干。（《汇编》）

（4）同（3）法，但需去外红皮。（《汇编》）

（5）夏季，水喷，润后，切丝。（《汇编》）

（6）同（5）法，但需去外红皮。（《汇编》）

蜜桑白皮 （1）将炼蜜用适量开水稀释后，加入净桑白皮丝中，拌匀，闷透，置热锅内，文火炒至表面深黄色，不黏手时，取出，摊晾，凉透后及时收藏。每 100kg 桑白皮丝，用炼蜜 25kg。（《山东 2012》《山东 2002》《山东 1990》《山东 1975》）

（2）先将适量蜜，在锅内稍炼，倒入药，拌炒至均匀有蜜不黏手为度。每 10 斤桑白皮用蜜 2.5 斤。（《汇编》）

（3）同（2）法，每 10 斤桑白皮用蜜 2.5～3 斤 14 两。（《汇编》）

（4）同（2）法，但蜜先用少量水化开。（《汇编》）

【成品性状】**桑白皮** 本品呈长短不一的丝条状，宽 3～5mm。外表面白色或淡黄白色，较平坦；内表面黄白色或灰黄色，有细纵纹。切断面纤维性，体轻，质韧。气微，味微甜。（《山东 2002》《山东 1990》）

蜜桑白皮 本品呈不规则的丝条状。宽 3 ~ 5mm。表面深黄色，较平坦，内表面有细纵纹。质滋润，略有光泽，味甜。(《山东 2012》《山东 2002》《山东 1990》)

【性味与归经】甘，寒。归肺经。

【功能与主治】泻肺平喘，利水消肿。用于肺热喘咳，水肿胀满尿少，面目肌肤浮肿。

【炮制作用】桑白皮蜜炙后寒性缓和，偏于润肺止咳。

【用法与用量】6 ~ 12g。

【贮藏】置于通风干燥处，防潮、防蛀。

黄 柏

Huangbo

PHELLODENDRI CHINENSIS CORTEX

【来源】本品为芸香科植物黄皮树 *Phellodendron chinense* Schneid. 的干燥树皮(《中国药典 2020》)。本品为芸香科植物黄皮树 *Phellodendron chinense* Schneid. 或黄檗 *Phellodendron amurense* Rupr. 的干燥树皮(《山东 2002》)。习称“川黄柏”。主产于四川、云南、贵州等地，山东亦有栽培。4—7 月间剥取树皮，刮去外层粗皮，晒干。剥取树皮后，除去粗皮，晒干。以片厚张大、鲜黄色、无栓皮者为佳。

【炮制方法】黄柏 （1）去净杂质，抢水洗净，润透，切丝，干燥。(《山东 2002》《山东 1990》《山东 1975》)

（2）黄柏，洗净，闷透（1 ~ 2 小时），切 1 分丝。(《汇编》)

酒黄柏 （1）取净黄柏丝，用黄酒拌匀，稍润至黄酒被吸尽，置锅内，文火炒干，取出，放凉。每 100kg 黄柏丝，用黄酒 10kg。(《山东 2012》《山东 2002》《山东 1990》)

（2）黄柏 10 斤用黄酒 2 斤，拌匀，炒干。(《汇编》)

盐黄柏 （1）将净黄柏丝用盐水拌匀，闷润至盐水被吸尽，置锅内，文火炒至色泽加深时，取出，放凉。(《山东 2002》《山东 1990》)

（2）取黄柏丝，按盐炒法用文火炒干，取出放凉。每 100 斤黄柏，用食盐 2 斤。(《山东 1975》)

（3）黄柏，用盐水拌匀（每 10 斤黄柏丝用盐 4 两），炒至干。(《汇编》)

黄柏炭 （1）将净黄柏丝置锅内，武火炒至表面焦黑色，内部焦褐色，喷淋清水少许，灭尽火星，取出，及时摊晾，凉透。(《山东 2002》《山东 1990》)

（2）黄柏丝，炒至外黑内黄，喷水止烟、炒干，放凉透。(《汇编》)

【成品性状】黄柏 呈长短不一的丝片状，宽 3 ~ 5mm。外表面黄褐色或淡黄棕色，较平坦，具纵裂纹；内表面暗黄色、黄棕色或黄色，具细密的纵切断面鲜黄色，纤维性，呈裂片状分层。体轻，质硬。气微，味甚苦，嚼之有黏性。(《山东 2002》《山东 1990》)

盐黄柏 形如黄柏，表面深黄色，略显咸味。(《山东 2002》《山东 1990》)

酒黄柏 形如黄柏，表面深黄色，略显咸味。(《山东 2012》《山东 2002》《山东 1990》)

黄柏炭 形如黄柏，表面焦黑色，内部焦褐色，质轻而脆，味微苦、涩。(《山东 2002》《山东 1990》)

【性味与归经】苦，寒。归肾、膀胱经。

【功能与主治】清热燥湿，泻火除蒸，解毒疗疮。用于湿热泻痢，黄疸尿赤，带下阴痒，热淋涩痛，脚气痿躄，骨蒸劳热，盗汗，遗精，疮疡肿毒，湿疹湿疮。盐黄柏滋阴降火，用于阴虚火旺、盗汗骨蒸。

【炮制作用】盐黄柏可引药入肾，缓和苦燥之性，增强滋肾阴、泻相火、退虚热的作用。酒黄柏可降低苦寒之性，免伤脾阳，并借酒升腾之力，引药上行，清血分湿热。黄柏炭清湿热之中兼具涩性，止血。

【用法与用量】3 ~ 12g。外用适量。

【注意】炒炭时及时散热，防止复燃。

【贮藏】置于通风干燥处，防潮。

紫荆皮

Zijingpi

【来源】本品为千屈菜科紫薇属植物紫薇 *Lagerstroemia indica* L. 的干燥树皮(《山东 2002》)。本品为豆科植物紫荆 *Cercis chinensis* Bunge 的干燥树皮(《山东 2002》)。主产于四川、河南、湖南、湖北、江西、浙江等地，山东亦有栽培。春季采收树皮，去净泥土，干燥。以条长、皮厚、坚实者为佳。

【炮制方法】(1)去净杂质，洗净，润透，切丝，干燥。(《山东 2002》《山东 1990》)

(2)去净杂质，用水洗净，润透，切丝，或咀，干燥。(《山东 1975》)

(3)洗净，闷透，切 5 厘丝。(《汇编》)

(4)同(3)法，但需先去外粗皮。(《汇编》)

(5)洗净，将大块撕碎。(《汇编》)

(6)去老皮，泡 4 ~ 5 小时，7 ~ 8 成透，闷透，切 5 厘丝。(《汇编》)

【成品性状】本品呈丝状或片状，宽 3 ~ 5mm。外表面灰棕色，有皱纹；内表面紫棕色，有细纹理。断面灰红色，对光照视可见细小的亮星，质坚实。气无，味涩。(《山东 2002》《山东 1990》)

【性味与归经】苦，平。归肝、脾经。

【功能与主治】活血通经，消肿解毒。用于风寒湿痹，妇女经闭，血瘀气滞疼痛，喉痹，淋疾，痈肿，疥癣，跌打损伤，蛇虫咬伤。

【用法与用量】6 ~ 12g，浸酒或入丸散用。外用适量，研末调敷患处。

【贮藏】置于通风干燥处。

椿 皮

Chunpi

AILANTHI CORTEX

【来源】本品为苦木科植物臭椿 *Ailanthus altissima*(Mill.)Swingle 的干燥根皮或干皮(《中国药典 2020》)。全国大部分地区均产，山东亦有分布。全年均可剥取，晒干，或刮去粗皮晒干。以皮厚、黄白色、无粗皮者为佳。

【炮制方法】椿皮 (1)去净杂质，刮去残留的粗皮，稍泡，洗净，捞出，润透，切丝，干燥。(《山东 2002》《山东 1990》)

(2)去净杂质，刮去粗皮，用水浸泡 6 ~ 7 成透，洗净，润透切丝或切块，干燥。(《山东 1975》)

(3)椿皮，刮去外粗皮，洗净，闷透，切 1 分丝或块。(《汇编》)

(4)椿皮，洗净，闷透，切片。(《汇编》)

(5)椿皮，刮去外粗皮，泡后切片或丝。(《汇编》)

麸炒椿皮 （1）先将锅用武火加热，均匀撒入麦麸皮，待冒烟时，投入净椿皮丝，急速翻搅，熏炒至表面呈深黄色时，及时取出，筛去麦麸皮，放凉。每100kg椿皮丝，用麸皮10kg。(《山东2002》《山东1990》)

（2）取椿根皮块，按麸炒法炒至微黄色，取出，筛去麸皮，放凉。每100斤椿根皮，用麸皮10斤。(《山东1975》)

（3）将锅烧热，撒入少量麸，立即生烟，急倒入药，拌炒至药熏为黄色，取出，筛去麸。(《汇编》)

椿皮炭 （1）取净椿皮丝，置热锅内，武火炒至表面黑色，内部褐色，喷淋清水少许，灭尽火星，取出，及时摊晾，凉透。(《山东2012》《山东2002》《山东1990》《山东1975》)

（2）椿皮，炒至外黑内黄，喷水止烟，炒干，放冷透。(《汇编》)

炒椿皮 椿皮，微炒至有黄色。(《汇编》)

醋椿皮 椿皮10斤，用醋1斤拌匀炒干。(《汇编》)

蜜椿皮 将适量蜜在锅内稍炼，倒入药翻炒至均匀有蜜不黏手为度。(《汇编》)

【成品性状】椿皮 呈长短不一的丝片状，宽3～5mm。外表面黄白色，内表面淡黄色，密布梭形小孔或小点。切断面棕黄色，外层颗粒性，内层纤维性，质硬而脆。气微，味苦。(《山东2002》《山东1990》)

麸炒椿皮 形如椿皮，表面深黄色，有焦麸香气。(《山东2002》《山东1990》)

椿皮炭 形如椿皮，表面焦黑色，内部褐色。(《山东2012》《山东2002》《山东1990》)

【性味与归经】苦、涩，寒。归大肠、胃、肝经。

【功能与主治】清热燥湿，收涩止带，止泻，止血。用于赤白带下，湿热泻痢，久泻久痢，便血，崩漏。

【炮制作用】椿皮麸炒后苦寒之性缓和，不良气味得以矫正。炒炭可止泻、止血。

【用法与用量】6～9g。

【注意】炒炭后及时散热，防止复燃。

【贮藏】置于通风干燥处，防蛀。

第十一章 藤木类

丁公藤

Dinggongteng

ERYCIBES CAULIS

【来源】 本品为旋花科植物丁公藤 *Erycibe obtusifolia* Benth. 或光叶丁公藤 *Erycibe schmidtii* Craib 的干燥藤茎（《中国药典 2020》）。主产于广东等地。全年均可采收，切段或片，晒干。以粗壮坚实者为佳。

【炮制方法】（1）去净杂质，洗净，润透，切厚片，干燥。（《山东 2002》）

（2）除去杂质，洗净，润透，切厚片，蒸约 2 小时，干燥。（《山东 1990》）

【成品性状】 本品为不规则椭圆形厚片，片面黄褐色或浅黄棕色。木部宽广，异型维管束呈花朵状或块状，木质部的导管呈点状，中心有髓，有的不明显；周边灰黄色、灰褐色或浅棕褐色；质坚硬。无臭，味淡。（《山东 2002》《山东 1990》）

【性味与归经】 辛，温；有小毒。归肝、脾、胃经。

【功能与主治】 祛风除湿，消肿止痛。用于风湿痹痛，半身不遂，跌扑肿通。

【用法与用量】 3 ~ 6g。用于配制酒剂，内服或外搽。

【注意】 本品有强烈的发汗作用，虚弱者慎用；孕妇禁用。

【贮藏】 置于干燥处。

大血藤

Daxueteng

SARGENTODOXAE CAULIS

【**来源**】本品为木通科植物大血藤 *Sargentodoxa cuneate*（Oliv. ）Rehd. et Wils. 的干燥藤茎（《中国药典 2020》）。主产于湖北、四川、江西、河南、江苏等地。秋、冬二季采收，除去侧枝，截段，干燥。以身干、条匀、色棕红、气香者为佳。

【**炮制方法**】（1）去净杂质，洗净，稍浸，润透，切厚片，干燥。（《山东 2002》）

（2）除去杂质，稍浸，洗净，润透，切厚片，干燥。（《山东 1990》）

【**成品性状**】本品呈长椭圆形的厚片，片面黄白色与棕红色相间，有多数细孔及放射状纹理，周边灰棕色或棕色，质硬。气微，味微涩。（《山东 2002》《山东 1990》）

【**性味与归经**】苦，平。归大肠、肝经。

【**功能与主治**】清热解毒，活血，祛风止痛。用于肠痈腹痛，热毒疮疡，经闭，痛经，跌扑肿痛，风湿痹痛。

【**用法与用量**】9 ~ 15g。

【**贮藏**】置于通风干燥处。

川木通

Chuanmutong

CLEMATIDIS ARMANDII CAULIS

【**来源**】本品为毛茛科植物小木通 *Clematis armandii* Franch. 或绣球藤 *Clematis montana* Buch. - Ham. 的干燥藤茎（《中国药典 2020》）。主产于四川、贵州、湖南等地。春、秋二季采收，除去粗皮，晒干，或趁鲜切薄片，晒干。以断面色鲜黄、无变黑者为佳。

【**炮制方法**】（1）未切片者，略泡，润透，切薄片，晒干。（《山东 2002》）

（2）未切片者，略泡，闷润，切薄片，晒干。（《山东 1990》）

【成品性状】本品呈圆形薄片，皮部黄棕色，木部浅黄棕色或浅黄色，有黄白色放射状纹理及裂隙，其间布满导管小孔，髓部较小，类白色或黄棕色，偶有空腔。周边黄棕色或黄褐色。质坚硬，不易折断。无臭，味淡。(《山东 2002》《山东 1990》)

【性味与归经】苦，寒。归心、小肠、膀胱经。

【功能与主治】利尿通淋，清心除烦，通经下乳。用于淋证，水肿，心烦尿赤，口舌生疮，经闭乳少，湿热痹痛。

【用法与用量】3 ~ 6g。

【贮藏】置于通风干燥处，防潮。

天仙藤

Tianxianteng

ARISTOLOCHIAE HERBA

【来源】本品为马兜铃科植物马兜铃 *Aristolochia debilis Sieb.* et Zucc. 或北马兜铃 *Aristolochia contorta* Bge. 的干燥地上部分（《中国药典 2015》）。主产于浙江、江苏、湖北、河北、陕西、江西、河南等地，山东亦有分布。秋季采割，去净杂质，晒干。以身干、带叶，色绿者为佳。

【炮制方法】（1）取天仙藤，除去杂质，洗净，稍润，切段，干燥。(《山东 2012》《山东 2002》)

（2）去净杂质，淋润至透，切段，干燥。(《山东 1990》)

（3）去净杂质，略洗，稍润，切咀，干燥。(《山东 1975》)

（4）洗净，切 3 分咀。(《汇编》)

【成品性状】本品呈段状，茎、叶混合。茎细圆柱状，略扭曲，表面黄绿色或淡黄褐色，有纵棱，有的有节；质脆，易折断，断面有数个大小不等的维管束。叶多皱缩、破碎，暗绿色或淡黄褐色。气清香，味淡。(《山东 2012》《山东 2002》《山东 1990》)

【性味与归经】苦，温。归肝、脾、肾经。

【功能与主治】行气活血，通络止痛。用于脘腹刺痛，风湿痹痛。

【用法与用量】3 ~ 6g。

【注意】本品含马兜铃酸，可引起肾损伤等不良反应。儿童及老年人慎用；孕妇、婴幼儿及肾功能不全者禁用。

【贮藏】置于干燥处。

石楠藤

Shinanteng

【来源】本品为蔷薇科植物石楠 *Photinia serrulate* Lindl. 的干燥藤茎（《山东2002》）。主产于江苏、浙江等地。夏、秋季采收，干燥。以身干、枝条均匀、叶片完整者为佳。

【炮制方法】（1）去净杂质，洗净，润透，切段，干燥。（《山东2002》《山东1990》）

（2）去净杂质，用水浸泡7～8成透，捞出，润透切片或切咀，干燥。（《山东1975》）

（3）泡8成透，闷透，切3分咀。（《汇编》）

（4）同（3）法，但需去根。（《汇编》）

（5）夏季泡4～5小时，冬季泡2天，闷透，切片。（《汇编》）

（6）泡12小时，闷透，切片。（《汇编》）

（7）泡1天，闷透，切片。（《汇编》）

（8）洗净，闷透，切片。（《汇编》）

【成品性状】（1）本品呈段状，茎、叶混合。茎呈圆柱状，表面暗灰棕色，有纵皱纹，皮孔细点状；质坚脆，断面皮部薄，暗棕色，木部黄白色。叶片破碎，灰褐色，革质而脆。气微，茎微苦，叶微涩。（《山东2002》）

（2）本品为茎、叶混合，呈段状。茎枝呈扁圆柱状，表面灰褐色或灰棕色，有纵纹，有的有膨大的节，上有不定根，质轻而脆。叶灰绿色，皱缩。气清香，味辛辣。（《山东1990》）

【性味与归经】辛、甘，温。归肝经。

【功能与主治】祛风止痛，壮筋骨。用于风痹疼痛，腰膝酸软无力。

【用法与用量】9～15g。

【贮藏】置于通风干燥处。

西河柳

Xiheliu

TAMARICIS CACUMEN

【来源】本品为柽柳科植物柽柳 *Tamarix chinensis* Lour 的干燥细嫩枝叶（《中国药典 2020》）。全国大部分地区均产，山东亦有分布。夏季花未开时采收，阴干。以身干、枝叶细嫩、色绿者为佳。

【炮制方法】（1）去净杂质及老枝，洗净，稍润，切段或趁鲜切段，干燥。（《山东 2002》）

（2）除去杂质及老枝，喷淋清水，润透，切段或趁鲜切段，干燥。（《山东 1990》）

（3）去净杂质，喷淋清水，润透，切咀，或趁鲜切咀，干燥。（《山东 1975》）

【成品性状】本品呈段状，枝、叶混合。嫩枝呈细圆柱状，表面灰绿色，有多数小叶着生，小叶鳞片状，常脱落，质脆。切断面黄白色，中心有髓。气微，味淡。（《山东 2002》《山东 1990》）

【性味与归经】甘、辛，平。归心、肺、胃经。

【功能与主治】发表透疹，祛风除湿。用于麻疹不透，风湿痹痛。

【用法与用量】3 ～ 6g。外用适量，煎汤擦洗。

【贮藏】置于干燥处。

竹 茹

Zhuru

BAMBUSAE CAULIS IN TAENIAS

【来源】本品为禾本科植物青秆竹 *Bambusa tuldoides* Munro、大头典竹 *Sinocalamus beecheyanus*（Munro）McClure var. *Pubescens* P. F. Li 或淡竹 *Phyllostachys nigra*（Lodd.）Munro var. *henonis*（Mitf.）Stapf ex Rendle 的茎秆的干燥中间层（《中国药典 2020》）。主产于江苏、浙江、江西、湖北、四川等地。全年均可采制，以冬至采伐当年新竹

为宜。取新鲜茎，除去外皮，将稍带绿色的中间层刮成丝条，或削成薄片，捆扎成束，阴干。前者称“散竹茹”，后者称“齐竹茹”。以身干、丝细均匀、色黄绿、质柔软、无硬片、有弹性者为佳。

【炮制方法】竹茹 （1）去净硬竹皮及杂质，揉成团或干切成段。(《山东 2002》《山东 1990》《山东 1975》)

（2）挑去硬竹皮等杂质，揉成团。(《汇编》)

（3）挑去杂质，干切。(《汇编》)

姜竹茹 （1）将净竹茹团或段，用姜汁拌匀，稍闷，压平，置锅内，文火烙至两面显黄色焦斑时，取出，晾干。每 100kg 竹茹段，用生姜 10kg 或干姜 3kg。(《山东 2002》《山东 1990》)

（2）取净竹茹，按姜炙法用文火微炒，取出，放凉。每 100 斤竹茹，用姜 10 斤。(《山东 1975》)

（3）竹茹 10 斤，用鲜姜 10 两，取自然汁，拌匀，微炒。(《汇编》)

（4）竹茹用姜汁拌匀，压扁，在热锅反复焙干。(《汇编》)

（5）竹茹团，拌姜汁，炒干。(《汇编》)

竹茹炭 将竹茹撕开，放锅内点燃，用小盆或碗扣起，待冷透后取出。(《汇编》)

【成品性状】竹茹 本品呈不规则的丝条状小段或卷曲成团状，浅绿色或黄绿色。体轻松，质柔韧，有弹性。气微，味淡。(《山东 2002》《山东 1990》)

姜竹茹 形如竹茹，浅绿色或黄绿色，显黄色焦斑，微具姜的气味。(《山东 2002》《山东 1990》)

【性味与归经】甘，微寒。归肺、胃、心、胆经。

【功能与主治】清热化痰，除烦止呕。用于痰热咳嗽，胆火挟痰，惊悸不宁，心烦失眠，中风痰迷，舌强不语，胃热呕吐，妊娠恶阻，胎动不安。

【炮制作用】竹茹姜制后能增强降逆止呕的功效。

【用法与用量】5 ~ 10g。

【贮藏】置于干燥处，防霉、防蛀。

关木通

Guanmutong

AKEBIAE CAULIS

【来源】本品为马兜铃科植物东北马兜铃 *Aristolochia manshuriensis* Kom. 的干燥藤茎（《山东 2002》）。主产于吉林、黑龙江、辽宁等地。秋、冬二季采伐，除去粗皮，晒干。以身干、条匀、断面色鲜黄、无变黑者为佳。

【炮制方法】关木通 （1）去净杂质，粗细条分开，洗净，略泡，捞出，润透，切薄片，晒干。(《山东 2002》《山东 1990》)

（2）去净杂质，按粗细条分开，用水稍泡，捞出，润透，切片，晾干。不宜曝晒，否则颜色变白。(《山东 1975》)

（3）泡 5 ~ 6 小时，闷透，切 1 厘片，晒干。(《汇编》)

（4）泡 8 成透（5 ~ 8 小时）闷透（8 ~ 10 小时）切 1 厘片，阴干。(《汇编》)

（5）（6）泡 1 ~ 2 天，闷透，切片，阴干。(《汇编》)

盐关木通 木通，以适量盐水拌匀，闷透，炒干。(《汇编》)

蜜关木通 木通，先取适量蜜稍炼，倒入药，拌炒至均匀有蜜不黏手为度。(《汇编》)

醋关木通 木通，以适量醋拌匀后，炒至干。(《汇编》)

关木通炭 木通，炒至外黑内焦黄，喷水止烟，炒干，放凉透。(《汇编》)

【成品性状】关木通 （1）本品呈圆形薄片。表面黄色或淡黄色，皮部薄，木部宽广，有多层整齐环状排列的导管，射线放射状，髓部不明显。周边灰黄色，粗糙。气微，味苦。(《山东 2002》)

（2）本品为长圆形薄片。片面黄色或黄白色，木部宽广，有多层排列成环状的小孔及放射状纹理，髓部不明显，皮部薄。周边灰黄色或淡棕黄色。粗糙，体轻，质硬。气微，味苦。(《山东 2002》)

【性味与归经】苦，寒；有毒。归心、小肠、膀胱经。

【功能与主治】清心火，利小便，通经下乳。用于口舌生疮，心烦尿赤，水肿，热淋涩痛，白带，经闭乳少，湿热痹痛。

【用法与用量】3 ~ 6g。

【注意】不可多用、久服，肾功能不全及孕妇忌服。

【贮藏】置于通风干燥处。

苏 木

Sumu

SAPPAN LIGNUM

【来源】本品为豆科植物苏木 *Caesalpinia sappan* L. 的干燥心材（《中国药典 2020》）。主产于广西、云南、台湾、广东、四川等地。多于秋季采伐，除去外皮及白色边材，取心材，干燥。以粗大、坚实、色红黄者为佳。

【炮制方法】（1）除去杂质，锯成长约 3cm 的段，再镑片或劈成小碎块，或研成粗粉；亦可刨成刨花。（《山东 2012》）

（2）去净杂质，刷去灰屑，锯成约 30mm 长的段后，再镑片；或劈成小碎块，或碾成粗粉；亦可刨成刨花。（《山东 2002》《山东 1990》）

（3）去净杂质，刷去灰屑，刨成刨花或劈成小块。（《山东 1975》）

（4）劈成小块。（《汇编》）

（5）刨花。（《汇编》）

（6）捣、砸或压碎。（《汇编》）

（7）温水浸后，用镑镑成薄片。（《汇编》）

【成品性状】（1）本品为不规则的极薄片、小碎块或粗粉，红黄色或黄棕色。极薄片或小碎块中央可见一条黄白色的髓，少数带有黄白色边材，质致密坚硬。气微，味微涩。（《山东 2012》《山东 2002》）

（2）本品呈不规则的极薄片状、小碎块状或粗粉，红黄色或黄棕色。极薄片或小碎块中央可见一条黄白色的髓，少数带有黄白色边材，质致密坚硬。无臭，味微涩。（《山东 1990》）

【性味与归经】甘、咸，平。归心、肝、脾经。

【功能与主治】活血祛瘀，消肿止痛。用于跌打损伤，骨折筋伤，瘀滞肿痛，经闭痛经，产后瘀阻，胸腹刺痛，痈疽肿痛。

【用法与用量】3 ~ 9g。

【注意】孕妇慎用。

【贮藏】置于干燥处。

皂角刺

Zaojiaoci

GLEDITSIAE SPINA

【**来源**】本品为豆科植物皂荚 *Gleditsia sinensis* Lam. 的干燥棘刺（《中国药典 2020》）。主产于江苏、湖北、河北、山西、河南、山东等地。全年均可采收，干燥，或趁鲜切片，干燥。以身干、整齐、片薄、无杂质、皮色紫棕者为佳。

【**炮制方法**】**皂角刺** （1）去净杂质，筛去灰屑。未切片者，去净杂质，略泡，捞出，润透，切厚片，干燥。（《山东 2002》《山东 1990》）

（2）去净杂质，筛去灰屑。（《山东 1975》）

（3）原产地鲜加工片，挑净杂质。（《汇编》）

炒皂角刺 皂角刺，微炒。（《汇编》）

皂角刺炭 皂角刺，炒至外黑，内焦黄，喷水止烟，炒干，放冷透。（《汇编》）

【**成品性状**】**皂角刺** （1）本品呈不规则的厚片，片厚 0.1 ~ 0.3cm，常带有尖细的刺端；呈长披针形，木部黄白色，髓部疏松，淡红棕色；质脆，易折断。无臭，味淡。（《山东 2002》）

（2）本品为不规则的厚片，常有尖细的刺端，呈长披针形，片面木部黄白色，髓部呈海绵状淡红棕色。周边棕紫色或棕褐色。质脆，易折断。无臭，味淡。（《山东 1990》）

【**性味与归经**】辛，温。归肝、胃经。

【**功能与主治**】消肿托毒，排脓，杀虫。用于痈疽初起或脓成不溃；外治疥癣麻风。

【**用法与用量**】3 ~ 10g。外用适量，醋蒸取汁涂患处。

【**贮藏**】置于干燥处。

沉　香

Chenxiang

AQUILARIAE LIGNUM RESINATUM

【**来源**】本品为瑞香科植物白木香 *Aquilaria sinensis*（Lour.）Gilg 含有树脂的木

材（《中国药典 2020》）。本品为瑞香科植物沉香 *Aquilaria agallocha* Roxb. 或白木香 *Aquilaria sinensis*（Lour.）Gilg 含有树脂的木材。（《山东 1990》）。主产于广东、广西等地。全年均可采收，割取含树脂的木材，除去不含树脂的部分，阴干。以质坚体重、色棕黑油润、燃之有油渗出、香气浓烈、味苦者为佳。

【炮制方法】沉香 （1）除去枯废白木，刷净，镑片，或劈成小块，或研成细粉。（《山东 2002》《山东 1990》）

（2）去净杂质，刷去泥土，用时捣碎。（《山东 1975》）

（3）劈成小块。（《汇编》）

（4）碾压成细粉。（《汇编》）

沉香粉 （1）取沉香，除去枯废木，劈成小块，研成细粉。（《山东 2012》）

（2）取净沉香，碾成细粉，贮容器内密闭保存。（《山东 1975》）

【成品性状】沉香 （1）本品呈不规则的极薄片或小碎块或细粉，片面或块面可见黑色与黄色交错的纹理。有特殊香气，味苦，燃烧时有油渗出，或具浓烟，香气浓烈。（《山东 2002》）

（2）沉香为不规则的极薄片或小碎块或细粉，片面或块面可见黑色与黄色交错的纹理。有特殊香气，味苦，燃烧时有油渗出，香气浓烈。白木香形如沉香，片面或块面可见黑褐色与黄色交错的纹理，质较轻。有特殊香气，味苦。燃烧时有油渗出，发浓烟，香气浓烈。（《山东 1990》）

沉香粉 本品呈褐色至棕黑色的粉末，气芳香，味苦。（《山东 2012》）

【性味与归经】辛、苦，微温。归脾、胃、肾经。

【功能与主治】行气止痛，温中止呕，纳气平喘。用于胸腹胀闷疼痛，胃寒呕吐呃逆，肾虚气逆喘急。

【用法与用量】1～5g，后下。

【贮藏】密闭，置于阴凉干燥处。

忍冬藤

Rendongteng

LONICE RAEJAPONICAE CAULIS

【来源】本品为忍冬科植物忍冬 *Lonicera japonica* Thunb. 的干燥茎枝（《中国药

典 2020》）。主产于山东、河南、浙江、江苏等地。秋、冬二季采割，晒干。以身干、外皮色棕红、条粗匀、质嫩者为佳。

【炮制方法】（1）去净杂质，洗净，稍浸，润透，切段或厚片，干燥。（《山东 2002》《山东 1990》）

（2）去净杂质，用水稍泡，捞出，润透，切咀，干燥。（《山东 1975》）

（3）洗净，润透，切 3 分咀。（《汇编》）

（4）嫩枝条（外皮紫色的），洗净，润透，切 3 分咀。（《汇编》）

（5）泡透（约 12 小时），切片。（《汇编》）

【成品性状】本品呈不规则的圆柱形小段或圆形厚片。小段表面棕红色或暗棕色，切段面黄白色，中空。偶有残叶，暗绿色，略有绒毛。厚片片面黄白色，中间有空心，周边棕红色或暗棕色。无臭，老枝味微苦，嫩枝味淡。（《山东 2002》《山东 1990》）

【性味与归经】甘，寒。归肺、胃经。

【功能与主治】清热解毒，疏风通络。用于温病发热，热毒血痢，痈肿疮疡，风湿热痹，关节红肿热痛。

【用法与用量】9 ~ 30g。

【贮藏】置于干燥处。

鸡血藤

Jixueteng

SPATHOLOBI CAULIS

【来源】本品为豆科植物密花豆 *Spatholobus suberectus* Dunn 的干燥藤茎（《中国药典 2020》）。主产于广西等地。秋、冬二季采收，除去枝叶，切片，晒干。以条匀、切面有赤褐色层圈、树脂状渗出物多者为佳。

【炮制方法】（1）去净杂质，洗净，润透，切厚片或碎片，干燥。（《山东 2002》）

（2）除净杂质，洗净，浸润至透或置笼内，加热蒸软，切厚片或碎片，干燥。（《山东 1990》）

（3）去净杂质，用水浸泡 7 ~ 8 成透，洗净，捞出，润透，切厚片，干燥。（《山东 1975》）

（4）泡 8 ~ 9 成透，闷透，切 2 厘片，晒干。（《汇编》）

（5）同（4）法，但泡半天。（《汇编》）

（6）同（4）法，但泡 1 天。（《汇编》）

【成品性状】（1）本品为椭圆形、长矩圆形或不规则的斜切片，厚 0.3 ~ 1cm。栓皮灰棕色，有的可见灰白色斑，栓皮脱落处显红棕色。切面木部红棕色或棕色，导管孔多数；韧皮部有树脂状分泌物呈红棕色至黑棕色，与木部相间排列呈 3 ~ 8 偏心性半圆形环；髓部偏向一侧。质坚硬。气微，味涩。（《山东 2002》）

（2）本品为椭圆形、扁圆形厚片或不规则的碎片。片面木质部红棕色至棕色，导管孔多数；红棕色或黑棕色的树脂状分泌物与木部相间排列呈 3 ~ 8 个偏心性半圆形环，髓部偏向一侧。周边灰棕色，粗糙。质坚硬。气微，味涩。（《山东 1990》）

【性味与归经】苦、甘，温。归肝、肾经。

【功能与主治】活血补血，调经止痛，舒筋活络。用于月经不调，痛经，经闭，风湿痹痛，麻木瘫痪，血虚萎黄。

【用法与用量】9 ~ 15g。

【贮藏】置于通风干燥处，防霉、防蛀。

青风藤

Qingfengteng

SINOMENII CAULIS

【来源】本品为防己科植物青藤 *Sinomenium acutum*（Thunb.）Rehd. et Wils. 和毛青藤 *Sinomenium acutum*（Thunb.）Rehd. et Wils. var. *cinereum* Rehd. et Wils. 的干燥藤茎（《中国药典 2020》）。主产于湖北、江苏、陕西、河南、四川等地。秋末冬初采割，扎把或切长段，晒干。以身干，条匀，外皮色绿褐者为佳。

【炮制方法】青风藤 （1）去净杂质，洗净，浸泡至 7 ~ 8 成透，捞出，润透，切厚片，干燥。（《山东 2002》《山东 1990》）

（2）去净杂质，用水浸泡 7 ~ 8 成透，洗净，捞出，润透，切厚片，晒干。（《山东 1975》）

（3）分粗细，分别浸泡至 7 ~ 8 成透（6 ~ 10 小时），闷透，切顶头片或斜片。（《汇编》）

（4）同（3）法，但浸泡1～2天。（《汇编》）

（5）泡2天（夏季）或7～8天（冬季），捞出，切片。（《汇编》）

酒青风藤 用适量黄酒拌匀，炒干。（《汇编》）

【成品性状】青风藤 本品呈长圆形或不规则的厚片。片面灰黄色或淡灰棕色，木部有放射状纹理，习称“车轮纹”，其间具有多数小孔。髓部淡黄白色，周边绿褐色至棕褐色。体轻，质硬而脆。气微，味苦。（《山东2002》《山东1990》）

【性味与归经】苦、辛，平。归肝、脾经。

【功能与主治】祛风湿，通经络，利小便。用于风湿痹痛，关节肿胀，麻痹瘙痒。

【用法与用量】6～12g。

【贮藏】置于干燥处。

油松节

Yousongjie

PINI LIGNUM NODI

【来源】本品为松科植物油松 *Pinus tabulieformis* Carr. 或马尾松 *Pinus massoniana* Lamb. 的干燥瘤状节或分枝节（《中国药典2020》）。全国大部分地区均产，山东亦有分布。全年均可采收，锯取后阴干。以色红棕、油性足者为佳。

【炮制方法】（1）去净杂质，锯段，劈成小碎块，除去无油木。（《山东2002》《山东1990》）

（2）去净杂质，刨成刨花或劈成碎块。（《山东1975》）

（3）锯或劈成条，切5厘片。（《汇编》）

（4）锯或劈成条，火烤热，切5厘片。（《汇编》）

（5）劈成小碎块。（《汇编》）

（6）铇薄片。（《汇编》）

（7）镑成薄片。（《汇编》）

【成品性状】本品呈不规则的小碎块。片面红棕色，中心淡棕色，周边深棕色而油润。质坚硬，显油性。有松节油香气，味微苦。（《山东2002》《山东1990》）

【性味与归经】苦、辛，温。入肝、肾经。

【功能与主治】祛风除湿，通络止痛。用于风寒湿痹，历节风痛，转筋挛急，跌打伤痛。

【用法与用量】9 ~ 15g。

【注意】阴虚血燥者慎用。

【贮藏】置于阴凉干燥处。

降 香

Jiangxiang

DALBERGIAE ODORIFERAE LIGNUM

【来源】本品为豆科植物降香檀 *Dalbergia odorifera* T. Chen 树干和根的干燥心材（《中国药典 2020》）。主产于广东、广西、云南等地。全年均可采收，除去边材，阴干。以色紫红、质坚实、富油性、无树皮及边材、香气浓者为佳。

【炮制方法】（1）除去杂质及边材，镑片，或劈成小碎块，或碾成细粉。（《山东 2012》《山东 2002》《山东 1990》）

（2）去净杂质，刨成刨花或劈成碎块。（《山东 1975》）

（3）劈碎。（《汇编》）

（4）铯成薄片。（《汇编》）

（5）镑成薄片，或随烤随镑。（《汇编》）

（6）烤热，趁热切片。（《汇编》）

【成品性状】本品呈不规则的薄片、小碎块或细粉。碎块或薄片紫红色或红褐色，有致密的纹理。质硬，有油性。粉末紫红色或紫褐色。气微香，味微苦。（《山东 2012》《山东 2002》《山东 1990》）

【性味与归经】辛，温。归肝、脾经。

【功能与主治】化瘀止血，理气止痛。用于吐血，衄血，外伤出血，肝郁胁痛，胸痹刺痛，跌扑伤痛，呕吐腹痛。

【用法与用量】9 ~ 15g，后下。外用适量，研细末敷患处。

【贮藏】置于阴凉干燥处。

钩　藤

Gouteng

UNCARIAE RAMULUS CUM UNCIS

【来源】本品为茜草科植物钩藤 *Uncaria rhynchophylla*（Miq. ）Miq. ex Havil. 、大叶钩藤 *Uncaria macrophylla* Wall. 、毛钩藤 *Uncaria hirsuta* Havil. 、华钩藤 *Uncaria sinensis*（Oliv. ）Havil. 或无柄果钩藤 *Uncaria sessilifructus* Roxb. 的干燥带钩茎枝（《中国药典 2020》）。主产于广东、广西、湖南、四川、江西、浙江等地。秋、冬二季采收，去叶，切段，晒干。以茎细、带钩、梗少、色红棕者为佳。

【炮制方法】（1）去净杂质，筛去灰屑；未切者，去净杂质，喷淋清水洗净，润软，切段，干燥。（《山东 2002》《山东 1990》）

（2）去净老梗及杂质，筛去灰屑。（《山东 1975》）

（3）拣去不带钩的或截去钩上的长枝。（《汇编》）

【成品性状】本品呈不规则的圆柱状或类方柱状小段。表面红棕色至紫红色，具细纵纹，微有光泽；有的段具两个或一个弯曲的钩，钩略扁或稍圆，先端细尖，基部较阔，质轻而韧。切断面黄棕色，皮部纤维性，髓部黄白色或中空。无臭，味淡。（《山东 2002》《山东 1990》）

【性味与归经】甘，凉。归肝、心包经。

【功能与主治】息风定惊，清热平肝。用于肝风内动，惊痫抽搐，高热惊厥，感冒夹惊，小儿惊啼，妊娠子痫，头痛眩晕。

【用法与用量】3 ~ 12g，后下。

【贮藏】置于干燥处。

鬼箭羽

Guijianyu

EUONYMI ALATUS RAMULUS

【来源】本品为卫矛科植物卫矛 *Euonymus alatus*（Thunb. ）Sieb. 干燥茎的翅状物

(《山东 2012》)。全国大部分地区均产，山东亦有分布。全年均可采割，割取带翅枝条，除去嫩枝及叶，干燥。以身干、条匀、箭羽齐全者为佳。

【炮制方法】(1)除去杂质，洗净，润透，切段或厚片，干燥。(《山东 2012》《山东 2002》《山东 1990》)

(2)清水洗净，泡 2 ~ 3 小时，闷透，切 3 分咀。(《汇编》)

【成品性状】(1)本品呈不规则的圆柱状小段或厚片。外表面灰绿色，有纵皱纹，四面生有灰褐色片状羽翼，形如箭羽，质松脆，易折断或剥落，断面呈淡棕色。枝条木质，质硬，切断面黄白色。全羽者为片状一边稍厚，质轻而脆，易折断，断面淡棕色至暗红棕色。无臭，味微苦、涩。(《山东 2012》《山东 2002》)

(2)本品为不规则的圆柱状小段或厚片。外表面灰绿色，有纵皱纹，四面生有灰褐色片状羽翼，质硬韧，切断面黄白色。质松脆，易折断或剥落，断面呈淡棕色。气微苦、涩。(《山东 1990》)

【性味与归经】苦，寒。归肝经。

【功能与主治】破血，通经，杀虫。用于治疗妇女经闭，产后瘀血腹痛，虫积腹痛。

【用法与用量】5 ~ 9g。

【注意】孕妇禁用。

【贮藏】置于通风干燥处。

首乌藤

Shouwuteng

POLYGONI MULTIFLORI CAULIS

【来源】本品为蓼科植物何首乌 *Polygonum multiflorum* Thumb. 的干燥藤茎(《中国药典 2020》)。主产于河南、湖北、江苏、浙江、四川等地，山东亦有分布。秋、冬二季采割，除去残叶，捆成把，干燥。以身干、粗壮、条匀、外皮紫红色者为佳。

【炮制方法】(1)去净杂质，洗净，稍泡，捞出，润透，切段，干燥。(《山东 2002》《山东 1990》)

(2)去净杂质，用水稍泡，洗净，捞出，润透，切咀，干燥。(《山东 1975》)

(3)洗净，闷透(3 ~ 4 小时)，切 3 分咀。(《汇编》)

(4)洗净，切咀或厚片。(《汇编》)

（5）泡透，切片。（《汇编》）

【成品性状】本品呈不规则的圆柱状小段，表面紫红色至紫褐色，粗糙，具纵纹，有的具膨大的节，或有侧枝痕，切断面皮部紫红色，木部黄白色或淡棕色，导管孔明显，髓部疏松类白色。质脆。无臭，味微苦、涩。（《山东 2002》《山东 1990》）

【性味与归经】甘，平。归心、肝经。

【功能与主治】养血安神，祛风通络。用于失眠多梦，血虚身痛，风湿痹痛，皮肤瘙痒。

【用法与用量】9～15g。外用适量，煎水洗患处。

【贮藏】置于干燥处。

络石藤

Luoshiteng

TRACHELOSPERMI CAULIS ET FOLIUM

【来源】本品为夹竹桃科植物络石 *Trachelospermum jasminoides*（Lindl.）Lem. 的干燥带叶藤茎（《中国药典 2020》）。主产于山东、安徽、江苏、湖北等地。秋季落叶前，采收茎叶，去净杂质，干燥。以身干条匀、叶多、色绿、无杂质者为佳。

【炮制方法】（1）去净杂质，洗净，略浸，捞出，润透，切段，干燥。（《山东 2002》《山东 1990》）

（2）去净杂质，用水略浸泡，捞出，润透，切咀，干燥。（《山东 1975》）

（3）去下部粗根，泡 1～2 小时，润透，切 3 分咀，晒干。（《汇编》）

（4）泡半天，至透，切片。（《汇编》）

【成品性状】本品呈不规则的段片。茎圆柱状小段，稍弯曲，表面棕褐色，有细纵纹，有的段有膨大的茎节，质硬；切断面淡黄白色，常中空。叶片多卷缩破碎，或被切成块片状，完整的叶片呈椭圆形，或卵状披针形，先端钝圆，通常卷曲，上表面暗绿色或棕绿色，下表面色较淡；革质。气微，味微苦。（《山东 2002》《山东 1990》）

【性味与归经】苦，微寒。归心、肝、肾经。

【功能与主治】祛风通络，凉血消肿。用于风湿热痹，筋脉拘挛，腰膝酸痛，喉痹，痈肿，跌扑损伤。

【用法与用量】6～12g。

【贮藏】置于干燥处。

桂 枝

Guizhi

CINNAMOMI RAMULUS

【来源】本品为樟科植物肉桂 *Cinnamomum cassia* Presl 的干燥嫩枝（《中国药典2020》）。主产于广西、广东、云南等地。春、夏二季将桂枝的嫩枝条砍下，除去叶片，晒干，或切片，晒干。以身干、枝条嫩、色棕红、香气浓者为佳。

【炮制方法】**桂枝** （1）去净杂质，干剁成段或粗细条分开，洗净，稍泡，润透，切薄片，晾干或低温干燥。（《山东2002》）

（2）除净杂质，干剁成段，或粗细条分开，用清水洗净，稍泡，淋透，切薄片，晾干或低温干燥。（《山东1990》）

（3）去净杂质，干剁成段，或按粗细分别用水浸泡7～8成透，捞出，润透，切薄片，干燥。（《山东1975》）

（4）泡透，切2厘片。（《汇编》）

（5）同（4）法，水泡3～5天，再喷水，润透，切斜片。（《汇编》）

炒桂枝 微炒。（《汇编》）

桂枝炭 炒至外黑内黄，喷水止烟，炒干，放凉透。（《汇编》）

【成品性状】**桂枝** （1）本品为类圆形、椭圆形的片或不规则的段。皮部红棕色，表面有时可见点状皮孔或纵棱线，木部黄白色或浅黄棕色，髓部类圆形或略呈方形。（《山东2002》）

（2）本品为不规则的圆柱状或方柱状小段或薄片。表面棕色至红棕色，有纵棱线。有特异香气，味甜、微辛，皮部味较浓。（《山东1990》）

【性味与归经】辛、甘，温。归心、肺、膀胱经。

【功能与主治】发汗解肌，温通经脉，助阳化气，平冲降气。用于风寒感冒，脘腹冷痛，血寒经闭，关节痹痛，痰饮，水肿，心悸，奔豚。

【用法与用量】3～10g。

【注意】孕妇慎用。

【贮藏】置于阴凉干燥处。

海风藤

Haifengteng

PIPERIS KADSURAE CAULIS

【来源】本品为胡椒科植物风藤 *Piper kadsura*（Choisy）Ohwi 的干燥藤茎（《中国药典 2020》）。主产于福建、浙江、台湾等地。夏、秋二季采割，除去根、叶，晒干。以身干、条粗壮、均匀、不脱皮、香气浓者为佳。

【炮制方法】（1）去净杂质，洗净，浸泡至 6 ~ 7 成透，捞出，润透，切厚片，晒干。（《山东 2002》）

（2）除净杂质，浸泡至 6 ~ 7 成透，洗净，捞出，润透，切厚片，干燥。（《山东 1990》《山东 1975》）

（3）泡至 7 ~ 8 成透，闷透，切 5 厘片，晒干。（《汇编》）

（4）同（3）法，浸泡 2 ~ 3 小时，闷透，切 5 厘片，晒干。（《汇编》）

（5）浸泡 1 天，切片。（《汇编》）

【成品性状】本品呈不规则的扁圆形厚片，片面有灰黄色与灰白色相间排列的放射状纹理。边缘可见小洞成环，中心髓部灰褐色。周边灰褐色或褐色，有纵向棱状纹理。体轻，质脆。气香，味微苦、辛。（《山东 2002》《山东 1990》）

【性味与归经】辛、苦，微温。归肝经。

【功能与主治】祛风湿，通经络，止痹痛。用于风寒湿痹，肢节疼痛，筋脉拘挛，屈伸不利。

【用法与用量】6 ~ 12g。

【贮藏】置于通风干燥处。

通　草

Tongcao

TETRAPANACIS MEDULLA

【来源】本品为五加科植物通脱木 *Tetrapanax papyrifer*（Hook.）K. Koch 的干燥茎髓（《中国药典 2020》）。主产于贵州、云南、台湾、广西等地。秋季割取茎，截成段，趁鲜取出髓部，理直，晒干。以条粗、质轻柔软、色白者为佳。

【炮制方法】通草 （1）除去杂质，切厚片或段。(《山东 2012》)

（2）去净杂质，筛去灰屑，干切成小段。(《山东 2002》《山东 1990》)

（3）去净杂质，筛去灰屑，干切成咀，或切成丝。(《山东 1975》)

（4）通草棍，干切 3 分咀。(《汇编》)

朱通草 通草，用水均匀滋润，每斤约用细朱砂粉 3 钱，少量多次，随撒随拌，至均匀黏着朱砂。(《汇编》)

【成品性状】通草 （1）本品为不规则的厚片或圆柱状小段，表面白色或淡黄色，有浅纵沟纹。体轻，质松软，稍有弹性，易折断，断面平坦，显银白色光泽，中部有直径 0.3 ~ 1.5cm 的空心或半透明的薄膜，纵剖面呈梯状排列，实心者少见。气微，味淡。(《山东 2012》)

（2）本品呈圆柱状小段，表面白色或淡黄色，有浅纵沟纹。体轻，质松软，稍有弹性。切断面显银白色光泽，髓部中空或有半透明的薄膜。无臭，无味。(《山东 2002》《山东 1990》)

【性味与归经】甘、淡，微寒。归肺、胃经。

【功能与主治】清热利尿，通气下乳。用于湿热淋证，水肿尿少，乳汁不下。

【用法与用量】3 ~ 5g。

【注意】孕妇慎用。

【贮藏】置于干燥处。

桑 枝

Sangzhi

MORI RAMULUS

【来源】本品为桑科植物桑 *Morus alba* L. 的干燥嫩枝（《中国药典 2020》）。主产于江苏、浙江等地，山东亦有分布。春末夏初采收，去叶，晒干，或趁鲜切片，晒干。以身干、枝细质嫩、断面色黄白、嚼之发黏者为佳。

【炮制方法】桑枝 （1）去净杂质，粗细条分开，洗净，稍浸，润透，切厚片，干燥。(《山东 2002》《山东 1990》)

（2）去净杂质，将整桑枝按粗细分开，分别用水浸泡，捞出，润透切斜片或咀，

干燥。(《山东 1975》)

(3)用当年生嫩枝条，趁鲜切 5 厘片，晒干。(《汇编》)

(4)泡透，切 5 厘片，晒干。(《汇编》)

炒桑枝 (1)取净桑枝片，置热锅中，用文火，不断翻动，炒至微黄，取出，放凉。(《山东 2002》)

(2)桑枝，清炒。(《汇编》)

酒桑枝 桑枝 10 斤，用黄酒 1 斤拌匀，炒干。(《汇编》)

【成品性状】桑枝 呈大小不一的长椭圆形厚片。片面木部黄白色呈放射状纹理，髓部白色或黄白色；周边灰黄色或黄褐色，质坚韧。气微，味淡。(《山东 2002》《山东 1990》)

炒桑枝 形如桑枝，表面微黄色，微具焦斑。(《山东 2002》)

【性味与归经】微苦，平。归肝经。

【功能与主治】祛风湿，利关节。用于风湿痹病，肩臂、关节酸痛麻木。

【用法与用量】9 ~ 15g。

【贮藏】置于干燥处。

桑寄生

Sangjisheng

TAXILLI HERBA

【来源】本品为桑寄生科植物桑寄生 *Taxillus chinensis*(DC.)Danser 的干燥带叶茎枝(《中国药典 2020》)。主产于广东、广西等地。冬季至次春采割，除去粗茎，切段，干燥，或蒸后干燥。以外皮棕褐色、条匀、细嫩、叶多者为佳。

【炮制方法】桑寄生 (1)去净杂质，洗净，略浸，润透，切厚片，干燥。(《山东 2002》《山东 1990》)

(2)去净杂质，用水略浸泡，捞出，润透，切厚片，干燥。(《山东 1975》)

(3)泡至 7 ~ 8 成透，润透，切 5 厘片。(《汇编》)

(4)稍泡，闷透，切斜片。(《汇编》)

(5)泡 4 小时(夏)，切片。(《汇编》)

(6)粗的泡 1 天，细的泡 2 小时，捞出，切片。(《汇编》)

盐桑寄生 用适量盐拌匀，炒干；或炒时喷以盐水。(《汇编》)

【成品性状】桑寄生 本品呈大小不一的圆形厚片。片面木部浅红棕色，皮部红棕色；周边红褐色或灰褐色，具细纵纹，嫩枝有的可见棕褐色茸毛，质坚硬。叶片呈丝状或碎片，黄褐色，革质。无臭，味涩。(《山东 2002》)(《山东 1990》)

【性味与归经】苦、甘，平。归肝、肾经。

【功能与主治】祛风湿，补肝肾，强筋骨，安胎元。用于风湿痹痛，腰膝酸软，筋骨无力，崩漏经多，妊娠漏血，胎动不安，头晕目眩。

【用法与用量】9 ~ 15g。

【贮藏】置于干燥处，防蛀。

照山白

Zhaoshanbai

【来源】本品为杜娟科植物照山白 *Rhododendron micranthum Turcz.* 的干燥带花叶的嫩枝(《山东 1975》)。主产于河北、山东、辽宁等地。夏、秋季采收，割取带茎叶的嫩枝，晒干。

【炮制方法】抖下花叶，去净杂质，干剁成咀。或将粗细枝分开，分别用水浸泡 6 ~ 7 成透，捞出，润透切咀。干燥后再与花叶混合均匀。(《山东 1975》)

【性味与归经】酸、辛，温；有毒。归心、肺、大肠经。

【功能与主治】祛风通络。用于产后周身疼痛。

【用法与用量】3 ~ 5g。外用适量。

【注意】本品有小毒，服用不可过量。

【贮藏】防潮。

槲寄生

Hujisheng

VISCI HERBA

【来源】本品为桑寄生科植物槲寄生 *Viscum coloratum*（Komar.）Nakai 的干燥带

叶茎枝（《中国药典 2020》）。主产于黑龙江、吉林、辽宁、安徽、内蒙古、河南等地。冬季至次春采割，除去粗茎，切段，干燥，或蒸后干燥。以条匀、枝嫩、色黄绿、带叶、整齐不碎者为佳。

【炮制方法】槲寄生 （1）去净杂质，洗净，略浸，润透，切厚片，干燥。（《山东 2002》）（《山东 1990》）

（2）去净杂质，用水略浸泡，捞出，润透切厚片，干燥。（《山东 1975》）

（3）泡至 7 ~ 8 成透，润透，切 5 厘片。（《汇编》）

（4）稍泡，闷透，切斜片。（《汇编》）

（5）粗的泡 1 天，细的泡 2 小时，捞出，切片。（《汇编》）

盐槲寄生 用适量盐拌均匀，炒干；或炒时喷以盐水。（《汇编》）

【成品性状】槲寄生 本品呈不规则的圆形厚片。片面髓部常偏向一边，木部浅黄色，皮部黄色，有放射状纹理；周边黄绿色、金黄色或黄棕色，有纵皱纹。体轻，质脆。叶片成丝状或切碎，黄绿色，革质。无臭，味微苦，嚼之有黏性。（《山东 2002》《山东 1990》）

【性味与归经】苦，平。归肝、肾经。

【功能与主治】祛风湿，补肝肾，强筋骨，安胎元。用于风湿痹痛，腰膝酸软，筋骨无力，崩漏经多，妊娠漏血，胎动不安，头晕目眩。

【用法与用量】9 ~ 15g。

【贮藏】置于干燥处，防蛀。

樟 木

Zhangmu

【来源】本品为樟科植物樟 *Cinnamomum camphora*（L.）Presl. 的干燥木材（《山东 2002》）。主产于浙江、江西、福建、广西、贵州等地。通常于冬季将伐倒的樟树干，剥去皮锯成段，晒干。以块大完整、香气浓郁者为佳。

【炮制方法】（1）去净杂质与灰屑，先锯成段，再刨成刨花，或劈成小块。（《山东 2002》《山东 1990》）

（2）去净杂质，刷去灰屑，先锯成段，刨成刨花，或劈成碎块。（《山东 1975》）

【成品性状】本品呈不规则的刨花样薄片或小块，片面或块面赤棕色至暗棕色，

质重而硬。有强烈的樟脑香气，尝之有清凉感。(《山东 2002》《山东 1990》)

【性味与归经】辛，温。归肝、脾、肺经。

【功能与主治】祛风湿，行气血，利关节。用于心腹胀痛，脚气，痛风，疥癣，跌扑损伤。

【用法与用量】9 ~ 15g。外用适量，煎水熏洗。

【注意】孕妇忌用。

【贮藏】置于阴凉干燥处，防潮。

檀 香

Tanxiang

SANTALI ALBI LIGNUM

【来源】本品为檀香科植物檀香 *Santalum album* L. 树干的干燥心材(《中国药典 2020》)。主产于印度、印度尼西亚等地，我国广东、云南、台湾等省亦产。全年均可采收，割取心材，干燥。以色黄、质坚质密、显油纹、油性大、香气浓厚者为佳。

【炮制方法】(1)除去杂质，镑片或锯成小段，劈成小碎块。(《山东 2012》)

(2)去净杂质，刷去灰屑，先锯成段，再刨成薄片，或纵向劈成小块。(《山东 2002》《山东 1990》)

(3)去净杂质，刷去灰屑，先锯成段，刨成刨花或劈成碎块。(《山东 1975》)

(4)劈成碎块。(《汇编》)

(5)用木工铇，铇花。(《汇编》)

(6)镑花。(《汇编》)

(7)研粉或捣碎。(《汇编》)

【成品性状】(1)本品呈不规则的刨花样薄片或小碎块。片面或块面淡黄棕色，显油迹，光滑细致，纹理顺直。质致密而韧。气清香，燃烧时香气更浓，味淡，嚼之微有辛辣感。(《山东 2012》《山东 2002》)

(2)本品为不规则的刨花样薄片或小碎块。片面或块面淡黄棕色，光滑细致，纹理纵直整齐，质致密而韧。具特异香气，燃烧时更浓烈，味微苦、辛。(《山东 1990》)

【性味与归经】辛，温。归脾、胃、心、肺经。

【功能与主治】行气温中，开胃止痛。用于寒凝气滞，胸膈不舒，胸痹心痛，脘腹疼痛，呕吐食少。

【用法与用量】2 ~ 5g。

【贮藏】置于阴凉干燥处。

第十二章 菌藻类

马　勃

Mabo

LASIOSPHAERA CALVATIA

【来源】本品为灰包科真菌脱皮马勃 *Lasiosphaera fenzlii* Reich.、大马勃 *Calvatia gigantea*（Batsch ex Pers.）Lloyd 或紫色马勃 *Calvatia lilacina*（Mont. et Berk.）Lloyd 的干燥子实体（《中国药典 2020》）。主产于内蒙古、甘肃、吉林、辽宁、贵州、安徽等地，山东亦有分布。夏、秋二季子实体成熟时及时采收，除去泥沙，干燥。以个大、皮薄、饱满、松泡有弹性者为佳。

【炮制方法】（1）除去杂质及硬皮，剪碎。（《山东 2012》）

（2）去净杂质，剥去硬皮，剪成小块。（《山东 2002》《山东 1990》）

（3）去净杂质，剥除硬皮，剪成方块。（《山东 1975》）

（4）除去外皮，剪碎。（《汇编》）

（5）拣净沙石，掰碎。（《汇编》）

【成品性状】（1）本品呈不规则的碎块及粉末。灰褐色、浅青褐色或紫褐色，质松泡，有弹性，用手撕之，内有灰褐色棉絮状的丝状物。触之则孢子呈尘土样飞扬，手捻有细腻感。嗅似尘土，无味。（《山东 2012》）

（2）本品呈类方形或不规则的小块状。灰褐色、浅青褐色或紫褐色，质松泡，有弹性，用手撕之，内有灰褐色棉絮状的丝状物，触之则孢子呈尘土样飞扬，手捻有细腻感。气似尘土，无味。（《山东 2002》《山东 1990》）

【性味与归经】辛，平。归肺经。

【功能与主治】清肺利咽，止血。用于风热郁肺咽痛，咳嗽音哑；外治鼻衄，创伤出血。

【用法与用量】2 ~ 6g。外用适量，敷患处。

【贮藏】置于干燥处，防尘。

木 耳

Muer

AURICULARIA

【来源】本品为木耳科植物木耳 *Auricularia auricular*（L. ex Hook.）Underw. 的干燥子实体（《山东 2012》）。主产于四川、福建等地，山东亦有栽培。夏、秋二季采收、晒干；或采摘后，放到烘房中，温度由 35℃逐渐升高到 60℃，烘干。以身干、朵大、肉厚、无泥沙杂质者为佳。

【炮制方法】去净杂质，筛去尘屑。（《山东 2012》《山东 2002》《山东 1990》《山东 1975》）

【成品性状】本品呈不规则的块片状，多卷缩，表面平滑，黑褐色或紫褐色；底面色较淡，质脆易折断，以水浸泡则膨胀，形似耳状，色泽变淡，呈棕褐色，柔润而微透明，表面有滑润的黏液。气微香，味淡。（《山东 2012》《山东 2002》《山东 1990》）

【性味与归经】甘，平。归胃、大肠经。

【功能与主治】益气强身，活血，止血，舒筋活络。用于崩中漏下，产后虚弱，抽筋麻木，腰腿疼痛。

【用法与用量】15 ~ 50g，或研末服。

【注意】大便不实者忌服。

【贮藏】置于通风干燥处，防潮。

冬虫夏草

Dongchongxiacao

CORDYCEPS

【来源】本品为麦角菌科真菌冬虫夏草菌 *Cordyceps sinensis*（BerK.）Sacc. 寄生

在蝙蝠蛾科昆虫幼虫上的子座和幼虫尸体的干燥复合体（《中国药典 2020》）。主产于青海、云南、四川、西藏等地。夏初子座出土、孢子未发散时挖取，晒至 6 ~ 7 成干，除去似纤维状的附着物及杂质，晒干或低温干燥。以丰满肥厚、色黄亮、断面黄白色、菌座短小者为佳。

【炮制方法】（1）去净杂质，刷去灰屑。（《山东 2002》《山东 1990》《山东 1975》）

（2）挑拣去杂质。（《汇编》）

【成品性状】本品由虫体及从虫头部长出的真菌子座相连而成。虫体似蚕，长 3 ~ 5cm，直径 0.3 ~ 0.8cm；表面深黄色至黄棕色，有环纹 20 ~ 30 个，近头部的环纹较细；头部红棕色，足 8 对，中部 4 对较明显。质脆，易折断，断面略平坦，淡黄白色。子座细长圆柱形，长 4 ~ 7cm，直径约 0.3cm；表面深棕色至棕褐色，有细纵皱纹，上部稍膨大；质柔韧，断面类白色。气微腥，味微苦。（《山东 2002》《山东 1990》）

【性味与归经】甘，平。归肺、肾经。

【功能与主治】补肾益肺，止血化痰。用于肾虚精亏，阳痿遗精，腰膝酸痛，久咳虚喘，劳嗽咯血。

【用法与用量】3 ~ 9g。

【注意】久服宜慎。

【贮藏】置于阴凉干燥处，防蛀。

灵 芝

Lingzhi

GANODERMA

【来源】本品为多孔菌科真菌赤芝 *Ganoderma lucidum*（Leyss. exFr. ）Karst. 或紫芝 *Ganoderma sinense* Zhao, Xu et Zhang 的干燥子实体（《中国药典 2020》）。主产于长江以南地区，山东亦有分布。全年均可采收，去净杂质，剪除附有朽木、泥沙或培养基质的下端菌柄，阴干或 40 ~ 50℃烘干。

【炮制方法】（1）除去杂质及木屑，洗净，切片，干燥。（《山东 2012》）

（2）去净杂质及木屑，洗净，干燥或切片。（《山东 2002》）

（3）去净杂质及木屑，洗净，干燥。（《山东 1990》）

【成品性状】（1）本品为不规则的厚片，外表面黄褐色至红褐色。切面具纵直纹。气微香，味苦涩。（《山东 2012》）

（2）呈片状，外表面黄褐色至红褐色。气微香，味苦涩。（《山东 2002》）

（3）本品菌盖木栓质，半圆形或肾形，上表面光泽如漆，红褐色、紫黑色或黑色，具环状棱纹和辐射状皱纹；下表面可见白色、浅棕色或锈褐的菌肉。菌柄侧生，有漆样光泽，红褐色、紫黑色或黑色；孢子褐色，卵形。体轻，质柔韧。气特异，味酸、微苦。（《山东 1990》）

【性味与归经】甘，平。归心、肺、肝、肾经。

【功能与主治】补气安神，止咳平喘。用于心神不宁，失眠心悸，肺虚咳喘，虚劳短气，不思饮食。

【用法与用量】6 ~ 12g。

【贮藏】置于干燥处，防霉、防蛀。

松 萝

Songluo

USNEA

【来源】本品为松萝科植物长松萝 *Usnea longissima* Ach. 或环裂松萝 *Usnea diffracta* Vain 的干燥丝状体（《山东 2012》）。全国大部分地区均产，山东亦有分布。春秋二季采收，干燥。以身干、色黄绿、无杂质者为佳。

【炮制方法】除去杂质，切段，筛去灰屑。（《山东 2012》《山东 2002》《山东 1990》）

【成品性状】本品呈细丝状小段。长松萝灰绿色，外表粗松。切断面中心质地紧密。气特异，嚼之有弹性而酸。环裂松萝外表有明显的环状裂口。（《山东 2012》《山东 2002》《山东 1990》）

【性味与归经】甘、苦，寒。归肺经。

【功能与主治】化痰止咳，清热解毒。用于咳嗽痰多，哮喘，乳痈，瘰疬，风湿痹痛。

【用法与用量】6 ~ 9g。外用适量，研细末调敷患处。

【贮藏】置于阴凉干燥处。

昆 布

Kunbu

LAMINARIAE THALLUS ECKLONIAE THALLUS

【来源】本品为海带科植物海带 *Laminaria japonica* Aresch. 或翅藻科植物昆布 *Ecklonia kurome* Okam. 的干燥叶状体（《中国药典 2020》）。主产于辽宁、山东、福建等地。夏、秋二季采收，去净杂质，洗净，晒干。以色黑褐、体厚、整齐、无杂质者为佳。

【炮制方法】昆布 （1）去净残根及杂质，用宽水漂洗，洗净泥沙，漂净盐分，捞出，晾至半干，切宽丝，干燥。（《山东 2002》《山东 1990》）

（2）去净残根及杂质，用宽水漂洗，去净泥沙，捞出，稍晾，切段，干燥。（《山东 1975》）

（3）洗去盐沙，去根，切 3 分丝。（《汇编》）

（4）同（3）法，但去根后稍晾，切。（《汇编》）

（5）同（3）法，但去根后，闷透，切。（《汇编》）

（6）洗净盐沙，泡 3 ~ 4 天，去腥味，去根，切 3 分丝。（《汇编》）

昆布炭 炒至黑，喷水止烟，炒干放冷透。（《汇编》）

【成品性状】昆布 （1）本品呈不规则的宽丝状，海带多卷折，黑褐色或绿褐色。类革质，水浸后膨胀，中部较厚，边缘薄而呈波状，残存柄部扁圆状。气腥，味微咸。昆布卷曲皱缩，黑色，较薄。水浸后膨胀，两层呈羽状深裂，边缘有小齿或全缘。质柔滑。（《山东 2002》）

（2）本品为不规则的宽丝状，黑褐色、绿褐色或黑色，较薄，类革质，质柔滑。气腥，味微咸。（《山东 1990》）

【性味与归经】咸，寒。归肝、胃、肾经。

【功能与主治】消痰软坚散结，利水消肿。用于瘿瘤，瘰疬，睾丸肿痛，痰饮水肿。

【用法与用量】6 ~ 12g。

【贮藏】置于干燥处。

茯 苓

Fuling

PORIA

【**来源**】本品为多孔菌科真菌茯苓 *Poria cocos*（Schw.）Wolf. 的干燥菌核（《中国药典 2020》）。主产于安徽、湖北、河南、云南等地，山东亦有栽培。多于 7—9 月采挖，挖出后除去泥沙，堆置“发汗”后，摊开晾至表面干燥，再“发汗”，反复数次至现皱纹、内部水分大部散失后，阴干，称为“茯苓个”；或将鲜茯苓按不同部位切制，阴干，分别称为“茯苓皮”及“茯苓片”或“茯苓块”（骰子块）。以体重坚实、外皮色棕褐、无裂隙、断面色白细腻、嚼之黏性强者为佳。

【**炮制方法**】**茯苓** （1）产地加工成片者，筛去灰屑；带皮的茯苓个，大小分档，用水稍泡，洗净，润后稍蒸，用刀剥去外皮（另作茯苓皮药用），切薄片或块，干燥。(《山东 2002》《山东 1990》)

（2）茯苓片，已由产地加工成片，筛去灰屑；如为带皮的茯苓个，用水稍泡，捞出，待润湿后，刷净沙石及杂质，用刀剥去外皮（另作茯苓皮药用）剁成小块，干燥。(《山东 1975》)

（3）去皮及赤苓后，洁白部分，剁成方块，即为茯苓。(《汇编》)

朱茯苓 （1）取茯苓片或骰子块，用清水喷淋，待全部湿润后，少量多次撒入朱砂粉，随撒随拌，至茯苓表面均匀黏着朱砂粉，晾干。每 100kg 茯苓片或块，用朱砂粉 3kg。(《山东 1990》)

（2）茯苓 10 斤，用朱砂细粉 3 两。先将茯苓均匀喷水湿润，少量多次撒入朱砂细粉，随撒随拌，至茯苓表面均匀黏着朱砂。(《汇编》)

茯苓皮 （1）除去杂质，筛去灰屑。(《山东 2002》《山东 1990》)

（2）取带皮茯苓，清水洗净泥土，用刀削外部黑皮，约 5 厘厚，为苓皮。(《汇编》)

乳茯苓 茯苓 10 斤，用人乳 2 斤拌匀，蒸透，晾干。(《汇编》)

【**成品性状**】**茯苓** 呈不规则的类圆形薄片，厚约 1.5mm，大小不一；或 40 ~ 50mm 扁平方块，或约 10mm 的立方块（骰子块）。切面白色或类白色。体重，质坚实，富粉性。无臭，味淡，嚼之黏牙。(《山东 2002》《山东 1990》)

朱茯苓 形如茯苓，表面朱红色。(《山东1990》)

茯苓皮 呈不规则的带皮薄片，大小不一，外表面棕褐色或黑褐色，内面白色或淡棕色，质地松软，略带弹性。(《山东2002》《山东1990》)

【性味与归经】甘、淡，平。归心、肺、脾、肾经。

【功能与主治】利水渗湿，健脾宁心。用于水肿尿少，痰饮眩悸，脾虚食少，便溏泄泻，心神不安，惊悸失眠。

【炮制作用】朱茯苓宁心安神力强。

【用法与用量】10～15g。

【贮藏】置于干燥处，防潮。

茯 神

Fushen

【来源】本品为多孔菌科真菌茯苓 *Poria cocos*（Schw.）Wolf. 的干燥菌核中间抱有松枝或松根的白色部分(《山东2002》)。主产于安徽、湖北、河南、云南等地，山东亦有栽培。大多秋季采挖，除去泥沙，趁鲜削去皮，选取中间抱有松根木心的白色部分，切成正方形的薄片，阴干。以肉厚实，松根细小者为佳。

【炮制方法】茯神 去净杂质。(《山东2002》《山东1990》)

朱茯神 （1）取净茯神片，用清水喷淋，待全部湿润后，稍闷润，均匀地撒入朱砂粉，随撒随拌，至茯神表面均匀黏着朱砂粉，晾干。茯神片每100kg，用朱砂3kg。(《山东1990》)

（2）茯神10斤，用朱砂细粉3两。先将茯神均匀喷水湿润，少量多次撒入朱砂细粉，随撒随拌，至茯神表面均匀黏着朱砂。(《汇编》)

【成品性状】茯神 本品呈方形薄片，厚约1.5mm，大小不一，呈白色或灰白色，片面中间或一侧可见切断的棕黄色松根及圈状纹理（年轮）。质坚实，具粉质。无臭，味淡。(《山东2002》《山东1990》)

朱茯神 形如茯神，表面朱红色。(《山东1990》)

【性味与归经】甘、淡，平。归心、脾经。

【功能与主治】宁心，安神，利水。用于心虚惊悸，健忘失眠，惊痫，小便不利。

【炮制作用】朱砂制茯神能增强宁心安神的功能。

【用法与用量】 9 ~ 15g。

【贮藏】 置于通风干燥处，防潮。

茯神木

Fushenmu

【来源】 本品为多孔料真菌茯苓 *Poria cocos*（Schw.）Wolf 菌核中间的松根（《山东 2002》）。主产安徽、湖北、河南、云南等地，山东亦有栽培。大多秋季采挖，除去泥沙，趁鲜取出松根，晒干。以带茯苓多者为佳。

【炮制方法】 去净杂质，劈成小块，或蒸软，趁热切成薄片，干燥。（《山东 2002》《山东 1990》）

【成品性状】 本品呈不规则碎块，有的块附着部分茯苓，略似朽木块；或为类圆形的薄片，片面棕黄色至黄色，有圈状纹理（年轮），周边附有白色或灰白色的茯苓。体轻，质松。气微，味淡。（《山东 2002》《山东 1990》）

【性味与归经】 甘，平。归心、肺经。

【功能与主治】 平肝安神。用于惊悸健忘，中风不语。

【用法与用量】 6 ~ 9g。

【贮藏】 置于通风干燥处。

海 藻

Haizao

SARGASSUM

【来源】 本品为马尾藻科植物海蒿子 *Sargassum pallidum*（Turn.）C. Ag. 或羊栖菜 *Sargassum fusiforme*（Harv.）Setch. 的干燥藻体（《中国药典 2020》）。前者习称“大叶海藻”，后者习称“小叶海藻”。主产于山东、辽宁、浙江、福建、广东等地。夏、秋二季采捞，去净杂质，洗净，干燥。以身干、色黑褐、白霜少、无杂质者为佳。

【炮制方法】海藻 （1）除去杂质，洗净，稍晾，切段，干燥。（《山东 2012》）

（2）去净杂质，用宽水漂洗，洗净泥沙及附着物，漂净盐分，捞出，晾至半干，

切段，干燥。(《山东 2002》《山东 1990》)

（3）去净杂质，用宽水漂洗，去净泥沙及附着物，捞出，稍晾，切咀，干燥。(《山东 1975》)

（4）洗去盐沙，去根，晾，切 3 分咀。(《汇编》)

（5）去根，洗净盐沙，泡去腥味。(《汇编》)

海藻炭 海藻，炒至黑，喷水止烟，炒干，放冷透。(《汇编》)

【成品性状】海藻 大叶海藻呈不规则的细圆柱状扭曲小段，黑褐色，幼枝和主干可见短小的刺状突起，叶缘偶见锯齿，气囊黑褐色、球形或卵圆形，有的有柄。质脆。气腥，味微咸。小叶海藻形如大叶海藻，棕黑色或黑褐色，主干粗糙无刺状突起。叶条形或细匙形，先端稍膨大，中空。气囊腋生，纺锤形或球形，囊柄较长。质较硬。气腥，味微咸。(《山东 2012》《山东 2002》《山东 1990》)

【性味与归经】苦、咸，寒。归肝、胃、肾经。

【功能与主治】消痰，软坚散结，利水消肿。用于瘿瘤，瘰疬，睾丸肿痛，痰饮水肿。

【用法与用量】6 ~ 12g。

【注意】不宜与甘草同用。

【贮藏】置于干燥处。

银 耳

Yiner

【来源】本品为银耳科真菌银耳 *Tremella fuciformis* Berk. 的干燥子实体（《山东 2002》）。主产于四川、贵州、福建、江苏、浙江等地，山东亦有栽培。夏季采收，干燥，以身干、色白、朵大、肉厚、无杂质者为佳。

【炮制方法】（1）去净杂质、尘屑及茎部残留的枯朽树皮。(《山东 2002》《山东 1990》)

（2）去净杂质，筛去灰屑。(《山东 1975》)

（3）拣去黑的树皮、沙土等杂质。(《汇编》)

【成品性状】本品呈不规则的鸡冠状团片，由数片至 10 余片薄而多皱褶的瓣片组成，呈菊花形、牡丹花形或绣球形，直径 3 ~ 15cm，类白色或黄白色，表面光滑，

有光泽，基蒂黄褐色。角质，硬而脆。浸泡水中膨胀，有胶质。气微，味淡。(《山东 2002》《山东 1990》)

【性味与归经】甘，平。归肺经。

【功能与主治】润燥生津，补肺养阴。用于肺热久咳，痰中带血，虚热口渴。

【用法与用量】3 ~ 9g。

【注意】本品忌烘、晒，以防僵化、变色。

【贮藏】置于通风干燥处，防潮、防蛀。

猪苓

Zhuling

POLYPORUS

【来源】本品为多孔菌科真菌猪苓 *Polyporus umbellatus*（Pers.）Fries 的干燥菌核(《中国药典 2020》)。主产于陕西、河南、山西、河北、四川、云南等地。春、秋二季采挖，除去泥沙，干燥。以个大、外皮色黑亮、断面色白、质密、体较重者为佳。

【炮制方法】（1）去净杂质，大小分档，浸泡至 4 ~ 5 成透，剔净泥沙，洗净，捞出，润透，切厚片，干燥。(《山东 2002》《山东 1990》)

（2）去净杂质，大小分档，浸泡至 4 ~ 5 成透，挖出沙石，洗净，捞出，润透，切薄片，干燥。(《山东 1975》)

（3）挑去沙石，泡至 7 ~ 8 成透（8 ~ 9 小时），闷透，切 2 厘片，晒干。(《汇编》)

（4）同（3）法，但需泡 1 天。(《汇编》)

（5）泡，闷后，砸去沙土，切片。(《汇编》)

（6）泡透，压扁，切片。(《汇编》)

【成品性状】本品呈类圆形、长圆形或不规则的厚片，片面类白色或黄白色，略呈颗粒状。周边皱缩，呈不规则缺刻，黑色、灰黑色或棕黑色。体轻，质硬而韧。气微，味淡。(《山东 2002》《山东 1990》)

【性味与归经】甘、淡，平。归肾、膀胱经。

【功能与主治】利水渗湿。用于小便不利，水肿，泄泻，淋浊，带下。

【用法与用量】6 ~ 12g。

【贮藏】置于通风干燥处。

雷　丸

Leiwan

OMPHALIA

【来源】 本品为白蘑科真菌雷丸 *Omphalia lapidescens* Schroet. 的干燥菌核（《中国药典 2020》）。主产于四川、贵州、云南、广西等地。秋季采挖，洗净，晒干。以个大、坚实、外紫褐色、内白色、粉状者为佳。

【炮制方法】雷丸 （1）除去杂质，洗净，略浸，润软，切薄片，晒干。(《山东 2012》)

（2）去净杂质，洗净，晒干，粉碎；或大小分档，洗净，略浸，润软，切薄片，晒干。(《山东 2002》《山东 1990》)

（3）去净杂质，用水浸泡 6 ~ 7 成透，捞出，润透，切薄片，干燥；或用时捣碎。(《山东 1975》)

（4）临用捣碎。(《汇编》)

（5）洗净后，反复喷水，闷透，切 2 厘片。(《汇编》)

（6）泡透，切片。(《汇编》)

制雷丸 （1）雷丸，泡 4 ~ 5 天，捞出，每 10 斤雷丸，加甘草 1 斤，煮透，晾，切片。(《汇编》)

（2）用甘草水泡，刮去皮。(《汇编》)

炒雷丸 雷丸，微炒。(《汇编》)

【成品性状】雷丸 （1）本品为类圆形、椭圆形或不规则形的薄片，切面白色或浅灰黄色，有的带有黄白色大理石样纹理。无臭，味微苦，嚼之有颗粒感，微带黏性，久嚼无渣。(《山东 2012》)

（2）本品呈不规则的颗粒状或粉状，白色或灰黄色；或为类圆形、椭圆形或不规则形的薄片，片面白色或灰黄色，有的带有黄棕色大理石样纹理。嚼之有颗粒感，微带黏性，久嚼无渣。无臭，味微苦。(《山东 2002》《山东 1990》)

【性味与归经】 微苦，寒。归胃、大肠经。

【功能与主治】 杀虫消积。用于绦虫病，钩虫病，蛔虫病，虫积腹痛，小儿疳积。

【用法与用量】 15 ~ 21g，不宜入煎剂，一般研粉服，一次 5 ~ 7g，饭后用温开水调服，一日 3 次，连服 3 天。

【贮藏】置于阴凉干燥处。

糠谷老

Kanggulao

SETARIAE SCLEROSPORAE

【来源】本品为霜霉科真菌禾指梗霉 *Sclerospora graminicola*（Sacc.）Schroet 寄生在粟 *Setaria italica*（L.）Beauv. 上而产生的病菌穗（《山东 2002》）。凡栽培粟的地区均有分布，山东亦有发现。秋季收割粟米时采收，晒干。

【炮制方法】（1）去净杂质及灰屑。（《山东 2002》《山东 1990》）

（2）去净谷穗及杂质，剪成段。（《山东 1975》）

【成品性状】本品呈貂尾状，长 5 ~ 17cm，直径约 3cm，淡黄色至黄褐色，基部常有短花序梗。全穗密被病变的叶状体，披针形，或丝裂成发状，长 8 ~ 15mm，大多不实或间有少数籽粒。用手搓时可散落棕色粉末状的卵孢子。质松散。味淡稍涩。（《山东 2002》《山东 1990》）

【性味与归经】咸，微寒。归脾、肾经。

【功能与主治】清湿热，利小便，止痢。用于尿道炎，痢疾，浮肿，小便不利。

【用法与用量】9 ~ 15g。

【贮藏】置于干燥处。

第十三章 树脂类

干 漆

Ganqi

TOXICODENDRI RESINA

【来源】本品为漆树科植物漆树 *Toxicodendron vernicifluum*（Stokes）F. A. Bark1. 的树脂经加工后的干燥品（《中国药典 2020》）。主产于四川、湖北、陕西、河南、贵州、云南等地。一般收集盛漆器具底留下的漆渣，干燥。以块整、色黑、坚硬、漆臭重者为佳。

【炮制方法】干漆炭 （1）取干漆，置火上烧枯；或砸成小块，置锅中炒至焦枯黑烟尽，取出，放凉。（《山东 2012》《山东 2002》）

（2）将干漆去净杂质，砸成小块，洗净，晒干，置锅内（占锅容积的 1/3），上盖一较小口径的锅，两锅衔接处，先用湿纸堵封，再用盐泥封固，上撒一层细沙，待泥稍干后，盖锅底部贴一白纸条或放几粒大米，并压重物，文武火加热，检视白纸显焦黄色或大米显黄色时，及时离火，待冷却后，取出，剁成小块。（《山东 2002》《山东 1990》）

（3）取生干漆，砸成小块，置锅内（占锅的容量 1/3），按闷煅法，煅透。凉后，取出，剁成小块。（《山东 1975》）

（4）取生干漆块，置锅内炒至烟尽为度，取出，放凉。（《山东 1975》）

（5）取敲碎的干漆，炒至烟冒尽，喷水，炒干。（《汇编》）

（6）操作同（5），但黄烟尽后，喷以醋，每斤干漆约用醋 1 两。（《汇编》）

【成品性状】干漆炭 （1）呈不规则块状，黑色或黑褐色，表面粗糙，有蜂窝状细小孔洞或呈颗粒状，有光泽。质坚硬，不易折断，断面不平坦。具特殊臭气。

（《山东 2012》）

（2）呈不规则的块状，黑褐色或棕褐色，表面粗糙，呈颗粒状或蜂窝状，有光泽。质坚硬，不易折断，断面不平坦。具特殊臭气。（《山东 2002》《山东 1990》）

【性味与归经】辛，温；有毒。归肝、脾经。

【功能与主治】破瘀通经，消积杀虫。用于瘀血经闭，癥瘕积聚，虫积腹痛。

【炮制作用】干漆煅炭后毒性和刺激性降低。

【用法与用量】2 ~ 5g。

【注意】孕妇及对漆过敏者禁用，体虚无瘀者慎用。

【贮藏】密闭保存，防火。

血竭

Xuejie

DRACONIS SANGUIS

【来源】本品为棕榈科植物麒麟竭 *Daemonorops draco* Bl. 果实渗出的树脂经加工制成（《中国药典 2020》）。主产于马来西亚、印度尼西亚、伊朗等地，我国广东、台湾亦有种植。以外表色黑如铁、研末红如血、燃之其烟呛鼻者为佳。

【炮制方法】（1）取血竭，除去杂质，打成碎粒或研成细粉。（《山东 2012》《山东 1975》）

（2）刷去灰尘，敲成小块，或于冬季干燥天气，放在石灰坛内使其干燥，取出，趁脆研成细粉。（《山东 2002》《山东 1990》）

（3）捣碎，研面。（《汇编》）

【成品性状】（1）为不规则的碎块或粉末，碎块表面暗红色或紫褐色，有光泽，附有因摩擦而成的红粉。质硬而脆。粉末砖红色。气微，味淡。在水中不溶，在热水中软化。（《山东 2012》）

（2）呈不规则的碎块状或细粉。碎块赤褐色或紫褐色，有光泽，质硬而脆。粉末为鲜艳的深红色，在水中不溶，在热水中软化。无臭，味淡，嚼之有砂样感。（《山东 2002》《山东 1990》）

【性味与归经】甘、咸，平。归心、肝经。

【功能与主治】活血定痛，化瘀止血，生肌敛疮。用于跌打损伤，心腹瘀痛，外伤出血，疮疡不敛。

【用法与用量】研末，1 ~ 2g，或入丸剂。外用研末撒或入膏药用。

【贮藏】置于阴凉干燥处。

安息香

Anxixiang

BENZOINUM

【来源】本品为安息香科植物白花树 *Styrax tonkinensis*（Pierre）Craib ex Hart. 的干燥树脂（《中国药典 2020》）。主产于广西、云南、广东等地。树干经自然损伤或于夏、秋二季割裂树干，收集流出的树脂，阴干。以灰褐色、油性大、中央有黄白色颗粒、无杂质者为佳。

【炮制方法】**安息香**　（1）去净杂质，刷净，敲碎如黄豆大小。（《山东 2002》《山东 1990》）

（2）研面。（《汇编》）

安息香膏　安息香 10 两，加黄酒 4 ~ 5 两，再加适量水，煮 4 ~ 5 小时，至成粉色膏。（《汇编》）

【成品性状】**安息香**　为不规则的小块，大小不一。外表面浅棕红色，嵌有乳白色颗粒，质坚而脆。断面具乳白色或浅棕红色相间的斑纹，露置空气中，色泽逐渐变成浅棕红色。气芳香，味淡，嚼之有沙粒感。（《山东 2002》《山东 1990》）

【性味与归经】辛、苦，平。归心、脾经。

【功能与主治】开窍醒神，行气活血，止痛。用于中风痰厥，气郁暴厥，中恶昏迷，心腹疼痛，产后血晕，小儿惊风。

【用法与用量】0.6 ~ 1.5g，多入丸散用。

【贮藏】置于阴凉干燥处。

芦　荟

Luhui

ALOE

【来源】 本品为百合科植物库拉索芦荟 *Aloe barbadensis* Miller、好望角芦荟 *Aloe ferox* Miller 或其他同属近缘植物叶的汁液浓缩干燥物（《中国药典 2020》）。前者习称“老芦荟”，后者习称“新芦荟”。主产于南美洲、非洲等地，我国南方各省亦有栽培。夏末秋初，将叶自茎部切断，收集流出的液汁，浓缩、干燥。以色黑绿、质脆、有光泽、气味俱浓、熔后无杂质者为佳。

【炮制方法】 去净杂质，刷去灰屑，剁成小块。（《山东 2002》《山东 1990》《山东 1975》）

【成品性状】（1）库拉索芦荟呈不规则块状，常破裂为多角形，大小不一，表面呈暗红褐色或深褐色，质轻而坚硬，不易破碎，断面粗糙或显麻纹。富吸湿性。遇热不熔化，有特异性臭气，味极苦。好望角芦荟为不规则的碎块，暗褐色，略显绿色，质轻而松脆。碎断面平滑，具玻璃样光泽，遇热易溶化成流质。有特异性臭气，味极苦。（《山东 2002》）

（2）“老芦荟”常呈多角形的碎块，暗红色或咖啡色，质轻而坚硬，断面平坦蜡样，无光泽，遇热不熔化，有特异性臭气，味极苦。“新芦荟”为不规则的碎块，棕黑色而发绿，质轻而松脆。碎断面平滑，具玻璃样光泽，遇热易溶化成流质。有特异性臭气，味极苦。（《山东 1990》）

【性味与归经】 苦，寒。归肝、胃、大肠经。

【功能与主治】 泻下通便，清肝泻火，杀虫疗疳。用于热结便秘，惊痫抽搐，小儿疳积；外治癣疮。

【用法与用量】 2 ~ 5g，宜入丸散。外用适量，研末敷患处。

【注意】 孕妇慎用。

【贮藏】 置于阴凉干燥处。

苏合香

Suhexiang

STYRAX

【**来源**】本品为金缕梅科植物苏合香树 *Liquidambar orientalis* Mill. 的树干渗出的香树脂经加工精制而成（《中国药典 2020》）。主产于土耳其西南部。以色黄白、透明、香气浓郁者为佳。

【**炮制方法**】原药应用。（《山东 2002》《山东 1990》）

【**成品性状**】（1）为半流动性的浓稠液体，棕黄色或暗棕色，半透明。质黏稠，挑起则连绵不断。体重，入水则沉。气芳香，味略苦辣而香。（《山东 2002》）

（2）为半流动性的浓稠液体，黄白色至灰绿色，半透明。质黏稠，挑起则连绵不断。体重，入水则沉。气芳香，味略苦辣而香。（《山东 1990》）

【**性味与归经**】辛，温。归心、脾经。

【**功能与主治**】开窍，辟秽，止痛。用于中风痰厥，猝然昏倒，胸痹心痛，胸腹冷痛，惊痫。

【**用法与用量**】0.3 ~ 1g，宜入丸散服。

【**贮藏**】密闭，置于阴凉干燥处，防潮。

没　药

Moyao

MYRRHA

【**来源**】本品为橄榄科植物地丁树 *Commiphora myrrha* Engl. 或哈地丁树 *Commiphora molmol* Engl. 的干燥树脂（《中国药典 2020》）。主产于非洲索马里、埃塞俄比亚、印度、阿拉伯半岛南部等地。一般于 11 月至次年 2 月间采收。多由树皮的裂缝处渗出，也可切口渗出。初渗出的为黄白色液体，在空气中逐渐变为红棕色硬块。采收后，拣净树皮及其他杂质。以块大、色棕红、香气浓、无杂质者为佳。

【**炮制方法**】**没药**　（1）去净杂质，将块大或黏结成团者打碎或剁成碎块。（《山

东2002》《山东1990》《山东1975》)

(2)挑去树皮、沙石等杂质。(《汇编》)

醋没药 (1)将净没药碎块大小分档，置锅内，文火炒至表面微熔，随即喷淋米醋，再炒至表面显油亮光泽时，取出，放凉。每100kg没药，用米醋5kg。(《山东2002》《山东1990》《山东1975》)

(2)没药块炒至外部熔化，随炒随喷醋，取出晾凉。每10斤没药用醋半斤。(《汇编》)

(3)操作同(2)，但每10斤没药用醋1斤。(《汇编》)

炒没药 (1)将净没药碎块大小分档，置锅内，文火炒至冒烟，表面显油亮光泽时，取出，放凉。(《山东2002》《山东1990》《山东1975》)

(2)炒至透亮，发白色，轻脆。(《汇编》)

(3)炒至外稍化。(《汇编》)

(4)炒至全部熔化，即可出锅，或倒于青石板上，冷透。(《汇编》)

(5)炒至老黄色。(《汇编》)

(6)慢火炒透，或炒尽烟。(《汇编》)

灯心炒没药 将没药碎块炒至渗出油，倒入灯心草，吸油，继续炒至没药膨胀，取出，簸去灯心草。(《汇编》)

没药炭 没药，炒至外黑内黄。(《汇编》)

【成品性状】没药 呈颗粒状或不规则的碎块状，红棕色或黄棕色，表面粗糙，附有粉尘。质坚脆，破碎面呈不规则颗粒状，带棕色油样光泽。气微弱而芳香，味苦而微辛。(《山东2002》《山东1990》)

醋没药 形如没药，表面黑褐色或棕黑色，有光泽，略有醋气。(《山东2002》《山东1990》)

炒没药 形如没药，表面带黑色焦斑，具油亮光泽。(《山东2002》《山东1990》)

【性味与归经】辛、苦，平。归心、肝、脾经。

【功能与主治】散瘀定痛，消肿生肌。用于胸痹心痛，胃脘疼痛，痛经经闭，产后瘀阻，癥瘕腹痛，风湿痹痛，跌打损伤，痈肿疮疡。

【炮制作用】没药醋炙后能增强活血止痛、收敛生肌的作用，缓和刺激性，便于服用，易于粉碎，并能矫臭矫味。炒没药能缓和刺激性，便于服用，易于粉碎。

【用法与用量】3~5g，炮制去油，多入丸散用。

【注意】孕妇及胃弱者慎用。

【贮藏】贮于干燥容器内，密闭，置于阴凉干燥通风处。防潮。

阿 魏

Awei

FERULAE RESINA

【来源】本品为伞形科植物新疆阿魏 *Ferula sinkiangensis* K. M. Shen 或阜康阿魏 *Ferula fukanensis* K. M. Shen 的树脂（《中国药典 2020》）。主产于新疆等地。春末夏初盛花期至初果期，分次由茎上部往下斜割，收集渗出的乳状树脂，阴干。以纯净无杂质、断面乳白色、气味浓厚者为佳。

【炮制方法】**阿魏** （1）去净杂质，刷去灰屑，剁成小块。（《山东 2002》《山东 1990》《山东 1975》）

（2）挑去杂质，切或剪成黄豆粒大小的小块用。（《汇编》）

（3）捣碎，研面。（《汇编》）

炒阿魏 炒后研面用。（《汇编》）

醋阿魏 用醋拌均匀，炒干后压面。（《汇编》）

【成品性状】**阿魏** 呈不规则的小块状或脂膏状，颜色深浅不一，表面蜡黄色至棕黄色。块状者体轻，质地似蜡，断面稍有孔隙；新鲜切面颜色较浅，放置后色渐深。脂膏状者黏稠，灰白色。具强烈而持久的蒜样特异臭气，味辛辣，嚼之有灼烧感。（《山东 2002》《山东 1990》）

【性味与归经】苦、辛，温。归脾、胃经。

【功能与主治】消积，化癥，散痞，杀虫。用于肉食积滞，瘀血癥瘕，腹中痞块，虫积腹痛。

【用法与用量】1 ~ 1.5g，多入丸散和外用膏药。

【注意】孕妇禁用。

【贮藏】密闭，置于阴凉干燥处。

松 香

Songxiang

Rosin

【来源】本品系由松科松属植物 *Pinaceae* 的树干中取得的油树脂，经蒸馏除去松节油后制得（《中国药典 2020》）。本品为松科植物马尾松 *Pinus massoniana* Lamb.、云南松 *Pinus yunnanensis* Franch. 或油松 *Pinus tabulaeformis* Carr. 树干中取得的油树脂，经蒸馏除去挥发油后的遗留物（《山东 2012》。主产于广东、广西、福建、湖南、江西、浙江、安徽等地，山东亦有分布。夏季采收，在松树干上用刀挖成 V 字形或螺旋纹槽，使边材部的油树脂自伤口流出。收集后加水蒸馏，使松节油流出，剩下的残渣冷却凝固后即为松香。以块整齐、质坚脆、半透明、油性大、气味浓厚者为佳。

【炮制方法】松香 （1）去净杂质，置铜锅内，文火加热熔化，除去木屑等杂质后，倒入水中，待凉，捞出，干燥。（《山东 2012》《山东 2002》《山东 1990》《山东 1975》）

（2）松香，挑去杂质，在锅内以文火化开，用铁笊篱捞出杂质，随倒于用水沾湿的木板上，冷却。（《汇编》）

（3）研面。（《汇编》）

制松香 将葱白煎汁，去渣，加入净松香与适量清水（以淹没松香为度），文火煮至熔化后，倒入水中，待凝固后，取出，晾干。每 100kg 松香，用葱白 10kg。（《山东 2012》《山东 2002》《山东 1990》《山东 1975》）

炒松香 松香，微炒用。（《汇编》）

【成品性状】松香 （1）为不规则块状，表面淡黄色，半透明，常附有黄色粉霜。质坚脆，易碎，断面光亮而透明，有玻璃样光泽。加热则软化或熔化。燃烧时产生浓烟，具浓厚的松节油气，味苦。（《山东 2012》）

（2）呈不规则半透明的块状，大小不一，表面淡黄色，似琥珀，常有一层黄色粉霜。常温时质坚而脆，易碎。断面光亮而透明，似玻璃。加热则软化或熔化。燃烧时产生棕色浓烟，具浓厚的松节油气，味苦。（《山东 2002》《山东 1990》）

制松香 形如松香，颜色加深，味微苦。（《山东 2012》《山东 2002》《山东 1990》）

【**性味与归经**】苦、甘，温。归肝、脾经。

【**功能与主治**】燥湿祛风，生肌止痛。用于风湿痹痛；外治痈疽，疥癣，湿疮，金疮出血。

【**炮制作用**】制松香可部分除去油质及杂质，使其品质纯洁，质地酥脆，便于制剂和粉碎，并可矫正其不良气味，减少刺激性。

【**用法与用量**】外用适量，入膏药或研细末贴敷患处。

【**贮藏**】密闭保存。

枫香脂

Fengxiangzhi

LIQUIDAMBARIS RESINA

【**来源**】本品为金缕梅科植物枫香树 *Liquidambar formosana* Hance 的干燥树脂（《中国药典 2020》）。主产于浙江、江西、福建、云南、四川等地。于 7—8 月间割裂树干，使树脂流出，10 月至次年 4 月采收，阴干。以质脆、无杂质、燃之香浓者为佳。

【**炮制方法**】**枫香脂**　去净杂质。(《山东 2002》《山东 1990》《汇编》)

炒枫香脂　炒至微起泡。(《汇编》)

【**成品性状**】**枫香脂**　（1）呈不规则的块状，淡黄色至黄棕色，半透明或不透明。质脆，断面具光泽。气香，味淡。(《山东 2002》)

（2）呈不规则的碎粒状，表面淡黄色至黄棕色，半透明或不透明。质松脆，易碎，断面有玻璃样光泽。气香，味淡。(《山东 1990》)

【**性味与归经**】辛、微苦，平。归肺、脾经。

【**功能与主治**】活血止痛，解毒生肌，凉血止血。用于跌扑损伤，痈疽肿痛，吐血，衄血，外伤出血。

【**用法与用量**】1 ~ 3g，宜入丸散服。外用适量。

【**贮藏**】密闭，置于阴凉干燥处。

乳　香

Ruxiang

OLIBANUM

【来源】本品为橄榄科植物乳香树 *Boswellia carterii* Birdw. 及同属植物 *Boswellia bhaw-dajiana* Birdw. 树皮渗出的树脂（《中国药典 2020》）。主产于利比亚、苏丹、土耳其、索马里、埃塞俄比亚等地。每年 2—8 月采收，将树干的皮部由下向上切伤，使树脂从伤口渗出，数天后凝结成块状，即可从树上采收，干燥。以淡黄色颗粒状、半透明、无砂石、树皮等杂质，粉末粘手、气芳香者为佳。

【炮制方法】乳香　（1）去净杂质，将黏结成团者，打碎成颗粒状。（《山东 2002》《山东 1990》）

（2）去净杂质，砍成小块。（《山东 1975》）

（3）乳香，挑去石块、树皮等杂质。（《汇编》）

炒乳香　（1）将净乳香颗粒大小分档，置锅内，文火炒至冒烟，表面显油亮光泽时，取出，放凉。（《山东 2012》《山东 1990》《山东 2002》）

（2）炒至透亮，发白色，轻脆。（《汇编》）

（3）炒至外稍化。（《汇编》）

（4）炒至全部熔化，即可出锅，或倒于青石板上，冷透。（《汇编》）

（5）炒至老黄色。（《汇编》）

（6）慢火炒透，或炒尽烟。（《汇编》）

（7）炒去油。（《汇编》）

灯心炒乳香　将乳香碎块、炒至渗出油，倒入灯心草，吸油，继续炒至乳香膨胀，取出，簸去灯心草。（《汇编》）

乳香炭　乳香，炒至外黑内黄。（《汇编》）

醋乳香　（1）将净乳香颗粒大小分档，置锅内，文火炒至表面微熔，随即喷淋米醋，再炒至表面显油亮光泽，取出，放凉。每 100kg 乳香，用米醋 5kg。（《山东 2012》《山东 2002》《山东 1990》《山东 1975》）

（2）乳香块，放锅内炒至外部溶化，随炒随喷醋，每 10 斤乳香用醋半斤，取出晾凉。（《汇编》）

（3）操作同（2），但每 10 斤乳香用醋 1 斤。（《汇编》）

【成品性状】乳香 呈不规则的乳头状、泪滴状及不规则小颗粒。白色或黄白色，陈久者则显棕黄色，半透明，外表多被类白色粉尘。质坚脆，碎断面蜡样，无光泽，亦有少数呈玻璃样光泽。气微芳香，味微苦。（《山东 2002》《山东 1990》）

炒乳香 （1）呈长卵形滴乳状、类圆形颗粒或黏合成大小不等的不规则块状物。表面油黄色，微带焦斑，具油亮光泽。微透明，质坚脆。有特异香气。（《山东 2012》）

（2）形如乳香，表面油黄色，微带焦斑，具油亮光泽。（《山东 2002》《山东 1990》）

醋乳香 （1）形如炒乳香，表面油黄色或深黄色，微带焦斑，具油亮光泽。微透明，质坚脆。具醋香气。（《山东 2012》）

（2）形如乳香，表面深黄色，显油亮，略有醋气。（《山东 2002》《山东 1990》）

【性味与归经】辛、苦，温。归心、肝、脾经。

【功能与主治】活血定痛，消肿生肌。用于胸痹心痛，胃脘疼痛，痛经经闭，产后瘀阻，癥瘕腹痛，风湿痹痛，筋脉拘挛，跌打损伤，痈肿疮疡。

【炮制作用】乳香生品气味辛烈，对胃的刺激较强，易引起呕吐。炒后刺激性缓和，利于服用，便于粉碎。醋炙乳香还能增强活血止痛、收敛生肌的功效，并可矫臭矫味。

【用法与用量】3 ~ 5g，煎汤或入丸、散。外用适量，研末调敷。

【注意】孕妇及胃弱者慎用。

【贮藏】置于阴凉干燥处。醋乳香，密闭，置于阴凉干燥处。

藤　黄

Tenghuang

GAMBO GIA GUTTI

【来源】本品为藤黄科植物藤黄 *Garcinia hanburyi* Hook. f. 的干燥树脂（《山东 2012》）。主产于印度、泰国等地，我国南部及西南部地区亦产。在植物开花之前，将树干切口，使其渗出浓稠的乳状液，收集后，凝固，晒干。以半透明、红黄色者为佳。

【炮制方法】**生藤黄** （1）除去杂质，砸成小块或研成细粉。(《山东 2012》《山东 2002》《山东 1990》)

（2）去净杂质，用湿布拭去灰尘，干燥。(《山东 1975》)

（3）研成细面。(《汇编》)

制藤黄 （1）将挖有空槽的豆腐块平铺于盘内，中间和四周均不透底，放入净藤黄，用豆腐盖严，置蒸笼内，蒸 3 ~ 4 小时，至藤黄熔化时，取出，放凉，凝固后，除去豆腐，干燥。每 100kg 藤黄，用豆腐 500kg。(《山东 2012》《山东 2002》《山东 1990》)

（2）取适量豆腐，置盘中，豆腐挖一洞，将藤黄放入洞内，蒸 3 ~ 4 小时，藤黄，融化成稀汁，取出，藤黄凝固，晒干，去豆腐。(《汇编》)

（3）取适量豆腐用荷叶包起置盘中，豆腐挖一洞，将藤黄放入洞内，蒸 3 ~ 4 小时，藤黄，融化成稀汁，取出，藤黄凝固，晒干，去豆腐。(《汇编》)

（4）藤黄，装入豆腐洞内，煮 3 ~ 4 小时，取出，放凉，去豆腐。(《汇编》)

【成品性状】**生藤黄** 为不规则的碎块或粉末。红黄色或橙棕色。碎块外被黄绿色粉霜，有纵条纹。质脆，易碎，断面光滑，黄褐色，呈贝壳状或有空腔，有蜡样光泽。气微，味辛辣。(《山东 2012》《山东 2002》《山东 1990》)

制藤黄 呈不规则的块状，黄色。气微，味辛辣。(《山东 2012》《山东 2002》《山东 1990》)

【性味与归经】酸、涩，寒；有大毒。归胃、大肠经。

【功能与主治】消肿排脓，散瘀血，杀虫止痒。用于痈疽肿毒，顽癣，恶疮，跌扑损伤，烫火伤。

【炮制作用】藤黄生品有大毒，不能内服。制后毒性降低，可供内服，并可保证药物的净度。

【用法与用量】**生藤黄** 外用适量，研末调敷、磨汁涂或熬膏涂患处。

制藤黄 0.03 ~ 0.06g，制后入丸剂。

【注意】一般外用，内服宜慎。

【贮藏】置于阴凉干燥处，防潮。

第十四章

动物类

人中白

Renzhongbai

PRAECIPITATUM URINARIUM HOMINIS

【来源】本品为人尿自然沉积的固体物（《山东1990》）。全年均可采收，除去杂质，干燥。以干燥、色灰白、质坚、无杂质者为佳。色灰黑、有砖屑杂质者不堪入药。

【炮制方法】将人中白块放清水中，漂洗10～15天，每日换水1～2次，捞出，日晒夜露至无臭味时，洗净，晒干；再装入坩埚内，置无烟的炉火中，武火煅烧至红透时，取出，放凉。（《山东1990》《山东1975》）

【成品性状】为不规则的块片状，大小不等。灰白色或青灰色，光滑或有瘤状突起；质松脆，碎断面起层。气微，味淡。（《山东1990》）

【性味与归经】咸，寒。归肺、肝、膀胱经。

【功能与主治】降火，消瘀，止血。用于咽喉肿痛，牙疳，口舌生疮，衄血，吐血。

【用法与用量】1.5～3g。外用适量，用时研粉。

【贮藏】置于干燥处，防潮。

人指甲

Renzhijia

HOMINIS UNGUIS

【来源】本品为人 *Homo sapiens* L. 的手指甲（《山东1990》）。

【炮制方法】人指甲 （1）用热碱水洗去污垢，再用清水漂净，干燥。(《山东1990》

（2）人指甲，用水或碱水洗净。(《汇编》)

烫指甲 （1）将蛤粉或滑石粉，置锅内，中火加热至翻动显灵活状态后，投入净人指甲，翻炒至鼓起，呈黄色时，迅速取出，筛去蛤粉或滑石粉，放凉。蛤粉或滑石粉的用量，以烫炒时，能将人指甲全部掩埋，并剩余部分为宜。(《山东1990》)

（2）将蛤粉炒热，倒入人指甲，烫至稍胀起，黄色，取出筛去蛤粉。(《汇编》)

（3）操作同（2），但用细沙。(《汇编》)

（4）操作同（2），但用滑石粉。(《汇编》)

炒指甲 人指甲，炒至微黄色。(《汇编》)

【成品性状】人指甲 为不规则的小碎片，表面灰白色或淡黄白色，光滑，角质，半透明，质韧。气无，味淡。(《山东1990》)

烫指甲 形如人指甲，表面呈黄色，形体鼓起。(《山东1990》)

【性味与归经】甘、咸，平。

【功能与主治】消肿，退翳，止血。用于鼻衄，尿血，喉蛾，目生翳障，耳痛流脓。

【用法与用量】3～6g，多入丸散用。外用适量，水飞点眼，搐鼻或吹耳。

【贮藏】置于通风干燥处。

九香虫

Jiuxiangchong

ASPONGOPUS

【来源】本品为蝽科昆虫九香虫 *Aspongopus chinensis* Dallas 的干燥体（《中国药典2020》）。主产云南、四川、贵州、广西等地。11月至次年3月前捕捉，置于适宜容器内，用酒少许将其闷死，取出阴干；或置于沸水中烫死，取出，干燥。以个均匀、色棕褐、油性大、无虫蛀者为佳。

【炮制方法】九香虫 （1）去净杂质，筛去灰屑。(《山东2002》《山东1990》《山东1975》)

（2）罗去土及碎末等杂质。(《汇编》)

（3）挑去翅及足。(《汇编》)

炒九香虫 （1）取净九香虫，置锅内，文火炒至有香气，取出，放凉。(《山东2012》《山东2002》)

（2）微炒。(《汇编》)

【成品性状】九香虫 呈六角形扁椭圆形，长16～20mm，宽约10mm。表面棕褐色或棕黑色，略有光泽，腹部棕红色或棕黑色，质脆，折断后腹内有浅棕色的内含物。有特异的腥臭气，味微咸。(《山东2002》《山东1990》)

炒九香虫 略呈六角状扁椭圆形，长1.6～2cm，宽约1cm。表面棕褐色或棕黑色，略有光泽。头部小，与胸部略呈三角形，复眼突出，卵圆状，单眼1对，触角1对各5节，多已脱落。背部有翅2对，外面的1对基部较硬，内部1对为膜质，透明。胸部有足3对，多已脱落。腹部棕红色至棕黑色，每节近边缘处有突起的小点。质脆，折断后腹内有浅棕色的内含物。气微腥、略带焦香气，味微咸。(《山东2012》《山东2002》)

【性味与归经】咸，温。归肝、脾、肾经。

【功能与主治】理气止痛，温中助阳。用于胃寒胀痛，肝胃气痛，肾虚阳痿，腰膝酸痛。

【炮制作用】九香虫炒后可去其腥臭气味，并可增强行气温阳作用。

【用法与用量】3～9g。

【贮藏】置于木箱内衬以油纸，防潮、防蛀。

干　蟾

Ganchan

BUFO SICCUS

【来源】本品为蟾蜍科动物中华大蟾蜍 *Bufo bufo gargarizans* Cantor 或黑眶蟾蜍 *Bufo melanostictus* Schneider 的干燥全体(《山东2012》)。主产于山东、河北、江苏、浙江、四川、湖南、湖北、吉林等地。夏、秋二季捕捉，除去内脏，用竹片撑开，晒干。以个大、身干、完整者为佳。

【炮制方法】干蟾 （1）除去杂质及灰屑，剪去头爪，切成小方块。(《山东2012》《山东2002》《山东1990》)

（2）刷去泥土。(《汇编》)

烫干蟾 （1）将滑石粉或河沙置锅内，武火加热至翻动较滑利时，投入净干蟾块，翻炒至表面微焦，有焦臭气逸出时，迅速取出，筛去滑石粉或河沙，放凉。滑石粉、河沙用量，以烫炒时，能将干蟾块全部掩埋，并剩余部分为宜。(《山东2012》)

（2）将净沙子置锅内，武火加热至翻动较滑利时，投入净干蟾块，翻炒至表面微焦，有焦臭气逸出时，迅速取出，筛去沙子，放凉。沙子用量，以烫炒时，能将干蟾块全部掩埋，并剩余部分为宜。(《山东2002》《山东1990》《山东1975》)

火燎干蟾 （1）去净杂质及头足，按火燎法燎至皮发泡，有焦臭味溢出时，放凉，剪成小块。(《山东1975》)

（2）在火上燎至发泡，有焦味溢出即可。(《汇编》)

【成品性状】干蟾 （1）为不规则的块或片。外表面灰绿色或绿棕色，有瘰疣，腹腔内面灰黄色，有黑斑。有的可见到骨骼及皮膜。有腥味。(《山东2012》)

（2）呈不规则的块状或片状。外表面灰绿色或绿棕色，腹腔内面灰黄色，有的块可见到骨骼及皮膜。气微腥，味辛。(《山东2002》《山东1990》)

烫干蟾 （1）为不规则的块。表面鼓起，显焦黄色，内表面色泽较深，质轻而脆。气微腥，略具焦臭。(《山东2012》)

（2）形如干蟾块或片，外表皮鼓起，显焦黄色，内面色泽较深，质轻而脆。(《山东2002》《山东1990》)

【性味与归经】 辛，凉；有毒。归肝、脾、肺经。

【功能与主治】 解毒消肿，消疳除胀。用于疔疮发背，阴疽瘰疬，水肿，恶疮，小儿疳积。

【用法与用量】 2～3g。外用适量。

【注意】 孕妇慎用。

【贮藏】 置于阴凉干燥处，防蛀。

土鳖虫

Tubiechong

EUPOLYPHAGA STELEOPHAGA

【来源】 本品为鳖蠊科昆虫地鳖 *Eupolyphaga sinensis* Walker 或冀地鳖 *Steleophaga* *plancyi*（Boleny）的雌虫干燥体（《中国药典 2020》）。主产于江苏、浙江、河南、山东、湖北等地。夏、秋二季捕捉后，置沸水中烫死，晒干或烘干。以完整、色紫褐者为佳。

【炮制方法】土鳖虫 （1）去净杂质，筛去灰屑。（《山东 2002》《山东 1990》《山东 1975》）

（2）挑去杂质。（《汇编》）

（3）需去翅及足。（《汇编》）

炒土鳖虫 （1）将净土鳖虫置锅内，文火炒至色泽加深时，取出，放凉。（《山东 2012》《山东 2002》《山东 1990》《山东 1975》）

（2）净土鳖虫，微炒。（《汇编》）

焙土鳖虫 焙后，轧面用。（《汇编》）

醋土鳖虫 用适量醋拌匀后炒干或炒时喷以醋。（《汇编》）

酒土鳖虫 用适量黄酒拌匀后炒干，或炒时喷酒炒干。（《汇编》）

【成品性状】土鳖虫 地鳖呈扁平卵形。长 1.3 ~ 3cm，宽 1.2 ~ 2.4cm。前端较窄，后端较宽，背部紫褐色，具光泽，无翅。前胸背板较发达，盖住头部；腹背板 9 节，呈覆瓦状排列。头部较小，有丝状触角 1 对，常脱落，胸部有足 3 对，具细毛和刺。腹部有横环节。质松脆，易碎。气腥臭，味微咸。冀地鳖长 2.2 ~ 3.7cm，宽 1.4 ~ 2.5cm。背部黑棕色，通常在边缘带有淡黄褐色斑块及黑色小点。（《山东 2012》《山东 2002》《山东 1990》）

炒土鳖虫 形如土鳖虫，色泽加深。（《山东 2002》《山东 1990》）

【性味与归经】咸，寒；有小毒。归肝经。

【功能与主治】破血逐瘀，续筋接骨。用于跌打损伤，筋伤骨折，血瘀经闭，产后瘀阻腹痛，癥瘕痞块。

【用法与用量】3 ~ 10g。

【注意】孕妇禁用。

【贮藏】置于通风干燥处，防蛀。

山羊血

Shanyangxue

BLOODES CAORAE

【来源】本品为牛科动物青羊 *Naemorhedus goral* Hardwicke 的干燥血（《山东2002》）。主产于东北、内蒙古、四川、广西、云南等地。取鲜山羊血置盆内晒干，切成小块，或将鲜血灌入刮净油脂的羊肠内，扎成 3 ~ 4cm 的小节，晒干后取出。以色深紫、有光泽者为佳。

【炮制方法】（1）去净杂质及肠膜，砸成小块。（《山东 2002》）

（2）去净杂质及肠膜。（《山东 1990》）

（3）去净杂质，用时研粉。（《山东 1975》）

【成品性状】（1）呈不规则的块状或片状。黑褐色或深紫色，稍有光泽，体轻，质干硬。气腥，味微咸。（《山东 2002》）

（2）呈不规则的块状或片状。黑褐色或深紫色，稍有光泽，体轻。气腥，味微咸。（《山东 1990》）

【性味与归经】咸，热。归心、肝经。

【功能与主治】活血，散瘀，通络，解毒。用于跌扑损伤，筋骨疼痛，吐血，衄血，便血，尿血，痈肿。

【用法与用量】1 ~ 3g，研末酒化内服或入丸散用。

【贮藏】置于阴凉干燥处，防蛀。

山羊角

Shanyangjiao

CORNU CAPRAE HIRCI

【来源】本品为牛科动物山羊 *Capra hircus* Linnaeus 的角（《山东 2002》）。全国各地均产。全年均可捕捉，捕捉后锯取其角，晒干。

【炮制方法】（1）去净枯角、角盘等杂质。锯成长约 8cm 长段，劈开，除去角塞。

用水漂洗 2 ~ 3 天，至无腥味，捞出，镑成极薄片，干燥；或除去骨塞后，锉碎，研成细粉。(《山东 2002》)

（2）除去骨塞，用温水浸泡，捞出，镑成极薄片；或除去骨塞后，锉碎，研成细粉。(《山东 1990》)

【成品性状】（1）呈薄片状或粉末状，黄白色或灰黑色，片面卷曲有光泽，质坚韧。气微，味淡。(《山东 2002》)

（2）呈薄片状或粉末状，黄棕色或棕黑色，片面卷曲有光泽。气微腥，味淡。(《山东 1990》)

【性味与归经】咸，凉。归肝、心经。

【功能与主治】清热，镇惊，解毒。用于小儿惊痫，风热头痛，烦躁失眠，肿毒。

【用法与用量】15 ~ 25g。

【贮藏】置于阴凉干燥处，防蛀。

广 角

Guangjiao

CORNU RHINOCERI PALLIDUM

【来源】本品为犀科动物黑犀 *Rhinoccros bicornis* Linnaeus 或白犀 *Rhinoccros simus* Cottoni 的角（《山东 1990》）。主产于非洲地区。以色灰黑光亮，完整无裂纹、断面中心乌黑、四周色灰白者为佳。

【炮制方法】广角片 将整个广角劈成瓣，置温水中浸泡，捞出，用刨刀刨成薄片，干燥。(《山东 1990》)

广角粉 将广角锉碎，再研成细粉。(《山东 1990》)

【成品性状】广角片 为不规则的极薄片。卷曲，微有弹性。片面灰白色，具芝麻花点及短线纹。气微腥，味稍咸。(《山东 1990》)

广角粉 呈粉末状，灰白色，气微腥，味微咸。(《山东 1990》)

【性味与归经】咸，寒。归心、肝、胃经。

【功能与主治】凉血止血，清热安神，泻火解毒。用于血热妄行，吐血，衄血；热盛火炽，神昏谵语；舌绛口渴，壮热不退；热毒炽盛，斑疹紫暗，丹毒。

【用法与用量】3 ~ 9g，先煎，或锉粉冲服，磨汁服，或入丸散用。

【注意】本品不宜与川乌、草乌同用。

【贮藏】密闭，置于阴凉干燥处。

马 宝

Mabao

CALCULUS EQUI

【来源】本品为马科动物马 *Equus caballus orientalis* Noack 的胃肠道结石（《山东 2012》）。全国大部分地区均产。全年均可采收，宰马时如发现有肠道结石时，取出，洗净，晾干。以个大、质重、坚实、色灰白、光滑、剖开有层纹者为佳。

【炮制方法】（1）取马宝，除去杂质，刷净灰屑；或研成细粉。（《山东 2012》）

（2）除去杂质，刷净灰屑。（《山东 2002》《山东 1990》）

（3）去净杂质。用时研粉。（《山东 1975》）

（4）研粉。（《汇编》）

【成品性状】（1）呈球形、卵圆形或扁圆形，大小不一。表面灰白色、青灰色或油棕色，光滑，有光泽，或附有杂乱的细草纹。质坚硬，断面灰白色，可见明显的同心层纹，中心部位常有金属或其他粒状异物。或为粉末状，灰白色或淡灰褐色。气微或微有臊臭气。（《山东 2012》）

（2）呈圆球形、卵圆形或扁圆形，大小不等。表面呈蛋清色、灰白色至油褐色，光滑，有光泽，或有杂乱的细草纹，质坚硬如石。断面灰白色，有同心层纹，并微具玻璃样光泽。气无，味淡，嚼之可成细末。（《山东 2002》《山东 1990》）

【性味与归经】甘、咸、微苦，凉。归心、肝经。

【功能与主治】镇惊化痰，清热解毒。用于惊痫癫狂，吐血衄血，痈肿恶疮。

【用法与用量】0.3 ~ 1.5g，研末冲服，或入丸散。

【贮藏】置于通风干燥处，防潮。

五灵脂
Wulingzhi
FAECES TROGOPTERORI

【来源】本品为鼯鼠科动物复齿鼯鼠 *Trogopterus xanthipes* Milne-Edwards 的干燥粪便（《山东 2002》）。主产于山西、河北等地。全年均可采收，去净杂质，干燥。根据外形的不同常分为“灵脂块”及“灵脂米”。灵脂块以色黑棕、有油润光泽者为佳；灵脂米以体轻、色黑棕、断面色黄绿者为佳。

【炮制方法】五灵脂 （1）去净杂质及灰屑，块状者砸成小块。(《山东 2002》《山东 1990》《山东 1975》)

（2）簸挑去沙土等杂质，块大的打碎成骰子块。(《汇编》)

醋五灵脂 （1）将净五灵脂米或碎块置锅内，文火炒热后，均匀喷淋米醋，翻炒至表面微有光泽时，取出，晾干。每 100kg 五灵脂，用米醋 10kg。(《山东 2012》)

（2）操作同（1），每 100kg 五灵脂，用米醋 15kg。(《山东 2002》《山东 1990》《山东 1975》)

（3）五灵脂，用适量醋拌匀后炒干或炒时喷醋。(《汇编》)

炒五灵脂 清炒。(《汇编》)

酒五灵脂 五灵脂，用适量酒拌匀后炒干。(《汇编》)

五灵脂炭 炒至冒烟，外部黑色，喷水止烟，炒干，放凉透。(《汇编》)

【成品性状】五灵脂 （1）呈不规则的碎块状，大小不一。表面黑棕色、红棕色或灰棕色，凹凸不平，有油润性光泽。黏附的颗粒呈长椭圆形，表面常裂碎，显纤维性，质硬。断面黄棕色或棕褐色，不平坦，有的可见颗粒，间或有黄棕色树脂状物质。气腥臭。灵脂米为长椭圆形颗粒，长 5 ~ 15mm，直径 3 ~ 6mm。表面黑棕色、红棕色或灰棕色。较平滑或微粗糙，常可见淡黄色纤维，有的略具光泽。体轻，质松，易折断。断面黄绿色或黄褐色，不平坦，纤维性。气微。(《山东 2002》)

（2）呈不规则的碎块状，大小不一。表面褐棕色或灰棕色，凹凸不平，有油润性光泽。黏附的颗粒呈长椭圆形，表面常裂碎，显纤维性，质硬。断面黄棕色或棕褐色，不平坦，气腥臭。灵脂米为长椭圆形颗粒，长 5 ~ 15mm，直径 3 ~ 6mm。表面褐棕色或灰棕色，较平滑。体轻，质松，易折断。断面黄绿色或黄褐色，不平坦，

纤维性。气微。(《山东 1990》)

醋五灵脂 (1)灵脂块呈不规则的碎块状，大小不一。表面黑棕色，凹凸不平，质硬。灵脂米为长椭圆形颗粒，长 5 ~ 15mm，直径 3 ~ 6mm。表面黑棕色，较平滑或微粗糙。稍有光泽。质松。略有醋气。(《山东 2012》)

(2)形如灵脂块或灵脂米，表面色泽加深，稍有光泽，质轻、松，略有醋气。(《山东 2002》《山东 1990》)

【性味与归经】咸、甘，温。归肝经。

【功能与主治】活血化瘀，行血止痛。用于胸胁、脘腹刺痛，痛经，闭经，产后血瘀疼痛，跌扑肿痛，蛇虫咬伤。

【炮制作用】五灵脂醋炙后可引药入肝，增强散瘀止痛作用，并可矫臭矫味。

【用法与用量】5 ~ 9g。外用适量。

【注意】孕妇慎用；不宜与人参同用。

【贮藏】密闭，置于阴凉干燥处。

瓦楞子

Walengzi

ARCAE CONCHA

【来源】本品为蚶科动物毛蚶 *Arca subcrenata* Lischke、泥蚶 *Arca granosa* Linnaeus 或魁蚶 *Arca inflata* Reeve 的贝壳(《中国药典 2020》)。主产于浙江、江苏、山东、广东、辽宁等地。秋、冬至次年春捕捞，洗净，置沸水中略煮，去肉，干燥。以个均匀、洁净、无残肉、无沙土者为佳。

【炮制方法】瓦楞子 (1)洗净，干燥，碾碎。(《山东 2012》)

(2)去净杂质，洗净，捞出，干燥，碾成粉末。(《山东 2002》《山东 1990》《山东 1975》)

(3)洗净，刷去棱内泥沙。(《汇编》)

煅瓦楞子 (1)取净瓦楞子，置耐火容器内，煅烧至微红色时，取出，放凉，碾碎。(《山东 2012》)

(2)取净瓦楞子，置耐火容器内，于无烟的炉火中，煅烧至微红色时，取出，放凉，碾成粉末。(《山东 2002》《山东 1990》《山东 1975》)

（3）瓦楞子，于火上煅至红透，放冷。（《汇编》）

（4）瓦楞子，打碎，装嘟噜中，火上煅红透，取出，放冷透。（《汇编》）

（5）瓦楞子，煅红，亦有趁热投醋中淬。（《汇编》）

【成品性状】瓦楞子 （1）为不规则的碎块或粉末。粉末呈灰白色，质重。碎块外表面可见放射肋，内面光滑，白色，可见与壳外面直楞相对应的凹陷。质坚。气微，味淡。（《山东2012》）

（2）呈粉末状，灰白色，较大碎块仍显瓦楞线。无臭，味淡。（《山东2002》《山东1990》）

煅瓦楞子 （1）形如瓦楞子，粉末呈浅灰色，碎块表面呈浅灰色至青灰色。质酥脆。气微，味淡。（《山东2012》）

（2）形如瓦楞子，青灰色或深灰色。无臭，无味。（《山东2002》《山东1990》）

【性味与归经】咸，平。归肺、胃、肝经。

【功能与主治】消痰化瘀，软坚散结，制酸止痛。用于顽痰胶结，黏稠难咯，瘿瘤，瘰疬，癥瘕痞块，胃痛反酸。

【炮制作用】煅瓦楞子制酸止痛力强，且煅后质地酥脆，便于粉碎和煎出有效成分。

【用法与用量】9～15g，先煎。

【贮藏】置于干燥处。

牛　黄

Niuhuang

BOVIS CALCULUS

【来源】本品为牛科动物牛 *Bos taurus domesticus* Gmelin 的干燥胆结石（《中国药典2020》）。主产于山东、河北、内蒙古、辽宁、吉林、黑龙江、陕西、甘肃、河南等地。全年均产，宰牛时，如发现有牛黄，即滤去胆汁，将牛黄取出，除去外部薄膜，阴干。以完整、色棕黄、质松脆、断面层纹清晰而细腻者为佳。

【炮制方法】（1）去净杂质，研成细粉。（《山东2012》《山东2002》《山东1990》《山东1975》）

（2）研面。（《汇编》）

【成品性状】为棕黄或棕红色细粉。气清香，味微苦而后微甜。入口有明显的芳香清凉感，嚼之不黏牙，可慢慢溶化。（《山东 2012》《山东 2002》《山东 1990》）

【性味与归经】甘，凉。归心、肝经。

【功能与主治】清心，豁痰，开窍，凉肝，息风，解毒。用于热病神昏，中风痰迷，惊痫抽搐，癫痫发狂，咽喉肿痛，口舌生疮，痈肿疔疮。

【用法与用量】0.15 ~ 0.35g，多入丸散用。外用适量，研末敷患处。

【注意】孕妇慎用。

【贮藏】遮光，密闭，置于阴凉干燥处，防潮、防压。

凤凰衣

Fenghuangyi

MEMBRANA FOLLICULARIS OVI

【来源】本品为雉科动物家鸡 *Gallus gallus domesticus* Brisson 蛋壳内的干燥卵膜（《山东 2012》）。全年均可采收，孵出小鸡后，取出壳内软膜，晾干。以色白、不破碎、无硬壳杂质者为佳。

【炮制方法】**凤凰衣**　（1）取凤凰衣，除去残留的蛋壳、变质膜衣等杂质，筛去灰屑。（《山东 2012》）

（2）除去残留的蛋壳及杂质。（《山东 2002》《山东 1990》）

（3）挑去硬壳。（《汇编》）

炒凤凰衣　（1）去净杂质及残壳，按炒黄法微炒，取出，放凉。（《山东 1975》）

（2）微炒。（《汇编》）

【成品性状】**凤凰衣**　呈皱褶状的薄膜，碎片大小不等，边缘不整齐，一面白色，无光泽，另一面淡黄白色，略有光泽，具棕色线样血丝。体轻，略有韧性，易破碎。微臭，味淡。（《山东 2012》《山东 2002》《山东 1990》）

【性味与归经】淡，平。归肺经。

【功能与主治】养阴，清肺。用于久咳咽痛，失声，瘰疬结核，溃疡不敛。

【用法与用量】2 ~ 3g。外用适量。

【注意】脾胃虚弱，有湿滞者忌用。

【贮藏】置于通风干燥处，防霉、防蛀。

乌梢蛇

Wushaoshe

ZAOCYS

【来源】本品为游蛇科动物乌梢蛇 *Zaocys dhumnades*（Cantor）的干燥体（《中国药典 2020》）。主产于浙江、江苏、贵州、湖北等地。多于夏、秋二季捕捉，剖开腹部或先剥皮留头尾，除去内脏，盘成圆盘状，干燥。以身干、头尾完整、皮黑褐色、肉色黄白、脊背有棱，质坚实者为佳。

【炮制方法】**乌梢蛇** （1）除去杂质及灰屑，砍去头，刮去鳞片，用温水洗净，闷软，切寸段。（《山东 2012》《山东 2002》《山东 1990》）

（2）捣碎生用。（《汇编》）

（3）用黄酒洗或用白酒洗。（《汇编》）

乌梢蛇肉 （1）取净乌梢蛇段，用黄酒拌匀，闷润至黄酒被吸尽，置笼屉内，武火加热蒸透后，取出，除去皮骨，取净肉，干燥。每 100kg 乌梢蛇段，用黄酒 40kg。（《山东 2012》《山东 2002》《山东 1990》《山东 1975》）

（2）每 10 斤乌梢蛇用黄酒 2.5 斤，拌匀，蒸透取出去骨用净肉。亦有不去骨的。（《汇编》）

酒乌梢蛇 （1）将净乌梢蛇段用黄酒拌匀，闷润至黄酒被吸尽，置锅内，文火炒至显微黄色时，取出，放凉。每 100kg 乌梢蛇段，用黄酒 20kg。（《山东 2002》《山东 1990》《山东 1975》）

（2）用适量黄酒拌匀后炒干。（《汇编》）

炒乌梢蛇 微炒。（《汇编》）

【成品性状】**乌梢蛇** 呈段状，长约 30mm，表面乌黑色，脊背高耸成屋脊状。断面黄白色或灰棕色。质坚硬。气腥，味淡。（《山东 2012》《山东 2002》《山东 1990》）

乌梢蛇肉 （1）呈段片状，无皮骨，黄白色或灰黑色，质脆。气腥，略有酒气。（《山东 2012》）

（2）呈段片状，无皮骨，黄白色或灰黑色，质韧。气腥，略有酒气。（《山东 2002》《山东 1990》）

酒乌梢蛇　形如乌梢蛇段，色泽加深，略有酒气。(《山东 2002》《山东 1990》)

【性味与归经】甘，平。归肝经。

【功能与主治】祛风，通络，止痉。用于风湿顽痹，麻木拘挛，中风口眼㖞斜，半身不遂，抽搐痉挛，破伤风，麻风，疥癣。

【炮制作用】乌梢蛇酒炙能增强祛风通络止痉作用，并能矫臭、防腐，利于服用和贮存。

【用法与用量】6～12g。

【贮藏】置于干燥处，防霉、防蛀。

水牛角

Shuiniujiao

BUBALI CORNU

【来源】本品为牛科动物水牛 *Bubalus bubalis* Linnaeus 的角(《中国药典 2020》)。主产于华南、华东地区。取角后，水煮，除去角塞，干燥。以角尖部为佳。

【炮制方法】(1)取水牛角，洗净，用温水浸泡，捞出，镑片或洗净干燥后锉成粗粉。(《山东 2012》)

(2)取水牛角，洗净，用温水浸泡，捞出，刨片或洗净干燥后锉成粗粉。(《山东 2002》《山东 1990》)

【成品性状】(1)为不规则的极薄片或粉末。薄片棕黑色或灰黑色，有细顺纹，偶见有断续灰白相间的环纹。角质，坚硬。粉末灰褐色。气微腥，味淡。(《山东 2012》)

(2)为不规则的极薄片或粉末。棕黑色或灰黑色，有纹理，角质。粉末灰褐色。气微腥，味淡。(《山东 2002》《山东 1990》)

【性味与归经】苦，寒。归心、肝经。

【功能与主治】清热凉血，解毒，定惊。用于温病高热，神昏谵语，发斑发疹，吐血衄血，惊风，癫狂。

【用法与用量】15～30g，宜先煎 3 小时以上。

【贮藏】置于干燥处，防霉。

水 蛭

Shuizhi

HIRUDO

【来源】本品为水蛭科动物蚂蟥 *Whitmania pigra* Whitman、水蛭 *Hirudo nipponica* Whitman 或柳叶蚂蟥 *Whitmania acranulata* Whitman 的干燥全体（《中国药典 2020》）。主产于山东、江苏等地。夏、秋二季捕捉，用沸水烫死，晒干或低温干燥。以条整齐、色黑褐、无杂质者为佳。

【炮制方法】**水蛭** （1）洗净，切段，干燥。（《山东 2012》）

（2）去净杂质，洗净，闷软，切 2 ~ 3mm 丝，干燥。（《山东 2002》《山东 1990》）

（3）清水洗净，切 5 分段。（《汇编》）

烫水蛭 （1）取滑石粉置锅内，中火加热至翻动呈灵活状态后，投入净水蛭段，翻炒至鼓起，腥臭味逸出，质酥，显微黄色时，迅速取出，筛去滑石粉，放凉。滑石粉用量，以烫制时能将水蛭丝全部掩埋，并剩余部分为宜。（《山东 2002》《山东 1990》《山东 1975》）

（2）先将滑石碎于锅内炒热，倒水蛭，拌炒至体膨胀，表面呈黄色为度。（《汇编》）

（3）操作同（2），但用细沙。（《汇编》）

（4）操作同（2），但用蛤粉。（《汇编》）

制水蛭 取净水蛭丝，用黄酒拌匀，闷润。将麦麸皮撒入热锅内，待冒烟时，倒入酒润水蛭丝，拌炒到表面呈黄色，有特殊气味逸出时，迅速取出，筛去焦麦麸，放凉。每 100kg 水蛭丝，用黄酒 10kg、麦麸皮 10kg。（《山东 2012》《山东 2002》）

水蛭粉 取净水蛭，置超微粉碎机中，粉碎成超微粉。（《山东 2012》《山东 2002》）

焙水蛭 瓦上焙黄用。（《汇编》）

油酥水蛭 （1）用猪油炸至黑色。（《汇编》）

（2）用香油炸黄透。（《汇编》）

炒水蛭 （1）用适量醋，拌匀后，炒黄。（《汇编》）

（2）用适量黄酒拌匀后，炒黄。(《汇编》)

（3）水蛭，炒至带黄色。(《汇编》)

（4）水蛭，炒至老黄或焦黄色。(《汇编》)

【成品性状】水蛭 （1）呈不规则的扁块状，有多数环节组成，背部黑褐色或黑棕色，腹面棕黄色。质脆，断面胶质状。气腥。(《山东 2012》)

（2）为不规则的扁平丝状片，有多数环节组成，背部黑褐色，腹部棕黄色，质脆，切断面呈胶质状。气腥。(《山东 2002》《山东 1990》)

烫水蛭 形如水蛭，形体鼓起，显微黄色，质酥脆，有特殊气味。(《山东 2002》《山东 1990》)

制水蛭 形如水蛭，形体鼓起，显黄色，质酥脆，腥味降低，气微香。(《山东 2012》《山东 2002》)

水蛭粉 为黄色超微粉末，气腥。(《山东 2012》《山东 2002》)

【性味与归经】咸、苦，平；有小毒。归肝经。

【功能与主治】破血通经，逐瘀消癥。用于血瘀经闭，癥瘕痞块，中风偏瘫，跌扑损伤。

【炮制作用】生品有毒，多入煎剂，以破血逐瘀为主。滑石粉炒后能降低毒性，质地酥脆，利于粉碎，多入丸散。

【用法与用量】1～3g。

【注意】孕妇禁用。

【贮藏】置于干燥处，防蛀。

石决明

Shijueming

HALIOTIDIS CONCHA

【来源】本品为鲍科动物杂色鲍 *Haliotis diversicolor* Reeve、皱纹盘鲍 *Haliotis discus hannai* Ino、羊鲍 *Haliotis ovina* Gmelin、澳洲鲍 *Haliotis ruber*（Leach）、耳鲍 *Haliotis asinina* Linnaeus 或白鲍 *Haliotis laevigata*（Donovan）的贝壳（《中国药典 2020》）。主产于山东、广东、福建、辽宁等地。夏、秋二季捕捞，去肉，洗净，干燥。以个大，壳厚，内面光彩鲜艳者为佳。

【炮制方法】石决明 （1）取石决明，除去杂质，洗净，干燥，碾成粉末。(《山东 2012》)

（2）去净杂质，洗净，晒干，砸成碎块，或碾成粉末。(《山东 2002》《山东 1990》《山东 1975》)

（2）洗净，晒干，置碾上串碎用。(《汇编》)

煅石决明 （1）将石决明碎块置耐火容器内，置无烟的炉火中，武火煅烧至显微红色时，取出，放凉，碾成粉末。(《山东 2002》《山东 1990》《山东 1975》)

（2）洗净之石决明，在红火中煅至原色泽已失，呈灰色，体质疏松。研末用。(《汇编》)

【成品性状】石决明 （1）为灰白色的粉末，有珍珠样彩色光泽，质重。气微，味微咸。(《山东 2012》)

（2）呈粉末或为不规则的块状，灰白色，有珍珠样彩色光泽，质重。无臭，味微咸。(《山东 2002》《山东 1990》)

煅石决明 呈细粉状，灰白色，无光泽。无臭，味微咸。(《山东 2002》《山东 1990》)

【性味与归经】咸，寒。归肝经。

【功能与主治】平肝潜阳，清肝明目。用于头痛眩晕，目赤翳障，视物昏花，青盲雀目。

【炮制作用】煅石决明可使其咸寒之性降低，平肝潜阳的功效缓和，固涩收敛、明目作用增强。且煅后质地疏松，便于粉碎，利于外用，并利于煎出有效成分。

【用法与用量】6 ~ 20g，先煎。

【贮藏】置于干燥处。

地 龙

Dilong

PHERETIMA

【来源】本品为钜蚓科动物参环毛蚓 *Pheretima aspergillum*（E.Perrier）、通俗环毛蚓 *Pheretima vulgaris* Chen、威廉环毛蚓 *Pheretima guillelmi*（Michaelsen）或栉盲环毛蚓 *Pheretima pectinifera* Michaelsen 的干燥体（《中国药典 2020》）。前一种习称“广

地龙”，后三种习称“沪地龙”。全国大部分地区均产，主产于广东、广西、江苏、山东、河南、福建等地。广地龙春季至秋季捕捉，沪地龙夏季捕捉，及时剖开腹部，除去内脏及泥沙，洗净，晒干或低温干燥。以条长、身干、肉厚、不碎、无虫蛀、无泥沙杂质者为佳。

【炮制方法】地龙 （1）取地龙，去净杂质，洗净，切段，干燥。(《山东2012》)

（2）广地龙除去杂质，洗净，稍晾，切段，干燥。土地龙除去杂质，洗净，干燥，或碾碎，筛去土。(《山东2002》《山东1990》《山东1975》)

（3）串碎，筛去土。(《汇编》)

（4）喷水润湿，串碎，筛去土。(《汇编》)

（5）洗净泥土，晒干。(《汇编》)

（6）地龙，用黄酒浸润一夜（每斤地龙用黄酒5两），泡软，搓去土。(《汇编》)

炒地龙 （1）将净地龙段置锅内，文火炒至表面色泽变深时，取出，放凉。(《山东2012》《山东2002》《山东1990》《山东1975》)

（2）地龙，炒至微黄色。(《汇编》)

酒地龙 地龙，用适量黄酒拌匀后，炒干（每斤约用黄酒4两）。(《汇编》)

地龙炭 地龙，炒至外黑，内黄，喷水止烟，炒干，放冷透。(《汇编》)

【成品性状】地龙 广地龙呈不规则的薄片状小段。边缘略卷，具环节，一面呈棕褐色至紫灰色，另一面浅黄棕色。体轻，略带革质。沪地龙为不规则的碎段，表面灰褐色或灰棕色，多皱缩不平。体轻脆，易折断，肉薄，气腥，味微咸。(《山东2012》《山东2002》《山东1990》)

炒地龙 形如地龙，色泽加深，微带焦斑。(《山东2012》《山东2002》《山东1990》)

【性味与归经】咸，寒。归肝、脾、膀胱经。

【功能与主治】清热定惊，通络，平喘，利尿。用于高热神昏，惊痫抽搐，关节痹痛，肢体麻木，半身不遂，肺热喘咳，水肿尿少。

【炮制作用】地龙酒炙后利于粉碎和解腥矫味，便于内服外用，又可增强通经活络作用。

【用法与用量】5～10g。

【贮藏】置于通风干燥处，防霉、防蛀。

虫白蜡

Chongbaila

CERA CHINENSIS

【来源】本品为蜡蚧科昆虫白蜡蚧（白蜡虫）*Ericerus pela*（Chavannes）Guerin 的雄虫群栖于木犀科植物白蜡树 *Fraxinus chinensis* Roxb、女贞 *Ligustrum lucidum* Ait. 或女贞属他种植物枝干上分泌的蜡，经精制而成（《中国药典 2020》）。主产于四川、湖南、贵州、云南等地。秋季刮取白蜡，置于锅内加水煮之，蜡浮于水面，冷后凝结成块，取出，再加水加热熔化，滤过，放冷使其凝固。以色白、质硬、致密而无气泡、无败油气味者为佳。

【炮制方法】去净杂质，刷净灰屑。（《山东 2002》《山东 1990》《山东 1975》）

【成品性状】（1）呈块状、白色或类白色。表面平滑，或稍有皱纹，具光泽。体轻，质硬而稍脆，搓捻则粉碎。断面呈条状或颗粒状。气微，无味。（《山东 2002》）

（2）呈块状、白色或类白色。表面平滑或稍有皱纹，具光泽。体轻，质硬而稍脆，搓捻则粉碎。断面呈针状或颗粒状。气微，无味。（《山东 1990》）

【性味与归经】甘，温。归肝经。

【功能与主治】生肌止血，续筋接骨。用于创伤出血，疮口溃久不敛。

【用法与用量】3 ~ 5g，入丸散用；外用适量。作为赋形剂，制丸、片的润滑剂。

【贮藏】密闭，置于阴凉干燥处。

血余炭

Xueyutan

CRINIS CARBONISATUS

【来源】本品为人发制成的炭化物（《中国药典 2020》）。取头发，除去杂质，碱水洗去油垢，清水漂净，晒干，闷煅成炭，放凉。以体轻、色黑光亮者为佳。

【炮制方法】（1）取头发，去净杂质，用稀碱水洗净油垢，漂洗净，干燥，置锅内，上盖一较小口径的锅，两锅接合处先用湿纸堵封，再用盐泥封固，上撒一层细沙，待泥稍干后，盖锅上贴一白纸条，并压一重物，武火煅至白纸显焦黄色时，及时离火，待冷却后取出，剁成小块。(《山东 2002》《山东 1990》《山东 1975》)

（2）取净人发，置于锅内，锅上再扣一小锅，用泥封口，泥上撒沙，用刨花火加热，至泥缝出烟渐少而无，取一小滴水滴于锅底，立即沸腾，或贴于锅底至毛头纸呈黄色，停火，放冷透，出锅。(《汇编》)

（3）将人发，装于玻璃内，并用黄泥包起，置火内煅透，取出，放冷透，去泥用。(《汇编》)

（4）将人发置锅内炒至成炭，喷水止烟，炒干。(《汇编》)

（5）将人发置瓦上焙至炭化。(《汇编》)

【成品性状】呈不规则的块状，乌黑光亮，有多数细孔。体轻，质脆。用火烧之有焦发气，味苦。(《山东 2002》《山东 1990》)

【性味与归经】苦，平。归肝、胃经。

【功能与主治】收敛止血，化瘀，利尿。用于吐血，咯血，衄血，血淋，尿血，便血，崩漏，外伤出血，小便不利。

【炮制作用】本品不生用，入药必须煅制成炭，煅后方具有止血作用。

【用法与用量】5 ~ 10g。

【贮藏】置于干燥处。

全　蝎

Quanxie

SCORPIO

【来源】本品为钳蝎科动物东亚钳蝎 *Buthus martensii* Karsch 的干燥体(《中国药典 2020》)。主产于山东、河南、湖北、安徽等地。春末至秋初捕捉，置于沸水中煮至全身僵硬或置于 4% ~ 5% 盐水中浸泡 8 ~ 10 小时，再煮至身挺腹硬，脊背抽沟，捞出，置于通风处，阴干。以完整、色黄褐、盐霜少者为佳。

【炮制方法】（1）去净杂质，洗净，干燥。(《山东 2002》《山东 1990》)

（2）筛去盐霜，去净杂质。(《山东 1975》)

（3）全蝎，挑去杂质，全用或去钩用。(《汇编》)

（4）全蝎，洗去盐用。(《汇编》)

【成品性状】头胸部与前腹部呈扁平长椭圆形，后腹部呈尾状，皱缩弯曲。完整者体长约6cm。头胸部呈绿褐色，前面有一对短小的螯肢及一对较长大的钳状角须，形似蟹螯，背面覆有梯形背甲，腹面有足4对，均为7节，末端各具2爪钩；前腹部由7节组成，第7节色深，背甲上有5条隆脊线。背面绿褐色，后腹部棕黄色，6节，节上均有纵沟，末节有锐钩状毒刺，毒刺下方无距。气微腥，味咸。(《山东2002》《山东1990》)

【性味与归经】辛，平；有毒。归肝经。

【功能与主治】息风镇痉，通络止痛，攻毒散结。用于肝风内动，痉挛抽搐，小儿惊风，中风口㖞，半身不遂，破伤风，风湿顽痹，偏正头痛，疮疡，瘰疬。

【用法与用量】3～6g。

【注意】孕妇禁用。

【贮藏】置于干燥处，防蛀。

红娘子

Hongniangzi

HUECHYS

【来源】本品为蝉科昆虫黑翅红娘子 *Huechys sanguinea* De Geer 和褐翅红娘子 *Huechys philaemata* Fabricius 的干燥体（《山东2012》）。主产于河南、湖北、江苏、浙江、四川、广西等地。夏季捕捉，置于沸水中烫死，晒干。以身干、翅黑、腹红、色鲜艳、完整不碎、新鲜者为佳。

【炮制方法】生红娘子 （1）去净杂质及头、足、翅。(《山东2012》《山东2002》《山东1990》)

（2）挑去杂质，去足、翅。(《汇编》)

米炒红娘子 （1）先将大米用清水浸湿后，在锅内均匀地平铺一层，用文火加热，待冒烟时，迅速倒入净红娘子，用笤帚在米上轻轻翻动，熏炒至表面带火色时，及时并轻轻将药扫出，筛去焦米，放凉；或先将锅烧热，放入大米，待冒烟时，迅速倒入净红娘子，翻炒至表面带火色，米呈黄褐色时，及时取出，筛去焦米，放凉。每100kg红娘子，用大米20kg。(《山东2012》《山东2002》《山东1990》)

（2）去净杂质，去头、足及翅，按米炒法炒至老黄色时取出，去米。(《山东

1975》)

（3）红娘子与小米或糯米或大米共炒，炒至小米发黄，取出，去米。(《汇编》)

炒红娘子 微炒。(《汇编》)

【成品性状】生红娘子 （1）呈长圆锥形，前胸背板前狭后宽，黑色；中胸背板黑色，左右两侧有两个大型斑块，呈朱红色，可见鞘状残痕。腹部朱红色，基部黑色。体轻，质脆。气微臭。(《山东 2012》)

（2）为去头、足、翅的干燥躯体，形似蝉而小，前胸背板前狭后宽，黑色；中胸背板黑色，左右两侧有 2 个大型斑块，呈朱红色；可见鞘翅残痕。雄虫在后胸腹板两侧有鸣器。腹部血红色，基部黑色。雌虫有黑褐的产卵管。体轻质脆。有特殊臭气。(《山东 2002》《山东 1990》)

米炒红娘子 形如红娘子，色泽加深，显黄色，微具焦臭。(《山东 2012》《山东 2002》《山东 1990》)

【性味与归经】苦、辛，平；有毒。归心、肝、胆经。

【功能与主治】通瘀，破积，解毒。用于血瘀经闭，狂犬咬伤，瘰疬恶疮。

【炮制作用】生红娘子毒性较大，有腥臭味，多作外用，可解毒蚀疮。米炒后毒性降低，除去了腥臭气味，可供内服，以破瘀通经为主。

【用法与用量】0.15 ~ 0.3g，入丸散用。外用适量，研末调敷患处。

【注意】本品有毒，应按《医疗用毒性药品管理办法》中的有关规定执行。内服宜慎。孕妇禁用。

【贮藏】置于通风干燥处，防蛀。

牡　蛎

Muli

OSTREAE CONCHA

【来源】本品为牡蛎科动物长牡蛎 *Ostrea gigas* Thunberg、大连湾牡蛎 *Ostrea talienwhanensis* Crosse 或近江牡蛎 *Ostrea rivularis* Gould 的贝壳（《中国药典 2020》）。全国沿海各地均产。全年均可采收。去肉，取壳，洗净，晒干。以质坚、内面光洁，色白者为佳。

【炮制方法】牡蛎 （1）去净杂质及附着物，洗净，晒干，砸成碎块或碾成粉

末。(《山东2002》《山东1990》《山东1975》)

(2)洗净，研成粉。(《汇编》)

煅牡蛎 (1)将净牡蛎块置无烟的炉火上，或将净牡蛎碎块装入耐火容器内，武火煅烧至显微红色时，取出，放凉，碾成粉末。(《山东2002》《山东1990》《山东1975》)

(2)将洗过的牡蛎，置嘟噜中，或铁板上，于红火上，煅至红透有爆声，放冷。冷后呈灰白色研粉。(《汇编》)

【成品性状】牡蛎 呈不规则的碎块状或粉末状。碎块凹凸不平，外壳淡紫棕色、灰白色、黄色或黄褐色，内面瓷白色，质硬。碎断面层状或层纹状排列，洁白。气微腥，味微咸。(《山东2002》《山东1990》)

煅牡蛎 呈粉末状，灰白色，质疏松，味微咸。(《山东2002》《山东1990》)

【性味与归经】咸，微寒。归肝、胆、肾经。

【功能与主治】牡蛎 重镇安神，潜阳补阴，软坚散结。用于惊悸失眠，眩晕耳鸣，瘰疬痰核，癥瘕痞块。

煅牡蛎 收敛固涩，制酸止痛。用于自汗盗汗，遗精滑精，崩漏带下，胃痛吞酸。

【炮制作用】牡蛎煅后增强了收敛固涩作用。

【用法与用量】9～30g，先煎。

【贮藏】置于干燥处。

龟板

Guiban

PLASTRUM TESTUDINIS

【来源】本品为龟科动物乌龟 *Chinemys rcevesii*(Gray)的腹甲(《山东1990》)。主产于湖北、湖南、浙江、江苏、安徽等地，山东亦有分布。全年均可捕捉，以秋、冬季为多，捕捉后杀死或用沸水烫死，剥取腹甲，除去残肉，晒干。以块大，无残肉者为佳。

【炮制方法】龟板 (1)用水浸泡，置笼屉内，加热蒸45分钟，取出，放入热水中，立即用硬刷除净皮肉，洗净，晒干，砸成碎片。(《山东1990》)

(2)用水浸泡至残肉腐烂、皮骨分离时，取出洗净，再漂数日，除去臭气，捞

出，干燥。(《山东 1975》)

(3) 用水或米汤，泡 3 周，泡至腐掉皮肉为度，取出，用清水洗净。(《汇编》)

(4) 用水或温水泡，刷或刮去腐肉、皮、筋。(《汇编》)

醋龟板 (1) 将净沙子置锅内，武火加热至翻动较滑利时，投入净龟板碎片，翻炒至表面呈黄色时，迅速取出，筛去沙子，趁热投入米醋中浸淬数分钟，捞出，洗净，干燥。每 100kg 龟板碎片，用米醋 20kg。(《山东 1990》《山东 1975》)

(2) 将细砂炒热，倒入龟板，搅拌，烫至色黄取出筛去沙，趁热倒入醋中，稍停，捞出，晾干。(《汇编》)

(3) 龟板，置火上两面翻烤，随烤随涂醋，至黄色质酥为度。(《汇编》)

(4) 龟板，用醋煮，焙干用。(《汇编》)

(5) 龟板，炒热，随炒喷醋，炒干。(《汇编》)

【成品性状】龟板 为不规则的碎片状，淡黄色或黄白色，质坚硬。碎断面不整齐或呈锯齿状，乳白色，有孔隙。气微腥，味微咸。(《山东 1990》)

醋龟板 形如龟板，表面呈黄色，质松脆，略有醋气。(《山东 1990》)

【性味与归经】咸、甘，微寒。归肾、肝、心经。

【功能与主治】滋阴潜阳，益肾强骨，养血补心。用于阴虚潮热，骨蒸盗汗，头晕目眩，虚风内动，筋骨痿软，心虚健忘。

【用法与用量】9 ~ 24g，先煎。用时捣碎。

【注意】孕妇慎用。

【贮藏】置于通风干燥处，防蛀。

鸡内金

Jineijin

GALLI GIGERII ENDOTHELIUM CORNEUM

【来源】本品为雉科动物家鸡 *Gallus gallus domesticus* Brisson 的干燥沙囊内壁(《中国药典 2020》)。全国各地均产。杀鸡后，取出鸡肫，立即剥下内壁，洗净，干燥。以色黄少破碎者为佳。

【炮制方法】鸡内金 (1) 去净杂质，洗净，干燥，捣碎。(《山东 2002》《山东 1990》《山东 1975》)

（2）挑去鸡毛等杂质，洗净，晒干。(《汇编》)

炒鸡内金 （1）取大小分档的净鸡内金碎片置锅内，文火炒至表面深黄色，形体微鼓起时，取出，放凉。(《山东 2002》《山东 1990》《山东 1975》)

（2）鸡内金，炒至由绿变黄色，体质稍胀，起泡为度。(《汇编》)

（3）鸡内金，炒至膨胀，焦黄色。(《汇编》)

醋鸡内金 （1）取净鸡内金，置锅内，文火炒至表面深黄色，形体微鼓起时，喷米醋，炒干，取出，放凉。每 100kg 鸡内金，用米醋 15kg。(《山东 2012》)

（2）取大小分档的净鸡内金置锅内，文火炒至鼓起，喷米醋，炒干，取出，放冷。每 100kg 用米醋 15kg。(《山东 2002》《山东 1975》)

（3）鸡内金，每 10 斤用醋 1 斤，将鸡内金炒至膨胀，随炒随喷醋，炒干。(《汇编》)

烫鸡内金 将细砂炒热，倒入鸡内金，炒至膨胀，焦黄色，取出，筛去沙。(《汇编》)

鸡内金炭 鸡内金，炒黑，喷水止烟，炒干。(《汇编》)

【成品性状】鸡内金 为不规则破卷片，厚约 2mm。表面黄色、黄绿色或黄褐色，薄而半透明，具明显的条状皱纹。质脆，易碎，断面角质样，有光泽。气微腥，味微苦。(《山东 2002》《山东 1990》)

炒鸡内金 （1）形如鸡内金，表面暗黄褐色至焦黄色，形体微鼓起。用放大镜观察，显颗粒状或微细泡状。轻折即断，断面有光泽。腥味减轻。(《山东 2002》)

（2）形如鸡内金，表面呈深黄色微带焦斑，形体微鼓起。质松脆，易碎。腥味减轻。(《山东 1990》)

醋鸡内金 （1）为不规则卷片，有的破碎，厚约 2mm，薄而半透明，具明显的条状皱纹。表面暗黄褐色或焦黄色，微鼓起。轻折即断，断面有光泽，略有醋味，味微苦。(《山东 2012》)

（2）形如炒鸡内金，略有醋味。(《山东 2002》)

【性味与归经】甘，平。归脾、胃、小肠、膀胱经。

【功能与主治】健胃消食，涩精止遗，通淋化石。用于食积不消，呕吐泻痢，小儿疳积，遗尿，遗精，石淋涩痛，胆胀胁痛。

【炮制作用】鸡内金炒制后质地酥脆，便于粉碎，矫正不良气味，并能增强健脾消积的作用。醋鸡内金质酥易碎，矫正了不良气味。

【用法与用量】3 ~ 10g。

【贮藏】置于干燥处，防蛀。

青娘子

Qingniangzi

LYTTA

【来源】本品为芫青科昆虫绿芫青 *Lytta caraganae* Pallas 干燥体的炮制加工品（《山东 2012》）。主产于江苏、安徽、浙江等地。夏、秋二季在早晨露水未干时捕捉，放入容器内闷死或加热蒸死，干燥。以身干、完整、色青绿鲜艳、有光泽者为佳。

【炮制方法】**生青娘子**　去净杂质及头、足、翅。（《山东 2012》《山东 2002》《山东 1990》）

米炒青娘子　先将大米或小米用清水浸湿后，在锅内均匀地平铺一层，用文火加热，待冒烟时，迅即倒入净青娘子，用笤帚在米上轻轻翻动，熏炒至表面带火色时，及时并轻轻将药扫出，筛去焦米，放凉；或先将锅烧热，放入大米或小米，待冒烟时，迅即倒入净青娘子，翻炒至表面带火色，米呈黄褐色时，及时取出，筛去焦米，放凉。每 100kg 青娘子，用大米（或小米）20kg。（《山东 2012》《山东 2002》《山东 1990》）

【成品性状】**生青娘子**　（1）呈长圆形，绿色、蓝绿色或蓝紫色，有光泽。胸部突起，可见鞘翅残痕，体轻。有特殊臭气。（《山东 2012》）

（2）为除去头、足、翅的干燥躯体，呈长圆形。绿色、蓝绿色或蓝紫色，具美丽光泽。胸部突起，可见鞘翅残痕，体轻。有特殊臭气。（《山东 2002》）

（3）为除去头、足、翅的干燥躯体，呈绿色或蓝绿色，胸部突起，可见鞘翅残痕，体轻。有特殊臭气。（《山东 1990》）

米炒青娘子　形如青娘子，色泽加深，显黄色，微具焦臭。（《山东 2012》《山东 2002》《山东 1990》）

【性味与归经】辛，温；有毒。

【功能与主治】攻毒，逐瘀水。用于瘰疬，狂犬咬伤。

【用法与用量】0.03 ~ 0.06g，或入丸散用。

【注意】本品有毒，应按《医疗用毒性药品管理办法》中的有关规定执行。内服宜慎。孕妇禁用。

【贮藏】置于通风干燥处，防蛀。

刺猬皮

Ciweipi

ERINACEI SEU HEMIECHINI CORIUM

【来源】本品为刺猬科动物刺猬 *Erinaceus europaeus* Linnaeus 或短刺猬 *Hemichianus dauricus* Sundevoll 的干燥外皮（《山东 2012》）。全国大部分地区均产。全年均可捕捉，捕捉后，将皮剥下，除去油脂，撒上一层石灰，于通风处阴干。以张大、肉脂刮净、刺毛整洁者为佳。

【炮制方法】刺猬皮 （1）去净头、足及不带刺的皮，用清水稍浸，刷去杂质，切成小方块，干燥。（《山东 2012》《山东 2002》《山东 1990》）

（2）去头足，洗净，切寸块。（《汇编》）

（3）刺猬皮，用水润透，将生石灰和成稠糊，涂于刺猬皮内面，放阴凉处，经常洒水，五日内皮针即脱落，洗净，晾干。（《汇编》）

烫刺猬皮 （1）将滑石粉置锅内，中火加热至翻动呈灵活状态后，投入净刺猬皮块，翻炒至棘刺鼓起，呈黄色时，迅即取出，筛去滑石粉，放凉。滑石粉用量，以烫炒时能将刺猬皮块全部掩埋，并剩余部分为宜。（《山东 2012》《山东 2002》《山东 1990》《山东 1975》）

（2）将滑石粉炒热，倒入刺猬皮块，搅拌，烫至刺秃，管焦，皮黄，胀起，取出，筛去滑石粉。（《汇编》）

（3）操作同（2），但用蛤粉。（《汇编》）

（4）操作同（2），但用砂。（《汇编》）

焙刺猬皮 刺猬皮，焙至焦黄，研用。（《汇编》）

炒刺猬皮 刺猬皮，用慢火炒至黄色为度。（《汇编》）

刺猬皮炭 刺猬皮，炒至外黑，喷水止烟，炒干，放冷透。（《汇编》）

【成品性状】刺猬皮 呈类方形的块状，外表密生棘刺，灰白色、黄色或灰褐色；内皮灰白色或棕褐色，质韧。有特殊腥臭气。（《山东 2012》《山东 2002》《山东 1990》）

烫刺猬皮 形如刺猬皮，棘刺鼓起，呈黄色，酥脆，内皮边缘向内卷曲，质松脆，微有腥气。（《山东 2012》《山东 2002》《山东 1990》）

【**性味与归经**】苦，平。归胃、大肠经。

【**功能与主治**】止血，行瘀，止痛，固精，缩尿。用于胃痛吐食，痔漏下血，遗精，遗尿。

【**炮制作用**】刺猬皮因腥臭气味较浓，很少生用。炒制后质地松泡酥脆，便于煎煮和粉碎，并能矫臭矫味。临床多用其炮制品。醋淬后矫味矫臭效果更佳，并能增强行瘀止痛的作用。

【**用法与用量**】6～9g。

【**注意**】孕妇禁服。

【**贮藏**】置于通风干燥处，防蛀。

金钱白花蛇

Jinqianbaihuashe

BUNGARUS PARVUS

【**来源**】本品为眼镜蛇科动物银环蛇 *Bungarus multicinctus* Blyth 的幼蛇干燥体（《中国药典 2020》）。主产于广东、广西等地。夏、秋二季捕捉，剖开腹部，除去内脏，擦净血迹，用乙醇浸泡处理后，盘成圆形，用竹签固定，干燥。以身干、头尾齐全、有花斑纹、有光泽者为佳。

【**炮制方法**】**金钱白花蛇**（1）取金钱白花蛇，去净头、尾及竹签，刷去灰屑，用适量黄酒润透，切段，干燥。每 100kg 金钱白花蛇，用黄酒 20kg。（《山东 2012》《山东 2002》）

（2）去净头、尾及竹签，刷去灰屑，用适量黄酒润透，切段，干燥。（《山东 1990》）

（3）取金钱白花蛇，刷净泥屑，除去头、尾尖及竹签，用适量黄酒润透后干燥。（《山东 1975》）

（4）捣碎生用。（《汇编》）

（5）需去头生用。（《汇编》）

酒金钱白花蛇（1）每斤用黄酒 4 两拌匀，闷透，蒸 3～4 小时，取出，去骨，用净肉。（《汇编》）

（2）操作同（1），但去头尾。（《汇编》）

（3）白花蛇10斤，加黄酒2斤，加适量水，煮透，取出，去骨用净肉，晒干。（《汇编》）

炒金钱白花蛇 （1）白花蛇碎块微炒用。（《汇编》）

（2）操作同（1），但去头尾。（《汇编》）

【成品性状】金钱白花蛇 呈圆柱形段状。背部黑色或灰黑色，可见白色环纹及显著突起的脊棱。鳞片细密，有光泽。腹部黄白色，鳞片稍大。气微腥，味微咸，略有酒气。（《山东2012》《山东2002》《山东1990》）

【性味与归经】甘、咸，温；有毒。归肝经。

【功能与主治】祛风，通络，止痉。用于风湿顽痹，麻木拘挛，中风口眼㖞斜，半身不遂，抽搐痉挛，破伤风，麻风，疥癣。

【用法与用量】2～5g，研粉吞服1～1.5g。

【贮藏】置于干燥处，防霉、防蛀。

鱼脑石

Yu'naoshi

ASTERISCUS PSEUDOSCIAENAE

【来源】本品为石首鱼科动物大黄鱼 *Pseudosciaena crocea*（Richardson）或小黄鱼 *Pseudosciaena polyactis* Bleeker 头骨中的耳石（《山东2002》）。主产于浙江、广东等地。春、秋二季鱼汛期捕捞，取出头部耳石，洗净，晾干。以洁白、坚硬、无杂质者为佳。

【炮制方法】鱼脑石 去净杂质，用清水洗净，干燥。（《山东2002》《山东1990》）

煅鱼脑石 （1）将净鱼脑石装入耐火容器内，置无烟的炉火中，武火煅烧有爆裂声至显微红色时，取出，放凉。（《山东2012》《山东2002》《山东1990》）

（2）去净杂质，温水洗净，按直火煅法煅至黄酥时取出，放凉。用时捣碎。（《山东1975》）

【成品性状】鱼脑石 （1）呈不规则的碎粒。完整者长卵状三棱形，中间较宽，一端钝圆，另一端尖，有一条斜凹沟。一面平滑，两端微翘成船形，上面中部凸起，不平坦，全体瓷白色。质坚硬，不易破碎。气微，味淡稍涩。（《山东2002》）

（2）为长卵形具三棱的颗粒，长 10 ~ 20mm，宽 5 ~ 18mm。中间较宽，一端纯圆，另一端尖，有一条斜凹沟。一面平滑，两端微翘成船形，上面中部凸起，不平坦，全体瓷白色。质坚硬，不易破碎。气微，味淡稍涩。(《山东 1990》)

煅鱼脑石 （1）呈不规则的碎粒。完整者长卵状三棱形，中间较宽，一端钝圆，另一端尖，有一条斜凹沟。一面平滑，两端微翘成船形，上面中部凸起，不平坦，呈灰白色或灰褐色，质松脆。气略焦臭，味微咸。(《山东 2012》)

（2）形如鱼脑石，呈灰白色或深黄色，质松脆。气略焦臭，味微咸。(《山东 2002》《山东 1990》)

【性味与归经】咸，平。归肾经。

【功能与主治】化石，通淋，消肿。用于石淋，小便不利，耳痛流脓，鼻渊，脑漏。

【用法与用量】3 ~ 9g，用时捣碎。外用适量，研细末撒敷患处。

【贮藏】置于干燥处。

鱼　鳔

Yubiao

PISCIS ICHTHYOCOLLA

【来源】本品为石首鱼科动物大黄鱼 *Pseudosciaena crocea*（Richardson）、小黄鱼 *Pseudosciaena polyactis* Bleeker、黄姑鱼 *Nibea albiflora*（Richardson）、鮸鱼 *Miichthys miiuy*（Basilewsky）或鲟科动物中华鲟 *Acipenser sinensis* Gray、鳇鱼 *Huso dauricus*（Georgi）等的鱼鳔(《山东 2012》)。主产于浙江、福建、上海及长江、松花江等地，山东亦有分布。全年均可捕捉，捕后趁鲜时取鱼鳔，压扁，干燥。以质韧、加水膨胀、煮之全溶者为佳。

【炮制方法】鱼鳔 （1）取鱼鳔，除去杂质，烘软，切段，晾干。(《山东 2012》)

（2）去净杂质，刷去灰屑，烘软后切成小块。(《山东 2002》《山东 1990》)

（3）刷去灰土，在无烟火焰上烤软后切块，或干切块。(《山东 1975》)

（4）鱼鳔，火上烤软，切块。(《汇编》)

（5）鱼鳔，用水润软，切块。(《汇编》)

烫鱼鳔 （1）将蛤粉或滑石粉置锅内，中火加热至翻动显灵活状态后，投入净鱼鳔块，翻炒至形体鼓起松泡，呈黄色时，筛去蛤粉或滑石粉，放凉。蛤粉或滑石粉的用量，以烫炒时，能将鱼鳔块全部掩埋，并剩余部分为宜。(《山东 2012》《山东 2002》《山东 1990》《山东 1975》)

(2) 将砂炒热，倒入鱼鳔块，烫至膨胀成珠，筛去沙用。(《汇编》)

(3) 操作同 (2)，但用滑石粉。(《汇编》)

(4) 操作同 (2)，但用蛤粉。(《汇编》)

【成品性状】鱼鳔 (1) 为不规则的块片状，黄白色或淡黄色，角质样，半透明，质韧。气微腥，味淡，嚼之有黏性。(《山东 2012》)

(2) 呈小方块状，黄白色，角质样，半透明，质韧。气微腥，味淡。(《山东 2002》《山东 1990》)

烫鱼鳔 (1) 形体鼓胀，松泡，形状不规则，呈黄白色，质酥脆，气微香。(《山东 2012》)

(2) 形体鼓胀，松泡，呈黄色，质酥脆，气微香。(《山东 2002》《山东 1990》)

【性味与归经】 甘、咸，平。归肾经。

【功能与主治】 补肾固精，滋阴筋脉，止血，散瘀，消肿。用于肾虚滑精、产后风痉，破伤风，吐血，血崩，创伤出血，痔疮。

【炮制作用】 鱼鳔炒制后滋腻之性降低，腥臭味得以矫正，还能使其质地酥脆，利于粉碎和煎出有效成分。

【用法与用量】 9 ~ 15g，多入丸散用。外用适量，溶化涂患处。

【贮藏】 置于干燥处，防潮、防蛀。

狗 肾

Goushen

PENIS ET TESTIS CANITIS

【来源】 本品为犬科动物雄性犬 *Canis familiaris* Linnaeus. 的干燥带有睾丸的阴茎(《山东 2002》)。全国各地均有饲养。全年均可捕杀，割取睾丸及阴茎，除去附着的毛、皮、肌肉及脂肪，拉直，干燥。以条长、粗状、色黄褐、无泛油味、带睾丸者为佳。

【炮制方法】 (1) 去净灰屑及杂质，置干燥箱内，加热烘软，或置笼屉内，加热

蒸软，切片，干燥，碾粉。(《山东 2002》《山东 1990》)

（2）去净灰屑及杂质。用时烘软切片，碾粉。(《山东 1975》)

【成品性状】呈细粉状，淡棕色，有腥臭气。(《山东 2002》《山东 1990》)

【性味与归经】咸，温。归肾经。

【功能与主治】益肾壮阳。用于阳痿遗精，腰膝软弱。

【用法与用量】1 ~ 3g。

【贮藏】置于阴凉干燥处，防蛀。

狗　宝

Goubao

CALCULUS CANITIS

【来源】本品为犬科动物犬 *Canis familiaris* Linnaeus. 胃中的结石(《山东 2002》)。全国大部分地区均产。全年均可采收。宰狗时如发现有狗宝，用刀割取，去净皮膜及肉，洗净，阴干。以色白、细腻、用指甲划之留有痕迹、断面有层线纹者为佳。

【炮制方法】狗宝　（1）去净杂质，刷净灰屑。(《山东 2002》《山东 1990》)

（2）刷去灰屑，砸开，去掉中心异物，研成细粉。(《山东 1975》)

（3）研粉。(《汇编》)

煅狗宝　狗宝，于红火上煅至红透，取出放冷。(《汇编》)

【成品性状】狗宝　呈球形，大小不一，直径 1.5 ~ 5cm。表面灰白色或灰黑色，略有光泽，有多数类圆形突起。质重、坚实而细腻。断面有同心环状层纹。气微腥，味微苦。(《山东 2002》《山东 1990》)

【性味与归经】甘、苦，温。归胃经。

【功能与主治】降逆气，开郁结，解毒。用于胸胁胀满，噎膈反胃，癫狂冷痰积结，痈疽疮疡不收。

【用法与用量】1 ~ 2g，用时敲碎，除去核心中异物，研粉。外用适量。

【贮藏】置于通风干燥处。

夜明砂

Yemingsha

FAECES VESPERTILIONIS

【来源】 本品为蝙蝠科动物东方蝙蝠 *Vespertilio superans* Thomas 等多种蝙蝠的干燥粪便（《山东 2002》）。全国大部分地区均产。全年均可采收，以夏季为宜。从蝙蝠窝内将粪取出，除去泥土等杂质，晒干。以身干、无沙土、色棕褐、质坚、嚼之无沙感、有小亮点者为佳。

【炮制方法】夜明砂 （1）去净杂质，筛去灰屑。（《山东 2002》《山东 1990》《山东 1975》）

（2）夜明砂用水淘洗（漂），使沙土沉淀，取净夜明砂晒干用。（《汇编》）

（3）将夜明砂压碎过 140 号筛后淘洗去沙，取净夜明砂晒干用。（《汇编》）

（4）夜明砂，用马尾罗罗去土，挑去杂质。（《汇编》）

炒夜明砂 取净夜明砂微炒。（《汇编》）

【成品性状】夜明砂 为长椭圆形颗粒，两头微尖，长 5 ~ 7mm，直径约 2mm。表面粗糙，棕褐色或灰褐色，破碎者呈小颗粒状或粉末状。气微，味微苦、辛。（《山东 2002》《山东 1990》）

【性味与归经】 辛，寒。归肝经。

【功能与主治】 清热明目，散血消积。用于青盲，雀目，内外翳障，瘰疬，小儿疳积。

【用法与用量】 3 ~ 5g。

【注意】 目疾无瘀滞者及孕妇慎用。

【贮藏】 置于通风干燥处。

玳　瑁

Daimao

ERETMOCHELYS IMBRICATA

【来源】 本品为海龟科动物玳瑁 *Eretmochelys imbricata*（Linnaeus）的背甲（《山

东 2012》)。我国沿海地区均产。多于春末夏初捕捉，用沸水烫后，剥下甲片；或将玳瑁倒悬，用沸醋浇泼，使甲片脱落，洗净，干燥。以片大而厚、半透明、斑纹显著者为佳。

【炮制方法】玳瑁 （1）取玳瑁，刷净，用温水浸软后，切成丝或块，干燥或研成粉末。(《山东 2012》)

（2）刷净泥土，用温水浸软后，切成丝或研成粉末。(《山东 2002》《山东 1990》《山东 1975》)

（3）洗净，剪寸块。(《汇编》)

（4）用木锉锉成细粉用。(《汇编》)

烫玳瑁 （1）取滑石粉置锅内，中火加热至翻动较滑利时，或呈灵活状态后，投入净玳瑁丝，翻炒至形体微鼓起，呈黄色时，迅速取出，筛去滑石粉，放凉，碾成粉末。滑石粉的用量，以烫炒时，能将玳瑁丝全部掩埋，并剩余部分为宜。(《山东 2012》)

（2）取净沙或滑石粉置锅内，中火加热至翻动时较滑利或呈灵活状态后，投入净玳瑁丝，翻炒至形体微鼓起，呈黄色时，迅速取出，筛去沙子或滑石粉，放凉，碾成粉末。沙子或滑石粉的用量，以烫炒时，能将玳瑁丝全部掩埋，并剩余部分为宜。(《山东 2002》《山东 1990》)

（3）将细砂炒热，倒入玳瑁片，翻烫至玳瑁稍胀起，取出，筛去沙，放凉透，研粉用。(《汇编》)

（4）操作同（3），但用滑石粉。(《汇编》)

炒玳瑁 玳瑁，炒胀后，研粉。(《汇编》)

【成品性状】玳瑁 （1）呈粉末或不规则的丝状或块，淡黄色或灰黄色。玳瑁丝一面光滑，另一面有白色沟纹，对光透视可见紧密透明小点。质坚韧，不易折断。气微腥，味淡。(《山东 2012》)

（2）呈粉末或为不规则的丝状，淡黄棕色或灰黄色。玳瑁丝一面光滑，另一面有白色沟纹。质坚韧，切断面角质。(《山东 2002》《山东 1990》)

烫玳瑁 形如玳瑁丝，形体微鼓起，呈黄色，质酥脆；碾成粉末后呈淡黄色。(《山东 2012》《山东 2002》《山东 1990》)

【性味与归经】甘，寒。归心、肝经。

【功能与主治】镇心平肝，清热解毒。用于热病神昏，谵语惊狂，斑疹吐衄，惊风抽搐，痈肿疮毒。

【炮制作用】玳瑁多生用，经滑石粉炒后，质地酥脆，便于粉碎，并可除去腥气。

【用法与用量】3～6g，先煎，多入丸散用。

【注意】虚寒证无火毒者禁服。

【贮藏】置于阴凉干燥处。

珍　珠

Zhenzhu

MARGARITA

【来源】本品为珍珠贝科动物马氏珍珠贝 *Pteria martensii*（Dunker）、蚌科动物三角帆蚌 *Hyriopsis cumingii*（Lea）或褶纹冠蚌 *Cristaria plicata*（Leach）等双壳类动物受刺激形成的珍珠（《中国药典 2020》）。主产于广东、台湾、黑龙江、安徽等地。全年均可采收，捞起珠蚌，剖取珍珠，洗净，干燥。以纯净、质坚，有光彩者为佳。

【炮制方法】**珍珠粉**　（1）将珍珠去净杂质，用清水洗净污垢，晾干，捣碎，置乳钵或球磨机中，加清水共研细后，再加入多量的清水，搅拌，待粗粉粒下沉，细粉粒悬浮于水中，倾取上层混悬液，下沉的粗粉粒再按上法反复操作数次，合并混悬液，静置，分取沉淀，干燥，研散。或将净珍珠放锅内，上扣一瓷碗，文火煅至爆鸣声停止时，迅即取出，放凉后，再按上述水飞法制成极细粉。（《山东 2012》《山东 2002》《山东 1990》）

（2）将净珍珠适当粉碎后，置超微粉碎机中，密封，粉碎成超微粉。（《山东 2012》《山东 2002》）

（3）去净杂质，洗净污垢，用捣筒捣碎，放入乳钵中，加少量水，研至无声时取出，干燥。（《山东 1975》）

（4）珍珠，先用捣筒捣碎，再于乳钵中研碎，至成细颗粒时，加入少量水研至无声为度。（《汇编》）

煅珍珠　（1）取净珍珠，置锅中，扣一瓷碗，文火加热，煅至有爆炸声时立即取出，晾凉，水飞或研成极细粉，干燥。（《山东 1975》）

（2）将珍珠置铁锅内，扣一小碗，文火加热，煅至有爆声。（《汇编》）

（3）将珍珠用两层薄纸包起，放锅内煅至外层纸呈焦色，取下放凉取出。（《汇

编》)

制珍珠 (1)豆腐一块,正中挖一洞,将珍珠用细布包好,放洞内,蒸 2 ~ 3 小时,取出,即可研细末用。(《汇编》)

(2)操作同(1),但将豆腐煮 2 小时。(《汇编》)

【成品性状】**珍珠粉** (1)呈细粉状,类白色,无光泽,易附着于手上,手捻无沙粒感。气微,无味。(《山东 2012》)

(2)呈极细粉状,类白色,无光泽,手捻无沙粒感。无臭,无味。(《山东 2002》《山东 1990》)

【性味与归经】甘、咸,寒。归心、肝经。

【功能与主治】安神定惊,明目消翳,解毒生肌,润肤祛斑。用于惊悸失眠,惊风癫痫,目赤翳障,疮疡不敛,皮肤色斑。

【炮制作用】珍珠质地坚硬,不溶于水,所以要水飞成极细粉,才能被人体吸收。同时,做过装饰品的珍珠外有油腻,必须用豆腐煮制,令其洁净。

【用法与用量】0.1 ~ 0.3g,多入丸散用。外用适量。

【贮藏】密闭。

珍珠母

Zhenzhumu

MARGARITIFERA CONCHA

【来源】本品为蚌科动物三角帆蚌 *Hyriopsis cumingii*(Lea)、褶纹冠蚌 *Cristaria plicata*(Leach)或珍珠贝科动物马氏珍珠贝 *Pteria martensii*(Dunker)的贝壳(《中国药典 2020》)。主产于江苏、浙江、湖北、安徽、广东、广西等地。全年均可采收,用碱水煮过,洗净,干燥。以片大、色白、酥松而不碎,有珠光者为佳。

【炮制方法】**珍珠母** (1)去净杂质,洗净,晒干,砸成碎块或碾成粉末。(《山东 2012》《山东 2002》《山东 1990》)

(2)洗净,晒干,串碎。(《山东 1975》)

(3)洗净,碾成粉。(《汇编》)

煅珍珠母 (1)将珍珠母碎块装入耐火容器内,置无烟的炉火中,武火煅烧至显微红时,取出,放凉,砸成碎块或碾成粉末。(《山东 2012》《山东 2002》《山东

1990》）

（2）珍珠母，置红火上，煅至红透，放凉，压碎。（《汇编》）

【成品性状】珍珠母 呈不规则鳞片状碎块或粉末。黄玉白色、淡黄褐色或银灰白色，有光彩，可片片剥离，质硬而重。气微臭，味淡。（《山东2012》《山东2002》《山东1990》）

煅珍珠母 （1）形如珍珠母，青灰色，微显光泽，质酥脆易碎。气微，味微咸。（《山东2012》）

（2）形如珍珠母，青灰色，微显光泽，质酥脆易碎。无臭，味微咸。（《山东2002》《山东1990》）

【性味与归经】咸，寒。归肝、心经。

【功能与主治】平肝潜阳，安神定惊，明目退翳。用于头痛眩晕，惊悸失眠，目赤翳障，视物昏花。

【用法与用量】10～25g，先煎。

【贮藏】置于干燥处，防尘。

珊　瑚

Shanhu

CORALLIUM RUBRUM

【来源】本品为红珊瑚科动物红珊瑚 *Corallium rubrum*（Linnaeus）等多种红珊瑚的石灰质骨骼（《山东2012》）。主产于台湾、广东、福建等地。全年均可用网垂入海底采收。药用多取自制作工艺品的残余碎块。以内外皆红、体重、坚脆而粗壮者为佳。

【炮制方法】（1）去净杂质，洗净，干燥，研成细粉或水飞制成极细粉；或适当粉碎后，置超微粉碎机中，密封，粉碎成超微粉。（《山东2012》《山东2002》）

（2）除去杂质，洗净，干燥，研成细粉或水飞制成极细粉。（《山东1990》）

【成品性状】（1）为淡粉红色的细粉。以舌舔之无沙粒感，质重。气微，味淡。（《山东2012》）

（2）为淡粉红色的细粉。无臭，无味。（《山东2002》《山东1990》）

【性味与归经】甘，平。归心、肝经。

【功能与主治】去翳明目，安神镇惊。用于目生翳障，惊痫、吐衄。

【用法与用量】0.3 ~ 0.6g，冲服。外用适量，水飞或超微粉碎后点眼。

【贮藏】置于阴凉干燥处。

虻 虫

Mengchong

TABANUS

【来源】本品为虻科昆虫复带虻 *Tabanus bivittatus* Matsumura 等的雌虫体（《山东 2002》）。主产于广西、四川、浙江、江苏、河南等地，山东亦有分布。夏秋季捕捉，捕后用沸水烫死，洗净，晒干或阴干。以个大、完整、无杂质者为佳。

【炮制方法】**虻虫** （1）去净杂质及足、翅。（《山东 2002》《山东 1990》）

（2）挑去杂质，去翅，去足。（《汇编》）

炒虻虫 （1）将净虻虫置锅内，文火炒至带火色时，取出，放凉。（《山东 2002》《山东 1990》）

（2）去净足、翅及杂质，按炒黄法微炒，取出，放凉。（《山东 1975》）

（3）取去翅足的虻虫，炒至微带火色。（《汇编》）

米炒虻虫 虻虫，加米少量共炒，至米呈黄色，取出去米。（《汇编》）

酒虻虫 与适量黄酒拌匀，炒干，或炒时喷酒。（《汇编》）

【成品性状】**虻虫** 略呈椭圆形，头部呈黑棕色而有光泽，有凸出的两眼及长形的吸吻；背部黑棕色，有光泽，腹部黄褐色，有横纹节。体轻质脆，易破碎。具腥臭气味。味苦、咸。（《山东 2002》《山东 1990》）

炒虻虫 （1）形如虻虫，表面颜色加深，微有腥臭气味。（《山东 2002》）

（2）形如虻虫，表面色泽加深。（《山东 1990》）

【性味与归经】苦，凉；有毒。归肝经。

【功能与主治】破血通经，逐瘀消癥。用于癥瘕积聚，少腹蓄血，血瘀经闭，扑损瘀血。

【炮制作用】虻虫焙后或米炒，可降低其毒性和腥臭气味，便于粉碎。

【用法与用量】1 ~ 1.5g，研末吞服，每次 0.3g。外用适量，研末敷或调搽患处。

【注意】气血虚者、孕妇及月经期均禁用。

穿山甲

Chuanshanjia

MANIS SQUAMA

【来源】本品为鲮鲤科动物穿山甲 *Manis pentadactyla* Linnaeus 的鳞甲(《山东2002》)。主产于广东、广西、云南、贵州、湖南、浙江、福建、台湾等地。全年均可捕捉，捕获后杀死，剥取甲皮，干燥或置于沸水中烫，待鳞片自行脱落，捞出，洗净，干燥。按大小片分开。以片匀、色青黑、无腥气、不带皮肉者为佳。

【炮制方法】穿山甲 去净杂质及残皮、爪等，筛去灰屑。如整张穿山甲，水泡至皮肉腐烂，甲片脱落时，取出，洗净后，再漂数日，捞出，干燥。(《山东2002》《山东1990》《山东1975》)

炮山甲 (1)将净沙子置锅内，中火加热至翻动时较滑利，有轻松感时，投入大小分档的净穿山甲片，翻炒至鼓起，发泡，边缘向内卷曲，表面呈金黄色时，取出，筛去沙子，放凉。(《山东2002》)

(2)将沙子置锅内，武火加热至翻动时较滑利后，投入大小分档的净穿山甲，翻炒至形体鼓起，呈金黄色时，迅速取出，筛去沙子，放凉。(《山东1990》)

(3)将蛤粉炒热(蛤粉搅动时，呈流水状)倒入大小相似的山甲片，搅拌，烫至全部膨胀，用铁笊篱捞出。(《汇编》)

醋山甲 (1)将净沙子置锅内，中火加热至翻动时较滑利，有轻松感时，投入大小分档的净穿山甲片，翻炒至鼓起，发泡，边缘向内卷曲，表面呈金黄色时，取出，趁热投入醋中浸淬，捞出，干燥。每100kg穿山甲，用米醋30kg。(《山东2002》)

(2)将净沙子置锅内，武火加热至翻动时较滑利，有轻松感时，投入大小分档的净穿山甲片，翻炒至形体鼓起，呈金黄色时，迅速取出，筛去沙子，趁热投入醋中浸淬，捞出，洗净，干燥。(《山东1990》《山东1975》)

(3)将细砂炒热(沙搅动时，呈流水状)倒入大小相似的山甲片，搅拌，烫至全部膨胀，用铁笊篱捞出，趁热倒于醋中5~10秒，取出，晾干。(《汇编》)

油炸山甲 香油烧热，倒入山甲片，炸至膨胀，捞出。(《汇编》)

【成品性状】穿山甲 (1)呈扇面形、三角形或盾形，大小不一，中央较厚，边缘较薄，大小不一，长宽各为 0.7 ~ 5cm。外表面黑褐色或黄褐色，有光泽，宽端有数十条排列整齐的纵纹及数条横线纹；窄端光滑。内表面色浅较滑润，中部有一条弓形的横向棱线，其下方有数条与棱线相平行的细纹。角质，半透明，坚韧而有弹性，不易折断。气微腥，味淡。(《山东 2002》)

（2）呈扇面形、三角形或盾形，大小不一，中央较厚，边缘较薄。外表面青黑色，有纵纹多条，底部边缘有数条横线纹。内表面色浅较滑润，中部有一条弓形的横向棱线。角质，微透明，坚韧有弹性，不易折断。气微腥，味淡。(《山东 1990》)

炮山甲 全体膨胀呈卷曲状，呈金黄色，质酥脆，手掰易碎。腥气减弱，味淡。(《山东 2002》《山东 1990》)

醋山甲 形如炮山甲，金黄色，质酥脆，手掰易碎。腥气减弱，有醋味。(《山东 2002》《山东 1990》)

【性味与归经】 咸，微寒。归肝、胃经。

【功能与主治】 活血消癥，通经下乳，消肿排脓，搜风通络。用于经闭癥瘕，乳汁不通，痈肿疮毒，风湿痹痛，中风瘫痪，麻木拘挛。

【炮制作用】 穿山甲砂炒或砂炒醋淬后质变酥脆，易于粉碎及煎出有效成分，矫正其腥臭之气。炮山甲善于消肿排脓，搜风通络。醋山甲通经下乳力强。

【用法与用量】 5 ~ 10g，一般炮制后用。

【注意】 孕妇慎用。

【贮藏】 置于干燥处。

蚕茧
Canjian
SILK COCOON

【来源】 本品为蚕蛾科昆虫家蚕 *Bombyx mori* L. 的茧壳（《山东 2012》）。全国养蚕地区均产。山东亦有饲养。取蚕茧剪开或置于沸水中烫死后，去蛹，干燥，或取蚕蛾孵化后的蚕壳。以壳色白、干燥、洁净有丝光者为佳。

【炮制方法】蚕茧 取蚕茧，除去杂质及残留的蚕蛹、蚕皮等。(《山东 2012》)

蚕茧炭 取净蚕茧，置煅锅内，锅上盖一小口径的锅，两锅衔接处，先用湿纸堵封，再用盐泥封固，上撒一层细沙，待泥稍干后，扣锅上贴一白纸条，并压一重

物，武火加热至白纸条显焦黄色时，及时离火，待冷却后，取出。(《山东 2012》《山东 2002》《山东 1990》)

【成品性状】蚕茧 呈长椭圆形，有的中部稍缢缩，长 3 ~ 4cm，直径 1.7 ~ 2.1cm。表面白色，有不规则皱纹，并有附着的蚕丝，呈绒毛状。其内壁的丝很有规律。质轻而韧，不易撕裂。微有腥气，味淡。(《山东 2012》)

蚕茧炭 (1) 形如蚕茧，表面黑色，略显光泽，质轻脆，易碎。(《山东 2012》)

(2) 呈椭圆形，网络状，黑色，略显光泽，质轻脆，易碎。(《山东 2002》《山东 1990》)

【性味与归经】甘，温。归脾、膀胱经。

【功能与主治】收涩，止血。用于吐血，衄血，便血，崩漏，小便过多。

【用法与用量】3 ~ 9g。外用适量。

【贮藏】置于干燥处，防压。

蚕 沙

Cansha

FECULAE BOMBYCIS

【来源】本品为蚕蛾科昆虫家蚕 *Bombyx mori* Linnaeus 的干燥粪便(《山东 2012》)。主产于浙江、江苏、四川、河南等地，山东亦有饲养。夏、秋二季收集，去净杂质，晒干。以粒大、色黑、无杂质者为佳。

【炮制方法】蚕沙 (1) 去净泥土及杂质，筛去灰屑。(《山东 2012》《山东 2002》《山东 1990》《山东 1975》)

(2) 簸去尘土等杂质。(《汇编》)

炒蚕沙 微炒至带火色。(《汇编》)

酒炒蚕沙 用适量黄酒拌匀后炒干，或炒时喷酒亦可。(《汇编》)

【成品性状】蚕沙 (1) 呈颗粒状六棱形，长约 3mm。表面黑褐色，粗糙，凹凸不平，有六条明显的纵沟及横向浅沟纹。顶面呈六棱形，两端较平坦。质坚脆，易碎。有微臭。(《山东 2012》《山东 2002》)

(2) 为短圆柱形颗粒，长约 3mm。表面黑褐色，粗糙，凹凸不平，有六条纵向沟槽。顶面呈六棱形，两端较平坦。质坚脆，易碎。有微臭。(《山东 1990》)

【性味与归经】甘、辛，温。归肝、脾经。

【功能与主治】祛风除湿，活血定痛。用于风湿痹痛，关节不遂，皮肤不仁，腰腿冷痛，风疹瘙痒，头风头痛，吐泻腹痛，胸脘痞闷，烦躁不安。

【用法与用量】10～15g。外用适量，煎水洗或研末调敷患处。

【贮藏】置于通风干燥处。

蚕 蛾

Can'e

BOMBYX

【来源】本品为蚕蛾科昆虫家蚕 *Bombyx mori* Linnaeus 的雄性成虫（《山东2012》）。主产于浙江、四川、江苏、湖南等地，山东亦有分布。于夏季取雄性蚕蛾，以沸水烫死，晒干。以干燥、完整、无虫蛀者为佳。

【炮制方法】**蚕蛾** 去净杂质及足、翅。（《山东2012》《山东2002》《山东1990》）

炒蚕蛾 将净蚕蛾置锅内，文火炒至带火色时，取出，放凉。（《山东2012》《山东2002》《山东1990》）

【成品性状】**蚕蛾** （1）略呈椭圆形，呈黄白色至棕色，密被白色鳞片。体长约2cm，头部较小，复眼1对，黑色，半圆形。口器退化，下唇须细小。触角1对，黑色，多已脱落。腹部较狭窄，末端稍尖。质脆，易碎。气微腥。（《山东2012》）

（2）全为雄蛾。全体呈污白色，密被白色鳞片。体长约2cm，翅展约4cm，头部小，复眼1对，黑色，半圆形。口器退化，下唇须细小。触角1对，黑色。胸部有翅2对，前翅较大，近三角形，后翅较小，近圆形。腹部较狭窄，末端稍尖。药材其触角、翅等多已残缺。质脆，易碎。气微腥。（《山东2002》）

（3）雄性呈黑色，全身密被白色鳞片。头较小，前胸节和后胸节吻合，腹部狭窄，末端稍尖。（《山东1990》）

炒蚕蛾 形如蚕蛾，带火色（变色）。（《山东2012》《山东2002》《山东1990》）

【性味与归经】咸，温。归肝、肾经。

【功能与主治】补肝益肾，壮阳涩精，止血，解毒，消肿。用于阳痿，遗精，白浊、血淋，金疮出血，咽喉肿痛，口舌生疮，痈肿疮毒，冻疮，蛇伤。

【用法与用量】3～9g，入丸散用。外用适量，研细末调敷患处。

【贮藏】密闭，置于阴凉干燥处，防蛀。

豹骨

Baogu

OS PARDI

【来源】本品为猫科动物豹 *Panthera pardus* Linnaeus、雪豹 *Panthera uncia* Schreber 或云豹 *Neofeiis nebilosa* Griffith 的骨骼（《山东1990》）。主产于四川、云南、贵州等地。全年均可捕捉，捕获后，剥去皮肉，留下四脚爪上皮毛，再剔净残肉，阴干。以体重、质坚、浅黄色、去净残肉者为佳。

【炮制方法】**豹骨** （1）用水浸泡，除去残存筋肉，洗净，阴干，锯成小段或块。（《山东1990》）

（2）刮净筋肉，洗净，晾干，用时砸碎。（《山东1975》）

（3）水泡1～2天，刀刮去筋肉。（《汇编》）

制豹骨 （1）将净豹骨段或块摆放于铁丝筛上，再置于无烟的炉火上烘烤，烤热后，均匀地涂抹麻油，待麻油渗入豹骨内部后，继续涂油和烘烤，如此反复操作，至豹骨表面呈黄色，质酥脆时，离火，取下，放凉；或将麻油放于锅内，文火加热至沸腾后，投入大小分档的净豹骨段或块，炸至表面呈黄色，质酥脆时，捞出，沥净油，放凉。麻油的用量，以能将豹骨炙酥或炸酥为宜。（《山东1990》）

（2）取净豹骨，投入适量的沸油中，炸至呈黄色时捞出，放凉；或抹油后，置铁丝网上，用无烟炉火烤至酥脆，用时捣碎。（《山东1975》）

（3）豹骨，投入热香油中，炸至呈黄色，取出，除去杂质筋肉。（《汇编》）

（4）豹骨，涂羊酥油，置火上烤，至骨酥为度。（《汇编》）

（5）操作同（1），但用奶酥油涂。（《汇编》）

（6）操作同（1），但用香油涂。（《汇编》）

烫豹骨 将沙土炒热，倒入豹骨，搅拌，烫至黄色，筛去沙。（《汇编》）

醋豹骨 将沙土炒热，倒入豹骨，搅拌，烫至黄色，筛去沙，趁热，倒入醋中淬之。（《汇编》）

酒豹骨 豹骨，炙黄后，趁热投入酒中淬之。（《汇编》）

【成品性状】**豹骨**　为不规则的小段或碎块状，大小不一。淡黄白色，稍显油润。体重，质坚实。碎断面骨腔约占骨粗的1/2，其骨髓形成丝络网状，类白色。气腥。(《山东1990》)

制豹骨　形如豹骨，呈黄色，质酥脆，气微腥。(《山东1990》)

【性味与归经】辛，温。归肝、肾经。

【功能与主治】强筋骨，祛风湿，止痛。用于风寒湿痹，筋骨疼痛，腰膝软弱，四肢痉挛，屈伸不利。

【炮制作用】豹骨砂炒醋淬或油制后，质变酥脆，易于粉碎和煎出有效成分，并可除去腥气，便于服用，增强止痛作用。

【用法与用量】9～18g，用时捣碎。浸酒或入丸、散用。

【贮藏】置于通风干燥处，防蛀。

海　马

Haima

HIPPOCAMPUS

【来源】本品为海龙科动物线纹海马 *Hippocampus kelloggi* Jordan et Snyder、刺海马 *Hippocampus histrix* Kaup、大海马 *Hippocampus kuda* Bleeker、三斑海马 *Hippocampus trimaculatus* Leach 或小海马（海蛆）*Hippocampus japonicas* Kaup 的干燥体(《中国药典2020》)。主产于广东、福建、浙江、山东以及新加坡等地。夏、秋二季捕捞，洗净，晒干；或除去皮膜和内脏，晒干。均以体大、坚实、头尾齐全者为佳。

【炮制方法】**海马**　(1)去净杂质，刷去灰屑。(《山东2002》《山东1990》)

(2)去净杂质，刷去灰屑，剪碎。(《山东1975》)

(3)剪碎或捣碎用。(《汇编》)

烫海马　将细沙土炒热，倒入海马，搅炒至微胀，筛去沙，放凉，压面。(《汇编》)

炒海马　炒至微黄色，压面。(《汇编》)

烘海马　在烘箱内烘过，压面。(《汇编》)

酒海马　涂酒炙黄后压面。(《汇编》)

【**成品性状**】**海马** 线纹海马扁长形而弯曲，体长约30cm。表面黄白色。头略似马头，有冠状突起，具管状长吻，口小，无牙，两眼深陷。躯干部七棱形，尾部四棱形，渐细卷曲，体上有瓦楞形的节纹并具短棘。体轻，骨质，坚硬。气微腥，味微咸。刺海马体长15～20cm。头部及体上环间的棘细而尖。大海马体长20～30cm。黑褐色。三斑海马体侧背部第1、4、7节的短棘基部各有1黑斑。小海马（海蛆）体形小，长7～10cm。黑褐色。节纹及短棘均细小。(《山东2002》《山东1990》)

【**性味与归经**】甘、咸，温。归肝、肾经。

【**功能与主治**】温肾壮阳，散结消肿。用于阳痿，遗尿，肾虚作喘，癥瘕积聚，跌扑损伤；外治痈肿疔疮。

【**用法与用量**】3～9g。外用适量，研末敷患处。

【**贮藏**】置于阴凉干燥处，防蛀。

【备注】孕妇慎用。

海 龙

Hailong

SYNGNATHUS

【**来源**】本品为海龙科动物刁海龙 *Solenognathus hardwickii*（Gray）、拟海龙 *Syngnathoides biaculeatus*（Bloch）或尖海龙 *Syngnathusa cus* Linnaeus 的干燥体(《中国药典2020》)。主产于广东、浙江、福建、山东、台湾，亦有进口。多于夏、秋二季捕捞，刁海龙、拟海龙除去内膜及内脏，洗净，晒干；尖海龙直接洗净，晒干。均以体长，头尾齐全者为佳。

【**炮制方法**】**海龙** （1）去净杂质，筛去灰屑。(《山东2002》《山东1990》)

（2）去净杂质，筛去灰屑，剪碎。(《山东1975》)

（3）剪碎或捣碎用。(《汇编》)

烫海龙 将细沙土炒热，倒入海龙，搅炒至微胀，筛去沙，放凉，压面。(《汇编》)

炒海龙 炒至微黄色，压面。(《汇编》)

烘海龙 在烘箱内，烘过压面。(《汇编》)

酒海龙 涂酒炙黄后压面。(《汇编》)

【**成品性状**】**海龙** 刁海龙体狭长侧扁，全长 30 ~ 50cm。表面黄白色或灰褐色。头部具管状长吻，口小，无牙，两眼圆而深陷，头部与体轴略成钝角。躯干部宽 3cm，五棱形，尾部前方六棱形、后方渐细，四棱形，尾端卷曲。背棱两侧各有 1 列灰黑色斑点状色带。全体被以具花纹的骨环及细横纹，各骨环内有突起粒状棘。胸鳍短宽，背鳍较长，有的不明显，无尾鳍。骨质，坚硬。气微腥，味微咸。拟海龙体长平扁，躯干部略呈四棱形，全长 20 ~ 22cm。表面灰黄色。头部常与体轴成一直线。尖海龙体细长，呈鞭状，全长 10 ~ 30cm，未去皮膜。表面黄褐色。有的腹面可见育儿囊，有尾鳍。质较脆弱，易撕裂。(《山东 2002》《山东 1990》)

【**性味与归经**】甘、咸，温。归肝、肾经。

【**功能与主治**】温肾壮阳，散结消肿。用于肾阳不足，阳痿遗精，癥瘕积聚，瘰疬痰核，跌扑损伤；外治痈肿疔疮。

【**用法与用量**】3 ~ 9g。外用适量，研末敷患处。

【**注意**】孕妇慎用。

【**贮藏**】置于阴凉干燥处，防蛀。

海狗肾

Haigoushen

CALLORHINI TESTIS ET PENIS

【**来源**】本品为海狮科动物海狗 *Callorhimus ursinus* Linnaeus 或海豹科动物斑海豹 *Phoca largha* Pallas、点斑海豹 *Phoca vitulina* Linnaeus 的干燥雄性外生殖器(《山东 2012》)。主产于加拿大、夏威夷群岛等地，我国山东、辽宁有小量生产。春季捕捉雄兽，割取生殖器(阴茎及睾丸)，置于阴凉处风干。以形粗长、质油润、半透明、有光泽、无腥臭者为佳。

【**炮制方法**】**海狗肾** 取海狗肾，除去杂质，洗净，用文火烤软，或置蒸笼内，蒸软，切厚片，干燥。(《山东 2012》《山东 2002》《山东 1990》)

烫海狗肾 将滑石粉置锅内，中火加热至翻动灵活，投入净海狗肾，翻炒至表面呈深黄色，形体鼓起时取出，筛去滑石粉，放凉。滑石粉用量，以烫炒时，能将海狗肾片全部掩埋，并剩余部分为宜。(《山东 2012》《山东 2002》《山东 1990》)

【成品性状】海狗肾 （1）呈类圆形或不规则的厚片，半透明，表面黄色或黄棕色，杂有褐色斑块，中间有裂隙。质坚韧，气微腥，味微咸。(《山东 2012》)

（2）类圆形或不规则的厚片，表面黄色或黄棕色，中间有裂隙，质坚韧。气腥，味微咸。(《山东 2002》《山东 1990》)

烫海狗肾 （1）形如海狗肾片，表面焦黄色，形体鼓起。质酥脆，味微咸。(《山东 2012》)

（2）形如海狗肾，深黄色，形体鼓起。气腥，味微咸。(《山东 2002》《山东 1990》)

【性味与归经】 咸，热。归肝、肾经。

【功能与主治】 暖肾壮阳，益精补髓。用于虚损劳伤，阳痿精衰，腰膝痿弱。

【用法与用量】 5～15g，或入丸、散。

【贮藏】 置于阴凉干燥处，防蛀、防走油。

海　胆

Haidan

HIMICETROTUS

【来源】 本品为刻肋海胆科动物细雕刻肋海胆 *Temnopleurus toreumaticus*（Leske）的干燥石灰质骨壳（《山东 2002》）。主产于山东、河北等地。全年均可捕捞，用沸水烫死，除去肉，刮去棘刺，洗净，干燥。

【炮制方法】 去净残肉、棘刺及杂质，用清水洗净，干燥。(《山东 2002》《山东 1990》《山东 1975》)

【成品性状】（1）全体呈中空半球形。较扁平的一面为黄棕色，中央有圆形口孔，围口部略向内凹下，口内边缘着生 5 个 U 形互相连接的薄片状齿。背面棕色，隆起，其中有一个十角星状的孔。质坚硬而轻，不易折断，断面呈淡蓝色。气微，味微咸。(《山东 2002》)

（2）体呈高圆锥形，直径通常 4cm，大棘扁平，在黄褐或灰褐色的底子上，带有红紫色的横斑，有时亦可见到白色者。围肛部具眼板、生殖板各 5 个；间步带和步带各 5 个，互相间隔，步带板的水平缝合线呈三角形凹痕。赤道部各部带板有大疣、中疣各 1 个，小疣多数。各间步带板有 3 个大疣，及多数中疣、小疣。间步带管足孔 6

行，宽度比步带板小。质坚硬而轻，碎断面呈淡蓝色。气微，味辛。(《山东 1990》)

【性味与归经】咸，平；有小毒。归肝、肾、胃经。

【功能与主治】软坚化痰。用于瘰疬痰核。

【用法与用量】3 ~ 6g，用时捣碎。

【贮藏】置于阴凉干燥处。

海螵蛸

Haipiaoxiao

SEPIAE ENDOCONCHA

【来源】本品为乌贼科动物无针乌贼 *Sepiella maindroni* de Rochebrune 或金乌贼 *Sepia esculenta* Hoyle 的干燥内壳(《中国药典 2020》)。我国沿海地区均产。收集乌贼鱼的骨状内壳，洗净，干燥。以干燥、体大、色白、完整、洁净者为佳。

【炮制方法】海螵蛸 （1）去净杂质，用清水漂洗至无明显咸味，干燥，去硬壳，砸成碎块。(《山东 2002》)

（2）除去杂质，漂洗至无明显咸味，干燥，砸成碎块。(《山东 1990》)

（3）漂洗、刷净泥土及杂质，剁成小块。(《山东 1975》)

（4）用刀刮去外硬壳。(《汇编》)

（5）去壳海螵蛸，捣碎或研面。(《汇编》)

炒海螵蛸 （1）取净海螵蛸块置锅内，文火加热炒至微黄色时，取出，放凉。(《山东 2002》《山东 1990》《山东 1975》)

（2）去壳海螵蛸，炒至黄色。(《汇编》)

海螵蛸炭 海螵蛸，炒至黑黄色。(《汇编》)

【成品性状】海螵蛸 （1）多为不规则形或类方形小块，类白色或微黄色。体轻，质松，易折断。碎断面粉质，显疏松层纹，具吸水性。气微腥，味微咸。为不规则的小块，灰白色。体轻，质松，易折断。碎断面粉质，显疏松层纹。气微腥，味微咸。(《山东 2002》)

（2）为不规则的小块，灰白色。体轻，质松，易折断。碎断面粉质，显疏松层纹。气微腥，味微咸。(《山东 1990》)

炒海螵蛸 （1）形如海螵蛸，显微黄色，略有焦斑。(《山东 2002》)

（2）形如海螵蛸，显微黄色。(《山东 1990》)

【性味与归经】咸、涩，温。归脾、肾经。

【功能与主治】收敛止血，涩精止带，制酸止痛，收湿敛疮。用于吐血衄血，崩漏便血，遗精滑精，赤白带下，胃痛吞酸；外治损伤出血，湿疹湿疮，溃疡不敛。

【炮制作用】海螵蛸炒后敛湿作用增强，温涩作用也略胜于生品。

【用法与用量】5～10g。外用适量，研末敷患处。

【贮藏】置于干燥处。

桑螵蛸

Sangpiaoxiao

MANTIDIS OÖTHECA

【来源】本品为螳螂科昆虫大刀螂 *Tenodera sinensis* Saussure、小刀螂 *Statilia maculata*（Thunberg）或巨斧螳螂 *Hierodula patellifera*（Serville）的干燥卵鞘（《中国药典 2020》）。以上三种分别习称“团螵蛸”“长螵蛸”及“黑螵蛸”。全国大部分地区均有生产。深秋至次春收集，除去杂质，蒸至虫卵死后，干燥。以干燥、完整、幼虫未出、色黄、体轻而带韧性、无杂质者为佳。

【炮制方法】**桑螵蛸** （1）去净杂质，筛去泥沙，置笼内，加热蒸 1 小时，取出，干燥。(《山东 2002》)

（2）去净杂质，筛去泥沙，或置笼内，加热蒸 1 小时，或用手挤卵不冒白浆时，取出，干燥。(《山东 1990》)

（3）去净杂质，筛去泥沙。(《山东 1975》)

（4）拣去枝，用粗糙物磨去泥沙。(《汇编》)

（5）洗净，切片。(《汇编》)

炒桑螵蛸 （1）将净桑螵蛸置锅内，文火炒至棕黄色，带焦斑时，取出，放凉。(《山东 2002》)

（2）将净桑螵蛸置锅内，文火炒至带焦斑时，取出，放凉。(《山东 1990》)

（3）炒至黄。(《汇编》)

盐桑螵蛸 （1）将净桑螵蛸用食盐水拌匀，闷润至盐水被吸尽，置锅内，文火炒至有香气逸出时，取出，放凉。每 100kg 桑螵蛸，用食盐 2kg。(《山东 2002》)

（2）将净桑螵蛸用食盐水拌匀，闷润，置锅内，文火炒至带焦斑时，取出，放凉。每 100kg 桑螵蛸，用食盐 2kg。(《山东 1990》《山东 1975》)

（3）桑螵蛸每斤用盐 1 两，将盐用水化开，拌匀，炒干。(《汇编》)

蒸桑螵蛸 笼内蒸 1 ~ 2 小时，蒸死虫卵。(《汇编》)

烫桑螵蛸 压面用时，用热沙土炒至黄，去沙土，压面用。(《汇编》)

煨桑螵蛸 用面皮包起，烤至面皮焦黄，取出去面皮。(《汇编》)

【成品性状】桑螵蛸 团螵蛸略呈圆柱形或半圆形，由多层膜状薄层叠成，长 2.5 ~ 4cm，宽 2 ~ 3cm。表面浅黄褐色，上面带状隆起不明显，底面平坦或有凹沟。体轻，质松而韧。横断面可见外层为海绵状，内层为许多放射状排列的小室，室内各有一细小椭圆形卵，深棕色，有光泽。气微腥，味淡或微咸。长螵蛸略呈长条形，一端较细，长 2.5 ~ 5cm，宽 1 ~ 1.5cm。表面灰黄色，上面带状隆起明显，带的两侧各有一条暗棕色的浅沟及斜向纹理。质硬而脆。黑螵蛸略呈平行四边形，长 2 ~ 4cm，宽 1.5 ~ 2cm。表面灰褐色，上面带状隆起明显，两侧有斜向纹理，近尾端微向上翘，质硬而韧。(《山东 2002》《山东 1990》)

炒桑螵蛸 形如桑螵蛸，色泽加深，带焦斑。(《山东 2002》《山东 1990》)

盐桑螵蛸 形如桑螵蛸，色泽加深，味微咸。(《山东 2002》《山东 1990》)

【性味与归经】甘、咸，平。归肝、肾经。

【功能与主治】固精缩尿，补肾助阳。用于遗精滑精，遗尿尿频，小便白浊。

【炮制作用】生桑螵蛸令人泄泻，蒸后可消除致泻的不良反应，同时经过蒸制，又可杀死虫卵，有利于保存药效。盐制可引药下行入肾，增强益肾固精、缩尿止遗的作用。

【用法与用量】5 ~ 10g。

【贮藏】置于通风干燥处，防蛀。

黄羊角

Huangyangjiao

MONGOLIAN GAZELLE HORN

【来源】本品为牛科动物黄羊 *Procapra gutturosa* Pallas 的角（《山东 2002》）。主产于内蒙古、甘肃、宁夏、陕西、山西、黑龙江等地。全年均可捕捉，捕捉后锯取其角，晒干。

【炮制方法】(1)除去骨塞，用温水浸泡，捞出，刨成极薄片，干燥；或除去骨塞，锉碎，研成细粉，或置超微粉碎机中，密封，粉碎成超微粉。(《山东2002》)

(2)除去骨塞，用温水浸泡，捞出，刨成极薄片，或除去骨塞，锉碎，研成细粉。(《山东1990》)

【成品性状】呈薄片状或粉末状，灰黑色或棕褐色，片面卷曲，质硬。气微，味淡。(《山东2002》《山东1990》)

【性味与归经】咸，寒。归肝经。

【功能与主治】清热解毒，平肝息风，镇静安神，醒脑开窍。用于痫证，中风，小儿惊风，肝火炽盛，湿热病。

【用法与用量】10～20g，或研末冲服。

【贮藏】置于阴凉干燥处，防蛀。

蛇　蜕

Shetui

SERPENTIS PERIOSTRACUM

【来源】本品为游蛇科动物黑眉锦蛇 *Elaphe taeniura* Cope、锦蛇 *Elaphe carinata* (Guenther)或乌梢蛇 *Zaocys dhumnades* (Cantor)等蜕下的干燥表皮膜(《中国药典2020》)。主产于浙江、广西、四川、江苏、福建等地，山东亦有分布。春末夏初或冬初采集，除去泥沙，干燥。以色白、皮细、条长、粗大、整齐不破、具光泽、无杂质者为佳。

【炮制方法】**蛇蜕**　(1)去净杂质，用清水洗净，干燥，切或剪成小段。(《山东2012》《山东2002》)

(2)去净杂质，切或剪成小段。(《山东1990》《山东1975》)

(3)挑去杂质，罗去土。(《汇编》)

(4)洗净，晾干。(《汇编》)

酒蛇蜕　(1)将净蛇蜕段用黄酒拌匀，闷润至黄酒被吸尽，置锅内，文火炒至微干，取出，放凉。每100kg蛇蜕段，用黄酒15kg(《山东2012》《山东2002》《山东1990》《山东1975》)

（2）蛇蜕，用适量黄酒拌匀，炒干。（《汇编》）

炒蛇蜕 蛇蜕，微炒至有黄色。（《汇编》）

麸炒蛇蜕 将锅烧热，撒入麸，立即生烟，倒入蛇蜕，拌炒至蛇蜕熏为黄色。（《汇编》）

蜜蛇蜕 每斤蛇蜕用蜜 2 两，先将蜜在锅内用少量水化开，倒入药，拌炒至均匀有蜜不黏手为度。（《汇编》）

焙蛇蜕 蛇蜕，慢火焙黄用。（《汇编》）

【**成品性状**】**蛇蜕** 为圆筒形小段，多压扁而皱缩，背部银灰色或淡灰棕色，有光泽，具菱形或椭圆形鳞迹，鳞迹衔接处呈白色，略抽皱或凹下；腹部乳白色或略显黄色，鳞迹长方形，呈覆瓦状排列。体轻，质微韧，手捏有润滑感，略有弹性，轻轻搓揉，沙沙作响。气微腥，味淡或微咸。（《山东 2012》《山东 2002》《山东 1990》）

酒蛇蜕 形如蛇蜕段，微呈黄色，具有酒气。（《山东 2012》《山东 2002》《山东 1990》）

【**性味与归经**】咸、甘，平。归肝经。

【**功能与主治**】祛风，定惊，退翳，解毒。用于小儿惊风，抽搐痉挛，翳障，喉痹，疔肿，皮肤瘙痒。

【**炮制作用**】蛇蜕酒炙后可增强祛风定惊、退翳疗效，并能减少腥气，利于服用和粉碎。

【**用法与用量**】2 ~ 3g。研末吞服 0.3 ~ 0.6g。

【**贮藏**】置于干燥处，防蛀。

象 牙

Xiangya

IVORY

【**来源**】本品为象科动物亚洲象 *Elephas maximus* Linnaeus. 或非洲象 *Elephas africanus* Blumenbach 的门齿或门齿碎屑（《山东 1990》）。亚洲象主产于我国云南西双版纳及印度、印度尼西亚等地；非洲象主产于非洲。全年均可捕猎。杀死后取下门齿，多取自雕刻象牙时剩下的碎料供药用。以外面浅赤色、内面银白色、显油性者为佳。

【炮制方法】（1）去净杂质。(《山东 1990》)

（2）去净杂质，用时研成细粉。(《山东 1975》)

【成品性状】多呈不规则的碎屑状，表面浅赤色或黄色，并有纵行的浅沟纹，内表面银白色。无臭，味淡。(《山东 1990》)

【性味与归经】甘，寒。归心、肾经。

【功能与主治】清热镇惊，解毒生肌。用于痫病惊悸，骨蒸痰热，痈肿疮毒，痔漏。

【用法与用量】0.5 ~ 1g，用时锉粉冲服或入丸散用。外用适量，研细末敷患处。

【贮藏】置于阴凉干燥处。

象 皮

Xiangpi

CORIUM ELEPHATIS

【来源】本品为象科动物亚洲象 *Elephas maximus* Linnaeus. 或非洲象 *Elephas africanus* Blumenbach 去毛后的干燥皮（《山东 1990》）。亚洲象主产于我国云南西双版纳及印度、印度尼西亚等地；非洲象主产于非洲。全年均可猎捕。杀死后剥取象皮，除去筋膜油脂，洗净，切成块，干燥。以干燥、片大、皮厚者为佳。

【炮制方法】象皮　（1）去净杂质，用水浸泡 6 ~ 7 成透，捞出，润透，切成薄片，干燥；或用文火烘烤至软，趁热切成薄片。(《山东 1990》)

（2）去净杂质，用水浸泡 6 ~ 7 成透，捞出，润透，切厚片，干燥。(《山东 1975》)

（3）用火烤软，趁热切 2 厘片。(《汇编》)

（4）操作同（3），烤前先泡 1 天。(《汇编》)

（5）用水润透或埋于湿土中润透，切片。(《汇编》)

（6）蒸透，切片。(《汇编》)

烫象皮　（1）将滑石粉置锅内，中火加热至翻动呈灵活状态后，投入净象皮片，翻炒至形体鼓起，呈深黄色时，取出，筛去滑石粉，放凉。滑石粉用量，以烫炒时，能将象皮片掩埋，并剩余部分为宜。(《山东 1990》《山东 1975》)

（2）将砂炒热，投入象皮，搅拌，烫至膨胀如球、呈黄白色，取出，筛去沙，

压面用。(《汇编》)

(3)操作同(2),但用滑石粉。(《汇编》)

(4)操作同(2),但用蛤粉。(《汇编》)

【成品性状】象皮 呈长方形的薄片,片面黄白色,半透明,周边灰褐色,质坚韧。气稍腥,味微咸。(《山东 1990》)

烫象皮 呈卷曲片状,深黄色,形体鼓胀,质酥脆,气微香。(《山东 1990》)

【性味与归经】甘、咸,温。归膀胱、脾经。

【功能与主治】止血,生肌敛疮。用于金疮,溃疡久不收口。

【用法与用量】外用适量,熬膏或研细末调敷患处。

【注意】烫象皮温度不能太高,防止烫焦。

【贮藏】置于通风干燥处,防蛀、防尘。

鹿 角

Lujiao

CERVI CORNU

【来源】本品为鹿科动物马鹿 *Cervus elaphus* Linnaeus 或梅花鹿 *Cervus nippon* Temminck 已骨化的角或锯茸后翌年春季脱落的角基(《中国药典 2020》)。主产于吉林、辽宁、黑龙江、河北、内蒙古、新疆、青海等地,山东亦有饲养。脱角多在春季拾取;锯角一般在冬季或早春,将鹿角自基部锯下,风干。马鹿角以粗壮、坚实、无枯朽者为佳;梅花鹿角以质坚、全体有骨钉、具光泽者为佳。

【炮制方法】(1)将鹿角洗净,锯成长段,置温水中浸泡,捞出,趁热镑成薄片,干燥;或锯成小段后,锉成细粉,或将薄片研成细粉。(《山东 2012》《山东 2002》《山东 1990》)

(2)取鹿角锯成长段,置热水中浸泡,捞出,趁热切厚片,干燥;或锯成小段,劈开。用时捣碎。(《山东 1975》)

(3)鹿角先锯成 2 寸段,再劈成碎块用。(《汇编》)

(4)鹿角,捣碎用。(《汇编》)

(5)取鹿角,半尺段,自断面灌入黄酒,蒸 2 小时后,趁热切 3 厘片。(《汇编》)

(6)火烤,趁热,切片。(《汇编》)

（7）热水浸泡，镑成薄片。（《汇编》）

【成品性状】（1）呈薄片状或粉末状。鹿角片为圆形或椭圆形，卷曲或平坦，片面棕黄色或灰褐色，中部有蜂窝状小孔，周边白色或灰白色，质细密。体轻，质脆。鹿角粉呈淡黄色或棕黄色。无臭，味微咸。（《山东 2012》）

（2）呈薄片状或粉末状。鹿角片为圆形或椭圆形，卷曲或平坦，片面灰色或灰褐色，中部有蜂窝状小孔，周边白色或灰白色，质细密。体轻，质脆。鹿角粉呈白色或灰白色。无臭，味微咸。（《山东 2002》《山东 1990》）

【性味与归经】咸，温。归肾、肝经。

【功能与主治】温肾阳，强筋骨，行血消肿。用于肾阳不足，阳痿遗精，腰脊冷痛，阴疽疮疡，乳痈初起，瘀血肿痛。

【用法与用量】6 ~ 15g。

【贮藏】置于干燥处。

鹿角霜

Lujiaoshuang

CERVI CORNU DEGELATINATUM

【来源】本品为鹿角去胶质的角块（《中国药典 2020》）。主产于吉林、辽宁、黑龙江、北京、山东等地。春、秋二季生产，将骨化角熬去胶质，取出角块，干燥。以块整齐、色灰白、不糟朽者为佳。

【炮制方法】（1）取鹿角霜，除去杂质，捣碎。（《山东 2012》）

（2）去净杂质，串碎或捣碎。（《山东 2002》《山东 1990》《山东 1975》）

【成品性状】（1）呈不规则的碎块或颗粒，大小不一。表面灰白色，显粉性，常具纵棱，偶见灰色或灰棕色斑点。体轻，质酥。碎断面外层较致密，白色或灰白色，内层有蜂窝状小孔，灰褐色或灰黄色，有吸湿性。气微，味淡，嚼之有黏牙感。（《山东 2012》）

（2）呈不规则的碎块或颗粒，大小不一。体轻，质酥。鹿角霜外层碎块较致密，白色或灰白色，内层碎块有蜂窝状小孔，灰黄色或灰褐色，有吸湿性。气微，味淡，嚼之有黏舌感。（《山东 2002》《山东 1990》）

【性味与归经】咸、涩，温。归肝、肾经。

【功能与主治】温肾助阳，收敛止血。用于脾肾阳虚，白带过多，遗尿尿频，崩漏下血，疮疡不敛。

【用法与用量】9～15g，先煎。

【贮藏】置于干燥处。

鹿　尾

Luwei

CERVI CAUDA

【来源】本品为鹿科动物梅花鹿 *Cervus nippon* Temminck 或马鹿 *Cervus elaphus* Linnaeus 的干燥尾巴（《山东 2012》）。主产于吉林、辽宁、黑龙江、河北、内蒙古、新疆、青海等地，山东亦有饲养。全年均可捕杀，将尾割下，干燥。以干燥、完整、粗大者为佳。

【炮制方法】**鹿尾**　用无烟火燎去毛茸，刷干净后，剁成小碎块。（《山东 2012》《山东 2002》《山东 1990》《山东 1975》）

酒鹿尾　将净鹿尾碎块用黄酒拌匀，闷润至黄酒被吸尽，置笼屉内，加热蒸透，取出，干燥。每 100kg 鹿尾块，用黄酒 20kg。（《山东 2012》《山东 2002》《山东 1990》《山东 1975》）

【成品性状】**鹿尾**　（1）呈不规则的碎块状，大小不一，无毛。表面紫红色至紫黑色，或青黑色，平滑有光泽。质坚硬，碎断面不整齐。气微腥。（《山东 2012》）

（2）呈不规则的碎块状，大小不一，无毛。紫红色至紫黑色，或青黑色。质坚硬，碎断面不整齐。有的块有尾椎骨或皮残留。气微腥。（《山东 2002》《山东 1990》）

酒鹿尾　形如鹿尾，色略加深，略有酒气。（《山东 2012》《山东 2002》《山东 1990》）

【性味与归经】甘、咸，温。归肾经。

【功能与主治】温肾益精。用于肾阳不足，腰背疼痛，遗精滑精，头昏耳鸣。

【用法与用量】9～15g。

【贮藏】密闭，置于阴凉干燥处，防蛀。

鹿 茸

Lurong

CERVI CORNU PANTOTRICHUM

【来源】本品为鹿科动物梅花鹿 *Cervus nippon* Temminck 或马鹿 *Cervus elaphus* Linnaeus 的雄鹿未骨化密生茸毛的幼角（《中国药典 2020》）。前者习称“花鹿茸”，后者习称“马鹿茸”。主产于吉林、辽宁、黑龙江、河北、内蒙古、新疆、青海等地，山东亦有饲养。夏、秋二季锯取鹿茸，经加工后，阴干或烘干。以粗大、挺圆、顶端丰满、质嫩、毛细、油润光亮者为佳。

【炮制方法】鹿茸片 （1）取鹿茸，燎去茸毛，刮净，以布带紧绕茸体，自锯口面小孔灌入热白酒，灌满至润透，稍蒸，趁热横切薄片，压平，阴干或低温烘干。（《山东 2012》）

（2）将鹿茸以布带缠绕，自锯口面小孔不断灌入热白酒，灌满至润透，稍蒸，趁热横切薄片，置平底盘内，压平，阴干或低温烘干。（《山东 2002》《山东 1990》）

（3）取净鹿茸，以布带缠绕，自底部孔内不断灌入热酒，灌至润透为度（质老者，可放笼屉内蒸透），切片压平，阴干。同时燎去毛。（《山东 1975》）

（4）鹿茸，自断口灌入黄酒，用布带缠紧浸透后，上笼蒸透，切片。（《汇编》）

（5）鹿茸，用细白线扎紧，放瓷盘内，加入黄酒，将鹿茸浸半个为宜，笼内蒸 3 ~ 4 小时，趁热切片。（《汇编》）

（6）鹿茸，用布带勒紧，断口向上吊起，每日灌以黄酒或热黄酒，至润透为度，切 1 ~ 2 厘片。（《汇编》）

（7）鹿茸，用黄酒涂潮、用黄酒润湿的布包起，在火上翻烤，布干再涂酒，5 ~ 6 次，至软即切 1 分片。（《汇编》）

（8）将鹿茸，自端口灌黄酒（热的）装罐内盖严，冬季可置炉火旁，每数小时灌酒一次，至润透为度，切 6 厘片。（《汇编》）

（9）鹿茸，火烤软，切片。（《汇编》）

（10）鹿茸，用乳酥油涂烤，切片。（《汇编》）

（11）鹿茸，蒸透，切片。（《汇编》）

（12）鹿茸，用刀刮去毛，或火燎去毛。（《汇编》

鹿茸粉 （1）将干燥的鹿茸片，碾成细粉；或取鹿茸燎去茸毛，刮净毛茬，劈成碎块，碾成细粉；或低湿条件下，以超微粉碎后用。(《山东 2012》《山东 2002》)

（2）将干燥的鹿茸片，碾成细粉；或取鹿茸燎去茸毛，刮净毛茬，劈成碎块，碾成细粉。(《山东 1990》)

（3）取燎去毛、刮去毛茬的鹿茸或鹿茸片，磨成细粉。(《山东 1975》)

【成品性状】**鹿茸片** （1）鹿茸角尖部习称“血片”“蜡片”，中上部习称“粉片”，下部习称“老脚片”。梅花鹿茸血片、蜡片为圆形薄片，切面浅棕色或浅黄色，半透明，微显光泽，外皮无骨质。外表面粗糙，红棕或棕色，质坚韧；粉片、老脚片为圆形或类圆形薄片；切面粉白色或棕色，质坚脆。气微腥，味微咸。马鹿茸血片、蜡片为圆形薄片，表面灰黑色，质坚韧；粉片、老脚片为圆形或类圆形薄片，切面灰黑色，中央米黄色，有细蜂窝状小孔，外皮较厚，无骨质或略具骨质，外表面灰黑色，质坚脆。气微腥，味微咸。(《山东 2012》)

（2）花鹿茸角尖部习称“血片”“蜡片”，为圆形薄片，表面浅棕色或浅黄白色，半透明，微显光泽，外皮无骨质。周边粗糙，红棕或棕色，质坚韧。气微腥，味微咸。中上部习称“粉片”，下部习称“老脚片”，为圆形或类圆形厚片。表面粉白色或浅棕色，中间有蜂窝状细孔，外皮无骨质或略具骨质。周边粗糙，红棕色或棕色，质坚脆。气微腥，味微咸。马鹿茸血片、蜡片为圆形薄片、表面灰黑色，质坚韧。气微腥，味微咸。粉片、老脚片为圆形或类圆形厚片，表面灰黑色，中央米黄色，有蜂窝状小孔，外皮较厚，无骨质或略具骨质，周边灰黑色，质坚脆。气微腥，味微咸。(《山东 2002》《山东 1990》)

鹿茸粉 （1）梅花鹿茸粉为灰白色或米黄色粉末，气微腥，味微咸。马鹿茸粉为米黄色或灰黑色粉末，气微腥。(《山东 2012》《山东 2002》)

（2）为灰白色或米黄色粉末，气微腥，味微咸。(《山东 1990》)

【性味与归经】甘、咸，温。归肾、肝经。

【功能与主治】壮肾阳，益精血，强筋骨，调冲任，托疮毒。用于肾阳不足，精血亏虚，阳痿滑精，宫冷不孕，羸瘦，神疲，畏寒，眩晕，耳鸣，耳聋，腰脊冷痛，筋骨痿软，崩漏带下，阴疽不敛。

【用法与用量】1～2g，研末冲服。

【贮藏】置于阴凉干燥处，密闭，防蛀。

鹿 胎

Lutai

CERVI FETUS

【来源】本品为鹿科动物梅花鹿 *Cervus nippon* Temminck 或马鹿 *Cervus elaphus* Linnaeus 的胎兽及胎盘(《山东 2012》)。主产于吉林、辽宁、河北、内蒙古、新疆、青海等地，山东亦有饲养。将妊娠母鹿剖腹，取出胎兽及胎盘或流产的胎兽，以及初生胎未经哺乳或死产的鹿仔。先用水洗净，剔除胎毛，然后放入锅内加水 15kg 用火焙干；或先用酒浸 2 ~ 3 天后，再直接用火烤干。以幼小、无毛、胎胞完整、无臭味者为佳。

【炮制方法】**鹿胎粉** 将鹿胎去净杂质，砍成碎块，摆放于铁丝筛上，再置无烟的炉火上烘烤，烤热后，均匀地涂抹酥油（或麻油），待油渗入鹿胎块内部后，继续涂油和烘烤，如此反复操作，至显黄色，质酥脆时，离火，取下，放凉，碾成粉末。(《山东 2012》《山东 2002》《山东 1990》)

【成品性状】**鹿胎粉** （1）为黄棕色或褐红色的粉末。气微腥。(《山东 2012》)

（2）呈粉末状，褐红色，气微腥。(《山东 2002》《山东 1990》)

【性味与归经】甘、咸，温。归肝、肾、心经。

【功能与主治】温肾壮阳，补虚生精，调经止血。用于虚损劳瘵，精血不足，崩漏带下，月经不调，久不生育。

【用法与用量】6 ~ 15g，多入丸散用。

【贮藏】贮于干燥容器内，密闭，置于阴凉干燥处，防蛀。

鹿 筋

Lujin

CERVI LI GANENTUM

【来源】本品为鹿科动物梅花鹿 *Cervus nippon* Temminck 或马鹿 *Cervus elaphus* Linnaeus 的四肢肌腱(《山东 2012》)。主产于吉林、辽宁、黑龙江、河北、内蒙古、新疆、青海等地，山东亦有饲养。全年均可捕杀，将鹿四肢割下，抽出鹿筋，保留蹄部，洗净，阴干。以干燥、条长、粗大、色金黄、有光泽者为佳。

【炮制方法】鹿筋 （1）去净杂质及蹄甲，温水浸2小时，洗净，取出，文火烘烤至软，趁热切成薄片，干燥。(《山东2012》)

（2）除去灰屑及蹄甲，用温水略洗，文火烘烤至软，趁热切成薄片，干燥。(《山东2002》《山东1990》)

（3）去净灰屑，用温水浸泡2小时，洗净，捞出，润软，去蹄后切片，干燥。(《山东1975》)

烫鹿筋 将滑石粉置锅内，中火加热至翻动呈灵活状态后，投入净鹿筋片，翻炒至形体鼓起，呈深黄色时，迅即取出，筛去滑石粉，放凉。滑石粉用量，以烫炒时，能将鹿筋片全部掩埋，并剩余部分为宜。(《山东2012》《山东2002》《山东1990》《山东1975》)

【成品性状】鹿筋 为不规则的薄片状，金黄色或棕黄色，有光泽而透明，质坚韧，气微腥。(《山东2012》《山东2002》《山东1990》)

烫鹿筋 形如鹿筋，形体鼓起，色泽加深，气微香。(《山东2012》《山东2002》《山东1990》)

【性味与归经】淡、咸，温。归肝、肾经。

【功能与主治】补肝肾，强筋骨，祛风湿。用于肝肾亏虚，劳伤虚损，风湿痹痛，手足无力及转筋。

【用法与用量】5～9g。

【贮藏】密闭，置于通风干燥处，防蛀。

鹿 鞭

Lubian

CERVI PENIS ET TESTIS

【来源】本品为鹿科动物梅花鹿 *Cervus nippon* Temminck 或马鹿 *Cervus elaphus* Linnaeus 雄性的带有睾丸的干燥阴茎(《山东2012》)。主产于吉林、辽宁、黑龙江、河北、内蒙古、新疆、青海等地，山东亦有饲养。全年均可捕杀，割下带睾丸的阴茎，干燥。以粗壮、条长、无残肉及油脂者为佳。

【炮制方法】鹿鞭 （1）去净杂质及筋膜，洗净，取出，干燥，用文火烘烤至软，趁热切成薄片。(《山东 2012》《山东 2002》)

（2）除去灰屑，用文火烘烤至软，趁热切成薄片。(《山东 1990》)

（3）去净灰屑，烘软后切片。(《山东 1975》)

鹿鞭粉 将滑石粉置锅内，中火加热至翻动呈灵活状态后，投入净鹿鞭片，翻炒至形体鼓起，呈深黄色时，迅速取出，筛去滑石粉，放凉，碾成粉末。滑石粉用量，以烫炒时，能将鹿鞭片全部掩埋，并剩余部分为宜。(《山东 2012》《山东 2002》《山东 1990》)

【成品性状】鹿鞭 为类圆形或不规则的薄片，棕黄色，半透明，边缘有抽沟痕，中心有空隙，质坚韧。气微腥，味微咸。(《山东 2012》《山东 2002》《山东 1990》)

鹿鞭粉 呈细粉状，棕黄色。腥味减轻，味微咸。(《山东 2012》《山东 2002》《山东 1990》)

【性味与归经】甘、咸，温。归肝、肾、膀胱经。

【功能与主治】补肾壮阳。用于肾阳不足，阳痿遗精，肾虚耳聋。

【用法与用量】5 ~ 9g，或煮食，或熬膏，或入丸散用。

【贮藏】密闭，置于通风干燥处，防蛀。

望月砂

Wangyuesha

FAECES LEPORIS

【来源】本品为兔科动物蒙古兔 *Lepus tolai* Pellas 或华南兔 *Lepus sinensis* Gray 等野兔的干燥粪便(《山东 2002》)。主产于黑龙江、吉林、辽宁、内蒙古、河北、安徽、江苏、浙江、福建等地，山东亦有分布。春、冬二季草枯时，于野兔窝中收集，除去杂草及泥沙，晒干。以干燥、色黄、不碎、无泥沙杂质者为佳。

【炮制方法】望月砂 （1）去净杂质、残留草屑及沙石，筛去灰屑。(《山东 2002》《山东 1990》)

（2）去净杂质及沙石。(《山东 1975》)

（3）望月砂，轻轻筛去沙土，无筛碎。(《汇编》)

（4）捣碎用。(《汇编》)

炒望月砂 望月砂，微炒用。(《汇编》)

【成品性状】望月砂 （1）呈圆球形而略扁，长9～12mm，直径6～9mm。表面粗糙，有草质纤维，内外均呈浅棕色或灰棕色。质轻松，易破碎，断面凹凸不平，以手搓揉即呈草质纤维性碎末，灰黄绿色。气微，味微苦而辛。(《山东2002》)

（2）呈圆球形而略扁，长9～12mm，直径6～9mm。表面粗糙，有草质纤维，内外均呈浅棕色或灰棕色。质轻松，易破碎，断面凹凸不平，以手搓揉即呈草质纤维性碎末状。气微，味淡。(《山东1990》)

【性味与归经】辛，平。归肝经。

【功能与主治】去翳明目，解毒杀虫。用于目赤云翳，小儿疳积，痔瘘。

【用法与用量】3～6g，或入丸散用。外用适量，烧灰调敷患处。

【贮藏】置于通风干燥处，防潮。

羚羊角

Lingyangjiao

SAIGAE TATARICAE CORNU

【来源】本品为牛科动物赛加羚羊 *Saiga tatarica* Linnaeus 的角(《中国药典2020》)。主产于俄罗斯等国及我国新疆等地。全年均可捕捉，捕得后，将角从基部锯下，干燥。以质嫩、色白、光润、有血丝、无裂纹者为佳。

【炮制方法】（1）将羚羊角劈开，除去骨塞，用温水浸泡，捞出，镑成薄片，晾干；或除去骨塞后，砸碎，粉碎成细粉；或粉碎成粗粉后置超微粉碎机中，密封，粉碎成超微粉。(《山东2012》《山东2002》)

（2）将羚羊角劈开，除去骨塞。用温水浸泡，捞出，刨成薄片，晾干；或除去骨塞后，锉或研成粉末。(《山东1990》《山东1975》)

（3）羚羊角，用锤打击、拔去骨塞备用。(《汇编》)

（4）去骨羚羊角，用木锉锉细末用。(《汇编》)

（5）去骨羚羊角，用球磨机碾磨成细粉。(《汇编》)

（6）去骨羚羊角，用热水中浸泡4～5小时，不使温度降低，随泡随镑薄片用。(《汇编》)

（7）羚羊角，泡透，切片。（《汇编》）

（8）羚羊角，布包，埋于湿土内，约1昼夜，取出，切薄片。（《汇编》）

【成品性状】为纵向极薄片，多卷曲，边缘有小波状，表面类白色或黄白色，光滑，半透明，有光泽，质坚韧；细粉呈乳白色。无臭，味淡。（《山东2012》《山东2002》《山东1990》）

【性味与归经】咸，寒。归肝、心经。

【功能与主治】平肝息风，清肝明目，散血解毒。用于肝风内动，惊痫抽搐，妊娠子痫，高热惊厥，癫痫发狂，头痛眩晕，目赤翳障，温毒发斑，痈肿疮毒。

【用法与用量】1～3g，宜另煎2小时以上；磨汁或研粉服，每次0.3～0.6g。

【贮藏】置于阴凉干燥处。

斑　蝥

Banmao

MYLABRIS

【来源】本品为芫青科昆虫南方大斑蝥 *Mylabris phalerata* Pallas 或黄黑小斑蝥 *Mylabris cichorii* Linnaeus 的干燥体（《中国药典2020》）。主产于安徽、河南、江苏、湖南、贵州、广西等地，山东亦有分布。夏、秋二季捕捉，闷死或烫死，晒干。以个大、完整不碎、有黄色花斑、色鲜明者为佳。

【炮制方法】生斑蝥　（1）去净头、足、翅及杂质。（《山东2012》《山东2002》《山东1990》《山东1975》）

（2）去翅足。（《汇编》）

（3）挑去杂质，全体入药。（《汇编》）

米炒斑蝥　（1）先将锅烧热，置大米于锅内，待冒烟时，迅即倒入净斑蝥，翻炒至米变黄棕色时，及时取出，筛去焦米，放凉；或先将大米或糯米用清水浸湿后，在锅内均匀的平铺一层，文火加热待冒烟时，迅即倒入净斑蝥，用笤帚在米上轻轻翻动，熏炒至变色时，及时轻轻将斑蝥扫出，筛去焦米，放凉。每100kg斑蝥，用大米或糯米20kg。（《山东2002》《山东1990》《山东1975》）

（2）与米（或糯米）共炒，至米黄为度，去米用。（《汇编》）

烘斑蝥　将净斑蝥置恒温干燥箱内，用120℃加热35分钟，取出，放凉。（《山

东 2012》《山东 2002》《山东 1990》）

炒斑蝥 微炒。（《汇编》）

焙斑蝥 焙用。（《汇编》）

【成品性状】生斑蝥 （1）南方大斑蝥为去头、足、翅的干燥躯体，略呈长圆形。长 1.5 ~ 2.5cm，宽 0.5 ~ 1cm。背部可见鞘翅残痕，胸、腹部乌黑色，胸部可见脱落后足痕 3 对。有特殊的臭气。黄黑小斑蝥体形较小，长 1 ~ 1.5cm。（《山东 2012》）

（2）南方大斑蝥为去头、足、翅的干燥躯体，略呈长圆形。背部有三条黄色或棕黄色的横纹，可见鞘翅残痕。胸、腹部乌黑色。有特殊的臭气。黄黑小斑蝥体形较小。（《山东 2002》《山东 1990》）

米炒斑蝥 形如斑蝥，变色，略显油性光泽。（《山东 2002》《山东 1990》）

烘斑蝥 形如生斑蝥，略显油性光泽。（《山东 2012》《山东 2002》《山东 1990》）

【性味与归经】辛，热；有大毒。归肝、胃、肾经。

【功能与主治】破血逐瘀，散结消癥，攻毒蚀疮。用于癥瘕，经闭，顽癣，瘰疬，赘疣，痈疽不溃，恶疮死肌。

【炮制作用】生斑蝥多外用，毒性较大，以攻毒蚀疮为主。米炒降低其毒性，矫正气味，可内服。以通经、破瘕散结为主。

【用法与用量】0.03 ~ 0.06g，炮制后多入丸散用。外用适量，研末或浸酒醋，或制油膏涂敷患处，不宜大面积用。

【注意】本品有大毒，内服慎用；孕妇禁用。

【贮藏】置于通风干燥处，防蛀。

紫贝齿

Zibeichi

CONCHA CYPRAEAE VIOLACAE

【来源】本品为宝贝科动物蛇首眼球贝 *Erosaria caputserpentis* L.、山猫眼宝贝 *Cypraea lynx* L. 或阿文绶贝 *Mauritia arabica* L. 的贝壳（《山东 2012》）。主产于台湾、海南及西沙群岛等。夏季捕捉，除去贝肉，洗净，干燥。以紫色、壳厚、有光泽者为佳。

【炮制方法】**紫贝齿** （1）除去杂质，洗净，晾干，砸成碎块或颗粒。(《山东2012》)

（2）去净杂质，洗净，晾干，碾成粉末。(《山东2002》《山东1990》)

（3）去净杂质，洗净，晾干，用时捣碎。(《山东1975》)

（4）紫贝齿，洗净土，串碎。(《汇编》)

煅紫贝齿 （1）将净紫贝齿碎块装入耐火容器内，置无烟的炉火中，武火煅烧至显微红色时，取出，放凉，碾成粉末。(《山东2012》《山东2002》《山东1990》《山东1975》)

（2）紫贝齿，置铁板上、置红火内煅透。(《汇编》)

【成品性状】**紫贝齿** （1）呈碎块或颗粒状，表面被珐琅质，光滑，具棕色与青灰色相间的网状斑纹或蓝白色或灰紫色斑纹，有的可见细长的唇齿。质坚硬，有光泽。无臭，味淡。(《山东2012》)

（2）呈碎末状，表面被珐琅质，光滑，具棕色与青灰色相间的网状斑纹或蓝白色或灰紫色斑纹，质坚硬，有光泽。无臭，味淡。(《山东2002》)

（3）呈碎末状，蓝白色或蓝色，质坚硬，有光泽。无臭，味淡。(《山东1990》)

煅紫贝齿 （1）呈碎块或粉末状，紫棕色或灰褐色，质松脆，无光泽。无臭，味淡。(《山东2012》《山东2002》)

（2）呈粉末状，紫棕色或灰褐色，质松脆，无光泽。气无，味淡。(《山东1990》)

【性味与归经】咸，平。归脾、肝经。

【功能与主治】明目，潜阳。用于目赤肿痛，目翳，头胀，眩晕。

【用法与用量】9～15g，先煎。

【贮藏】置于干燥处，防尘。

紫河车

Ziheche

HOMINIS PLACENTA

【来源】本品为健康人的干燥胎盘(《中国药典2010》)。将新鲜胎盘除去羊膜及脐带，反复冲洗至去净血液，加适量花椒、黄酒蒸或置于沸水中略煮后，干燥。以完整、色黄或色黄棕、质硬而脆、洁净、无残血者为佳。

【炮制方法】紫河车 取新鲜的紫河车，横直割开血管，用清水洗净。另取花椒煎汤，去渣，再用汤与净紫河车共煮，煮至浮起时捞出，沥净水，加黄酒拌匀，蒸透，取出烘干。或研细粉。每紫河车 100 个，用花椒 4 两，黄酒 3 斤。(《山东 1975》)

紫河车粉 （1）取紫河车，除去杂质，砸碎或碾成细粉。(《山东 2012》)

（2）去净灰屑，焙干，碾成细粉。(《山东 2002》)

（3）除去灰屑，碾成细粉。(《山东 1990》)

（4）紫河车，水内洗 5 ~ 6 次，需用竹刀刺破并刮去筋膜，洗净后，切碎，烘干或焙干，研粉。(《汇编》)

（5）操作同（4），但需水煮 8 成透或煮至紫河车漂浮水面；或蒸过之后，再焙干研粉。(《汇编》)

（6）操作同（4），洗净后用热砂烫炒后，去沙，压面。(《汇编》)

（7）操作同（4），但水洗后尚需用酒洗，再焙干，压面。(《汇编》)

【成品性状】紫河车粉 （1）为不规则的碎块或粉末，黄色至黄棕色。有腥气。(《山东 2012》)

（2）呈黄棕色粉末状，有腥气。(《山东 2002》《山东 1990》)

【性味与归经】甘、咸，温。归心、肺、肾经。

【功能与主治】温肾补精，益气养血。用于虚劳羸瘦，骨蒸盗汗，咳嗽气喘，食少气短，阳痿遗精，不孕少乳。

【炮制作用】紫河车酒制可除去腥臭味，便于服用，并使其质地酥脆，便于粉碎，增强疗效。

【用法与用量】2 ~ 3g，研末吞服。

【贮藏】置于阴凉干燥处，防潮、防蛀。

紫草茸

Zicaorong

LACCA

【来源】本品为胶蚧科昆虫紫胶虫 *Laccifer lacca* Kerr 分泌的干燥胶质（《山东

2012》)。主产于云南、四川、台湾等地。春、秋二季采收，干燥。以块大、色紫、质坚、有光泽者为佳。

【炮制方法】(1)去净枝梗及杂质，筛去灰屑，长条者敲成小块。(《山东 2012》《山东 2002》《山东 1990》)

(2)挑去枝等杂质。(《汇编》)

【成品性状】呈半圆柱形槽状或不规则的碎块，长短不一。表面红棕色或紫褐色，凹凸不平，有不规则的皱纹、小虫眼及孔隙，一面凹入成沟状，质硬而脆。断面有放射状排列的长圆形孵化孔，其内常见白色粉末或紫黑色虫体。气微臭，味微涩。(《山东 2012》《山东 2002》《山东 1990》)

【性味与归经】苦，寒。归肺、肝经。

【功能与主治】清热，凉血，解毒。用于麻疹、斑疹不易透发，疥疮肿毒，产后血晕，带下。

【用法与用量】2 ~ 6g。外用适量，研细末撒于患处。

【注意】孕妇慎用。

【贮藏】贮于干燥容器内，置于阴凉干燥处。

紫梢花

Zishaohua

SPONGILLA

【来源】本品为简骨海绵科动物脆针海绵 *Spongilla fragilis*(Leidy)的干燥群体(《山东 2012》)。主产于江苏、河南等地，山东亦有分布。秋、冬二季于河床及湖边拾取，切去两端树枝，除去杂草，干燥。以个大、干燥、轻松、柔软、无杂质者为佳。

【炮制方法】(1)去净杂质及残留的草茎、树枝，筛去灰屑。(《山东 2012》《山东 2002》《山东 1990》)

(2)罗去土，挑去杂质。(《汇编》)

【成品性状】(1)呈不规则的块状或棒状，形似蒲棒，大小不一。表面灰白色或灰黄色，有多数小孔，呈海绵状。体轻，质松泡，断面呈放射网状，网眼内有灰黄色类圆形小颗粒(芽球)，振荡易脱落。气微，味淡。(《山东 2012》)

(2)呈不规则的块状或棒状，大小不一。表面灰白色或灰黄色，有多数小孔，

呈海绵状。体轻，质松脆，断面呈放射网状，灰黄色。气微，味淡。(《山东 2002》《山东 1990》)

【性味与归经】甘，温。归肾、膀胱经。

【功能与主治】温肾助阳，固精缩尿。用于阳痿遗精，白浊带下，尿有余沥，小便失禁，阴囊湿疹。

【用法与用量】2 ~ 5g，研末冲服或入丸散用。外用适量，煎汤温洗局部。

【贮藏】置于通风干燥处。

蛤士蟆油

Hashimayou

OVIDUCTUS RANAE

【来源】本品为蛙科动物中国林蛙 *Ranatemporaria chensinensis* David 雌蛙的输卵管，经采制干燥而得(《山东 2002》)。主产于辽宁、黑龙江、吉林、内蒙古等地，秋季捕捉。选肥大雌蛙，用麻绳从口部穿过，挂于露天处风干，再用热水浸润，立即捞出，闷润一夜，次日剖腹，取出输卵管，去卵子和内脏，置于通风处阴干。以块大肥厚、色黄白、有光泽、不带皮膜、无血筋及卵子者为佳。

【炮制方法】(1)去净杂质及卵子，剥去膜衣。(《山东 2002》《山东 1990》)

(2)去净杂质。(《山东 1975》)

【成品性状】(1)呈不规则块状，弯曲而重叠，长 1.5 ~ 2cm，厚 1.5 ~ 5mm。表面黄白色，呈脂肪样光泽，偶有带灰白色薄膜状干皮。摸之有滑腻感，在温水中浸泡体积可膨胀。气腥，味微甘，嚼之有黏滑感。(《山东 2002》)

(2)呈不规则的厚块状，弯曲、重叠，略呈卵形，长 15 ~ 20mm，厚 1.5 ~ 3mm。外表黄白色，显脂肪样光泽，偶带灰白色薄膜的干皮。手摸之有滑腻感，遇水可膨胀 10 ~ 15 倍。气特殊，味微甜，嚼之黏滑。(《山东 1990》)

【性味与归经】甘、咸，平。归肺、肾经。

【功能与主治】补肾益精，养阴润肺。用于阴虚体弱，神疲乏力，心悸失眠，盗汗不止，痨嗽咳血。

【用法与用量】5 ~ 15g，用水浸泡、炖服，或作丸剂服。

【贮藏】置于通风干燥处，防潮、防蛀。

蛤　壳

Geqiao

MERETRICIS CONCHA CYCLINAE CONCHA

【来源】本品为帘蛤科动物文蛤 *Meretrix meretrix* Linnaeus 或青蛤 *Cyclina sinensis* Gmelin 的贝壳(《中国药典 2020》)。主产于江苏、浙江、山东、福建、广东等沿海地区。夏、秋二季捕捞，去肉，洗净，晒干。以光滑、色黄白、无泥污者为佳。

【炮制方法】蛤壳　(1)去净杂质，洗净，晒干，碾碎或碾成粉末。(《山东 2002》《山东 1990》《山东 1975》)

(2)蛤壳，洗净，碾粉。(《汇编》)

煅蛤壳　(1)将净蛤壳置无烟的炉火上或装入耐火容器内，置无烟的炉火中，煅烧至显微红色时，取出，放凉，碾碎或碾成粉末。(《山东 2002》《山东 1990》《山东 1975》)

(2)蛤壳在红火上煅至红透，取出，放冷，碾粉用。(《汇编》)

【成品性状】蛤壳　(1)呈碎块状或粉末状，灰白色，质重。无臭，味淡。(《山东 2002》)

(2)呈碎块状或粉末状，乳白色，质重。无臭，味淡。(《山东 1990》)

煅蛤壳　(1)形如蛤壳，呈青灰色，质松。无臭，味微咸。(《山东 2002》)

(2)形如蛤壳，呈灰白色，质松。无臭，味微咸。(《山东 1990》)

【性味与归经】苦、咸，寒。归肺、肾、胃经。

【功能与主治】清热化痰，软坚散结，制酸止痛；外用收湿敛疮。用于痰火咳嗽，胸胁疼痛，痰中带血，瘰疬瘿瘤，胃痛吞酸；外治湿疹，烫伤。

【炮制作用】煅蛤壳易于粉碎，化痰制酸作用增强。

【用法与用量】6 ~ 15g，先煎，蛤粉包煎。外用适量，研极细粉撒布或油调后敷患处。

【贮藏】置于干燥处。

蛤 蚧

Gejie

GECKO

【来源】本品为壁虎科动物蛤蚧 *Gekko gecko* Linnaeus 的干燥体（《中国药典2020》）。主产于广西、贵州、云南等地。全年均可捕捉，除去内脏，拭净，用竹片撑开，使全体扁平顺直，低温干燥。以个大、肥壮、尾全、不破碎者为佳。

【炮制方法】蛤蚧 （1）除去鳞片及头足，切成小块。(《山东2002》)

（2）除去竹片，剪去头足，切成碎块。(《山东1990》)

（3）除去竹片，剪去头足，刮去鳞片。(《山东1975》)

（4）剪去头足，用躯干及尾部。(《汇编》)

（5）只用净尾部。(《汇编》)

（6）只去眼部，用全身。(《汇编》)

酒蛤蚧 （1）取蛤蚧块，用黄酒浸润后，烘干。(《山东2002》)

（2）取净蛤蚧，黄酒浸后，按焙法焙至黄色，取出，放凉。每蛤蚧100斤，用黄酒20斤。(《山东1975》)

（3）蛤蚧，用黄酒泡后，焙或烤干，研面用。(《汇编》)

（4）蛤蚧，用适量黄酒拌匀，炒干。(《汇编》)

蜜蛤蚧 （1）取适量蜜在锅内稍炼，倒入蛤蚧，拌炒至均匀有蜜不黏手为度。(《汇编》)

（2）蛤蚧，用蜜涂烤至酥后研面。(《汇编》)

炙蛤蚧 （1）用适量奶酥油拌炒。(《汇编》)

（2）净尾部，用羊脂油炙黄为度。(《汇编》)

烫蛤蚧 蛤蚧，倒入炒热沙土中烫，去沙，研面用。(《汇编》)

【成品性状】蛤蚧 （1）呈不规则的块片状。表面灰黑色或银灰色，有黄白色或灰绿色的斑点散在。切断面黄白色或灰白色，有脊椎骨及肋骨断痕。气腥，味微咸。(《山东2002》)

（2）为不规则的块片状。表面灰黑色或银灰色，有黄棕色或灰棕色的斑点。切断面黄白色或灰白色，有脊椎骨及肋骨断痕。稍具腥气，味微咸。(《山东1990》)

酒蛤蚧 形如蛤蚧，略有酒气。(《山东 2002》)

【**性味与归经**】咸，平。归肺、肾经。

【**功能与主治**】补肺益肾，纳气定喘，助阳益精。用于肺肾不足，虚喘气促，劳嗽咳血，阳痿，遗精。

【**炮制作用**】蛤蚧酥制后易粉碎，腥气减少，其功效以补肺益精、纳气定喘见长。酒炙蛤蚧质酥易碎，矫臭矫味，可增强补肾壮阳作用。

【**用法与用量**】3～6g，多入丸散或酒剂。

【**贮藏**】用木箱严密封装，常用花椒拌存，置于阴凉干燥处，防蛀。

蛴　螬

Qicao

LARVA HOLOTRICHIAE

【**来源**】本品为金龟子科昆虫朝鲜黑金龟子 *Holotrichia diomphalia* Bates 等同属近缘昆虫的干燥幼虫(《山东 2002》)。主产于江苏、安徽、四川、河北、河南、山东及东北等地。夏、秋二季捕捉，捕得后用沸水烫死，干燥。以干燥、条大、色黄、完整者为佳。

【**炮制方法**】去净杂质，用清水洗净，干燥。(《山东 2002》《山东 1990》)

【**成品性状**】为长圆形或弯曲成扁肾形，表面棕黄色、棕褐色或黄白色，全体有轮节，头部较小，棕褐色，胸部有足 3 对，短而细。体壳较硬而脆，体内呈空泡状。气腥，味微咸。(《山东 2002》《山东 1990》)

【**性味与归经**】咸，微温；有小毒。归肝经。

【**功能与主治**】破血祛瘀，散结通乳，明目。用于胸胁瘀血疼痛；外治丹毒，疮疡、痔瘘，目中翳膜。

【**用法与用量**】3～5g，入丸散用。外用适量，研细末调敷患处。

【**注意**】孕妇禁用。

【**贮藏**】置于阴凉干燥处，防蛀。

鹅喉羚羊角

Ehoulingyangjiao

CORNU GAZELLAE SUBGUTTUROSAE

【来源】本品为牛科动物鹅喉羚羊 *Gazella subgutturosa* Guldenstaedt 的角（《山东2002》）。主产于内蒙古、新疆、西藏、青海、甘肃、宁夏等地。全年均可捕捉，捕捉后锯取其角，晒干。

【炮制方法】（1）除去骨塞，置水中浸泡，捞出，刨成极薄片，干燥；或除去骨塞后，锉碎，研成细粉，或置超微粉碎机中，密封，粉碎成超微粉。（《山东2002》）

（2）除去骨塞，置水中浸泡，捞出，刨成极薄片；或除去骨塞后，锉碎，研成细粉。（《山东1990》）

【成品性状】呈薄片状或细粉状，灰棕色或灰黑色。片面卷曲，略有光泽。气微，味淡。（《山东2002》《山东1990》）

【性味与归经】咸，寒。归肝、心经。

【功能与主治】平肝息风，清热解毒，镇惊，降压。用于高热惊痫，温热病，高血压病。

【用法与用量】5 ~ 10g。

【贮藏】置于阴凉干燥处，防蛀。

猴 枣

Houzao

CALCULUS MACACAE

【来源】本品为猴科动物猕猴 *Macaca mulatta* Zimmermann 或其他猴的内脏结石（《山东2002》）。主产于印度、马来半岛、南洋群岛及我国台湾、广西、四川等地。以个大、色深、质脆者为佳。

【炮制方法】（1）砸开后，除去中心异物。（《山东2002》《山东1990》）

（2）砸开后，除去中心异物。用时研成细粉。（《山东1975》）

（3）研粉。(《汇编》)

【成品性状】呈椭圆形，略似小枣，大小不等，大者如鸡蛋，小者仅如黄豆，一般如莲子大。表面青铜色或绿黑色，平滑而有光泽。质硬而脆，击之易碎。断面灰绿色，有层次，中央有核。气微香，味微苦、涩，嚼之有沙性。(《山东 2002》《山东 1990》)

【性味与归经】苦、微咸，寒。归肝、肺经。

【功能与主治】清热镇惊，开结祛痰。用于小儿惊厥，热痰闭结。

【用法与用量】0.3 ~ 0.6g，用时研成细粉。

【贮藏】贮于干燥容器内，密闭，置于阴凉干燥处，防尘。

犀　角

Xijiao

CORNU RHINOCERI

【来源】本品为犀科动物印度犀 *Rhinoceros unicornis* Linnaeus、爪哇犀 *Rhinoceros sondaicus* Desmarest 或苏门犀 *Rhinoceros sumatrensis* Cuvier 的角（《山东 1990》）。主产于泰国、印度、尼泊尔、缅甸、印度尼西亚等地。全年均可猎捕，截取其角。以色乌黑光亮、完整无裂纹、底盘灰色、鬃眼大、气清香者为佳。底盘色灰黑、特征不完全或不明显者为质次。

【炮制方法】**犀角片**　（1）将整个犀角劈成瓣，置温水中浸泡 3 ~ 5 小时，捞出，刨成极薄片，干燥。(《山东 1990》《山东 1975》)

（2）犀角，用温水浸 1 ~ 2 小时，用镑镑成薄片用。(《汇编》)

犀角粉　（1）将犀角锉成粗末，再研成极细粉。(《山东 1990》《山东 1975》)

（2）犀角，临用，蘸水研磨如磨墨，用汁。(《汇编》)

【成品性状】犀角片　为不规则的极薄片，卷曲，微有弹性，片面灰白色，有芝麻花点或短线纹。气微清香而不腥，味微咸。(《山东 1990》)

犀角粉　呈粉末状，淡灰白色，味微咸。(《山东 1990》)

【性味与归经】咸，寒。归心、肝、胃经。

【功能与主治】凉血止血，清心安神，泻火解毒。用于血热妄行，吐血，衄血，热盛火炽，神昏谵语，舌绛口渴，壮热不退；热毒炽盛，斑疹紫暗，丹毒。

【用法与用量】 1 ~ 2g，锉粉冲服、磨汁服或入丸散用。

【注意】 本品不宜与川乌、草乌同用。

【贮藏】 密闭，置于阴凉干燥处。

蜈　蚣

Wugong

SCOLOPENDRA

【来源】 本品为蜈蚣科动物少棘巨蜈蚣 *Scolopendra subspinipes mutilans* L. Koch 的干燥体（《中国药典 2020》）。主产于江苏、浙江、湖北、湖南、安徽等地，山东亦有分布。春、夏二季捕捉，用竹片插入头尾，绷直，干燥。以条大、完整、腹干瘪者为佳。

【炮制方法】蜈蚣 （1）除去竹片，洗净，微火焙黄，剪段。（《山东 2012》《山东 2002》）

（2）除去竹片，剪成小段。（《山东 1990》）

（3）用时抽去竹片。有的去头、足用。（《山东 1975》）

（4）抽去竹签，去头足。（《汇编》）

（5）去足不去头。（《汇编》）

（6）抽去竹签，全用。（《汇编》）

炒蜈蚣 （1）蜈蚣，微炒。（《汇编》）

（2）蜈蚣，末拌炒，炒至末黄为度，去末用。（《汇编》）

【成品性状】蜈蚣 （1）呈扁平的小段状。头部暗红色或红褐色，略有光泽，有头板覆盖。头板近圆形，前端稍突出，两侧贴有颚肢 1 对，前端两侧有触角 1 对，多已脱落。躯干背板为淡黄褐色、棕绿色或墨绿色，有光泽，腹部淡黄色或棕黄色，皱缩。质脆，断面有裂隙。气微腥，有特殊刺鼻的臭气，味辛、微咸。（《山东 2012》《山东 2002》）

（2）呈扁平小段状，背部棕绿色或墨绿色，有光泽，腹部棕黄色或淡棕色，质脆。具有特殊的刺鼻腥气，味辛而微咸。（《山东 1990》）

【性味与归经】 辛，温；有毒。归肝经。

【功能与主治】 息风镇痉，通络止痛，攻毒散结。用于肝风内动，痉挛抽搐，小儿惊风，中风口㖞，半身不遂，破伤风，风湿顽痹，偏正头痛，疮疡，瘰疬，蛇虫咬伤。

【用法与用量】3 ~ 5g。

【注意】孕妇禁用。

【贮藏】置于干燥处，防霉、防蛀。

蜗　牛

Woniu

EULOTA

【来源】本品为蜗牛科动物蜗牛 *Eulota simiaris* Ferussac 的干燥体（《山东 2002》）。全国大部分地区多有生长，山东亦有分布。夏、秋二季捕捉活蜗牛，静养排除粪便，洗净，用沸水烫死，干燥。以完整不破碎、干净无泥者为佳。

【炮制方法】**蜗牛**　（1）去净杂质，洗净，干燥。（《山东 2002》《山东 1990》）

（2）去净杂质，洗净，干燥，用时捣碎。（《山东 1975》）

（3）洗净，晾干。（《汇编》）

（4）碾碎或捣碎用。（《汇编》）

煅蜗牛　蜗牛，火内煅红透，放冷透研面用。（《汇编》）

炒蜗牛　蜗牛，炒后研面用。（《汇编》）

【成品性状】**蜗牛**　为螺形贝壳，全体缩入螺壳内，螺壳直径约 10mm，外面灰褐色，有光泽，质脆易碎，破碎后内部为乳白色。气微腥，味咸。（《山东 2002》《山东 1990》）

【性味与归经】咸，寒；有小毒。归膀胱、胃、大肠经。

【功能与主治】解毒消肿，缩肛收脱，通利小便。用于疔毒疮疡，痔肿痛，便后脱肛，小便癃闭。

【用法与用量】30 ~ 60g，用时捣碎。外用适量，捣敷鲜品或焙干研末调敷患处。

【贮藏】置于阴凉干燥处，防蛀。

蜂　房

Fengfang

VESPAE NIDUS

【来源】本品为胡蜂科昆虫果马蜂 *Polistes olivaceous*（DeGeer）、日本长脚胡蜂 *Polistes japonicas* Saussure 或异腹胡蜂 *Parapolybia varia* Fabricius 的巢（《中国药典 2020》）。全国大部分地区多有生长，山东亦有分布。秋、冬二季采收，晒干，或略蒸，除去死蜂死蛹，晒干。以体轻、略有弹性者为佳，质酥脆或坚硬者不可供药用。

【炮制方法】蜂房（1）去净灰屑、死蜂和死蛹，去柄，切成小块。(《山东 2002》《山东 1990》《山东 1975》)

（2）挑去黏着的蜂蛹等杂质，剪 8 ~ 9 分块。(《汇编》)

（3）洗净，切块。(《汇编》)

炒蜂房（1）将净蜂房块置锅内，文火炒至焦褐色时，取出，放凉。(《山东 2012》《山东 2002》《山东 1990》)

（2）取净蜂房块，按炒黄法炒至呈焦黑色时取出，放凉。(《山东 1975》)

（3）炒至微黄色。(《汇编》)

蜂房炭　炒至黑色，喷水止烟，炒干，放冷透。(《汇编》)

烫蜂房　研面用时，将细砂炒热，倒入蜂房，拌烫至黄，筛去沙，压面用。(《汇编》)

【成品性状】蜂房　呈不规则的扁块状，大小不一。表面灰白色或灰褐色。有多数整齐的六角形房孔。体轻，质韧，略有弹性。气微，味辛淡。(《山东 2002》《山东 1990》)

炒蜂房（1）呈不规则的扁块状，大小不一。表面焦褐色。有多数整齐的六角形房孔。体轻，质韧，略有弹性。气微，味辛淡。(《山东 2012》)

（2）形似蜂房，表面焦褐色。(《山东 2002》《山东 1990》)

【性味与归经】甘，平。归胃经。

【功能与主治】攻毒杀虫，祛风止痛。用于疮疡肿毒，乳痈，瘰疬，皮肤顽癣，鹅掌风，牙痛，风湿痹痛。

【炮制作用】蜂房可内服，亦可外用，多用其炮制品。煅后可增强疗效，降低毒性，并利于制剂。

【用法与用量】3 ~ 5g。外用适量，研末油调敷患处，或煎水漱，或洗患处。

【贮藏】置于通风干燥处，防压、防蛀。

蜂　蜡

Fengla

CERA FLAVA

【来源】本品为蜜蜂科昆虫中华蜜蜂 *Apis cerana* Fabricius 或意大利蜂 *Apis mellifera* Linnaeus 分泌的蜡（《中国药典 2020》）。全国大部分地区均产。将蜂巢置于水中加热，滤过，冷凝取蜡或再精制而成。以色黄、纯净、质较软而有油腻感、显蜂蜜样香气者为佳。

【炮制方法】蜂蜡　刷净灰屑，置锅内，加热熔化后，滤去杂质，放凉。（《山东 2002》《山东 1990》《山东 1975》）

白蜂蜡　将蜂蜡熔化后，用瓢或其他工具蘸蜡，置冷水中，凝固后取下，再蘸，再取。晒后，再进行熔化，蘸取，日晒，反复数次，至蜡变白色。（《山东 1975》）

【成品性状】蜂蜡　（1）呈不规则的团块，大小不一。呈黄色或黄白色，不透明或微透明，表面光滑。体较轻，蜡质，断面沙粒状，用手搓捏能软化。有蜂蜜样香气，味微甘。（《山东 2002》）

（2）呈不规则的团块，大小不一。呈黄色或淡黄棕色，不透明或微透明。表面光滑。体较轻，蜡质，断面沙粒状，用手搓捏能软化。有蜂蜜样香气，味微甜。（《山东 1990》）

【性味与归经】甘，微温。归脾经。

【功能与主治】解毒，敛疮，生肌，止痛。外用于溃疡不敛，臁疮糜烂，外伤破溃，烧烫伤。

【用法与用量】外用适量，熔化敷患处；常作成药物赋形剂及油膏基质。

【贮藏】置于阴凉处，防热。

蜂 蜜

Fengmi

MEL

【来源】本品为蜜蜂科昆虫中华蜜蜂 *Apis cerana* Fabricius 或意大利蜂 *Apis mellifera* Linnaeus 所酿的蜜（《中国药典 2020》）。全国大部分地区均产。春至秋季采收，滤过。以水分小、有油性、稠如凝脂、用木棒挑起时蜜汁下流如丝状不断，且盘曲如折叠状、味甜不酸、气芳香、洁净无杂质者为佳。

【炮制方法】蜂蜜 （1）置铜锅内，加热至沸，滤去杂质及死蜂。（《山东 2002》《山东 1990》《山东 1975》）

（2）置锅内以文火熔化，趁热用马尾罗过去杂质、死蜂等。（《汇编》）

炼蜂蜜 （1）置不锈钢锅内，文火熬炼至颜色稍深，黏度增强时，取出，放凉。（《山东 2002》）

（2）置铜锅内，文火熬炼至颜色稍深，黏度增强时，取出，放凉。（《山东 1990》《山东 1975》）

（3）净蜜，继续加热，除去部分水分，至起大泡，起金花，或滴水成珠。（《汇编》）

【成品性状】蜂蜜 为半透明、带光泽、浓稠的液体，白色至淡黄色或橘黄色至黄褐色，放久或遇冷渐有白色颗粒状结晶析出。气芳香，味极甜。（《山东 2002》《山东 1990》）

炼蜂蜜 形如蜂蜜，色泽加深，稍黏，气香，味甜。（《山东 2002》《山东 1990》）

【性味与归经】甘，平。归肺、脾、大肠经。

【功能与主治】补中，润燥，止痛，解毒；外用生肌敛疮。用于脘腹虚痛，肺燥干咳，肠燥便秘，解乌头类药毒；外治疮疡不敛，水火烫伤。

【用法与用量】15 ~ 30g。

【贮藏】置于阴凉处。

蜣　螂

Qianglang

CATHARSIUS MOLOSSUS

【来源】本品为金龟子科昆虫屎壳郎 *Catharsius molossus* Linnaeus 的干燥全体（《山东 2012》）。主产于江苏、浙江、河北、湖北等地，山东亦有分布。夏、秋二季捕捉，置于沸水中略烫，晒干。以体黑、干燥、完整者为佳。

【炮制方法】去净杂质。（《山东 2012》《山东 2002》《山东 1990》《山东 1975》）

【成品性状】呈黑褐色，长 30 ~ 40mm，宽 18 ~ 30mm。雄体较雌体稍大。雄虫头部前方呈扇面形，易脱落，中间具角突 1 支，长约 6mm，前胸背板呈宽半月形，顶部有横形隆脊，两侧各有角突 1 枚，后胸约占体长的 1/2，为翅覆盖。雌虫头部中央及前胸背板横形隆脊的两侧无角状突，前翅革质，黑褐色，有 7 条纵向平行的纹理；后翅膜质，黄色或黄棕色，足 3 对。体质坚硬，有臭气。（《山东 2012》《山东 2002》《山东 1990》）

【性味与归经】咸，寒；有小毒。归肝、胃、大肠经。

【功能与主治】定惊，破瘀，通便，攻毒。用于惊痫，癫狂，癥瘕，噎膈反胃，腹胀便结，淋病，疳积，血痢，痔瘘，疔肿，恶疮。

【用法与用量】1.5 ~ 3g。外用适量。

【贮藏】密闭，置于通风干燥处，防蛀。

蝉　蜕

Chantui

CICADAE PERIOSTRACUM

【来源】本品为蝉科昆虫黑蚱 *Cryptotympana pustulata* Fabricius 的若虫羽化时脱落的皮壳（《中国药典 2020》）。主产于山东、河南、河北、湖北、江苏、四川等地。夏、秋二季收集，除去泥沙，晒干。以色黄、体轻、完整、无泥沙者为佳。

【炮制方法】（1）去净杂质，洗净，干燥。（《山东 2002》《山东 1990》）

（2）去净杂质，搓碎，用宽水洗净泥沙后，捞出，干燥。（《山东 1975》）

（3）搓碎，簸取壳，再将壳罗去土。（《汇编》）

（4）操作同（3），但需去头足。（《汇编》）

（5）搓碎，洗净土，晒干。（《汇编》）

【**成品性状**】（1）形似蝉，多破碎，长约 3.5cm，宽约 2cm。表面黄棕色，半透明，有光泽。头部横生 2 目，略突出，额部先端突出，口吻发达。脊背呈十字形裂开，裂口向内卷曲。脊背两旁具小翅 2 对，腹面有足 3 对，被黄棕色细毛。腹部钝圆，共 9 节。体轻，中空，易碎。无臭，味淡。（《山东 2002》）

（2）形似蝉，多破碎，长约 3.5cm，宽约 2cm。表面黄棕色，半透明，有光泽。头部横生 2 目，略突出，额部先端突出，口吻发达。脊背呈十字形裂开，裂口向内卷曲。胸部背面两旁具翅芽 2 对，腹面有足 3 对，均被黄棕色细毛。腹部圆而丰满有曲纹，尾部纯尖，由腹部至尾端共 9 节。体轻，中空，易碎。无臭，味淡。（《山东 1990》）

【**性味与归经**】甘，寒。归肺、肝经。

【**功能与主治**】疏散风热，利咽透疹，明目退翳，解痉。用于风热感冒，咽痛音哑，麻疹不透，风疹瘙痒，目赤翳障，惊风抽搐，破伤风。

【**用法与用量**】3 ~ 6g。

【**贮藏**】置于干燥处，防压。

熊　胆

Xiongdan

FEL SELENARCTI ET URSI

【**来源**】本品为熊科动物黑熊 *Selenarctos thibetanus* Cuvier 或棕熊 *Ursus arctos* Linnaeus 的干燥胆或胆汁制成的粉（《山东 2002》）。主产于云南、黑龙江、吉林、贵州、四川等地。传统方法是将胆囊取出后，将胆囊管口扎紧，剥去胆囊外附着的油脂，悬挂于通风处晾至半干，用竹板将胆囊夹扁，阴干或置石灰缸中干燥。以个大、胆仁黄色、明亮、味苦回甜者为佳。

【**炮制方法**】（1）去净皮膜，研成细粉；熊胆粉直接研成细粉。（《山东 2002》）

（2）去净皮膜，研成细粉。（《山东 1990》）

（3）去净皮膜，用时研粉。如夏季研粉，可在炉旁稍烘，至微化后移开，待凉立即研成细粉。(《山东 1975》)

（4）临用去胆皮，打碎或研粉用。(《汇编》)

【成品性状】（1）呈细粉状，黄色、黄绿色或暗褐绿色。气清香而微腥，味极苦后有清凉回甜感，嚼之不黏牙。(《山东 2002》)

（2）呈细粉状，金黄色、黄绿色或暗褐绿色。气清香而微腥，味极苦后有清凉回甜感，嚼之不黏牙。(《山东 1990》)

【性味与归经】苦，寒。归肝、胆、心、胃经。

【功能与主治】清心凉肝，息风解毒，明目退翳。用于热盛惊风，癫痫，痈肿疔毒，痔肿痛，目赤翳障。

【用法与用量】0.2 ~ 0.5g，多入丸散服用。外用适量，研细末调敷患处或点眼。

【注意】如夏季研粉，可在炉旁稍烘，至微化后移开，待凉立即研成细粉。

【贮藏】置于阴凉干燥处。

蕲　蛇

Qishe

AGKISTRODON

【来源】本品为蝰科动物五步蛇 *Agkistrodon acutus*（Güenther）的干燥体（《中国药典 2020》）。主产于浙江、江西等地。夏、秋二季捕捉，剖开腹部，除去内脏，洗净，用竹片撑开腹部，头居中央盘成圆盘状，干燥后拆去竹片。以条大、头尾齐全，花纹斑块明显者为佳。

【炮制方法】蕲蛇　去净杂质及头、鳞，切成寸段。(《山东 2012》《山东 2002》《山东 1990》)

蕲蛇肉　（1）取净蕲蛇，去头，用黄酒润透后，除去鳞、骨，干燥；或将净蕲蛇段用黄酒拌匀，闷润至黄酒被吸尽，置笼内，加热蒸透，取出，除去皮骨，干燥。每 100kg 蕲蛇段，用黄酒 40kg。(《山东 2012》《山东 2002》)

（2）将净蕲蛇段用黄酒拌匀，闷润至黄酒被吸尽，置笼内，加热蒸透，取出，除去皮骨，干燥。每 100kg 蕲蛇段，用黄酒 40kg。(《山东 1990》《山东 1975》)

酒蕲蛇　将净蕲蛇段用黄酒拌匀，闷润至黄酒被吸尽，置锅内，文火炒至色变深时，取出，放凉。每 100kg 蕲蛇段，用黄酒 20kg。(《山东 2012》《山东 2002》《山东 1990》《山东 1975》)

【成品性状】蕲蛇 呈小段状，表面黑褐色或浅棕色，有鳞片痕。近腹部灰白色，内面腹壁黄白色，可见脊椎骨或肋骨。气腥，味微咸。(《山东 2012》《山东 2002》《山东 1990》)

蕲蛇肉 呈段片状，黄白色，无皮骨，略有酒气。(《山东 2012》《山东 2002》《山东 1990》)

酒蕲蛇 形如蕲蛇段，表面色泽加深，略有酒气。(《山东 2012》《山东 2002》《山东 1990》)

【性味与归经】甘、咸，温；有毒。归肝经。

【功能与主治】祛风，通络，止痉。用于风湿顽痹，麻木拘挛，中风口眼㖞斜，半身不遂，抽搐痉挛，破伤风，麻风，疥癣。

【炮制作用】除去头、鳞，可除去毒性。经酒制后，能增强祛风、通络、止痉的作用，并可矫味，减少腥气，便于粉碎和制剂。

【用法与用量】3 ~ 9g，研末吞服，一次 1 ~ 1.5g，一日 2 ~ 3 次。

【贮藏】置于干燥处，防霉、防蛀。

蝼 蛄

Lougu

GRYLLOTALPA

【来源】本品为蝼蛄科动物非洲蝼蛄 *Gryllotalpa africana* Palisot et Beauvois 或华北蝼蛄 *Gryllotalpa unispina* Saussure 的干燥全体(《山东 2012》)。全国大部分地区均产，山东亦有分布。夏季捕捉，用沸水烫死，干燥。以身干、完整、无杂质者为佳。

【炮制方法】蝼蛄 去净杂质，筛去灰屑。(《山东 2012》《山东 2002》《山东 1990》)

焙蝼蛄 将净蝼蛄置适宜容器内，文火焙至黄褐色，有香气逸出时，取出，放凉。(《山东 2012》《山东 2002》《山东 1990》《山东 1975》)

【成品性状】蝼蛄 (1)非洲蝼蛄呈不规则的碎粒状。头胸部茶棕色，前胸背板坚硬而膨大，两侧下包，复眼黑色而有光泽，腹部皱缩，浅黄色，疏生短绒毛，膜质的翅、足折损不全。质软，易碎。有特殊的腥臭气。华北蝼蛄体型稍大，体色稍浅，后足胫节背侧内缘有刺 1 根。(《山东 2012》

（2）干燥虫体多呈不规则的碎粒状。头胸部茶棕色，前胸背板坚硬而膨大，两侧下包，复眼黑色而有光泽，腹部皱缩，浅黄色，疏生短绒毛，膜质的翅、足折损不全。质软，易碎。有特殊的腥臭气。《山东 2002》《山东 1990》)

焙蝼蛄 （1）形如蝼蛄，表面棕黄色。(《山东 2012》)

（2）形如蝼蛄，表面老黄色。(《山东 2002》《山东 1990》)

【性味与归经】咸，寒。归胃、膀胱经。

【功能与主治】利水，通便。用于水肿，小便不利，温病，痈肿，恶疮。

【用法与用量】3 ~ 5g。

【贮藏】置于通风干燥处，防蛀。

僵 蚕

Jiangcan

BOMBYX BATRYTICATUS

【来源】本品为蚕蛾科昆虫家蚕 *Bombyx mori* Linnaeus 4 ~ 5 龄的幼虫感染（或人工接种）白僵菌 *Beauveria bassiana*（Bals.）Vuillant 而致死的干燥体(《中国药典 2020》)。多于春、秋季生产，将感染白僵菌病死的蚕干燥。以条粗、质硬、色白、断面光亮者为佳。

【炮制方法】僵蚕 （1）去净残丝、杂质及灰屑，洗净，干燥。(《山东 2002》《山东 1990》《山东 1975》)

（2）簸去泥土，挑去丝等杂质。(《汇编》)

（3）用水或盐水洗净，晒干。(《汇编》)

（4）僵蚕每 10 斤，用甘草 8 两煮成水，洗僵蚕，晒干。(《汇编》)

麸炒僵蚕 （1）先将锅用武火加热，均匀撒入麦麸皮，待冒烟时，投入净僵蚕，急速翻搅，炒至表面黄色时，及时取出，筛去焦麸皮，放凉。每 100kg 僵蚕，用麦麸皮 10kg。(《山东 2012》《山东 2002》《山东 1990》《山东 1975》)

（2）先将锅烧热，撒入麸，立即生烟，倒入僵蚕，急炒至表面熏为均匀黄色，取出，筛去麸。(《汇编》)

炒僵蚕 （1）将净僵蚕置锅内，文火炒至表面微黄色，取出，放凉。(《山东1990》)

（2）炒至黄色。(《汇编》)

【成品性状】僵蚕 略呈圆柱形，多弯曲皱缩，长 20 ~ 50mm，直径 5 ~ 7mm。表面灰黄色，被有白色粉霜状的气生菌丝和分生孢子。头部较圆，足 8 对，体节明显，尾部略呈二分歧状。质硬而脆，易折断。断面平坦，外层白色，中间有亮棕色或亮黑色的丝线环 4 个。气微腥，味微咸。(《山东 2002》《山东 1990》)

麸炒僵蚕 （1）本品略呈圆柱形，多弯曲皱缩，长 2 ~ 5cm，直径 0.5 ~ 0.7cm。表面黄色，被有白色粉霜状的气生菌丝和分生孢子。头部较圆，足 8 对，体节明显，尾部略呈二分歧状。质硬而脆，易折断。断面平坦，外层白色，中间有亮棕色或亮黑色的丝腺环 4 个。气微腥，有焦麸气，味微咸。(《山东 2012》)

（2）形如僵蚕，表面黄色，有焦麸气。(《山东 2002》《山东 1990》)

炒僵蚕 形如僵蚕，表面微黄色。(《山东 1990》)

【性味与归经】咸、辛，平。归肝、肺、胃经。

【功能与主治】息风止痉，祛风止痛，化痰散结。用于肝风夹痰，惊痫抽搐，小儿急惊，破伤风，中风口㖞，风热头痛，目赤咽痛，风疹瘙痒，发颐痄腮。

【炮制作用】僵蚕麸炒后疏风解表之力稍减，长于化痰散结，并可矫正气味，便于粉碎和服用。

【用法与用量】5 ~ 10g。

【贮藏】置于干燥处，防蛀。

燕　窝

Yanwo

NIDUS COLLOCALIAE

【来源】本品为雨燕科动物金丝燕 *Collocalia esculenta* L. 及同属燕类用唾液等混合凝结所筑成的巢（《山东 2002》）。主产于印度尼西亚、爪哇、苏门答腊及我国的福建、广东等地。2、4、8 月间采集，将巢取下，去净杂质。以色白、洁净者为佳。

【炮制方法】去净杂质。(《山东 2002》《山东 1990》《山东 1975》)

【成品性状】呈不整齐的半月形，长 65 ~ 100mm，宽 30 ~ 50mm，凹陷成兜状，黄白色。外表面细致，呈波状，内面粗糙，呈丝瓜络样。质硬而脆。断面微似角质，有时可见羽毛状物。气微，味淡。(《山东 2002》《山东 1990》)

【性味与归经】甘，平。归肺、胃、肾经。

【功能与主治】滋阴润肺，益气补中。用于肺虚咳嗽，咯血，口干，津少。

【用法与用量】5 ~ 9g。

【贮藏】置于通风干燥处，防蛀。

壁 钱

Biqian

UROCTEA COMPACTILIS

UROCTEA LESSERTI

【来源】本品为壁钱科动物壁钱 *Uroetea compactilis* Koch 的干燥全体(《山东 2002》)。全国各地均产。夏、秋季捕捉后，用沸水烫死，干燥。以干燥、完整不碎、无杂质者为佳。

【炮制方法】**壁钱** 去净杂质与灰屑。(《山东 2002》《山东 1990》)

焙壁钱 将净壁钱置适宜容器内，文火焙干，取出，放凉。(《山东 2002》《山东 1990》《山东 1975》)

【成品性状】**壁钱** 干燥品皱缩成团，灰褐色，体扁，头胸部呈心脏形，有附肢 6 对，第 1 对螯状，第 2 对为脚须，其他 4 对等长，易脱落。(《山东 2002》《山东 1990》)

焙壁钱 形如壁钱，焦褐色。(《山东 2002》《山东 1990》)

【性味与归经】咸、苦，平。

【功能与主治】解毒，化腐，止血。用于咽喉肿痛，牙疳，口舌腐烂，鼻衄，金疮出血。

【用法与用量】外用适量。

【贮藏】密闭，置于通风干燥处，防蛀。

螃蟹壳
Pangxieke
ERIOCHEIR

【来源】本品为方蟹科动物中华绒螯蟹 *Eriochir sinensis* H. Milne-Edwards 的甲壳(《山东 2002》)。主产于河北、江苏、浙江、山东等地。秋季捕捉，蒸熟后将壳揭开，去掉肉，干燥。以片大、质坚硬、无残肉者为佳。

【炮制方法】去净杂质，洗净，干燥，捣碎。(《山东 2002》《山东 1990》)

【成品性状】(1)呈不规则的碎片。表面杏黄色或浅黄色，内表面黄白色或浅黄白色，质坚硬；蟹爪下侧部碎块有多数小刺，表面黄白色，质坚硬，易折断。气微腥，味咸。(《山东 2002》)

(2)呈不规则的碎片。表面杏黄色或浅黄色，内表面黄白色或浅黄白色，质坚硬，蟹爪呈扁圆形，下侧部有多数小刺，表面黄白色，质坚硬，易折断。气微腥，味咸。(《山东 1990》)

【性味与归经】酸，寒；有毒。

【功能与主治】破瘀消积。用于痰血积滞，胁痛，乳痛，冻疮。

【用法与用量】6 ~ 10g，研末冲服。外用适量，研细末调敷患处。

【贮藏】置于阴凉干燥处。

蟋　蟀
Xishuai
SCAPSIPEDUS

【来源】本品为蟋蟀科动物蟋蟀 *Scapipedus aspersus* Walker 的干燥全虫(《山东 2012》)。主产于江苏、浙江、上海、河北、山东等地。秋季捕捉，捕得后，用沸水烫死，晒干或焙干。以身完整、色黑、肥壮、无泥、无虫蛀者为佳。

【炮制方法】**蟋蟀**　(1)除去杂质，洗净，晾干或低温烘干。(《山东 2012》)

(2)去净杂质及灰屑。(《山东 2002》《山东 1990》)

炒蟋蟀 取净蟋蟀，置炒制容器内，用文火炒至色泽加深，有香气溢出时，取出，放凉。筛去灰屑。(《山东2012》)

【成品性状】蟋蟀 （1）呈长圆形，全体黑褐色，有光泽。头短圆，棕褐色。复眼大，黑褐色，如半球形突出。触角细长呈丝状，淡褐色。前翅棕褐色，后翅灰黄色。背部棕褐色，胸腹部淡黄褐色。翅2对，足3对，尾须1对，后足股节膨大。足、尾须及触角均易脱落。质轻而脆，易破碎。气腥，味淡。(《山东2012》)

（2）呈长圆形，全身黑色，有光泽。头棕褐色，头顶短圆，头后有6条短而不规则纵沟。复眼大，半球形，黑褐色；单眼3个。触角细长，淡褐色。前翅棕褐色，后翅灰黄色。足3对，淡黄色，并有黑褐斑及弯曲的斜线，腹部近似圆筒形，灰黄色，背部黑褐色。气腥。(《山东2002》)

（3）呈长圆形，全身黑色，有光泽，头棕褐色，腹部灰黄色。腿淡黄色，气腥。(《山东1990》)

炒蟋蟀 形如蟋蟀，呈黑褐色，有油样光泽。足、尾须及触角大多已脱落。微有腥气，味淡。(《山东2012》)

【性味与归经】辛、咸，温。归肾、膀胱经。

【功能与主治】利尿消肿。用于小便不利，水肿，臌胀。

【用法与用量】4～6g，或入丸散用。

【注意】孕妇禁用。

【贮藏】置于通风干燥处，防蛀。

鳖 甲

Biejia

TRIONYCIS CARAPAX

【来源】本品为鳖科动物鳖 *Trionyx sinensis* Wiegmann 的背甲(《中国药典2020》)。主产于湖北、湖南、安徽、浙江等地，山东亦有分布。全年均可捕捉，捕捉后杀死，置于沸水中烫至背甲上硬皮能剥落时，取出，剥取背甲，除去残肉，洗净，晒干。以块大、无残肉者为佳。

【炮制方法】鳖甲 （1）去净杂质，洗净，略泡，捞出，置笼内，沸水蒸45分钟，取出，放入热水中，立即用硬刷除去皮肉，洗净，晒干，砸成碎块。(《山东

2012》《山东 2002》《山东 1990》)

(2)用水泡至残肉腐烂，皮骨分离时，取出，洗净，漂数日以去腥臭气，捞出，干燥。(《山东 1975》)

(3)将鳖甲用清水或米汤泡 20 天左右，至腐掉皮肉为度，取出，用清水洗净即可。(《汇编》)

(4)鳖甲用水或温水泡，不必腐，刷或刮去腐肉，皮，筋。(《汇编》)

醋鳖甲 (1)将沙子置锅内，武火加热至翻动较滑利时，投入净鳖甲块，翻炒至表面黄色时，迅速取出，筛去沙子，趁热投入米醋中浸淬，捞出，干燥，捣碎。每 100kg 鳖甲块，用米醋 20kg。(《山东 2012》《山东 2002》《山东 1990》《山东 1975》)

(2)将细砂炒热，倒入鳖甲，搅拌，烫至色黄，取出，筛去沙，趁热倒入醋中，稍停，捞出，晾干。(《汇编》)

(3)鳖甲，置火上两面翻烤，随烤随涂醋，至色黄质酥为度。(《汇编》)

【成品性状】鳖甲 呈不规则的碎片，大小不一，类白色，质坚硬。气腥，味淡。(《山东 2012》《山东 2002》《山东 1990》)

醋鳖甲 形如鳖甲，表面黄色，质酥脆，略具醋气。(《山东 2012》《山东 2002》《山东 1990》)

【性味与归经】咸，微寒。归肝、肾经。

【功能与主治】滋阴潜阳，退热除蒸，软坚散结。用于阴虚发热，骨蒸劳热，阴虚阳亢，头晕目眩，虚风内动，手足瘛疭，经闭，癥瘕，久疟疟母。

【炮制作用】鳖甲砂炒醋淬后，质变酥脆，易于粉碎及煎出有效成分，并能矫臭矫味。醋制还能增强药物入肝消积、软坚散结作用。

【用法与用量】9 ~ 24g，先煎。

【贮藏】置于干燥处，防蛀。

獾 油

Huanyou

MELIS OLEUM

【来源】本品为鼬科动物獾 *Meles meles* L. 的皮下脂肪油(《山东 2002》)。全国大部分地区均产。冬季捕捉，杀死后取其皮下脂肪，置锅内，熬炼成油，滤去油渣，放凉。

【炮制方法】原药应用。(《山东2002》《山东1990》)

【成品性状】本品为淡黄色的油状液体。气微，味淡。(《山东2002》《山东1990》)

【性味与归经】甘、酸，平。

【功能与主治】解毒，止痛，生肌。用于烫伤，烧伤。

【用法与用量】外用适量。

【贮藏】密闭，置于阴凉处。

麝 香

Shexiang

MOSCHUS

【来源】本品为鹿科动物林麝 *Moschus berezovskii* Flerov、马麝 *Moschus sifanicus* Przewalski 或原麝 *Moschus moschiferus* Linnaeus 成熟雄体香囊中的干燥分泌物(《中国药典2020》)。主产于四川、西藏、云南、陕西、甘肃、内蒙古等地。野麝多在冬季至次春猎取，猎获后，割取香囊，阴干，习称“毛壳麝香”；剖开香囊，除去囊壳，习称“麝香仁”。家麝直接从其香囊中取出麝香仁，阴干或用干燥器密闭干燥。以质柔软、有油性、当门子多、香气浓烈者为佳。

【炮制方法】(1)取毛壳麝香，除去囊壳，取出麝香仁，去净杂质。(《山东2002》)

(2)割开香囊，去净囊壳及内膜等杂质，取麝仁，研成细粉。(《山东1990》《山东1975》)

(3)剪开软皮，取出香肉，拣去毛和杂质。(《汇编》)

(4)研面。(《汇编》)

【成品性状】(1)呈粉末状，多显棕褐色或黄棕色。气香浓烈而特异，经久不散，味微辣，微苦带咸。野生者质软，油润，疏松；其中颗粒状者习称“当门子”，呈不规则圆球形或颗粒状，表面多呈紫黑色，油润光亮，微有麻纹，断面深棕色或黄棕色；粉末状者多呈棕褐色或黄棕色，并有少量脱落的内层皮膜和细毛。质柔有油性，手捻成团而不黏手、不结块，手放开后立即松散。饲养者呈颗粒状、短条形或不规则的团块；表面不平，紫黑色或深棕色，显油性，微有光泽，有少量毛和脱落的内层皮膜。气香浓烈而特异，味微辣、微苦带咸。(《山东 2002》)

（2）呈粉末状，多显棕褐色或黄棕色。质柔有油性，手捻成团而不黏手、不结块，手放开后立即松散。气香浓烈而特异，经久不散，味微辣，微苦带咸。(《山东 1990》)

【性味与归经】辛，温。归心、脾经。

【功能与主治】开窍醒神，活血通经，消肿止痛。用于热病神昏，中风痰厥，气郁暴厥，中恶昏迷，经闭，癥瘕，难产死胎，胸痹心痛，心腹暴痛，跌扑伤痛，痹痛麻木，痈肿瘰疬，咽喉肿痛。

【用法与用量】0.03 ~ 0.1g，多入丸散用。外用适量。

【注意】孕妇禁用。

【贮藏】密闭，置于阴凉干燥处，遮光，防潮、防蛀。

第十五章 矿物类

大青盐

Daqingyan

HALITUM

【**来源**】本品为卤化物类石盐族湖盐结晶体（《中国药典 2020》）。主含氯化钠（NaCl）。主产于内蒙古、新疆、青海、西藏、四川等地。全年均可采，一般多在 6—8 月间进行，自盐湖或盐泉中取出，干燥。以色暗白、结晶整齐、洁净明亮者为佳。

【**炮制方法**】去净杂质，筛去灰屑。（《山东 2002》《山东 1990》《山东 1975》）

【**成品性状**】（1）本品为立方体或多菱形结晶，青白色或暗白色，多数颗粒均匀，大颗粒可见漏斗状生长遗迹，呈不规则凹窝形状，半透明，质硬脆，易砸碎，断面洁净，玻璃样光泽。气微，味咸、微涩、苦。（《山东 2002》）

（2）本品为立方体或多菱形结晶，青白色至暗白色，多数颗粒均匀，小孔洞 1 至数个，半透明，质硬，碎断面洁净而光亮。气微，味咸、微涩、苦。（《山东 1990》）

【**性味与归经**】咸，寒。归心、肾、膀胱经。

【**功能与主治**】清热，凉血，明目。用于吐血，尿血，牙龈肿痛出血，目赤肿痛，风眼烂弦。

【**用法与用量**】1.2 ~ 2.5g，或入丸散用。外用适量，研末擦牙或水化漱口、洗目。

【**贮藏**】置于通风干燥处，防潮。

无名异

Wumingyi

PYROLUSITUM

【来源】本品为氧化物类金红石族矿物软锰矿（《山东 2012》）。主含二氧化锰（MnO_2）。主产于广西、广东、四川、山西、湖北、山东、陕西、青海等地。全年均可采挖，采得后，除去泥土及杂石。以粒大、黑棕色、有色泽、无杂质者为佳。

【炮制方法】取无名异，除去杂质，洗净，干燥，砸成碎块或碾成粉末。(《山东 2012》《山东 2002》《山东 1990》)

【成品性状】本品为不规则的小碎块或粉末。外表面黄棕色或黑色，碎断面棕黑色或紫棕色，易污手。大多无光泽或略具金属样光泽，体轻、质软，手触稍有滑腻感，可染成棕黄色。微有土腥气，味淡。(《山东 2012》《山东 2002》《山东 1990》)

【性味与归经】甘，平。归肝、肾经。

【功能与主治】活血止痛，散瘀消肿。用于跌打损伤，痈肿疮毒。

【用法与用量】3～5g，入丸散用。外用适量，研末调敷患处。

【贮藏】置于干燥处。

云母石

Yunmushi

MUSCOVITUM

【来源】本品为硅酸盐类云母族矿物白云母矿石（《山东 2012》）。主含铝钾的硅酸盐［$KA_{12}(AlSi_3O_{10})(OH)_2$］。主产于内蒙古、西藏、辽宁、吉林、云南、山东、江苏等地。全年均可采挖，采得后，除去泥土及杂石。以易剥离、片大、无色透明者为佳。

【炮制方法】**云母石** 取云母石，除去杂质，洗净，干燥，撕成薄片或碾成粉末。(《山东 2012》《山东 2002》《山东 1990》《山东 1975》)

煅云母石 （1）将净云母石砸成小块，装入耐火容器内，再置无烟的火中，武

火煅烧至红透后，取出，放凉，碾成粉末。(《山东 2012》《山东 2002》《山东 1990》)

（2）取云母石，装入耐火容器内，按直火煅法，煅至红透时，取出，放凉。或煅透后用醋淬。每 100 斤云母石，用醋 30 斤。(《山东 1975》)

（3）取云母，煅至红透。(《汇编》)

【成品性状】云母石 呈不规则的薄片状或粉末。薄片表面光滑，透明如玻璃纸。质韧，有弹性，能曲折，断面不平坦，为多数薄片叠成。有泥土气，无味。(《山东 2012》《山东 2002》《山东 1990》)

煅云母石 为灰白色或灰棕色粗粉。无光泽，微有焦土气，无味。(《山东 2012》《山东 2002》《山东 1990》)

【性味与归经】甘，平。归肺、脾、膀胱经。

【功能与主治】下气，补中，敛疮，止血。用于虚损气弱，眩晕；外用治痈疽疮毒，金疮出血。

【用法与用量】9 ~ 12g。外用适量，研粉末涂敷患处。

【贮藏】置于干燥处，防尘。

水银

Shuiyin

MERCURY

【来源】本品为液态金属汞 Mercury (《山东 2012》)。主产于湖南、湖北、四川、贵州、云南等地。全年均可采制。通常是将辰砂的矿石粉碎，投入炉中通空气（或加石炭及铁质）加热蒸馏，再经过滤而得。以色银白、光亮、流动灵活、无杂质者为佳。

【炮制方法】水银 （1）除去杂质，原药应用。(《山东 2012》《山东 2002》《山东 1990》)

（2）水银，用布滤过，除去杂质。(《汇编》)

杏仁或桃仁制水银 取苦杏仁或桃仁，研细，与水银共研，将水银分解成细粉，至无肉眼可见小汞珠存在。每 100kg 水银，用桃仁或苦杏仁约 1000kg。(《山东 2012》)

铅制水银 （1）将纯铅置适宜容器内，加热熔化，用铁铲除去上层黑漆，倒入水银，搅拌均匀，倒出，放凉，研成细粉。每100kg水银，用铅25kg。(《山东2012》《山东2002》《山东1990》)

（2）取铅放锅内，加热熔化后，加入水银搅拌，倒出，放凉。每100两水银，用铅2.5斤。(《山东1975》)

（3）先将铅在锅内融化，加入水银搅拌，混合均匀，倒出，晾凉即凝成块，用时研粉。（每斤水银用铅0.5~1斤。）(《汇编》)

（4）水银与铅粉同量混合研成面。(《汇编》)

蓖麻子制水银 水银与蓖麻子同研面。(《汇编》)

油制水银 水银与油同研面。(《汇编》)

【成品性状】水银 在常温下为银白色液体。质重，有光泽，不透明，极易流动或分裂成小球。不沾手，遇高热易挥发。气无，味淡。(《山东2012》《山东2002》《山东1990》)

杏仁或桃仁制水银 为灰黄色细粉，质略疏松。(《山东2012》)

铅制水银 为银灰色细粉，质酥松。(《山东2012》《山东2002》《山东1990》)

【性味与归经】辛，寒；有大毒。归心、肝、肾经。

【功能与主治】攻毒杀虫。用于疥癣，梅毒，恶疮。

【用法与用量】外用适量。与他药共研细粉，调敷，点涂患处。

【注意】本品有大毒，不宜内服，孕妇禁用；外用不宜过多或久用，以免中毒；不与白砒石、红砒石同用；制作时要注意防护，应遵照《医疗用毒性药品管理办法》的有关规定使用。

【贮藏】放入适宜容器内，密闭，置于干燥处，专柜保管。

石 膏

Shigao

GYPSUM FIBROSUM

【来源】本品为硫酸盐类矿物石膏族石膏(《中国药典2020》)。主含含水硫酸钙（$CaSO_4 \cdot 2H_2O$）。主产于湖北、河南、山东、四川、湖南、广西、广东、云南、新疆等地。全年均可采挖，采得后除去泥沙及杂石。以色白、半透明、纵断面如丝者为佳。

【炮制方法】生石膏 （1）除去杂质，洗净，晒干，成小块，除去夹石，碾成粉末。(《山东 1990》《山东 1975》)

（2）研粉。(《汇编》)

煅石膏 （1）将净石膏块，置无烟的火上，或砸成小块装入耐火容器内，再置无烟的炉火中，用武火煅烧至红透时，取出，放凉，碾成粉末。(《山东 1990》)

（2）取石膏，按直火煅法，煅至红透时，取出，放凉，串碎。(《山东 1975》)

（3）石膏，置红火上，煅至红透。冷后研粉。(《汇编》)

【成品性状】生石膏 为粉末状，白色，纤维状，有绢丝样光泽。体重，质软。无臭，味淡。(《山东 1990》)

煅石膏 形如生石膏（为无水硫酸钙），灰白色，无光泽，具有吸水性。气微弱，味淡。(《山东 1990》)

【性味与归经】生石膏 甘、辛，大寒。归肺、胃经。

煅石膏 甘、辛、涩，寒。归肺、胃经。

【功能与主治】生石膏 清热泻火，除烦止渴。用于外感热病，高热烦渴，肺热喘咳，胃火亢盛，头痛，牙痛。

煅石膏 收湿，生肌，敛疮，止血。外治溃疡不敛，湿疹瘙痒，水火烫伤，外伤出血。

【炮制作用】石膏煅制后寒性降低，增加了收湿、生肌、敛疮、止血的功能。

【用法与用量】生石膏 15～60g，先煎。

煅石膏 外用适量，研末撒敷患处。

【贮藏】置于干燥处。

石 燕

Shiyan

FOSSILIA SPIRIFERIS

【来源】本品为石燕科动物中华弓石燕 *Cyrtiospirifer Sinensis*（Graban）或弓石燕 *Cyrtiospirifer* Sp. 的化石(《山东 2012》)。主含碳酸钙（$CaCO_3$）。主产于湖南、广西、四川、山西、江西等地。全年均可采挖，采得后，除去杂石及泥沙。以状如蚶、色青黑、质坚硬、无杂石者为佳。

【炮制方法】石燕　（1）除去杂质，洗净，干燥，砸成碎块或砸成粉末。(《山东2012》《山东2002》《山东1990》)

（2）去净杂质，洗净泥土，捞出，干燥，用时捣碎。(《山东1975》)

煅石燕　取净石燕，装入耐火容器内，置无烟的炉火中，武火煅至红透后，取出，放凉；或煅红透后，取出，迅即投入米醋中浸淬，捞出，晾干，研成细粉。每100kg石燕，用米醋20kg。(《山东2012》《山东2002》《山东1990》)

【成品性状】石燕　为不规则的碎块或粉末。表面青灰色或棕色，有的具扁形纹理或纵沟，质坚如石。气微，味淡。(《山东2012》《山东2002》《山东1990》)

煅石燕　呈细粉状。煅石燕为青灰色或深棕色，气微，味淡。煅淬石燕为棕褐色，质酥松，具醋气。(《山东2012》《山东2002》《山东1990》)

【性味与归经】咸，凉。归肾、膀胱经。

【功能与主治】除湿热，利小便，退目翳。用于淋证，小便不利，湿热带下，目翳内障。

【炮制作用】石燕火煅醋淬后质地酥脆，便于粉碎，利于有效成分煎出。

【用法与用量】3～9g。外用适量，水飞点眼。

【贮藏】置于干燥处，防尘。

石蟹

Shixie

FOSSILIA TELPHUSAE

【来源】本品为古生代节肢动物弓蟹科石蟹 *Telphusa* sp. 及其近缘动物的化石(《山东2012》)。本品为古生代节肢动物弓蟹科石蟹 *Macreophtalmus Lalreilti* Edw 或石蟹 *Telphusa* sp. 及其近缘动物的化石(《山东1990》)。主含碳酸钙（$CaCO_3$）。主产于台湾、四川、广东、南洋群岛等地。全年均可采收，采得后，去净杂质，洗净，干燥。以个大、完整、未附杂质者为佳。

【炮制方法】石蟹　取石蟹，除去杂质，洗净，干燥，捣碎。(《山东2012》《山东2002》《山东1990》《山东1975》)

煅石蟹　取净石蟹，置耐火容器内，武火煅至红透，取出，放凉；或煅至红透后，取出，立即投入米醋内，淬至酥脆时，捞出，晾干，碾成粉末。每100kg石蟹，

用米醋 20kg。(《山东 2012》《山东 2002》《山东 1990》)

【成品性状】石蟹 为不规则的碎块，灰白色或土棕色，光滑而有点状小突起，或偶见蟹壳样纹理。质坚，断面灰棕色。气微，味微咸。(《山东 2012》《山东 2002》《山东 1990》)

煅石蟹 为不规则的碎块或粉末，瓦灰色或灰棕色。气微，味微咸；或质酥松，具醋气。(《山东 2012》《山东 2002》《山东 1990》)

【性味与归经】咸，寒。归肝、胆经。

【功能与主治】清热利湿，去翳明目，催生。用于目赤，目翳，时行热病，湿热淋浊，赤白带下，肠风痔瘘等症。

【用法与用量】6 ~ 9g，先煎或入丸、散用。外用适量，水飞点眼，或醋磨涂患处。

【注意】孕妇禁用。

【贮藏】置于干燥处，防尘。

龙齿

Longchi

DENS DRACONIS

【来源】本品为古代哺乳动物如三趾马、犀类、牛类、鹿类、象类等牙齿化石(《山东 2012》)。主含碳酸钙($CaCO_3$)、磷酸钙[$Ca_3(PO_4)_2$]。主产于河南、河北、山西、内蒙古等地。采挖后，除去泥沙，敲去牙床。以不带牙床、断面吸湿性强者为佳。

【炮制方法】龙齿 (1)除去杂质，砸成碎块或碾成粉末。(《山东 2012》《山东 2002》《山东 1990》《山东 1975》)

(2)挑去杂质，筛去土。(《汇编》)

煅龙齿 (1)取净龙齿，装入耐火容器中，置无烟炉火中，武火煅至红透，取出，放凉，砸成碎块或碾成粉末。(《山东 2012》《山东 2002》《山东 1990》)

(2)取龙齿，按直火煅法，煅至红透，也可装入耐火容器内煅，取出，放凉，碾碎。(《山东 1975》)

(3)置火上，煅至红透。(《汇编》)

【成品性状】龙齿 为不规则的碎块或粉末。表面青灰色、暗棕色或黄白色，具有棕黄色条纹及斑点，有的尚有具光泽的珐琅质。质坚硬。碎断面粗糙，凹凸不平，具吸湿性，有黏舌感。用火烧之不炭化。气微，味淡。(《山东 2012》《山东 2002》《山东 1990》)

煅龙齿 为不规则的碎块或粉末，灰白色，无光泽。质较轻，具吸湿性，有黏舌感。气微，味淡。(《山东 2012》《山东 2002》《山东 1990》)

【性味与归经】甘、涩，凉。归心、肝经。

【功能与主治】镇静安神。用于癫狂惊痫，心悸失眠。煅龙齿多用于失眠多梦。

【炮制作用】龙齿煅后质地酥脆，易于粉碎，解热镇惊功效缓和，收敛固涩作用增强，并有较强的安神宁志功效。

【用法与用量】9 ~ 15g，先煎。

【贮藏】置于干燥处。

龙 骨

Longgu

OS DRACONIS

【来源】本品为古代哺乳动物如三趾马、犀类、鹿类、牛类、象类等的骨骼化石或象类门齿的化石(《中国药典 2020》)。前者习称“龙骨”，后者习称“五花龙骨”。主含碳酸钙（$CaCO_3$）、磷酸钙［$Ca_3(PO_4)_2$］。主产于河南、河北、山西、安徽、湖南、四川、内蒙古等地。采挖后，除去泥沙及杂质。五花龙骨质酥脆，出土后暴露空气中极易破碎，常用毛边纸粘贴。龙骨以质硬、色白、吸湿性强者为佳；五花龙骨以体轻、质酥脆、分层、有花纹、吸湿性强者为佳。

【炮制方法】龙骨 （1）除去杂质，刷去泥土及灰屑，砸成碎块或碾成粉末。(《山东 2012》《山东 2002》《山东 1990》)

（2）去净杂质，刷去泥土，碾碎。(《山东 1975》)

（3）挑去杂质，筛去土。(《汇编》)

煅龙骨 （1）取净龙骨置无烟炉火中，或取净龙骨碎块，装入耐火容器内，置无烟的炉火中，武火烧至红透后，取出，放凉，碾成粉末。(《山东 2012》《山东 2002》《山东 1990》)

（2）取龙骨，按直火煅法，煅至红透，也可装入耐火容器内煅，取出，放凉，

碾碎。(《山东 1975》)

（3）龙骨，置红火上，煅至红透。(《汇编》)

【成品性状】龙骨 （1）为不规则的碎块或粉末。龙骨碎块表面白色、灰白色或黄白色，较平滑，有的碎块具有纹理，或棕色条纹和斑点，质硬。碎断面不平坦，色白，细腻如粉质，或具蜂窝状小孔，吸舌。五花龙骨表面黄白色或淡黄棕色，有的碎块具蓝灰色及红棕色深浅粗细不同的花纹。平滑，质硬而脆，碎断面多粗糙，易成片状剥落，吸舌力很强。无臭，无味。(《山东 2012》《山东 1990》)

（2）为不规则的碎块或粉末。龙骨碎块表面白色、灰白色或黄白色至淡棕色，较平滑，有的碎块具有纹理，或棕色条纹和斑点，质硬。碎断面不平坦，色白或黄白，细腻如粉质，有的中空，或具蜂窝状小孔，吸舌。五花龙骨表面黄白色或淡黄棕色，有的碎块具蓝灰色及红棕色深浅粗细不同的花纹。平滑，质硬而脆，碎断面多粗糙，易成片状剥落，吸舌力很强。无臭，无味。(《山东 2002》)

煅龙骨 呈粉末状，暗灰白色，无光泽，吸舌力强，质轻。气微，无味。(《山东 2012》《山东 2002》《山东 1990》)

【性味与归经】涩、甘，平。归心、肝、肾、大肠经。

【功能与主治】镇心安神，平肝潜阳，收涩固脱，止血，敛疮。用于心悸怔忡，失眠健忘，惊痫癫狂，头晕目眩，自汗盗汗，遗精遗尿，崩漏带下，久泻久痢，溃疡久不收口及湿疮。

【炮制作用】龙骨煅后能增强收敛固涩、生肌的功效。

【用法与用量】10 ~ 15g，先煎，或入丸散用。外用适量，研末撒或调敷患处。

【贮藏】置于干燥处，防潮。

北寒水石

Beihanshuishi

GYPSUM RUBRUM

【来源】本品为硫酸盐类矿物硬石膏族红石膏（《中国药典 2020》）。本品为硫酸盐类石膏族矿物石膏《山东 2012》）。主含含水硫酸钙（$CaSO_4 \cdot 2H_2O$）。主产于山东、新疆、内蒙古、甘肃、河北、山西等地。全年均可采挖，采得后除去泥沙及杂石。以纯净、片装、肉红色、上有细丝纹、具光泽、无杂石者为佳。

【炮制方法】**北寒水石** （1）除去杂质，洗净，干燥，砸成碎块或碾成粉末。（《山东2012》《山东1990》）

（2）去净杂质，洗净，干燥，砸成碎块或碾成粉末。（《山东2002》）

（3）去净杂质，洗去泥土，晾干，打碎。（《山东1975》）

煅北寒水石 （1）取净北寒水石，装至耐火容器内，置无烟的炉火中，武火煅烧至红透时，取出，放凉，或碾成粉末。（《山东2012》）

（2）将净寒水石碎片或块装入耐火容器内，置无烟的炉火中，武火煅烧至红透时，取出，放凉，或碾成粉末。（《山东2002》《山东1990》）

（3）取净寒水石，按直火煅法煅至红透，取出，放凉，碾碎。（《山东1975》）

【成品性状】**北寒水石** （1）呈不规则碎块或粉末，粉红色或肉红色，碎块表面凹凸不平。体重，质硬，断面不平坦，具纵纹理，纤维状。具星状或针状玻璃样光泽。气微，有土腥气。（《山东2012》）

（2）为不规则片状或粉末，粉白色或肉红色，表面凹凸不平，质硬。碎断面不平坦，淡肉红色，有细丝状纵条纹，对光照之可见散在的微小亮星。有土腥气。（《山东2002》《山东1990》）

煅北寒水石 （1）形如北寒水石，类白色，质酥松，无光泽，手捻易碎。气微，味淡。（《山东2012》）

（2）呈粉末状，灰白色，无光泽，质酥松。无臭，无味。（《山东1990》）

【性味与归经】辛、咸，寒。归心、胃、肾经。

【功能与主治】清热降火，利窍消肿。用于时行热病，积热烦渴、吐泻、水肿、尿闭、齿衄、丹毒，烫伤。

【用法与用量】9～15g。外用适量，研细粉调敷患处。

【贮藏】置于干燥处。

白石英

Baishiying

QUARTZ ALBUM

【来源】本品为氧化物类矿物石英族石英（Quartz）（《山东2012》）。主含二氧化硅（SiO_2）。主产于广东、河北、山东、江苏、湖北、福建、陕西等地。全年均可采挖。采得后，除去杂石，挑选纯净白色的石英块。以色白、具脂肪样光泽，无杂石、泥沙者为佳。

【炮制方法】白石英 （1）除去杂质，洗净，干燥，砸成碎块或碾成粉末。(《山东 2012》《山东 2002》《山东 1990》)

（2）去净杂质，洗净泥土，干燥，用时捣碎。(《山东 1975》)

（3）捣碎或研面。(《汇编》)

煅白石英 （1）取净白石英碎块，装入耐火容器内，置无烟的炉火中，武火煅烧至红透，取出，立即投入米醋中，浸淬，捞出，干燥，碾碎或研粉。每 100kg 白石英，用米醋 30kg。(《山东 2012》《山东 2002》《山东 1990》)

（2）取白石英，按直火煅法煅至红透，趁热醋淬，碾碎。如为小块者，可装入耐火容器内，煅后醋淬。每 100 斤白石英，用食醋 30 斤。(《山东 1975》)

（3）置红火上，煅至红透。(《汇编》)

（4）煅后，趁热放入醋中淬，捞出。(《汇编》)

【成品性状】白石英 不规则的碎块或粉末。碎块多具棱角而锋利。白色或淡灰白色，半透明或不透明，脂肪光泽，质坚硬而脆。碎断面不整齐，气微，味淡。(《山东 2012》《山东 2002》《山东 1990》)

煅白石英 形如白石英。灰白色或淡黄色，无光泽。质酥脆。有醋香气。(《山东 2012》《山东 2002》《山东 1990》)

【性味与归经】甘、辛，微温。归肺、肾、心经。

【功能与主治】温肺肾，安心神，利小便。用于虚寒咳喘，阳痿，消渴，心神不安，惊悸善感，小便不利，水肿。虚寒咳喘，肾虚阳痿宜煅用。

【用法与用量】9～15g，或入丸、散。

【注意】其性燥烈，不宜多服、久服。

【贮藏】置于干燥处，防尘。

白石脂

Baishizhi

HALLOYSITUM ALBUM

【来源】本品为硅酸盐类矿物多水高岭石族多水高岭石（《山东 2012》）。主要成分为含水硅酸铝［$Al_4(Si_4O_{10})(OH)_8 \cdot 4H_2O$］。主产于山西、河南、江苏、河北、山东等地。全年可采挖，采得后，除去杂石，选择色白滑腻的供药用。以色白、细腻、无杂质、吸水力强者为佳。

【炮制方法】白石脂 （1）除去杂质及石块，砸成碎块或碾成细粉。(《山东2012》《山东2002》《山东1990》)

（2）除去杂质，用时捣碎。(《山东1975》)

煅白石脂 （1）取净白石脂碾成细粉，用米醋拌匀，搓条切段，或制成薄饼，干燥后，放入耐火容器内，置无烟的炉火中，武火煅烧至红透时，取出，放凉，捣碎或碾成细粉。每100kg白石脂块，用米醋25kg。(《山东2012》《山东2002》《山东1990》)

（2）取白石脂，碾成细粉，用适量的食醋和匀，搓条切段或捏成饼，晒干后，置耐火容器内，按直火煅法煅至红透，用时捣碎。(《山东1975》)

【成品性状】白石脂 本品为不规则的碎块或粉末，粉白色或类白色，有的带有浅红色或浅黄色斑纹或条纹，条痕白色。体较轻，质软，用指甲可刻画成痕。断面土样光泽。吸水力强，舔之黏舌。嚼之无沙粒感。具土腥气，味淡。(《山东2012》《山东2002》《山东1990》)

煅白石脂 形如白石脂，表面黄棕色至红棕色，指捻微感发涩，质坚硬而脆，具醋香气。(《山东2012》《山东2002》《山东1990》)

【性味与归经】甘、酸、涩，平。归胃、大肠经。

【功能与主治】涩肠止血。用于久泻久痢，大便出血，崩漏带下，遗精；外治疮疡不敛，湿疹脓水浸淫。

【用法与用量】9～12g，或入丸散用。外用适量，研细末撒或调敷患处。

【注意】本品不与肉桂同用。有湿热积滞者禁用。

【贮藏】置于干燥处，防尘；醋白石脂，密闭，置于阴凉干燥处，防潮。

白矾

Baifan

ALUMEN

【来源】本品为硫酸盐类矿物明矾石族明矾石经加工提炼制成（《中国药典

2020》)。主含含水硫酸铝钾[$KAl(SO_4)_2 \cdot 12H_2O$]。主产于甘肃、安徽、山西、湖北、浙江等地。全年均可采挖，采得后，用水溶解，滤过，滤液蒸发浓缩，放冷后析出结晶，倾去上清液，干燥。以色白、透明、质硬而脆、无杂质者为佳。

【炮制方法】白矾 （1）去净杂质，砸成碎块或碾成粉末。(《山东 2002》《山东 1990》)

（2）去净杂质，用时碾碎。(《山东 1975》)

枯矾 （1）取净白矾碎块或粗粉置洁净的锅内，武火煅至所含结晶水完全蒸发，呈膨胀、干枯、疏松状时，离火，放凉，取出，剁成块或碾成细粉。(《山东 2002》《山东 1990》)

（2）取白矾砸碎，置锅内（约占锅容量的 1/3）按间接煅法用武火煅至全部干枯膨胀疏松时停火，移下锅放凉，取出（煅时中间不可停火，否则不易煅透，每斤白矾煅后可得半斤）。(《山东 1975》)

（3）取白矾碎块放于铁锅内（放半锅即可，防止溢出）加火煅烧，矾先熔化，然后起锅，加热至水分全无，呈疏松固体。(《汇编》)

【成品性状】白矾 呈不规则的块状或粒状，无色或淡黄白色，透明或半透明。表面略平滑或凹凸不平，具细密纵棱，有玻璃样光泽。质硬而脆。气微，味酸，微甘而极涩。(《山东 2002》《山东 1990》)

枯矾 呈蜂窝状的碎块或疏松的细粉，白色，质疏松。气微，味酸，极涩。(《山东 2002》《山东 1990》)

【性味与归经】酸、涩，寒。归肺、脾、肝、大肠经。

【功能与主治】外用解毒杀虫，燥湿止痒；内服止血止泻，祛除风痰。外治用于湿疹，疥癣，脱肛，痔疮，聤耳流脓；内服用于久泻不止，便血，崩漏，癫痫发狂。枯矾收湿敛疮，止血化腐。用于湿疹湿疮，脱肛，痔，聤耳流脓，阴痒带下，鼻衄齿衄，鼻息肉。

【炮制作用】白矾煅制后酸寒之性降低，涌吐作用减弱，增强了收涩敛疮、止血化腐作用。

【用法与用量】0.6 ~ 1.5g。外用适量，研末敷或化水洗患处。

【贮藏】置于干燥处。

白降丹
Baijiangdan
HYDRARGYRUM CHLORATUM COMPOSITUM

【来源】本品为升华制成的二氧化汞和氯化亚汞的混合结晶（《山东 1975》）。主含二氯化汞（$HgCl_2$）和氯化亚汞（Hg_2Cl_2）。各地均有加工，以江西、湖南、湖北产量较大。

【炮制方法】（1）用时将原药研极细粉入散剂。（《山东 1975》）

（2）研粉。（《汇编》）

【功能与主治】排毒去脓，去腐生肌。用于痈疽疮毒，溃后脓少，腐肉不脱，新肉难生。

【用法与用量】多入散剂，外用适量。

【注意】本品有毒，用时宜慎。

【贮藏】置于干燥处。

玄精石
Xuanjingshi
SELENITUM

【来源】本品为硫酸盐类矿物明矾石族明矾石经加工提炼制成（《中国药典 2020》）。主含含水硫酸钙（$CaSO_4 \cdot 2H_2O$）。主产于四川、湖南、新疆、内蒙古、青海、云南、甘肃、陕西等地。全年均可采挖，除去泥土及杂石，阴干。以片如龟甲、色青白、无杂质者为佳。

【炮制方法】**玄精石**　除去杂质，洗净，干燥，砸成碎块或碾成粉末。（《山东 2012》《山东 2002》《山东 1990》）

（2）去净杂质，洗净泥土，捞出，干燥。用时捣碎。（《山东 1975》）

（3）挑去杂质，洗净，临用捣碎或研面。（《汇编》）

煅玄精石　（1）取玄精石，砸成小块，置适宜的容器内，煅至酥松，取出，放

凉，碾碎。(《山东2012》)

(2) 置红火上，煅至红透为度。(《汇编》)

【成品性状】玄精石 (1) 本品呈不规则的块状或粉末，青白色、灰白色或浅灰棕色。块状物半透明，质硬而脆，易砸碎成小而整齐的长菱形小块，断面显玻璃样光泽。微带土腥气，味微咸。(《山东2012》)

(2) 本品为不规则的柱状碎块或粉末，青白色或灰白色，半透明，显玻璃样光泽，质硬而脆。味微咸，具土腥气。火中烧之能解体层层剥落为片状，呈瓷白色，有的夹杂有黑白小点。(《山东2002》)

(3) 本品为不规则的柱状碎块或粉末，青白色或灰白色，半透明，显玻璃或蜡状光泽，质硬而脆。味咸，具土腥气，易风化。(《山东1990》)

煅玄精石 本品为酥松块状物，表面浅棕色，无光泽，不透明。质松脆易碎，捏之成粉。气微，味淡。(《山东2012》)

【性味与归经】咸，寒。归肾、肺、脾、大肠、胃经。

【功能与主治】滋阴降火，软坚消痰。用于治阳盛阴虚，壮热烦渴，头风脑痛，目赤障翳，重舌，木舌，咽喉肿痛，头疮，水火烫伤。

【用法与用量】9～15g。外用适量，研末撒或调敷患处。

【贮藏】密闭，置于阴凉干燥处。

芒 硝

Mangxiao

NATRII SULFAS

【来源】本品为硫酸盐类矿物芒硝族芒硝，经加工精制而成的结晶体(《中国药典2020》)。主含含水硫酸钠($Na_2SO_4 \cdot 10H_2O$)。主产于碱土地区。将天然产品加热水解，过滤，除去泥沙及不溶性物质，滤液静置析出结晶。以无色透明、呈结晶块者为佳。

【炮制方法】芒硝 (1) 先将萝卜洗净，切片。置锅中，加适量清水煮透。再将芒硝倒入共煮，至全部溶解，取出，滤去杂质及萝卜片，滤液静置于阴凉处冷却，待大部分结晶析出，捞出晶体，晾去表面水分，立即收藏；余液再重复煮提，至无结晶析出为止。每100kg芒硝，用萝卜20kg。(《山东2002》《山东1990》)

（2）取萝卜洗净，切片，置锅内加水煮透后，倒入皮硝共煮，到全部融化，过滤，静置后取上清液置缸内，至结晶全部析出，捞出结晶，晾干。每皮硝 100 斤，用萝卜 20 斤。（《山东 1975》）

（3）朴硝 10 斤，用萝卜 2 斤切片，在锅内煮，5 ~ 10 分钟，倒入朴硝，溶化后，用马尾罗捞去表面杂质，将清液倾入缸内，弃去残渣，泥土，清液冷却后即结晶，以春秋季制造最好。（《汇编》）

（4）基本同（3）法，唯，先用水化硝，后倒入煮萝卜水，过罗后，每 10 斤芒硝加 1.5 两白矾，搅后，沉淀后，取上清液结晶，如不清的，可反复操作。（《汇编》）

（5）同（3）法，但不加萝卜。（《汇编》）

玄明粉 将净芒硝用能吸水的纸或适宜的材料包裹，悬挂于通风干燥处，令其风化，待全部成为白色粉末，收取。（《山东 1990》）

【成品性状】芒硝 为棱柱状、长方形或不规则块状及粒状，无色透明或类白色半透明。质易碎，碎断面呈玻璃样光泽。无臭，味咸。（《山东 2002》《山东 1990》）

玄明粉 呈白色粉末状，用手捏之微有涩，有引湿性。无臭，味咸。（《山东 1990》）

【性味与归经】咸、苦，寒。归胃、大肠经。

【功能与主治】泻下通便，润燥软坚，清火消肿。用于实热积滞，腹满胀痛，大便燥结，肠痈肿痛；外治乳痈，痔疮肿痛。

【炮制作用】朴硝用萝卜煮制后可提高其纯净度，同时缓和其咸寒之性，增强润燥软坚、消导、下气通便之功。

【用法与用量】6 ~ 12g，一般不入煎剂，待汤剂煎得后，溶入汤液中服用。外用适量。

【注意】孕妇慎用；不宜与硫黄、三棱同用。

【贮藏】密闭，在 30℃以下保存，防风化。

朱 砂

Zhusha

CINNABARIS

【来源】本品为硫化物类矿物辰砂族辰砂（《中国药典 2020》）。主含硫化汞

（HgS）。主产于湖南、贵州、四川、广西、云南等地。全年均可采挖，劈开辰砂矿石，取出岩石中夹杂的少数朱砂；再将矿石砸碎，用水选法使朱砂沉于底，石浮于上。除去石质后，取朱砂晾干。以色红鲜艳、有光泽、微透明、无杂质者为佳。

【炮制方法】朱砂粉 （1）将吸去铁屑的朱砂置乳钵或球磨机中，加适量清水共研细后，再加入多量的清水，搅拌，待粗粉粒下沉，细粉粒悬浮于水中时，倾取上层混悬液，下沉的粗粉粒加清水再研再飞，如此反复操作数次，至不能再飞为止，弃去杂质，合并混悬液，静置，分取沉淀，晾干或40℃干燥后再研散。（《山东2002》《山东1990》）

（2）用磁铁吸去朱砂中的铁屑后，置乳钵或球磨机中研磨成细粉或加适量清水，搅拌成红色浑浊，迅速倾取红色混悬液另置，余渣再加水适量研磨，如此反复研尽为度，合并多次混悬液，静置沉淀，除去上层清液，将下沉物晒干后，再研细。（《山东1975》）

（3）长时间研磨，至朱砂挂边，研时无声，不见星，口尝无颗粒感。（《汇编》）

（4）研细的朱砂，置缸中，加水搅动，取上层混浊液（粗粒下沉）倒入另一缸中，沉淀，倾去清水，晒干细粉。粗粉晒干后，再研再水飞。（《汇编》）

【成品性状】呈红色或暗红色细粉状，体重。无臭，无味。（《山东2002》《山东1990》）

【性味与归经】甘，微寒；有毒。归心经。

【功能与主治】清心镇惊，安神，明目，解毒。用于心悸，易惊，失眠多梦，癫痫发狂，小儿惊风，视物昏花，口疮，喉痹，疮疡肿毒。

【炮制作用】朱砂经水飞后可使药物达到纯净，极细，便于制剂及服用，并可降低毒性。

【用法与用量】0.1～0.5g，多入丸散服，不宜入煎剂。外用适量。

【注意】本品有毒，不宜大量服用，也不宜少量久服；孕妇及肝肾功能不全者禁用。

【贮藏】置于干燥处。

自然铜

Zirantong

PYRITUM

【**来源**】本品为硫化物类矿物黄铁矿族黄铁矿（《中国药典 2020》）。主含二硫化铁（FeS_2）。主产于四川、河北、辽宁、广东等地。全年均可采挖。拣取有黄色光泽的矿石，除去泥沙及杂石。以块整齐、色黄而光亮、质重、断面有金属光泽者为佳。

【**炮制方法**】**自然铜**（1）除去杂质，刷净或洗净，干燥，砸成碎块。（《山东 2002》《山东 1990》）

（2）去净杂质，筛去灰屑，用时打碎。（《山东 1975》）

煅自然铜（1）将自然铜碎块装入耐火容器内，置无烟的炉火中，武火煅烧至红透时，取出，迅即投入米醋中浸淬，捞出，晒干后，再如此反复煅淬，至表面光泽消失，质地酥脆，干燥，碾成粉末。每 100kg 自然铜块，用米醋 30kg。（《山东 2002》《山东 1990》）

（2）取净自然铜，大小块分开，装入耐火容器内，按直火煅法煅至红透，取出，立即倒入醋盆内淬之，未透者再如法煅一次，至体酥，呈黑褐色为度，干燥，碾成粗末。每 100 斤自然铜，用食醋 30 斤。（《山东 1975》）

（3）取大块自然铜，捣碎，置坩埚或嘟噜中，放赤火内煅烧，至无蓝色火焰为度，取出趁热倒于醋中淬 5 ~ 10 分钟，研粉用，如不透不易碾碎，可反复煅，淬至透为度。（《汇编》）

【**成品性状**】**自然铜** 为不规则碎块或小方块状，表面亮黄色，有金属样光泽，有的黄棕色或棕褐色，无金属光泽，具条纹，条痕缘黑色或棕红（褐）色。体重，质坚硬或稍脆，易砸碎，断面黄白色，有金属光泽；或断面棕褐色，光泽消失。无臭，无味。（《山东 2002》《山东 1990》）

煅自然铜 呈粉末状，灰黑色或黑褐色，光泽消失，质酥脆，略有醋气。（《山东 2002》《山东 1990》）

【**性味与归经**】辛，平。归肝经。

【**功能与主治**】散瘀止痛，续筋接骨。用于跌打损伤，筋骨折伤，瘀肿疼痛。

【**炮制作用**】自然铜经煅淬后，质地酥脆，便于粉碎加工，利于煎出有效成分，并可增强散瘀止痛作用。

【用法与用量】 3～9g，多入丸散服，若入煎剂宜先煎。外用适量。

【贮藏】 置于干燥处。

阳起石

Yangqishi

ACTINOLITUM

【来源】 本品为硅酸盐类矿物角闪石族透闪石（《中国药典 2020》）。本品为硅酸盐类角闪石族矿物透闪石及其异种闪透石石棉（《山东 2002》）。主含含水硅酸钙［$Ca_2Mg_5(Si_4O_{11})_2(OH)_2$］。主产于湖北、河南等地。全年均可采挖。采得后，除去泥沙及杂石。以针束状、色白、有光泽、无杂质者为佳。

【炮制方法】阳起石 （1）除去杂质，洗净，干燥，砸成碎块或碾成粉末。（《山东 2002》《山东 1990》）

（2）去净泥沙，刷净泥土，碾碎。（《山东 1975》）

（3）挑拣去杂质，或洗净。（《汇编》）

煅阳起石 （1）将净阳起石碎块装入耐火容器内，置无烟的炉火中，用武火煅烧至红透时，取出，迅即投入黄酒中浸淬，捞出，晾干，碾成粉末。每 100kg 阳起石块，用黄酒 20kg。（《山东 2002》《山东 1990》）

（2）取阳起石，装入耐火容器内，按直火煅法煅透，取出，立即倒入黄酒中淬之，捞出晾干，碾碎。每 100 斤阳起石，用黄酒 20 斤。（《山东 1975》）

（3）煅至红透。（《汇编》）

【成品性状】阳起石 （1）为不规则的碎块状或粉末，灰白色、暗灰色或浅绿色，多夹有浅黄棕色条纹或花纹，具丝样光泽。体重，质松脆。碎断面不整齐，纵向裂开呈丝状。气无，味淡。（《山东 2002》）

（2）为不规则的碎块状或粉末，白色、浅灰白色或浅绿白色，多夹有浅黄棕色条纹或花纹，具丝样光泽。体重，质较硬脆，有的略疏松。碎断面不整齐，纵面呈纤维状或细柱状。气无，味淡。（《山东 1990》）

煅阳起石 呈纤维状粉末，灰黄色，质松，略有酒气，味淡。（《山东 2002》《山东 1990》）

【性味与归经】咸，微温。归肾经。

【功能与主治】温肾壮阳。用于阳痿，腰膝酸软。

【炮制作用】阳起石煅后质地酥脆，易于粉碎，便于煎出有效成分。酒淬可进一步使其质地酥脆，利于加工成细粉，并可增强温肾壮阳作用。

【用法与用量】5～9g，多入丸散用。

【贮藏】置于干燥处，防尘。

玛 瑙

Manao

AGATUM

【来源】本品为三方晶系氧化物类石英族矿物石英的亚种玛瑙（《山东 2002》）。主含二氧化硅（SiO_2）。主产于河南、湖北、安徽、江苏、陕西、甘肃、四川、浙江、台湾、新疆、辽宁等地。全年均可采挖，采得后，除去杂石及泥沙。以色红、透明、无杂石泥沙者为佳。

【炮制方法】（1）去净杂质，洗净，干燥，研或水飞成极细粉。（《山东 2002》）

（2）除去杂质，洗净，干燥，研或水飞成极细粉。（《山东 1990》）

【成品性状】本品呈细粉状，浅红色、橙红色或深红色，具光泽。无臭，味淡。（《山东 2002》《山东 1990》）

【性味与归经】辛，寒。归肝经。

【功能与主治】清热明目。用于目生翳障。

【用法与用量】外用适量，水飞点眼。

【贮藏】密闭，置于干燥处。

赤石脂

Chishizhi

HALLOYSITUM RUBRUM

【来源】本品为硅酸盐类矿物多水高岭石族多水高岭石（《中国药典 2020》）。主含四水硅酸铝［$Al_4(Si_4O_{10})(OH)_8 \cdot 4H_2O$］。主产于福建、河南、江苏、陕西、湖北、山东、安徽、山西等地。全年均可采挖，采得后，选择红色滑腻如脂的块状体，除去杂石、泥土。以色红、光滑细腻、质软、易碎、吸水性强者为佳。

【炮制方法】赤石脂 （1）取赤石脂，除去杂质，打碎或研成细粉。(《山东2012》)

（2）去净杂质及石块，砸成碎块或碾成粉末。(《山东2002》)

（3）除去杂质，洗净，干燥，砸成碎块或碾成粉末。(《山东1990》)

（4）去净杂质，打碎。(《山东1975》)

（5）挑去杂质，研粉。(《汇编》)

（6）碾成细粉，于大缸中加水搅拌，停止搅拌后，稍待粗粉下降后，取上层混悬液，移于另一容器内，放至沉淀，倾去清水，晒干细粉。粗者晒干后，再研细，再水飞。(《汇编》)

煅赤石脂 （1）取赤石脂细粉，用米醋调匀，搓条，切段，干燥，放入耐火容器内，置无烟的炉火中，武火煅烧至红透时，取出，放凉，用时捣碎或碾成细粉。每100kg赤石脂，用米醋30kg。(《山东2012》)

（2）取赤石脂细粉，用米醋调匀，搓条切段或制成饼，干燥后，放入耐火容器内，置无烟的炉火中，武火煅烧至红透时，取出，放凉，捣碎或碾成细粉。每100kg赤石脂，用米醋30kg。(《山东2002》《山东1990》)

（3）取赤石脂，碾成细粉，用适量食醋和匀，搓条切段或捏成饼，晒干，置耐火容器内，按直火煅法煅至红透，取出，放凉，用时捣碎。(《山东1975》)

（4）赤石脂，置嘟噜内，或铁板上，在赤火上，煅至红透。煅时不可过，过则呈灰白色，应呈砖红色。(《汇编》)

（5）取赤石脂细粉，用适量醋拌匀（每斤赤石脂约用醋12两）制成饼状，然后放嘟噜内煅至红透。(《汇编》)

（6）赤石脂，轧面，加水团成窝头状，然后煅至红透，取出，放凉，研面用。(《汇编》)

【成品性状】赤石脂 为不规则的碎块或粉末，粉红色、红色至紫红色，或有红白相间的花纹。质软，易碎，碎断面有的具蜡样光泽。吸水性强，具黏土气，味淡，嚼之无沙粒感。(《山东2012》《山东2002》《山东1990》)

煅赤石脂 （1）为不规则条状，深红色或红褐色，质坚硬，具醋气。(《山东2012》)

（2）形如赤石脂，深红色或红褐色，质坚硬，具醋气。(《山东 2002》)

（3）形如赤石脂，紫红色，质坚硬，具醋气。(《山东 1990》)

【性味与归经】甘、酸、涩，温。归大肠、胃经。

【功能与主治】涩肠，止血，生肌敛疮。用于久泻久痢，大便出血，崩漏带下；外治疮疡久溃不敛，湿疮脓水浸淫。

【用法与用量】9 ~ 12g，先煎。外用适量，研末敷患处。

【注意】不宜与肉桂同用。

【贮藏】置于干燥处，防潮。

花蕊石

Huaruishi

OPHICALCITUM

【来源】本品为变质岩类岩石蛇纹大理岩(《中国药典 2020》)。主含碳酸钙（$CaCO_3$）。主产于陕西、河南、浙江等地。全年均可采挖，采挖后，除去杂石及泥沙，选取有淡黄色或黄绿色彩晕的石块。以块整齐、夹有黄绿色斑纹者为佳。

【炮制方法】花蕊石 （1）除去杂质，洗净，干燥，砸成碎块或碾成粉末。(《山东 2012》《山东 2002》《山东 1990》)

（2）去净杂质，洗净，晾干，碾碎。(《山东 1975》)

（3）洗净，晾干，碾碎。(《汇编》)

煅花蕊石 （1）取净花蕊石碎块，装入耐火容器内，置无烟的炉火中，武火煅至红透时，取出，放凉，碾成粉末。(《山东 2012》《山东 2002》《山东 1990》)

（2）取净花蕊石，碾成碎块，装耐火容器内，按直火煅法，煅至红透，取出放凉。(《山东 1975》)

（3）置嘟噜或坩埚中，煅至红透，取出，晾凉。(《汇编》)

【成品性状】花蕊石 （1）为不规则的碎块或粉末，表面较粗糙，灰白色或黄白色，其间夹有浅绿色或淡黄色花纹，习称“彩晕”，对光观察有闪星状光泽。体重，质硬，不易破碎。气微，味淡。(《山东 2012》)

（2）为不规则的碎块或粉末，表面较粗糙，灰白色或黄白色，其间夹有浅绿色或淡黄色花纹，习称“彩晕”，对光观察有闪星状光泽。体重，质硬。碎断面不整

齐。无臭，味淡。(《山东 2002》《山东 1990》)

煅花蕊石 （1）呈粉末状，灰白色或灰褐色，无光泽，质较酥脆。气微，味淡。(《山东 2012》)

（2）呈粉末状，灰褐色，无光泽，质酥，易碎。无臭，味淡。(《山东 2002》《山东 1990》)

【性味与归经】酸、涩，平。归肝经。

【功能与主治】化瘀止血。用于咯血，吐血，外伤出血，跌扑伤痛。

【炮制作用】花蕊石煅后质地疏松，易于粉碎，且能缓和酸涩之性，消除伤脾伐胃的不良反应。

【用法与用量】4.5 ~ 9g，多研末服。外用适量。

【贮藏】置于干燥处。

皂 矾

Zaofan

MELANTERITUM

【来源】本品为硫酸盐类矿物水绿矾族水绿矾的矿石（《中国药典 2020》）。主含含水硫酸亚铁（$FeSO_4 \cdot 7H_2O$）。主产于山东、湖南、甘肃、新疆、陕西等地。全年均可采挖，采得后，除去杂质，砸碎，加水加热溶化，蒸发部分水分，放冷，待自然结晶。以色淡绿、无杂质者为佳。

【炮制方法】皂矾 （1）去净杂质，砸碎。(《山东 2002》)

（2）去净杂质，打碎。(《山东 1990》)

煅皂矾 （1）取净皂矾块，置耐火容器内，置无烟炉火中，武火煅烧至红透，取出，放凉，碾碎或研粉；或武火煅烧至红透，醋淬，取出，干燥，碾碎或研粉。每 100kg 皂矾块，用醋 30kg。(《山东 2012》)

（2）将净皂矾碎块装入耐火容器内，置无烟的炉火中，武火煅至红透时取出，放凉，碾成细粉。(《山东 2002》《山东 1990》)

【成品性状】皂矾 为不规则的碎块，浅绿色或黄绿色，半透明，具光泽，质脆，入水易溶化。有铁锈气，味涩。(《山东 2002》《山东 1990》)

煅皂矾 （1）本品为不规则碎块或粉末。表面绛红色，不透明，具土样光泽。

体较轻，质硬脆。气微，味先涩后微甜；或微具醋气，味微酸（醋煅皂矾）。（《山东 2012》）

（2）呈细粉状，绛色，味涩。（《山东 2002》《山东 1990》）

【性味与归经】酸，凉。归肝、脾经。

【功能与主治】解毒燥湿，杀虫补血。用于黄肿胀满，疳积久痢，肠风便血，血虚萎黄，湿疮疥癣，喉痹口疮。

【炮制作用】皂矾煅后失水变枯，可减轻其致吐的不良反应，增强燥湿止痒作用。加醋煅制可降低其致吐的不良反应，增强入肝补血、解毒杀虫的功效。

【用法与用量】0.8 ~ 1.6g，外用适量。

【注意】孕妇慎用。

【贮藏】置于阴凉干燥处，防潮，防尘。

青礞石

Qingmengshi

CHLORITI LAPIS

【来源】本品为变质岩类黑云母片岩或绿泥石化云母碳酸盐片岩（《中国药典 2020》）。采挖后，除去杂石和泥沙。以色青、块整齐、断面有星点者为佳。

【炮制方法】**青礞石** （1）去净杂质，砸碎或碾成粉末。（《山东 2002》《山东 1990》）

（2）去净杂石及杂质。（《山东 1975》）

煅青礞石 （1）取净青礞石，装入耐火容器内，置无烟的炉火中，武火煅烧至红透时，取出，放凉，碾成细粉。（《山东 2012》《山东 2002》《山东 1990》）

（2）取净青礞石，置耐火容器内，按直火煅法煅至红透，呈金黄色，取出，放凉。（《山东 1975》）

【成品性状】**青礞石** 为不规则的碎块、碎片或粉末。青灰色或灰绿色，微带珍珠样光泽。体重，质软，易碎。碎断面层片状，可见闪闪发光的星点。（《山东 2002》《山东 1990》）

煅青礞石 （1）本品呈粉末状，青黄绿色，略有光泽，质软。气微，味淡。（《山东 2012》《山东 2002》）

（2）呈粉末状。青黄色，略有光泽，质酥。(《山东 1990》)

【性味与归经】甘、咸，平。归肺、心、肝经。

【功能与主治】坠痰下气，平肝镇惊。用于顽痰胶结，咳逆喘急，癫痫发狂，烦躁胸闷，惊风抽搐。

【炮制作用】青礞石一般不生用，煅后质地酥松，便于粉碎加工，易于煎出有效成分，增强下气坠痰功效，能逐陈积伏匿之疾。

【用法与用量】多入丸散服，3 ~ 6g；煎汤 10 ~ 15g，布包先煎。

【贮藏】置于干燥处。

金精石

Jinjingshi

VERMICULITUM

【来源】本品为硅酸盐类矿物蛭石族蛭石 *Vermiculite*(《山东 2012》)。主含铝硅酸镁铁，即$\{(Mg, Fe)_3[(Si, Al)_4O_{10}](OH)_2 \cdot 4H_2O\}$。主产于河南、山东、山西、四川等地。采收后除去泥沙及杂石，挑选纯净的块片。以块大、色金黄、质柔软、无杂质者为佳。

【炮制方法】金精石　除去杂质，洗净，干燥，砸成碎片或碾成粉末。(《山东 2012》《山东 2002》《山东 1990》)

煅金精石　将净金精石碎片装入耐火容器内，置无烟的炉火中，武火煅烧至红透时，取出，放凉，碾成粉末。(《山东 2012》《山东 2002》《山东 1990》)

【成品性状】金精石　（1）为不规则的碎片或粉末，褐黄色至暗棕色，具金属样光泽。质较柔软，易切开，断面呈明显层片状，无光泽，可层层剥离，薄片光滑不透明。具挠性。比重大于水。气微，味淡。(《山东 2012》)

（2）为不规则的碎片或粉末，褐黄色至暗棕色，具玻璃样光泽。质较柔软，易切开，断面呈明显层片状，无光泽，可层层剥离，薄片光滑不透明。具挠性。比重大于水。气微，味淡。(《山东 2002》)

（3）为不规则的碎片状或粉末，金黄色、暗棕色至墨绿棕色，表面光滑，有网状纹理，并具有金属光泽，质柔软。碎断面呈层状，无光泽。气微，味淡。(《山东 1990》)

煅金精石 呈不规则的碎片或粉末状，暗黄色。质酥松，无光泽。气微，味淡。(《山东 2012》《山东 2002》《山东 1990》)

【性味与归经】咸，寒；有小毒。入心、肝、肾经。

【功能与主治】镇惊安神，袪翳名目。用于目生翳障，心悸怔忡，夜眠不安。

【炮制作用】金精石煅后质地疏松，易于粉碎和煎出有效成分。

【用法与用量】9 ~ 15g，先煎，或入丸散用。

【贮藏】置于阴凉干燥处。

金礞石

Jinmengshi

MICAE LAPIS AUREUS

【来源】本品为变质岩类蛭石片岩或水黑云母片岩（《中国药典 2020》）。主含硅酸盐。主产于河南、河北等地，山东亦有分布。以块整、色金黄、无杂质者为佳。

【炮制方法】金礞石 （1）除去杂石及泥沙，砸碎或碾成粉末。(《山东 2012》)

（2）去净杂质，砸碎或碾成粉末。(《山东 2002》《山东 1990》)

（3）去净杂石及杂质。(《山东 1975》)

煅金礞石 （1）取净金礞石碎块，装入耐火容器内，置无烟的炉火中，武火煅烧至红透时，取出，放凉，使用前碾成细粉。(《山东 2012》《山东 2002》《山东 1990》)

（2）取净金礞石，置耐火容器内，按直火煅法煅至红透，呈金黄色，取出，放凉。(《山东 1975》)

【成品性状】金礞石 （1）为不规则的碎块、碎片或粉末。棕黄色或黄褐色，带有金黄色或银白色光泽。质脆，用手捻之，易碎成金黄色闪光小片。具滑腻感。气微，味淡。(《山东 2012》《山东 2002》)

（2）为不规则的碎块或碎粒或粉末。棕黄色，带有闪烁的金黄色光泽。体重，质脆，易碎。气微，味淡。(《山东 1990》)

煅金礞石 （1）为鳞片、颗粒或粉末，有金黄色闪光小片，红棕色或黄褐色，质酥。气微，味淡。(《山东 2012》《山东 2002》)

（2）呈粉末状。呈金黄色，光泽较生品强。(《山东 1990》)

【性味与归经】甘、咸，平。归肺、心、肝经。

【功能与主治】坠痰下气，平肝镇惊。用于顽痰胶结，咳逆喘急，癫痫发狂，烦躁胸闷，惊风抽搐。

【用法与用量】多入丸散服，3 ~ 6g；煎汤 10 ~ 15g，布包先煎。

【贮藏】置于干燥处。

炉甘石

Luganshi

CALAMINA

【来源】本品为碳酸盐类矿物方解石族菱锌矿（《中国药典 2020》）。主含碳酸锌（$ZnCO_3$）。主产于广西、四川、云南、湖南等地。全年均可采挖，采得后去净杂质，洗净，干燥。以体轻、质松、色白者为佳。

【炮制方法】**炉甘石** （1）去净杂质，砸成碎块。（《山东 2002》）

（2）除去杂质，砸成碎块。（《山东 1990》）

（2）去净杂石及杂质，打碎。（《山东 1975》）

煅炉甘石 （1）将净炉甘石碎块装入耐火容器内，置无烟的炉火中，武火煅烧至红透时，取出，迅即投入清水中浸淬，搅拌，倾取混悬液，将未煅透成块者捞出，晾干后，再反复煅烧，浸淬 3 ~ 4 次，最后将残渣去掉。取混悬液静置，倾去清水，取出沉淀物，干燥，研散。（《山东 2002》《山东 1990》）

（2）取净炉甘石，打碎块，置耐火容器内，在无烟的炉火中煅至红透，取出，立即倒入水盆中浸淬，搅拌，倾出混悬液，将石渣晾干，再进行煅淬 3 ~ 4 次，最后将残渣去掉。取混悬液澄清，倾去清水，将沉淀物干燥，研细。（《山东 1975》）

（3）炉甘石碎块，置嘟噜或坩埚中，于红火上，煅至红透，凉后，研粉。（《汇编》）

（4）同（3）法，但煅后研，水飞取细粉。（《汇编》）

制炉甘石 （1）取黄连，加水煎煮两次，每次约 30 分钟，滤过，合并滤液，浓缩至相对密度 0.80 ~ 1.00（60℃）的清膏，加入煅炉甘石细粉中，拌匀，吸尽后，干燥，研成粉末。每 100kg 煅炉甘石粉，用黄连 12.5kg。（《山东 2012》）

（2）取黄连、黄芩、黄柏，加水煎煮 2 次，每次约 30 分钟，滤过，合并滤液，浓缩至相对密度 1.05 ~ 1.10（60℃）的清膏，加入煅炉甘石细粉中，拌匀，吸尽后，干燥，研成粉末。每 100kg 煅炉甘石粉，用黄连、黄芩、黄柏各 12.5kg。(《山东 2012》)

（3）将净黄连片、黄芩片及黄柏片置锅内，加适量清水煎煮，煮沸约 30 分钟，过滤，残渣再如法煎煮和过滤，合并 2 次煎液。将煎液加入炉甘石细粉中，拌匀，待吸尽，干燥，研散。每 100kg 炉甘石粉，用黄连片、黄芩片、黄柏片各 12.5kg，或单用黄连片 12.5kg。(《山东 2002》《山东 1990》)

（4）黄连水拌炉甘石，取黄连煎汤，过滤去渣，加入上述煅炉甘石细粉拌匀，吸尽后，干燥。每 100 斤炉甘石水飞细粉，用黄连 12.5 斤。(《山东 1975》)

（5）炉甘石，煅红透后，趁热倒入三黄汤（黄连、黄柏、黄芩煮水），再水飞取细粉，晒干。(《汇编》)

（6）炉甘石，煅红透后，趁热倾入水中，凉后，取出成细粉，再水飞取细粉，将细粉置三黄汤内（每斤炉甘石，用黄连、黄柏、黄芩各 2 两煮浓汁），搅拌均匀，放瓷盘内晒干。(《汇编》)

（7）同（6）法，但用黄连、黄柏、黄芩、蝉蜕、菊花各 3 钱煮水拌炉甘石细粉。(《汇编》)

（8）同（6）法，但用黄连一味煮水。(《汇编》)

（9）煅同（6）法，但用黄连、菊花、银花、甘草煮水飞过取细粉。(《汇编》)

（10）炉甘石，碾成细粉装砂锅内，置特建的炉灶中，每 50 斤炉甘石，用木炭 50 斤，至木炭烧尽为度，约需 24 小时，取出，投入装药水（每 50 斤炉甘石用黄连 1 钱，菊花 2 钱，黄柏 4 钱煮水）的缸中，不断搅动，急取上混悬液过罗倒于另一缸中，如此反复过罗，最后将细粉液装入两层面粉袋内，悬起，漏去水，置瓷盘晾干。(《汇编》)

【成品性状】炉甘石 （1）呈不规则碎块状，灰白色或淡红色，表面粉性，无光泽，凹凸不平，呈蜂窝状，体轻，易碎。碎断面灰白色或淡棕色，呈颗粒状。无臭，味微涩。(《山东 2002》)

（2）呈不规则的碎块状，表面白色或淡红色，显粉性。体轻而质松，易碎。碎断面灰白色或淡棕色，呈颗粒性。无臭，味微涩。(《山东 1990》)

煅炉甘石 呈极细粉状，灰白色或白色，质轻松。无臭，味微涩。(《山东 2002》《山东 1990》)

制炉甘石 （1）本品为淡黄色或黄色的粉末，体轻，质松软。气微，味苦。

(《山东 2012》)

（2）呈深黄色极细粉状，质轻松，味苦。(《山东 2002》《山东 1990》)

【性味与归经】甘，平。归肝、脾经。

【功能与主治】解毒明目退翳，收湿止痒敛疮。用于目赤肿痛，睑弦赤烂，翳膜遮睛，胬肉攀睛，溃疡不敛，脓水淋漓，湿疮瘙痒。

【炮制作用】炉甘石经煅淬水飞后，质地纯洁细腻，消除了因颗粒较粗而造成的对敏感部位的刺激性，适于眼科及外敷用。采用黄连及三黄汤煅淬或拌制，可增强清热明目、敛疮收湿的功效。

【用法与用量】外用适量。

【贮藏】置于干燥处。

南寒水石

Nanhanshuishi

CALCITUM

【来源】本品为碳酸盐类矿物方解石族方解石(《中国药典 2020》)。主含碳酸钙（$CaCO_3$）。以色白透明、如有含水状之光泽、击碎后呈方形、具棱角者为佳。

【炮制方法】**南寒水石** （1）取南寒水石，除去杂质，洗净，干燥，用时捣碎。(《山东 2012》)

（2）去净杂质，洗净，干燥，砸成碎块或碾成粉末。(《山东 2002》)

（3）除去杂质，洗净，干燥，砸成碎块或碾成粉末。(《山东 1990》)

煅南寒水石 取净南寒水石，装入耐火容器内，置无烟的炉火中，武火煅烧至红透时，取出，放凉，碾成粉末。(《山东 2012》《山东 2002》《山东 1990》)

【成品性状】**南寒水石** （1）呈斜方块状、斜方板或不规则块状，大小不等。白色、淡黄色或淡红色，透明、半透明或不透明，质坚硬，易砸碎，多碎成斜方体小块，断面平坦光滑，有玻璃样光泽，有的断面可见棱柱状或板状不规则交互排列组成的层纹。无臭，无味。(《山东 2012》)

（2）为不规则的片状，斜方柱状或粉末，白色或黄白色，透明或不透明，质坚硬，碎断面平坦光滑，有光泽，方形具棱角。无臭，无味。(《山东 2002》《山东 1990》)

煅南寒水石 （1）为灰白色、灰黄色或灰褐色粉末。无臭，无味。(《山东 2012》)

（2）呈粉末状，灰白色，无光泽，质酥松。无臭，无味。(《山东 1990》)

【性味与归经】辛、苦，寒。归心、胃、肾经。

【功能与主治】清热降火，除烦止渴。用于壮热烦渴，口干舌燥，牙痛，小便不利。

【用法与用量】3～30g，先煎。

【贮藏】置于干燥处。

钟乳石

Zhongrushi

STALACTITUM

【来源】本品为碳酸盐类矿物方解石族方解石(《中国药典 2020》)。主含碳酸钙($CaCO_3$)。主产于广西、广东、湖北、四川等地。全年均可采挖，采得后除去杂石，洗净，干燥。以色白或灰白、圆锥形、断面有亮光者为佳。

【炮制方法】钟乳石 （1）取钟乳石，除去杂质，洗净，干燥，砸成碎块或碾成粉末。(《山东 2012》《山东 2002》《山东 1990》)

（2）去净杂质，刷去泥土，打成小块。(《山东 1975》)

（3）洗净泥土。(《汇编》)

煅钟乳石 （1）取净钟乳石碎块，装入耐火容器内，置无烟的炉火中，武火煅烧至红透时，取出，放凉，使用前碾成细粉。(《山东 2012》《山东 2002》《山东 1990》)

（2）取净钟乳石，置耐火容器内，按直火煅法煅至红透，取出，放凉。用时捣碎。(《山东 1975》)

（3）置红煤火上，至红透。(《汇编》)

【成品性状】钟乳石 （1）为不规则的碎块或粉末。表面白色、灰白色或棕黄色，粗糙，凹凸不平。体重，质硬，断面较平整，白色至浅灰白色，对光观察具闪星状亮光，近中心常有一圆孔，圆孔周围有多数浅橙黄色同心环层。无臭，味微咸。(《山东 2012》《山东 2002》)

（2）为不规则的碎块状或粉末，表面白色、灰白色或棕黄色，或半透明，粗糙不平，质硬而重。断面较平整，中心有一圆孔，圆孔周围有多数图层。无臭，味微

咸。(《山东 1990》)

煅钟乳石 (1)形如钟乳石或细粉状，灰白色或灰黄色，可见白色星点，质酥松。无臭，味微咸。(《山东 2012》)

(2)呈细粉状，灰白色，可见白色星点，质酥松。无味，味微咸。(《山东 2002》《山东 1990》)

【性味与归经】甘，温。归肺、肾、胃经。

【功能与主治】温肺，助阳，平喘，制酸，通乳。用于寒痰咳喘，阳虚冷喘，腰膝冷痛，胃痛反酸，乳汁不通。

【炮制作用】煅钟乳石易于粉碎和煎出有效成分，并可增强温肾壮阳作用。

【用法与用量】3 ~ 9g，先煎。

【贮藏】置于干燥处。

秋　石

Qiushi

SAL PRAEPARATUM

【来源】本品为食盐的加工品(《山东 2002》)。主含氯化钠(NaCl)。主产于安徽等地。以色白、块整者为佳。

【炮制方法】(1)除去杂质，刷净灰屑，砸成碎块或碾成粉末。(《山东 2002》《山东 1990》)

(2)去净杂质，刷去灰屑，捣碎。(《山东 1975》)

【成品性状】本品为不规则的碎块或粉末。类白色或微黄白色，有光泽，质硬。气微，味咸。(《山东 2002》《山东 1990》)

【性味与归经】咸，寒。归肺，肾经。

【功能与主治】滋阴，除虚热。用于虚劳咳嗽，骨蒸劳热，淋浊；外用治口疮，咽痛。

【用法与用量】5 ~ 9g。外用适量。

【注意】水肿患者慎服。水肿消退后，可用本品代替食盐，每日不超过 2g。

【贮藏】置于阴凉干燥处，防潮。

信　石

Xinshi

ARSENICUM

【**来源**】本品为氧化物类矿物砷华 *Arsenolite* 或为硫化物类矿物毒砂，或雄黄等含砷矿石的加工制成品（《山东 2012》）。主含三氧化二砷（As_2O_3）。主产于四川、湖南、广东、贵州等地。全年均可采挖，采得后除净杂质。有红纹石、白纹石两种。前者以块状、色红润、有晶直纹、无渣者为佳。后者以块状、色白、有晶莹直纹、无渣者为佳。

【**炮制方法**】**信石**　（1）取信石，除去杂质，砸成碎块或碾成细粉。（《山东 2012》《山东 1990》）

（2）去除杂质，筛去灰屑，碾细。（《山东 1975》）

制信石（砒霜）（1）将净信石碎块置锅内，锅上盖一较小口径的锅，两锅衔接处，先用湿纸堵封，再用盐泥封固并撒一层细沙，待泥稍干后，在盖锅底上贴一白纸条，或锅脐上放少许大米粒，并压一重物。用文武火煅烧 2 ~ 3 小时（至白纸显焦黄色，或大米粒显黄色时），及时离火，待冷却后，除去锅内残留的杂质，收集盖锅上的升华物再入锅内按上法反复烧炼 2 ~ 3 次，极细的砒霜。（《山东 2002》）

（2）将净信石碎块置锅内，锅上盖一较小口径的锅，两锅衔接处，先用湿纸堵封，再用盐泥封固并撒一层细沙，待泥稍干后，在盖锅底上贴一白纸条，或锅脐上放少许大米粒，并压一重物。用文武火煅烧至白纸显焦黄色，或大米粒显黄色时，及时离火，待冷却后，收集盖锅上的结晶。（《山东 1990》）

【**成品性状**】**信石**　（1）本品为不规则的碎块或细粉。碎块表面白色、肉红色，或有黄色与红色彩晕，略透明或不透明，具玻璃样或绢丝样光泽。质脆，易碎，断面凹凸不平或呈层状。粉末呈灰白色、淡棕色或粉红色。气无，用火烧之有蒜样臭气。极毒，不能口尝。（《山东 2012》）

（2）为不规则的碎块状或细粉，白色、肉红色，或有黄色与红色彩晕，略透明或不透明，具玻璃样或绢丝样光泽。质脆，易碎。气无。（《山东 1990》）

制信石（砒霜）（1）为块片或粉末状。白色，体重，无臭，无味，极毒，不可口尝。（《山东 2002》）

（2）呈结晶性粉末状，白色，无臭，无味。（《山东 1990》）

【性味与归经】酸，大热；有大毒。归肺、脾、胃、大肠经。

【功能与主治】祛痰，截疟，杀虫，蚀腐肉。内服用于寒痰哮喘，疟疾，休息痢；外用治疗痔瘘，瘰疬，走马牙疳，癣疮，溃疡腐肉不脱。

【用法与用量】2～4mg，入丸散用。外用适量，研末撒或调敷患处。

【注意】本品有大毒，用时宜慎；孕妇禁用。

【贮藏】装入缸或坛内，防尘；专柜保存。

禹余粮（禹粮石）

Yuyuliang

LIMONITUM

【来源】本品为氢氧化物类矿物褐铁矿（《中国药典 2020》）。主含碱式氧化铁［FeO（OH）］。主产于河南、江苏、浙江、广东、四川等地，山东亦有分布。全年均可采挖，采得后除去泥沙及杂石。以灰棕或红棕色相间、质硬但易击碎成粉、断面显层次，无杂石者为佳。

【炮制方法】禹余粮 （1）除去杂石，洗净，干燥，砸成碎块或碾成细粉。（《山东 2012》）

（2）去净杂石，洗净泥土，干燥，砸成碎块或碾成细粉。（《山东 2002》）

（3）除去杂质，砸成碎块或碾成粉末。（《山东 1990》）

（4）去净杂质，用时捣碎。（《山东 1975》）

（5）去杂质或洗净，研面。（《汇编》）

煅禹余粮 （1）取禹余粮，装入耐火容器内，置无烟的炉火中，武火煅烧至红透时，取出，迅速投入米醋中，浸淬，取出，晾干，临用前碾成粉末。每 100kg 禹余粮，用醋 30kg。（《山东 2012》《山东 2002》）

（2）将净禹粮石碎块入耐火容器内，置无烟的炉火中，武火煅烧至红透时，取出，放凉，碾成粉末。（《山东 1990》）

（3）取净禹粮石，按直火煅法煅至红透，取出，放凉，用时捣碎。（《山东 1975》）

（4）置坩埚或嘟噜中，煤火上，煅至红透。凉后研粉用。（《汇编》）

【成品性状】**禹余粮** （1）为不规则块状、碎块状或粉末状。碎块表面红棕色、灰棕色或浅棕色，多凹凸不平或附有黄色粉末。断面多显深棕色与淡棕色或浅黄色相间的层纹，各层硬度不同，质松部分指甲可划动。体重，质硬。粉末呈红棕色、灰棕色或红褐色。气微，味淡，嚼之无沙粒感。(《山东2012》)

（2）为不规则块状、碎块状或粉末状。碎块表面红棕色、灰棕色或浅棕色，多凹凸不平或附有黄色粉末。断面多显深棕色与淡棕色或浅黄色相间的层纹，各层硬度不同，质松部分指甲可划动。体重，质硬。具土腥气，味淡，嚼之无沙粒感。(《山东2002》《山东1990》)

煅禹余粮 （1）形如禹余粮，表面棕褐色，质酥脆，微具醋气。(《山东2012》)

（2）呈粉末状，黄褐色或褐色，醋煅淬禹余粮具醋气。(《山东2002》)

（3）呈粉末状。灰棕色或灰黄色，质酥松，无臭，无味。(《山东1990》)

【性味与归经】甘、涩，微寒。归胃、大肠经。

【功能与主治】涩肠止泻，收敛止血。用于久泻久痢，大便出血，崩漏带下。

【炮制作用】禹余粮煅淬后质地疏松，便于粉碎入药，易于煎出有效成分，并能增强收敛作用。

【用法与用量】9～15g，先煎，或入丸散。

【注意】孕妇慎用。

【贮藏】置于干燥处。

胆　矾

Danfan

CHALCANTHITUM

【来源】本品为胆矾的矿石(《中国药典2020》)。主含含水硫酸铜($CuSO_4·5H_2O$)。主产于云南、四川、山西、广东、陕西等地。或为硫酸作用于铜而制成的含水硫酸铜。全年均可采挖或生产。采得后选择蓝色玻璃样具光泽的结晶。以块大色深蓝、具光泽、质脆、无杂质者为佳。

【炮制方法】(1)去净杂质，砸成碎块。(《山东2002》《山东1990》)

（2）拣去杂质，砸碎。(《山东1975》)

（3）研成细面。(《汇编》)

【成品性状】(1)本品为不规则的斜方扁块状、棱柱状。表面不平坦，有的面具有纵向纤维状纹理。蓝色或淡蓝色；条痕白色或淡蓝色。半透明至透明，具玻璃样光泽。体较轻，硬度近于指甲。质脆，易砸碎。气无，味涩。(《山东 2002》)

(2)本品为棱柱形或不规则的块状结晶体。深蓝色或浅蓝色，半透明，似玻璃样光泽，质脆。无臭，味涩。(《山东 1990》)

【性味与归经】酸、辛，寒；有毒。归肝、胆经。

【功能与主治】涌吐风痰，收敛。用于风痰壅塞，喉痹，癫痫；外治口疮，牙疳，风眼赤烂，疮疡肿毒。

【用法与用量】0.3 ~ 0.6g，多入丸散用。外用适量，研末撒或调敷患处；或水溶化洗眼。

【注意】本品有毒，体弱者忌用。

【贮藏】密闭，置于干燥处，防风化。

铁 落

Tieluo

PULVIS FERR

【来源】本品为生铁煅至红赤，外层氧化时被锤击落的铁屑(《山东 2002》)。主含四氧化三铁(Fe_3O_4)。全国各地均产。收集煅铁时锤落的铁属，除去煤、土等杂质，洗净，晒干。以片薄、均匀、无杂质者为佳。

【炮制方法】**铁落** 去净杂质，簸去灰屑，洗净，晒干。(《山东 2002》《山东 1990》)

煅铁落 (1)取铁落，除去杂质，洗净，晒干，装入耐火容器内，置无烟的炉火中，武火煅烧至红透时，取出，迅即投入米醋浸淬，捞出，晾干。每 100kg 铁落，用米醋 25kg。(《山东 2012》《山东 2002》《山东 1990》)

(2)取净铁落，置锅内用武火煅至红透，取出，立即倒入醋中淬之，捞出，晾凉。每 100 斤铁落，用食醋 25 斤。(《山东 1975》)

【成品性状】**铁落** (1)为灰黑色薄片，有金属光泽，质坚，无臭。(《山东 2002》)

(2)为灰黑色铁屑，有金属光泽，质坚，无臭。(《山东 1990》)

煅铁落 （1）本品为褐黑色或黑色大小不一的薄片或碎屑，表面平坦或粗糙，无金属光泽，不透明，质脆，易折断。具醋香气。(《山东 2012》)

（2）为黑色薄片，无金属光泽，略有醋气。(《山东 2002》)

（3）为黑色铁屑，无金属光泽，略有醋气。(《山东 1990》)

【性味与归经】酸、辛，平。归肝、脾经。

【功能与主治】平肝镇惊。用于惊痫癫狂，热病谵语，心悸，易惊善怒，疮疡肿毒。

【用法与用量】60 ~ 120g，先煎。

【贮藏】置于干燥处，防潮。

铅丹（樟丹、黄丹）

Qiandan

PLUMBI OXYDUM FLAVUM

【来源】本品为用铅加工制成的四氧化三铅（Pb_3O_4）(《山东 2002》)。主产于广东、河南、福建、湖南等地。以色橙红、细腻光滑、无粗粒、遇水不结疙瘩者为佳。

【炮制方法】除去杂质。(《山东 2002》《山东 1990》《山东 1975》)

【成品性状】本品为红色或橙黄色粉末，光泽暗淡，不透明，质重，用手指搓揉，先有沙性触及，后觉细腻，能使手指染成橙黄色。有金属性辛味。(《山东 2002》《山东 1990》)

【性味与归经】辛、咸，寒；有毒。归心、脾、肝经。

【功能与主治】拔毒生肌，坠痰镇惊。用于痈疮肿毒，溃疡不敛，惊痫癫狂。

【用法与用量】0.15 ~ 0.3g，入丸散用，时间不能超过 2 周。外用适量，研末撒，调敷患处；或熬膏敷贴，每次不超过 20g，用药范围应小于 30cm。

【注意】本品有毒，且有蓄积作用。外敷不宜大面积、长时间使用，以防引起中毒。一般不做内服，必要时应控制剂量，只可暂用，并严密观察。服药期间禁止饮酒，防止过劳、饥饿、感染，以免使潜在铅游离出来，引起急性中毒。孕妇、哺乳妇女及儿童禁用。

【贮藏】密闭，置于干燥处。

海浮石

Haifushi

PUMEX ET OS COSTAZIAE

【来源】本品为火成岩类岩石形成的多孔状石块（浮石）或胞孔科动物脊突苔虫 *Costazia aculeata* Canu et Bassler 的干燥骨骸（浮海石）（《山东 2012》）。主含二氧化硅（SiO_2）。我国沿海各省多有生产，主产于广东、福建、浙江、山东、辽宁等地。全年可采，自海中捞出，用清水洗去盐质及泥沙，干燥。浮石以体轻，灰白色、浮水者为佳；脊突苔虫的骨骼以体轻，灰白色、浮水者为佳。

【炮制方法】海浮石 （1）除去杂质，洗净，晒干，砸成碎块或碾成粉末。（《山东 2012》《山东 2002》《山东 1990》）

（2）去净杂质，洗净泥沙，干燥，砸碎。（《山东 1975》）

（3）洗净，打碎或研粉。（《汇编》）

煅海浮石 （1）取净海浮石，装入耐火容器内，武火煅烧至红透时，取出，放凉；或碾成粉末。（《山东 2012》《山东 2002》《山东 1990》）

（2）取净海浮石，置耐火容器内，按直火煅法煅至红透，取出，放凉。用时捣碎。（《山东 1975》）

（3）海浮石，装嘟噜或坩埚内，放红煤火上，煅至红透为度。（《汇编》）

【成品性状】海浮石 （1）浮石为疏松似海绵状的不规则碎块或粉末。表面灰白色或灰黄色，偶尔呈浅红色，粗糙，具多数细孔。体轻，质硬而脆，易碎，断面疏松，具小孔，常有玻璃或绢丝样光泽。气微，味淡。海浮石呈珊瑚样大小不等的不规则碎块或粉末。表面灰白色或灰黄色，多呈突起叉状分枝，中部交织如网状，有多数细孔；表面与断面有多数细小孔道。体轻，质硬而脆。气微腥，味微咸。（《山东 2012》）

（2）为不规则的碎块或粉末，灰白色或灰黄色。体轻，入水不沉，质硬而脆。浮石呈海绵样，表面粗糙，具多数孔，碎断面粗糙，有小孔，有的具绢丝样光泽。气微弱。味淡。海浮石呈珊瑚样，表面有多数细孔；碎断面密具细孔。气微腥，味微咸。（《山东 2002》《山东 1990》）

煅海浮石 （1）形如海浮石，暗灰色或灰黄色，质酥脆。气微，味淡。（《山东 2012》）

（2）形如海浮石，暗灰色，质酥脆。气微，味淡。（《山东 2002》《山东 1990》）

【性味与归经】咸，寒。归肺、肾经。

【功能与主治】清肺化痰，软坚通淋。用于肺热咳嗽，痰稠，瘿瘤、瘰疬，淋病，疝气，疮肿，目翳。

【用法与用量】9～15g，或入丸散。外用适量，研末撒或水飞点眼。

【贮藏】置于干燥处，防尘。

硇 砂

Naosha

SAL AMMONIACUS

【来源】本品为氯化物类矿物硇砂（《山东 2012》）。主含氯化铵（NH_4Cl）。主产于青海、甘肃、新疆等地。以块整、色白、有光泽、无杂质者为佳。

【炮制方法】硇砂 （1）除去杂质及泥沙，砸成碎块。（《山东 2012》）

（2）去净杂质及泥沙，砸成碎块。（《山东 2002》《山东 1990》）

（3）去净杂质，泥屑，打成小块。（《山东 1975》）

（4）硇砂，打碎或研面。（《汇编》）

煅硇砂 （1）将净硇砂碎块装入耐火容器内，置无烟的炉火中，武火煅烧至红透时，取出，放凉，碾成粉末。（《山东 2012》《山东 2002》《山东 1990》）

（2）取净硇砂，按直火煅法煅至红透，取出，放凉。（《山东 1975》）

（3）硇砂，在嘟噜或坩埚中，煅烧 2～3 小时，煅至红透，取出晾凉。研粉用。（《汇编》）

制硇砂 （1）取净硇砂，置沸水中溶解，滤过后倒入搪瓷盆中，加入适量米醋，隔水加热蒸发，随时捞取液面上析出的白色浮霜，直至无晶体为止，将晶体干燥，研成粉末。每 100kg 硇砂，用米醋 30kg。（《山东 2012》）

（2）将净硇砂碎块放搪瓷盆内，加入米醋与适量清水，水浴加热至溶解后，滤除杂质，静止后取上清液，再倒入搪瓷盆内，水溶加热浓缩，随着水分的蒸发，液面析出结晶，随析随捞，至无结晶析出为止，将结晶干燥，研细。每 100kg 硇砂块，用米醋 30kg。（《山东 2002》《山东 1990》）

（3）取净硇砂，置锅内加入食醋与适量的水，加热煮沸，至硇砂溶化后，滤去杂质，静置后取上清液，加热蒸发，至析出白色结晶，捞出，随蒸随捞，到结晶全部析出为止，干燥。每硇砂 100 斤，用食醋 30 斤。(《山东 1975》)

（4）硇砂，煅后，趁热倒于醋中淬，捞出，晒干。(《汇编》)

【成品性状】硇砂 （1）为不规则的块状或粒状结晶体。表面灰白色或暗白色，稍有光泽。质较脆。碎断面显束针状纹理，有玻璃样光泽。臭微，味咸、苦而刺舌。(《山东 2012》)

（2）为不规则的块状或粒状结晶体。表面灰白色或暗白色，稍有光泽。质较脆。碎断面显束针状纹理，有光泽。臭微，味咸、苦而刺舌。(《山东 2002》《山东 1990》)

煅硇砂 （1）呈粉末状。灰白色，无光泽。味咸、苦。(《山东 2012》)

（2）呈粉末状。暗白色，无光泽。味咸、苦。(《山东 2002》《山东 1990》)

制硇砂 呈粉末状。灰白色或微带黄色，无光泽。味咸、苦。(《山东 2012》《山东 2002》《山东 1990》)

【性味与归经】咸、苦、辛，温；有毒。归肝、脾、胃经。

【功能与主治】消积软坚，破瘀散结。用于癥瘕痃癖，噎膈反胃，痰饮喉痹，积痢经闭；外治目翳胬肉，疣赘瘰疬，疔疮，痈肿，恶疮。

【炮制作用】硇砂醋制后能使药物纯净，并能降低毒性，同时借助醋散瘀之性，增强软坚化瘀、消瘕积块之功。

【用法与用量】0.3 ~ 0.9g。外用适量。

【注意】孕妇禁用。

【贮藏】密闭，置于通风干燥处，防潮。

蛇含石

Shehanshi

LIMONTTUM GLOBULOFORME

【来源】本品为褐铁矿化的黄铁矿结核(《山东 2012》)。褐铁矿部分主含含水三氧化二铁（$Fe_2O_3 \cdot H_2O$），黄铁矿主含硫化铁（FeS_2）。主产于浙江、江苏、河南、广东等地。全年均可采挖，采得后除去泥沙及杂石。以铁黄色、形圆、体质坚重者为佳。

【炮制方法】**蛇含石** （1）除去杂质，洗净，干燥，砸成碎块或碾成粉末。(《山东2012》《山东2002》《山东1990》)

（2）去净杂石，灰屑，打成小块。(《山东1975》)

（3）研粉。(《汇编》)

煅蛇含石 （1）取蛇含石碎块，置耐火容器内，武火煅至红透时，取出，放凉，砸成碎块或碾成粉末。(《山东2012》《山东2002》《山东1990》)

（2）取净蛇含石，装入耐火容器内，至无烟火炉内煅至红透，取出，放凉，碾碎。(《山东1975》)

（3）蛇含石，置红煤火上，煅至红透，取出，放凉。(《汇编》)

【成品性状】**蛇含石** （1）为不规则碎块或粉末。表面粗糙，凹凸不平。有的断面呈褐黄色或铜黄色，具金属样光泽；有的断面部分呈深褐色或深黄色，另一部分则为棕黄色或浅黄色。质坚硬，较难砸碎。粉末呈黄褐色。气微，味淡。(《山东2012》)

（2）为不规则的碎块状或粉末，黄棕色或深棕色，表面粗糙，凹凸不平。质坚硬，较难砸碎。有的断面中央呈黄白色，有金属光泽（黄铁矿）；有的断面边缘呈暗棕色或深黄色，最外层则为黄棕色，粉质（褐铁矿）。气微，味淡。(《山东2002》《山东1990》)

煅蛇含石 形如蛇含石。铁青色或红黑色，质硬而酥。无光泽。气微，味淡。(《山东2012》《山东2002》《山东1990》)

【性味与归经】甘，寒。归心包、肝经。

【功能与主治】镇惊安神，止血定痛。用于心悸，惊痫，肠风血痢，心痛，骨节酸痛。

【用法与用量】6 ~ 9g，先煎，或入丸、散。外用适量，研末调敷。

【贮藏】密闭，置于通风干燥处。

铜 绿

Tonglü

PATINA

【来源】本品为铜表面经二氧化碳或醋酸作用后生成的绿色锈衣制成（《中国药

典 2020》)。主含碱式碳酸铜[$CuCO_3 \cdot Cu(OH)_2$]。主产于北京、安徽等地。全年均可制取，将铜器久置潮湿处，或将醋喷于铜器上，待铜器表面产生青绿色的锈衣时，刮取之，干燥。以纯品铜绿为佳。

【炮制方法】(1)去净杂质，研成细粉，过 100 目筛。(《山东 2002》《山东 1990》)

(2)去净杂质，用时研成细粉。(《山东 1975》)

(3)研粉。(《汇编》)

【成品性状】本品为绿色或深绿色的粉末，质松。气微，味微涩。(《山东 2002》《山东 1990》)

【性味与归经】酸、涩，平；有小毒。归肝、胆经。

【功能与主治】明目退翳，涌吐风痰，解毒去腐，杀虫止痒。用于目翳，眼睑糜烂，中风痰壅，痈疽，鼻息肉，喉痹，牙疳，臁疮，狐臭，顽癣，痔瘘。

【用法与用量】0.9 ~ 1.5g，入丸散用，不入煎剂。外用适量，研末点涂或调敷患处。

【贮藏】置于干燥处，防潮。

密陀僧

Mituoseng

LITHARGYRUM

【来源】本品为铅矿石冶炼而成的粗制氧化铅(《山东 2002》)。主含氧化铅(PbO)。主产于广东、湖南、湖北、福建等地。全年均可收集和制备。以往取自铅矿提炼银、铅时沉积于炉底的副产品，收集后除去杂质。传统制法是：将铅熔融，用铁棍在熔铅中旋转几次，使部分熔铅黏附于铁棍上，取出铁棍，浸冷水中，熔铅冷却后即成密陀僧。近代制法是：将黄丹置铁锅内用烈火熔炼，当温度升至 400℃以上时，黄丹中一部分氧游离，即成密陀僧。以色黄、有光泽、内外一致、体重、质硬脆、无杂质者为佳。

【炮制方法】(1)去净杂质，碾成细粉。(《山东 2002》《山东 1990》《山东 1975》)

(2)研细，水飞。(《汇编》)

【成品性状】(1)本品为黄色或褐黄色粉末，在阳光下可见白色金属的闪光，体重，气微，味淡。(《山东 2002》)

（2）本品呈粉末状，黄色或褐黄色，体重，对光照之可见星状闪光，无臭。（《山东 1990》）

【性味与归经】咸、辛，平；有毒。归肝、脾经。

【功能与主治】燥湿，杀虫，敛疮，坠痰，镇惊。外用治湿疮疥癣，金疮，溃疡久不收敛；内服治痰积惊痫。

【用法与用量】0.3 ~ 0.9g；或入丸散用。外用适量，研细末撒或调敷患处。

【注意】本品有毒，以外用为主，长期大量使用易引起铅中毒。内服宜慎，不可过量，不能超过 1 周，体虚及孕妇、儿童禁服。本品不宜与狼毒同用。

【贮藏】置于干燥处，防潮、防尘。

琥 珀

Hupo

SUCCINUM

【来源】本品为古松科松属植物的树脂埋藏地下经年久转化而成（《中国药典 2020》）。主含树脂、挥发油。主产于河南、湖北、安徽、江苏、陕西、甘肃、四川、浙江、台湾、新疆、辽宁等地。全年均可采挖，采得后，除去泥沙及杂质。以色红、透明、无杂石泥沙者为佳。

【炮制方法】（1）去净杂质，洗净，干燥，研或水飞成极细粉，干燥。（《山东 2002》）

（2）去净杂质，捣碎或碾成粉末。（《山东 1990》《山东 1975》）

【成品性状】（1）本品呈细粉状，浅红色、橙红色或深红色，具光泽。无臭，味淡。（《山东 2002》）

（2）本品为不规则的碎块状、颗粒状或粉末。琥珀呈血红色或黄棕色，表面不平坦，有光泽，质松脆，捻之易成粉末。煤珀棕色至乌褐色，表面略有光泽，或呈透明、半透明玻璃样体，质坚硬，不易碎。气无，味淡，嚼之无沙石感。（《山东 1990》）

【性味与归经】辛，寒。归肝经。

【功能与主治】镇静安神，散瘀止血，利水通淋，去翳明目。用于惊悸失眠，惊风癫痫，血滞闭经，产后瘀滞，腹痛，癥瘕积聚，小便不利，血淋尿血，目生障翳，痈肿疮毒。

【用法与用量】外用适量，水飞点眼。

【贮藏】密闭，置于干燥处。

硝石（火硝）

Xiaoshi

NITRUM

【来源】本品为斜方晶系矿物硝石经加工炼制而成的结晶体（《山东 2002》）。主含硝酸钾（KNO_3）。主产于山东、江苏、湖南、贵州等地。全年均可开采和炼制。将含硝的土块碾碎后，置于桶内，加水浸泡调匀，经多次过滤，取澄清的滤液，置于蒸发锅内加热蒸去水分，取出冷却，收集析出的结晶，即为硝石。以色白、透明、无杂质者为佳。

【炮制方法】硝石　去净杂质，敲碎或研成细粉。（《山东 2002》《山东 1990》）

制硝石　（1）先将萝卜洗净，切薄片，置锅中，加适量清水，再将硝石倒入共煮，至全部溶解，取出，滤去杂质及萝卜片，滤液静置于阴凉处冷却，待结晶析出，捞出，晾干，研细。每 100kg 硝石块，用萝卜 20kg。（《山东 2002》《山东 1990》）

（2）去净杂质，先将萝卜洗净切片，置锅内加水煮透后，倒入火硝共煮，待全部烊化后，将萝卜捞出，再将火硝过滤，澄清后，取上清液放入缸内，至结晶全部析出，澄去水，晒干。每 100 斤火硝用萝卜 20 斤。（《山东 1975》）

【成品性状】硝石　（1）为不规则的柱状晶体或晶体状粉末，白色或类白色，较透明，质脆。碎断面具玻璃样光泽。气无，味苦，较咸、凉、具刺舌感。（《山东 2002》）

（2）为不规则的柱状晶体或晶体状粉末，白色或类白色，较透明，质脆。碎断面具玻璃样光泽。气无，味苦。（《山东 1990》）

制硝石　呈结晶性粉末，白色，具玻璃样光泽。气无，味苦。（《山东 2002》《山东 1990》）

【性味与归经】苦、咸，温；有小毒。归脾、肺经。

【功能与主治】润燥软坚，通五淋。用于五脏积热，胃胀便闭，小便不利，周身水肿，喉痹，目赤，痈疽疮毒。

【用法与用量】1.5 ~ 3g，入丸散用。外用适量，水飞点眼或吹喉。

【注意】孕妇慎用。

【贮藏】置于阴凉干燥处，防潮、防火。

硫 黄

Liuhuang

SULFUR

【来源】本品为自然元素类矿物硫族自然硫，采挖后，加热熔化，除去杂质；或用含硫矿物经加工制得（《中国药典 2020》）。主含硫（S）。主产于山西、陕西、河南、山东、湖北、江苏、四川、内蒙古、广东等地。全年均可采挖和制备，将泥块状的自然硫或含硫矿石放于陶罐内，加热熔化，去净杂质，倒入模型中，冷却后取出。以色黄、光亮、质松脆、无杂质者为佳。

【炮制方法】**硫黄** （1）去净杂质，砸成碎块。（《山东 2002》《山东 1990》）

（2）去净杂质，敲成小块。（《山东 1975》）

（3）研面。（《汇编》）

制硫黄 （1）取净硫黄，砸成碎块。将豆腐切成片，铺一层于铁锅或铜锅底，上铺一层硫黄，如此交叠，层层铺好，最上层为豆腐，加清水没过。用文火煮至豆腐呈黑绿色时，取出，除去豆腐，用水漂净，阴干。每 100kg 硫黄，用豆腐 200kg。（《山东 2012》）

（2）先将豆腐切成片，铺一层于锅内，再铺上一层净硫黄碎块，如此层层铺好，加清水没过药材，用文火煮至豆腐呈黑绿色时，取出，除去豆腐，用水漂净，阴干。每 100kg 硫黄块，用豆腐 200kg。（《山东 2002》《山东 1990》）

（3）取豆腐切成片，放入锅内，按一层豆腐一层硫黄铺好，加水没过药，加热煮至豆腐呈黄绿色，取出，除去豆腐，干燥。（《山东 1975》）

（4）取豆腐切成片，放入锅内，将硫黄放豆腐上，再放入一层豆腐，豆腐上再铺一层硫黄，铺完为止，加清水没过豆腐，煮至豆腐呈黄绿色，倒清水中，取出，弃去豆腐，晾干，每斤硫黄约用豆腐半斤。（《汇编》）

（5）硫黄压成面，放瓷盘内，豆腐挖洞，扣于硫黄上，煮 3 ~ 4 小时，取出，去豆腐。（《汇编》）

（6）豆腐一块，挖成方槽（每斤硫黄用豆腐2～3斤），将硫黄装入槽内，再用挖出豆腐盖严，装盘内，蒸2～3小时，至硫黄融化为度，取出，放冷凝固，去豆腐。(《汇编》)

【成品性状】硫黄 为不规则的小块，浅黄色，或带浅绿色或浅棕黄色。表面不平坦，常有麻纹及细沙孔；具光泽，体轻，质脆，易碎。碎断面常呈粗针状结晶形。呈特异臭气，味淡。(《山东2002》《山东1990》)

制硫黄 （1）本品呈不规则圆形或卵圆形，颗粒状，鲜黄色。表面呈脂肪光泽，常有多数小孔。用手握紧置于耳旁，可闻轻微的爆裂声。体轻，质松易脆。断面略粉性，断面常呈针状结晶形。臭气不明显，味淡。(《山东2012》)

（2）形如硫黄，黄褐色或黄绿色，臭气不明显。(《山东2002》《山东1990》)

【性味与归经】酸，温；有毒。归肾、大肠经。

【功能与主治】外用解毒杀虫疗疮；内服补火助阳通便。外治用于疥癣，秃疮，阴疽恶疮；内服用于阳痿足冷，虚喘冷哮，虚寒便秘。

【用法与用量】外用适量，研末油调涂敷患处。内服1.5～3g，炮制后入丸散服。

【注意】孕妇慎用。不宜与芒硝、玄明粉同用。

【贮藏】置于干燥处，防火。

雄　黄
Xionghuang
REALGAR

【来源】本品为硫化物类矿物雄黄族雄黄(《中国药典2020》)。主含二硫化二砷（As_2S_2）。主产于湖南、湖北、贵州、云南、四川等地。全年均可采挖，采得后，除去杂质及沙石。以块大、质脆、色红、有光泽者为佳。

【炮制方法】雄黄粉 （1）将净雄黄加水适量共研细后，再加多量的水，搅拌，取上层混悬液，下沉的粗粉粒再按上法反复操作数次，去净杂质。合并混悬液，静置后，分取沉淀，干燥后再研散。(《山东2002》)

（2）除去杂质，研成细粉，或加清水共研细后，再加多量的水，搅拌，待粗粉粒下沉，细粉粒悬浮于水中时，倾取上层混悬液，下沉的粗粉粒加清水再研再飞，如此反复操作数次，至不能再飞为止，弃去杂质。合并混悬液，静置，分取沉淀，

干燥后再研散。(《山东 1990》)

(3)去净杂质，研成细粉。(《山东 1975》)

(4)挑去杂质，碾或研成细面。(《汇编》)

【成品性状】雄黄粉 (1)本品为极细腻的粉末，棕红色，微有特异的臭气，味淡。精矿粉橙黄色，无光泽。(《山东 2002》)

(2)本品为极细腻的粉末，棕红色，微有特异的臭气，味淡。(《山东 1990》)

【性味与归经】辛，温；有毒。归肝、大肠经。

【功能与主治】解毒杀虫，燥湿祛痰，截疟。用于痈肿疔疮，蛇虫咬伤，虫积腹痛，惊痫，疟疾。

【炮制作用】雄黄经水飞后使药粉达到极细和纯净，毒性降低，便于制剂。

【用法与用量】0.05 ～ 0.1g，入丸散用。外用适量，熏涂患处。

【注意】内服宜慎；不可久用；孕妇禁用。

【贮藏】置于干燥处，密闭。

紫石英

Zishiying

FLUORITUM

【来源】本品为氟化物类矿物萤石族萤石(《中国药典 2020》)。主含氟化钙(CaF_2)。采挖后，除去杂石。主产于浙江、江苏、辽宁、黑龙江、河北、湖北等地，山东亦有分布。全年均可采挖，采得后除去杂石及泥沙。以色紫、透明者为佳。

【炮制方法】紫石英 (1)取紫石英，洗净，晾干，碾成粉末。(《山东 2012》)

(2)除去杂质，洗净，晾干，砸成块状或碾成细末。(《山东 2002》《山东 1990》)

(3)去净杂质，洗净泥土，晾干，打碎。(《山东 1975》)

(4)紫石英，打碎。(《汇编》)

煅紫石英 (1)将净紫石英碎块装入耐火容器内，置无烟的炉火中，武火煅烧至红透时，取出，迅即投入米醋中浸淬，捞出，晾干，碾成细末。每 100kg 紫石英块，用米醋 30kg。(《山东 2002》《山东 1990》)

(2)取净紫石英，置耐火容器内，放无烟炉火中煅至红透，取出，立即倒入醋

中淬之，捞出，晾干，碾碎，每100斤紫石英，用食醋30斤。(《山东1975》)

(3)紫石英，装嘟噜或坩埚内，于红煤火上煅至红透，趁热倒于醋中淬之。(《汇编》)

(4)只煅透，不醋淬。(《汇编》)

【成品性状】紫石英 (1)本品呈粉末状，灰白色、淡紫色或紫色、灰绿色，光泽变暗。气微，味淡。(《山东2012》)

(2)为不规则或具棱角的碎块状或粉末。紫色或绿色，深浅不等，半透明至透明，有玻璃样光泽，表而不整齐，常有裂纹。体重，质坚硬，无臭，味淡。(《山东2002》《山东1990》)

煅紫石英 呈粉末状，灰白色，光泽变暗，略有醋气。(《山东2002》《山东1990》)

【性味与归经】甘，温。归肾、心、肺经。

【功能与主治】温肾暖宫，镇心安神，温肺平喘。用于肾阳亏虚，宫冷不孕，惊悸不安，失眠多梦，虚寒咳喘。

【炮制作用】煅紫石英质地疏松，便于粉碎加工，易于煎出有效成分。

【用法与用量】9～15g，先煎。

【贮藏】置于干燥处。

紫硇砂

Zinaosha

HALITUM VIOLACEOUM

【来源】本品为等轴晶系卤化物类矿物紫色石盐晶体(《山东2012》)。主含氯化钠(NaCl)。主产于青海、甘肃、新疆等地。以质坚、色紫、断面明亮、有臭气、味咸者为佳。

【炮制方法】紫硇砂 (1)除去杂质及泥沙，砸成碎块。(《山东2012》《山东2002》)

(2)除去杂质及泥屑，砸成碎块。(《山东1990》)

(3)去净杂质，泥屑，打成小块。(《山东1975》)

煅紫硇砂 (1)将净紫硇砂碎块装入耐火容器内，置无烟的炉火中，武火煅烧

至红透时，取出，放凉，碾成粉末。(《山东 2012》《山东 2002》《山东 1990》)

（2）按直火煅法煅至红透，取出，放凉。(《山东 1975》)

制紫硇砂 （1）取净紫硇砂，置沸水中溶化，过滤后倒入搪瓷盆中，加入适量米醋，水浴加热浓缩，待液面析出结晶，随析随捞，至无结晶析出为止，将晶体干燥，研细粉；或将上法滤过获得的清液置锅内，加入适量醋，加热蒸发至干，取出，放凉，碾成粉末。每 100kg 紫硇砂，用醋 50kg。(《山东 2012》)

（2）取净紫硇砂放搪瓷盆内，加入米醋与适量清水，水浴加热至溶解后，滤除杂质，静置后取上清液，再倒入搪瓷盆内，水浴加热浓缩，待液面析出结晶，随析随捞，至无结晶析出为止，将晶体干燥，研细粉。每 100kg 紫硇砂块，用米醋 30kg。(《山东 2002》《山东 1990》)

（3）取净硇砂，置锅内加入食醋与适量的水，加热煮沸。至硇砂溶化后，滤去杂质，静置后取上清液，加热蒸发，至析出白色结晶，捞出，随蒸随捞，到结晶全部析出为止，干燥。每硇砂 100 斤，用食醋 30 斤。(《山东 1975》)

（4）紫硇砂 1 斤加醋 1 斤，加水适量，用烈火加热煮沸后，用勺将浮起的白泡沫取出，至泡沫取净为度，将泡沫晒干。(《汇编》)

（5）硇紫砂，捣碎研粉，过罗，在瓷盆或搪瓷盆中，加约 2 倍水使之溶化，待杂质沉淀后，将上层较清液体倒入另 1 瓷盆中，再加入 1/2 量的清醋，另取一锅加水煮沸，将有硇砂的瓷盆放入锅内，加热后，液面析出薄而透明的结晶，随生随捞出，至不再析出为止。放白纸上干燥。(《汇编》)

【成品性状】紫硇砂 （1）为不规则的块状结晶体，有棱角，凹凸不平，表面暗红色或紫红色，无光泽或稍有光泽。体重，质坚而脆，易砸碎。新碎断面紫红色，呈砂粒样结晶，具玻璃光泽，手摸之有凉感。有氨臭，味咸，刺舌。(《山东 2012》《山东 2002》)

（2）多呈立方形或不规则块状结晶体，有棱角，凹凸不平，表面暗红色或紫红色，质重而脆。碎断面有明显的结晶，具玻璃样光泽。有氨臭，味咸，刺激舌。(《山东 1990》)

煅紫硇砂 （1）呈粉末状，白色或紫红色，无光泽。味咸、苦。(《山东 2012》)

（2）呈粉末状，紫红色，无光泽。味咸、苦。(《山东 2002》)

（3）呈粉末状，暗白色或紫红色，无光泽。味咸、苦。(《山东 1990》)

制紫硇砂 （1）呈粉末状，灰白色或微黄色。味咸、苦。(《山东 2012》《山东 2002》)

（2）呈粉末状，灰白色或微带黄色，无光泽。味咸、苦。(《山东 1990》)

【性味与归经】咸、苦、辛，温；有毒。归肺、胃经。

【功能与主治】破瘀消积，软坚蚀腐。用于治疗癥瘕积聚，噎膈反胃，鼻生息肉，喉痹目翳，痈肿瘰疬，恶疮赘疣。

【用法与用量】0.3 ~ 0.9g。外用适量。

【注意】孕妇禁用。

【贮藏】密闭，置于通风干燥处，防潮。

鹅管石

Eguanshi

BALANOPHYLIA

【来源】本品为腔肠动物树珊瑚科栎珊瑚 *Balanophyllia* SP. 或笛珊瑚 *Sysingora* SP. 的石灰质骨骼（《山东 2002》）。主含碳酸钙（$CaCO_3$）。产于广东、广西等地。全年均可采收，采得后去净杂质，取条状物，洗净，干燥。以管细、质硬脆、色白、无杂质泥沙者为佳。

【炮制方法】鹅管石（1）去净杂质，洗净，干燥，砸成碎块或碾成粉末。(《山东 2002》《山东 1990》)

（2）去净杂质，洗去泥沙，打碎。(《山东 1975》)

（3）挑去杂质，洗净泥沙。(《汇编》)

煅鹅管石（1）将净鹅管石碎块装入耐火容器内，置无烟的炉火中，武火煅烧至红透时，取出，放凉，碾成粉末。(《山东 2002》《山东 1990》)

（2）取净鹅管石，置耐火容器内，按直火煅法煅至红透，取出，放凉，用时捣碎。(《山东 1975》)

（3）鹅管石，煅至红透。(《汇编》)

【成品性状】鹅管石 为不规则圆管形的碎块或粉末。表面乳白色或灰白色，有突起的节状横环纹及纵直棱线，质硬而脆。碎断面有多数中隔，自中心呈放射状排列。气无，味微咸。(《山东 2002》《山东 1990》)

煅鹅管石 呈粉末状，灰白色，质酥松。气无，味微咸。(《山东 2002》《山东 1990》)

【性味与归经】甘、微咸，温。归肺、肾、肝经。

【功能与主治】温肺，壮阳，通乳。用于肺痨咳喘，胸闷，阳痿，腰膝无力，乳汁不通。

【用法与用量】9 ~ 15g。

【贮藏】置于干燥处，防尘。

滑　石

Huashi

TALCUM

【来源】本品为硅酸盐类矿物滑石族滑石（《中国药典 2020》）。主含含水硅酸镁［$Mg_3(Si_4O_{10})(OH)_2$］。主产于山东、江苏、山西、辽宁等地。全年均可采挖。采得后除去泥沙及杂石。以色青白、滑润、无杂石者为佳。

【炮制方法】**滑石**（1）去净杂石，洗净，干燥。（《山东 2002》《山东 1990》）

（2）去净杂石及杂质，洗净泥土，干燥，砸成小块或碾成细粉。（《山东 1975》）

滑石粉（1）将净滑石碎块研成细粉；或取净滑石粗粉加入多量的清水，研磨，搅拌，待粗粉粒下沉，细粉粒混悬于水中时，倾取上层混悬液，下沉的粗粉粒再按上法反复操作多次，去净杂质，合并混悬液，静置后，分取沉淀，干燥后再研散。（《山东 2002》）

（2）将净滑石碎块研成细粉；或取净滑石粗粉加入多量的清水，研磨，搅拌，待粗粉粒下沉，细粉粒混悬于水中时，倾取上层混悬液，余渣再研再飞，弃去残渣，合并混悬液，静置，分取沉淀，干燥后再研散。（《山东 1990》）

（3）取滑石粉碾成细粉，加入清水研磨，使细粉上浮，倾取上浮混悬液，余渣研尽为度，合并混悬液，静置沉淀，倾去上清液，将下沉物干燥后再研细。（《山东 1975》）

（4）滑石，除杂，碾粉，过罗。（《汇编》）

（5）研粉后水飞取细粉。（《汇编》）

【成品性状】**滑石**（1）多为块状集合体。呈不规则的块状，白色、黄白色或淡蓝灰色，有蜡样光泽。质软细腻，无吸湿性。无臭，无味。（《山东 2002》）

（2）为不规则的碎块或细粉，白色、黄白色或淡蓝灰色，有蜡样光泽。质软细

腻，无吸湿性。无臭，无味。(《山东 1990》)

滑石粉 （1）为白色或类白色、微细、无沙性的粉末，手摸有滑腻感。无臭，无味。(《山东 2002》)

（2）呈极细腻的粉末状，白色或青白色，手捻有滑腻感。无臭，无味。(《山东 1990》)

【性味与归经】甘、淡，寒。归膀胱、肺、胃经。

【功能与主治】利尿通淋，清热解暑；外用祛湿敛疮。用于热淋，石淋，尿热涩痛，暑湿烦渴，湿热水泻；外治湿疹，湿疮，痱子。

【炮制作用】滑石水飞后使药物极细和纯净，便于内服及外用。

【用法与用量】10 ~ 20g，先煎。外用适量。

【贮藏】置于干燥处。

硼　砂

Pengsha

BORAX

【来源】本品为天然产硼砂经精制而成的结晶（《中国药典 2020》）。主含含水四硼酸钠（$Na_2B_4O_7 \cdot 10H_2O$）。主产于青海、西藏、云南、四川等地。全年均可采挖，采得后将矿砂溶于沸水中，溶解后滤过，滤液放冷，待析出结晶，取出，晾干。以无色透明、纯净、体轻质脆者为佳。

【炮制方法】硼砂 （1）去净杂质，砸碎。(《山东 2002》《山东 1990》)

（2）去净杂质，打碎。(《山东 1975》)

（3）研面。(《汇编》)

煅硼砂 （1）将净硼砂碎粉置锅内，武火炒至松泡，无水气挥发和无爆鸣声时，取出，放凉，碾成粉末。(《山东 2002》《山东 1990》)

（2）将净硼砂颗粒平铺于盘中，厚度不超过 1cm，置恒温干燥箱中加热，温度控制在 140℃，加热 4 小时，取出，放凉，碾成粉末。(《山东 2002》)

（3）取净硼砂，碾成粗粉，按间接煅法煅至无爆声呈白色粉末，取出，晾凉。(《山东 1975》)

（4）置锅内，加热先使熔化，继续加热，使起泡，至煅至无水气为止。(《汇编》)

【成品性状】硼砂 （1）为不规则碎块或粒状，无色透明或白色半透明，有玻璃样光泽。久置空气中易风化成白色粉末。体较轻，质脆易碎。无臭，味先略咸，后微带甜，稍有凉感。(《山东2002》)

（2）为不规则碎块或粒状，无色透明或白色半透明，有玻璃样光泽。体轻，质脆，易碎。气无，味咸，苦。(《山东1990》)

煅硼砂 呈细粉末状，白色，质酥松。气无，味咸，苦。(《山东2002》《山东1990》)

【性味与归经】甘、咸，凉。归肺，胃经。

【功能与主治】清热消痰，解毒防腐。用于痰热咳嗽，噎膈积聚，诸骨鲠喉；外用治咽喉肿痛，口舌生疮，目赤翳障，胬肉，阴部溃疡。

【炮制作用】硼砂煅制后具有燥湿收敛作用，对局部渗出物容易吸收，同时易研成细粉，可消除对敏感部位的刺激性。

【用法与用量】1.5 ~ 3g，多入丸散用。外用适量，研细末撒或调敷患处；沸水溶化冲洗。

【贮藏】置于干燥处，防尘。

磁 石

Cishi

MAGNETITUM

【来源】本品为氧化物类矿物尖晶石族磁铁矿（《中国药典2020》）。主含四氧化三铁（Fe_3O_4）。主产于江苏、辽宁、广东、安徽、山东、河北等地。全年均可采挖，采得后除去泥沙及杂石。以色铁黑、断面致密有光泽、吸铁能力强、杂质少者为佳。

【炮制方法】磁石 （1）去净杂质，砸成块或碾成粉末。(《山东2002》《山东1990》)

（2）去净杂质，刷去灰屑，打碎或碾细粉。(《山东1975》)

（3）磁石，碾成细粉，过粗罗。(《汇编》)

（4）碾粉后水飞取细粉。(《汇编》)

煅磁石 （1）净磁石碎块装入耐火容器内，置无烟的炉火中，武火煅烧至红透时，取出，迅即投入米醋内浸淬，捞出，晾干，再反复烧煅和浸淬，至酥脆为止。

干燥后碾成细粉。(《山东 2002》《山东 1990》)

（2）取净磁石，按直火煅法煅至红透，取出，立即倒入醋中淬之，如有不透者可再煅淬；用时捣碎。每 100 斤磁石，用食醋 30 斤。(《山东 1975》)

（3）将打碎的磁石，置铁板或坩埚内，于红煤火上煅至红透（不可煅至白色）取出，趁热倒入醋中，捞出，冷后碾细粉。如不透可反复煅淬。(《汇编》)

【成品性状】磁石　（1）为不规则的碎块状或粉末，灰黑色或棕褐色，条痕黑色，具金属光泽。体重，质坚硬，断面不整齐，具磁性。有土腥气，无味。(《山东 2002》)

（2）为不规则的碎块状或粉末，灰黑色或棕褐色，具金属光泽。体重，质坚硬，断面不整齐，具磁性。有土腥气，无味。(《山东 1990》)

煅磁石　呈粉末状，深灰黑色，不具磁性。略有醋气。(《山东 2002》《山东 1990》)

【性味与归经】咸，寒。归肝、心、肾经。

【功能与主治】镇惊安神，平肝潜阳，聪耳明目，纳气平喘。用于惊悸失眠，头晕目眩，视物昏花，耳鸣耳聋，肾虚气喘。

【炮制作用】煅磁石聪耳明目，补肾纳气力强，并且质地酥脆，易于粉碎及煎出有效成分，缓和了重镇安神功效。

【用法与用量】9 ~ 30g，先煎。

【贮藏】置于干燥处。

雌　黄

Cihuang

AURIPIGMENTUM

【来源】本品为硫化物类雌黄族矿物雌黄矿石(《中国药典 2020》)。主要成分是三硫化二砷（As_2S_3）。主产于湖南、贵州、云南、四川、湖北等地。全年均可采挖，采挖后除去杂质及砂石，或在雄黄矿中选取呈金黄色的矿石。以块大、色黄、半透明、有树脂样光泽者为佳。

【炮制方法】（1）去净杂质，研成细粉，过 80 目筛。(《山东 2002》《山东 1990》)

（2）去净杂质。(《山东 1975》)

【成品性状】（1）本品呈细粉状，金黄色，显珍珠样光泽，手摸染指。具蒜样特异臭气，味淡。（《山东 2002》）

（2）本品呈细粉状，金黄色，显珍珠样光泽，手摸染指。有特异臭气，味淡。（《山东 1990》）

【性味与归经】辛，平；有毒。归肝经。

【功能与主治】燥湿，杀虫，解毒。用于疥癣，恶疮，蛇虫咬伤，寒痰咳嗽，癫痫，虫积腹痛。

【用法与用量】0.15 ~ 0.3g，多入丸散用。外用适量，研末调敷或制膏涂患处。

【注意】本品有毒，应按《医疗用毒性药品管理方法》中的有关规定执行。内服宜慎，不可久用。孕妇慎用。

【贮藏】密闭，置于通风干燥处。

赭石（代赭石）

Zheshi

HAEMATITUM

【来源】本品为氧化物类矿物刚玉族赤铁矿的矿石（《中国药典 2020》）。主含三氧化二铁（Fe_2O_3）。主产于山西、河北、河南、山东、四川、湖南等地。全年均可采挖。采挖后，除去杂石。以色棕红、断面显层叠状、每层均有钉头者为佳。

【炮制方法】**赭石**　（1）去净杂质，砸成碎块或碾成粉末。（《山东 2002》《山东 1990》）

（2）去净杂质及杂石，打碎或碾粉用。（《山东 1975》）

（3）打碎或碾粉。（《汇编》）

煅赭石　（1）取净赭石块直接放于无烟的炉火上，或装入耐火容器，武火煅烧至红透后，取出，迅速投入米醋内，淬酥，捞出，若不酥脆，可反复煅淬至酥，干燥，碾成粗粉。每 100kg 赭石，用米醋 30kg。（《山东 2002》《山东 1990》）

（2）取净赭石，按直火煅法煅至红透，取出，立即浸入醋中淬之，取出，晾凉。如不透者可再进行煅淬，至色黑为度，碾碎。每 100 斤赭石，用食醋 30 斤。（《山东 1975》）

（3）赭石碎块，置铁板上或坩埚内，于红煤火上，煅至红透，取出，趁热倒入

醋中，捞出，放冷，碾粉用。如不透可反复煅淬。(《汇编》)

(4) 煅同 (3) 法，但不醋淬。(《汇编》)

(5) 煅、淬、碾粉同 (3) 法，但细粉需水飞。(《汇编》)

【成品性状】赭石 为不规则的块状或粉末，暗红棕色或灰黑色，有的有金属光泽。体重，质硬，碎断面显层叠状。气微，味淡。(《山东 2002》《山东 1990》)

煅赭石 呈粗粉状，暗褐色或暗红棕色。体重，质疏松。略有醋气。(《山东 2002》《山东 1990》)

【性味与归经】苦，寒。归肝、心、肺、胃经。

【功能与主治】平肝潜阳，降逆，止血。用于眩晕耳鸣，呕吐，噫气，呃逆，喘息，吐血，衄血，崩漏下血。

【炮制作用】赭石煅后降低苦寒之性，增强平肝止血作用，并使质地酥脆，易于粉碎和煎出有效成分。

【用法与用量】9 ~ 30g，先煎。

【注意】孕妇慎用。

【贮藏】置于干燥处，防尘。

第十六章 其他类

人中黄

Renzhonghuang

RULVIS GLYCYRRHIZAE PRAEPARATUS

【来源】本品为甘草粉置竹筒内，于人粪坑中浸渍后的制成品，漂淡，晒干(《山东 1990》)。各地均可生产。以干燥、不霉者为佳。

【炮制方法】取甘草粉用水适量拌匀，装入刮去竹青的淡竹筒内，用木棍舂实，竹筒两端口部用剪圆的箬壳衬平，取热松香或水泥填封，待固，立冬前浸入粪坑中，至立春取出，用水漂至竹筒无臭气，取出晒干后，劈开竹筒，取出成段甘草，日晒夜露（避雨）至无臭气，晒干。(《山东 1990》)

【成品性状】本品为圆柱形的段，长短不一，外表暗黄色，稍粗糙而紧密，有的有灰色竹衣膜残留，易剥落，断面粗糙，纤维性，纵横交织。气特异，具甘草甜味。(《山东 1990》)

【性味与归经】甘、咸，寒。归心、胃经。

【功能与主治】清热，凉血，解毒。用于伤寒热病，大热烦渴，热毒斑疹，丹毒，疮疡。

【用法与用量】6 ~ 9g，内服煎汤（布包），或入丸散。

【注意】伤寒瘟疫，非阳明实热者不宜用；痘疮，非火热郁滞，因而紫黑干陷倒靥者不宜用。

【贮藏】置于干燥容器内，防霉。

儿 茶

Ercha

CATECHU

【来源】 本品为豆科植物儿茶 *Acacia catechu*（L. F.）Willd. 的去皮枝、干的干燥煎膏（《中国药典 2020》）。主产于缅甸、印度尼西亚、泰国、马来西亚及我国云南。冬季采收枝、干，除去外皮，砍成大块，加水煎煮，浓缩，干燥。以黑色略带红色、不糊不碎、收敛性强者为佳。

【炮制方法】（1）去净杂质，筛去灰屑。（《山东 2002》）

（2）除去杂质，刷去灰屑。（《山东 1990》）

（3）去净杂质，刷去灰屑，用时捣碎或研成细粉。（《山东 1975》）

（4）儿茶，筛去尘土等杂质，临用捣碎，或剪碎。（《汇编》）

（5）研面。（《汇编》）

【成品性状】 本品呈方形或不规则块状，大小不一。表面棕褐色或黑褐色，光滑而稍有光泽。质硬，易碎，断面不整齐，具光泽，有细孔，遇潮有黏性。无臭，味涩，苦，略回甜。（《山东 2002》《山东 1990》）

【性味与归经】 苦、涩，微寒。归肺、心经。

【功能与主治】 活血止痛，止血生肌，收湿敛疮，清肺化痰。用于跌扑伤痛，外伤出血，吐血衄血，疮疡不敛，湿疹、湿疮，肺热咳嗽。

【用法与用量】 1 ~ 3g，包煎，多入丸散服。外用适量。

【贮藏】 置于干燥处，防潮。

天竺黄（竹黄）

Tianzhuhuang

BAMBUSAE CONCRETIO SILICEA

【来源】 本品为禾本科植物青皮竹 *Bambusa textilis* McClure 或华思劳竹 *Schizostachyum chinense* Rendle 等秆内的分泌液干燥后的块状物（《中国药典 2020》）。主产于云南、广东、广西等地。秋冬二季采收，砍取竹竿，刮取竹黄，晾干。以干燥、片块大、淡黄白色、质脆、光亮、吸湿性强者为佳。

【炮制方法】（1）除去杂质，筛去灰屑。(《山东 2002》《山东 1990》《山东 1975》)

（2）研面。(《汇编》)

【成品性状】（1）本品为不规则的片状或颗粒，大小不一。表面灰蓝色、灰黄色或灰白色，有的洁白色，半透明，略带光泽。体轻，质硬而脆，易破碎，吸湿性强。无臭，味淡。(《山东 2002》)

（2）本品为不规则的片状或颗粒，大小不一。片状竹黄细腻灰白色，具竹节痕；颗粒状竹黄表面灰黄色、灰白色或灰蓝色，有的半透明，略有光泽，吸湿性强。体轻，质硬而脆，易破碎。无臭，味淡。(《山东 1990》)

【性味与归经】甘，寒。归心、肝经。

【功能与主治】清热豁痰，凉心定惊。用于热病神昏，中风痰迷，小儿痰热惊痫、抽搐、夜啼。

【用法与用量】3 ~ 9g。

【贮藏】密闭，置于干燥处。

天然冰片（右旋龙脑）

Tianranbingpian

BORNEOLUM

【来源】本品为樟科植物樟 *Dryobalanops aromatica* Gaertn. f. 的新鲜枝叶经提取、加工制成《中国药典 2020》)。主产于印度尼西亚及我国台湾。以片大而薄、色洁白、质松、气清香纯正者为佳。

【炮制方法】（1）研成细粉。(《山东 2002》《山东 1990》)

（2）去净杂质，用时研成细粉。(《山东 1975》)

（3）轻研成细粉。(《汇编》)

【成品性状】本品呈细粉状，白色或淡灰棕色，半透明，显颗粒性，嚼之则慢慢溶化。(《山东 2002》《山东 1990》)

【性味与归经】辛、苦，微寒。归心、脾、肺经。

【功能与主治】开窍醒神，清热止痛。用于热病神昏、惊厥，中风痰厥，气郁暴厥，中恶昏迷，胸痹心痛，目赤，口疮，咽喉肿痛，耳道流脓。

【用法与用量】0.15～0.3g，入丸散用。外用研粉点敷患处。

【注意】孕妇慎用。

【贮藏】密闭，置于凉处。

五倍子

Wubeizi

GALLA CHINENSIS

【来源】本品为漆树科植物盐肤木 *Rhus chinensis* Mill. 青麸杨 *Rhus potaninii* Maxim. 或红麸杨 *Rhus punjabensis* Stew. var. sinica（Diels）Rehd. et Wils. 叶上的虫瘿，主要由五倍子蚜 *Melaphis chinensis*（Bell）Baker 寄生而形成（《中国药典 2020》）。主产于四川、贵州、陕西、湖北、河南、福建等地。秋季采摘，置于沸水中略煮或蒸至表面呈灰色，杀死蚜虫，取出，干燥。按外形不同，分为“肚倍”和“角倍”。以个大、完整、壁厚、色灰褐者为佳。

【炮制方法】**五倍子** （1）除去表面毛茸及杂质，剔去内部虫垢。（《山东 2002》《山东 1990》）

（2）去净杂质，敲开，剔去其中杂质，用时捣碎。（《山东 1975》）

（3）五倍子，捣碎，挑去枝、虫粪、虫皮等杂质。（《汇编》）

（4）研面。（《汇编》）

炒五倍子 五倍子，炒至微带黄色用。（《汇编》）

醋五倍子 五倍子，用适量醋拌匀后炒干，或炒时喷醋。（《汇编》）

烫五倍子 将细砂炒热，倒入五倍子，拌炒后，筛去沙，研面。（《汇编》）

【成品性状】**五倍子** （1）肚倍呈长圆形或纺锤形囊状，长 25～90mm，直径 15～40mm。表面灰褐色或灰棕色，微有柔毛。质硬而脆，易破碎，断面角质样，有光泽，壁厚 2～3mm，内壁平滑，有黑褐色死蚜虫及灰色粉状排泄物。气特异，味涩。角倍呈菱形，具不规则的角状分枝，柔毛较明显，壁较薄。《山东 2002》）

（2）本品呈角质样碎片状，大小不一，浅棕色，有光泽。气特异，味涩而有收敛性。（《山东 1990》）

【性味与归经】酸、涩，寒。归肺、大肠、肾经。

【功能与主治】敛肺降火，涩肠止泻，敛汗止血，收湿敛疮。用于肺虚久咳，肺热痰嗽，久泻久痢，自汗盗汗，消渴，便血痔血，外伤出血，痈肿疮毒，皮肤湿烂。

【用法与用量】3～6g。外用适量。

【贮藏】置于通风干燥处，防压。

六神曲

Liushenqu

MASSA MEDICATA FERMENTATA

【来源】本品为辣蓼、青蒿、杏仁等药加入面粉混合后经发酵而成的曲剂（《中国药典2020》）。本品为鲜辣蓼、青蒿、鲜苍耳、赤小豆等中药加入面粉混合后经发酵而成的曲剂（《山东2012》）。全国各地均可生产。以色黄棕、块整、具香气、无虫蛀者为佳。

【炮制方法】**六神曲** （1）取赤小豆、苦杏仁各5kg，磨成粗粉，加入全麦粉100kg。另取鲜青蒿、鲜辣蓼草、鲜苍耳草各5kg，切碎，加水适量煮成药液，去渣。再将面粉置于锅内，加入药液，搓揉混合，制成软材（以握之成团，弹之松散为宜）。装入模内，压实成块，取出，用粗纸和鲜荷包叶包裹，于室内铺一层整棵青蒿，放一层曲块，层层相间堆放，用麻袋盖平，关闭门窗，待发酵至全部生黄衣时，取出，切成小块，晒干。（《山东2012》《山东2002》《山东1990》）

（2）小麦100斤，赤小豆3斤，生杏仁3斤，磨成粗末。鲜青蒿、鲜辣蓼、鲜苍耳棵各3斤，煮水与粗末混均匀，装模内踏实，取出晾6成干，再装于木箱或缸内，铺一层青蒿，加一层药，严封，约7天，使全部生黄毛，取出，晒干。（《汇编》）

（3）面粉100斤，赤小豆3～5斤，生杏仁3～5斤研碎拌匀，再取苍耳棵、蓼子、蒿子各3～5斤煮水，与粗末拌匀后，入模踏实，取出严闷，保持温度30～33℃，发酵40天。（《汇编》）

（4）面粉100斤，赤小豆2斤，杏仁2斤（去皮），先将赤豆煮烂，杏仁压碎，与面粉混合均匀，再取鲜辣蓼嫩苗约6两，鲜青蒿12两，鲜苍耳草12两，浸出水液与面粉等搓成均匀颗粒，入模中压成块，用荷叶或蓖麻叶包起发酵，至表面生黄绿色菌丝，取出晒干。（《汇编》）

（5）用麦糁、紫苏叶、青蒿、蓼子、苍耳棵、赤小豆、苦杏仁为原料做曲。（《汇编》）

炒六神曲 （1）取净六神曲，置锅内，文火炒至表面焦黄色，有香气外逸，取出，放凉。（《山东 2012》《山东 2002》）

（2）神曲碎块，炒至黄。（《汇编》）

焦六神曲 （1）取净六神曲，置锅内，文火炒至表面焦黄色，有焦香气外逸，取出，放凉。（《山东 2012》《山东 2002》《山东 1990》）

（2）取净六神曲小块，按炒焦法用武火炒至表面焦褐色，稍喷清水，取出，晾干。（《山东 1975》）

麸炒六神曲 （1）先将锅用武火加热，均匀撒入麦麸皮，待冒烟时，投入净神曲块，急速翻搅，熏炒至表面深黄色，及时取出，筛去麦麸皮，放凉。每 100kg 神曲块，用麸皮 10kg。（《山东 2012》《山东 2002》《山东 1990》）

（2）取净六神曲小块，按麸炒法用文火炒至微黄色时取出，筛去麸皮。每六神曲 100 斤，用麸皮 10 斤。（《山东 1975》）

（3）将锅烧热，撒入麸，立即生烟，急倒入神曲碎块，炒至外部均匀黄色。（《汇编》）

六神曲炭 神曲，炒至外黑，内黄，喷水止烟，炒干，放冷透。（《汇编》）

【成品性状】六神曲 呈立方形小块，表面灰黄色，粗糙。质坚脆，断面粗糙，类白色。气特异，味苦。（《山东 2012》《山东 2002》《山东 1990》）

炒六神曲 形如六神曲，表面焦黄色。质坚脆，有香气。（《山东 2012》《山东 2002》）

焦六神曲 形如六神曲，表面褐色，带焦斑。断面焦黄色，有焦香气。（《山东 2012》《山东 2002》《山东 1990》）

麸炒六神曲 形如六神曲，表面深黄色。质坚脆，有麸香气。（《山东 2012》《山东 2002》《山东 1990》）

【性味与归经】甘、辛，温。归脾、胃经。

【功能与主治】健脾和胃，消食调中。用于饮食停滞，胸痛腹胀，呕吐泻痢，小儿腹大坚积。

【炮制作用】麸炒六神曲具有甘香气，可增强其醒脾和胃作用。焦六神曲消食化积力增强。

【用法与用量】6 ~ 15g，或入丸散用。

【贮藏】置于通风干燥处，防蛀、防潮。

半夏曲

Banxiaqu

MASSA MEDICATA FERMENTATA CUM PINELLIA

【来源】本品为清半夏、生姜汁、白矾、六神曲、白面等制成的加工品（《中国药典 2020》）。本品为姜半夏、赤小豆、苦杏仁和鲜青蒿、鲜辣蓼、鲜苍耳草与全麦粉经加工发酵而成的曲剂（《山东 2002》）。全国各地均可生产。以身干、色类白、块均不碎者为佳。

【炮制方法】**半夏曲** （1）夏季，取杏仁 188g，姜半夏 500g，赤小豆 188g，磨成粗粉，加入全麦粉 1500g，混合均匀，另取鲜青蒿、鲜苍耳草、鲜辣蓼各 250g，切碎，加水适量煎煮，去渣取药液，加入上述药粉搓揉混合成软材（以握之成团，弹之松散为宜），装入模内，压实成块。取出，用粗纸或荷叶包裹，于室内铺一层整棵青蒿，放一层曲块，层层相间堆放，再用麻袋盖平，关闭门窗，待发酵至全部生黄衣时，取出，切成小块，晒干。（《山东 2002》《山东 1990》）

（2）夏季，取苦杏仁 6 两，姜半夏 1 斤，赤小豆 6 两，磨成粗粉，加入全麦粉 3 斤，混合均匀。另取鲜青蒿 8 两，鲜苍耳草 8 两，鲜辣蓼 8 两，切碎，加水煮，去渣取药液。再将药粉置盆内加入适量药液，搓揉混合成软材（以握之成团，弹之松散为宜），装入模内，压实成块。取出，用鲜苘叶或荷叶包裹，于室内铺一层整棵青蒿，放一层曲块，层层相间堆放，再用麻袋盖平，关闭门窗，待发酵至全部生黄衣时，取出，切成小块，晒干。（《山东 1975》）

（3）六神曲 100 斤，加生半夏 5 斤，共研粉，取鲜姜 5 斤，取自然汁，合入，踏成曲，放阴暗处发酵，切丁，晒干，炒至表面黄色。（《汇编》）

麸炒半夏曲 （1）先将锅用武火加热，均匀撒入麦麸皮，待冒烟时，投入净半夏曲块，急速翻搅，熏炒至表面呈深黄色时，及时取出，筛去焦麸皮，放凉。每 100kg 半夏曲块，用麸皮 10kg。（《山东 2002》《山东 1990》）

（2）取净半夏曲小块，按麸炒法，用文火炒至微黄色时取出，筛取麸皮。每半夏曲 100 斤，用麸皮 10 斤。（《山东 1975》）

【成品性状】**半夏曲** 为立方形小块，表面灰白色至黄白色，粗糙，质松易碎。

气微，微辛。(《山东 2002》《山东 1990》)

麸炒半夏曲 形如半夏曲，表面深黄色，有麸香气。(《山东 2002》《山东 1990》)

【性味与归经】辛、甘，温。归肾、肺经

【功能与主治】降逆止呕，消食化痰。用于恶心呕吐，食欲不振，咳嗽痰多，痰饮眩悸。

【炮制作用】半夏经发酵制成曲剂后，可增强健脾温胃、燥湿化痰的功能。半夏曲经麸炒后，产生焦香气，增强健胃消食的作用。

【用法与用量】6 ~ 12g。

【贮藏】置于阴凉干燥处，防蛀。

西瓜霜

Xiguashuang

MIRABILITUM PRAEPARATUM

【来源】本品为葫芦科植物西瓜 *Citrallus lanatus*（Thunb.）Matsumu. et Nakai 的成熟新鲜果实与皮硝经加工制成（《中国药典 2020》）。全国大部分地区均可生产。多在夏季西瓜成熟时加工。以色白、干燥、粉霜状者为佳。

【炮制方法】（1）取新鲜西瓜，沿蒂头切一厚片作为顶盖，挖去部分瓜瓤及子，将皮硝填入瓜内，盖上顶盖，用签插牢，放入无釉瓦盆内，盖好，置阴凉通风处，待析出白霜时，随时刷下，直至无白霜析出为度。(《山东 2002》)

（2）将西瓜皮切碎与皮硝按 10 ∶ 15 的比例拌匀，装入黄沙缸内，封盖好，置通风处，待缸的外面生霜时，刮下西瓜霜即可。每 100kg 西瓜，用皮硝 15kg。(《山东 2002》)

（3）取新鲜西瓜，沿蒂头切一厚片作为顶盖，挖去部分瓜瓤及子，将皮硝填入瓜内，盖上顶盖，用签插牢，放入无釉瓦盆内，盖好，置阴凉通风处，待析出白霜时，随时刷下，直至无白霜析出为度。每 100kg 西瓜，用皮硝 15kg。(《山东 1990》)

【成品性状】本品为白色结晶性粉霜，气微，味咸。(《山东 2002》《山东 1990》)

【性味与归经】咸，寒。归肺、胃、大肠经。

【功能与主治】清热泻火，消肿止痛。用于咽喉肿痛，喉痹，口疮。

【炮制作用】西瓜能清热解暑，芒硝能清热泻火，两药合制，性味增强，起到协同作用，使药物更纯洁，增强清热泻火之功。

【用法与用量】0.5 ~ 1.5g。外用适量，研末吹敷患处。

【贮藏】密闭，置于干燥处。

百草霜

Baicaoshuang

PALVIS FUMI CARBONISATUS

【来源】本品为杂草（柴禾）经燃烧后，附于锅底，灶突或烟囱内的烟灰；轻轻刮下，用细筛筛去杂质即得（《山东 2012》）。可以随时取用，将烟灰轻轻刮下，用筛筛去杂质。以身干、乌黑色、质轻细腻、无杂质者为佳。

【炮制方法】（1）取百草霜，用细筛筛除杂质，研成细粉，过 80 目筛。（《山东 2012》《山东 2002》《山东 1990》）

（2）去净杂质，过罗。（《山东 1975》）

（3）筛去土块等杂质。（《汇编》）

【成品性状】（1）本品为黑色粉末，捻之易沾染手，质轻，易飞扬。入水漂浮而分散，无沉淀，手捻无油腻感。无臭，味淡。（《山东 2012》）

（2）本品为黑色粉末，捏之易沾染，质轻，易飞扬。入水漂浮而分散，无沉淀。无臭，味淡、微辛。（《山东 2002》《山东 1990》）

【性味与归经】辛，温。归肝、肺、胃经。

【功能与主治】收敛止血，消积，解毒。用于吐血，衄血，便血，血崩，带下，泻痢，食积，咽喉口舌诸疮，黄疸，外伤出血。

【用法与用量】3 ~ 9g。外用适量。

【注意】烧煤的锅底或烟囱灰不可药用。

【贮藏】置于干燥处。

伏龙肝（灶心土）

Fulonggan

TERRA TLAVA USTA

【来源】本品为久经柴草熏烧的灶心土（《山东 2002》）。主含硅酸、氧化铝及氧化铁。多产于农村，将烧结的红褐色土块取下，用刀削去焦黑部分及杂质。以块大、色红褐、质细无沙石者为佳。

【炮制方法】（1）除去杂质，砸成碎块或碾成粉末。（《山东 2002》《山东 1990》）

（2）去净杂质，敲成碎块。（《山东 1975》）

（3）刀剁或打成小块，或蚕豆大小块。（《汇编》）

（4）研细粉。（《汇编》）

【成品性状】（1）本品为大小不一的碎块状或粉末，棕红色至红褐色，体轻，质硬。碎断面细软，棕红色，常有蜂窝状小孔。有吸湿性，具烟熏气，味淡。（《山东 2002》）

（2）本品为大小不一的碎块状或粉末，红褐色或棕红色，质硬。碎断面棕红色，常有蜂窝状小孔。具烟熏气，味淡。（《山东 1990》）

【性味与归经】辛，温。归脾、胃经。

【功能与主治】收敛止血，温中止呕。用于虚寒性便血，反胃呕吐，妊娠恶阻。

【用法与用量】9～30g。外用适量。

【注意】烧煤的灶心土不得为作伏龙肝药用。

【贮藏】置于阴凉干燥处。

冰片（合成龙脑）

Bingpian

BORNEOLUM SYNTHETICUM

【来源】本品为樟脑、松节油等用化学方法合成的加工成品，称“机制冰片”《山东 2002》）。北京、上海、广州、天津、南京等地均有生产。

【炮制方法】（1）研成细粉。（《山东2002》《山东1990》）

（2）去净杂质，用时研成细粉。（《山东1975》）

（3）轻研成细粉。（《汇编》）

【成品性状】本品呈细粉状，白色，半透明，显颗粒性。气清香，味辛、凉。（《山东2002》《山东1990》）

【性味与归经】辛、苦，微寒。归心、脾、肺经。

【功能与主治】开窍醒神，清热止痛。用于热病神昏、惊厥，中风痰厥，气郁暴厥，中恶昏迷，胸痹心痛，目赤，口疮，咽喉肿痛，耳道流脓。

【用法与用量】0.15～0.3g，入丸散用。外用研粉点敷患处。

【注意】孕妇慎用。

【贮藏】密闭，置于凉处。

红曲（红曲米）

Hongqu

SEMEN ORYZAE CUM MONASCO

【来源】本品为曲霉科真菌紫色红曲霉 *Monascus purpureus* Went. 的菌丝体及孢子，经人工培养，使菌丝在粳米内部生长，使整个米粒变为红色（《中国药典2020》）。本品为曲霉科真菌紫色红曲霉 *Monascus purpureus* Went. 等菌种接种于蒸至半熟的粳米上，经培育的红曲米（《山东2012》）。本品为曲霉科真菌紫色红曲霉 *Monascus purpureus* Went. 寄生在粳米上而成的红曲米（《中国药典2020》）。我国大部分地区均可生产，主产于福建、广东。以红透质酥、陈久者为佳。

【炮制方法】红曲　选择红色土壤土层，挖下深坑，在坑的上下周围铺以篾席，将粳米倒入其中，上压重石，使其发酵逐步变红。经三四年后，米粒外皮紫红色，内呈红色为度，取出，干燥。（《山东2002》《山东1990》）

红曲炭　取净红曲，置锅内用武火炒至外部焦黑色，但须存性，断面深黄色，喷淋清水，取出，干燥。（《山东2012》）

【成品性状】红曲　（1）本品为粳米的发酵品，多为不规则碎米和整粒米块，外表呈棕紫色或紫红色，断面粉红色。体轻质脆。微有酸气，味淡。（《山东2012》）

（2）本品为不规则的颗粒，形如碎米，外表棕红色。质脆，断面粉红色。微有

酸气，味淡。(《山东 2002》《山东 1990》)

红曲炭 形如红曲，外部黑色，断面深黄色，具焦香气，微有酸气。(《山东 2012》)

【**性味与归经**】甘、温。归肝、脾、大肠经。

【**功能与主治**】活血化瘀，健脾消食。用于产后恶露不净，瘀滞腹痛，食积饱胀，赤白下痢，跌打损伤。

【**用法与用量**】4.5 ~ 9g。

【**贮藏**】置于干燥处，防蛀。

芜 荑

Wuyi

PAGTA ULMI

【**来源**】本品为榆科植物大果榆 *Ulmus macrocarpa* Hance 果实的加工品(《山东 2002》)。主产于山西、河北等地。春末夏初采摘果实，取种子浸入水中，待发酵后，加入榆树皮粉、红土、菊花末及适量开水，混成糊状，做成方块，晒干。

【**炮制方法**】(1) 除去杂质，刷去灰污，掰成小块。(《山东 2002》《山东 1990》《山东 1975》)

(2) 挑去草等杂质，罗去土。(《汇编》)

(3) 捣碎。(《汇编》)

(4) 研面。(《汇编》)

【**成品性状**】本品呈不规则的块状，表面黄棕色或褐黄色，有多数裂隙，鳞片状种子错综粘连。体轻，质松脆。碎断面黄黑色，可层层剥离。气特臭，味微酸，涩。(《山东 2002》《山东 1990》)

【**性味与归经**】辛、苦，温。归脾、胃经。

【**功能与主治**】杀虫消积，除湿止痢。用于虫积腹痛，小儿疳疾，久泻久痢，疮疡，疥癣。

【**用法与用量**】5 ~ 10g，或入丸散用。外用适量，研细末调敷患处。

【**贮藏**】置于阴凉干燥处，防潮。

龟甲胶

Guijiajiao

TESTUDINIS CARAPACIS ET PLASTRI COLLA

【来源】本品为龟甲经水煎煮、浓缩制成的固体胶（《中国药典 2020》）。主产于湖北、安徽、湖南、江苏、浙江等地。以身干、色深褐、有光泽、经夏不软者为佳。

【炮制方法】取龟甲胶块，用文火烘烤至软，切成长方形、方形的扁块，或捣成碎块。（《山东 2012》《山东 2002》）

【成品性状】本品呈长方形、方形的扁块，或为不规则的碎块状。深褐色。质硬而脆，断面光亮，对光照视时呈半透明状。气微腥，味淡。（《山东 2012》《山东 2002》）

【性味与归经】咸、甘，凉。归肝、肾、心经。

【功能与主治】滋阴，养血，止血。用于阴虚潮热，骨蒸盗汗，腰膝酸软，血虚萎黄，崩漏带下。

【用法与用量】3 ~ 9g，烊化兑服。

【贮藏】密闭。

龟板胶

Guibanjiao

【来源】本品为龟科动物乌龟 *Chinemys reevesii*（Gray）的腹甲，经煎煮、浓缩冷凝，切块，阴干而成的固体胶（《山东 1990》）。全国各地均可生产加工。以身干、色深褐，有光泽经夏不软者为佳。

【炮制方法】将胶块用文火烘烤至软，切成立方块或捣碎成块。（《山东 1990》）

【成品性状】本品呈立方形或不规则碎块状，深褐色，质坚而脆。碎断面光亮，对光照视，透明。气微腥，味淡。（《山东 1990》）

【性味与归经】咸、甘，凉。归肝、肾、心经。

【功能与主治】滋阴，养血，止血。用于阴虚潮热，骨蒸盗汗，腰膝酸软，血虚萎黄，崩漏带下。

【用法与用量】3～9g，烊化兑服。

【贮藏】密闭，防潮，置于阴凉干燥处。

没食子

Moshizi

GALLA TURCICA

【来源】本品为没食子蜂科昆虫没食子蜂 *Cynips gallae-tinctoriae* Olivier 的幼虫寄生于山毛榉科植物没食子树 *Quercus infectoria* Oliv. 幼枝上所产生的干燥虫瘿（《山东2002》）。主产于希腊、土耳其、伊朗、印度等地，我国无分布记载。8—9月间采集尚未穿孔的虫，晒干。以个大、体重、色灰者为佳。

【炮制方法】（1）除去杂质，洗净，干燥。（《山东2002》《山东1990》）

（2）去净杂质，用时捣碎。（《山东1975》）

（3）筛去浮土及杂质。（《汇编》）

（4）临用捣碎。（《汇编》）

【成品性状】（1）本品呈球形，有短柄，直径1～2.5cm，表面灰色或灰褐色，有疣状突起。质坚硬而脆。断面不平坦，黄白色或淡黄色，有光泽，常见有幼蜂的尸体。无臭，味涩而苦。（《山东2002》）

（2）本品略呈球形，有短柄，外表灰色或灰褐色，有疣状突起。质坚硬而脆。断面不平坦，黄白色或淡黄色，有光泽，常见有幼蜂的尸体。无臭，味涩而苦。（《山东1990》）

【性味与归经】苦、涩，温。归肺、脾、肾经。

【功能与主治】固气，涩精，收敛，止汗，止血。用于大肠虚滑，泻痢不止，遗精，盗汗，便血，咳嗽，齿痛，创伤出血，疮疡不愈。

【用法与用量】6～12g；外用适量，用时捣碎。

【贮藏】置于阴凉干燥处，防潮。

阿胶

Ejiao

ASINI CORII COLLA

【来源】本品为马科动物驴 *Equus asinus* L. 的干燥皮或鲜皮经煎煮、浓缩制成的固体胶（《中国药典 2020》）。本品为马科动物黑驴 *Equus asiuns* Linnaeus 或其他驴的皮去毛后熬成的胶块（《山东 2002》）。主产于山东、河北、河南、北京、辽宁、浙江等地。以身干、色黑褐、光亮、透明、无腥臭气、经夏不软者为佳。

【炮制方法】阿胶 （1）捣成碎块，或烘软后切成 0.6cm 左右立方块（丁）。（《山东 2002》《山东 1990》）

（2）用时捣碎。（《山东 1975》）

（3）捣或剪成黄豆粒大小方块。（《汇编》）

（4）闷软，切成小碎块。（《汇编》）

阿胶珠 （1）将蛤粉置锅内，中火加热翻动显灵活状态后，投入净阿胶丁，翻炒至鼓起成圆球形，内无溏心（无胶茬）时，迅即取出，筛去蛤粉，放凉。蛤粉用量，以烫炒时，能将阿胶丁全部掩埋，并剩余部分为宜。（《山东 2002》《山东 1990》）

（2）取阿胶，打成小块，大小分开，按蛤粉烫法烫至全部鼓起成珠，内无溏心时取出，筛去蛤粉，放凉。每阿胶 100 斤，用蛤粉 2.5 斤。（《山东 1975》）

（3）将蛤粉，置锅内，以文火炒热，随即倒入阿胶碎块，均匀翻烫至阿胶膨胀成圆珠，无溏心为度，取出过筛。（《汇编》）

（4）操作同（3），仅以蒲黄代替蛤粉。（《汇编》）

（5）操作同（3），仅以滑石粉代替蛤粉。（《汇编》）

（6）操作同（3），仅以面粉代替蛤粉。（《汇编》）

【成品性状】阿胶 （1）呈立方块或为不规则的碎块，棕褐色或黑褐色，有光泽，质硬而脆。断面光亮，碎片对光照视呈棕色半透明。气微，味微甜。（《山东 2002》）

（2）呈立方块或为不规则的碎块，黑褐色，有光泽，质硬而脆。断面光亮，碎片对光照视呈棕色半透明。气微，味微甜。（《山东 1990》）

阿胶珠 呈类圆珠形，表面黄白色或淡黄色，光滑，附有蛤粉细粉。质脆，易

碎。断面中空略成海绵状，淡黄色。气微，味微甜。(《山东 2002》《山东 1990》)

【性味与归经】甘，平。归肺、肝、肾经。

【功能与主治】补血滋阴，润燥止血。用于血虚萎黄，眩晕心悸，肌痿无力，心烦不眠，虚风内动，肺燥咳嗽，劳嗽咯血，吐血尿血，便血崩漏，妊娠胎漏。

【炮制作用】阿胶炒制后降低了滋腻之性，质变酥脆，利于粉碎，同时也矫正了不良气味。蛤粉炒阿胶善于益肺润燥。蒲黄炒阿胶以止血安络力强。

【用法与用量】3 ~ 9g，烊化兑服。

【贮藏】密闭。

青 黛

Qingdai

INDIGO NATURALIS

【来源】本品为爵床科植物马蓝 *Baphicacanthus cusia*（Nees）Bremek.、蓼科植物蓼蓝 Polygonum tinctorium Ait. 或十字花科植物菘蓝 *Isatis indigotica* Fort. 的叶或茎叶经加工制得的干燥粉末、团块或颗粒（《中国药典 2020》）。本品为爵床科植物马蓝 *Baphicacanthus cusia*（Nees）Bremek.、豆科植物野青树 *Indigofera Suffruticosa* Mill、蓼科植物蓼蓝 Polygonum tinctorium Ait. 或十字花科植物菘蓝 *Isatis indigotica* Fort. 的叶或茎叶经加工制得的干燥粉末或团块（《山东 1990》）。主产于江苏、福建、河北、云南、安徽等地。夏、秋二季采收茎叶，置缸中，加入清水浸泡 2 ~ 3 天，至叶腐烂，茎脱皮时，将茎枝捞出，加入石灰，充分搅拌，至浸泡液由深绿色转入深紫红色时，捞出液面泡沫，于烈日下晒干。以体轻、粉细、能浮于水面、燃烧时生紫红色火焰者为佳。

【炮制方法】(1) 去净杂质，研成细粉，过 80 目筛。(《山东 2002》《山东 1990》)

(2) 去净杂质，过罗。(《山东 1975》)

(3) 罗去杂质。(《汇编》)

【成品性状】(1) 本品呈深蓝色的粉末，体轻，易飞扬；或呈不规则多孔性的团块，用手搓捻即成粉末。微有草腥气，味淡。(《山东 2002》)

(2) 本品呈极细粉末状，深蓝色，不溶于水。体轻而松，似粉尘，易飞扬，可

粘手粘纸。微有草腥气，味淡。(《山东1990》)

【性味与归经】咸，寒。归肝经。

【功能与主治】清热解毒，凉血消斑，泻火定惊。用于温毒发斑，血热吐衄，胸痛咳血，口疮，痄腮，喉痹，小儿惊痫。

【用法与用量】1～3g，宜入丸散用。外用适量。

【贮藏】置于干燥处。

建神曲

Jianshenqu

MASS MEDICATA FERMENTATA

【来源】本品为麦粉、麸皮、藿香、青蒿等中药粉末混合后，经发酵制成的曲剂(《山东2012》)。全国各地均可生产，主产于福建等地。以色黄绿、具有清香气、无碎块杂质者为佳。

【炮制方法】**建神曲**　取建神曲，刷净灰屑及霉毛，砸成小块。(《山东2012》《山东2002》《山东1990》)

炒建神曲　取净建神曲，置锅内，文火炒至表面呈深黄色，有香气逸出时，取出，放凉。(《山东2012》《山东2002》《山东1990》)

麸炒建神曲　先将锅用武火加热，均匀撒入麦麸皮，待冒烟时，投入净建神曲，急速翻搅，熏炒至表面深黄色时，及时取出，剔去焦麸皮，放凉，打成碎块。(《山东2012》)

焦建神曲　取净建神曲，置锅内，文火炒至表面呈焦黄色，有焦香气逸出时，取出，放凉。(《山东2012》《山东2002》《山东1990》)

【成品性状】**建神曲**　为不规则的碎块，表面土黄色。具清香气，味淡，微苦。(《山东2012》《山东2002》《山东1990》)

炒建神曲　形如建神曲，表面深黄色，有香气。(《山东2012》《山东2002》《山东1990》)

麸炒建神曲　形如建神曲，表面深黄色，有麸香气。(《山东2012》)

焦建神曲　形如建神曲，表面焦黄色，带焦斑。具焦香气，并稍带焦糊味。(《山东2012》《山东2002》《山东1990》)

【性味与归经】辛、甘，温。归脾、胃经。

【功能与主治】消食化积，健脾和胃。用于宿食积滞，胸腹胀满，脾虚腹泻。

【炮制作用】建神曲麸炒或炒焦后，可增强其消食化积、健脾和胃的功能。

【用法与用量】6 ~ 12g。

【贮藏】密闭，置于通风干燥处，防潮、防虫蛀。

柿 霜

Shishuang

MANNOSUM KAKI

【来源】本品为柿科植物柿 *Diospyros kaki* L. f. 的果实（柿子）制成柿饼时所析出的白色粉霜，刷下，即为柿霜（《山东 2002》）。主产于河南、山东等地。秋季摘下成熟的柿子，去外皮，日晒夜露，约经 1 个月后，放置席圈内，再经 1 个月左右，在柿饼表面渗出一层白色粉霜，刷下后，即为柿霜；将柿霜放入锅内加热熔化，至呈饴状时，倒入特制的模具中，待冷却后取出，干燥，即为柿霜饼。以身干、白色或灰白色，或块匀不碎，味甜而有清凉感者为佳。

【炮制方法】**柿霜** （1）去净杂质，过 40 目筛。（《山东 2002》《山东 1990》）

（2）去净杂质。（《山东 1975》）

【成品性状】**柿霜** 呈粉末状，白色，容易潮解。气微，味甜，并有清凉感。（《山东 2002》《山东 1990》）

柿霜饼 呈扁圆形，灰白色或棕黄色。一面平坦，略具沟纹，另一面光滑，中部较厚，周边逐薄，边缘光滑，易潮解或碎裂。气微，味甜而略清凉。（《山东 2002》《山东 1990》）

【性味与归经】甘，凉。归心、肺经。

【功能与主治】清热生津，润肺止咳。用于咽喉肿痛，口舌生疮，胃溃疡，干咳痰少，肺痨咳嗽，吐血。

【用法与用量】3 ~ 9g，多用于散剂。外用适量。

【贮藏】密闭，置于阴凉干燥处，防潮。

轻 粉

Qingfen

CALOMELAS

【来源】本品为氯化亚汞（Hg_2Cl_2）(《中国药典2020》)。本品为水银、食盐等用升华法制成的氯化亚汞（Hg_2Cl_2）结晶（《山东2002》)。主含氯化亚汞。主产于湖南、湖北、四川、河北、云南等地。以身轻片大、明亮、色白如雪花、有针状结晶为佳。

【炮制方法】(1) 去净杂质，研成细粉，过80目筛。(《山东2002》《山东1990》)

(2) 去净杂质，用时研成细粉。(《山东1975》)

(3) 研粉。(《汇编》)

【成品性状】(1) 本品为白色有光泽的鳞片状或雪花状结晶，或结晶性粉末，遇光颜色缓缓变暗。气微，几乎无味。(《山东2002》)

(2) 本品为白色结晶性粉末，遇光色泽缓缓变暗。气微，味淡。(《山东1990》)

【性味与归经】辛，寒；有毒。归大肠、小肠经。

【功能与主治】外用杀虫，攻毒，敛疮；内服祛痰消积，逐水通便。外治用于疥疮，顽癣，臁疮，梅毒，疮疡，湿疹；内服用于痰涎积滞，水肿臌胀，二便不利。

【用法与用量】外用适量，研末掺敷患处。内服每次0.1 ~ 0.2g，一日1 ~ 2次，多入丸剂或装胶囊服，服后漱口。

【注意】本品有毒，不可过量；内服慎用；孕妇禁服。

【贮藏】遮光，密闭，置于干燥处。

海龙胶

Hailongjiao

【来源】本品为海龙科动物刁海龙 *Solenognathus hardwickii*（Gray）、拟海龙 *Syngnathoides biaculeatus*（Bloch）或尖海龙 *Syngnathus acus* Linnaeus. 的干燥体，加入

九味中药材，经煎煮、浓缩，冷却、切块、阴干制成的固体胶（《山东 2002》）。全国各地均产，主产于山东等地。以体干、色黑褐、有光泽，经夏不软者为佳。

【炮制方法】将胶块用文火烘烤至软，切成立方块，或捣成碎块。（《山东 2002》《山东 1990》）

【成品性状】本品呈立方形或不规则碎块状，黑褐色，微有光泽，质硬而脆。断面光亮，对光照视呈棕色半透明。气微，味甘、咸。（《山东 2002》《山东 1990》）

【性味与归经】甘、微咸，温。归肝、肾经。

【功能与主治】温肾养血，填精补髓。用于肾虚阳痿，血虚痛经。

【用法与用量】6～9g，烊化兑服。

【贮藏】密闭，置于干燥处，防潮。

海金沙

Haijinsha

LYGODII SPORA

【来源】本品为海金沙科植物海金沙 *Lygodium japonicum*（Thunb.）Sw. 的干燥成熟孢子（《中国药典 2020》）。主产于福建、浙江、广东、江西等地。秋季孢子未脱落时采割藤叶，晒干，搓揉或打下孢子，除去藤叶。以色棕黄、体轻、手捻光滑者为佳。

【炮制方法】（1）去净杂质及残留的碎叶，过细筛。（《山东 2002》《山东 1990》）

（2）罗去杂质。（《山东 1975》《汇编》）

【成品性状】（1）本品呈粉末状，棕黄色或浅棕黄色。体轻，置手中易由指缝滑落。气微，味淡。（《山东 2002》）

（2）本品呈粉末状，黄棕色或浅棕黄色，手捻之有光滑感，置手中易从指缝滑落。体轻，置清水中搅动，浮于水面，无沉淀物。气微，味淡。（《山东 1990》）

【性味与归经】甘、咸，寒。归膀胱、小肠经。

【功能与主治】清利湿热，通淋止痛。用于热淋，石淋，血淋，膏淋，尿道涩痛。

【用法与用量】6～15g，包煎。

【贮藏】置于干燥处。

黄明胶

Huangmingjiao

GOLLA CORII BOVIS

【来源】本品为牛科动物牛 *Bos taurus domesticus* Gmelin 的干燥皮，经煎煮、浓缩、冷凝，切块，阴干而制成的固体胶（《山东 2002》）。全国各地均产，主产于山东等地。

【炮制方法】将胶块用文火烘至软，切成立方块或捣成碎块。（《山东 2002》《山东 1990》）

【成品性状】本品呈方形或不规则碎块状，棕褐色，有光泽，质坚脆。碎断面光亮，对光照视半透明状。气微，味微甜。（《山东 2002》《山东 1990》）

【性味与归经】甘，平。归肺、大肠、肝经。

【功能与主治】滋阴润燥，养血止血。用于体虚便秘，肾虚遗精，吐血，呕血，胎漏，崩漏。

【用法与用量】9～15g，用黄酒或水炖化服；入汤剂宜烊化兑服，或入丸散用。

【贮藏】密闭，置于阴凉干燥处，防潮。

银　朱

Yinzhu

【来源】本品为以水银、硫黄、氢氧化钾为原料，经加热升华制成的赤色硫化汞（HgS）（《山东 2002》）。全国各地均有生产加工。

【炮制方法】去净杂质。（《山东 2002》《山东 1990》）

【成品性状】本品呈粉末状，深红色，疏散土状，质重，具较强光泽。吸湿易结块，捻之极细而染指。无臭，无味。（《山东 2002》《山东 1990》）

【性味与归经】辛，温；有毒。入心、肺、胃经。

【功能与主治】杀虫疗疮，劫痰破积。用于痈疡疔疥，黄水湿疹，烫火烧伤，痰气结胸。

【**用法与用量**】0.2 ~ 0.5g。外用适量。

【**注意**】本品有毒，内服宜慎，不可过量或连续服用。入药忌用火煅。孕妇禁服。

【**贮藏**】密闭，置于干燥处。

鹿角胶

Lujiaojiao

CERVI CORNUS COLLA

【**来源**】本品为鹿角经水煎煮、浓缩制成的固体胶（《中国药典 2020》）。本品为鹿科动物梅花鹿 *Cervus nippon* Temminck 或马鹿 *Cervus elaphus* Linnaeus 的角经水煎煮、浓缩制成的固体胶块。（《山东 2012》）。主产于吉林、辽宁、黑龙江、山东等地。以切面整齐、平滑，色棕黄、半透明，无腥臭气者为佳。

【**炮制方法**】**鹿角胶**　（1）擦净灰尘，捣成碎块，或烘软后，切成 0.6cm 左右的立方块。（《山东 2012》《山东 2002》《山东 1990》）

（2）去净杂质，用时捣碎或碾碎。（《山东 1975》）

鹿角胶珠　（1）将蛤粉置锅内，文火加热至翻动显灵活状态后，投入净鹿角胶方块，翻动至鼓起成圆球形，内无溏心（无胶茬）时，取出，筛去蛤粉，放凉。（《山东 2012》《山东 2002》《山东 1990》）

（2）将鹿角胶打成小块，大小分开，按蛤粉烫法烫至全部鼓起成珠，内无溏心时取出，筛去蛤粉，放凉。（《山东 1975》）

（3）将蛤粉于锅内炒热（70 ~ 80℃）倒入鹿角胶碎块，炒至全部膨胀，无硬心为度，取出筛去蛤粉。（《汇编》）

【**成品性状**】**鹿角胶**　（1）为不规则的碎块或小块，黄棕色或红棕色，半透明，有的块上有黄白色泡沫层。质脆，易碎，断面光亮。气微，味微甜。（《山东 2012》）

（2）呈立方块状或不规则的碎块，黄棕色或红棕色，半透明，有的块上有黄白色泡沫层。质脆，易碎，断面光亮。气微，味微甜。（《山东 2002》《山东 1990》）

鹿角胶珠　呈类圆形，表面黄白色或淡黄色，光滑，附有蛤粉细粉。质脆，易碎，断面中空略成海绵状，淡黄色。气微，味微甜。（《山东 2012》《山东 2002》《山东 1990》）

【**性味与归经**】甘、咸，温。归肾、肝经。

【功能与主治】温补肝肾，益精养血。用于肝肾不足所致的腰膝酸冷，阳痿遗精，虚劳羸瘦，崩漏下血，便血尿血，阴疽肿痛。

【炮制作用】鹿角胶蛤粉炒后可降低其黏腻之性，矫正其不良气味，便于服用，并使之质地酥脆，利于粉碎。

【用法与用量】3 ~ 6g，烊化兑服。

【贮藏】密闭。

蟾　酥

Chansu

BUFONIS VENENUM

【来源】本品为蟾蜍科动物中华大蟾蜍 *Bufo bufo gargarizans* Cantor 或黑眶蟾蜍 *Bufo melanostictus* Schneider 的干燥分泌物（《中国药典 2020》）。主产于山东、河北、江苏、浙江等地。多于夏、秋二季捕捉蟾蜍，洗净，挤取耳后腺及皮肤腺的白色浆液，加工，干燥。以色红棕、断面角质状、半透明、有光泽者为佳。

【炮制方法】**蟾酥粉**　去净杂质，捣碎，研成细粉。(《山东 2002》《山东 1990》)

制蟾酥　（1）将净蟾酥置瓷盆内，加入白酒或鲜牛乳浸渍，不断搅拌，至呈稠膏状时，取出，干燥，粉碎。每 100kg 蟾酥，用白酒 200kg 或用鲜牛乳 200kg。(《山东 2002》《山东 1990》)

（2）去净杂质，捣碎，加 2 倍量的白酒浸渍或用牛奶浸渍，不断搅拌，至呈稠膏状，取出，干燥，粉碎。《山东 1975》)

（3）蟾酥，打碎，每 1 斤用白酒 1 ~ 2 斤，搅均匀，置瓷锅内，盖好，放 20 余天，成糊状，晾干，研末。(《汇编》)

（4）用白酒量为半斤，其他同（3）法。(《汇编》)

（5）蟾酥 1 斤，打碎后，加牛乳 1 斤，制作同（3），研面。(《汇编》)

【成品性状】**蟾酥粉**　呈粉末状，显棕褐色，气微，味初甜而后有持久的麻辣感，粉末嗅之易作嚏。(《山东 2002》《山东 1990》)

制蟾酥　白酒制者同蟾酥粉；鲜牛乳制者显灰棕色，气味及刺激性均减弱。(《山东 2002》《山东 1990》)

【性味与归经】辛，温；有毒。归心经。

【功能与主治】解毒止痛，开窍醒神。用于痈疽疔疮，咽喉肿痛，中暑神昏，痧胀、腹痛、吐泻。

【用法与用量】0.015～0.03g，多入丸散用。外用适量。

【注意】孕妇慎用。

【贮藏】置于干燥处，防潮。

鳖甲胶

Biejiajiao

COLLA CARAPACIS TRIONYCIS

【来源】本品为鳖甲经煎煮、浓缩制成的固体胶（《中国药典2020》）。本品为鳖科动物鳖 *Trionyx sinensis* Wiegmann 的背甲，经煎煮、浓缩、冷凝，切块，阴干而制成的固体胶（《山东2002》）。主产于湖北、安徽、江苏、河南、湖南、江西等地。

【炮制方法】（1）将胶块用文火烘烤至软，切成长方形、方形的扁块，或捣成碎块。（《山东2002》）

（2）将胶块用文火烘烤至软，切成立方块或捣成碎块。（《山东1990》）

【成品性状】（1）本品呈长方形或方形的扁块或不规则碎块状，深褐色。质坚而脆，断面光亮，对光照视时半透明。气微腥，味淡。（《山东2002》）

（2）本品呈立方形或不规则碎块状，深褐色。质硬而脆，碎断面光亮，对光照视，半透明。气微腥，味淡。（《山东1990》）

【性味与归经】咸，微寒。归肝、脾经。

【功能与主治】滋阴退热，软坚散结，用于阴虚潮热，久疟不愈，癥瘕疟母，痔核肿痛。

【用法与用量】3～9g，开水或黄酒烊化服。

【注意】脾虚食减，便溏及孕妇禁用。

【贮藏】密闭，置于干燥处。

参考文献

（一）古代

［1］马王堆汉墓帛书整理小组编．五十二病方［M］．北京：文物出版社，1979.

［2］吴普，等．神农本草经［M］．孙星衍，孙星翼，辑．北京：商务印书馆，1955.

［3］司马迁．史记·殷本纪［M］．李翰文，编．北京：北京联合出版公司，2016.

［4］司马迁．史记·扁鹊传［M］．北京：中华书局，1959.

［5］张仲景．伤寒论［M］．王叔和，撰次．线超尘、郝万山，整理．北京：人民卫生出版社，2005.

［6］张仲景．金匮玉函经［M］．北京：人民卫生出版社，1955.

［7］葛洪．肘后备急方［M］．北京：人民卫生出版社，1956.

［8］贾思勰．齐民要术［M］．北京：团结出版社，1996.

［9］雷敩．雷公炮炙论［M］．北京：人民卫生出版社，1957.

［10］苏敬，等．新修本草［M］．北京：群联出版社，1955.

［11］孟诜．食疗本草［M］．合肥：安徽科学技术出版社，2003.

［12］孟诜．必效方［M］．北京：中医古籍出版社，2019.

［13］孙思邈．千金方［M］．北京：人民卫生出版社，1955.

［14］董汲．旅舍备要方（董汲医学论著三种）［M］．北京：商务印书馆，1959.

［15］董汲．脚气治法总要（董汲医学论著三种）［M］．北京：商务印书馆，1959.

［16］董汲．小儿斑疹备急方论（董汲医学论著三种）［M］．北京：商务印书馆，1959.

［17］钱乙．小儿药证直诀［M］．北京：人民卫生出版社，2006.

［18］唐慎微．经史证类大观本草［M］．北京：中国医药研究所，1983.

［19］卢多逊．开宝本草辑复本［M］．尚志钧，辑校．合肥：安徽科学技术出版社，1998．

［20］唐慎微．证类本草［M］．尚志钧，郑金生，等，校点．北京：华夏出版社，1993．

［21］陈师文．太平惠民和剂局方［M］．沈阳：辽宁科学技术出版社，1997．

［22］周密．武林旧事［M］．李小龙，赵锐，评注．北京：中华书局，2007．

［23］成无己．注解伤寒论［M］．王齐川，校．北京：人民卫生出版社，2012．

［24］成无己．伤寒明理论［M］．北京：中国中医药出版社，2007．

［25］王好古．汤液本草［M］．北京：人民卫生出版社，1956．

［26］葛可久．十药神书［M］．北京：人民卫生出版社，1956．

［27］徐彦纯．本草发挥［M］．//《薛氏医案》石印本．上海：上海大成书局，1922．

［28］陈嘉谟．本草蒙筌［M］．文茂堂藏版，1525．

［29］张洁．仁术便览［M］．郭瑞华，王全利，史雪，等，校注．北京：中国中医药出版社，2015．

［30］王化贞．产鉴［M］．张磊，庞春生，冯明清，等，注释．郑州：河南科学技术出版社，1982．

［31］翟良．医学启蒙汇编［M］．毗陵严廷献赵贞普刻本，1665（清康熙 4 年乙巳）．

［32］翟良．经络汇编［M］．北京：中医古籍出版社，1992．

［33］王象晋．群芳谱．新城王氏诠次本．

［34］宋祖法．历城县志［M］．叶承宗，纂．1640（崇祯十三年）．

［35］李梴．医学入门［M］．石印本．上海：锦章书局，1941．

［36］李时珍．本草纲目［M］．北京：人民卫生出版社，1957．

［37］罗周彦．医宗粹言［M］．常群何敬塘梓本，1612（明万历四十年壬子）．

［38］缪希雍．炮炙大法［M］．北京：人民卫生出版社，1956．

［39］傅仁宇．审视瑶函［M］．上海：上海科学技术出版社，1959．

［40］黄元御．黄氏医书八种：玉楸药解［M］．上海：江左书林石印，1753（宣统六年）．

［41］黄元御．长沙药解［M］．上海：江左书林石印，1753（宣统六年）．

［42］宫懋让，等．历城县志［M］．李文藻，等，纂．1764（清乾隆二十九年）．

［43］纪昀，等．四库全书［M］．北京：线装书局，2007.

［44］解缙．永乐大典［M］．北京：中华书局，2015.

［45］李延昰．脉诀汇编［M］．上海：上海科学技术出版社，1982.

［46］杨时泰．本草述钩元［M］．上海：上海科学技术出版社，1958.

［47］徐灵胎．慎疾刍言［M］．江苏：江苏科学技术出版社，1984.

［48］徐大椿．医学源流论［M］．北京：中国中医药出版社，2008.

［49］汪昂．本草备要［M］．北京：商务印书馆，1954.

［50］张仲岩．修事指南［M］．杭州：杭州抱经堂书局印行，1926.

［51］王象晋．保安堂三补简便验方［M］．刻本．北京：中医古籍出版社，1989（明崇祯）.

［52］赵学敏．本草纲目拾遗［M］．北京：人民卫生出版社，1957.

［53］张锡纯．医学衷中参西录［M］．石家庄：河北人民出版社，1980.

（二）现代

［1］国家药典委员会．中华人民共和国药典：2020 年版［M］．北京：中国医药科技出版社，2020.

［2］国家药典委员会．中华人民共和国药典：2015 年版［M］．北京：中国医药科技出版社，2015.

［3］国家药典委员会．中华人民共和国药典：2010 年版［M］．北京：中国医药科技出版社，2010.

［4］国家药典委员会．中华人民共和国药典：2005 年版［M］．北京：中国医药科技出版社，2005.

［5］国家药典委员会．中华人民共和国药典：1995 年版［M］．北京：中国医药科技出版社，1995.

［6］山东省食品药品监督管理局．山东省中药饮片炮制规范：2012 年版［M］．济南：山东科学技术出版社，2013.

［7］山东省药品监督管理局．山东省中药炮制规范：2002 年版［M］．济南：山东友谊出版社，2003.

［8］山东省卫生厅．山东省中药炮制规范：1990 年版［M］．济南：山东科学技术出版社，1991.

［9］山东省革命委员会卫生局．山东省中草药炮制规范：1975 年版［M］．济南：

山东人民出版社，1975.

[10] 张奇文. 山东中医药志 [M]. 济南：山东科学技术出版社，1991.

[11] 山东省地方史志编纂委员会. 山东省志·医药志 [M]. 济南：山东人民出版社，1995.

[12] 山东省中医药研究所. 山东中药炮炙经验汇编 [M]. 内部资料，1965.

[13] 山东医学院附属中医院，山东省中医药研究所. 中草药加工炮制手册 [M]. 济南：山东人民出版社，1971.

[14] 山东省药材公司. 中药材饮片加工炮制规程 [M]. 油印本，1965.

[15] 青岛市名志办公室. 青岛市志·医药志 [M]. 北京：中国大百科全书出版社，1996.

[16] 聊城地区医药公司史志编纂委员会. 聊城地区医药志 [M]. 济南：齐鲁书社出版社，1993.

[17] 山东省临沂地区卫生局，中华全国中医药学会山东临沂分会. 临沂地区中医药志 [M]. 山东省沂水县印刷厂，1982.

[18] 中医研究院中药研究所. 历代中药炮制资料辑要 [M]. 北京：内部资料，1973.

[19] 中医研究院中药研究所，北京药品生物制品检定所. 中药炮制经验集成 [M]. 北京：人民卫生出版社，1963.

[20] 冯宝麟. 古今中药炮制初探 [M]. 济南：山东科学技术出版社，1984.

[21] 冯秀锟. 中药炮制操作技能 [M]. 国家中医药管理局监制，内部发行，1990.

[22] 张兆旺，孙秀梅. 中药炮制现代研究 [M]. 武汉：湖北科学技术出版社，1992.

[23] 金世元，王琦. 中药饮片炮制研究与临床应用 [M]. 北京：化学工业出版社，2004.

[24] 叶定江. 中药炮制学辞典 [M]. 上海：上海科学技术出版社，2005.

[25] 王琦，王龙虎. 现代中药炮制与质量控制技术 [M]. 北京：化学工业出版社，2005.

[26] 刘家烨. 药对 [M]. 北京：人民卫生出版社，2009.

[27] 孔伯华名家研究室. 传染病八种证治晰疑 [M]. 北京：化学工业出版社，2010.

［28］孙立立. 冯宝麟中药炮制研究之路［M］. 济南：山东科学技术出版社，2013.

［29］贾天柱. 中药炮制学［M］. 北京：中国中医药出版社，2013.

［30］叶青. 郑惠芳妇科临证经验集［M］. 北京：人民卫生出版社，2013.

［31］王振国. 齐鲁未刊医籍拾珍［M］. 北京：人民军医出版社，2014.

［32］田景振. 阿胶的基础研究与应用［M］. 北京：中国中医药出版社，2015.

［33］张成博，程伟. 中国医学史［M］. 北京：中国中医药出版社，2016.

［34］龚千锋. 中药炮制学［M］. 北京：中国中医药出版社，2016.

［35］刘波. 中药炮制技术［M］. 北京：人民卫生出版社，2018.

［36］陈滨，贾天柱，王祝举. 中药炮制简史［M］. 沈阳：辽宁科学技术出版社，2020.

［37］国家中医药管理局，中医药传统知识保护研究中心. 中医药传统知识保护基本知识读本［M］. 北京：北京科学技术出版社，2016.

［38］孙慧明，李成华，王振国. 齐鲁医派的学术特色及传承方法探析［J］. 中医杂志，2016，57（10）：894-895.

［39］赵晨玲，郜峦. 地域性中医学术流派的发展脉络及研究现状［J］. 甘肃中医药大学学报，2018，35（2）：114-118.

［40］罗琼，顾漫，柳长华. 天回医简治六十病和齐汤法释名考证［J］. 中国中药杂志，2018，43（19）：3979-3983.

索　引

四画

五画

六画

七画

八画

九画

十画

十一画

十二画

十三画

十四画

十五画

十六画

十七画

十八画

十九画

二十画

二十一画